Cuidados Perioperatórios no
Paciente Cirúrgico de Alto Risco

Ano 21 – Vol. 24 – 2016

Série Clínicas de Medicina Intensiva Brasileira
Associação de Medicina Intensiva Brasileira – AMIB

Editor-chefe: Murillo Santucci Cesar de Assunção

Cuidados Perioperatórios no Paciente Cirúrgico de Alto Risco

COORDENADOR

Murillo Santucci Cesar de Assunção

Médico Intensivista do Centro de Terapia Intensiva Adulto do Hospital Israelita Albert Einstein. Coordenador do Grupo de Suporte em Hemodinâmica do CTI-a HIAE. Coordenador do Protocolo Gerenciado de Sepse Grave Choque HIAE. Título em Medicina Intensiva pela Associação de Medicina Intensiva Brasileira. Mestre em Ciências da Saúde pela Universidade Federal de São Paulo.

EDITORES CONVIDADOS

João Manoel Silva Júnior

Doutor e Mestre em Ciências Médicas pela Faculdade de Medicina da Universidade de São Paulo – FMUSP. Diretor do Departamento de Anestesiologia do Hospital do Servidor Público Estadual SP/IAMSPE. Médico Intensivista da Divisão de Anestesia do Instituto do Coração do Hospital das Clínicas da FMUSP. Médico Intensivista do Hospital Israelita Albert Einstein.

Luiz Marcelo Sá Malbouisson

Doutor em Ciências Médicas pela Universidade de São Paulo, TSA-SBA, TE-AMIB. Orientador do Programa de Pós-graduação da Disciplina de Anestesiologia da Faculdade de Medicina da Universidade de São Paulo – FMUSP. Coordenador da UTI Cirúrgica da Divisão de Anestesia e UTI da Emergência Cirúrgica do Instituto do Coração do Hospital das Clínicas da FMUSP. Professor Livre-docente do Departamento de Cirurgia da FMUSP.

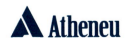

EDITORA ATHENEU

São Paulo	— *Rua Jesuíno Pascoal, 30*
	Tel.: (11) 2858-8750
	Fax: (11) 2858-8766
	E-mail: atheneu@atheneu.com.br
Rio de Janeiro	— *Rua Bambina, 74*
	Tel.: (21) 3094-1295
	Fax.: (21) 3094-1284
	E-mail: atheneu@atheneu.com.br
Belo Horizonte	— *Rua Domingos Vieira, 319 – conj. 1.104*

Capa: *Equipe Atheneu*
Produção Editorial: *MWS Design*

CIP-BRASIL. CATALOGAÇÃO NA PUBLICAÇÃO
SINDICATO NACIONAL DOS EDITORES DE LIVROS, RJ

C973

Cuidados perioperatórios no paciente cirúrgico de alto risco / coodernador Murillo Santucci Cesar de Assunção,editores convidados João Manoel Silva Júnior, Luiz Marcelo de Sá Malbouisson ; [organização Ciro Leite Mendes]. - 1. ed. - Rio de Janeiro : Atheneu, 2017.
      il.   (Clínicas de medicina intensiva brasileira ; 24)

    Inclui bibliografia
    ISBN 978-85-388-0751-3

    1. Cirurgia. 2. Cuidados pós-operatórios. I. Assunção, Murillo Santucci Cesar de. II. Silva Júnior, João Manoel. III. Malbouisson, Luiz Marcelo Sá. IV. Mendes, Ciro Leite.

16-36785   CDD: 617
                                            CDU: 617

04/10/2016 07/10/2016

ASSUNÇÃO M.S.C.; SILVA JÚNIOR J.M.; MALBOUISSON L.M.S
Cuidados Perioperatórios no Paciente Cirúrgico de Alto Risco

© *Direitos reservados à Editora ATHENEU – São Paulo, Rio de Janeiro, Belo Horizonte, 2017.*

Colaboradores

Adriano José Pereira

Médico Intensivista do Centro de Terapia Intensiva do Hospital Israelita Albert Einstein, São Paulo – SP.

Adriano Ribeiro Meyer Pflung

Cirurgião do Aparelho Digestivo. Médico Assistente do Pronto-socorro Cirúrgico do Hospital das Clínicas da Faculdade de Medicina da Universidade de São Paulo – FMUSP. Médico Preceptor dos Residentes de Cirurgia Geral do Hospital das Clínicas da Faculdade de Medicina da Universidade de São Paulo – HC-FMUSP.

Aline Lourenço Baptista

Residência Médica em Clínica Médica e Nefrologia pelo Hospital das Clínicas da Faculdade de Medicina da Universidade de São Paulo – HC-FMUSP. Médica Assistente da UTI da Anestesiologia do HC-FMUSP. Nefrologista do Hospital AC Camargo.

Amanda Beatriz Serio

Fisioterapeuta da Unidade de Terapia Intensiva do Hospital Sírio-Libanês. Fisioterapeuta Especialista em UTI. Fisioterapeuta Especialista em Pediatria e Neonatologia.

Amanda Maria Ribas Rosa de Oliveira

Membro da Equipe Multiprofissional de Terapia Nutricional – EMTN – do Hospital São Luiz Itaim São Paulo. Especialista em Nutrição Clínica pelo GANEP. Médica Intensivista da Unidade de Terapia Intensiva de Queimaduras do Hospital das Clínicas da Faculdade de Medicina da Universidade de São Paulo. Título de Especialista pela AMIB.

Ana Paula de Carvalho Canela Balzi

Especialista em Neurointensivismo pelo Instituto de Ensino e Pesquisa do Hospital Sírio-Libanês. Especialista em Terapia Intensiva Pediátrica pela AMIB. Especialista em Pediatria pela SBP. Médica Diarista da Unidade de Terapia Intensiva da Disciplina de Anestesiologia do Hospital das Clínicas da Faculdade de Medicina da Universidade de São Paulo – HC-FMUSP.

André Gobatto

Médico Intensivista. Título de Especialista em Medicina Intensiva pela AMIB. Doutorando em Ciências Médicas pela Faculdade de Medicina da Universidade de São Paulo – FMUSP.

Antonio Paulo Nassar Junior

Médico Intensivista Diarista do A.C. Camargo Cancer Center. Médico Intensivista da Disciplina de Emergências Clínicas do Hospital das Clínicas da Faculdade de Medicina da Universidade de São Paulo – HC-FMUSP. Doutor em Ciências Médicas pela USP.

Ary Serpa Neto

Médico da Unidade de Terapia Intensiva do Hospital Israelita Albert Einstein. Pesquisador do Instituto Israelita de Ensino e Pesquisa Albert Einstein. Pesquisador Colaborador do Departamento de Terapia Intensiva do Centro Médico Acadêmico da Universidade de Amsterdam (AMC – UvA). Membro Fundador da Protective Ventilation Network (PROVENet).

Bruna Brandão Barreto

Médica Residente de Clínica Médica do Hospital Universitário Professor Edgard Santos – HUPES, UFBA, Salvador – BA.

Bruno Besen

Médico Intensivista. Título de Especialista em Medicina Intensiva pela AMIB. Doutorando em Ciências pela Faculdade de Medicina da Universidade de São Paulo – FMUSP.

Bruno de Arruda Bravim

Médico Anestesiologista – TSA/SBA. Médico Intensivista – AMIB/AMB. Centro de Terapia Intensiva – Adulto – Hospital Israelita Albert Einstein.

Camila Menezes Souza Pessoa

Médica do CTI-A do Hospital Israelita Albert Einstein. Preceptora da Residência Médica de Terapia Intensiva do Hospital Israelita Albert Einstein.

Carlos Eduardo Gondim Oliveira

Médico Anestesiologista do Hospital do Servidor Público Estadual SP/IAMSPE.

Carlos Othon Bastos

Diretor Científico da Sociedade de Anestesiologia do Estado de São Paulo. Membro da Comissão de Educação Continuada da Sociedade Brasileira de Anestesiologia. Responsável pelo Centro de Ensino e Treinamento (CET-SBA/MEC) Integrado de Campinas.

Ciro Leite Mendes

Chefe Médico da UTI Adulto do Hospital Universitário da Universidade Federal da Paraíba – UFPB. Presidente Futuro (2018-2019) da Associação de Medicina Intensiva Brasileira – AMIB. Médico Especialista em Terapia Intensiva e Cardiologia.

Clarissa Grobério Borba

Graduada em Medicina pela Escola Superior de Ciências da Santa Casa de Misericórdia de Vitória. Residência Médica em Clínica Médica pelo Hospital Universitário da Universidade Federal do Espírito Santo – UFES e em Endocrinologia e Metabologia pelo Hospital Santa Marcelina, SP.

CRISTINA PRATA AMENDOLA

Médica Especialista em Clínica Médica pela Sociedade Brasileira de Clínica Médica. Habilitação em Medicina de Urgência pela Sociedade Brasileira de Clínica Médica. Médica Especialista em Medicina Intensiva pela Associação Brasileira de Medicina Intensiva, Coordenadora do Departamento de Terapia Intensiva do Hospital de Câncer de Barretos – Fundação Pio XII.

DANIEL PERIN

Doutor em Medicina pela Faculdade de Medicina da Universidade de São Paulo – FMUSP. Leadership in Airway Training *pela University of Chicago. Sócio e Instrutor do Centro de Treinamento em Vias Aéreas – CTVA.*

DIMITRI GUSMÃO FLÔRES

Especialista em Medicina Intensiva – AMIB. Coordenador da UTI do Hospital Universitário Professor Edgar Santos, UFBA, Salvador – BA.

DIOGO OLIVEIRA TOLEDO

Médico Intensivista. Especialista em UTI pela AMIB. Especialista em Terapia Nutricional Parenteral e Enteral pela SBNPE. Nutrologia pela ABRAN. Coordenador Clínico da EMTN do Hospital São Luiz/Itaim e do Hospital do Servidor Público Estadual de São Paulo – IAMSPE. Coordenador do curso TENUTI/AMIB.

DIRCE MARIA GIBELLI

Médica Residente do Serviço de Cirurgia Geral e Oncológica do Hospital do Servidor Público Estadual de São Paulo – IAMSPE.

DOMINGOS DIAS CICARELLI

Anestesiologista Intensivista do Hospital das Clínicas da Faculdade de Medicina da Universidade de São Paulo – HC-FMUSP. Anestesiologista do Hospital Universitário da USP/TSA-SBA/ Especialista em Medicina Intensiva – AMIB. Doutor em Ciências pela FMUSP.

EDSON MARQUES

Gestor de Unidades Críticas do Hospital Cárdio Pulmonar. Coordenador da UTI-Cirúrgica e Residência Médica em Medicina Intensiva do Hospital Santa Izabel.

EDVALDO VIEIRA DE CAMPOS

Título de Especialista em Medicina Intensiva pela AMIB. Coordenador Médico da UTI do Hospital Municipal de Maringá. Médico Intensivista do Hospital Universitário de Maringá. Docente do Curso de Medicina da UniCesumar.

ELIANE CRISTINA DE SOUZA SOARES

Professora Assistente do Departamento de Cirurgia da Universidade Federal de Minas Gerais – UFMG. Anestesiologista do Hospital MaterDei (Belo Horizonte/ MG). Diretora ACLS/ACLS EP – Sociedade Mineira de Terapia Intensiva.

ESTEVÃO BASSI

Médico Intensivista Horizontal da Unidade de Terapia Intensiva das Emergências Cirúrgicas do Hospital das Clínicas da Faculdade de Medicina da Universidade de São Paulo – HC-FMUSP. Médico Intensivista Horizontal da Unidade de Terapia Intensiva Neurológica do Hospital Alemão Oswaldo Cruz. Especialista em Medicina Intensiva pelo Hospital das Clínicas da Faculdade de Medicina da Universidade de São Paulo/AMIB.

FABIOLA PRIOR CALTABELOTI

Doutora em Ciências – Anestesiologia pela Faculdade de Medicina da Universidade de São Paulo – FMUSP. Especialista em Terapia Intensiva Adulto pela AMIB. Especialista em Anestesiologia pela SBA. Médica Diarista da Unidade de Terapia Intensiva da Disciplina de Anestesiologia do Hospital das Clínicas da FMUSP. Médica da Unidade de Terapia Intensiva do Hospital Sírio-Libanês.

FELIPE LOURENÇO FERNANDES

Doutorando na área de Suporte de Vida Extracorpóreo (ECLS) e Uso de Membrana de Oxigenação Extracorpórea (ECMO) no Choque Cardiogênico. Especialista em Clínica Médica pelo Hospital das Clínicas da Faculdade de Medicina da Universidade de São Paulo – HC-FMUSP. Especialista em Cardiologia pelo Instituto do Coração – InCor – e pela Sociedade Brasileira de Cardiologia – SBC.

FERNANDA MURATA

Fisioterapeuta pela Universidade de São Paulo – USP – com aprimoramento em Fisioterapia em Unidades Críticas pelo Hospital Sírio-Libanês. Professora Convidada nos Cursos de Pós-graduação em Enfermagem em Terapia Intensiva e Enfermagem em Urgência e Emergência da Faculdade Israelita de Ciências da Saúde Albert Einstein e Fisioterapeuta na Unidade de Terapia Intensiva do Hospital Sírio-Libanês.

FERNANDO GUTIERREZ

Doutor e Mestre em Cardiologia pela Tufts University, Boston, EUA, e Universidade Federal do Rio de Janeiro – UFRJ. Mestre em Avaliação de Tecnologia em Saúde pelo IMS/UERJ-RJ. Especialista em Medicina Intensiva pela AMIB. Médico da UTI do INCA – RJ e INC-RJ.

FILIPE MATHEUS CADAMURO

Médico Intensivista da Unidade de Terapia Intensiva do Trauma do Instituto Central do Hospital das Clínicas da Faculdade de Medicina da Universidade de São Paulo – ICHC-FMUSP.

FILOMENA REGINA GOMES GALLAS

Livre-docente em Medicina na Área de Anestesiologia pela Faculdade de Medicina da Universidade de São Paulo (2001). Graduada em Medicina pela Universidade Federal do Maranhão (1988). Título de Especialista em Terapia Intensiva pela AMIB (1995). Atualmente é Supervisora da Unidade de Terapia Intensiva Cirúrgica e do Serviço de Anestesiologia do InCor – Instituto do Coração do Hospital das Clínicas da Faculdade de Medicina da Universidade de São Paulo – HC-FMUSP. Coordenadora da UTI Cardiológica e Anestesiologista do Hospital Sírio-Libanês, Coordenadora da UTI Geral do Instituto do Câncer – ICESP – da FMUSP.

FLÁVIO EDUARDO NÁCUL

Fellowship em Medicina Intensiva, Lahey Clinic & Tufts University, Boston, Estados Unidos. Doutor em Medicina, Universidade do Estado do Rio de Janeiro – UERJ. Médico do CTI do Hospital Universitário da Universidade Federal do Rio de Janeiro – UFRJ – e CTI Cirúrgico do Hospital Pró-Cardíaco, Rio de Janeiro-RJ.

FLAVIO HUMBERTO NEVES

Doutor em Ciências Médicas. Médico Intensivista e Anestesiologista do Hospital Sírio-Libanês.

GUILHERME DE HOLANDA COTA

Residência em Anestesiologia – Hospital do Servidor Público Estadual de São Paulo – CET/SBA. Título de Especialista em Anestesiologia – SBA. Preceptor em Anestesiologia – Hospital Santa Rita de Maringá/PR.

GUILHERME DUPRAT CENICCOLA

Graduado em Nutrição pela Universidade de Brasília – UnB. Mestre em Nutrição Humana pela UnB. Pós-graduação em Terapia Nutricional e Nutrição Clínica pelo Ganep. Especialista em Terapia Nutricional Parenteral e Enteral – SBNPE. Coordenador da Residência em Nutrição Clínica do Hospital de Base do D.F.

GUILHERME MARQUES ANDRADE

Médico Preceptor da Disciplina de Gastroenterologia. Médico Diarista da UTI de Transplante de Fígado do Hospital das Clínicas da Faculdade de Medicina da Universidade de São Paulo – HC-FMUSP. Chefe da Equipe de Gastroenterologia Clínica do Hospital 9 de Julho.

GUINTHER GIROLDO BADESSA

Diretor Geral do Grupo de Anestesiologistas Associados Paulista – GAAP. Doutorando em Anestesiologia pela Faculdade de Medicina da Universidade de São Paulo.

GUSTAVO NIANKOWSKI SALIBA

Médico Intensivista Titulado pela AMIB/AMB. Assistente da Divisão de Anestesiologia do Instituto Central do Hospital das Clínicas da Faculdade de Medicina da Universidade de São Paulo – HC-FMUSP. Diarista da UTI da Gastrocirurgia e Transplante de Fígado da Divisão de Cirurgia HC-FMUSP. Cirurgião Cardiovascular pela Sociedade Brasileira de Cirurgia Cardiovascular – SBCCV. Médico Assistente da UTI Cardiológica Hospital Samaritano – São Paulo.

GUTEMBERG CARDOSO

Médico Anestesiologista do SAMMEDI – Serviço de Anestesiologia, Medicina Perioperatória, Dor e Terapia Intensiva do Hospital do Servidor Público Estadual de São Paulo – IAMSPE. Médico Intensivista da UTI do HSPE-FMO. Título de Especialista – SBA. Título de Especialista – AMIB.

HENRIQUE KATAYAMA

Médico Anestesiologista do Hospital do Servidor Público Estadual de São Paulo – IAMSPE.

ITAJIBA SABBAG FONSECA

Chefe do SAMMEDI – Serviço de Anestesiologia, Medicina Perioperatória, Dor e Terapia Intensiva do Hospital do Servidor Público Estadual de São Paulo – IAMSPE.

JOÃO ALEXANDRE DIAS E SANTOS

Médico Anestesiologista Titulado pela SBA/MEC. Assistente da Divisão de Anestesiologia do Instituto Central do Hospital das Clínicas da Faculdade de Medicina da Universidade de São Paulo (HC/FMUSP) e Associado do Serviço Médico de Anestesiologia do Hospital Sírio-Libanês. Médico Intensivista titulado pela AMIB/MEC. Diarista da UTI Cirúrgica da Divisão de Anestesiologia HC/FMUSP. Membro do Núcleo de Via Aérea Difícil HC/FMUSP.

JORGE LUIS DOS SANTOS VALIATTI

Especialista em Clínica Médica e Medicina Intensiva – AMIB. Mestre e Doutor em Medicina pela Disciplina de Anestesiologia. Dor e Terapia Intensiva da Escola Paulista de Medicina da Universidade Federal de São Paulo – EPM/Unifesp. Professor do Curso de Medicina das Faculdades Integradas Padre Albino – FAMECA. Diretor das UTIs do Complexo Hospitalar da Fundação Padre Albino, Catanduva, SP.

JOSÉ FRANCISCO MATTOS FARAH

Diretor do Serviço de Cirurgia Geral e Oncológica do Hospital do Servidor Público Estadual de São Paulo – IAMSPE.

José Luiz Raposeiras Alvarez
Mestre em Ciências Médicas. Médico Anestesiologista TSA do Hospital do Servidor Público Estadual de São Paulo – IAMSPE.

José Maria Corrêa da Silva
Diretor do SAMMEDI – Serviço de Anestesiologia, Medicina Perioperatória, Dor e Terapia Intensiva do Hospital do Servidor Público Estadual de São Paulo – IAMSPE.

José Otto Reusing Junior
Residência Médica em Clínica Médica e Nefrologia pelo Hospital das Clínicas da Faculdade de Medicina da Universidade de São Paulo – HC-FMUSP. Médico Assistente do Serviço de Transplante Renal e da UTI de Gastrocirurgia e Transplante de Fígado do HC-FMUSP.

Karin B. C. Idelsohn
Médica Intensivista do Instituto Central do Hospital das Clínicas da Faculdade de Medicina da Universidade de São Paulo – HC-FMUSP.

Leonel Campos
Médico do Hospital das Clínicas da Faculdade de Medicina da Universidade de São Paulo – HC-FMUSP.

Lílian Petroni Paiva
Residência de Terapia Intensiva no Hospital Alemão Oswaldo Cruz. Plantonista da UTI do Hospital Alemão Oswaldo Cruz. Médica Assistente da UTI de Gastroenterologia e Transplante Hepático do Hospital das Clínicas da Faculdade de Medicina da Universidade de São Paulo –HC-FMUSP.

Liliane Vieira de Abreu
Médica do Departamento de Anestesiologia do Hospital do Servidor Público Estadual de São Paulo – IAMSPE.

Livia Muller Bernz
Clínica Médica. Médica Residente – Medicina Intensiva. Centro de Terapia Intensiva – Adulto – Hospital Israelita Albert Einstein.

Luana Fernandes Machado
Médica Intensivista do Serviço de Terapia Intensiva do Hospital de Base de São José do Rio Preto. Preceptora da Residência Médica em Medicina Intensiva da Faculdade de Medicina de São José do Rio Preto – FAMERP.

Ludhmila Abrahão Hajjar
Doutora em Ciências pelo Programa de Pós-graduação em Anestesiologia da Faculdade de Medicina da Universidade de São Paulo – FMUSP, em 2010. Título de Especialista em Cardiologia pela Sociedade Brasileira de Cardiologia e Título de Especialista em Medicina Intensiva pela AMIB. Atualmente exerce o cargo de Professora Doutora da Disciplina de Cardiologia – Área de Cardiologia Crítica da FMUSP, Diretora do Departamento de Pacientes Críticos e Coordenadora da UTI Cirúrgica do Instituto do Coração do Hospital das Clínicas da FMUSP. Coordenadora da UTI Cardiológica do Hospital Sírio-Libanês e Coordenadora da UTI Geral do Instituto do Câncer da FMUSP. Recebeu o Prêmio Capes de melhor tese em 2011.

Luiz Fernando dos Reis Falcão

Professor de Anestesiologia e Chefe do Serviço de Anestesia da Escola Paulista de Medicina da Universidade Federal de São Paulo – EPM-Unifesp. Doutorado pela EPM-Unifesp e Pós-doutorado pela Harvard University. Diretor Científico do Grupo de Anestesiologistas Associados Paulista – GAAP. Vice-diretor Científico da Sociedade de Anestesiologia do Estado de São Paulo – SAESP.

Marcello Oliveira D. Ottaviano

Médico Especialista em Dor, TSA. Anestesiologista do Hospital do Servidor Público Estadual de São Paulo – IAMSPE. Associado à Disciplina de Anestesiologia do Hospital das Clínicas da Faculdade de Medicina da Universidade de São Paulo – HC-FMUSP.

Marcelo Dell'aringa

Médico do Hospital das Clínicas da Faculdade de Medicina da Universidade de São Paulo – HC-FMUSP.

Maria Claudia Stockler de Almeida

Mestre em Doenças Infectoparasitárias – EPM/Unifesp. Médica Assistente da Divisão de Clínica de Moléstias Infecciosas e Parasitárias do Hospital das Clínicas da Faculdade de Medicina – HC-FMUSP.

Maria José Carvalho Carmona

Professora Associada da Disciplina de Anestesiologia da Faculdade de Medicina da Universidade de São Paulo – FMUSP. Diretora da Divisão de Anestesia do Instituto Central do Hospital das Clínicas da FMUSP.

Mateus Barros de Paula

Médico Anestesiologista do Hospital do Servidor Público Estadual de São Paulo – IAMSPE.

Mateus Fachini Vane

Médico Anestesiologista. Título de Especialista em Medicina Intensiva pela AMIB. Doutorando em Ciências pela Faculdade de Medicina da Universidade de São Paulo – FMUSP.

Maurício de Miranda Ventura

Diretor do Departamento de Geriatria do Hospital do Servidor Público Estadual de São Paulo – IAMSPE.

Maurício Luiz Malito

Assistente Adjunto no Centro de Ensino e Treinamento da Santa Casa de São Paulo – Sociedade Brasileira de Anestesiologia – CET-SBA. Instrutor do Centro de Ensino e Treinamento em Vias Aéreas – CTVA.

Miguel Rogério de Melo Gurgel Segundo

Médico Anestesiologista do Hospital do Servidor Público Estadual de São Paulo – IAMSPE.

Mino Cestari

Especialista em Clínica Médica pelo Hospital das Clínicas da Faculdade de Medicina da Universidade de São Paulo – HC-FMUSP. Residente em Medicina Intensiva pela HC-FMUSP.

NEYMAR ELIAS DE OLIVEIRA

Médico Intensivista Titulado pela AMIB desde 2003. Plantonista e Diarista da UTI Geral do Hospital de Base de São José do Rio Preto-SP.

PAULO CÉSAR GOTTARDO

Diretor Científico da Sociedade Paraibana de Medicina Intensiva – SOPAMI. Professor do Curso de Medicina da Faculdade de Medicina Nova Esperança – FAMENE e da Faculdade de Ciências Médicas – FCM. Coordenador Médico da UTI do Complexo Hospitalar de Mangabeira Governador Tarcísio Burity – CHMGTB.

PAULO HENRIQUE COLCHON

Médico Residente em Anestesiologia – Hospital Santa Rita de Maringá/PR.

PEDRO PAULO ZANELLA DO AMARAL CAMPOS

Residente de Terapia Intensiva do Hospital Israelita Albert Einstein – HIAE. Clínico Geral pela Irmandade da Santa Casa de Misericórdia de São Paulo – ISCMSP.

RACHEL DE ANDRADE IVO

Coordenadora do Serviço de Anestesia. Obstetra do Hospital Risoleta Tolentino Neves. Anestesiologista Substituta do Hospital Lifecenter. Especialista em Dor pelo Hospital das Clínicas da Universidade Federal de Minas Gerais – HC-UFMG.

RAPHAEL AUGUSTO GOMES DE OLIVEIRA

Médico Intensivista Horizontal da Unidade de Terapia Intensiva das Emergências Cirúrgicas do Hospital das Clínicas da Faculdade de Medicina da Universidade de São Paulo – HC-FMUSP. Médico Intensivista da Unidade de Terapia Intensiva do Hospital Sírio-Libanês. Especialista em Medicina Intensiva pelo HC-FMUSP.

RAPHAEL PAULO DI PAULA FILHO

Médico Chefe do Setor de Cirurgia Oncológica do Serviço de Cirurgia Geral e Oncológica do Hospital do Servidor Público Estadual de São Paulo – IAMSPE.

RICARDO GOULART RODRIGUES

Médico Pneumologista e Intensivista do Hospital do Servidor Público Estadual de São Paulo – IAMSPE.

RICARDO HIDEO TACHIBANA

Anestesiologia pela Faculdade de Medicina da Universidade de São Paulo – FMUSP.

ROSENY DOS REIS RODRIGUES

Médica Anestesiologista e Intensivista. Título Especialista em Terapia Intensiva Intensivista da Unidade de Terapia Intensiva Adulto do Hospital Albert Einstein-SP e da UTI do Trauma do Hospital das Clínicas da Faculdade de Medicina da Universidade de São Paulo – HC-FMUSP. Doutorado pela USP. Atual Presidente do Comitê de Trauma e Reanimação da Sociedade Brasileira de Anestesia. Pós-doutorado em andamento pela Universidade de São Paulo.

SANDERLAND JOSÉ TAVARES GURGEL

Residência Médica em Anestesiologia – Faculdade de Medicina de Botucatu/UNESP. Mestrado e Doutorado em Anestesiologia – Faculdade de Medicina de Botucatu/UNESP. Título Superior em Anestesiologia TSA/SBA. Título de Especialista em Medicina Intensiva AMIB. Preceptor e Responsável pela Residência Médica do Hospital Santa Rita/CNRM.

Sérgio Roberto Silveira da Fonseca

Especialista em Medicina Intensiva – AMIB. Médico Intensivista Diarista da Unidade de Apoio Cirúrgico (UTI – Anestesiologia) do Hospital das Clínicas da Faculdade de Medicina da Universidade de São Paulo – HC-FMUSP.

Simone Marques Bolonheis de Campos

Farmacêutica pela Universidade Estadual de Maringá – UEM. Doutora em Farmacologia pelo Instituto de Ciências Biomédicas – ICB – da Universidade de São Paulo – USP. Docente do Curso de Medicina da Faculdade Ingá – Uningá.

Suzana Margareth Lobo

Professora Livre-docente de Medicina Intensiva da Faculdade de Medicina de São José do Rio Preto – FAMERP. Chefe do Serviço de Terapia Intensiva do Hospital de Base de São José do Rio Preto. Coordenadora da Residência Médica em Medicina Intensiva da FAMERP.

Talisson Silas Pereira

Médico Anestesiologista do Hospital do Servidor Público Estadual de São Paulo – IAMSPE.

Vinicius de Lima Vazquez

Cirurgião Oncológico. Coordenador do Setor de Melanomas, Sarcomas e Tumores Mesenquimais do Hospital de Câncer de Barretos. Pesquisador do Instituto de Ensino e Pesquisa e do Centro de Oncologia Molecular do Hospital de Câncer de Barretos. Docente do Curso de Pós-graduação em Oncologia do Hospital de Câncer de Barretos. Docente da Disciplina de Oncologia e Habilidades Médicas na Faculdade de Ciências de Saúde de Barretos – Dr. Paulo Prata. Doutor em Medicina, Área de Concentração Oncologia pela Faculdade de Medicina da Universidade de São Paulo.

Vivian Paz Leão Rangel

Médica Intensivista do Hospital do Servidor Público Estadual de São Paulo – IAMSPE.

Wilson Massayuki Imanishi

Médico Especialista em Clínica Médica pela Sociedade Brasileira de Clínica Médica. Habilitação em Medicina de Urgência pela Sociedade Brasileira de Clínica Médica. Médico Especialista em Medicina Intensiva pela Associação Brasileira de Medicina Intensiva. Coordenador do Departamento de Clínica Médica da Fundação Pio XII, Hospital do Câncer de Barretos.

Yara Mitie Kanashiro

Médica Assistente do Serviço de Cirurgia Geral e Oncológica do Hospital do Servidor Público Estadual de São Paulo – IAMSPE.

Ytauan Barros Calheiros

Médico Assistente do Serviço de Cirurgia Geral e Oncológica do Hospital do Servidor Público Estadual de São Paulo – IAMSPE.

Prefácio

Prezado Leitor

Este volume da *Série Clínicas de Medicina Intensiva Brasileira* (AMIB), intitulado *Cuidados Perioperatórios no Paciente Cirúrgico de Alto Risco,* tem dois editores convidados, que além de serem intensivistas, também são anestesiologistas com conhecimento profundo no tema.

Dr. João Manoel e Dr. Luiz Marcelo convidaram autores com grande influência e conhecimento sobre o tema. É o primeiro livro voltado para a área perioperatória em pacientes graves no Brasil, com foco na melhora do cuidado dessa população de pacientes cirúrgicos, além das alterações fisiopatológicas relacionadas com o período perioperatório.

Alta mortalidade e alta morbidade estão presentes em pacientes cirúrgicos de alto risco e isso ocorre no mundo inteiro, e sobretudo no Brasil, de acordo com os dados da literatura[1]. Por isso, é um tema de extrema relevância e que necessitava de um livro para auxiliar o cuidado em pacientes cirúrgicos de alto risco.

Espero que apreciem este volume e que ele possa contribuir para a assistência clínica no dia a dia das UTIs brasileiras.

Murillo Santucci Cesar de Assunção
Editor-chefe da Série

Referências bibliográficas

1. Lobo SM, Rezende E, Knibel MF, Silva NB, Páramo JA, Nácul FE, et al. Early determinants of death due to multiple organ failure after noncardiac surgery in high-risk patients. Anesth Analg. 2011;112(4):877-83.

Apresentação

Nós, honrosamente, gostaríamos de apresentar este livro intitulado: *Cuidados Perioperatórios no Paciente Cirúrgico de Alto Risco.*

Este livro traz uma revisão dos riscos associados à preparação, indução, condução da anestesia e do pós-operatório, fato que vem ao encontro com a demanda da medicina perioperatória moderna. Procuramos abordar alguns aspectos mais comuns, graves e outros relevantes que ocorrem durante o perioperatório de cirurgias de alto risco.

Milhares de grandes cirurgias são realizadas a cada ano e complicações cirúrgicas são causas de morbidade e mortalidade, sendo esses resultados um problema global. Nesse contexto, é essencial procurarmos ferramentas que melhorem os desfechos desses pacientes.

Vale lembrar que, no estado atual de nossa profissão, os serviços ditos de saúde se tornaram não apenas mais complexos, mas também dimensionados racionalmente em suas especificidades. Esse processo inclui renovações estruturais e operacionais que têm sido buscadas e implantadas para minimizar as complicações, no intuito de atender às expectativas do cidadão, cada vez mais exigente e zeloso dos seus direitos.

A evolução e a incorporação de novas tecnologias, o aprimoramento dos medicamentos e as ações com base na medicina baseada em evidências trouxeram um impacto significativo na prática médica do perioperatório, em particular na assistência aos pacientes graves e de alta complexidade, considerados de alto risco cirúrgico.

Entretanto, apesar de todo o esforço empreendido para evitar erros humanos e secundários à falência do sistema, complicações ainda podem ocorrer no período cirúrgico. Assim, para o médico do perioperatório ser capaz de realizar seu trabalho adequadamente, ele deve estar atento para os possíveis riscos.

Em vista disso, a atualização, aliada aos recursos tecnológicos de ponta atualmente disponíveis, permite que o médico atue de modo sistêmico e articulado na assistência aos pacientes, sobretudo os mais graves.

Assim, este livro apresenta 50 capítulos do assunto, porém a proposta é fugir do tradicional e abordar de maneira simples e prática as considerações que podem ocorrer no dia a dia dos médicos do perioperatório, visando desmitificar as situações de risco nesse período.

A expectativa do livro é disseminar o conhecimento e contribuir para o melhor atendimento aos pacientes cirúrgicos de alto risco em nosso país; portanto, tanto os leitores quanto os pacientes poderão se beneficiar.

Sendo assim, é livro de leitura e consulta obrigatória para todo profissional envolvido na assistência do paciente cirúrgico de alto risco.

Editores
João Manoel Silva Júnior
Luiz Marcelo Sá Malbouisson

Sumário

Seção I – Aspectos Gerais dos Pacientes Cirúrgicos de Alto Risco

1. Epidemiologia, Morbidade e Mortalidade em Cirurgia Não Cardíaca, 3
   Suzana Margareth Lobo
   Luana Fernandes Machado

2. Identificando os Pacientes de Alto Risco, 11
   Antonio Paulo Nassar Junior

3. Repercussões Neuroendócrinas Associadas à Intervenção Cirúrgica, 17
   Gutemberg Cardoso

4. Transporte Intra-hospitalar, 25
   Domingos Dias Cicarelli

Seção II – Alterações Metabólicas e Nutricionais Relacionadas às Cirurgias de Alto Risco

5. Importância do Controle Glicêmico em Cirurgias de Alto Risco, 33
   Miguel Rogério de Melo Gurgel Segundo
   Flávio Eduardo Nácul
   João Manoel Silva Júnior

6. Hipotermia Perioperatória, 41
   Livia Muller Bernz
   Bruno de Arruda Bravim

7. Abreviação do Jejum Pré-operatório: Mudança de Paradigmas, 49

Diogo Oliveira Toledo
Guilherme Duprat Ceniccola

8. Particularidades do Suporte Nutricional no Paciente Cirúrgico, 55

Amanda Maria Ribas Rosa de Oliveira

Seção III – Aspectos Relacionados ao Sistema Neurológico

9. Controle da Dor em Cirurgias de Grande Porte, 63

Henrique Katayama
Edvaldo Vieira de Campos
Simone Marques Bolonheis de Campos
Marcello Oliveira D. Ottaviano

10. *Delirium* no Pós-operatório: Epidemiologia e Cuidados, 75

Bruna Brandão Barreto
Dimitri Gusmão Flôres

11. Monitorização Multimodal, 97

Ana Paula de Carvalho Canela Balzi
Fabiola Prior Caltabeloti

12. Controle da Hipertensão Intracraniana, 109

Ana Paula de Carvalho Canela Balzi
Fabiola Prior Caltabeloti

13. Cuidados Perioperatórios do Paciente com Hemorragia Subaracnóidea Aneurismática, 127

Raphael Augusto Gomes de Oliveira
Estevão Bassi
Luiz Marcelo Sá Malbouisson

Seção IV – Complicações Respiratórias nos Pacientes Cirúrgicos de Alto Risco

14. Controle da Via Aérea Difícil, 137

Daniel Perin
Maurício Luiz Malito

15. Oxigenação Suplementar no Paciente Cirúrgico, 145

Adriano José Pereira
Camila Menezes Souza Pessoa

16. **Desafios da Ventilação Mecânica no Intraoperatório, 149**

Ary Serpa Neto

17. **Disfunção Respiratória no Paciente Cirúrgico, 165**

Carlos Eduardo Gondim Oliveira
Mateus Barros de Paula
Luiz Marcelo Sá Malbouisson
João Manoel Silva Júnior

18. **Pneumonia Aspirativa no Perioperatório, 179**

Ricardo Goulart Rodrigues

19. **Síndrome da Embolia Gordurosa, 189**

Jorge Luis dos Santos Valiatti

Seção V – Situações de Risco Cardiovascular no Paciente Cirúrgico

20. **Choque Circulatório: Aspectos Fisiológicos, Avaliação Hemodinâmica e da Perfusão Tecidual, 207**

Karin B. C. Idelsohn
Neymar Elias de Oliveira
Suzana Margareth Lobo

21. **Otimização Hemodinâmica do Paciente Cirúrgico de Alto Risco, 219**

Neymar Elias de Oliveira

22. **Cuidados Perioperatórios dos Pacientes Cardiopatas Submetidos a Procedimentos Não Cardíacos, 235**

Gustavo Niankowski Saliba
João Alexandre Dias e Santos
Mino Cestari

23. **Pós-operatório de Cirurgia Cardíaca, 249**

Ludhmila Abrahão Hajjar
Filomena Regina Gomes Gallas
Felipe Lourenço Fernandes

24. **Manejo Perioperatório de Cirurgia Vascular de Grande Porte, 269**

Lílian Petroni Paiva
Sérgio Roberto Silveira da Fonseca

25. **Infarto Agudo do Miocárdio: Diagnóstico e Tratamento no Cenário Perioperatório, 283**

Fernando Gutierrez

26. Parada Cardíaca no Perioperatório, 293

Guinther Giroldo Badessa
Luiz Fernando dos Reis Falcão

Seção VI – Reposição Volêmica e Hemotransfusão

27. Monitorização da Reposição Volêmica do Paciente Cirúrgico de Alto Risco, 319

Murillo Santucci Cesar de Assunção
Luiz Fernando dos Reis Falcão
Pedro Paulo Zanella do Amaral Campos

28. Impacto da Reposição Volêmica na Evolução dos Pacientes Cirúrgicos, 345

Luiz Marcelo Sá Malbouisson
Guilherme de Holanda Cota
João Manoel Silva Júnior

29. Reposição Volêmica e Hemotransfusão, 359

Roseny dos Reis Rodrigues

30. Transfusão Maciça e Correção da Coagulopatia do Paciente Cirúrgico, 369

Roseny dos Reis Rodrigues

31. Estratégias para Redução da Transfusão de Hemoderivados, 381

Ciro Leite Mendes
Paulo César Gottardo

Seção VII – Cirurgias Abdominais de Grande Porte

32. Síndrome Compartimental Abdominal, 417

Estevão Bassi
Filipe Matheus Cadamuro
Marcelo Dell'aringa

33. Infecção Intra-abdominal, 429

Maria Claudia Stockler de Almeida
Adriano Ribeiro Meyer Pflung
Leonel Campos

34. Situações de Risco em Cirurgias Bariátricas, 443

Andre Gobatto
Matheus Fachini Vane

35. Pós-operatório do Transplante Ortotópico de Fígado, 459

Flavio Humberto Neves
Guilherme Marques Andrade

Seção VIII – Considerações ao Sistema Geniturinário

36. Manejo da Insuficiência Renal no Perioperatório, 497

Vivian Paz Leão Rangel
José Maria Corrêa da Silva
João Manoel Silva Júnior

37. Sobrecarga Hidroeletrolítica no Paciente Cirúrgico, 509

André Gobatto
Bruno Besen
Matheus Fachini Vane

38. Complicações Perioperatórias de Cirurgias de Ressecção
    Transuretral de Próstata com Irrigação, 521

Talisson Silas Pereira
João Manoel Silva Júnior

39. Cuidados Perioperatórios no Transplante Renal, 531

Aline Lourenço Baptista
José Otto Reusing Junior

40. Manejo Perioperatório de Feocromocitoma, 549

Clarissa Grobério Borba

41. Manejo Pós-operatório de Cistectomia Radical com Construção de Neobexiga, 561

Edson Marques

Seção IX – Particularidades do Paciente Oncológico Cirúrgico

42. Perioperatório do Paciente Oncológico, 573

Itajiba Sabbag Fonseca
José Luiz Raposeiras Alvarez

43. Manejo Perioperatório do Paciente Submetido à Peritonectomia
    e Quimioterapia Peritoneal Hipertérmica, 577

Cristina Prata Amendola
Wilson Massayuki Imanishi
Vinicius de Lima Vazquez

44. Cuidado Perioperatório em Esofagectomia, 593

Ytauan Barros Calheiros
Yara Mitie Kanashiro
Dirce Maria Gibelli
Raphael Paulo Di Paula Filho
José Francisco de Mattos Farah

45. Abordagem Perioperatória da Pneumectomia, 601

João Alexandre Dias e Santos
Gustavo Niankowski Saliba
Ricardo Hideo Tachibana

Seção X – Situações Específicas

46. Particularidades da Paciente Obstétrica de Alto Risco, 619

Carlos Othon Bastos
Eliane Cristina de Souza Soares
Rachel de Andrade Ivo

47. Interação Medicamentosa na Anestesia, 639

Maria José Carvalho Carmona
João Manoel Silva Júnior

48. Considerações da Cirurgia de Grande Porte no Idoso, 647

Liliane Vieira de Abreu
Maurício de Miranda Ventura
João Manoel Silva Júnior

49. Reabilitação do Paciente Cirúrgico, 659

Amanda Beatriz Serio
Fernanda Murata

50. Recuperação Acelerada após a Cirurgia *Fast-track*, 671

Sanderland José Tavares Gurgel
Guilherme de Holanda Cota
Paulo Henrique Colchon

Índice Remissivo, 691

Seção I – Aspectos Gerais dos Pacientes Cirúrgicos de Alto Risco

Epidemiologia, Morbidade e Mortalidade em Cirurgia Não Cardíaca

Suzana Margareth Lobo
Luana Fernandes Machado

Todo ano milhares de pessoas são submetidas a procedimentos cirúrgicos de risco em todo o mundo. No Brasil, segundo dados do DATASUS, de um total de 4.405.782 procedimentos cirúrgicos, 558.988 foram de alta complexidade (12.7%) somente no ano de 2014 com taxa de mortalidade de 2,8%[1]. Enquanto as taxas de mortalidade no pós-operatório de cirurgia cardíaca diminuíram significativamente na última década, as taxas de mortalidade de pacientes de alto risco submetidos a cirurgias não cardíacas tais como gastrintestinais complexas, vasculares e ortopédicas continuam altas, e podem ser até 10 vezes maiores[2].

Em geral, esses pacientes de alto risco podem ser reconhecidos por terem uma baixa reserva fisiológica e sofrerem extenso trauma cirúrgico. Complicações podem ocorrer em mais de um terço dos pacientes submetidos a cirurgias do trato digestivo[3]. No pós-operatório eles evoluem com complicações como íleo prolongado, desnutrição, necessidade de drogas vasoativas e de transfusões de hemoderivados, maior tempo no ventilador, síndrome da resposta inflamatória (SIRS), sepse e falência de múltiplos órgãos (FMO). Em um estudo realizado em uma população de 105.000 pacientes cirúrgicos a ocorrência de qualquer complicação dentro dos primeiros 30 dias após a cirurgia foi mais importante determinante do risco de morte do que a presença de comorbidades prévias ou intercorrências intraoperatórias[4].

Um estudo evidenciou que entre 1999 e 2004, houve 4.117.727 admissões hospitalares relacionadas com tratamento cirúrgico não cardíaco no Reino Unido. Neste grupo a mortalidade foi de 1,9%[5]. Uma parcela de 513.924 foi identificada como pacientes de alto risco, estes apresentaram uma mortalidade de 12,3%. Esses óbitos representavam 83,8% da mortalidade geral, porém apenas 12,5% de todas as cirurgias realizadas neste período. Apesar de esses pacientes terem sido identificados como de alto risco, apenas um terço foi admitido em Unidades de Terapia Intensiva.

Um estudo europeu realizado em 2011 em 28 países avaliou 46.539 pacientes cirúrgicos de 498 hospitais, com taxa de mortalidade geral de 4%. O tempo médio de internação em UTI foi 1,2 dias[6]. Somente 8% dos pacientes foram admitidos na UTI e 73% (1358 pacientes) morreram sem admissão na UTI. Um dos achados mais importantes deste estudo foi a significativa variação de taxas de mortalidade entre países, o que sugere possibilidade de melhorias de resultados.

Os desfechos de pacientes de alto risco em cirurgias não cardíacas ganham destaque quando comparados a resultados obtidos com pacientes de cirurgia cardíaca que apesar de submetidos a técnicas operatórias complexas, serem portadores de comorbidades e apresentarem sangramentos intraoperatórios importantes, apresentam melhores resultados[7]. É importante considerar que as taxas de mortalidade avaliadas aos 30 dias, como na maioria dos estudos, podem subestimar a mortalidade real, que pode dobrar após 3 meses[8]. Muitos fatores podem ser apontados por estas diferenças, a adequada apreciação do risco e a falta de vagas de UTI para estes pacientes devem ter um papel importante.

A importância da avaliação do risco de complicações e morte

O risco individual deve ser reconhecido e o risco de morrer na cirurgia não pode ser maior do que morrer da doença. Na prática médica as análises de risco são fundamentais na alocação de recursos como internações em unidades de terapia intensiva e tipo de monitorização e de procedimento, entre outros. A avaliação precisa do risco é fundamental na obtenção do termo de consentimento livre e informado.

Ferramentas de estratificação de risco de morbidade e de mortalidade em pacientes cirúrgicos podem ser derivadas de análise estatísticas multivariadas (escores de risco) e modelos preditivos, como a análise da capacidade funcional e teste ergométrico[9]. Algumas destas ferramentas são utilizadas na prática diária, mas muitos médicos não utilizam um instrumento e baseiam sua avaliação na análise clínica e experiência individual, observando particularmente os fatores de risco relacionados ao paciente e a doença[10].

Fatores de risco relacionados com o paciente

Diferenças genéticas, de gênero e étnicas podem influenciar no risco cirúrgico[11-15]. O sexo feminino tem menor incidência de choque séptico do que o sexo masculino, mas tem pior evolução após cirurgia vascular e de coluna[12-14]. O sexo masculino tem pior evolução após ressecção de neoplasia pulmonar e pancreatectomia[8,15]. Os negros têm maior risco de readmissão e de morte após cirurgias colorretais[16].

Morte e complicações são mais prováveis de ocorrerem em pacientes idosos, com comorbidades, e com baixa reserva funcional. Vários autores relataram idade mais avançada como fator de risco para morbimortalidade perioperatoria ou estadia hospitalar mais prolongada em vários tipos de cirurgias[2,13,15-18]. No estudo Brasileiro SCORIS, 70% dos pacientes que morreram nas UTIs tinham mais de 60 anos de idade e 46% tinham acima de 70 anos[2]. Pacientes mais velhos têm maior risco de complicações pulmonares e cardiovasculares. Em pacientes cirúrgicos, a idade foi um fator independente de morte por FMO na UTI[19,20]. Outros fatores como estado nutricional, hipoalbuminemia, composição corporal, presença de infecção e sepse, também foram relatados por diferentes autores[13,16,20,21]. Pacientes desnutridos submetidos a cirurgias colorretais estão sob maior risco de complicações, demora na recuperação da função do TGI e estadia hospitalar mais prolongada[21]. Idade acima de 70 anos, perda de peso e hipoalbuminemia se correlacionam a maiores taxas de mortalidade e complicações após gastrectomias[3].

Comorbidades e capacidade funcional influenciam o risco cirúrgico[2,10,13,16,22,23]. O índice de comorbidade de Charlson-idade é um instrumento válido na predição de risco baseado na presença de doenças crônicas[22]. Um alto índice foi preditor de morte após cirurgia de pâncreas[3]. A presença de alterações da coagulação e da função renal e hepática são preditores independentes de mortalidade aos 90 dias em pacientes submetidos a hepatectomia[23]. Após endarterectomia carótida o risco de morte, acidente vascular cerebral (AVC) ou de infarto agudo do miocárdio, é maior em pacientes com DPOC, histórico de AVC prévio, revascularização miocárdica, angina recente e com estado funcional comprometido[24].

Complicações cardíacas pós-operatórias podem estar relacionadas a hipertensão arterial mal controlada, arritmias cardíacas e doenças valvares importantes, isquemia miocárdica e insuficiência cardíaca[25,26]. Há ainda pacientes com insuficiência cardíaca e com função sistólica ventricular esquerda normal, predominando quadro de disfunção diastólica mais difícil de ser reconhecida e que é mais frequente em idosos, mulheres, diabéticos e hipertensos[27]. Contudo, mais frequentemente, complicações e FMO são o resultado de uma reserva cardiovascular pobre e insuficiente para demanda do estresse intra e pós-operatório[2,28,29]. Grandes cirurgias ou traumas significativos aumentam o consumo de oxigênio de uma média de 110 mL/min/m^2 para cerca de 170 mL/min/m^2 no período pós-operatório. A resposta fisiológica normal ao aumento da demanda metabólica durante o ato cirúrgico é aumentar o débito cardíaco resultando em aumento da oferta de O_2 aos tecidos. Pacientes de alto risco são incapazes de elevar espontaneamente seu débito cardíaco para acompanhar a demanda elevada ou não tem reserva cardiovascular para atender períodos prolongados de demanda elevada, o que pode determinar períodos mais prolongados de débito de oxigênio evoluindo com risco de disfunções orgânicas e morte[28]. A avaliação do limite anaeróbio durante estresse cardiovascular pode ser usada para avaliar a reserva funcional. Older *et al.* demonstraram que um menor limiar anaeróbio durante o teste de esforço cardiopulmonar correlacionou-se com maior mortalidade[29].

A FMO é a principal causa de morte no pós-operatório de cirurgias não cardíacas nas UTIs brasileiras[20]. Idade avançada, cirurgias de urgência ou emergência, diabetes e peritonite, além da presença de acidose láctica, PVC elevada e taquicardia no pós-operatório, foram relatados como preditores independentes de morte por FMO[20]. A ocorrência de medidas extremas de pressão arterial durante a cirurgia se correlacionaram com mortalidade após 1 ano em cirurgia geral[30].

Fatores de risco não relacionados com o paciente

Fatores não relacionados com o paciente também podem ser determinantes na evolução. Cirurgias de urgência e emergência determinam maior risco[2,5]. O tempo cirúrgico e a complexidade da cirurgia têm um papel relevante[5,13]. O estudo EUSOS mostrou risco aumentado para cirurgias do trato hepatobiliar, digestivas complexas e vasculares[6]. Tempos cirúrgicos mais longos e vários tipos de comorbidades influenciam os desfechos após cirurgias de coluna e de aorta[14,24]. O uso de clamp supra-aórtico aumenta significativamente o risco de morte após cirurgia reparadora de aneurisma de aorta abdominal[31]. Cirurgias emergenciais de aorta têm taxas de mortalidade de cerca de 40%[5].

O volume de cirurgias realizado em um hospital pode influenciar nas taxas de mortalidade em cirurgias de grande porte[32]. Juntamente com o estágio da neoplasia, pancreatectomias realizadas em serviços de baixo volume ou em hospitais públicos apresentam piores resultados[33]. Dados do Medicare dos EUA, de 1999 a 2008, demonstraram que a mortalidade cirúrgica declinou consideravelmente para oito procedimentos cirúrgicos estudados por mais de uma década. O maior volume de cirurgia no hospital explicou queda de mortalidade em pelo menos três das operações; pancreatectomias, com declínio de

67%; cistectomias, 37%; e esofagectomias, com queda de 32%[32].

A formação da equipe, hora e dia da semana em que a cirurgia é realizada, a disponibilidade de equipamentos da sala de cirurgia, podem influenciar o risco[34-36]. Cirurgias realizadas na sexta-feira e no final de semana carregam um risco 44% e 82% maior, respectivamente, do que cirurgias realizadas na segunda-feira[34]. Há também, evidências de que práticas de segurança quando adotadas pelo hospital, entre as quais, acompanhamento do pós-operatório por médico intensivista e time multidisciplinar, reduzem significativamente o risco cirúrgico[35-37].

A população de maior risco de morte

Cecconi *et al.*[38] avaliaram o impacto da terapia de otimização hemodinâmica perioperatória dirigida por metas nos desfechos de pacientes cirúrgicos e classificaram os estudos de acordos com as taxas de mortalidade dos grupos controles. Consideraram pacientes de alto risco aqueles incluídos nos estudos com taxas de mortalidade dos grupos controle entre 5% e 19,9% e de muito alto risco aqueles incluídos nos estudos com taxas de mortalidade acima de 20%[39-43]. Muitos fatores de risco foram comuns a todos os estudos.

Os critérios de inclusão do estudo de Shoemaker *et al.*[39] permitiam a presença de diferentes condições como; idade maior que 70 anos, com reserva funcional limitada em pelo menos um órgão, e condições clínicas como doenças cardiovasculares e respiratórias prévias, doença vascular grave envolvendo artéria aorta e insuficiência renal aguda, cirurgias reparadoras extensas para neoplasia, politraumatismos, sangramentos maciços e choque. A taxa de mortalidade do grupo controle neste estudo foi de 33%, com 50% dos pacientes apresentando complicações no pós-operatório. Boyd e cols.[40] utilizaram os mesmos critérios

de Shoemaker[38], mas havia menos condições agudas e mais cirurgias eletivas neste grupo de pacientes. Lobo *et al.* incluíram em dois estudos[41,42] uma população mais homogênea de pacientes submetidos a cirurgias eletivas e que tinham no mínimo, duas das seguintes condições; 1) idade acima de 60 anos, 2) cirurgia eletiva de grande porte para remoção de carcinoma ou de aneurisma de aorta, e 3) presença de doença crônica prévia como cardiopatia, doença pulmonar obstrutiva crônica, doença hepática com classificação Child B ou C ou insuficiência renal crônica. As taxas de mortalidade aos 30 dias, nos grupos controle foram 33% e 20% e as taxas de complicações pós-operatórias foram 67% e 68%[40,41]. Lopes *et al.*[43] usaram critérios semelhantes, 75% tiveram complicações e 31% morreram. Embora com algumas diferenças nos critérios de inclusão utilizados nestes estudos, todos eles foram capazes de identificar populações de alto risco de morte, como podemos ver pelas altas taxas de morbimortalidade encontradas nos grupos controle. Em todos estes estudos o uso de uma terapia dirigida por metas para otimização hemodinâmica intraoperatória determinou redução significativa de morbimortalidade.

Escores de risco

Na prática clínica, alguns escores de risco são utilizados para estratificação do risco de morte como o American Society of Anesthesiologists Physical Status Classification (ASA) e o Physiological and Operative Severity Score for the enUmeration of Mortality and Morbidity (POSSUM) e versões modificadas como P-POSSUM e CR-POSSUM[44,45].

O ASA é o mais utilizado pelos anestesiologistas. Tem uma boa correlação com alguns desfechos, mas não avalia variáveis importantes como idade, complexidade e duração da cirurgia. Aproximadamente metade das mortes após cirurgias ocorre em pacientes com ASA IV ou ASA V. Para o cálculo do escore POSSUM são necessários inúmeros dados que só podem ser obtidos durante a cirurgia ou no pós-operatório, sendo, inadequado para guiar decisões que devem ser feitas antes da cirurgia. Outras ferramentas utilizadas na avaliação do risco são os escores de Goldman, de Detsky, de Lee, ou as recomendações baseadas em evidências do ACC-AHA[25,27,46-47]. Mas, todos estes escores foram delineados para avaliar o risco de eventos cardiovasculares. Os escores POSSUM e o *Surgical Risk Scale* foram considerados os de maior acurácia na predição do risco cirúrgico em uma análise de 27 estudos que avaliaram 34 ferramentas de estratificação[9]. Este último associa o escore ASA com dados que avaliam a complexidade e urgência da cirurgia.

Morte por FMO no pós-operatório é mais frequente em pacientes submetidos a cirurgias não cardíacas do que por eventos cardiovasculares[2]. Nós utilizamos a presença de 3 pontos ou mais em um escore adaptado de Shoemaker e das diretrizes do *American College of Cardiology/American Heart Association guideline* na avaliação do risco em dois estudos que juntos incluíram 170 pacientes de alto risco cirúrgico (Tabela 1.1)[42,48]. As taxas de complicações foram elevadas e a taxa de mortalidade hospitalar foi 14,1%, demonstrando que o escore foi capaz de identificar pacientes de alto risco de complicações e morte.

TABELA 1.1	ESCORE ADAPTADO DE SHOEMAKER ET AL. E DAS DIRETRIZES DO *AMERICAN COLLEGE OF CARDIOLOGY/ AMERICAN HEART ASSOCIATION GUIDELINE*[25,39,42,48]
Cirurgia de alto risco (1 ponto)	
Gastrectomia	
Pancreatectomia	
Colectomia	
Esofagectomia	
Outro procedimento prolongado e associado com perdas de líquidos significativos	
Preditor clínico menor (1 ponto)	
Diabetes	
ECG anormal (hipertrofia ventricular esquerda, bloqueio ramo esquerdo, anormalidade de ST, fibrilação atrial)	
Baixa capacidade funcional (não sobe um lance de escadas com peso leve nas mãos)	
Arritmias	
História de AVC	
Hipertensão arterial de difícil controle	
Preditor clínico intermediário (2 pontos)	

Continua...

TABELA 1.1	ESCORE ADAPTADO DE SHOEMAKER ET AL. E DAS DIRETRIZES DO *AMERICAN COLLEGE OF CARDIOLOGY/AMERICAN HEART ASSOCIATION GUIDELINE*[25,39,42,48] – CONTINUAÇÃO
Idade (> 60 anos)	
Angina (classe I ou II, CCSC) ou IAM prévio ou ondas Q	
Insuficiência cardíaca compensada	
Insuficiência hepática aguda	
Insuficiência renal crônica	
DPOC ou doença pulmonar importante	
Preditor clínico maior (3 pontos)	
Infarto agudo recente	
Angina (classe III ou IV, CCSC)	
Insuficiência cardíaca descompensada	
Arritmias graves	
Valvopatia grave	

O fato é que estes pacientes, que tem um risco aumentado de complicações e morte no pós-operatório são idosos, possuem doenças crônicas graves, tem reserva orgânica limitada, e se apresentam, na maioria das vezes, em circunstâncias de urgência ou emergência. Estas mortes não ocorrem no período intraoperatório, na realidade, acontecem dias, e muitas vezes semanas ou meses após a cirurgia, e tem como denominador comum, a presença de FMO.

Referências bibliográficas

1. http://datasus.saude.gov.br/informacoes-de-saude/tabnet
2. Lobo SM, Rezende E, Knibel, MF, Mendes CL, Assunção, MSC, Costa Filho RC, Grion CM, Nacul F, Paramo, JAM, Mello PM, Barral S, de Mello JN, Maia MO, Assunção M, Almeida P, Duarte D, Silva NB, Lopes MR. Epidemiology and outcomes of non-cardiac surgical patients in Brazilian intensive care units. Rev. Bras. Ter. Intensiva. 2008; 20 (4): 376-84.
3. Bartlett EK1, Roses RE2, Kelz RR1, Drebin JA1, Fraker DL1, Karakousis GC. Morbidity and mortality after total gastrectomy for gastric malignancy using the American College of Surgeons National Surgical Quality Improvement Program database. Surgery. 2014; 156(2):298-304.
4. Khuri SF, Henderson WG, DePalma RG, Mosca C, Healey NA, Kumbhani DJ; Participants in the VA National Surgical Quality Improvement Program: Determinants of long-term survival after major surgery and the adverse effect of postoperative complications. Ann Surg. 2005; 242(3):326-41.
5. Pearse RM, Harrison DA, James P, Pearse RM, Harrison DA, James P, Watson D, Hinds C, Rhodes A, Grounds M, Bennett D: Identification and characterisation of the high-risk surgical population in the United Kingdom. Crit Care. 2006; 10:R8.
6. Pearse RM, Moreno RP, Bauer P, Pelosi P, Metnitz P, Spies C, Vallet B, Vincent JL, Hoeft A, Rhodes A ;European Surgical Outcomes Study (EuSOS) group for the Trials groups of the European Society of Intensive Care Medicine and the European Society of Anaesthesiology. Mortality after surgery in Europe: a 7 day cohort study. Lancet. 2012; 380(9847): 1059-65.

7. Siregar S, Groenwold RH, de Mol BA, Speekenbrink RG, Versteegh MI, Brandon Bravo Bruinsma GJ, Bots ML, van der Graaf Y, van Herwerden LA. Evaluation of cardiac surgery mortality rates: 30-day mortality or longer follow-up? Eur J Cardiothorac Surg. 2013;44(5):875-83.

8. Swanson RS, Pezzi CM, Mallin K, Loomis AM, Winchester DP. The 90-day mortality after pancreatectomy for cancer is double the 30-day mortality: more than 20,000 resections from the national cancer data base. Ann Surg Oncol. 2014; 21(13): 4059-67.

9. Moonesinghe SR, Mythen MG, Das P, Rowan KM, Grocott MP. Risk stratification tools for predicting morbidity and mortality in adult patients undergoing major surgery: qualitative systematic review. Anesthesiology. 2013;119(4):959-81.

10. Sobol JB, Wunsch H. Triage of high-risk surgical patients for intensive care. Crit Care. 2011;15(2):217.

11. Bueno R, Hughes E, Wagner S, Gutin AS, Lanchbury JS, Zheng Y, et al. Validation of a Molecular and Pathological Model for Five--Year Mortality Risk in Patients with Early Stage Lung Adenocarcinoma. J Thorac Oncol. 2015 Jan; 10(1): 67–73.

12. Wichmann MW, Inthorn D, Andress HJ, Schildberg FW. Incidence and mortality of severe sepsis in surgical intensive care patients: the influence of patient gender on disease process and outcome. Intensive Care Med. 2000;26(2):167-72.

13. Gupta PK, Engelbert TL, Ramanan B, Fang X, Yamanouchi D, Hoch JR, Acher CW. Postdischarge outcomes after endovascular abdominal aortic aneurysm repair. J Vasc Surg. 2014;59(4):903-8.

14. Schoenfeld AJ, Ochoa LM, Bader JO, Belmont PJ Jr. Risk factors for immediate postoperative complications and mortality following spine surgery: a study of 3475 patients from the National Surgical Quality Improvement Program. Bone Joint Surg Am. 201; 93(17):1577-82.

15. Rosen JE, Hancock JG, Kim AW, Detterbeck FC, Boffa DJ. Predictors of mortality after surgical management of lung cancer in the National Cancer Database. Ann Thorac Surg. 2014;98(6):1953-60.

16. Schneider EB, Haider AH, Hyder O, Efron JE, Lidor AO, Pawlik TM. Assessing short- and long-term outcomes among black vs. white Medicare patients undergoing resection of colorectal cancer. Am J Surg. 2013;205(4):402-8.

17. Belmont PJ Jr, Davey S, Orr JD, Ochoa LM, Bader JO, Schoenfeld AJ. Risk factors for 30-day postoperative complications and mortality after below-knee amputation: a study of 2,911 patients from the national surgical quality improvement program. J Am Coll Surg. 2011. ;213(3):370-8.

18. Grosso G, Biondi A, Marventano S, Mistretta A, Calabrese G, Basile F. Major postoperative complications and survival for colon cancer elderly patients. BMC Surg. 2012, Suppl:S20.

19. Sakr Y, Vincent JL, Ruokonen E, Pizzamiglio M, Installe E, Reinhart K, Moreno R. Sepsis and organ system failure are major determinants of post-intensive care unit mortality. J Crit Care 2008; 23 (4): 475-83.

20. Lobo SM, Rezende E, Knibel M, Silva N, Páramo JA, Nácul FE, Mendes CL, Assunção M, Costa RC, Grion CC, Pinto SF, Mello PM, Maia MO, Duarte PA, Gutierrez F, Silva JM Junior, Lopes MR, Cordeiro JA, Mellot C. Early determinants of death due to multiple organ failure after noncardiac surgery in high-risk patients. Anesth Analg. 2011;112(4):877-83.

21. Lohsiriwat V. The influence of preoperative nutritional status on the outcomes of an enhanced recovery after surgery (ERAS) programme for colorectal cancer surgery. Tech Coloproctol. 2014;18(11):1075-80.

22. Dias-Santos D, Ferrone CR, Zheng H, Lillemoe KD, Castillo CF. The Charlson age comorbidity index predicts early mortality after surgery for pancreatic cancer. Surgery. 2015; S0039-6060(14)00793-4.

23. Hyder O, Pulitano C, Firoozmand A, Dodson R, Wolfgang CL, Choti MA, Aldrighetti L, Pawlik TM. A risk model to predict 90-day mortality among patients undergoing hepatic resection. J Am Coll Surg. 2013;216(6):1049-56.

24. Kang JL, Chung TK, Lancaster RT, Lamuraglia GM, Conrad MF, Cambria RP. Outcomes after carotid endarterectomy: is there a high-risk population? A National Surgical Quality Improvement Program report. J Vasc Surg. 2009;49(2):331-8.

25. Eagle KA, Brundage BH, Chaitman BR, Ewy GA, Fleisher LA, Hertzer NR, Leppo JA, Ryan T, Schlant RC, Spencer WH, Spittell JA Jr, Twiss RD, Ritchie JL, Cheitlin MD, Gardner TJ, Garson A Jr, Lewis RP, Gibbons RJ, O'Rourke RA, Ryan TJ. Guidelines for perioperative cardiovascular evaluation for noncardiac surgery. Report of the American College of Cardiology/American Heart Association Task Force on Practice Guidelines (Committee on Perioperative Cardiovascular Evaluation for Noncardiac Surgery). J Am Coll Cardiol. 1996; 27(4):910-48.

26. Goldman L, Caldera DL, Nussbaum SR, Southwick FS, Krogstad D, Murray B, Burke DS,

O'Malley TA, Goroll AH, Caplan CH, Nolan J, Carabello B, Slater EE. Multifactorial index of cardiac risk in noncardiac surgical producers. N. Engl J Med 1977; 297 (16): 845-50.

27. Vignon P, Allot V, Lesage J, Martaillé JF, Aldigier JC, François B, Gastinne H. Diagnosis of left ventricular diastolic dysfunction in the setting of acute changes in loading conditions. Crit Care. 2007;11 (2):R43.

28. Lobo SM, Rezende E, Dias FS. Early optimization of oxygen delivery in high-risk surgical patients. In Year Book of Intensive Care and Emergency Medicine. Springer. p. 654-64, 2008.

29. Older P, Hall A, Hader R. Cardiopulmonary exercise testing as a screening test for perioperative management of major surgery in the elderly. Chest 1999; 116 (2):355-62.

30. Beck AW, Goodney PP, Nolan BW, Likosky DS, Eldrup-Jorgensen J, Cronenwett JL; Vascular Study Group of Northern New England. Predicting 1-year mortality after elective abdominal aortic aneurysm repair. J Vasc Surg. 2009;49(4):838-43.

31. Monk TG, Saini V, Weldon BC, Sigl JC. Anesthetic management and one-year mortality after noncardiac surgery. Anesth Analg. 2005;100:4–10.

32. Finks JF, Osborne NH, Birkmeyer JD. Trends in hospital volume and operative mortality for high-risk surgery. N Engl J Med. 2011; 364 (22):2128-37.

33. Swanson RS, Pezzi CM, Mallin K, Loomis AM, Winchester DP. The 90-day mortality after pancreatectomy for cancer is double the 30-day mortality: more than 20,000 resections from the national cancer data base Ann Surg Oncol. 2014; 21(13):4059-67.

34. Aylin P, Alexandrescu R, Jen MH, Mayer EK, Bottle A. Day of week of procedure and 30 day mortality for elective surgery: retrospective analysis of hospital episodestatistics. BMJ. 2013;346: f2424.

35. Brooke BS, Dominici F, Pronovost PJ, Makary MA, Schneider E, Pawlik TM. Surgery. 2012 May;151(5):651-9. Variations in surgical outcomes associated with hospital compliance with safety practices. Surg. 2011.12.001.

36. Goldhill DR. Preventing surgical deaths: critical care and intensive care outreach services in the postoperative period. Br J Anaesth. 2005 Jul;95(1):88-94.

37. Yoo EJ, Edwards JD, Dean ML, Dudley RA. Multidisciplinary Critical Care and Intensivist Staffing: Results of a Statewide Survey and Association With Mortality. J Intensive Care Med. 2014 May 12. pii: 0885066614534605. [Epub ahead of print]

38. Cecconi M, Corredor C, Arulkumaran N, Abuella G, Ball J, Grounds RM, Hamilton M, Rhodes A. Clinical review: Goal-directed therapy-what is the evidence in surgical patients? The effect on different risk groups. Crit Care. 2013;17(2):209.

39. Shoemaker WC, Appel PL, Kram HB, Waxman K, Lee T. Prospective trial of supranormal values of survivors as therapeutic goals in high risk surgical patients. Chest 1988; 94: 1176–8.

40. Boyd O, Grounds RM, Benett ED. A randomized clinical trial of the effect of deliberate perioperative increase of oxigen delivery on mortality in high-risk surgical patients. JAMA 1993; 270: 2699-2700.

41. Lobo SM, Salgado PF, Castillo VG, et al. Effects of maximizing oxygen delivery on morbidity and mortality in high-risk surgical patients. Crit Care Med. 2000; 28:3396–3404.

42. Lobo SM, Lobo FR, Polachini CA, Patini DS, Yamamoto AE, de Oliveira NE, Serrano P, Sanches HS, Spegiorin MA, Queiroz MM, Christiano AC Jr, Savieiro EF, Alvarez PA, Teixeira SP, Cunrath GS. Prospective, randomized trial comparing fluids and dobutamine optimization of oxygen delivery in high-risk surgical patients [ISRCTN42445141]. Crit Care. 2006;10(3):R72.

43. Lopes MR, Oliveira MA, Pereira VO, Lemos IP, Auler JO Jr, Michard F. Goal-directed fluid management based on pulse pressure variation monitoring during high-risk surgery: a pilot randomized controlled trial. Crit Care. 2007;11(5):R100.

44. ASA. New classification of physical status. Anaesthesiology, 1963; 24:111

45. Prytherch DR, Whiteley MS, Higgins B, Weaver PC, Prout WG, Powell SJ. POSSUM and Portsmouth POSSUM for predicting mortality. Br J Surg, 1998;85:1217-20.

46. Detsky AS, Abrams HB, McLaughlin JR, Drucker DJ, Sasson Z, Johnston N, Scott JG, Forbath N, Hiliard JR. Predicting cardiac complications in pacients undergoing non-cardiac surgery. J Gen Intern Med. 1986; 1(4): 211-9.

47. Archan S, Roscher CR, Fairman RM, Fleisher LA. Revised Cardiac Risk Index (Lee) and perioperative cardiac events as predictors of long-term mortality in patients undergoing endovascular abdominal aortic aneurysm repair. J Cardiothorac Vasc Anesth 2010; 24(1):84-90.

48. Lobo SM Ronchi LS, Oliveira NE, Brandão PG, Froes A, Cunrath GS, Nishiyama KG, Netinho JG, Lobo FR. Restrictive strategy of intraoperative fluid maintenance during optimization of oxygen delivery decreases major complications after high-risk surgery. Crit Care. 2011;15(5):R226.

Identificando os Pacientes de Alto Risco

Antonio Paulo Nassar Junior

Segundo dados do DATASUS, no período de 2008 a 2013, foram realizados mais de 24 milhões de procedimentos cirúrgicos que geraram internações no Brasil. A taxa de mortalidade foi de 1,59%. Esta taxa é maior do que a encontrada em estudos internacionais[1]. Um estudo nacional, que avaliou apenas pacientes que foram encaminhados à UTI no pós-operatório, encontrou 20% de mortalidade em 30 dias e 38% de complicações pós-operatórias, sendo sepse a mais comum[2]. Outros estudos nacionais propuseram-se a avaliar taxas de complicações em diversos tipos de cirurgias e as taxas variaram de 25 a 50%[3-5].

Assim, para reduzir a morbimortalidade de pacientes submetidos a cirurgias, é necessário identificar o paciente de alto risco cirúrgico e aplicar medidas para prevenir possíveis complicações pós-operatórias. No entanto, não há uma definição aceita do que é um paciente de alto risco cirúrgico. O Colégio Real de Cirurgiões da Inglaterra define como alto risco qualquer paciente com uma mortalidade estimada associada ao procedimento cirúrgico maior ou igual a 5%[6].

Diversas ferramentas estão disponíveis para a identificação de pacientes de alto risco cirúrgico. A ferramenta ideal deve ser simples, acurada, objetiva e reprodutível. Infelizmente, nenhuma ferramenta disponível dispõe de todas estas características. De forma geral, as ferramentas baseiam-se em ao menos um dos seguintes critérios: dados clínicos prévios do paciente, porte da cirurgia e alterações fisiológicas que ocorram durante o procedimento.

Basicamente, as ferramentas disponíveis dividem-se naquelas que avaliam riscos populacionais, como a *American Society of Anesthesiology* (ASA) *Physical Status*, e as que avaliam o risco individual. Estas últimas podem avaliar um risco específico, como complicações cardiovasculares, como ocorre com o *Revised Cardiac Risk Index* (RCRI), ou o risco de complicações gerais, como o Índice de Comorbidade de Charlson e o *Physiological and Operative Severity Score for the Enumeration of Mortality and Morbidity* (POSSUM). As características destes modelos serão avaliadas neste capítulo. O uso de índices a que os intensivistas estão mais familiarizados, mas que usam dados do pós-operatório, como o APACHE (*Acute Physiology and Chronic Health Evaluation*) e o SAPS (*Simplified Acute Physiology Score*), também serão objeto deste capítulo.

ASA

O escore ASA avalia a funcionalidade do paciente para categorizá-lo em cinco grupos (Tabela 2.1). A versão atual foi descrita em 1963 e, posteriormente, teve o sexto item acrescentado para incluir pacientes em morte encefálica doadores de órgãos. OASA é usado rotineiramente como avaliação pré-operatória por anestesistas e também por clínicos. É um escore simples e fácil, mas que não leva em conta a extensão da cirurgia ou o cuidado pós-operatório, além de ser subjetivo. Escores mais elevados associam-se a maiores riscos de morte e complicações[7,8], porém sua acurácia para predizer eventos é ruim[9] e a concordância interobservador é baixa[10].

Revised Cardiac Risk Index

O RCRI é um modelo de avaliação pré-operatória que leva em conta o risco de eventos cardiovasculares perioperatórios[11]. É comumente usado por clínicos e cardiologistas na avaliação pré-operatória. Ele leva em conta o tipo da cirurgia e quatro condições clínicas (Tabela 2.2) e quanto mais condições o paciente apresenta, maior seu risco de complicações cardiovasculares.

É um escore simples, amplamente validado, mas que tem como objetivo predizer apenas um tipo de complicação pós-operatória. Sua acurácia é moderada para este fim[12,13].

O escore pode ser calculado em: http://www.mdcalc.com/revised-cardiac-risk-index-for-pre-operative-risk/

POSSUM

Este escore foi desenvolvido para predição pré-operatória do risco cirúrgico. Ele leva em conta 12 variáveis fisiológicas e seis variáveis relacionadas ao procedimento cirúrgico, que compõem duas equações para predizer mortalidade e morbidade pós-operatória[14]. O escore original tem uma tendência a superestimar a mortalidade em pacientes de baixo risco e, assim, uma nova versão (Portsmouth-POSSUM) mostrou-se mais acurada na predição de risco[15]. Versões específicas para cirurgia vascular[16] e colorretal[17] também foram descritas. Um único estudo brasileiro propôs-se a avaliar a utilização do POSSUM em 416 pacientes[18]. Neste estudo, o POSSUM superestimou a mortalidade dos pacientes (Relação mortalidade observada/esperada = 0,77) e, ao contrário de estudos anteriores, esta

TABELA 2.1	AMERICAN SOCIETY OF ANESTHESIOLOGY (ASA) PHYSICAL STATUS
Classificação ASA	**Descrição**
I	Sem alteração sistêmica
II	Alteração sistêmica leve, sem limitação funcional (p. ex.: diabetes mellitus controlado)
III	Alteração sistêmica grave, com limitação funcional (p. ex.: diabetes mellitus com complicações vasculares)
IV	Alteração sistêmica grave, com risco de vida (p. ex. angina instável)
V	Paciente moribundo, o qual não é esperado que sobreviva sem a cirurgia (p. ex.: hemorragia com hipertensão intracraniana)
VI	Morte encefálica, doador de órgãos

TABELA 2.2	REVISED CARDIAC RISK INDEX

Condições avaliadas

1. Cirurgia de alto risco
   - Intraperitoneal
   - Intratorácica
   - Vascular suprainguinal

2. História de cardiopatia isquêmica
   - História de infarto agudo do miocárdio
   - História de teste de esforço positivo
   - Queixa de dor torácica atual, considerada secundária a isquemia
   - Uso de nitrato
   - Eletrocardiograma com ondas Q patológicas

3. História de doença cerebrovascular
   - Acidente vascular cerebral (AVC) ou acidente isquêmico transitório (AIT) prévios

4. Tratamento pré-operatório com insulina

5. Creatinina pré-operatória > 2,0 mg/dL

TABELA 2.3	VARIÁVEIS INCLUÍDAS NO PHYSIOLOGICAL AND OPERATIVE SEVERITY SCORE FOR THE ENUMERATION OF MORTALITY AND MORBIDITY (POSSUM)

Fisiológicas	Cirúrgicas
Idade	
História cardiológica	
História respiratória	
Pressão arterial	Porte da cirurgia
Frequência cardíaca	Número de procedimentos
Escala de coma de Glasgow	Perda sanguínea
Nível de hemoglobina	Contaminação peritoneal
Número de leucócitos	Presença de malignidade
Ureia	Tipo de cirurgia (eletiva, urgência ou emergência)
Sódio sérico	
Potássio sérico	
Eletrocardiograma	

superestimativa aconteceu principalmente em pacientes de mais alto risco cirúrgico. Porém, a acurácia do POSSUM foi boa (área sobre a curva = 0,762).

As diferentes versões do POSSUM podem ser calculadas em http://www.riskprediction.org.uk/

Índice de comorbidades de Charlson

O índice de comorbidades de Charlson leva em conta condições clínicas prévias do paciente e dá um peso diferente para cada uma delas (Tabela 2.4)[19]. De forma geral, quanto mais comorbidades, maior

TABELA 2.4	ÍNDICE DE COMORBIDADES DE CHARLSON			
Pontuação	1	2	3	6
Comorbidade	Infarto do miocárdio Insuficiência cardíaca Doença vascular periférica Doença pulmonar crônica Doença do tecido conectivo Doença ulcerosa Hepatopatia leve Diabetes mellitus	Hemiplegia Insuficiência renal moderada ou grave Diabetes mellitus com lesão de órgão-alvo Neoplasia maligna	Hepatopatia grave	Neoplasia metastática AIDS

a mortalidade. Os estudos têm mostrado uma acurácia moderada deste índice na predição de complicações e de mortalidade pós-operatória[20,21]. Uma crítica a este escore é que ele não leva em conta o porte do procedimento a que o paciente será submetido. No entanto, este índice é pouco usado na prática clínica e seu uso tem-se restringido à pesquisa.

APACHE e SAPS

O APACHE e o SAPS são índices prognósticos comumente usados em terapia intensiva para predição de mortalidade hospitalar. As versões mais recentes destes índices, o APACHE IV[22] e o SAPS 3[23], estão disponíveis e têm sido validadas em diferentes populações. Não podem ser utilizados para a identificação prévia de pacientes de alto risco cirúrgico, uma vez que grande parte da predição de mortalidade depende de variáveis fisiológicas coletadas após a admissão à UTI. O APACHE IV leva em conta uma série de diagnósticos, inclusive cirúrgicos, na predição do diagnóstico. O SAPS 3 considera alguns diagnósticos cirúrgicos na predição (transplante, cirurgia de trauma, cirurgia cardíaca e neurocirurgia para doença cerebrovascular) e, ao contrário

do APACHE IV, leva em conta se a cirurgia é eletiva ou de emergência.

O APACHE IV teve uma tendência a superestimar a mortalidade hospitalar de um subgrupo de 1206 pacientes cirúrgicos admitidos em três UTIs privadas no Brasil (Relação mortalidade observada/esperada = 0,75; intervalo de confiança de 95% de 0,45-1,05), mas com uma boa acurácia (área sobre a curva = 0,89)[24]. O SAPS 3 foi aplicado em três estudos brasileiros que avaliaram especificamente pacientes cirúrgicos. Em um deles, realizado com 1.310 pacientes, em duas UTIs de hospitais de ensino públicos, o SAPS 3 mostrou estimou a mortalidade hospitalar de forma adequada (relação mortalidade observada/esperada = 1,04) e com uma boa acurácia (área sobre a curva = 0,86)[25]. O estudo realizado em hospitais privados mencionado acima mostrou que o SAPS 3 superestimava a mortalidade (relação mortalidade observada/esperada = 0,42), apesar de uma boa acurácia (área sobre a curva = 0,87)[24]. Em um terceiro estudo, realizado especificamente em 501 pacientes no pós-operatório de transplantes, o SAPS 3 sobrestimou a mortalidade (relação mortalidade observada/esperada = 1,94) e teve uma acurácia regular (área sobre a curva = 0,696)[26].

Um formulário para cálculo do APACHE IV está disponível em http://www.mecriticalcare.net/icu_scores/apacheIV.php. A planilha para cálculo do SAPS 3 está disponível em www.saps3.org.

Critérios de inclusão em estudos clínicos de alto risco cirúrgico

A otimização hemodinâmica perioperatória é uma estratégia comumente empregada para reduzir o risco de complicações pós-operatórias em pacientes de alto risco cirúrgico. Obviamente, discutir as evidências desta abordagem está além dos objetivos deste capítulo, mas os critérios de inclusão destes estudos podem ser usados também para a definição de quem é um paciente de alto risco cirúrgico. De forma geral, estes estudos levam em conta os seguintes critérios[27,28]:

- Doença cardíaca ou respiratória que leva à comprometimento grave avaliado por prova funcional;
- Intolerância ao exercício (por exemplo, incapacidade de subir um lance de escadas);
- Diabetes mellitus;
- Procedimento cirúrgico com duração superior a 90 minutos;
- Perda sanguínea excessiva;
- Idade maior ou igual a 65 anos;
- Presença de sepse;
- Contaminação peritoneal;
- Insuficiência renal aguda;
- Cirurgia para aneurisma de aorta abdominal;
- Cirurgia de emergência.

Conclusão

Definir quem é o paciente de alto risco cirúrgico e, que, portanto, beneficia-se de estratégias de redução de complicações não é uma tarefa simples. Como em qualquer área da medicina, o simples uso de escores não deve ser a única estratégia. A incorporação de dados clínicos pré-operatórios, do porte cirúrgico, da urgência do procedimento e das intercorrências na sala cirúrgica associadas ao uso de um índice prognóstico no julgamento clínico parece ser a opção mais adequada.

Referências bibliográficas

1. Bainbridge D, Martin J, Arango M, Cheng D, Group E-bP-oCORE. Perioperative and anaesthetic-related mortality in developed and developing countries: a systematic review and meta-analysis. Lancet. 2012;380(9847):1075-81.
2. Lobo SM, Rezende E, Knibel MF, Silva NBd, Páramo JAM, Nácul F, et al. Epidemiologia e desfecho de pacientes cirúrgicos não cardíacos em unidades de terapia intensiva no Brasil. Revista Brasileira de Terapia Intensiva. 2010;20(4):376-84.
3. Filardo FDA, Faresin SM, Fernandes ALG. Validade de um índice prognóstico para ocorrência de complicações pulmonares no pós-operatório de cirurgia abdominal alta. Revista da Associação Médica Brasileira. 2002;48:209-16.
4. Fernandes EO, Teixeira C, Silva LCCd. Thoracic surgery: risk factors for postoperative complications of lung resection. Revista da Associação Médica Brasileira. 2011;57:292-8.
5. Gimenes C, Barrile SR, Martinelli B, Ronchi CF, Arca EA, Gimenes R, et al. Association of pre and intraoperative variables with postoperative complications in coronary artery bypass graft surgery. Rev Bras Cir Cardiovasc. 2013;28(4):518-23.
6. Boyd O, Jackson N. How is risk defined in high-risk surgical patient management? Crit Care. 2005;9(4):390-6.
7. Vetrugno L, Langiano N, Gisonni R, Rizzardo A, Venchiarutti PE, Divella M, et al. Prediction of early postoperative major cardiac events after elective orthopedic surgery: the role of B-type natriuretic peptide, the revised cardiac risk index, and ASA class. BMC Anesthesiol. 2014;14(1):20.
8. Merani S, Payne J, Padwal RS, Hudson D, Widder SL, Khadaroo RG. Predictors of in-hospital mortality and complications in very elderly patients undergoing emergency surgery. World J Emerg Surg. 2014;9:43.

9. Bosch DJ, Pultrum BB, de Bock GH, Oosterhuis JK, Rodgers MG, Plukker JT. Comparison of different risk-adjustment models in assessing short-term surgical outcome after transthoracic esophagectomy in patients with esophageal cancer. Am J Surg. 2011;202(3):303-9.

10. Sankar A, Johnson SR, Beattie WS, Tait G, Wijeysundera DN. Reliability of the American Society of Anesthesiologists physical status scale in clinical practice. Br J Anaesth. 2014;113(3):424-32.

11. Lee TH, Marcantonio ER, Mangione CM, Thomas EJ, Polanczyk CA, Cook EF, et al. Derivation and prospective validation of a simple index for prediction of cardiac risk of major noncardiac surgery. Circulation. 1999;100(10):1043-9.

12. Ford MK, Beattie WS, Wijeysundera DN. Systematic review: prediction of perioperative cardiac complications and mortality by the revised cardiac risk index. Ann Intern Med. 2010;152(1):26-35.

13. Davis C, Tait G, Carroll J, Wijeysundera DN, Beattie WS. The Revised Cardiac Risk Index in the new millennium: a single-centre prospective cohort re-evaluation of the original variables in 9,519 consecutive elective surgical patients. Can J Anaesth. 2013;60(9):855-63.

14. Copeland GP, Jones D, Walters M. POSSUM: a scoring system for surgical audit. Br J Surg. 1991;78(3):355-60.

15. Prytherch DR, Whiteley MS, Higgins B, Weaver PC, Prout WG, Powell SJ. POSSUM and Portsmouth POSSUM for predicting mortality. Physiological and Operative Severity Score for the enUmeration of Mortality and morbidity. Br J Surg. 1998;85(9):1217-20.

16. Midwinter MJ, Tytherleigh M, Ashley S. Estimation of mortality and morbidity risk in vascular surgery using POSSUM and the Portsmouth predictor equation. Br J Surg. 1999;86(4):471-4.

17. Tran Ba Loc P, du Montcel ST, Duron JJ, Levard H, Suc B, Descottes B, et al. Elderly POSSUM, a dedicated score for prediction of mortality and morbidity after major colorectal surgery in older patients. Br J Surg. 2010;97(3):396-403.

18. Elias AC, Matsuo T, Grion CM, Cardoso LT, Verri PH. [POSSUM scoring system for predicting mortality in surgical patients]. Rev Esc Enferm USP. 2009;43(1):23-9.

19. Charlson ME, Pompei P, Ales KL, MacKenzie CR. A new method of classifying prognostic comorbidity in longitudinal studies: development and validation. J Chronic Dis. 1987;40(5):373-83.

20. Venkat R, Puhan MA, Schulick RD, Cameron JL, Eckhauser FE, Choti MA, et al. Predicting the risk of perioperative mortality in patients undergoing pancreaticoduodenectomy: a novel scoring system. Arch Surg. 2011;146(11):1277-84.

21. Burgos E, Gómez-Arnau JI, Díez R, Muñoz L, Fernández-Guisasola J, Garcia del Valle S. Predictive value of six risk scores for outcome after surgical repair of hip fracture in elderly patients. Acta Anaesthesiol Scand. 2008;52(1):125-31.

22. Zimmerman JE, Kramer AA, McNair DS, Malila FM. Acute Physiology and Chronic Health Evaluation (APACHE) IV: hospital mortality assessment for today's critically ill patients. Crit Care Med. 2006;34(5):1297-310.

23. Moreno RP, Metnitz PG, Almeida E, Jordan B, Bauer P, Campos RA, et al. SAPS 3–From evaluation of the patient to evaluation of the intensive care unit. Part 2: Development of a prognostic model for hospital mortality at ICU admission. Intensive Care Med. 2005;31(10):1345-55.

24. Nassar AP, Mocelin AO, Nunes AL, Giannini FP, Brauer L, Andrade FM, et al. Caution when using prognostic models: a prospective comparison of 3 recent prognostic models. J Crit Care. 2012;27(4):423.e1-7.

25. Silva Junior JM, Malbouisson LM, Nuevo HL, Barbosa LG, Marubayashi LY, Teixeira IC, et al. Applicability of the simplified acute physiology score (SAPS 3) in Brazilian hospitals. Rev Bras Anestesiol. 2010;60(1):20-31.

26. Oliveira VM, Brauner JS, Rodrigues Filho E, Susin RG, Draghetti V, Bolzan ST, et al. Is SAPS 3 better than APACHE II at predicting mortality in critically ill transplant patients? Clinics (Sao Paulo). 2013;68(2):153-8.

27. Pearse R, Dawson D, Fawcett J, Rhodes A, Grounds RM, Bennett ED. Early goal-directed therapy after major surgery reduces complications and duration of hospital stay. A randomised, controlled trial [ISRCTN38797445]. Crit Care. 2005;9(6):R687-93.

28. Pearse RM, Harrison DA, MacDonald N, Gillies MA, Blunt M, Ackland G, et al. Effect of a perioperative, cardiac output-guided hemodynamic therapy algorithm on outcomes following major gastrointestinal surgery: a randomized clinical trial and systematic review. JAMA. 2014;311(21):2181-90.

Repercussões Neuroendócrinas Associadas à Intervenção Cirúrgica

Gutemberg Cardoso

Resumo

Os efeitos locais da cirurgia nos tecidos e sistemas orgânicos são geralmente evidentes para os cirurgiões. Contudo, o trauma cirúrgico por si só desencadeia uma resposta cirúrgica generalizada. A resposta cirúrgica generalizada engloba uma ampla variedade de vias endocrinológicas, metabólicas e imunológicas interligadas. Embora alguns destes mecanismos possam ser protetores, a resposta sistêmica à cirurgia pode desencadear o desenvolvimento de SIRS (síndrome da resposta inflamatória sistêmica).

Os efeitos dos anestésicos na SIRS têm sido amplamente estudados *in vitro* porém em uma menor extensão *in vivo*. Contudo, os efeitos imunossupressores dos anestésicos parecem ser insignificantes comparados aos efeitos do trauma cirúrgico.

Introdução

A resposta do organismo à agressão cirúrgica tem sido objeto de estudo dos pesquisadores por muitos anos. Em 1932, Cuthbertson descreveu esta resposta fisiológica ao trauma usando os termos *ebb* e *flow* para descrever uma queda inicial e um subsequente aumento na atividade metabólica decorrente de injúria[1]. Esses princípios continuam formando os alicerces do conhecimento atual, porém reconhece-se que a resposta sistêmica à cirurgia engloba uma ampla variedade de vias endocrinológicas, metabólicas e imunológicas interligadas.

Grandes danos corporais suscitam uma temporária e previsível resposta inflamatória. Essa resposta inflamatória é essencial para a recuperação tecidual e em indivíduos saudáveis esta resposta à cirurgia é balanceada entre mediadores pró e anti-inflamatórios. Quando o dano tecidual é extenso uma resposta pró-inflamatória tecidual se desenvolve, por outro lado, caso o paciente seja exposto a vários eventos, por exemplo: trauma, uma segunda cirurgia, cirurgias extensas e/ou prolongadas, o sistema imune pode ficar sobrecarregado e o risco de complicações, tais como infecções, aumenta.

As drogas anestésicas também podem ter efeitos imunossupressores especialmente em indivíduos imunocomprometidos. Porém, na prática clínica, este efeito é desprezível comparado à injúria cirúrgica.

A injúria cirúrgica, mais que qualquer outro evento, pode desencadear a SIRS (síndrome da resposta inflamatória sistêmica) para o diagnóstico de SIRS são necessários 2 ou mais dos seguintes critérios[2]:

- Temperatura corporal maior que 38,0 °C ou menor que 36,0 °C;
- Frequência cardíaca maior que 90 bpm;
- Frequência respiratória maior que 20 IRPM ou $PaCO_2$ menor que 32 mmHg;
- Contagem leucocitária anormal (maior que 12.000 ou menor que 4.000 ou presença maior que 10% de formas imaturas).

A resposta endócrina à cirurgia

A resposta endócrina e hormonal à cirurgia é caracterizada pelo aumento da concentração de hormônios, principalmente adrenalina e cortisol. Pacientes cirúrgicos tem secreção aumentada, não apenas de cortisol e catecolaminas, mas também de glucagon, hormônio de crescimento (GH), aldosterona e hormônio antidiurético (ADH)[3]. Impulsos aferentes provenientes do sítio cirúrgico estimulam a secreção de fatores de liberação hipotalâmicos, por sua vez estimulam liberação de GH e ADH pelo hipotálamo. A secreção de hormônios hipotalâmicos e a ativação do sistema nervoso simpático (SNS) levam ao catabolismo e consequentemente fornecimento de energia, retenção de sódio e fluidos.

A resposta simpático-adrenal

Durante a cirurgia, o SNS é ativado via hipotálamo, resultando em aumento de secreção de catecolaminas da medula suprarrenal e liberação de catecolaminas da medula adrenal de terminações nervosas pré-sinápticas. Este aumento de atividade leva à taquicardia, hipertensão e tem efeitos diretos nas funções pancreática, renal e hepática.

O eixo hipotálamo-hipófise-suprarrenal

A secreção de hormônios hipofisários anteriores é estimulada por fatores de liberação hipotalâmicos e é alterado pela intervenção cirúrgica nos dias seguintes ao procedimento cirúrgico.

Hormônio adrenocorticotrófico (ACTH) e cortisol

O ACTH é produzido na hipófise, a partir do metabolismo de pró-opiomelanocortina e estimula a secreção de glicocorticoides pelo córtex suprarrenal. O estímulo cirúrgico é um dos mais potentes ativadores do ACTH e consequentemente de cortisol. Concentrações plasmáticas aumentadas de ambos os hormônios podem ser medidas minutos após início da cirurgia.

A secreção de cortisol do córtex suprarrenal aumenta rapidamente a partir do início da cirurgia. O cortisol tem efeitos metabólicos complexos nos carboidratos, lipídeos e proteínas.

Hormônio do crescimento (GH)

GH é um peptídeo secretado pela hipófise anterior. Além da regulação do crescimento, ele tem efeitos adicionais no metabolismo. A agressão cirúrgica e/ou trauma aumenta sua secreção pela hipófise anterior e é relacionada à gravidade da agressão.

Beta-endorfinas e prolactina

Beta-endorfinas são produtos da quebra da pró-opiomelanocortina e são peptídeos opioides e sem maiores ações relacionadas à resposta metabólica ao trauma. A prolactina também apresenta sua secreção aumentada em reposta à agressão cirúrgica, porém sua exata função ainda não foi esclarecida.

Hormônios tireoidianos

Tiroxina (T4) e tri-iodotironina (T3) são secretados na circulação devido à influência do hormônio estimulante da tireoide (TSH) secretado pela hipófise anterior. Os hormônios tireoidianos estimulam o consumo de oxigênio pelos tecidos e sensibilizam o coração à ação das catecolaminas pelo aumento de número e afinidade dos receptores ß-cardíacos. Nos dias seguintes a agressão cirúrgica, os níveis de TSH caem e as concentrações de T4 diminuem, somente normalizando após alguns dias, possivelmente devido à concentração plasmática aumentada de cortisol.

Insulina e glucagon

Insulina é o principal hormônio anabólico. Após a indução anestésica, seus níveis podem cair e durante a cirurgia, sua secreção não corresponde a resposta metabólica. Esta queda ocorre devido à inibição da secreção de insulina pelas células ß nas ilhotas de Langerhans. O aumento da resistência periférica à insulina também ocorre durante a cirurgia.

Glucagon promove glicogenólise hepática, gliconeogênese e lipólise e seus níveis aumentam durante o procedimento cirúrgico[4].

Hormônio antidiurético (HAD)

A hipófise posterior produz arginina-vasopressina e sua secreção é aumentada durante a cirurgia (Tabela 3.1)[5].

Resposta hemodinâmica à cirurgia

Qualquer perda de fluidos na cirurgia, seja sangue ou outros fluidos corporais, pode desencadear um "choque hipovolêmico". Contudo, uma grande variedade de mudanças hormonais ocorre resposta ao trauma cirúrgico, as quais influenciam no metabolismo de água e sal. A liberação de hormônio antidiurético (HAD) proporciona retenção de água e consequentemente uma urina concentrada. A aumentada estimulação eferente simpática nos rins leva a secreção de renina pelo aparelho justaglomerular, estimulando a produção de angiotensina II, que por sua vez leva a liberação de aldosterona pelo córtex suprarrenal, causando reabsorção de água e sal pelos túbulos contorcidos distais[6].

Respostas sistêmicas e imunes à cirurgia

Um sistema imune funcionante é essencial na prevenção de complicações pós-operatórias. Se a resposta pró-inflamatória é maior que a anti-inflamatória, o paciente está sob risco de apresentar uma Síndrome de Resposta Inflamatória Sistêmica (SIRS). Por outro lado, caso a resposta anti-inflamatória seja maior, o sistema imune é suprimido e o risco de desenvolvimento de sepse é aumentado (Tabela 3.2)[7].

TABELA 3.1	MUDANÇAS HORMONAIS EM RESPOSTA À CIRURGIA			
Mudança hormonal	Hipófise	Córtex suprarrenal	Pâncreas	Tireoide
↑	ACTH HAD	Cortisol Aldosterone Adrenalina	Glucagon	–
↔	FSH LH	–	–	–
↓	TSH	–	Insulina	T3 T4

TABELA 3.2	RESPOSTA HORMONAL NORMAL À CIRURGIA	
Resposta Imunológica	1º dia	2 º e 3 º dias
↑	Adrenalina Noradrenalina Glucagon Citocinas pró-inflamatórias: IL-1, TNFα, IL-6, IL-8, atividade celular NK Leucocitose Moléculas de adesão	Cortisol Insulina Citocinas anti-inflamatórias: IL-1o, IL-1ra
↓	–	Monócitos MHC II Atividade celular NK Atividade de linfócitos

IL, interleucina; MHC, complex principal de histocompatibilidade; NK, células *natural killer*.

Resposta inflamatória secundária à específicos tipos de cirurgia

Cirurgia laparoscópica

A imunossupressão pós-operatória é determinada pela magnitude do trauma cirúrgico. No pós-operatório de cirurgias laparoscópicas, proteína C reativa (PCR), contagem leucocitária e interleucina 6(IL6) aumentam significantemente menos que em laparotomias[8].

Os macrófagos no peritônio têm um papel importante na resposta imunológica. O efeito do CO_2 em altas concentrações, insuflado durante cirurgias laparoscópicas, *in vitro*, diminui a função dos macrófagos no peritônio, contudo, foi demonstrado que a exposição do peritônio ao ar da sala cirúrgica causa uma resposta exagerada dos macrófagos nele presentes. A razão da função dos macrófagos peritoneais serem melhor preservadas durante cirurgias laparoscópicas é desconhecida, porém a maioria dos pesquisadores concluiu que as cirurgias laparoscópicas melhor preservam a viabilidade de contagem de macrófagos peritoneais[9].

Cirurgias com isquemia/reperfusão

Na exposição de tecidos à isquemia intraoperatória e perfusão posterior, tais como em cirurgias de correção de aneurismas de aorta, o endotélio vascular é ativado pela adesão de granulócitos, promovendo um aumento na produção de radicais livres de oxigênio. O metabolismo do óxido nítrico se depleta levando à vasoconstrição. Durante a reperfusão, a resposta inflamatória sistêmica contribui para oclusões subsequentes dos capilares locais, extravazamento vascular e edema intersticial[10].

Nos últimos anos, tem sido demonstrado que o pré-condicionamento reduz a injúria da isquemia-reperfusão, que pode ser farmacológico ou isquêmico. No pré--condicionamento isquêmico curtos e re-petidos períodos de isquemia protegem contra o dano de isquemias subsequentes e prolongadas. O pré-condicionamento farmacológico pode ser induzido por anestésicos inalatórios, particularmente sevoflurano, porém isoflurano e desflurano também protegem contra à injúria isquêmica da reperfusão[11].

Cirurgia cardíaca

Cirurgias cardíacas com circulação extracorpórea provocam uma intensa resposta inflamatória sistêmica. Parte desta resposta inclui ativação do sistema de coagulação e plaquetária. Esta resposta é disparada pelo contato do sangue com as superfícies das membranas extracorpóreas e bombas[12].

Cirurgia ortopédica

Os efeitos cardiovasculares do cimento ósseo são bem descritos e conhecidos: hipotensão, bradicardia e até mesmo parada cardíaca, a fisiopatologia ainda não foi completamente descrita, mas várias teorias têm sido descritas: embolia pulmonar causada pelos debris teciduais ou medula óssea expelidas; efeito neurogênico reflexo; efeito tóxico e vasodilatador do cimento[13].

Efeitos dos anestésicos na resposta inflamatória

Estudo de anestésicos *in vivo*

O efeito dos anestésicos no sistema imune in vivo tem sido menos investigado que *in vitro* e os dados são conflitantes. Alguns estudos demonstraram mudanças na distribuição da subpopulação de linfócitos durante anestesia geral. Associada com o estresse cirúrgico, uma resposta pró-inflamatória é observada. Alguns estudos têm demonstrado que a resposta pró-inflamatória foi atenuada com uso de anestésicos intravenosos[14]. Em relação aos anestésicos inalatórios, os resultados são contraditórios tanto para aumento quanto para queda da resposta pró-inflamatória, induzida por citocinas. Em outros estudos anestésicos venosos (propofol) ou anestésicos inalatórios (isoflurano) reduziram a fagocitose de neutrófilos e macrófagos além de suas capacidades oxidativas[15].

Algumas técnicas anestésicas podem inibir parte da resposta neuroendócrina ao trauma cirúrgico. Bloqueios subaracnóideo e/ou peridural, com o uso de anestésicos locais, inibem o aumento dos níveis plasmáticos de epinefrina, norepinefrina e cortisol durante o ato cirúrgico[16]. A redução da resposta neuroendócrina à cirurgia é mais evidente em procedimentos no abdômen inferior e membros inferiores. A redução da resposta neuroendócrina ao estresse não pode ser reproduzida injetando anestésicos locais por via venosa e opioides no espaço aracnóideo ou peridural[17,18].

Uma leve imunossupressão durante cirurgia, devido a anestésicos, é provavelmente de pequena importância por causa da exposição limitada. Em UTI, pacientes são expostos a agentes anestésicos por vários dias e os efeitos colaterais são mais evidentes quanto maior for o tempo de exposição à droga. Lassen e col.[19] em 1956, descreveram a depressão da medula óssea após ventilação prolongada com N_2O e O_2; em 1983, Ledingham[20] observou um aumento de 77% na mortalidade dos pacientes sedados com etomidato comparado com 28% de mortalidade nos pacientes não sedados com etomidato, isto se deve à inibição dos precursores do cortisol e consequentemente dos níveis plasmáticos de cortisol. Uma maior taxa de infecção também foi encontrada em pacientes de UTI sedados com Tiopental[21]. Estudos em animais demonstraram uma atividade imunossupressora do propofol por longos períodos de infusão, esta atividade se explica possivelmente pelo carreador lipídico do propofol. Citam-se também um aumento dos níveis plasmáticos de IL-1, IL-6 e TNF em infusões prolongadas de propofol enquanto os benzodiazepínicos as diminuem. Mais importante, propofol em infusões maiores que 48 horas tem sido associado com a síndrome de infusão de propofol que é caracterizada por bradicardia, rabdomiólise, acidose metabólica, hiperlipidemia e infiltração lipídica hepática. Esta síndrome tem alta mortalidade e é causada por uma disfunção mitocondrial[22].

CONCLUSÃO

O trauma cirúrgico dispara uma resposta endócrina, metabólica, hemodinâmica e imunológica por alguns dias.

A fase hipermetabólica inicial é caracterizada pela quebra do musculoesquelético e gordura, gliconeogênese aumentada com maior resistência periférica à insulina, manifestada como hiperglicemia. A concentração plasmática de glicose aumenta logo após a cirurgia e este aumento correlaciona-se com a intensidade do trauma cirúrgico.

O efeito dos anestésicos na resposta inflamatória é mediano comparado ao trauma cirúrgico. Pacientes submetidos a determinados tipos de cirurgia sob anestesia peridural demonstram uma menor morbidade pós-operatória enquanto pacientes de UTI sedados por longos períodos podem apresentar uma maior incidência de infecções nosocomiais. Em indivíduos saudáveis, a resposta inflamatória é bem balanceada, controlada e de duração bem definida. Indivíduos suscetíveis à resposta diferente da normal apresentam predisposição genética ou doenças preexistentes. A gravidade do trauma cirúrgico e o aparecimento de complicações cirúrgicas pode desequilibrar esta resposta bem balanceada. Nos casos de resposta inflamatória exagerada, o paciente pode desenvolver Síndrome da Resposta Inflamatória Sistêmica (SIRS) e no caso de resposta inflamatória insuficiente, o paciente tem um risco aumentado para infecção e consequentemente sepse.

Referências bibliográficas

1. Cuthbertson, D.P. Observations on the disturbance of metabolism produced by injury to the limbs. Q J Med. 1932; I: 233–246.
2. Bone, R.C. Definitions for sepsis and organ failure. Crit Care Med. June 1992; 20: 724–726.
3. Toft, P. and Tonnesen, E. The systemic inflammatory response to anaesthesia and surgery. CurrAnaesthCrit Care. 2008; 19: 349–353.
4. Desborough, J.P. and Hall, G.M. Endocrine response to surgery. Anaesthesia Rev. 1993; 10: 131–148.
5. Desborough J.P. The stress response to trauma and surgery. Br J of Anaesth 85(1):109-117.
6. Russell, J.A., Ronco, J.J., Lockhat, D., Belzberg, A., Kiess, M., and Dodek, P.M. Oxygen delivery and consumption and ventricular preload are greater in survivors than in non survivors of the adult respiratory distress syndrome. Am Rev Respir. 1990; 141: 659–665.
7. Wilmore DW. Metabolic response to severe surgical illness. World J of Surg 2000 jun;24(6):705-11.
8. Gupta A, Watson DI. Effect of laparoscopy on immune function. Br J Surg. 2001 Oct;88(10):1296–1306.
9. Novitsky YW, Litwin DE, Callery MP. The net immunologic advantage oflaparoscopic surgery. SurgEndosc. 2004 Oct;18(10):1411–1419.
10. Girn HR, Ahilathirunayagam S, Mavor AI, Homer-Vanniasinkam S. Reperfusion syndrome: cellular mechanisms of microvascular dysfunction and potential therapeutic strategies. Vasc Endovascular Surg. 2007 Aug–Sep;41(4):277–293.
11. Tanaka K, Ludwig LM, Kersten JR, Pagel PS, Warltier DC. Mechanisms of cardioprotection by volatile anesthetics. Anesthesiology. 2004 Mar;100(3):707–721.
12. Börgermann J, Scheubel RJ, Simm A, Silber RE, Friedrich I. Inflammatory response in on- versus off-pump myocardial revascularization: is ECC really the culprit?. ThoracCardiovasc Surg. 2007 Dec;55(8):473–480.
13. Vasconcelos, C., Gailloud, P., Martin, J.-B., and Murphy, K.J. Transient arterial hypotension induced by polymethylmethacrylate injection during percutaneous vertebroplasty. J VascIntervRadiol. 2001 Aug; 12: 1002–1003.
14. Schneemilch CE, Schilling T, Bank U. Effects of general anaesthesia on inflammation. Best Pract Res ClinAnaesthesiol. 2004 Sep;18(3):493–507.
15. Kelbel I, Weiss M. Anaesthetics and immune function. CurrOpinAnaesthesiol. 2001 Dec;14(6):685–691.
16. Yokoyama M, Itano Y, Mizobuchi S, Nakatsuka H, Kaku R, Takashima T, et al. The effects of epidural block on the distribution of lymphocyte subsets and natural-killer cell activity in patients with and without pain. AnesthAnalg. 2001 Feb;92(2):463–469.
17. Kehlet H. Manipulation of the metabolic response in clinical practice. World J Surg. 2000 Jun;24(6):690–695.

18. Rodgers A, Walker N, Schug S, McKee A, Kehlet H, van Zundert A, et al. Reduction of postoperative mortality and morbidity with epidural or spinal anaesthesia: results from overview of randomised trials. *BMJ.* 2000 Dec 16;321(7275):1493.

19. Lassen HC, Henriksen E, Neukirch F, Kristensen HS. Treatment of tetanus; severe bone-marrow depression after prolonged nitrous-oxide anaesthesia. *Lancet.* 1956 Apr 28;270(6922):527–530.

20. Watt I, Ledingham IM. Mortality amongst multiple trauma patients admitted to an intensive therapy unit. *Anaesthesia.* 1984 Oct;39(10):973–981.

21. Eberhardt KE, Thimm BM, Spring A, Maskos WR. Dose-dependent rate of nosocomial pulmonary infection in mechanically ventilated patients with brain oedema receiving barbiturates: a prospective case study. *Infection.* 1992 Jan–Feb;20(1):12–18.

22. Kam PC, Cardone D. Propofol infusion syndrome. *Anaesthesia.* 2007 Jul;62(7):690–701.

Em vista desses dados, após análise crítica do benefício real, deve ser decidido pelo transporte ou não do paciente crítico[10]. Assim, podemos dividir o transporte intra-hospitalar do paciente crítico em três fases.

Preparo para o transporte

A equipe de transporte deve incluir um médico e pelo menos um técnico de enfermagem treinado em cuidado de pacientes graves[1-4,8,10,11]. Caso alguma complicação grave aconteça, uma equipe de retaguarda composta por um médico e uma enfermeira deve estar à disposição[11]. A melhor organização de uma equipe de transporte deveria incluir um médico, uma enfermeira e outras duas pessoas responsáveis pela condução da maca de transporte, sendo que pacientes em ventilação mecânica poderiam ser acompanhados também por um fisioterapeuta respiratório[1,12].

A monitorização mínima deve ser feita com eletrocardioscopia contínua, oximetria de pulso, pressão arterial não invasiva[1,3,11]. Caso o paciente esteja em uso de drogas vasoativas e monitorado com pressão arterial invasiva, um módulo para monitorar a pressão invasiva deve ser acrescentado ao monitor de transporte. O uso do capnógrafo também é recomendado sempre que o paciente estiver sob ventilação mecânica, como forma de detecção precoce de extubação e para pacientes neurológicos[2,4,10,11].

A ventilação do paciente deve ser mantida com um ventilador de transporte que possua todos os recursos dos ventiladores de UTI[1,3,4,8,11]. Desta forma, ao decidirmos pelo transporte de um paciente crítico que está sob ventilação mecânica, reproduziremos no ventilador de transporte todos os parâmetros que estão sendo utilizados para a ventilação deste paciente na UTI[1,3,4,11]. Talvez o único parâmetro que deva ser modificado em relação à ventilação que o paciente está recebendo na UTI seja a fração inspirada de oxigênio (FiO_2). Durante o transporte é admissível ventilarmos o paciente com FiO_2 de 100% em virtude de estarmos em uma situação temporária especial, garantindo desta forma maior reserva na oxigenação deste paciente em caso de intercorrência[1,3,4]. Sempre deve ser levado sistema de ventilação manual (AMBU) para o caso de falha do ventilador, máscara facial e cânula orofaríngea ou de Guedel para ventilação manual com máscara facial em uma situação de extubação acidental durante o transporte, além de sonda de intubação reserva e laringoscópio[1,11]. Não deve ser esquecida a checagem da quantidade de oxigênio para o transporte, levando em conta a possibilidade de intercorrência com consequente demora maior do que o planejado[1,2,8].

Com relação às medicações em uso pelo paciente, administradas por bombas de infusão contínua, somente drogas vasoativas devem ser levadas nas bombas de infusão para garantir a estabilidade hemodinâmica do paciente. Devem ser checadas as quantidades destas drogas para que não acabem durante o transporte, bem como as baterias das bombas de infusão[2,5]. Medicações sedativas de uso contínuo em bomba de infusão podem ser desligadas e administradas em *bolus* para diminuir a quantidade de equipamentos necessários durante o transporte[3]. Quanto menor a quantidade de equipamentos envolvidos no transporte, tanto mais fácil e rápido este pode ser efetuado, quanto menor o risco de falha de equipamento[3,8]. A sedação deve ser desta forma otimizada antes do início do transporte[8], e quantidades extras destas medicações podem ser levadas para novos *bolus* caso haja necessidade.

Uma maleta de transporte deve ser montada com os equipamentos e medicações necessárias para o transporte, devendo ser levada sempre por um dos membros da equipe de transporte[1,4,10]. Esta maleta deve conter além do material para restauração de via aérea (AMBU, cânula de Guedel, sondas de intubação, laringoscópio, máscara facial), medicações para resgate do suporte hemodinâmico em casos emergenciais de instabilidade. Uma sugestão de medicações é dada a seguir: **adrenalina**, **amiodarona**, **lidocaína**, **atropina**, adenosina, bicarbonato de sódio, cloreto de cálcio, dexametasona, dopamina, **dobutamina**, **noradrenalina**, furosemida, manitol, sulfato de magnésio, **naloxone**, **nitroglicerina**, nitroprussiato de sódio, fenitoína, flumazenil, cloreto de potássio, **benzodiazepínicos**[4,10]. As medicações em negrito são as consideradas essenciais por este autor. A necessidade de outros sedativos e até bloqueadores neuromusculares deve ser feita individualmente pelo médico responsável pelo transporte.

Apesar de estar no último parágrafo da fase de preparação, esta medida deve ser a primeira a ser realizada. É a comunicação entre a unidade de origem do paciente e a unidade que receberá o mesmo, seja para realização do exame ou do procedimento cirúrgico, para que não haja atraso e para que a real condição do paciente seja do conhecimento de todos os envolvidos no processo[4,10]. Desta forma economizamos tempo e diminuímos o risco para o paciente. Deve ser realizada uma avaliação breve do percurso a ser seguido, desviando ou evitando eventuais problemas de ordem estrutural do hospital[4,10].

Deve ser avaliada a condição de todos os drenos, sondas e cateteres do paciente em questão, fechando todos os que puderem ser fechados para diminuir a quantidade de equipos e soros atrelados ao paciente, diminuindo assim os riscos no transporte. Atenção especial deve ser dada ao dreno de tórax, pelos riscos graves que o erro na sua manipulação pode impor ao paciente[4,10].

Existe divergência entre os autores, a respeito da necessidade de material de reanimação, tipo desfibrilador portátil e de sucção durante o transporte. Para transporte intra-hospitalar, acredito que este tipo de material seja desnecessário, desde que a equipe de transporte conheça bem a instituição e possa se valer deste conhecimento para conseguir este material caso haja necessidade[4,10]. Lembrando que a unidade para a qual o paciente esteja sendo transferido, deve possuir todo este material para reanimação.

A Tabela 4.1 indica uma sequência para o planejamento do transporte intra-hospitalar de pacientes críticos.

A Tabela 4.2 pode ser utilizada como uma lista de checagem antes do transporte.

TABELA 4.1	ROTEIRO DE PLANEJAMENTO DE TRANSPORTE INTRA-HOSPITALAR DE PACIENTES CRÍTICOS
Indicação do transporte: é necessária a realização deste exame? A intervenção modificará o prognóstico deste paciente?	
Quadro clínico do paciente: este paciente poderá estabilizar hemodinamicamente durante o transporte a ponto de ter uma parada cardíaca? Este é o melhor momento para o transporte?	
Equipamento: há equipamento adequado para este transporte? O equipamento possui autonomia para a duração do transporte? A monitorização é suficiente?	
Rota de transporte: o caminho escolhido é o mais curto? O caminho está livre?	
Destino: o setor de destino possui pessoal e equipamentos necessários para a manutenção do paciente? O pessoal está preparado para receber o paciente?	
Adaptada de Brandão *et al.*[10].	

TABELA 4.2	LISTA DE CHECAGEM PARA O TRANSPORTE INTRA-HOSPITALAR DE PACIENTES CRÍTICOS
Equipe de transporte: médico, enfermeira ou técnico de enfermagem	
Definição do setor de destino e estimativa do tempo de transporte: avisar o setor de destino	
Equipamento necessário para vias aéreas: máscara facial, cânula de guedel, AMBU, sondas de intubação, laringoscópio funcionante	
Monitor de transporte funcionante com autonomia da bateria	
Maleta com medicações de resgate	
Ventilador funcionante com autonomia da bateria e do cilindro de oxigênio	
Verificar fixação de tubos endotraqueais, sondas e cateteres: manter somente as infusões indispensáveis	
Esvaziar coletores de urina e secreção gástrica	
Manter dreno torácico em selo d'água aberto em posição inferior à do paciente	

Adaptada de Japiassú *et al.*[1].

Fase de transferência

Esta fase é a que impõe ao paciente as maiores alterações hemodinâmicas, sendo talvez a fase mais negligenciada do transporte, porém onde ocorre o maior número de intercorrências[4]. Intercorrências como: deslocamento da sonda de intubação, extubação acidental, término do suprimento de oxigênio, término de bateria dos equipamentos, interferência na monitorização, perda de sondas e cateteres e necessidade de decisões rápidas são mais frequentes nesta fase do transporte[4]. Por essa razão, quanto mais detalhada e melhor executada for a fase de preparo, a fase de transferência tende a ser mais bem-sucedida[4].

A Tabela 4.3 indica alguns cuidados específicos para a transferência de pacientes neurológicos.

TABELA 4.3	ROTEIRO DE TRANSPORTE DE PACIENTES NEUROLÓGICOS
Manter cabeceira elevada a 30 graus, com cabeça na posição neutra	
Manter colar cervical nos politraumatizados	
Assegurar proteção de vias aéreas	
Assegurar oxigenação adequada	
Manter pressão de perfusão cerebral, evitando hipotensão	
Evitar hiper ou hipocapnia	

Adaptada de Brandão *et al.*[10].

Chegada ao destino

Neste momento, deve ser realizada uma checagem de todos os itens relacionados ao paciente, como sondas e cateteres, bombas de infusão, monitores, buscando restaurar as condições respiratórias, hemodinâmicas pré-transporte do paciente, e repor qualquer item que tenha apresentado defeito ou possa apresentar defeito na fase de retorno à unidade de origem.

Complicações

Em uma coorte prospectiva realizada na França, entre 2000 e 2010, Schwebel e cols.[9] avaliaram 6.242 pacientes em ventilação mecânica, dos quais 3.687 foram submetidos a transporte intra-hospitalar. Concluíram que pacientes submetidos ao transporte intra-hospitalar, apresentaram 2,2 vezes mais chance de evoluírem com sangramento grave, 4,4 vezes mais chance de trombose venosa profunda (TVP), 2,6 vezes mais chance de apresentarem pneumotórax, 38% a mais de risco de pneumonia, 2,8 vezes mais chance de apresentarem atelectasia, bem como risco

aumentado de hiperglicemia, hipoglicemia e hipernatremia, sem alteração na mortalidade destes pacientes durante sua internação na UTI ou em 28 dias[9].

Em outro estudo observacional prospectivo realizado na França, Parmentier-Decrucq e cols.[13] avaliaram 262 pacientes em ventilação mecânica submetidos a transporte intra-hospitalar. Nesse estudo, os autores avaliaram situações que poderiam predizer risco de eventos adversos durante o transporte intra-hospitalar. Os resultados concluíram que 45,8% dos pacientes que foram submetidos a transporte intra-hospitalar apresentaram eventos adversos, e que início de sedação antes do transporte, pacientes com ventilação mecânica em uso de PEEP > 6 cmH$_2$O, grande número de bombas de infusão e prova de volume (infusão de cristaloides) antes do transporte foram situações que aumentaram o risco de eventos adversos[13]. Outros autores também relacionam a maior necessidade de PEEP com maior risco de deterioração do quadro clínico do paciente durante o transporte[4].

A Tabela 4.4 resume os principais eventos adversos relatados por alguns autores

TABELA 4.4	EVENTOS ADVERSOS OBSERVADOS DURANTE TRANSPORTE INTRA-HOSPITALAR DE PACIENTES CRÍTICOS	
Natureza do evento		**Frequência**
Relacionado ao equipamento		32,8% a 45,9%
1 – Incidente com bomba de infusão: alarme, bateria		6,9%
2 – Incidente com o ventilador de transporte: alarme, ajustes, vazamentos		1,8% a 17,6%
3 – Incidente com a monitorização: mau posicionamento ou desconexão do probe do oxímetro, alarme, bateria		10,6% a 17,6%
Relacionado ao paciente		26,2% a 37%
1 – Dessaturação ou hipoxemia		2,3% a 8,8%
2 – Extubação		0,4%
3 – Problemas relacionados a linhas arteriais, venosa e cateter venoso central		6,1% a 19,7%
4 – Instabilidade hemodinâmica		5% a 5,5%
5 – Agitação ou tosse		5,7% a 14,5%
6 – Perda de sonda nasogástrica ou sonda urinária		0,8% a 2,5%

Adaptada de Papson *et al.*[5] e Parmentier-Decrucq *et al.*[13].

durante o transporte intra-hospitalar de pacientes graves, bem como suas frequências.

Considerações finais

A ocorrência de eventos adversos durante o transporte intra-hospitalar de pacientes críticos é frequente. Desta maneira, este é um momento em que a atenção dos profissionais envolvidos no transporte deve ser redobrada. A avaliação dos benefícios em relação aos riscos deve ser sempre avaliada, lembrando que a meticulosidade na fase de preparação é que costuma garantir o sucesso nas outras fases do transporte intra-hospitalar.

Referências bibliográficas

1. Japiassú AM. Transporte intra-hospitalar de pacientes graves. Rev Bras Ter Intensiva. 2005; 17: 217-220.
2. Lacerda MA, Cruvinel MGC, Silva WV. Transporte de pacientes: intra-hospitalar e inter-hospitalar. In: Bagatini A, Carraretto AR, Vianna PTG, editores. Curso de Educação à Distância em Anestesiologia: volume VII, Sociedade Brasileira de Anestesiologia. São Paulo: Segmento Farma; 2007; 105-123.
3. Zuchelo LTS, Chiavone PA. Transporte intra-hospitalar de pacientes sob ventilação invasiva: repercussões cardiorrespiratórias e eventos adversos. J Bras Pneumol. 2009; 35:367-374.
4. Pereira Júnior GA, Carvalho JB, Ponte Filho AD, Malzone DA, Pedersoli CE. Transporte intra-hospitalar do paciente crítico. Medicina(Ribeirão Preto). 2007; 40: 500-508.
5. Papson JPN, Russel KL, Taylor DM. Unexpected events during intrahospital transport of critically ill patients. Acad Emerg Med. 2007;14:574-577.
6. Nuckols TK. Reducing the risks of intrahospital transport among critically ill patients. Crit Care Med. 2013;41:2044-2045.
7. Jarden RJ, Quirke S. Improving safety and documentation in intrahospital transport: development of an intrahospital transport tool for critically ill patients. Int Crit Care Nurs. 2010;26:101-107.
8. Fanara B, Manzon C, Barbot O, Desmettre T, Capellier G. Recommendations for the intra-hospital transport of critically ill patients. Crit Care. 2010;14:R87.
9. Schwebel C, Clec'h C, Magne S, Minet C, Garrouste-Orgeas M, Bonadona A, et al. Safety of intrahospital transport in ventilated critically ill patients: a multicenter cohort study. Crit Care Med. 2013; 41:1919-1928.
10. Brandão ACA, Vieira AM, Brandão TA, Schneider TB. Transporte intra-hospitalar do paciente crítico. In: Cangiani LM, Slullitel A, Potério GMB, Pires OC, Posso IP, Nogueira CS, et al., editores. Tratado de Anestesiologia – SAESP. 7ª ed. São Paulo: Atheneu; 2011; 2581-2587.
11. Quenot JP, Milési C, Cravoisy A, Capellier G, Mimoz O, Fourcade O, et al. Intrahospital transport of critically ill patients (excluding newborns) recommendations of the Société de Réanimation de Langue Française (SRLF), the Société Française d'Anesthésie et de Réanimation (SFAR), and the Société Française de Médecine d'Urgence (SFMU). Ann Int Care. 2012;2:1.
12. Voigt LP, Pastores SM, Raoof ND, Thaler HT, Halpern NA. Intrahospital transport of critically ill patients: outcomes, timing and patterns. J Intensive Care Med. 2009;24:108-115.
13. Parmentier-Decrucq E, Poissy J, Favory R, Nseir S, Onimus T, Guerry MJ, et al. Adverse events during intrahospital transport of critically ill patients: incidence and risk factors. Ann Int Care. 2013;3:10.

Seção II – Alterações Metabólicas e Nutricionais Relacionadas às Cirurgias de Alto Risco

5

Importância do Controle Glicêmico em Cirurgias de Alto Risco

Miguel Rogério de Melo Gurgel Segundo
Flávio Eduardo Nácul
João Manoel Silva Júnior

Introdução

A hiperglicemia resultante do estresse cirúrgico foi considerada, por longo tempo, como resposta adaptativa e benéfica. Entretanto, a lesão causada pelo ato cirúrgico desencadeia uma série de outros eventos, que em associação com a hiperglicemia, podem ser deletérios. No paciente cirúrgico, ocorrem diversas respostas neuroendócrinas, como liberação de catecolaminas, hormônios de estresse, ativação da cascata inflamatória e resposta inflamatória sistêmica que causam aumento no catabolismo proteico, mobilização dos tecidos adiposos, neoglicogênese e glicogenólise.

Desta forma, a hiperglicemia perioperatória é uma condição prejudicial e bastante comum nos pacientes cirúrgicos. Ela também pode propiciar uma série de alterações orgânicas associadas com o aumento da morbimortalidade, como aumento da susceptibilidade às infecções, à lesão e à disfunção múltipla de órgãos e sistemas[1,2]. A hiperglicemia perioperatória também está correlacionada com menor sobrevida.

Vários fatores tais como o diabetes e as suas variadas formas de classificação, a resposta endócrino-metabólica ("hiperglicemia estresse-induzida"), a própria anestesia e a presença de doenças graves podem ocasionar hiperglicemia perioperatória. A resposta neuroendócrina e metabólica ao estresse cirúrgico inicia-se no pré-operatório, quando a ansiedade e o medo em relação à anestesia e à cirurgia provocam aumento das concentrações plasmáticas das catecolaminas[2].

Outro fenômeno central na gênese da hiperglicemia pós-operatória é o desenvolvimento de resistência à insulina induzido pelo estresse cirúrgico. A soma desses efeitos gera uma recuperação pós-operatória prolongada, aumento do estresse metabólico e risco de complicações. No período pós-operatório imediato, o adequado controle da hiperglicemia resulta em recuperação cirúrgica mais rápida, com menor incidência de complicações e menores custos hospitalares em pacientes submetidos a cirurgias de grande porte. No entanto, evidências indicam que hipoglicemia associada ao controle glicêmico com uso de insulina pode levar a graves eventos adversos, fazendo com que esta prática seja questionada em relação à segurança.

Fisiopatologia da hiperglicemia perioperatória

Está bem estabelecida que a hiperglicemia (glicemia > 200 mg/dL) não é uma situação orgânica benéfica; porém, já se acreditou que ela poderia ser vantajosa, principalmente em pacientes criticamente enfermos, pelo fato de ser uma resposta do organismo com o objetivo de maximizar a oferta de energia aos tecidos[2,3].

A resposta ao estresse cirúrgico é caracterizada pelo aumento do tônus simpático, dos níveis de glucagon, dos hormônio hipofisários (nomeadamente corticotropina e hormônio do crescimento) e interleucina-1[4]. Durante o período perioperatório, o aumento da noradrenalina e adrenalina no plasma também pode ocorrer. Adrenalina e noradrenalina estimulam a glicogenólise e gliconeogênese hepática e inibem a captação de glicose pelos tecidos dependentes de insulina. Os efeitos α e β das catecolaminas podem influenciar o metabolismo da glicose. Por exemplo, a adrenalina aumenta a taxa metabólica através dos seus efeitos β. Os efeitos α e β também têm influências profundas sobre a função do pâncreas. A estimulação do receptor β aumenta a libertação de glucagon e insulina, enquanto a estimulação do receptor α inibe a libertação de insulina[3,5]. Durante o curso do pós-operatório e da intraoperatória imediata, os efeitos α predominam, causando supressão da secreção de insulina. Diminuição dos níveis de insulina, juntamente com aumento da gliconeogênese e hiperglicemia causa resistência à insulina e intolerância à glicose.

Durante a subsequente fase de convalescença, há um aumento da gliconeogênese, e a absorção de glicose por tecidos periféricos é normal e a secreção de insulina é aumentada. O pâncreas responde normalmente a maior carga de glicose. Aumentos pós-operatórias do hormônio do crescimento tem efeito anabólico, causando a retenção de nitrogênio, aumento da síntese proteica, lipólise e diminuição da captação periférica de glicose[6]. O efeito em cascata da resposta neuroendócrina no metabolismo, durante a fase de convalescença após lesão do tecido inclui o aumento da glicose no sangue, a estimulação da lipólise, e taxa de gliconeogênese aumentada. Durante a cirurgia, as concentrações de glicose no sangue em pacientes não diabéticos pode aumentar até 60 mg/dL acima dos níveis pré-operatórios[7]. A extensão da operação é o principal determinante do aumento absoluto em valores de glicose.

A secreção de insulina insuficiente, acoplado ao estresse e ao estado de jejum pré-operatório, faz o paciente diabético mais suscetível a hiperglicemia, hipovolemia, diurese osmótica, cetose, e possíveis alterações no equilíbrio ácido-base. A hiperglicemia pode produzir diurese osmótica que ocorre quando o seu nível plasmático excede o limite renal de glicose (aproximadamente 180-250 mg/dL). A diurese osmótica, por sua vez, pode resultar em desidratação, acidose e anormalidade nos eletrólitos[8,11].

Algumas drogas anestésicas podem interferir no controle glicêmico. A maioria dos agentes de indução intravenosos, por exemplo, tem um efeito relativamente insignificante na glicemia, com exceção notável do etomidato, agente conhecido por causar menos hipotensão durante a indução e menos efeitos residuais sobre a recuperação. Revisão do mecanismo de etomidato mostra supressão da função adrenocortical mediada pelo bloqueio da atividade da enzima 11-beta-hidroxilase causando diminuição da esteroidogênese. Na realidade, a literatura relata que uma crise de insuficiência adrenocortical aguda pode ocorrer após uma única dose de indução padrão de etomidato. No entanto, devido à diminuição da secreção de cortisol, o etomidato desencadeia a subsequente diminuição da resposta hiperglicêmica à cirurgia. Por outro lado, quando utilizado em doses elevadas durante a cirurgia, benzodiazepinas podem diminuir a secreção de ACTH. Benzodiazepínicos também estimulam a liberação de hormônio do crescimento, através da redução da estimulação simpática[8,11].

O paciente diabético

A diabetes é um fator de risco conhecido para complicações perioperatórias médicas, causando maior tempo de internação, utilização de recursos de saúde e maior mortalidade perioperatória[1,8,9]. Uma das complicações médicas mais importantes é o aumento do risco de infecção no período perioperatório, que resulta de uma combinação de efeitos clinicamente aparentes da hiperglicemia (por exemplo, doença oclusiva macro e microvasculares) e defeitos imunológicos sutis, mais notavelmente disfunção de neutrófilos. A hiperglicemia pode também comprometer a função do complemento e anticorpos, reduzindo-seu potencial de opsonização prejudicando a fagocitose, reduzindo ainda mais as barreiras à infecção. Embora muitas das manifestações clinicamente aparentes de diabetes não são facilmente revertidos no período perioperatório, existe alguma evidência na literatura sugerindo que a otimização no controle da glicose pode melhorar a função imunológica.

Diabetes foi classicamente definida como um grupo de doenças metabólicas caracterizada pela hiperglicemia devido a problemas na secreção da insulina, na sua ação no sítio efetor ou de ambos. Atualmente, estima-se que a população mundial com diabetes mellitus (DM) é da ordem de 382 milhões de pessoas e que deverá atingir 471 milhões em 2035[9,10].

A classificação atual do DM baseia-se na etiologia e não no tipo de tratamento, portanto, os termos "DM insulinodependente" e "DM insulino independente" devem ser eliminados dessa categoria classificatória.

A classificação proposta pela Organização Mundial da Saúde (OMS) e pela Associação Americana de Diabetes (ADA) e aqui recomendada inclui quatro classes clínicas: 1) DM tipo 1 (DM1) responsável por 5-10% dos casos de DM, 2) DM tipo 2 (DM2) responsável por 90% dos casos, 3) outros tipos específicos, como a induzida por drogas (exemplo: glicocorticoides) e associada a outras doenças (exemplo: Cushing, acromegalia) e 4) DM gestacional. Ainda existem duas categorias de hiperglicemia de jejum e a intolerância à glicose, que na realidade não são entidades clínicas, mas fatores de risco para o desenvolvimento de DM e doenças cardiovasculares (DCVs)[11].

O critério diagnóstico foi modificado, em 1997, pela *American Diabetes Association* (ADA), posteriormente aceito pela Organização Mundial da Saúde (OMS) e pela Sociedade Brasileira de Diabetes (SBD)[12]. As modificações foram realizadas com a finalidade de prevenir de maneira mais eficaz as complicações micro e macrovasculares do DM. Atualmente são três os critérios aceitos para o diagnóstico de DM com utilização da glicemia (Quadro 5.1): 1) Sintomas de poliúria, polidipsia e perda ponderal acrescidos de glicemia casual > 200 mg/dL. Compreende-se por glicemia casual àquela realizada a qualquer hora do dia, independentemente do horário das refeições. 2) Glicemia de jejum ≥ 126 mg/dL (7 mmol/L). Em caso de pequenas elevações da glicemia, o diagnóstico deve ser confirmado pela repetição do teste em outro dia e 3) Glicemia de 2 horas pós-sobrecarga de 75 g de glicose > 200 mg/dL (teste de tolerância à glicose)[2,9].

Avaliação das funções renal, cardiovascular e neurológica deve ser realizada no período pré-operatório. Adicionalmente, as funções respiratórias e hepática também necessitam ser avaliadas[14].

No Quadro 5.2 encontra-se a rotina sugerida para avaliação cardíaca do paciente diabético.

QUADRO 5.1	VALORES DE GLICOSE PLASMÁTICA (em mg/dL) PARA DIAGNÓSTICO DE *DIABETES MELLITUS* E SEUS ESTÁGIOS PRÉ-CLÍNICOS		
Categoria	**Jejum***	**2 h após 75 g de glicose**	**Casual****
Glicemia normal	< 100	< 140	
Tolerância à glicose diminuída	> 100 a < 126	> 140 a <200	
Diabetes *mellitus*	≥ 126	≥ 200	≥ 200 (com sintomas clássicos)***

*O jejum é definido como a falta de ingestão calórica por no mínimo 8 horas;
**Glicemia plasmática casual é aquela realizada a qualquer hora do dia, sem se observar o intervalo desde a última refeição;
***Os sintomas clássicos de DM incluem poliúria, polidipsia e perda não explicada de peso.
Nota: O diagnóstico de DM deve sempre ser confirmado pela repetição do teste em outro dia, a menos que haja hiperglicemia inequívoca com descompensação metabólica aguda ou sintomas óbvios de DM.
Adaptado: Diretrizes da Sociedade Brasileira de Diabetes: 2014-2015. Sociedade Brasileira de Diabetes; [organização José Egidio Paulo de Oliveira, Sérgio Vencio]. – São Paulo: AC Farmacêutica, 2015.

QUADRO 5.2	AVALIAÇÃO CARDÍACA DO PACIENTE DIABÉTICO
• Exame físico - Avaliação de hipotensão postural - Pulsos periféricos	
• Eletrocardiograma (ECG)	
• Ecocardiograma – ultrassonografia intravascular (USIV)	
• Teste ergométrico (caso haja alteração no ECG)	
• Cintilografia cardíaca (caso haja alteração no teste de esforço)	
• MAPA (portadores de hipertensão arterial mal controlados)	

MAPA: monitoração ambulatorial da pressão arterial.

Também se deve observar a presença de hipotensão postural e a frequência cardíaca fixa, alguns sinais que podem advertir quanto a presença de neuropatia autonômica cardiovascular[15].

Quando for instituída a insulinização venosa, deve ser dada atenção especial a concentração plasmática de potássio, sendo recomendada sua avaliação a cada 2 a 4 horas. Quando necessário repor, fazê-lo com até 20 mEq/L de cloreto de potássio (KCl), à razão de 100 mL/h, desde que a função renal seja normal (Quadro 5.3). Tão logo se restabeleça a alimentação por via oral, a infusão de insulina deve ser interrompida. A interrupção deve ser precedida pela aplicação de pequena dose de insulina regular e seguida pelo estabelecimento do tratamento prévio. Adiante protocolo sugerido pela sociedade brasileira de diabetes para insulinização venosa quando necessário.

QUADRO 5.3	PROTOCOLO DE INSULINIZAÇÃO VENOSA
• Solução: 100 unidades de insulina regular Adicionadas a 100 mL de soro fisiológico (0,9%) Em cada 1 mL – 1 U de insulina	
• Monitorização horária da glicemia (períodos pré e pós-operatório)	
• Dose inicial: 1 U/h	
• Algoritmo	

Glicemia	Insulina (U/h)
< 70	0 (fazer 20 mL de glicose a 50%)
70 a 100	0
101 a 150	1
151 a 200	2
201 a 250	4
251 a 300	6
301 a 350	8
> 401	Fazer bolo de 0,1 U/kg

Adaptado: Diretrizes da Sociedade Brasileira de Diabetes: 2014-2015. Sociedade Brasileira de Diabetes; [organização José Egidio Paulo de Oliveira, Sérgio Vencio]. – São Paulo: AC Farmacêutica, 2015.

Também é importante notar que nos pacientes em uso de hipoglicemiantes orais, estes devem ser suspensos de 1 a 2 dias antes da cirurgia e o controle glicêmico deve ser feito com rigor, fazendo uso de insulina regular ou de depósito se for necessário.

Manejo perioperatório da glicemia

Manejo perioperatório dos níveis de glicose gira em torno de vários objetivos principais que são brevemente elaborados em abaixo (Quadro 5.4)[1,2,11]:

- Redução da morbidade e mortalidade global paciente;
- Evitar hiperglicemia grave ou hipoglicemia;
- Manutenção fisiológica dos eletrólitos e do balanço hídrico;
- Prevenção de cetoacidose;
- Estabelecimento de níveis-alvo glicêmico definidos, menos de 180 mg/dL em pacientes críticos e menos do que 140 mg/dL em pacientes estáveis.

Manejo pré-operatório, intra e pós-operatório

Em pacientes em uso de insulina, monitoramento frequente da glicose deve ser utilizado para garantir que os valores da glicemia estão dentro dos limites normais.

Tradicionalmente, a insulina de ação prolongada (insulina glargina, ultralenta) é interrompida 2-3 dias antes da cirurgia; os níveis de glicose são estabilizados por uma combinação de insulina intermediária

QUADRO 5.4	DESCRIÇÃO DOS PONTOS-CHAVE DOS MANEJOS PRÉ, INTRA E PÓS-OPERATÓRIO	
Pontos-chave do manejo pré-operatório	Pontos-chave do manejo intraoperatório	Pontos-chave do manejo pós-operatório
Verificar o alvo da concentração da glicemia com monitorização frequente;	Objetivar manter os níveis de glicose intraoperatórias entre 140 e 180 mg/dL	O alvo glicêmico pós-operatório deve estar entre 140 e 180 mg/dL
Use a insulinoterapia para manter os objetivos glicêmicos	Deve-se ter em mente o tempo de duração da cirurgia para traçar estratégias de controle glicêmico	No caso de um paciente hipoglicêmico após a cirurgia, começa com uma infusão de dextrose a cerca de 5-10 g/hora
Descontinuar biguanidas; inibidores da alfa glicosidase; sulfonilureias; Tiazolidinedionas e agonistas GLP-1	Para uma pequena cirurgia, protocolos de glicose pré-operatórias podem ser continuadas	Garantir níveis basais de insulina são cumpridas, especialmente em pacientes diabéticos tipo 1
Considerar o cancelamento dos procedimentos eletivos de pacientes com distúrbios metabólicos como cetoacidose e síndrome hiperosmolar hiperglicêmica; ou glicose acima de 400-500 mg/dL	A infusão de insulina IV está sendo promovido como um método mais eficiente de controle glicêmico para cirurgias mais longas ou mais complexas	A necessidade de insulina pós-prandial deve ser adaptada de acordo com o modo em que o paciente está a receber nutrição
		A insulina suplementar pode ser usada para combater a hiperglicemia e restaurar os valores de glicose no sangue de volta ao alvo

Adaptado: Diretrizes da Sociedade Brasileira de Diabetes: 2014-2015. Sociedade Brasileira de Diabetes; [organização José Egidio Paulo de Oliveira, Sérgio Vencio]. – São Paulo: AC Farmacêutica, 2015.

(NPH) com insulina de curta duração duas vezes por dia antes das refeições ou insulina regular e de ação intermédia[11].

Juntamente com uma regulação cuidadosa da insulina, há uma série de medicamentos de controle glicêmico orais que devem ser interrompidos antes da cirurgia como biguanidas; inibidores da alfa glicosidase; sulfonilureias; tiazolidinedionas e agonistas GLP-1.

Neste momento não existe nenhuma diretriz baseada em evidências para cancelar a cirurgia devido a hiperglicemia. Como regra geral, a cirurgia eletiva não deve ser realizada em pacientes em estado metabólico comprometido (DKA, HHS, etc.). Embora, nenhum padrão rigoroso para o cancelamento cirúrgico foi determinado, recomenda-se adiar a cirurgia se a glicemia for a 400 mg/dL[2,11].

Como descrito acima, tanto o estresse cirúrgico, como a anestesia promovem hiperglicemia. Embora não exista atualmente nenhum intervalo de glicemia alvo de consenso, a literatura sugere manter os níveis de glicose plasmáticas entre 150 e 200 mg/dL (8-11 mmol/L) durante a cirurgia[18]. Além disso, um estudo demonstrou que os níveis de glicose que variam entre 140 e 170 mg/dL estão associados a um menor risco de resultados adversos[19]. Durante a cirurgia, os níveis glicêmicos devem ser monitorados adequadamente, utilizando sistemas de medição de glicose no sangue projetados especialmente para uso a beira do leito. Para, procedimentos curtos, os protocolos de manutenção de glicose pré-operatórios ainda podem ser empregados. Para procedimentos mais complexos, infusão de insulina taxa variável tem sido destacada como um método mais eficaz para alcançar o controle glicêmico[10].

Devido a complicações pós-operatórias, efeitos colaterais anestésicos, ou inúmeras outras razões, o controle da glicemia durante a fase pós-operatória podem ser difícil. O bom cuidado pós-operatório é baseado na medição criteriosa da glicemia.

Após o término da cirurgia de alto risco, os pacientes inicialmente devem receber um aporte de glicose 10-50% por via intravenosa até o início da dieta para evitar a hipoglicemia e cetose. Além disso, se um paciente não é capaz de tolerar alimentação por via oral, nutrição enteral ou mesmo parenteral, em alguns casos, devem ser consideradas. A nutrição enteral deve ser preferida em relação a parenteral na maior parte dos casos devido ao menor número de complicações infecciosas, diminuição de custos, restauração antes de a função intestinal normal, e reduziu o tempo de internação quando comparado com NPT[2,6,11].

É importante assegurar que os níveis basais de insulina permanecem estáveis depois que a insulina intraoperatória venosa é interrompida. Isto é especialmente verdadeiro no diabetes tipo 1, pois valores basais de insulina devem ser encontrados para evitar cetoacidose diabética. Depois de verificar que o paciente é capaz de consumir alimentos de forma confiável, a infusão intravenosa pode ser encerrada e o mesmo procedimento de controle glicêmico empregado antes da cirurgia pode ser reinstituído. Apesar de não haver consenso, a literatura recomenda a transição da insulina venosa para subcutânea de 12 a 24 horas antes da interrupção da infusão contínua para garantir uma concentração de insulina basal em diabéticos tipo 1 (reduzindo significativamente as chances de cetoacidose diabética) e permitindo o controle glicêmico adequado em pacientes diabéticos tipo 2.

Conclusão

Um certo número de protocolos que definem o controle glicêmico perioperatória tem sido descrito na literatura. Baseado nas evidências atualmente disponíveis na literatura podem-se delinear algumas conclusões: Glicemia intraoperatória superior a 200 mg/dL está francamente associada à evolução adversa e deveria deve ser evitada. Entretanto, o alvo ótimo de glicemia a ser atingido e mantido ainda não está determinado. Alvo de glicemia entre 140-180 mg/dL parece ser razoável, uma vez que está associado com baixos riscos de hiperglicemia exagerada ou hipoglicemia pronunciada[2,3,11]. O julgamento clínico ainda deve ser utilizado para avaliar alterações específicas. Os profissionais de saúde devem se lembrar que a homeostase da glicose durante o período perioperatório é extremamente variável; níveis de glicose no sangue, bem como estado eletrolítico e ácido-base devem ser cuidadosamente monitorizados. É importante ressaltar que estudos adicionais deverão ser realizados para que se determinem com mais exatidão os níveis glicêmicos adequados. Através do cuidadoso manejo da glicemia perioperatória, pode-se efetivamente reduzir a morbidade e mortalidade dos pacientes cirúrgicos de alto risco.

Referências bibliográficas

1. Diretrizes da Sociedade Brasileira de Diabetes: 2014-2015. Sociedade Brasileira de Diabetes; [organização José Egidio Paulo de Oliveira, Sérgio Vencio]. – São Paulo: AC Farmacêutica, 2015.

2. Sudhakaran S, Surani SR. Guidelines for Perioperative Management of the Diabetic Patient. Surgery Research and Practice. 2015;2015:284063. doi: 10.1155/2015/284063.

3. Guedes, Alexandre Almeida. A importância do controle glicêmico perioperatório. RevMed Minas Gerais 2010; 20(4 Supl 1): S3-S6.

4. American Diabetes Association. Diagnosis and classification of diabetes mellitus. Diabetes Care. 2014;(supplement) 37: S81-90.

5. American Diabetes Association. Standards of medical care in diabetes—2014. Diabetes Care. 2014;37(supplement 1): S14–S80. doi: 10.2337/dc14-s014.

6. Finfer S., Bellomi R., Blair D., et al. Intensive versus conventional glucose control in critically Ill patients. The New England Journal of Medicine. 2009;360(13):1283–1297. doi: 10.1056/nejmoa0810625.

7. Desai SP, Henry LL, Holmes SD, Hunt SL, Martin CT, Hebsur S, et al. Strict versus liberal target range for perioperative glucose in patients undergoing coronary artery bypass grafting: A prospective randomized controlled trial. The Journal of Thoracic and Cardiovascular Surgery 2012;143(2):318–25.

8. Preiser J-C, Devos P, Ruiz-Santana S, Mélot C, Annane D, Groeneveld J, et al. A prospective randomized multi-Centre controlled trial on tight glucose control by intensive insulin therapy in adult intensive care units: the Glucotrol study. Intensive Care Medicine 2009;35(10):1738–48.

9. Buchleitner Ana Maria, Martínez-Alonso Montserrat, Hernández Marta, Solà Ivan, Mauricio Didac. Perioperative glycemic control for diabetic patients undergoing surgery. Cochrane Data base of Systematic Reviews. In: The Cochrane Library, Issue 7, Art. No. CD007315. DOI: 10.1002/14651858. CD007315.pub9.

10. Barash, Paul G. Clinical anestesia. 7ªed. Lippincott Williams & Wilkins. Philadelphia, PA 19103 USA: 2013.

11. Longnecker, David E. Anesthesiology 2ªed. USA. The McGraw-Hill Companies, Inc 2008.

6

Hipotermia Perioperatória

Livia Muller Bernz
Bruno de Arruda Bravim

Introdução

Um dos parâmetros fisiológicos mais rigorosamente controlados pelo nosso organismo é a temperatura corporal central. O ser humano, sendo homeotérmico e endotérmico, possui a capacidade de manter sua temperatura corporal apesar de variações térmicas ambientais[1].

O sistema termorregulador permite pequenas variações próximas de 37 °C, temperatura considerada ótima para manutenção das funções metabólicas. A queda da temperatura corporal leva a uma série de respostas fisiológicas com o objetivo de prevenir a perda de calor (p. ex.: vasoconstrição) e aumentar a produção de calor endógeno (p.ex.: tremores). Se essas respostas não forem suficientes, a hipotermia se desenvolve[2].

Hipotermia acidental é definida como a queda da temperatura corporal não intencional, causada por perda de calor e diminuição ou ausência da capacidade de termorregulação. Apesar de hipotermia moderada e controlada ter sido considerada neuroprotetora em algumas condições clínicas, a diminuição da temperatura corporal inadvertida no perioperatório de pacientes graves deve ser evitada em razão de seus diversos efeitos deletérios[2,3].

Fisiopatologia

A termorregulação acontece essencialmente no hipotálamo, em três estágios: percepção térmica aferente, regulação central e resposta eferente, integrando os impulsos provenientes da superfície cutânea e dos tecidos profundos. Quando esses impulsos diferem da temperatura corporal ótima, respostas autonômicas ocorrem para manter a variação térmica em valor adequado.

A depender da gravidade, a hipotermia produz respostas fisiopatológicas em diversos órgãos e sistemas:

Cardiovascular

Na hipotermia moderada, a atividade simpática e o nível de catecolaminas estão aumentados, levando a diversas manifestações clínicas, tais como taquicardia, hipertensão, vasoconstrição periférica e a um desequilíbrio entre oferta e consumo de oxigênio. Alguns autores relatam aumento metabólico e de consumo de oxigênio em

300-400% nos pacientes com tremores relacionados à hipotermia no pós-anestésico[3,4].

Se a temperatura corporal continuar a cair, veremos uma diminuição da frequência cardíaca e do débito cardíaco em razão de um aumento da resistência vascular. A contratilidade miocárdica é mantida até temperaturas próximas de 28 ºC.

No estado de hipotermia moderada a grave, arritmias ventriculares e atriais podem ocorrer, e poderão ser marcadas com inversões da onda T, prolongamento do intervalo QT e até mesmo a existência da onda J (Osborn)[5].

Em casos de hipotermia severa (< 28 ºC), pode-se desenvolver bradicardia importante, e episódios de fibrilação ventricular e assistolia tornam-se mais comuns.

Frank et. al. desenvolveu um estudo prospectivo e randomizado que demonstrou que pacientes de alto risco submetidos a cirurgias não cardíacas tiveram três vezes mais eventos cardiológicos (como isquemia e taquicardia ventricular) quando a temperatura corporal durante o ato cirúrgico teve redução de 1,3 ºC do basal. Nesse estudo, a hipotermia foi um preditor independente de eventos cardíacos, indicando uma redução de 55% quando a normotermia era mantida[5,6].

Respiratório

Apesar do estímulo no centro respiratório causar aumento da frequência respiratória na hipotermia leve, com a queda progressiva da temperatura corporal esse estímulo desaparece, levando a bradipneia, diminuição do volume respiratório e a não efetividade da troca gasosa.

Além disso, a diminuição do reflexo de tosse e o acúmulo de secreção pulmonar em razão da diminuição da movimentação ciliar da árvore traqueobrônquica explicam a maior taxa de atelectasias e broncopneumonias em pacientes submetidos à hipotermia, terapêutica ou não[2].

Sistema nervoso central

Pacientes hipotérmicos diminuem o nível de consciência em razão da diminuição do metabolismo cerebral. O fluxo sanguíneo cerebral cai aproximadamente 6% a cada diminuição de 1 ºC na temperatura corporal, podendo ocorrer coma, perda dos reflexos centrais e importante diminuição da atividade eletroencefalográfica durante a hipotermia grave[7,8].

Eletrólitos

Alterações na bomba sódio-potássio durante a hipotermia levam a uma diminuição no nível sérico de potássio (o potássio é deslocado para o meio intracelular). Durante o reaquecimento, porém, hipercalemia pode ocorrer. Aproximadamente 30% dos pacientes hipotérmicos desenvolvem acidose, causada pela diminuição da perfusão tissular e pelo aumento da produção de lactato proveniente principalmente pelos tremores[4].

Coagulação

Há um aumento de 2% na viscosidade sanguínea a cada diminuição de 2 ºC na temperatura corporal central. Um aumento dos níveis hematimétricos, portanto, pode ser observado precocemente[4].

A hipotermia reduz a velocidade das reações enzimáticas, e aquelas associadas a cascata da coagulação e ativação plaquetárias não são exceções[1,3].

Apesar de não haver alteração no número de plaquetas durante a hipotermia, a inibição dos fatores ativadores plaquetários pode levar a uma importante disfunção das mesmas, reversível após reaquecimento.

Testes como o tempo de protrombina e tempo de tromboplastina parcial ativada não aparecem alterados porque são realizados in vitro a 37 ºC, independentes da temperatura do paciente[2].

Alguns estudos guiados por tromboelastograma sugerem que a maior influência da hipotermia se dá na formação do coágulo, e não na sua degeneração[9].

Alterações metabólicas

Com a hipotermia prolongada, nota-se supressão da secreção de corticoides. A hiperglicemia acontece em razão da diminuição da secreção e da atividade da insulina, diminuição da perda renal de glicose e aumento da secreção de catecolaminas. No reaquecimento, porém, observa-se em aproximadamente 40% dos pacientes, hipoglicemia grave, devendo o tratamento da hiperglicemia durante a hipotermia ser realizado com muita cautela[8,10].

Etiologia da hipotermia perioperatória

Como já dito anteriormente, as reações enzimáticas orgânicas são muito sensíveis a variações de temperatura, e isso inclui também as enzimas relacionadas ao metabolismo das drogas mais comumente usadas para o ato anestésico.

Anestésicos intravenosos

Durante a infusão contínua de propofol, há aumento de aproximadamente 30% na concentração plasmática da droga quando há redução de 3 °C na temperatura central do paciente. Esse aumento na concentração plasmática aparentemente resulta da diminuição da taxa de depuração intercompartimental, entre os compartimentos centrais e periféricos[3,4].

A hipotermia também tem relação com o aumento da concentração plasmática do fentanil em seu estado estacionário, com acréscimo de 5% a cada 1 °C de variação térmica[10].

Anestésicos inalatórios

A potência dos anestésicos inalatórios é definida pela sua concentração alveolar mínima (CAM), ou seja, a concentração alveolar do anestésico necessária para evitar o movimento em resposta a um estímulo nocivo padrão em 50% dos indivíduos.

Apesar de a hipotermia não aumentar a potência dos anestésicos voláteis, a solubilidade tissular está aumentada e a recuperação anestésica torna-se prolongada, uma vez que maior quantidade de anestésico necessita ser eliminada[11].

Estudos realizados com ratos, mostram que a hipotermia afeta a CAM de dois anestésicos voláteis: halotano e isoflorano, diminuindo aproximadamente 5% de sua potência para cada 1 °C em queda na temperatura central[12,13].

Relaxantes musculares

O efeito da hipotermia na ação dos músculos esqueléticos é muito pequeno e de pouca importância clínica. No entanto, a hipotermia altera significantemente a cinética das drogas relaxantes musculares.

Em pacientes com hipotermia moderada (-2 °C) a ação do vecurônio é duas vezes mais prolongada que em pacientes normotérmicos. O *keo* (constante de velocidade de equilíbrio entre as concentrações do plasma e da biofase) diminui $0,0023$ min^{-1}per°C em baixas temperaturas, sugerindo um metabolismo ligeiramente atrasado nas situações de hipotermia. Curiosamente, a eficácia da neostigmina na reversão do bloqueio neuromuscular não está alterada durante a hipotermia moderada[4,14,15].

Em contraste com o vecurônio, o atracúrio não parece ser tão sensível à variação térmica, embora o tempo de relaxamento muscular aumente em cerca de 60% quando a temperatura corporal central cai 3 °C.

O índice de recuperação do relaxamento muscular (T_{25-75}) é semelhante durante a normotermia e a hipotermia, tanto para o vecurônio como para o atracúrio[16,17].

Prevenção e tratamento da hipotermia perioperatória

A análise de risco-benefício em pacientes cirúrgicos de alto risco geralmente favorece a manutenção da normotermia no período perioperatório, e ensaios clínicos randomizados têm demonstrado que a manutenção da normotermia pode reduzir as complicações mais importantes da hipotermia, inclusive na recuperação pós-cirúrgica[1,7].

O meio mais eficaz de manter a normotermia é a prevenção, através de pré-aquecimento. Sem pré-aquecimento, a hipotermia se torna bastante comum mesmo se aquecimento ativo for instituído após a indução anestésica.

Prevenção da redistribuição

A redistribuição de calor após a indução anestésica é a causa mais importante de hipotermia perioperatória, sendo responsável por 81% da diminuição da temperatura na primeira hora após a indução e 43% nas duas horas subsequentes[18].

A extensão da redistribuição é proporcional ao gradiente entre a temperatura central e periférica. Vários fatores influenciam esse gradiente, incluindo a temperatura do ambiente, grau de adiposidade do paciente e as medicações utilizadas concomitantemente. A extensão em que a redistribuição vai diminuir a temperatura central é, portanto, difícil de prever[1,7].

Embora a redistribuição seja difícil de tratar, ela pode ser prevenida. Aquecimento da superfície cutânea antes da indução anestésica não altera significativamente a temperatura central, mas aumenta o teor de calor do compartimento periférico, reduzindo o gradiente de redistribuição. Esse pré-aquecimento é importante principalmente em pacientes de alto risco cirúrgico e em cirurgias muito prolongadas[19,20].

Outro meio para aumentar o calor do compartimento periférico é a administração de vasodilatadores antes da indução anestésica (pré-dilatação). O elemento chave desse método é administrar medicamentos vasodilatadores algumas horas antes da cirurgia, para que o sistema termorregulador tenha tempo suficiente de aumentar a temperatura dos tecidos periféricos sem alterar a temperatura central[10,20].

Tanto, o pré-aquecimento, quanto a vasodilatação induzida por drogas são tão eficazes, que frequentemente os pacientes permanecem normotérmicos depois de duas ou mais horas da indução anestésica.

Aquecimento cutâneo

A temperatura corporal média diminui quando a perda de calor para o ambiente ultrapassa sua produção metabólica. A produção de calor durante a anestesia é de aproximadamente 0,8 kcal/kg/h e a produção intrínseca de calor do corpo humano é de 0,83 kcal/kg. Com isso, a temperatura diminui aproximadamente 1 °C por hora quando a perda de calor para o ambiente excede a produção metabólica do mesmo[21].

Normalmente, 90% da perda de calor acontece através da superfície cutânea, e durante o ato cirúrgico a perda adicional acontece através de incisões cirúrgicas e administração de fluidos intravenosos.

A temperatura do ambiente é o fator mais crítico para manutenção da normotermia, uma vez que determina a velocidade em que o calor metabólico é perdido.

Apesar de uma temperatura ambiente suficientemente elevada poder manter ou reestabelecer a normotermia central durante a anestesia, a equipe cirúrgica dificilmente consegue tolerar a temperatura necessária para tal (> 23 °C para adultos). Em consequência, estratégias adicionais necessitam ser empregues, e uma variedade de dispositivos de aquecimento passivo e ativo está disponível para este fim[4,19].

O método mais fácil para reduzir a perda de calor é através de revestimentos passivos, cobrindo o máximo da superfície cutâneo quanto possível. Diferentes tipos de isolamentos, tais como lençóis, cobertores, cortinas, etc., agem de forma semelhante, reduzindo a perda de calor em até 30%. Camadas adicionais aumentam apenas parcialmente a proteção.

Dispositivos de aquecimento ativo são mais eficazes em transferência de calor do que revestimentos passivos e podem, ao longo do tempo, reverter a hipotermia que se desenvolveu devido à redistribuição.

Mais uma vez, a área superficial total coberta pelo dispositivo é crítica. Os dispositivos são mais eficientes quando posicionados em cima do paciente, uma vez que pouco calor é perdido para a mesa de operação. Além disso, a combinação de calor e diminuição da perfusão tecidual (resultante do peso do paciente sobre a superfície corpórea) aumenta o risco de lesão por pressão e queimaduras[20].

As mantas térmicas, aquecidas com ar quente circulante, parecem ser as mais efetivas e seguras, podendo transferir mais de 50 watts para a superfície da pele, aumentando rapidamente a temperatura corporal[1].

Fluidos intravenosos

A temperatura dos fluidos intravenosos administrados pode contribuir substancialmente para a perda de calor durante a cirurgia. Um litro de cristaloide em temperatura ambiente diminui em média 0,25 ºC da temperatura central do organismo, podendo essa queda de temperatura dobrar em razão da redistribuição do calor para os tecidos periféricos[3].

A perda de calor torna-se então importante quando grande quantidade de fluidos (cristaloide, sangue, etc.) são administrados por via intravenosa (mais de 2 L em um intervalo de 1 hora), devendo-se utilizar fluidos aquecidos. Quando volumes menores são dados, o aquecimento não é necessário a menos que a normotermia central não possa ser mantida[2,4].

Aquecimento e umidificação de vias aéreas

Cálculos hemodinâmicos simples indicam que menos de 10% da produção metabólica de calor é perdida através do sistema respiratório. Essa perda acontece tanto para aquecimento quanto umidificação dos gases, sendo esta última responsável por 75% do consumo de calor[7,18].

Os umidificadores condensadores higroscópicos e os filtros umidificadores ("nariz artificial") são úteis em procedimentos de longa duração por fornecerem calor e umidade suficiente para manter a função ciliar normal na traqueia e evitar broncoespasmo, apesar de pouco eficazes para manutenção da temperatura central[21].

O aquecimento e umidificação das vias aéreas parece ser mais importante nas crianças que em adultos, apesar do aquecimento cutâneo ser mais o efetivo em todas faixas etárias.

Prevenção e tratamento dos tremores

A anestesia geral inibe profundamente as defesas termorreguladoras do organismo contra a hipotermia e por isso os tremores são raramente observados durante a anestesia.

Com a recuperação da anestesia, as respostas termorreguladoras reaparecem e os tremores são desencadeados para compensar o débito intraoperatório de calor e aumentar a temperatura central as custas do aumento da demanda metabólica e consequentemente do consumo de oxigênio.

Isso torna os tremores extremamente comuns na sala de recuperação pós-anestésica e, quando presentes, devem sempre ser tratados para evitar o desconforto e as complicações relacionadas ao aumento da demanda metabólica.

A maioria dos agentes anestésicos provoca redução dose-dependente no limiar do tremor, mesmo na ausência de hipotermia, o que explica a prevenção de tremores na sala de recuperação pós-anestésica mesmo quando não houve alteração significativa na temperatura central durante o ato anestésico[4].

O tratamento deve ser realizado com aquecimento cutâneo ativo e/ou opioides. Os opioides constituem os fármacos de primeira escolha porque causam pouco efeito sedativo e controlam a dor que, geralmente, coexiste com os tremores[2].

A meperidina é o mais eficaz dos opioides por causar uma redução desproporcional no limiar dos tremores. Essa eficácia pode ser resultado da ação em diversos receptores, mas não parece ser causada por estimulação nos receptores kappa ou por ação central anticolinérgica[22,23].

Os tremores relacionados a anestesia peridural ou raqui podem ser tratados tanto com opioides sistêmicos ou por via espinhal[4].

Monitorização

A temperatura corporal central é bastante uniforme – resultado da perfusão tecidual – e pode ser aferida em diferentes sítios: artéria pulmonar, esôfago distal, membrana timpânica ou nasofaringe. Mesmo durante perturbações térmicas – exemplo da circulação extracorpórea – a temperatura desses locais permanece uniforme[4].

Podemos estimar a temperatura central através de medidas térmicas periféricas (oral, axilar), sabendo que essas são geralmente mais baixas que a central.

Em situações específicas – como hipertermia maligna – a temperatura da superfície cutânea não se mostrou equivalente à central em estudos realizados com suínos, e não foi avaliada em humanos, devendo então ser usadas com cautela[24].

A hipotermia mostrou ter efeito mínimo sobre potenciais evocados somatossensoriais e eletroencefalograma, não alterando a interpretação dos mesmos.

Alguns estudos mostram que a hipotermia e a vasoconstrição causada pela mesma prejudicam gravemente a interpretação da pletismografia e mesmo hipotermia leve a moderada causam prejuízo na leitura da oximetria de pulso[18].

Conclusão

Apesar de sabermos que a manutenção da normotermia no período perioperatório é benéfico na maioria dos procedimentos cirúrgicos, a hipotermia não intencional ocorre frequentemente por diversos mecanismos.

A hipotermia aumenta a incidência de eventos cardiológicos, aumenta significativamente o sangramento intraoperatório e a necessidade de transfusão e altera outros sistemas, levando a uma recuperação mais prolongada e maior tempo de hospitalização. Crianças, obesos, idosos e pacientes instáveis são os maiores prejudicados.

Torna-se fundamental, então, o tratamento e principalmente a prevenção da hipotermia não intencional, objetivando diminuir as consequências deletérias e proporcionar maior conforto e segurança ao paciente.

Referências bibliográficas

1. Hipotermia no Período Peri-Operatório. Biazzoto, Camila B., et al., et al. 2006, Rev Bras Anestesiol, pp. 89-106.
2. Hildebrand, Frank, et al., et al. Pathophysiologic changes and effects of hypothermia on outcome in elective surgery and trauma patients. The american journal of surgery. 2004.
3. Kate Leslie, Daniel I. Sessler. Perioperative hypothermia in the high-risk. Best Practice & Research Clinical Anaesthesiology. 2003, Vol. 17, 4.

4. Doufas, Anthony G. Consequences of inadvertent perioperative hypothermia. Best Practice & Research Clinical Anaesthesiology. 2003, Vol. 17.

5. Frank SM, Higgins MS, Bruce SR. Increased Myocardial Perfusion and sympatoadrenal activation during mild core hypothermia in awake humans. Clinical Science. 2003, Vol. 104.

6. Frank SM, Fleisher LA, Breslow MJ. Perioperative maintance of normothermia reduces the incidence of morbid cardiac events. A randomized clinical trial. JAMA. 1997, Vol. 277.

7. JB, Reuler. Hypothermia: pathophysiology, clinical settings and managemet. Ann Intern Med. 89, 1978.

8. Jr, Wittmers LE. Pathophysiology of cold exposure. Minn Med. 84, 2001, pp. 30-36.

9. Leslie, Kate e Sessler, Daniel I. Perioperative hypothermia in the high-risk surgical patient. Best Practice & Research Clinical Anaesthesiology. 2003, Vol. 17, 4.

10. Sessler DI, Rubinstein EH, Moayeri A. Physiological responses to mild perianesthetic hypothermia in humans. Anesthesiology. 1991, Vol. 75.

11. Reynolds Luke, James Beckmann, Andrea Kurz. Perioperative complications of hypothermia. Best Practice & Research Clinical Anaesthesiology. 4, 2008, Vol. 22.

12. Eger II EI, Johnson BH. MAC of I-653 in rats, including a test of the effect of body temperature and anesthetic duration. Anesthesia and Analgesia. 1987, Vol. 66.

13. Sessler DI, Lee KA, McGuire J. Isoflurane anesthesia and circadian temperature cycles. Anesthesiology. 1991, Vol. 75.

14. Heier T, Caldwell JE, Sessler DI & Miller RD. Mild intraoperative hypothermia increases duration of action and spontaneous recovery of vecuronium blockade during nitrous oxide--isoflurane anesthesia in humans. Anesthesiology. 1991, Vol. 74.

15. Heier T, Clough D, Wright PM et al. The influence of mild hypothermia on the pharmacokinetics and time course of action of neostigmine in anesthetized volunteers. Anesthesiology . 2002, Vol. 97.

16. Smeulers NJ, Wierda JM, van den Broek L et al. Effects of hypothermic cardiopulmonary bypass on the pharmacodynamics and pharmacokinetics of rocuronium. . Journal of Cardiothoracic and Vascular Anesthesia. 1995, Vol. 9.

17. Leslie K, Sessler DI, Bjorksten AR & Moayeri A. Mild hypothermia alters propofol pharmacokinetics and increases the duration of action of atracurium. Anesthesia and Analgesia . 1995, Vol. 80.

18. Kurz, A. Prevention and treatment of perioperative hypothermia. Current Anaesthesia & Critical Care . 2001, Vol. 12.

19. DI, Sessler. Consequences and treatment of perioperative hypothermia. Anesthesiol Clin North America. 1994, Vol. 12.

20. Clough D, Kurz A, Sessler DI et al. Thermoregulatory vasoconstriction does not impede core warming during cutaneous heating. Anesthesiology. 1996, Vol. 85.

21. Hooper, Vallire D. Adoption of the ASPAN Clinical Guideline for the Prevention of Unplanned Perioperative Hypothermia: A Data Collection Too. Journal of PeriAnesthesia Nursing. 3, 2006, Vol. 21.

22. Kurz A, Ikeda T, Sessler DI et al. Meperidine decreases the shivering threshold twice as much as the vasoconstriction threshold. Anesthesiology. 1997, Vol. 86.

23. Cheng C, Matsukawa T, Sessler DI et al. Increasing mean skin temperature linearly reduces the core-temperature thresholds for vasocontriction and shivering in humans. Anesthesiology. 1995, Vol. 82.

24. Cork R C, Vaughan R W, Humphrey L S. Precision and accuracy of intraoperative temperature monitoring. Anesth Analg. 1983, Vol. 62.

25. R.H., Morris. Operating room temperature and the anesthetized, paralyzed patient. Surgery. 1971, Vol. 74, pp. 875-879.

7

Abreviação do Jejum Pré-operatório: Mudança de Paradigmas

Diogo Oliveira Toledo
Guilherme Duprat Ceniccola

Introdução

O jejum noturno rigoroso antes da cirurgia foi instituído em épocas anestésicas rudimentares com o objetivo de evitar complicações pulmonares tais como vômitos e aspirações durante a indução anestésica. Esta estratégia se consolidou em 1946 com a descrição da Síndrome de Mendelson[1], que correlacionou a alimentação com eventos de aspiração pulmonar do conteúdo gástrico durante o parto realizado com anestesia geral.

A literatura também se apoiou naquela época em recomendações de jejum de 8 a 12 horas antes da cirurgia, através de relatos de casos em cirurgia de urgência e emergência. Este conceito se capilarizou para cirurgias eletivas para assegurar não haver risco de broncoaspiração durante a indução anestésica[2].

Nos últimos anos o modelo teórico que sustenta a indicação de períodos prolongados de jejum no pré-operatório passou a ser questionado. Isto se atribuiu a escassez de evidências de que períodos curtos de jejum para líquidos em cirurgia eletiva, em comparação ao regime convencional, determinasse aumento de risco de aspiração. Como essas novas evidências foram ocorrendo mudanças nas rotinas impostas pelas sociedades de anestesiologia. Regimes mais flexíveis de jejum para líquidos antes de cirurgias abdominais eletivas passaram a ser adotados. Atualmente a ASA (*American Society of Anestesiology*) recomenda rotinas mais liberais em relação ao jejum para líquidos claros (água, chá e sucos sem resíduos) até duas horas antes de cirurgias eletivas (Tabela 7.1)[3,4].

Com apoio da sociedade americana de anestesia houve publicações com possibilidades de soluções energéticas orais que se mostram benéficas e sem prejuízo no esvaziamento gástrico.

Este capítulo descreverá a importância da abreviação do jejum pré-operatório, a segurança bem como o tipo de bebida que pode ser indicado em determinadas condições.

Efeito metabólico do jejum pré-operatório e a resposta ao trauma

O jejum prolongado pré-operatório pode intensificar a resposta endócrina e metabólica ao trauma cirúrgico. Durante o período de jejum o organismo lança mão de hormônios de estresse para remoção de

TABELA 7.1	NOVAS ROTINAS DE INGESTÃO PARA CIRURGIAS ABDOMINAIS ELETIVAS
Alimento ingerido	**Jejum mínimo (h)**
Líquido sem resíduos	2
Leite materno	4
Fórmula infantil	6
Leite não materno	6
Dieta leve	6

Fonte: American Society of Anestesiology.

substrato energético a partir de reservas corporais. Embora as ações ocorram quase simultaneamente, o primeiro estoque de energia a ser mobilizado pelo organismo é o glicogênio hepático (glicogenólise). Este estoque rapidamente esgota-se e o organismo passa a usar a gliconeogênese para mobilizar ácidos graxos e proteínas principalmente da musculatura esquelética para produção de energia. Enquanto não houver um fator agressor que seja capaz de produzir resposta inflamatória, o organismo utilizará preferencialmente ácidos graxos em relação às proteínas. Além disso, a administração de substrato energético reverte a gliconeogênese na ausência de inflamação importante[5,6].

Resistência insulínica

A resistência à insulina no pós-operatório é diretamente proporcional a intensidade e tamanho do trauma bem como o tempo cirúrgico[7]. Outra variável que compõe a recuperação é o jejum pré-operatório que contribui para o aumento da resistência insulínica, implicando em alterações metabólicas no perioperatório[7]. Fruto desse processo, nas membranas principalmente do musculoesquelético e do tecido adiposo observa-se uma diminuição da capacidade do transportador GLUT-4 de desempenhar sua ação, e consequentemente a produção

de glicogênio decai. Ao mesmo tempo, ocorre uma produção de glicose por neoglicogênese, refletindo no aumento da glicemia sanguínea. A manutenção da glicemia elevada se mostra um importante marcador de aumento de morbidade bem como do tempo de internação[8].

Qual líquido utilizar para abreviação?

Para aquelas cirurgias eletivas com possibilidades de uso de líquidos claros até duas horas antes do procedimento, uma bebida calórica (contendo carboidrato) mostrou-se benéfica em combater a resistência insulínica relacionada ao trauma. Uma dose de até 400 mL de solução enriquecida com maltodextrina (50 g), pode ser usada de maneira bastante segura[9,10].

Além da possibilidade de redução de 50% da resistência à insulina, há estudos demonstrando benefício deste tipo de estratégia na manutenção da função imunológica e manutenção de massa magra[11-13]. Outra vantagem do uso destas soluções orais pré-operatórias seria reduzir o desconforto gerado pela sede e ansiedade nestes pacientes um fator pouco considerado, mas que é de suma importância[14].

Hausel e col. demonstraram menor incidência de náuseas e vômitos no pós-

-operatório no grupo de pacientes que fizeram uso destas soluções de carboidrato duas horas antes da cirurgia[15].

Em uma série de cirurgias tais como: procedimentos ortopédicos, colorretais, ou até mesmo cirurgia cardíaca exibem vantagens utilizando protocolos de abreviação de jejum com líquidos enriquecidos de carboidrato complexo (maltodextrina 12,5%) de maneira segura[8,9].

Especificamente um estudo conduzido por Can e cols., demonstrou que mesmo na população de pacientes portadores de diabetes mellitus, a solução de carboidrato foi bem tolerada. Embora os níveis de insulina tenderam a ficar mais altos imediatamente após a dose de 400 mL, eles retornaram a valores normais duas horas após. Mesmo assim ainda são necessários mais estudos que comprovem o mesmo efeito nesta população em especial[16].

Quais as evidências de segurança para abreviação?

Em uma revisão sistemática da Cochrane, contemplando 22 estudos, evidenciou-se que a oferta de líquidos, duas a três horas antes da cirurgia eletiva é segura. Este tipo de estratégia não está relacionado com risco de aspiração, regurgitação e de mortalidade quando comparados com pacientes utilizando protocolos tradicionais de jejum prolongado[17].

A ingestão de bebidas no pré-operatório foi reconhecida como benéfica para o paciente, além de evitar a desidratação e a sede. A despeito de boas evidências e apoio da Sociedade Americana de Anestesiologia jejum pré-operatório tradicional e prolongado ainda é mantido como rotina em vários serviços, prejudicando a recuperação ideal do paciente[18,19].

Um grupo brasileiro conduzido por Aguilar-Nascimento realizou um estudo randomizado em pacientes submetidos à colecistectomia comparando jejum tradicional *versus* oferta de bebida com carboidratos duas horas antes do procedimento. Os resultados mostraram que essa conduta foi segura e não se associava a complicações durante o ato anestésico. Além disso, os pacientes do grupo que recebeu a bebida com carboidrato apresentaram menor incidência de complicações gastrointestinais[20]. Outro estudo deste mesmo grupo brasileiro demonstrou que em colecistectomias realizadas por videolaparoscopia a abreviação do jejum com soluções de carboidrato 2 horas antes reduziu a resistência insulínica, além de se mostrar uma prática segura[21].

O grupo europeu ERAS (*Enhanced Recovery After Surgery*), precursor e reconhecido por inúmeras publicações nesta área, publicou em 2006 um consenso sobre cuidados globais no peri-operatório. Uma das principais variáveis contempladas na proposta deste grupo se baseia na abreviação do jejum fundamentado como boa prática segura e calcada em estudos controlados, randomizados e em metanálises[22]. As modificações mais relevantes foram adaptadas a realidade nacional pelo projeto ACERTO (Aceleração da Recuperação Total Pós-Operatória)[23]. Antes da implantação do projeto, os pacientes permaneciam em média 16 horas de jejum pré-operatório e após sua implantação houve uma queda significativa no tempo de jejum pré-operatório, fazendo com que os pacientes passassem a ser operados com um tempo médio de quatro horas entre a alimentação e a indução anestésica[22].

A diretriz britânica de Administração de fluidos em pacientes cirúrgico (GIFTASUP) gera um grau 2 A para recomendar o uso de bebidas enriquecidas com carboidrato de 2 a 3 horas antes da cirurgia. Esse consenso considera que muitas das complicações relacionadas a fluidos e eletrolitos no peri e pós-operatórios tem sua origem na preparação do paciente para a cirurgia, os pacientes devem chegar para o procedimento em estado normal de balanço hidroeletrolítico. O jejum prolongado não é fisiológico e se converte em um dos grandes reesposáveis por essas alterações. Assim a abreviação do jejum é reconhecida por facilitar o processo de recuperação do paciente cirúrgico e deve ser incorporado na rotina dos cuidados perioperatórios eletivos[24].

Conclusão

A abreviação do jejum pré-operatório com oferta de uma solução enriquecida de carboidratos até duas horas antes da cirurgia é cada dia mais reconhecida como um dos fatores benéficos para amenizar a resposta ao trauma, a resistência insulínica além de proporcionar bem-estar ao paciente. Evidencia-se que recomendações de jejum pré-operatórios prolongados são práticas paradigmáticas, sustentadas por evidências fúteis. A abreviação do jejum mostra-se não apenas segura, mas também importante para a recuperação mais rápida do trauma cirúrgico. Desta maneira e baseado em evidências, entende-se atualmente que esta estratégia deve fazer parte das boas práticas dos cuidados perioperatórios.

Referências bibliográficas

1. Mendelson. The aspiration of stomach contents into the lungs during obstetric anesthesia, Am J Obst Gynecol, 1946;52:191-205.
2. Warner MA. Is pulmonary aspiration still an import problem in anesthesia? Review article, Current Opin Anaesthesiol, 2000;13:215-218.
3. Stuart PC, The evidence base behind modern fasting guidelines. Best Pract Res Clin Anaesthesiol. 2006;20(3):457-69.
4. Moro ET. Prevenção da aspiração pulmonar do conteúdo gástrico. Rev. Bras. Anestesiol. 2004;54(2):261-75.
5. Scarlett M, Crawford-Sykes A, Nelson M. Preoperative starvation and pulmonary aspiration. New perspectives and guidelines. West Indian Med J. 2002;51(4):541-5.
6. Cahill JR. GF – Starvation in man. N Engl J Med 1970;282:668-75.

7. Nygren J. The metabolic effects of fasting and surgery. Best Pract Res Clin Anaesthesiol 2006;20:429-438.
8. Correia, MITD, Silva RG. Pradigmas e evidências da nutrição perioperatória. Rev Col Bras Cir. 2005, 32:342-47.
9. Nygren J, Thorell A, Ljungqvist O. Are there any benefits from minimizing fasting and optimization of nutrition and fluid management for pacients undergoing day surgery? Curr Opin Anaesthesiol. 2007;20(6):540-4.
10. Henriksen MG, Hessov I, Dela F, et al. Effects of preoperative oral carbohydrates and peptides on postoperative endocrine response, mobilization, nutrition and muscle function in abdominal surgery. Acta Anaesthesiol Scand 2003;47:191-199.
11. Yuill KA, Richardson RA, Davidson HI, et al. The administration of an oral carbohydrate-containing fluid prior to major elective upper-gastrointestinal surgery preserves skeletal muscle mass postoperatively: a randomized clinical trial. Clin Nutr 2005;24:32-37.
12. Melis GC, van Leeuwen PA, von Bomberg-van der Flier BM, et al. A carbohydrate-rich beverage prior to surgery prevents surgery-induced immunodepression: a randomized, controlled, clinical trial. JPEN J Parenter Enteral Nutr 2006;30:21-26.
13. Breuer JP, von Dossow V, von Heymann C, et al. Preoperative oral carbohydrate administration to ASA III-IV patients undergoing elective cardiac surgery. Anesth Analg 2006; 103:1099-1108.
14. Hausel J, NygrenJ, Lagerkranser M, et al. A carbohydrate-rich drink reduces preoperative discomfort in elective surgery pacients. Anesth Analg 2001;93:1344-1350.
15. Hausel J, Nygren J, Thorell A, et al. Randomized clinical trial of the effects of oral preoperative carbohydrates on postoperative nausea and vomiting after laparoscopic cholecystectomy. BR J Surg 2005; 92:415-421.
16. Can MF, Yagci G, Dag B, Ozturk E, Gorgulu S, Simsek A, Tufan T. Preoperative administration of oral carbohydrate-rich solutions: Comparison of glucometabolic responses and tolerability between patients with and without insulin resistance. Nutrition. 2008;25(1):72-7.
17. Brady M, Kinn S, Stuart P. Preoperative fasting for adults to prevente perioperative complications. Cochrane Database Syst Rev. 2003;(4):CD004423.
18. Aguilar-Nascimento JE, Bicudo-Salomão A, Caporossi C, Silva RM, Cardoso EA, Santos TP. Enhancing surgical recovery in Central-

-West Brazil: The ACERTO protocol results. ESPEN – Eur J Clin Nut. 2008; 3:e1-e6.

19. McLeod R, Fitzgerald W, Sarr M. Preoperative fasting for adults to prevent perioperative complications. Can J Surg. 2005; 48(5):409-411.

20. Aguilar-Nascimento JE, Dock-Nascimento DB, Faria MSM, et al. Ingestão pré-operatória de carboidratos diminui a ocorrência de sintomas gastrointestinais pós-operatórios em pacientes submetidos à colecistectomia. ABCD Arq Bras Cir Dig 2007;20(2):77-80.

21. Faria MSF, Aguilar-Nascimento JE, Dock-Nascimento DB, et al. Preoperative fasting of 2 hours minimizes insulin resistance and organic response to trauma after video-cholecystectomy: a randomized, controlled, clinical trial. World J Surg, 2009;33(6):1158-64.

22. Weimann A, Braga M, Harsanyi L, et al. ESPEN Guidelines on Enteral Nutrition: Surgery including organ transplantation. Clinical Nutrition 2006;25:224-244.

23. Aguilar-Nascimento JE, Caporossii C, Salomão AB. Acerto pós-operatório: Avaliação dos resultados da implantação de um protocol-multidisciplinar de cuidados peri-operatoórios em cirurgia geral. Revista do colégioBrasileiro de Cirurgiões 2006;33:181-188.

24. Powell-Tuck J, Gosling P, Lobo DN et al. British Concensus Guidelines on Intravenous Fluid Therapy for Adult Surgical Patients. (GIFTASUP). London: NHS National Library of Health. http://www.bapen.org.uk/pdfs/bapen_pubs/giftasup.pdf (Acesso em: 22/09/14).

8

Particularidades do Suporte Nutricional no Paciente Cirúrgico

Amanda Maria Ribas Rosa de Oliveira

Introdução

A primeira descrição sobre a desnutrição comprometendo o desfecho em pacientes cirúrgicos foi publicada em 1936, por Studley, em um estudo que pacientes desnutridos submetidos a cirurgia devido a úlcera péptica tiveram mortalidade de 33% comparado a 3,5% em não desnutridos[1]. E, atualmente a desnutrição pré-operatória é reconhecidamente um fator de risco de maior morbidade e mortalidade pós-operatória[2].

A desnutrição em pacientes hospitalizados é bem documentada chegando acima de 50% em algumas populações. Em um estudo prospectivo de 500 pacientes, incluindo 200 pacientes cirúrgicos encontrou 40% de pacientes desnutridos e média de perda de 5,4% de peso corporal durante a internação[3].

O cenário no Brasil foi apresentado através do conhecido Inquérito de Avaliação Nutricional Hospitalar (Ibranutri), realizado em 2001 envolvendo 4000 pacientes, o qual identificou desnutrição em 48,1% dos internados, sendo 12,6% deles desnutridos graves[4]. E na avaliação de um subgrupo de 374 pacientes submetidos a cirurgia do trato gastrointestinal e hérnia de parede abdominal a desnutrição estava presente em 55% sendo 19% grave, sendo que a presença de câncer, idade acima de 60 anos, doença gastrointestinal e longo tempo de internação influenciaram negativamente o estado nutricional[5].

A prevalência da desnutrição associado ao seu impacto negativo no desfecho dos pacientes cirúrgicos torna o suporte nutricional neste tipo de paciente relevante.

Avaliação nutricional no paciente cirúrgico

A avaliação nutricional é de suma importância no paciente cirúrgico, pois a presença de desnutrição e/ou risco nutricional serão as diretivas das recomendações.

Existem diversas formas de se executar a avaliação nutricional, sem que, no entanto, exista uma considerada padrão. Talvez isso ocorra devido a complexidade das variações individuais em relação à composição corporal e a resposta de cada ser humano às doenças e situações de estresse.

Nos últimos anos a avaliação subjetiva global (ASG), padronizada por Detsky e colaboradores[6] tem ganhado adeptos, na medida em que favorece a avaliação do estado nutricional por meio de abordagem ampla, essencialmente clínica, podendo ser realizada em poucos minutos a beira do leito[4]. O questionário da ASG consiste em três partes. A primeira colhe dados da história do paciente, visando avaliar a perda de peso nos seis meses anteriores à avaliação (quanto à proporção de peso perdido) e verificar alteração de peso nas últimas duas semanas (que permite identificar a velocidade de emagrecimento). Na segunda etapa, realiza-se o exame físico, objetivando medir a perda de gordura, de massa muscular e a presença de líquido no espaço extravascular. Neste exame faz-se avaliação por meio de palpação e inspeção dos braços, ombros, costelas etc. A terceira etapa é de classificação do estado nutricional do paciente em bem nutrido, moderadamente desnutrido ou suspeito de desnutrição e gravemente desnutrido.

A ASG apresenta boa correlação entre os resultados obtidos e aqueles alcançados por meio das medidas de antropometria e testes bioquímicos, além de apresentar ótima correlação entre observadores treinados[7,8].

Semelhante a ASG e baseado no consenso de especialista, o diagnóstico de desnutrição requer que a presença de duas ou mais das seguintes: 1) ingesta calórica insuficiente; 2) perda de peso; 3) perda de massa muscular; 4) perda de gordura subcutânea; 5) edema localizado ou generalizado; 6) piora do estado funcional[9,10].

Enquanto a European Society for Clinical Nutrition and Metabolism (ESPEN) entende como risco nutricional grave quando existe, pelo menos um dos seguintes: 1) Perda de peso maior do que 10% em 6 meses; 2) Índice de massa corporal (IMC) menor do que $18,5 \ kg/m^2$; 3) ASG classificado como desnutrido grave; 4) Albumina menor do que 3 mg/dL (sem evidência de disfunção hepática e renal)[11].

Uma vez identificado o risco do paciente e o grau de comprometimento do estado nutricional um planejamento nutricional deve ser instituído e o mesmo deve contemplar além do diagnóstico nutricional, o diagnóstico da doença de base, a proposta cirúrgica e o tempo previsto para realimentação.

Planejamento da terapia nutricional no pré-operatório

O primeiro passo deste planejamento é minimizar o tempo de jejum pré-operatório com o racional de não permitir que um tempo de jejum prolongado possa aumentar a resposta metabólica ao trauma pela qual o paciente cirúrgico já será submetido. A segurança desta estratégia de jejum de 6 horas para sólidos e 2 horas para líquidos claros são sustentadas por diretrizes de sociedades de anestesia assim como uma revisão da Cochrane que não evidenciou morbidade relacionada com estas recomendações[12,13].

Os pacientes com desnutrição grave devem sempre que possível, ter sua cirurgia adiada por 7 a 14 dias para receber suporte nutricional pré-operatório, preferencialmente por via oral/enteral, pois esta conduta está associada a redução de infecção pós-operatória e tempo de internação[11;14-16]. Um estudo multicêntrico avaliou o efeito do suporte nutricional pré-operatório em pacientes desnutridos submetidos a cirurgia abdominal encontrando menor taxa de complicação e menor tempo de internação hospitalar no grupo intervenção[17].

A terapia nutricional pré-operatória deve sempre que possível ser feita por via oral/enteral, mas alguns subgrupos devem ser avaliados com mais cautela, os pacientes desnutridos graves, principalmente com abordagens abdominais. Bozzetti *et al.*[18] avaliou os efeitos da nutrição parenteral (NP) em pacientes desnutridos com câncer gástrico e colônico oferecendo NP 10 dias antes e 9 dias no pós-operatório com redução de mortalidade e complicações pós-operatórias, corroborando o estudo multicêntrico de 1991 que mostrou menores taxas de complicações em pacientes desnutridos graves que receberam nutrição parenteral por 7 a 15 dias antes e 3 dias após o procedimento[19]. Heyland *et al.*[20], em 2001 confirma a diminuição de taxas de complicação sem alterar as taxas de mortalidade assim como Burden *et al.*[21].

Além de definir o momento da cirurgia, a via de alimentação é importante também discutir qual tipo de dieta, na maioria dos casos, uma dieta padrão será adequada[11]. Mas, para alguns subgrupos, existe indicação de imunonutrição, que são dieta enriquecidas com arginina, glutamina, ômega-3, nucleotídeos e antioxidantes. O objetivo é minimizar a inflamação e modular a resposta imune, e assim diminuir a taxa de complicação infecciosa e tempo de internação hospitalar. Neste contexto, pacientes submetidos a procedimentos cirúrgicos oncológicos de cabeça e pescoço e gastrointestinal devem receber imunonutrição 5 a 7 dias antes da cirurgia[11,16,22].

Planejamento da terapia nutricional no pós-operatório

Após a cirurgia também deve existir o objetivo de minimizar o tempo de jejum, neste momento através da realimentação precoce oral/enteral, mesmo após anastomoses intestinais. Atualmente dispomos de evidências mostrando não somente a segurança desta proposta, mas uma menor taxa de complicação pós-operatória e tempo de internação hospitalar[11,16]. Demonstrado em metanálises, como a de Lewis *et al.*[23] e Osland *et al.* que incluiu 1240 pacientes[24].

Além de segura a via enteral quando comparada a nutrição parenteral no pós--operatório tem se mostrado superior[11,16]. Bozzeti *et al.* em um estudo multicêntrico, randomizado avaliou 317 pacientes desnutridos e encontrou superioridade da nutrição enteral sobre a parenteral em relação a complicação e permanência hospitalar[25].

Os pacientes que tiveram indicação de suporte nutricional pré-operatório (enteral, parenteral e/ou imunonutrição) devem continuar recebendo este suporte no pós--operatório[11,14-16,18-21]. Exceto, aqueles com indicação de imunonutrição que evoluem no pós-operatório com complicações clínicas e tornam-se pacientes graves de terapia intensiva, pois neste contexto a arginina, por ser precursora do óxido nítrico que é um radical livre de oxigênio que promove vasodilatação e destruição celular, pode ser deletéria[26-28].

A nutrição parenteral no pós-operatório quando não iniciada no pré-operatório deve ser reservada para pacientes desnutridos graves que não tenham o trato gastrointestinal viável ou complicações com prejuízo da função do trato gastrointestinal em tolerar ou absorver quantidades adequadas da dieta oral/enteral por no mínimo 7 dias[14]. Estratégia mais precoce pode ser customizada individualmente considerando o estado nutricional assim como a previsão de realimentação de acordo com a evolução das complicações.

Considerações finais

- A prevalência da desnutrição associado ao seu impacto negativo no desfecho dos pacientes cirúrgicos torna o suporte nutricional neste tipo de paciente relevante.

- Uma vez identificado o risco do paciente e o grau de comprometimento do estado nutricional um planejamento nutricional deve ser instituído e o mesmo deve contemplar além do diagnóstico nutricional, o diagnóstico da doença de base, a proposta cirúrgica e o tempo previsto para realimentação.

- O tempo de jejum perioperatório deve ser minimizado, tanto pela abreviação do jejum quanto pela realimentação precoce.

- Os pacientes com desnutrição grave devem sempre que possível, ter sua cirurgia adiada por 7 a 14 dias para receber suporte nutricional pré-operatório, preferencialmente por via oral/enteral.

- Pacientes submetidos a procedimentos cirúrgicos oncológicos de cabeça e pescoço e gastrointestinal devem receber imunonutrição 5 a 7 dias antes da cirurgia.

- O planejamento nutricional (enteral/parenteral/imunonutrição) deve se estender para o período pós-operatório. Sempre reavaliando a condição hemodinâmica evolutivamente.

Referências bibliográficas

1. Studley, HO.Percentage of weight loss: A basic indicator of surgical risk in patients with chronic peptic ulcer. JAMA 1936;106:458-460.
2. Daley J, Khuri SF, Henderson W, Hur K, Gibbs JO, Barbour G. Risk adjustment of the postoperative morbidity rate for the comparative assessment of the quality of surgical care: results of the National Veterans Affairs Surgical Risk Study. J Am Coll Surg1997;185(4):328-340.
3. McWhirter JP, Pennington CR. Incidence and recognition of malnutrition in hospital. BMJ 1994;308:945-948.
4. Waitzberg DL, Caiaffa WT, Correia MI. Hospital malnutrition: The Brazilian national survey (Ibranutri): A study of 4000 patients. Nutrition 2011;17(7-8):573-580.
5. Correia MI, Caiffa WT, da Silva AL, Waitzberg DL. Risk fatorfotmalnutritionn patients undergoinggastroenterological and hérnia surgery: an analysis of 374 patients. NutrHosp 2001;16(2):59-64.
6. Detsky AS, McLaughlin JR, Baker JP, Johnston N, Whittaker S, Mendelson RA, et al. What is subjective global assessment of nutritional status? JPEN J Parenter Enteral Nutr. 1987;11(1):8-13.
7. Ferreira LG, Anastacio LR, Lima AS, Correia MI. Assessment of nutritional status of patients waiting for liver transplantation. Clin Transplant. 2011 ;25(2):248-54.
8. Correia MI, Campos AC. Prevalence of hospital malnutrition in Latin America: the multicenter ELAN study. Nutrition. 2003;19(10):823-5.
9. White JV, Guenter P, Jensen G, Malone A, Schofield M.Consensus statement: Academy of Nutrition and Dietetics and American Society for Parenteral and Enteral Nutrition: characteristics recommended for the identification and documentation of adult malnutrition (undernutrition). JPEN J Parenter Enteral Nutr 2012;36:275-283.
10. Mueller C, Compher C, Ellen DM.A.S.P.E.N. clinical guidelines: Nutrition screening, assessment, and intervention in adults.JPEN J Parenter Enteral Nutr 2011;35:16-24.
11. Weimann A, Braga M, Harsanyi L, Laviano A, Ljungqvist O, Soeters P, et al. Espen guidelines enteral nutrition: surgery including organ transplantation. ClinNutr 2006;25(2):224-244.
12. American Society of Anesthesiologists Task Force on Preoperative Fasting. Practice guideline for preoperative fasting. and use of pharmacology agents to reduce the risk of pulmonary aspiration: application to health patients undergoing elective procedures. Anesthesiology, 1999;90:896-905.
13. Brady M, Kinn S, Stuart P. Preoperative fasting for adults to prevent preoperative complications. Cochrane Database Syst Rev 2003;(4): CD004423.
14. Braga M, Ljungqvist O, Soeters P, Weimann A, Bozetti F. ESPEN Guidelines on Parenteral Nutrition: Surgery. ClinNutr 2009; 28:378-386.
15. Martindale RG, McClave SA, Vanek VW, McCarthy M, Roberts P, Taylor B, et al. Guidelines for the provision and assessment of nutrition support therapy in the adult critically ill patient: Society of Critical Care Medicine and American Society for Parenteral and Enteral Nutrition: Executive Summary. CritCaremed 2009;37:1757-1762.
16. Associação Médica Brasileira e Conselho Federal de Medicina, (2011), Projeto Diretizes - DITEN, volume IX. São Paulo - AMB, Brasília - CFM.
17. 17.Jie B, Jiang ZM, Nolan MT, Zhu SN, Yu K, Kondrup J. Impact of preoperative nutritional support on clinical outcome in abdominal surgical patients at nutritional risk. Nutrition 2012;28:1022- 1027.
18. Bozzetti F, Gavazzi C, Miceli R, Mariani L, Cozzaglio L, Bonfabti G et al. Perioperative total parenteral nutrition in malnourished, gastrointestinal cancer patients: a randomized clinical trial. JPEN J Parenter Enteral Nutr 2000;24(1):7-14.
19. The Veterans Affairs Total Parenteral Nutrition Cooperative Study Group. Perioperative total parenteral parenteral nutrition in surgical patients. N Engl J Med 1991;325(8):525-532.
20. Heyland DK, Montalvo M, MacDonald S, Keefe L, Su XY,Drover JW. Total parenteral nutrition in the surgicalpatients: a meta-analysis. Can J Surg 2011 44(2):102-111.

21. Burden S, Todd C, Hill J, Lal S. Pre-operative nutrition support in patients undergoing gastrointestinal surgery. Cochrane Database Syst Rev. 2012 Nov 14;11:CD008879

22. Gianotti L , Braga M, Nespoli L, Radaelli G, Beneduce A, DiCarlo V. A randomized controlled trial preoperative oral supplementation with a specialized diet in patients with gastrointestinal cancer. Gastroenterology 2002;122:1763-7770.

23. Lewis SJ, Andersen HK, Thomas S. Early enteral nutrition within 24 h of intestinal surgery versus later commencement of feeding: a systematic review and meta-analysis. J GastrointestSurg 2009;13(3):569-575.

24. OslandE, Yunus RM, Khan S, Memon MA. Early versus traditional postoperative feeding in patients undergoing resectional gastrointes-tinal surgery: a meta-analysis. JPEN J Parenter Enteral Nutr 2011;35:473-487.

25. Bozzetti F, Braga M, Gianotti L, Gavazzi C, Marini L. Postoperative enteral versus parenteral nutrition in malnourished patients with gastrointestinal cancer: a randomized multicenter trial. Lancet 2001;358:1487-1492.

26. Zaloga GP, Siddiqui R, terry C, Marik PE. Arginine: mediator or modulator of sepsis? NutrClinPract 2004;19(3):201-215.

27. Kreymann KG, Berger MM, Deutz NE, Hiesmayr M, Jolliet P, Kazandjiev G et al. ESPEN Guidelines on Enteral Nutrition: Intensive care. ClinNutr. 2006 Apr;25(2):210-223.

28. Canadian Clinical Practice Guidelines: Uptodate Recommendations. Disponível em [http://www.criticalcarenutrition.com/].

Seção III – Aspectos Relacionados ao Sistema Neurológico

9

Controle da Dor em Cirurgias de Grande Porte

Henrique Katayama
Edvaldo Vieira de Campos
Simone Marques Bolonheis de Campos
Marcello Oliveira D. Ottaviano

Introdução

A dor é uma experiência sensitiva e emocional desagradável, cujo tratamento é frequentemente conduzido de forma inadequada na prática clínica. Nos pacientes cirúrgicos, o controle efetivo da dor no pós-operatório é um ponto fundamental no manejo desses pacientes, com impacto direto no processo de cicatrização, no funcionamento dos sistemas imune e endócrino. Além disso, o controle adequado correlaciona-se a uma menor incidência de complicações cardiopulmonares e tromboembólicas[1-4].

No período de pós-operatório, estima-se que os pacientes cirúrgicos apresentem uma incidência de dor moderada a grave superior a 70%, colocando-a como uma das principais complicações enfrentadas pelo paciente cirúrgico durante este período. Warfield CA, Kahn CH. Acute pain management. *Programs in U.S. hospitals and experiences and attitudes among U.S. adults. Anesthesiology. 1995 Nov;83(5):1090-4.*

Discutiremos neste capítulo uma abordagem prática para o controle da dor no pós-operatório, desde a identificação do paciente com seus fatores de risco até estratégias utilizadas no ambiente hospitalar para o controle adequado da dor, com ênfase na sua fisiopatologia e abordagem farmacológica dos medicamentos mais utilizados no perioperatório[5].

Identificando o paciente de alto risco

A história clínica prévia e o tipo de cirurgia do paciente podem sugerir informações valiosas para programação da analgesia deste paciente no pós-operatório. Sabe-se que determinadas características individuais e tipos específicos de manipulações cirúrgicas podem ser relacionadas a situações de dor de difícil controle no pós-operatório. Dessa forma, a analgesia desse paciente deve contemplar estas informações e se antever aos problemas.

Com intenção de se buscar os fatores relacionados à maior intensidade de dor e necessidade de consumo de analgésicos no pós-operatório, uma grande revisão sistemática avaliou 48 estudos clínicos, incluindo o total de 23.037 pacientes. Destacaram-se como fatores preditivos de dor intensa no pós-operatório: dor preexistente, ansiedade (personalidade ansiosa), idade jovem e tipo de cirurgia. Além disso, encontrou-se como fatores preditivos de maior consumo de analgésicos o tipo de cirurgia, idade jovem e angústia psicológica[6].

O tipo de cirurgia ao qual o paciente é submetido relaciona-se com a intensidade da dor no pós-operatório e à necessidade de consumo elevado de analgésicos. Dentre as cirurgias que proporcionam dor mais intensa, destacam-se as ortopédicas, torácicas e abdominais[7]. Este achado se deve, provavelmente, com os variados graus de lesão tecidual durante os procedimentos cirúrgicos e com o limiar de dor diferente para cada tecido, sendo o periósteo a mais sensível estrutura somática profunda. Ainda em relação ao tipo de procedimento, as cirurgias de emergência se relacionam a uma maior necessidade de uso de analgésicos no pós-operatório[8].

Pacientes com transtornos prévios de ansiedade ou depressão também apresentam maior chance de ter dor pós-operatória de forte intensidade. Destaca-se que o paciente ansioso apresenta uma sensibilidade aumentada aos estímulos, por diminuição do limiar da dor e pode, assim, superestimar a intensidade da dor[9,10]. O paciente depressivo apresenta necessidade de doses elevadas de analgésicos no período pós-operatório. Também há relação entre humor depressivo e supressão da resposta imune, aumento da mortalidade e do tempo de convalescência e cronificação da dor pós-operatória[11,12].

A condição clínica de dor preexistente, dor crônica e um limiar de dor pré-operatório baixo também são conhecidos como fatores preditivos de dor no pós-operatório de difícil controle. Pacientes com estas situações prévias podem apresentar estímulos aferentes intensos e contínuos que aumentam a excitabilidade e a resposta dos neurônios do corno dorsal da medula à transmissão da dor. Além disso, na periferia, o aumento da produção de prostaglandinas e outras substâncias pró-inflamatórias aumentam a intensidade do estímulo doloroso. Este processo pode, até mesmo, culminar em dor pós-operatória crônica[13,14].

Idosos no período pós-operatório representam uma classe singular de pacientes e necessitam de atenção especial. Por um lado, os idosos possuem alterações fisiológicas, como déficit na depuração renal, que alteram a farmacocinética e a farmacodinâmica dos analgésicos, o que pode levar a uma menor necessidade destas drogas no período pós-operatório para se atingir um efeito analgésico satisfatório[15]. Apesar disso, idosos relatam mais comumente queixas de dor crônica no período pós-operatório em comparação com indivíduos jovens. Isto poderia ser explicado por uma menor atividade dos núcleos putâmen e caudado nos pacientes idosos, o que pode acarretar uma diminuição da capacidade de modulação do estímulo doloroso nestes pacientes 16. Considerando, ainda, que nos pacientes idosos, a dor recorrente possui um efeito deletério maior sobre a funcionalidade e psicologia em comparação aos mais jovens[17]. Além disso, a dor mal controlada acarreta aumento da pressão arterial, elevação da frequência cardíaca e respiratória desencadeando, assim, complicações graves nesta população com pouca reserva fisiológica[18].

O reconhecimento precoce dos fatores preditivos de dor no pós-operatória ajuda na formulação de um plano analgésico adequado para cada paciente, evitando-se que o paciente apresente dor e, quando não puder ser evitada, controlando-a de forma efetiva[19].

Consequências da dor pós-operatória

A dor aguda se relaciona com uma resposta neuroendócrina proporcional ao estresse físico e mental causado. Essa ativação simpática libera catecolaminas da medula da glândula suprarrenal, aumentando o tônus simpático em todos os órgãos e sistemas. Por isso, em pacientes com dor aguda não controlada, os efeitos cardiovasculares são muito pronunciados, geralmente envolvendo hipertensão, taquicardia e aumento da resistência vascular sistêmica. O aumento do consumo de oxigênio pode levar a isquemia miocárdica em pacientes com comorbidades coronarianas.

Além disso, a dor no pós-operatório eleva as necessidades de oxigênio do organismo como um todo e a produção de dióxido de carbono pelas células. Tal efeito proporciona um aumento do volume minuto e, portanto, do trabalho ventilatório, principalmente no paciente cirúrgico de alto risco. Ainda, pacientes submetidos a cirurgias torácicas ou abdominais altas com dor não controlada podem se apresentar em posição antálgica no pós-operatório, tornando os movimentos respiratórios curtos e rápidos, diminuindo o volume corrente e originando atelectasias e áreas de *shunt* intrapulmonar, prejudicando ainda mais a troca gasosa. Ainda, com a dificuldade de se efetivar a tosse no pós-operatório, a eliminação das secreções das vias respiratórias fica prejudicada, o que pode facilitar o desenvolvimento de pneumonias.

Ainda, o aumento do tônus simpático proporciona hipersecreção ácida no estômago com risco de desenvolvimento de úlceras de estresse. Ocorre também diminuição da motilidade do trato digestivo, levando a íleo. Como náusea e vômitos podem estar presentes, deve-se ter cuidado especial para se evitar broncoaspiração. O íleo pode ainda causar constipação e distensão abdominal, que por sua vez prejudica ainda mais a ventilação do paciente.

Dentro das manifestações neuroendócrinas, há intensos efeitos metabólicos, com destacado aumento da liberação dos hormônios catabólicos. Assim, ocorre elevação sérica do cortisol e a ativação do sistema renina-angiotensina-aldosterona que proporcionará retenção de sódio e água. Além disso, origina-se um estado protrombótico com o aumento da adesividade plaquetária e diminuição da fibrinólise. Por último, a dor pós-operatória não controlada proporciona ao paciente sofrimento, ansiedade e distúrbios do sono, que pioram ainda mais o prognóstico do paciente de alto risco.

Tratamento da dor pós-operatória

Dor

A dor é definida pela Associação Internacional para Estudo da Dor (IASP) como uma experiência sensorial e emocional desagradável, associada ou descrita em termos de lesões teciduais. Entretanto, pode-se classificá-la de várias formas: pela fisiopatologia (nociceptiva ou neuropática), pelo tempo de evolução (aguda ou crônica) ou ainda pela etiologia (dor oncológica ou dor pós-operatória). Por uma questão de escopo deste livro, este capítulo discutirá sobre a fisiopatologia e a abordagem terapêutica da dor aguda pós-operatória.

A dor aguda é quase sempre nociceptiva, sendo decorrente da ativação e sensibilização dos nociceptores tegumentares, subtegumentares, musculoesqueléticos ou viscerais e das unidades nociceptivas do sistema nervoso central (SNC). Assim, pode ocorrer em decorrência de estímulos nóxicos relacionados à lesão tecidual ou processo patológico, estando entre seus principais exemplos a dor pós-operatória, bem como as dores associadas a problemas agudos como infarto do miocárdio ou cálculos renais. Ela é ainda subclassificada como somática ou visceral, de acordo com sua origem. A somática afeta tecidos cutâneos, subcutâneos, musculares e ósseos, sendo em geral bem localizada e proporcional ao estímulo. A visceral afeta órgãos internos ou membranas serosas, sendo difusa e de difícil localização, podendo ser referida em áreas cutâneas distantes.

As vias da dor

Os estímulos dolorosos passam por quatro processos: transdução, transmissão, modulação e percepção. Na física, nomeia-se transdução a transformação de uma energia

A infiltração da ferida operatória com anestésicos locais também pode ser utilizada. No entanto, deve-se atentar para risco aumentado de infecção devido à manipulação e, se utilizados anestésicos com vasoconstritor, de prejuízos à cicatrização pela diminuição da perfusão[27].

São várias as formas de controlar a frequência de administração dos fármacos acima relacionados. Antigamente, quando não se dispunha de técnicas controladas pelo paciente, a frequência baseava-se simplesmente na meia-vida do fármaco e na dosagem desejada pelo médico ou na demanda pelo paciente quando da avaliação por médico ou profissional da enfermagem. Atualmente, com o advento de bombas que permitem o controle da infusão pelo próprio paciente (PCA), houve melhora substancial no controle da dor[28].

Em uma comparação entre PCA endovenosa (PCA-IV), PCA peridural (PCAP) e o bloqueio contínuo de nervo periférico, foram encontrados resultados melhores para as duas últimas formas de administração no que diz respeito à intensidade da dor, tanto estática quanto dinâmica, à diminuição do tempo de internação e à diminuição de efeitos adversos[29].

Conclusão

Finalizando, é importante ressaltar que não há uma receita a ser seguida senão a individualização do tratamento. Como visto a dor pós-operatória não é apenas o fruto de uma agressão tecidual, da inflamação ou de estimulação de vias neuronais. Sua etiologia multifatorial vai muito além da anatomia do sistema nervoso, passando pelas condições clínicas e psicológicas, pela cultura, pela expectativa e ansiedade do paciente.

É importante dominar o arsenal terapêutico existente hoje para o manejo da dor pós-operatória. A utilização de drogas de múltiplas classes e de técnicas que agem em pontos diferentes das vias da dor permite a diminuição dos efeitos adversos. Isto permite uma abordagem personalizada de acordo com o paciente, suas comorbidades e o tipo de cirurgia a que foi submetido, diminuindo complicações, tempo de internação, morbidade e mortalidade.

Apêndice

TABELA 9.1	PRINCIPAIS FÁRMACOS UTILIZADOS NO MANEJO DA DOR PÓS-OPERATÓRIA			
Fármaco	**Dose em adultos**	**Pico de ação**	**Meia-vida**	**Eliminação**
Paracetamol	VO: 500-1.000 mg 6/6 h	1-2 h	1-4 h	Hepática
Dipirona	VO 500-1.000 mg 6/6 h IV: 500-1.000 mg 6/6 h	1-2 h	2,5-4 h	Hepática, intestinal, renal
Ibuprofeno	IV: 400-800 mg 6/6 h	1-2 h	2-4 h	Hepática
Cetorolaco	IV/IM: 30 mg 6/6 h VO: 10 mg 6/6 h	1-3 h	2-6 h	Hepática
Celecoxibe	VO:100-200 mg 12/12 h	1-2 h	10-12 h	Hepática

TABELA 9.2 — PRINCIPAIS OPIOIDES UTILIZADOS NO MANEJO DA DOR PÓS-OPERATÓRIA

Fármaco	Potência (relativa à morfina IV)	Dose em adultos	Pico de ação	Duração da ação	Eliminação
Morfina	1	IV: 2,5-10 mg BIC: 0,5-10 mg/h VO: 10-30 mg 4/4h IM/SC: 2,5-20 mg Peridural: 1-4 mg Peridural contínua: 0,1-1 mg/h	IV: 5-20 min IM: 30-60 min SC: 50-90 min Peridural: 90 min	IV/IM/SC/VO: 4-6 h Epidural: 6-24 h	Hepática, renal
Fentanil	50-100	IV/IM: 25-100 mcg PCA: 15-100 mcg, intervalo 30 min Peridural: 50-100 mcg Peridural contínua: 10-50 mcg/h	IV: 5-15 min IM: 15 min Peridural: 30 min	IV: 30-60 min Peridural: 1-2 h	Hepática, renal
Codeína	0,25-0,5	VO: 15-120 mg 6/6 h	1-1,5 h	4-6 h	Hepática, renal
Tramadol	0,25-0,5	VO/IV/SC: 50-100 mg 6/6 h	VO: 2 h IV: 15 min	4-6 h	Hepática
Metadona	2-5	VO/IV: 2,5-10 mg 12/12 h	IV: 5-20 min	IV: 4-6 h VO: 22-48 h	Hepática, renal

Referências bibliográficas

1. Kiecolt-Glaser JK, Page GG, Marucha PT, MacCallum RC, Glaser, R: Psychological influences on surgical recovery. Perspectives from psychoneuroimmunology. Am Psychol 1998; 53:1209-18.
2. Akca O, Melischek M, Scheck T, Hellwagner K, Arkillic CF, Kurt A, Kapral S, Heinz T, Lackner FX, Sessler DI: Postoperative pain and subcutaneous oxygen tension. Lancet 1999; 354:41-2.
3. Ballantyne JC, Carr DB, de Ferranti S, Suarez T, Lau J, Chalmers TC, Angelillo IF, Mosteller F: The comparative effects of postoperative analgesic therapies on pulmonar outcome: Cumulative meta-analyses of randomized, controlled trials. Anesth Analg 1998; 86:598-612.
4. Beattie WS, Buckley DN, Forrest JB: Epidural morphine reduces the risk of postoperative myocardial ischemia in patients with cardiac risk factors. Can J Anaesth 1993; 40:532-41.
5. Chung F, Um V Su J: Postoperative symptoms 24 hours after ambulatory anaesthesia. Can J Anaesth 1996; 43:1121-7.
6. Ip HYV, Abrishami A, Peng PWH, Wong J, Chung F: Predictors of postoperative pain and analgesic consumption. Anesthesiology 2009; 111:657-77.
7. Chung F, Ritchie E, Su J: Postoperative pain in ambulatory surgery. Anesth Analg 1997; 85:808-16.
8. Dahmani S, Dupont H, Mantz J, Desmonts JM, Keita H: Predictive factors of early morphine requirements in the post-anaesthesia care unit (PACU). BJA 2001; 87:385-9.
9. al Absi M, Rokke PD: Can anxiety help us tolerate pain? Pain 1991; 46:43-51.
10. Rhudy JL, Meagher MW: Fear and anxiety: Divergent effects on human pain thresholds. Pain 2000; 84:65-75.

11. Linn BS, Linn MW, Klimas NG: Effects of psychophysical stress on surgical outcome. Psychomsom Med 1988; 50:230-44.

12. Tasmuth T, Estlanderb AM, Kalso E: Effect of present pain and mood on the memory of past postoperative pain in women treated surgically for breast cancer. Pain 1996; 68:343-7.

13. Perkins FM, Kehlet H: Chronic pain as na outcome of surgery. A review of predictive factors. Anesthesiology 2000; 93:1123-33.

14. Perttunen K, Tasmuth T, Kalso E: Chronic pain after thoracic surgery: a follow-up study. Acta Anesthesiol Scand 1999; 43:563-7.

15. Kaiko RF: Age and morphine analgesia in cancer patients with postoperative pain. Clin Pharmacol Ther 1980; 28:823-6.

16. Cole LJ, Farrell MJ, Gibson SJ, Egan GF: Age--related differences in pain sensitivity and regional brain activity evoked by noxious pressure. Neurobiol Aging 2010; 31:494-503.

17. Gibson SJ, Katz B, Corran TM, Farrell MJ, Helme RD: Pain in older persons. Disabil Rehabil 1994; 16:127-39.

18. Egbert AM: Postoperative pain management in the frail elderly. Clin Geriatr Med 1996; 12:583-99.

19. Mitra S, Sinatra RS: Perioperative management of acute pain in the opioid-dependent patient. Anesthesiology 2004; 101:212-27.

20. Coderre TJ, Vaccarino AL, Melzack R. Central nervous system plasticity in the tonic pain response to subcutaneous formalin injection. Brain Res 1990; 535:155-8.

21. Dahl JB, Brenum J, Arendt-Nielsen L, et al. The effect of pre versus postinjury infiltration with lidocaine on thermal and mechanical hyperalgesia after heat injury to the skin. Pain 1993;53:43-52.

22. Woolf CJ, Wall PD. Morphine-senstive and morphine-insensitive actions of c-fibre input on the rat spinal cord. Neurosci Lett 1986;64:221-5.

23. Hinz K, Cheremina O, Brune K. Acetaminophen (paracetamol) is a selective cyclooxygenase 2 inihibitor in man. The FASEB Journal 2008; 22:383-90.

24. Fulton RL, Walter MR et al. Acetaminophen use and risk of myocardial infarction and stroke in a hypertensive cohort. Hypertension 2015; 65:1008-14.

25. Ottani A, Leoni S, Sandrini M, Ferrari A, Bertolini A. The analgesic activity of paracetamol is prevented by the blockade of cannabinoid CB_1 receptors. European Journal of Phamarmacology 2006; 531: 280-1.

26. Ho KY, Gan TJ, Habib AS. Gabapentin and post-operative pain: a systematic review of randomized controlled trials. Pais 2006; 126:91-101.

27. White PF, Kehlet H. Improving postoperative pain management. Anesthesiology 2010; 112: 220-5.

28. Dolin SJ, Cashman JN, Bland JM. Effectiveness of acute postoperative pain management: evidence from publisehed data. Br Jour Anaesth 2002; 89:409-23.

29. Pöpping DM, Zahn PK, Van Aken HK, Dasch B, Boche R, Pogatzki-Zahn EM. Effectiveness and dafety of postoperative pain management: a survey of 18925 consecutive patients between 1998 and 2006 (2nd revision): a database analysis of prospectively raised data. Br Jour Anaesth 2008; 101:832-40.

10

Delirium no Pós-operatório: Epidemiologia e Cuidados

Bruna Brandão Barreto
Dimitri Gusmão Flôres

Introdução

O *delirium* é uma entidade clínica de ocorrência comum em pacientes hospitalizados, que afeta principalmente idosos, com múltiplas comorbidades e déficits cognitivos prévios. Caracterizado por alteração de nível de consciência e da cognição que se desenvolve em um curto período de tempo (horas ou dias) e com curso flutuante[1], sua fisiopatologia tem sido associada a processos inflamatórios, com consequente exposição neuronal às citocinas e aumento da permeabilidade da barreira hematoencefálica[2]. Com o surgimento de técnicas cirúrgicas e anestésicas cada vez melhores, pacientes mais idosos e mais graves têm sido submetidos a procedimentos mais complexos, que geram uma resposta inflamatória intensa, determinando aumento progressivo na incidência de *delirium* em pacientes em pós-operatório.

O *delirium* é uma comorbidade associada a desfechos desfavoráveis, o que torna o seu diagnóstico e prevenção relevante na tentativa de garantir um pós-operatório e resultados cirúrgicos satisfatórios. Por este motivo, desde a década de 1950, o desenvolvimento de *delirium* em pós-operatório é extensivamente estudado[3]. A presença de *delirium* identifica pacientes que apresentam um pós-operatório complicado, com maior tempo em ventilação mecânica, maior duração de internamento em unidade de terapia intensiva (UTI) e hospitalar, com menores taxas de retorno domiciliar, maior número de readmissões e maior taxa de mortalidade[4-6].

Apesar da importância prognóstica associada a esta condição, é um transtorno ainda subdiagnosticado e cujos fatores de risco modificáveis associados a sua ocorrência são frequentemente negligenciados[7].

Epidemiologia

A incidência de *delirium* varia amplamente na literatura, com registros oscilando entre 3% e 81%[8,9]. É possível identificar alguns importantes motivos para a presença de valores tão discrepantes. O primeiro deles diz respeito ao diagnóstico do *delirium*. Apesar de sabermos que o método considerado "padrão-ouro" para o diagnóstico é a avaliação de um psiquiatra, estruturada de modo a identificar os critérios descritos pelo Manual Diagnóstico e Estatístico de Transtornos Mentais (DSM-IV TR, ou na sua versão mais nova – o DSM-5) ou pelo

CID-10, inúmeros outros instrumentos foram criados ao longo do tempo de modo a tornar esse diagnóstico mais prático à beira do leito[10]. Além disso, diversos estudos utilizaram análise retrospectiva em prontuário com termos chaves associados ao *delirium* (como agitação, agressividade, hipoatividade, dentre outros) ou o uso de medicações associadas ao tratamento de *delirium* (exemplo, Haloperidol) como forma de diagnóstico[6,11,12]. Justifica-se, assim, o achado da frequência variada entre os estudos.

Ao avaliarmos trabalhos cujo método diagnóstico é somente o DSM-IV percebemos que a incidência de *delirium* em pacientes no pós-operatório está em torno de 10% a 20%[1,13]. Um estudo com este objetivo e utilizando o DSM-IV identificou uma incidência de quase 50% de *delirium*. Todavia, a avaliação foi realizada por geriatras e, o mais importante, um dos critérios de inclusão do estudo eram pacientes com idade maior ou igual a 85 anos[6].

Assim, torna-se mais claro a identificação de outro fator que justifica a grande variabilidade de incidência de *delirium* nos estudos: o perfil de paciente estudado. O desenvolvimento do *delirium* está associado a inúmeras características demográficas como idade, índice de fragilidade, presença prévia de demência ou algum grau de distúrbio cognitivo (caracterizada, por exemplo, como um Mini Exame do Estado Mental inferior a 25), comorbidades psiquiátricas como depressão, dentre outros[4,14]. Kazmierski e col. mostraram claramente a diferença de incidência de *delirium* conforme a faixa etária do doente avaliado. O diagnóstico foi feito através do DSM-IV, com incidência na população total de 11,5%, porém com taxa de 0% em pacientes com idade inferior a 50 anos; 2,2% em pacientes entre 51 e 60 anos; 16,5% entre 61 e 70 anos e 30% em pacientes com idade superior a 70 anos[14]. Em outros estudos, a presença de demência, comorbidades psiquiátricas ou distúrbio cognitivo eram critério de exclusão, o que

altera significativamente a incidência de *delirium* pós-operatório[15].

Outro fator importante que pode influenciar as taxas de *delirium* é a frequência de avaliações realizadas durante o estudo. Devido ao curso flutuante dos sintomas, quanto menor o número de avaliações durante o estudo, maior a probabilidade de falso-negativo devido a possibilidade de avaliação em um período de normalização do nível de consciência ou recuperação cognitiva. Da mesma forma, os estudos que buscam *delirium* somente com a suspeita clínica, ao invés de um rastreio sistemático, podem subestimar o diagnóstico já que há uma tendência a suspeitar de *delirium* somente durante episódios de agitação psicomotora, o que caracteriza o *delirium* hiperativo, um dos subtipos motores do *delirium*, e que tem menor incidência.

Fisiopatologia

Os mecanismos envolvidos na fisiopatologia do *delirium* não são completamente compreendidos. Diferentemente do crescente entendimento sobre a epidemiologia, fatores de risco e associação com desfechos clínicos, a patogênese dessa disfunção cerebral ainda carece de evidências sólidas que expliquem a sua diversidade de apresentação.

Duas hipóteses, principalmente, tentam explicar os mecanismos indutores do *delirium*: a dos neurotransmissores e a inflamatória. Todavia, apesar dessas hipóteses serem descritas como sequências bem marcadas de eventos biológicos aparentemente independentes, muitos estudos apresentam resultados contraditórios. Isso se deve ao fato que o *delirium* é uma síndrome que ocorre como resultado de múltipla e complexa interação entre esses sistemas de neurotransmissores e outros processos patológicos (sejam eles relacionados ao aumento de resposta inflamatória ou não). Esse é um dos motivos pelo qual existem tão poucos modelos experimentais de *delirium*[2,16].

Considerando a hipótese inflamatória, é importante lembrar que o sistema nervoso central é uma zona bem protegida da resposta inflamatória sistêmica, proteção garantida por atributos como a barreira hematoencefálica (BHE), a barreira do líquido cefalorraquidiano, dentre outros mecanismos[17]. Apesar de todo esse mecanismo de proteção, a resposta inflamatória decorrente de um dano tissular leva a produção de citocinas e que alteram a permeabilidade da BHE, podendo ocasionar dano neuronal direto ou interferir na síntese de neurotransmissores e na neurotransmissão. As principais citocinas inflamatórias associadas ao quadro de *delirium* são: IL-1, IL-6, IL-8, interferon-alfa e fator de necrose tumoral[16].

A associação entre intensidade da resposta inflamatória sistêmica no desenvolvimento de *delirium* pós-operatório já foi bem demonstrada em inúmeros estudos. Robert A. Pol e colaboradores mostraram em uma coorte prospectiva com pacientes em pós-operatório de cirurgia vascular eletiva que a concentração pós-operatória de proteína C reativa (PCR) é um importante preditor de *delirium* pós-operatório, com 35% de aumento no risco de desenvolvimento de *delirium* associado a concentração de PCR de 50 mg/L e de cerca de 90% em uma concentração de 100 mg/L[18]. Essa correlação já havia sido demonstrada anteriormente em pacientes em pós-operatório de cirurgia cardíaca com *by-pass* cardiopulmonar, onde a concentração máxima de PCR foi fator de risco independente para *delirium*, com aumento de 10% de risco a cada 10 mg/L de aumento nos níveis de PCR[19].

A relação entre níveis séricos de IL-6 também foi correlacionada com *delirium* em um estudo prospectivo com pacientes em pós-operatório de cirurgia oncológica, onde o pico de IL-6 no pós-operatório foi equivalente ao pico de incidência de *delirium*, com decréscimos nos níveis séricos também correspondentes aos decréscimos em incidência (Figura 10.1)[15].

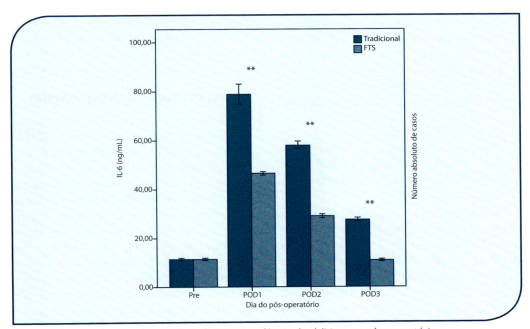

Figura 10.1 – Correlação entre os níveis de IL-6 e incidência de *delirium* no pós-operatório.
Gráfico adaptado de Jia e col., estudo que comparou intervenção *fast-track* (FTS) *versus* estratégia cirúrgica tradicional (*Traditional*). Independente da estratégia, níveis mais elevados de IL-6 esteve associado com maior incidência de *delirium*.

Dentro da hipótese de neurotransmissores, as evidências mais fortes associam principalmente a deficiência colinérgica ao mecanismo de desenvolvimento de *delirium*. O sistema dopaminérgico parece também ter importância no processo fisiopatológico, assim como evidências mais fracas de associação a outros neurotransmissores (serotonina e noradrenalina).

A acetilcolina tem um importante papel na consciência, na atenção e provavelmente no declínio cognitivo observado nos pacientes com *delirium*[20]. Estudos mais antigos (da década de 1980 e 1990) observaram associação do *delirium* com medicações que interferem com o sistema colinérgico, além de correlação clínica com atividade anticolinérgica sérica[21]. Isso foi evidenciado também nos estudos em *delirium* pós-operatório desta época[22].

O estudo de Tune e col., foi um dos pioneiros em demonstrar essa associação. Vinte e cinco pacientes, com idade média de 55 anos, foram avaliados no pós-operatório imediato de cirurgia cardíaca e três vezes por semana durante duas semanas. A cada avaliação os níveis séricos de drogas anticolinérgicas eram avaliados por um investigador cego quanto ao quadro clínico dos pacientes. Ao final da coleta, foi visto que a atividade anticolinérgica sérica foi significativamente maior nos pacientes em *delirium*, sendo identificada também uma correlação inversa entre esta e os escores do Mini Exame do Estado Mental (pior desempenho cognitivo com aumento da atividade anticolinérgicos)[22].

Mais recentemente, todavia, alguns estudos questionam essa associação entre atividade anticolinérgica sérica[23] ou central[24] com o desenvolvimento de *delirium*. Em uma coorte prospectiva realizada na Noruega e Reino Unido, pacientes que foram submetidos a correção cirúrgica de fratura proximal de fêmur foram submetidos a dosagem sérica e central da atividade anticolinérgica (líquor coletado durante a anestesia espinal), e

avaliados diariamente para *delirium* com o *Confusion Assessment Method for the Intensive Care Unit* (CAM-ICU) até o quinto dia de pós-operatório. Não houve diferença na atividade anticolinérgica do líquor e do sangue entre os participantes com ou sem *delirium* no pós-operatório, nem quando estratificado pelo estado cognitivo pré-cirúrgico. Não houve associação entre atividade anticolinérgica sérica e gravidade de *delirium*. A atividade colinérgica central se correlacionou com gravidade do *delirium* nos pacientes sem disfunção cognitiva prévia, mas não naqueles que já apresentavam disfunção[24]. Isso pode indicar que a redução da atividade colinérgica sérica seria um fator mais importante na determinação da gravidade do *delirium* do que no desencadeamento do *delirium* propriamente dito, sendo este determinado pela interação entre inúmeros fatores relacionados à fragilidade do paciente e às diversas alterações, igualmente importantes, das citocinas e neurotransmissores previamente citados.

Ainda assim, a acetilcolina, através da sua atividade na micróglia, pode ser a mediadora do *delirium* desencadeado por resposta inflamatória infecciosa[25], integrando as duas hipóteses fisiopatológicas do *delirium*.

Fatores de risco e modelos preditores

Os fatores associados com o desenvolvimento de *delirium* durante o internamento hospitalar podem ser classificados em predisponentes ou precipitantes. Os fatores predisponentes são, em sua maioria, característicos não modificáveis associados ao paciente que representam a vulnerabilidade deste doente ao *delirium* (tais como idade, presença de demência, déficits sensoriais, dentre outros). Já os fatores precipitantes são relacionados ao insulto agudo, ao seu tratamento ou ao ambiente em que este paciente se encontra (restrição física, medicações, privação de sono, uso de sondas e cateteres, dentre outros). Esses são fatores passíveis de intervenção[26].

Nos pacientes cirúrgicos, costumamos dividir os fatores de risco entre fatores pré-operatórios (em sua maioria associados ao doente), intraoperatórios (condições cirúrgicas e anestésicas) e pós-operatórios (Tabela 10.1).

Importante considerar que nenhum fator é isoladamente responsável pelo desenvolvimento de *delirium*. Este ocorre devido a uma complexa interação entre fatores predisponentes e precipitantes. Pacientes mais vulneráveis necessitam de poucos insultos, enquanto pacientes pouco vulneráveis precisam de insultos mais intensos[26].

Fatores de risco pré-operatórios

A idade é um dos principais fatores de risco independentemente associados à ocorrência de *delirium*[8,13,14,27-29]. Todavia, alguns estudos falham em encontrar esta associação, talvez devido a um número elevado de pacientes com diagnóstico prévio de distúrbio cognitivo e/ou demência, mais prevalente na população mais idosa[4,11,24],

o que reduz o impacto dessa associação nas análises multivariadas. Em um estudo de criação de um modelo de predição de *delirium* em pós-operatório de cirurgia cardíaca, por exemplo, a idade não estava entre os quatro fatores identificados como preditores de *delirium*[30]. Ainda assim, uma revisão sistemática de fatores de risco pré-operatórios em cirurgia não cardíaca sugeriu a existência dessa associação de forma significativa, sinalizando, porém a grande heterogeneidade entre os estudos que avaliam *delirium*[31].

Como já mencionado anteriormente, distúrbio cognitivo prévio e/ou demência são os fatores de risco de risco independente mais citados na literatura[4,11,13,14,24,29,31], aparecendo em quase todas as ferramentas criadas na tentativa de identificar os doentes de risco para *delirium* pós-operatório[30,32]. De um modo geral, os pacientes são diagnosticados com demência nos estudos através do DSM-IV, e o distúrbio cognitivo era diagnosticado em sua maioria através do Mini Exame do Estado Mental com resul-

TABELA 10.1	FATORES DE RISCO PARA *DELIRIUM* NO PÓS-OPERATÓRIO	
Pré-operatório	**Intraoperatório**	**Pós-operatório**
Idade	Tipo da cirurgia[2]	Persistência da dor
Demência[1]	Gravidade do procedimento	Hipóxia
Redução da capacidade funcional	Cirurgia de emergência	Restrição física
Depressão e ansiedade	Uso de fentanil	Uso de dispositivos (sonda vesical, sonda nasogástrica, drenos)
Hipertensão arterial sistêmica	Anestesia profunda[3]	
Fibrilação atrial		
Doença renal crônica		
Alcoolismo		

[1] Ou outros distúrbios cognitivos.
[2] Cirurgia ortopédica e cardiovascular tem maior risco que outras cirurgias.
[3] Alvo do Índice Biespectral (BIC): 50.

tado igual ou inferior a 25. A presença de demência ou déficit cognitivo representa um risco cinco vezes maior de desenvolvimento de *delirium*[4], com estudos mostrando um risco aumentado em até 23 vezes[11].

A avalição do estado funcional também está frequentemente associada, de modo independente, a maior incidência de *delirium*[32]. As ferramentas mais utilizadas com essa finalidade sãoo índice de Barthel, a escala de Katz de Atividade de Vida Diária (*Activities of Daily Living* – ADLs) ou escala de Lawton de Atividade Instrumental de Vida Diária (*Instrumental Activities of Daily Living* – IADLs)[28,33]. Os dois primeiros medem a capacidade de desempenhar o auto cuidado (tomar banho, alimentar-se, deambular, dentre outros), e o terceiro, a capacidade de administrar o ambiente de vida dentro e fora do lar (usar o telefone, fazer compras, dentre outros). Diversos estudos mostraram a associação entre a capacidade funcional e incidência de *delirium*, independentemente da escala utilizada[28,32,34].

Depressão e ansiedade também são fatores independentemente associados a presença de *delirium*[13,14,27,30,35]. Um estudo recente cujo objetivo era tentar desenvolver uma nova escala de predição de *delirium* pós-operatório, mostrou que pacientes com diagnóstico de depressão e/ou ansiedade através da *Hospital Anxiety and Depression Scale* (HADS), apresentavam risco quase 3,5 vezes maior de apresentar *delirium*[35]. Em estudos nos quais o diagnóstico é feito por entrevista estruturada com psiquiatras, esse risco atinge 6,5 vezes[14]. A explicação para essa associação ainda não é clara, podendo estar associado a desequilíbrio de neuro-transmissores com redução da atividade serotoninérgica.

Outros fatores de risco frequentemente descritos como preditores da ocorrência *delirium* são os distúrbios hidroeletrolíti-cos[32,36], hipoalbuminemia[32], presença de comorbidades como hipertensão, fibrilação atrial[8,13,14,34,35], cardiopatia grave[8], doença arterial obstrutiva periférica[14], doença renal crônica ou uremia[4,35], anemia[13] e passado de acidente vascular cerebral[8,30]. O uso de medicações no pré-operatório, a exemplo de estatinas, betabloqueadores, não está associado a *delirium* pós-operatório na maioria dos estudos, quer seja como fator preditor ou protetor.

Desde a década de 1990 são criados modelos de predição de *delirium* baseados na existência dos fatores de risco supra-citados (Tabela 10.2). O primeiro estudo com esse objetivo em pacientes cirúrgicos foi o de Marcantonio e col., publicado em 1994[32]. Foram incluídos 1341 pacientes (876 pacientes para a etapa de criação e 465 pacientes na etapa de validação), com idade superior a 50 anos, em pós-operatório de cirurgia não cardíaca de grande porte, tendo sido excluídos os pacientes com *delirium* no pré-operatório diagnosticados pelo CAM, bem como os episódios *delirium* no pós-operatório imediato devido a impos-sibilidade de distinguir *delirium* decorrente de narcose anestésica. O diagnóstico era realizado através de avaliações diárias com o CAM ou com revisão de prontuário, entre o dias 2 e 5 de pós-operatório.

Neste estudo, os preditores independentes de *delirium* foram: idade > 70 anos; abuso de álcool; escore de *Telephone Interview for Cogni-tive Status* (TICS) < 30 (indicando distúrbio cognitivo prévio); *Specific Activity Scale* (SAS) classe IV (indicando limitação funcional); alteração de sódio (< 130 ou > 150 mmol/L), potássio (< 3.0 ou > 6.0 mmol/L) ou glicose (< 60 ou > 300 mg/dL); cirurgia de aorta e cirurgia torácica não cardíaca, sendo cirurgia de aorta o fator mais importante, represen-tando um risco seis vezes maior. O Brigham and Women's Hospital *Delirium* score (BWD) identificou com sucesso os pacientes em risco para *delirium*, com uma incidência de somente 2% nos pacientes com 0 pontos; 8%, com 1 ponto; 13%, com 2 pontos e 50%, com 3 pontos ou mais, com uma área sob a curva de 0,81 ± 0,04.

Capítulo 10 — *Delirium* no Pós-operatório: Epidemiologia e Cuidados

TABELA 10.2	ESCORES PREDITORES DE *DELIRIUM* PÓS-OPERATÓRIO	
Escore de predição	**Critérios**	**Ponto**
	Idade > 70 anos	1
	Abuso de álcool (Você tem problemas com a ingestão de álcool?)	1
	TICS < 30	1
Brigham and Women's Hospital Delirium score (Cirurgia não cardíaca)	SAS Classe IV	1
	[Na < 130 ou > 150 mmol/L] ou [K < 3,0 ou > 6,0 mmol/L] ou [Glicose < 60 ou > 300 mg/dL]*	1
	Cirurgia de aneurisma de aorta	2
	Cirurgia torácica (não cardíaca)	1
*No máximo um ponto. Risco para delirium: muito baixo 0 (< 1%); baixo 1 (8%); moderado 2 (19%); alto ≥ 3 (45%)		
	MMSE < 24 MMSE 24 a 27	2 1
Preoperative Prediction Rule for Delirium (Cirurgia Cardíaca)	Albumina < 3,5 g/dL	1
	GDS < 6	1
	AVC isquêmico ou AIT prévio	1
Risco para *delirium*: muito baixo 0 (18%); baixo 1 (43%); moderado 2 (60%); alto ≥ 3 (87%)		
	Idade > 70 anos	1
	História de *delirium*	1
	TICS < 30	1
Cleveland Clinic Acute Confusion score	Abuso de álcool	2
	Uso pré-operatório de opioides	1
	Admissão para neurocirurgia	1
Risco para *delirium*: muito baixo 0 (6%); baixo ≤1 (8%); moderado > 1 e < 3 (27%); alto ≥ 3 (35%)		
Continua...		

TABELA 10.2	ESCORES PREDITORES DE *DELIRIUM* PÓS-OPERATÓRIO – CONTINUAÇÃO	
Escore de predição	**Critérios**	**Ponto**
	Ausência de história de doença oclusiva supra aórtica	1,91
	História de amputações maiores	3,19
	Ausência de história de hipercolesterolemia	1,71
	Idade > 64 anos	1,11
Escore da Universidade de Heinrich-Heine (cirurgia vascular)	Altura < 170 cm	1,37
	HAMD > 8 pontos	0,89
	MMSE < 25 pontos	3,33
	Infusão intraoperatória de coloides > 800 mL	0,96
	Menor potássio intraoperatório < 3,5 mmol/L	1,16
A ausência dos critérios determina 0 pontos		
Risco para *delirium*: baixo < 5,5 (9,1%); alto > 7,1 (89,7%)		
	0,04 x idade	
	0,06 x APACHE II	
	Não comatoso	0
	Coma induzido por droga	0,55
	Coma misto	2,70
	Coma combinado	2,84
Motivo de admissão	Cirúrgica	0
	Clínicos	0,31
	Trauma	1,13
	Neurológica/neurocirúrgica	1,38
PRE-DELIRIC	Infecção	1,05
	Acidose metabólica	0,29
Uso de morfina	Não utilizou morfina	0
	0,01 a 7,1 mg/24 h	0,41
	7,2 a 18,6 mg/24 h	0,13
	> 18,6 mg/24 h	0,51
	Uso de sedativos	1,39
	0,03 x ureia (mmoL/L)	
	Admissão de urgência	0,40
Modo de calcular: risco de *delirium* = 1/(1 + exp - (- 6.31 + soma dos valores calculados por variável)		
Risco para *delirium*: baixo ≤ 20%; moderado > 20% e ≤ 40%; alto > 40% e ≤ 60%; muito alto > 60%.		

Sete anos após sua criação, um grupo da Cleveland *Clinic Foundation* iniciou um estudo aplicando o escore de *delirium* BWD em um total de 500 pacientes de cirurgia eletiva, na tentativa de estabelecer sua validação externa, simultaneamente desenvolvendo um novo escore preditor de *delirium* pós-operatório: *Cleveland Clinic Acute Confusion score* – CCC[29]. Neste estudo, o escore BWD teve um desempenho inferior ao do estudo de validação em 1994, com uma área sob a curva de 0,69 e uma redução de sensibilidade para uma pontuação ≥ 2 de 61,8% no estudo de Marcantonio e col. para 47,4% no estudo da Cleveland Clinic. O escore criado pelo grupo (cujos preditores são idade> 70 anos, abuso de álcool, distúrbio cognitivo (TICS < 30), história prévia de *delirium*, uso pré-operatório de opioides e neurocirurgia) apresentou uma área sob a curva de 0,775 com sensibilidade e especificidade de cerca de 77%. É importante notar que este modelo utilizou em sua composição a história prévia de *delirium*, variável que foi excluída na criação do escore BWD e que tem uma forte associação com *delirium* pós-operatório, o que pode justificar seu melhor desempenho neste estudo.

Outros estudos foram desenvolvidos na tentativa de desenvolver ferramentas de predição com melhor perfil de sensibilidade e especificidade, muitas vezes voltadas para populações cirúrgicas específicas, a exemplo do escore da Universidade de Heinrich-Heine, de Dusseldorf, para cirurgia vascular com variáveis pré e intraoperatórias[37], e a *Preoperative Prediction Rule for Delirium* e o *Delirium Screening in Cardiac Surgery* (DES-CARD) para pacientes em submetidos à cirurgia cardíaca[30,38].

Recentemente, um novo modelo preditivo foi criado por um grupo holandês, o PRE-DELIRIC. Publicado em 2012, o modelo foi desenvolvido utilizando dados de 1613 pacientes de unidade de terapia intensiva, e validado em 1443 pacientes (549 pacientes na validação interna e 894 pacientes na validação externa). Apesar de ter sido desenvolvido em ambiente de terapia intensiva mista, 60,76% do total de pacientes avaliados eram de perfil cirúrgico[39]. Dez fatores de risco independentes foram utilizados na composição da fórmula de predição: idade, APACHE II, etiologia do coma, perfil do paciente (cirúrgico, clínico, trauma ou neurológico/neurocirúrgico), infecção, acidose metabólica, dose de morfina, uso de sedativos, concentração de uréia e admissão de urgência. A análise de desempenho do modelo evidenciou uma área sob a curva ROC de 0,86 na população de criação do modelo; 0,89 na validação interna e 0,84 na validação externa, com uma área de 0,85 após a combinação dos dados.

Este ano, o PRE-DELIC foi recalibrado através de um estudo multicêntrico envolvendo seis países (Austrália, Bélgica, Alemanha, Espanha, Suiça e Reino Unido), com 1824 pacientes analisados. Neste estudo, o modelo apresentou sensibilidade de 70% e especificidade de 73%, com uma área sob a curva de 0,76 após a calibração[40].

Fatores de risco intraoperatórios

Diferente dos fatores pré-operatórios, ainda não estão tão claros os fatores intraoperatórios associados à maior ocorrência de *delirium*. A maior parte dos estudos são discordantes, e a revisões sistemáticas e metanálises são de difícil interpretação devido à grande heterogeneidade dos estudos (tipo de cirurgia, idade, perfil de paciente estudado).

Em se tratando do ato cirúrgico, o que se observa é que as incidências de *delirium* pós-operatório variam conforme o tipo de cirurgia realizada. Pacientes submetidos a cirurgia ortopédica ou cardiovascular apresentam risco maior de apresentar *delirium* do que aqueles submetidos a cirurgia urológica ou oftalmológica, com incidências entre 20 e 60% para os primeiros e <5% a 10% de incidência para os últimos.

O porte da cirurgia também está associado de forma independente ao *delirium* pós-operatório. Em um estudo retrospectivo realizado com pacientes em pós-operatório de cirurgia oncológica evidenciou que o risco de desenvolvimento de *delirium* aumentava progressivamente conforme a gravidade do procedimento: procedimentos caracterizados como menores não apresentaram risco significante, porém procedimentos intermediário representavam um risco 15 vezes maior e procedimentos maiores, um risco 45 vezes maior de desenvolvimento de *delirium*[11]. Do mesmo modo, pacientes submetidos a procedimentos endovasculares, percutâneos apresentaram menores taxas de incidência do que aqueles submetidos a cirurgia cardiovascular aberta[18]. O mesmo foi evidenciado em um estudo para criação de uma regra de predição clínica de *delirium* pós-operatório em cirurgia não cardíaca, onde as cirurgias envolvendo aorta representavam risco oito vezes maior do que as demais cirurgias não cardíacas, e dentre as que não envolviam aorta, aquelas que necessitavam de toracotomia apresentavam risco 3,5 vezes maior de *delirium* pós-operatório[32].

A realização de cirurgia de emergência também é um fator de risco independente para *delirium*, como mostrado no estudo de Serafim e col., no qual os doentes submetidos a este tipo de cirurgia apresentaram um risco oito vezes maior de desenvolverem *delirium* no período pós-operatório[41].

Em relação ao ato anestésico, um estudo mostrou associação independente entre o uso de fentanil com o desenvolvimento de *delirium* pós-operatório, com um aumento de cinco vezes no risco a cada 10 mcg/kg de fentanil utilizado no intraoperatório, mesmo quando a dose foi ajustada para o tempo cirúrgico[13]. Até o momento, os estudos que compararam os tipos de anestesia (geral ´ regional) e a incidência de *delirium* não observaram diferenças significativas[42-44]. Uma revisão sistemática e metanálise publicada em 2013 comparou os efeitos dos diferentes métodos anestésicos no *delirium* pós-operatório, não sendo observado diferenças. Nessa análise, foram excluídos estudos com pacientes com comorbidades psiquiátricas prévias ou déficits cognitivos ou *delirium* pré-operatório[44], o que foi confirmado por outras metanálises deste ano[45], em um total de cinco estudos avaliados. Somente a profundidade da anestesia parece ser fator de risco para a ocorrência de *delirium* no pós-operatório, com um risco de *delirium* 2,5 maior para os pacientes submetidos a anestesia profunda, caracterizada como um índice biespectral (BIS) alvo de aproximadamente 50[45].

Fatores de risco pós-operatório

São muitos os fatores pós-operatórios que podem precipitar episódios de *delirium*. A persistência de dor é um dos mais frequentes e modificáveis. Apesar do receio existente do uso de opioides devido a uma possível associação com a ocorrência de *delirium*, a dor não controlada também é um importante fator precipitante, como mostra um estudo prospectivo com 361 paciente em pós-operatório, onde a presença de dor em repouso representou um aumento no risco de *delirium* em 20%[46]. Todavia, muitos estudos falham em mostrar associação entre a dose de opioides no pós-operatório e uma maior incidência de *delirium*[19,27]. Estratégias para titulação de opioide devem ser desenvolvidas de modo a oferecer a dose adequada dessas medicações. A associação de drogas também ajuda a reduzir a exposição a opioides, com melhor controle da dor[47].

A ocorrência de hipóxia durante o pós-operatório também já foi mostrada como fator de risco independente para *delirium*, com um risco 3,2 vezes maior para os pacientes que evoluem com pO_2 inferior a 60 mmHg[13]. Essa associação entre redução da saturação de oxigênio e *delirium* também foi encontrada em grupos de pacientes não cirúrgicos[48], talvez decorrente da ativação dopaminérgica causada pela hipoxemia[49].

O uso de restrição física é outro fator independente associado ao desenvolvimento de *delirium*, sendo um dos principais fatores precipitantes associados à imobilidade[26]. Um estudo publicado em 2009 avaliou fatores de risco para *delirium* em unidade de terapia intensiva, em uma população de 523 pacientes. Dentre os fatores ambientais, o uso de restrição física apresentou a associação mais importante, com um aumento de 33 vezes no risco de desenvolvimento de *delirium*[50]. Outros fatores ambientais precipitantes são o isolamento, a ausência de visitas e ausência de visibilidade de luz solar.

Diagnóstico

Diversos instrumentos foram desenvolvidos de modo a facilitar o diagnóstico de *delirium* durante a avaliação à beira de leito. Essa variedade gera, todavia, uma discrepância nos dados de prevalência e incidência dessa condição, o que por sua vez interfere nas avaliações dos desfechos associados a ela.

Atualmente, o método diagnóstico considerado o "padrão-ouro" a avaliação de um psiquiatra estruturada de modo a identificar os critérios diagnósticos presentes no DSM--IV ou CID-10, este último pouco utilizado em ambiente de pesquisa. O DSM-IV é uma ferramenta menos restritiva do que o CID-10, que exige a presença de sintomas de *delirium* em cinco áreas: atenção e consciência, cognição, psicomotricidade, emoção e ciclo sono-vigília. Todavia, ela também impossibilita o diagnóstico de *delirium* na vigência de outras doenças que expliquem os sintomas, o que torna difícil o diagnóstico desta entidade quando sobreposta a quadros prévios de demência.

Devido a complexidade do *delirium*, os seus critérios diagnósticos presentes no manual vem sofrendo frequentes modificações desde a primeira publicação em 1980, com um refinamento destes a medida que surgem novas evidências. Um exemplo dessa constante necessidade de atualização é a não referência, na versão do DSM-5, a sintomas frequentemente presentes nos quadros de *delirium* (como alteração do ciclo sono-vigília) bem como a falta de caracterização dos subtipos motores da doença e do *delirium* subsindrômico, que podem estar associados a prognósticos diferentes[51,52].

Na década de 1990, surgiu a primeira ferramenta desenvolvida de modo a facilitar o diagnóstico de *delirium* por não psiquiatras treinados, mantendo a acurácia dos métodos acima descritos: o *Confusion Assessment Method* (CAM)[53]. O algoritmo baseia-se em 4 das nove características importantes para o diagnóstico de *delirium* presentes no DSM-III: 1. a instalação aguda/curso flutuante, 2. déficit de atenção, 3. pensamento desorganizado e 4. alteração do nível de consciência. As demais características não aumentaram a sensibilidade ou especificidade da ferramenta. É preciso ficar claro que o CAM foi desenvolvido com o objetivo de detecção do *delirium*, apresentando uma taxa de falso positivo de 10%, o que torna necessário uma avaliação mais completa para esta confirmação diagnóstica.

Em 2001, foi desenvolvido o *Confusion Assessment Method for the Intensive Care Unit* (CAM-ICU)[54]. O desenvolvimento desta ferramenta buscou superar os desafios diagnósticos impostos pelos pacientes internados em unidade de terapia intensiva que, por estarem em uso de suporte ventilatório através da ventilação mecânica, não poderiam ser avaliados pelo CAM devido a impossibilidade de resposta verbal. Essa dificuldade foi superada através do uso de ferramenta de reconhecimento de figuras do teste cognitivo para avaliar a atenção, e do uso de perguntas dicotômicas padronizadas para avaliar a existência de pensamento desorganizado (Figura 10.2). Em 2011, o CAM-ICU foi validado para o português,

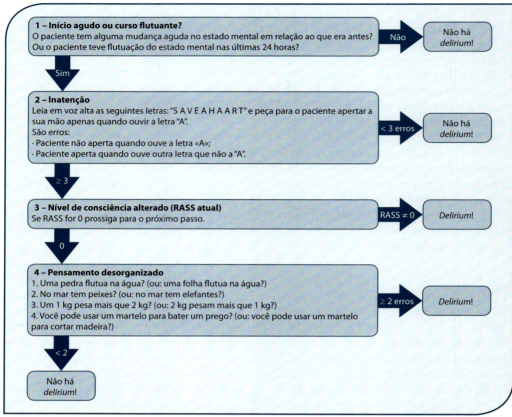

Figura 10.2 – *Confusion Assessment Method for the Intensive Care Medicine* (CAM-ICU).
RASS: *Richmond Agitation Sedation Scale*.

apresentando altas taxas de sensibilidade e especificidade - 72,5% e 96,2% respectivamente[55]. O estudo multicêntrico foi realizado em quatro UTIs de três cidades brasileiras com um total de 119 pacientes.

Em 2010, surge o CAM-ICU *flowsheet* a partir do CAM-ICU com o propósito de reduzir o tempo de aplicação da ferramenta de detecção de *delirium*. Essa redução ocorre com a inversão da ordem de avaliação das características 3 (pensamento desorganizado) e 4 (alteração do nível de consciência) do CAM-ICU, o que permite que a maioria dos pacientes em *delirium* sejam diagnosticados ainda na característica 3, devido a maior prevalência de alteração de nível de consciência do que de pensamento desorganizado, mantendo as altas taxas de sensibilidade e especificidade das ferramentas anteriores (88% a 92% de sensibilidade e 100% de especificidade). O estudo de validação confirmou que apenas em uma minoria dos casos (28%) a característica 4 é necessária para o diagnóstico de *delirium* em UTI[56]. O CAM-ICU *flowsheet* também foi validado para o português juntamente com a validação do CAM-ICU, sendo evidenciado nesse estudo uma concordância de 98,32% entre as duas ferramentas, com um kappa de 0,96[55].

Outra ferramenta muito utilizada na prática clínica é o *Intensive Care Delirium Screening Checklist* (ICDSC), criada em 2001 por um grupo canadense, através da observação de características presentes em outras escalas e de dados de prontuário, baseados nos critérios do DSM-IV[57]. Este *checklist* é composto por oito itens (consciência, atenção, desorientação, presença de alucinações ou psicose, retardo ou agitação psicomotora, humor ou discurso inapropriados, distúrbio do sono e flutuação dos sintomas), classificados dicotomicamente através da avaliação do paciente retrospectivamente em um período de oito horas. Se não houver o sintoma ou ele não puder ser avaliado, corresponde a zero (Quadro 10.1). Se houver, corresponde a um ponto. Em uma escala de zero a oito pontos, um paciente é considerado com *delirium* se obtiver uma pontuação maior ou igual a quatro. Pontuações maior que zero e inferior a quatro correspondem ao quadro de *delirium* subsindrômico. Uma característica que diferencia esta ferramenta

---

QUADRO 10.1	*CHECKLIST* DE *DELIRIUM* EM TERAPIA INTENSIVA

A escala é concluída com base em informações coletadas em cada turno de 8 horas ou a partir das 24 horas anteriores. Manifestação óbvia de um item = 1 ponto; nenhuma manifestação de um item ou nenhuma avaliação possível = 0 ponto. A pontuação de cada item é inserida na caixa vazia correspondente, como 0 ou 1.

1. Alteração do nível de consciência:
A/B: Nenhuma resposta (A) ou a necessidade de estimulação vigorosa (B) de modo a obter qualquer resposta significa uma alteração grave no nível de consciência impedindo a avaliação. Se houver coma (A) ou estupor (B) a maior parte do período de tempo, então um traço (-) é incluído, e não há qualquer avaliação adicional durante esse período.
C: Sonolência ou exigência de leve a moderada estimulação para uma resposta implica em uma alteração do nível de consciência e pontua 1.
D: Estado de vigília ou dormindo, que poderia facilmente ser despertado é considerado normal e pontua 0.
E: Hipervigilância é classificada como um nível de consciência normal e pontua 1.

2. Desatenção: Dificuldade em acompanhar uma conversa ou instruções. Facilmente distraído por estímulos externos. Dificuldade em mudar o foco. Qualquer destes estados pontua 1.

3. Desorientação: Qualquer erro evidente no tempo, lugar ou pessoa pontua 1.

4. Alucinação, ilusão ou psicose: a inequívoca manifestação clínica de alucinação ou de comportamento provavelmente devido à alucinação (por exemplo, tentar pegar um objeto inexistente) ou ilusão. Qualquer um destes pontua 1.

5. Agitação ou retardo psicomotor: hiperatividade exigindo o uso adicional de medicamentos sedativos ou contenção a fim de controlar o perigo potencial para a si próprio ou a outros (por exemplo, retirando acessos venosos, agressão ao Staff); hipoatividade ou lentidão psicomotora clinicamente perceptível. Qualquer um destes pontua 1.

6. Fala ou humor inadequados: fala inapropriada, desorganizada ou incoerente; apresentação imprópria de emoções relacionada. a eventos ou situação. Qualquer um desses pontua 1.

7. Altercação do ciclo sono/vigília: dormir menos de 4 h ou acordar com frequência durante a noite (não considerar despertar iniciado pelo pessoal médico ou ambiente barulhento); dormir durante a maior parte do dia. Qualquer destes pontua 1.

8. Flutuação dos sintomas. Flutuação na manifestação de qualquer item ou sintoma durante 24 h (por exemplo, a partir de um turno para outro) pontua 1.

das anteriores é a alta sensibilidade com uma menor especificidade (95,7% e 72,6% respectivamente, no estudo de validação em língua portuguesa), o que pode sinalizar uma complementaridade entre essas ferramentas[55].

As ferramentas apresentadas acima são as mais utilizadas na prática clínica, e em ambientes de pesquisa sobre *delirium*. Todavia, a literatura dispõe de um grande número de instrumentos para detectar *delirium* em pacientes internados[10]. É necessário conhecer detalhadamente cada escala de modo a escolher a ferramenta que melhor se adequa as necessidades do serviço. Algumas escalas foram validadas especialmente para uso em grupos específicos de pacientes, a exemplo dos pacientes em cuidados paliativos (*Bedside Confusion Scale* – BCS e *Memorial Delirium Assessment Scale* MDAS) ou em população pediátrica (*Pediatric Anesthesia Emergence Delirium Scale*). Outras são instrumentos somente de triagem (*Neelon and Champagne Confusion Scale* – NEECHAM, *Delirium Observation Scale* – DOS, *Delirium Observation Screening Scale* – DOSS) ou são escalas para avaliação de gravidade (MDAS, *Delirium Rating Scale* – DRS, *Delirium Assessment Scale* – DAS, *Delirium Severity Scale* – DSS). Além de todos esses fatores, cada escala apresenta diferente demanda de tempo para a aplicação do instrumento (número de aplicações no dia e tempo para a execução da avaliação), bem como diferente concordância entre avaliadores. Todos estes itens devem ser considerados de modo a escolher a escala mais apropriada à demanda de cada unidade[58].

Prevenção

A prevenção do *delirium* parece ser a melhor forma de evitar os desfechos desfavoráveis associados a essa condição, considerando que há dúvidas sobre a eficácia das medidas terapêuticas. Dentre as estratégias possíveis, a não farmacológica é a que apresenta melhores resultados.

Prevenção não farmacológica

O primeiro estudo que avaliou a eficácia dos modelos não farmacológicos de prevenção de *delirium* foi conduzido na década de 1990, pela Dra. Sharon Inouye, com uma abordagem multimodal objetivando o controle de seis fatores de risco: alteração cognitiva, insônia, imobilidade, alteração visual, transtorno auditivo e desidratação. O estudo foi realizado com 852 pacientes, randomizados entre o tratamento usual e o grupo de intervenção, minimizando os riscos através de mobilização precoce, remoção de cateteres, correção de déficits sensoriais, dentre outras ações. A incidência de *delirium* foi significativamente menor no grupo de intervenção, com uma redução em 40% do risco de *delirium* em relação aos pacientes em cuidados habituais, com redução também no número total de dias em *delirium* (161 *vs.* 105 dias, p = 0,02) e na quantidade total de episódios de *delirium* (90 *vs.* 62, p = 0,03)[59]. Apesar de ter sido realizado em pacientes clínicos, os resultados apresentados são extrapoláveis para pacientes cirúrgicos, com alguns estudos mais recentes confirmando os benefícios dessa abordagem neste subgrupo específico.

Vários outros estudos foram realizados com o intuito de identificar a melhor estratégia de prevenção e que colaborassem para reduzir o impacto deletério dessa condição. Em 2009, foi publicado um trabalho que mostra que a implementação precoce de estratégias que visem aumentar estímulo físico e cognitivo, reduzem significativamente o tempo em *delirium* (na UTI e no internamento hospitalar), mostrando redução também da duração da ventilação mecânica e melhora o nível de independência para a realização das ADLs, com um retorno ao estado funcional independente de 59% no grupo com terapia física e ocupacional precoce, comparado a 35% no grupo controle[60].

Em se tratando especificamente do *delirium* pós-operatório, a redução da sua incidência deve ser buscada com estratégias que reduzem fatores precipitantes de *delirium* durante o intraoperatório (optando por abordagens menos invasivas, titulando dose de opioides, evitando anestesia profunda) e principalmente durante o manejo no pós-operatório. Os fatores de risco associados ao pós-operatório são mais facilmente modificáveis, a exemplo da restrição excessiva ao leito, uso de sondas nasogástricas e vesicais, restrição alimentar prolongada no pós-operatório e controle adequado da dor.

Isso foi mostrado recentemente em um estudo chinês realizado em pacientes com idade igual ou superior a 70 anos, submetidos a cirurgia aberta devido a carcinoma colorretal, com o objetivo de investigar o impacto da *fast-track surgery* na prevenção de *delirium* pós-operatório e outras complicações, avaliando também a importância dos níveis de IL-6 como mecanismo fisiopatológico do *delirium*[15]. Um total de 233 pacientes com pós-operatório em enfermaria foram incluídos no estudo, randomizados entre o tratamento cirúrgico convencional e a *fast-track surgery* (FTS), sendo excluídos aqueles com história de demência ou doença de Parkinson, consumo de álcool igual ou superior a 250 g/dia, uso prolongado de hipnóticos ou ansiolíticos, submetidos a anestesia nos últimos 30 dias e hemotransfusão intraoperatória.

A *fast-track surgery* diferiu da cirurgia convencional em diversas maneiras: 1) preparo de cólon com laxantes orais ao invés de preparo mecânico com enema; 2) anestesia peridural torácica e analgesia pós-operatória via cateter (sem opioides); 3) ausência de sonda nasogástrica; 4) sem drenos a não ser em anastomoses retais baixas; 5) consumo de água a partir de 6h de cirurgia, dieta líquida na manhã seguinte e semilíquida à tarde e noite até o segundo dia e dieta normal no terceiro dia de pós-operatório; 6) retirada precoce do cateter urinário (até no máximo segundo dia) e 7) mobilização precoce.

Houve uma redução significante da incidência de *delirium*, com uma incidência 12,9% no grupo tradicional e 3,4% no grupo da FTS (p = 0,008), com os episódios de *delirium* ocorrendo até o segundo dia de pós-operatório. À avaliação dos níveis de IL-6, foi observado que estes se mantinham persistentemente elevados no grupo com tratamento usual, enquanto o grupo intervenção apresentava redução dos níveis de IL-6 para os níveis basais até o terceiro dia de pós-operatório, mostrando uma associação entre os níveis de IL-6 (por sua vez correlacionado ao grau de resposta inflamatória) e o desenvolvimento de *delirium*. Além disso, o grupo FTS apresentou menor tempo de internamento hospitalar (9,0 *vs.* 13,2, p < 0,001), bem como menor incidência de infecção pulmonar e urinária, e menor incidência de insuficiência cardíaca.

Em relação ao manejo da dor no pós-operatório, recentemente foi mostrado que a analgesia venosa controlada pelo paciente pode ser uma boa estratégia, com uma redução de 29% para 14% na incidência de *delirium* prolongado[61].

Prevenção farmacológica

A maioria dos estudos que se propõem a avaliar a eficácia da terapia farmacológica é recente. Todavia, estes estudos falham em encontrar benefício na prevenção farmacológica.

Baseando-se na teoria neuro inflamatória da fisiopatologia do *delirium* e na importância da inflamação gerada pelo trauma cirúrgico, um estudo holandês publicado em 2014 avaliou se o uso de dexametasona intraoperatória em altas doses (1 mg/kg) reduziria a incidência de *delirium* nos 4 primeiros dias de pós-operatório[12]. Foram avaliados 737 pacientes em pós-operatório de cirurgia cardíaca, não sendo identificado diferenças na incidência de *delirium* independente do dia avaliado. Também não foram diferentes, o número de dias em *delirium* e a quantidade de sedativos e opioides utilizados.

Seguindo o mesmo raciocínio fisiopatológico, o grupo de Mariscalco e col., em 2012, avaliou se o uso pré-operatório de estatinas reduziria a incidência de *delirium*, devido à sua propriedade anti-inflamatória e imunomodulatória. Foram analisados 1577 pacientes em uso de estatinas, pareados com controles, não sendo identificado redução da incidência de *delirium*[8].

O uso de haloperidol na profilaxia de *delirium* pós-operatório ainda é controverso. Um estudo randomizado, prospectivo, aberto avaliou a eficácia de haloperidol em baixa dose (2,5 mg/dia nos primeiros 3 dias após a cirurgia) em pós-operatório de cirurgia abdominal e ortopédica em pacientes com idade igual ou superior a 75 anos. Com um total de 121 pacientes (61 pacientes com profilaxia e 62 no grupo controle), o estudo não encontrou diferenças na incidência de *delirium* nos dois grupos[62]. O mesmo resultado foi encontrado em outros estudos[40,63]. Já uma metanálise publicada em 2013 sugere haver uma redução em 30% do risco de desenvolvimento de *delirium* com o uso profilático de haloperidol[39]. Todavia, quando olhamos individualmente os três estudos avaliados, as doses utilizadas para profilaxia são diferentes entre si, desde a dose (1,5 a 5 mg/dia), até a forma de administração (intermitente ou bomba de infusão contínua). Apesar das evidências atuais sugerirem uma redução da incidência de *delirium* com o uso profilático de antipsicóticos atípicos (quetiapina, olanzapina ou risperidona), ainda são poucos os estudos realizados e com diferentes medicações utilizadas[39,63].

Uma outra droga que tem sido investigada na profilaxia de *delirium* em pacientes idosos é a melatonina, uma substância endógena produzida pela glândula pineal principalmente no período noturno. Os idosos têm picos menores de melatonina e sua secreção está prejudicada em pacientes sépticos e no *delirium* pós-operatório. O primeiro relato de caso foi publicado em 2002 com pacientes cirúrgicos de alto risco usando a melatonina como tratamento[64], e desde então alguns estudos clínicos randomizados mostraram benefício em seu uso como profilaxia, com redução significante na incidência de *delirium*[65,66]. Porém, em 2014, um estudo multicêntrico, randomizado, duplo-cego realizado pelo *Amsterdam Delirium Study Group* trouxe resultados contrários aos vistos anteriormente[67]. Com um total de 378 pacientes analisados com idade igual ou superior a 65 anos, o estudo comparou os efeitos do uso de melatonina em uma dose de 3 mg/dia nos primeiros cinco dias de admissão para correção de fratura de quadro (a cirurgia ocorreu nos dois primeiros dias de admissão). Não houve diferença na incidência ou na gravidade do *delirium*, nem no tempo de internamento hospitalar. No acompanhamento após 3 meses, não houve diferença no status funcional ou cognitivo, nem na taxa de mortalidade.

Apesar de alguns estudos mostrarem redução na incidência de *delirium* no pós-operatório com a utilização da profilaxia farmacológica, é importante atentar para o fato de que nenhum deles, até o momento, identificou também a redução dos desfechos desfavoráveis associados à sua ocorrência. Isso porque, impedir a manifestação clínica do *delirium* não resolve o processo de base gerador da disfunção orgânica por ele representada, e que provavelmente também é o responsável pelos elevados índices de complicação e mortalidade associados à sua presença.

Tratamento

Assim como na prevenção, as medidas de tratamento não farmacológicas parecem ser as mais eficazes, não estando claro o impacto do tratamento farmacológico na evolução do *delirium*.

Tratamento não farmacológico

Os principais estudos mostrando os benefícios clínicos da terapia não farmacológica para *delirium* são relacionados a prevenção, seja ela no paciente internado ou somente naqueles de alto risco para o desenvolvimento, ou seja: a abordagem diferenciada existia anteriormente ao diagnóstico de *delirium*. Todavia, um estudo publicado em 2005 mostrou que ainda há benefício na busca pela eliminação dos fatores desencadeantes de *delirium*, mesmo quando este já está instalado.

Foi realizado uma intervenção multifatorial baseada na educação dos cuidadores (médicos, enfermeiros e familiares) sobre os fatores desencadeantes de *delirium* de forma a tentar eliminá-los uma vez que o *delirium* fosse diagnosticado. Os médicos foram treinados quanto ao tratamento da doença de base que pode ser a geradora do *delirium*, bem como na prevenção de outros fatores que poderiam agravar o quadro clínico instalado (hipóxia, medicações com propriedades anticolinérgicas, dentre outros). Os enfermeiros foram treinados a focar em um cuidado onde a independência funcional do doente fosse estimulada, de modo a tentar reduzir o tempo de internamento hospitalar. Os familiares foram estimulados a manter constante orientação da realidade (orientação temporal, do que está acontecendo, dentre outras). Duas enfermarias foram utilizadas, uma com a equipe treinada para intervenção, a outra com o cuidado usual.

Como esperado, não houve diferença na incidência de *delirium* entre as duas enfermarias nas primeiras 24 h de admissão. Todavia, ao sétimo dia após a admissão, uma menor quantidade de paciente permaneceram em *delirium* na enfermaria de intervenção (30,2% *vs.* 59,7%, p = 0,001). O tempo de internamento foi significativamente menor, apresentando também menor mortalidade (3,2% *vs.* 14,5%, p = 0,03)[68].

Tratamento farmacológico

O principal benefício do tratamento farmacológico do *delirium* é o controle de sintomas. Não há evidência na literatura de redução na morbidade ou mortalidade a ele associadas. A maioria dos estudos com antipsicóticos é contraditória, heterogênea, e além disso, sem número de pacientes adequados para que haja qualquer retirada de conclusão[61]. Um estudo realizado com os inibidores de colinesterase, cuja plausibilidade biológica sugeriria um melhor desempenho, evidenciou maior mortalidade em relação ao placebo, sendo interrompido após a inclusão de 104 pacientes[69].

Também não está claro na literatura se a escolha do sedativo tem impacto na incidência ou tratamento de *delirium*. Os resultados positivos tem sido atribuídos mais ao estabelecimento de uma sedação guiada por metas (seja através da interrupção diária de sedação ou da manutenção de sedação leve), do que à escolha da droga *per se*.

Impacto no prognóstico

O *delirium* tem sido associado a desfechos clínicos desfavoráveis, em diversas populações estudadas, seja em cuidados paliativos[70], transplantes de medula óssea[71], pacientes em ventilação mecânica[9]. Além da ocorrência do *delirium*, o número de dias que o paciente permanece em *delirium* relaciona-se de forma diretamente proporcional ao pior desfecho clínico, sendo este o mais importante preditor de mortalidade[72]. Verificou-se em um estudo publicado em 2009 em pacientes de UTI mostrou que o número de dias em *delirium* é um preditor independente de mortalidade após um ano da admissão na UTI, e que o risco de mortalidade aumenta 10% para cada dia em *delirium*, sendo esse efeito cumulativo de múltiplos dias dado de forma multiplicativa, ao invés de aditiva[73] (Figura 10.3).

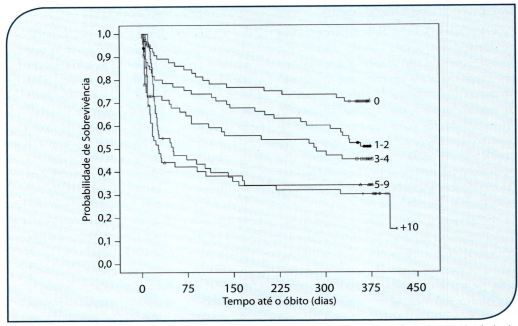

Figura 10.3 – Curva de sobrevivência de *Kaplan-Meier* para mortalidade após a admissão em Unidade de Terapia Intensiva (por dias de *delirium* em UTI).
Adaptado de Pisani e col.

No paciente em pós-operatórios, a associação entre *delirium* e resultados cirúrgicos, complicações e mortalidade são igualmente fortes. Um estudo prospectivo observacional publicado em 2014, com pacientes com idade igual ou superior a 65 anos com diagnóstico de fratura de quadril, mostrou que o número de dias em *delirium* é preditor independente de mortalidade aos 6 meses após a UTI, com um aumento do risco em 17% para cada dia em *delirium*. Neste estudo o risco de morte durante o acompanhamento dobrou com um aumento da duração do *delirium* de um para quatro dias, com um aumento ainda maior com seis dias[74].

Da mesma forma, um estudo holandês realizado com 300 pacientes em pós-operatório de cirurgia cardíaca mostrou um aumento em cinco vezes do risco de morte em seis meses nos pacientes que cursaram com *delirium* no pós-operatório. A presença de *delirium* também foi associada a 72% mais readmissão por causas cardíacas, menor mobilidade (necessidade de bengalas ou andadores) e distúrbios cognitivos após seis meses, principalmente nos domínios de memória, concentração, atitude e observação (avaliados pelo *Cognitive Failure Questionnaire* - CFQ). Além disso, a avaliação de qualidade de vida (*Short Form* - 36) identificou pior avaliação em sete dos oito domínios avaliados no questionário: funcionamento físico, papel das limitações devido à saúde física, dor corporal, percepção geral de saúde, vitalidade, funcionamento social e papel das limitações devido à saúde mental.

Desta forma, percebe-se a dimensão do impacto do desenvolvimento do *delirium* durante o internamento hospitalar, com repercussões não só imediatas (complicações, internamento prolongado, mortalidade), mas a longo prazo, com limitações importantes mesmo após seis meses a um ano após o retorno do paciente ao seu ambiente familiar. Torna-se de extrema importância uma abordagem sistematizada de modo a rastrear os pacientes em de alto risco para o desenvolvimento do *delirium* e identificar os pacientes em *delirium* durante o pós-operatório (principalmente os hipoativos), identificando e corrigindo antecipadamente os fatores de risco modificáveis para a sua persistência.

A estruturação de uma abordagem multimodal mostra-se fundamental para a redução da incidência e tratamento dessa disfunção orgânica, garantindo assim um melhor cuidado ao paciente em pós-operatório e um melhor retorno desse paciente às suas atividades diárias, com melhor qualidade de vida.

Referências bibliográficas

1. American Psychiatric Association: Diagnostic and Statistical Manual of Mental Disorders. Fourth Edition, text revision. Whashington, DC: American Psychiatric Association; 2000.
2. Gunther ML, Morandi A, Ely EW. Pathophysiology of delirium in the intensive care unit. Critical care clinics. 2008 Jan;24(1):45-65, viii. PubMed PMID: 18241778.
3. Fox HM, Rizzo ND, Gifford S. Psychological observations of patients undergoing mitral surgery; a study of stress. American heart journal. 1954 Nov;48(5):645-70. PubMed PMID: 13197295.
4. de Castro SM, Unlu C, Tuynman JB, Honig A, van Wagensveld BA, Steller EP, et al. Incidence and risk factors of delirium in the elderly general surgical patient. American journal of surgery. 2014 Jul;208(1):26-32. PubMed PMID: 24841287.
5. Koster S, Hensens AG, Schuurmans MJ, van der Palen J. Consequences of delirium after cardiac operations. The Annals of thoracic surgery. 2012 Mar;93(3):705-11. PubMed PMID: 21992939.
6. Mazzola P, Bellelli G, Broggini V, Anzuini A, Corsi M, Berruti D, et al. Postoperative delirium and pre-fracture disability predict 6-month mortality among the oldest old hip fracture patients. Aging clinical and experimental research. 2014 Jun 1. PubMed PMID: 24880696.
7. Salluh JI, Dal-Pizzol F, Mello PV, Friedman G, Silva E, Teles JM, et al. Delirium recognition and sedation practices in critically ill patients: a survey on the attitudes of 1015 Brazilian critical care physicians. Journal of critical care. 2009 Dec;24(4):556-62. PubMed PMID: 19577412.

8. Mariscalco G, Cottini M, Zanobini M, Salis S, Dominici C, Banach M, et al. Preoperative statin therapy is not associated with a decrease in the incidence of delirium after cardiac operations. The Annals of thoracic surgery. 2012 May;93(5):1439-47. PubMed PMID: 22541176.
9. Ely EW, Shintani A, Truman B, Speroff T, Gordon SM, Harrell FE, Jr., et al. Delirium as a predictor of mortality in mechanically ventilated patients in the intensive care unit. Jama. 2004 Apr 14;291(14):1753-62. PubMed PMID: 15082703.
10. Grover S, Kate N. Assessment scales for delirium: A review. World journal of psychiatry. 2012 Aug 22;2(4):58-70. PubMed PMID: 24175169. Pubmed Central PMCID: 3782167.
11. Hempenius L, Slaets JP, van Asselt DZ, Schukking J, de Bock GH, Wiggers T, et al. Interventions to prevent postoperative delirium in elderly cancer patients should be targeted at those undergoing nonsuperficial surgery with special attention to the cognitive impaired patients. European journal of surgical oncology : the journal of the European Society of Surgical Oncology and the British Association of Surgical Oncology. 2014 May 6. PubMed PMID: 24857381.
12. Sauer AM, Slooter AJ, Veldhuijzen DS, van Eijk MM, Devlin JW, van Dijk D. Intraoperative Dexamethasone and Delirium after Cardiac Surgery: A Randomized Clinical Trial. Anesthesia and analgesia. 2014 May 7. PubMed PMID: 24810262.
13. Kazmierski J, Kowman M, Banach M, Fendler W, Okonski P, Banys A, et al. Incidence and predictors of delirium after cardiac surgery: Results from The IPDACS Study. Journal of psychosomatic research. 2010 Aug;69(2):179-85. PubMed PMID: 20624517.
14. 14.Kazmierski J, Kowman M, Banach M, Pawelczyk T, Okonski P, Iwaszkiewicz A, et al. Preoperative predictors of delirium after cardiac surgery: a preliminary study. General hospital psychiatry. 2006 Nov-Dec;28(6):536-8. PubMed PMID: 17088170.
15. Jia Y, Jin G, Guo S, Gu B, Jin Z, Gao X, et al. Fast-track surgery decreases the incidence of postoperative delirium and other complications in elderly patients with colorectal carcinoma. Langenbeck's archives of surgery / Deutsche Gesellschaft fur Chirurgie. 2014 Jan;399(1):77-84. PubMed PMID: 24337734. Pubmed Central PMCID: 3890038.
16. Santana RG. Modelo experimental para delirium. In: Delirium no paciente grave, 1a. edição. São Paulo, Atheneu: 15-21, 2013.

17. Felipe dalPizzol. Neuroinflamação. IN: Delirium no paciente grave, 1a. edição. São Paulo, Atheneu: 15-21, 2013.
18. Pol RA, van Leeuwen BL, Izaks GJ, Reijnen MM, Visser L, Tielliu IF, et al. C-reactive Protein Predicts Postoperative Delirium Following Vascular Surgery. Annals of vascular surgery. 2014 Jul 10. PubMed PMID: 25017770
19. Burkhart CS, Dell-Kuster S, Gamberini M, Moeckli A, Grapow M, Filipovic M, et al. Modifiable and nonmodifiable risk factors for postoperative delirium after cardiac surgery with cardiopulmonary bypass. Journal of cardiothoracic and vascular anesthesia. 2010 Aug;24(4):555-9. PubMed PMID: 20227891.
20. Bartus RT, Dean RL, 3rd, Beer B, Lippa AS. The cholinergic hypothesis of geriatric memory dysfunction. Science. 1982 Jul 30;217(4558):408-14. PubMed PMID: 7046051.
21. Flacker JM, Cummings V, Mach JR, Jr., Bettin K, Kiely DK, Wei J. The association of serum anticholinergic activity with delirium in elderly medical patients. The American journal of geriatric psychiatry : official journal of the American Association for Geriatric Psychiatry. 1998 Winter;6(1):31-41. PubMed PMID: 9469212.
22. Tune LE, Damlouji NF, Holland A, Gardner TJ, Folstein MF, Coyle JT. Association of postoperative delirium with raised serum levels of anticholinergic drugs. Lancet. 1981 Sep 26;2(8248):651-3. PubMed PMID: 6116042.
23. Thomas C, Hestermann U, Kopitz J, Plaschke K, Oster P, Driessen M, et al. Serum anticholinergic activity and cerebral cholinergic dysfunction: an EEG study in frail elderly with and without delirium. BMC neuroscience. 2008;9:86. PubMed PMID: 18793418. Pubmed Central PMCID: 2564970.
24. Watne LO, Hall RJ, Molden E, Raeder J, Frihagen F, MacLullich AM, et al. Anticholinergic activity in cerebrospinal fluid and serum in individuals with hip fracture with and without delirium. Journal of the American Geriatrics Society. 2014 Jan;62(1):94-102. PubMed PMID: 24383557.
25. van Gool WA, van de Beek D, Eikelenboom P. Systemic infection and delirium: when cytokines and acetylcholine collide. Lancet. 2010 Feb 27;375(9716):773-5. PubMed PMID: 20189029.
26. Inouye SK, Charpentier PA. Precipitating factors for delirium in hospitalized elderly persons. Predictive model and interrelationship with baseline vulnerability. Jama. 1996 Mar 20;275(11):852-7. PubMed PMID: 8596223.
27. Stransky M, Schmidt C, Ganslmeier P, Grossmann E, Haneya A, Moritz S, et al. Hypoactive delirium after cardiac surgery as an independent risk factor for prolonged mechanical ventilation. Journal of cardiothoracic and vascular anesthesia. 2011 Dec;25(6):968-74. PubMed PMID: 21741272.
28. Tognoni P, Simonato A, Robutti N, Pisani M, Cataldi A, Monacelli F, et al. Preoperative risk factors for postoperative delirium (POD) after urological surgery in the elderly. Archives of gerontology and geriatrics. 2011 May-Jun;52(3):e166-9. PubMed PMID: 21084123.
29. Litaker D, Locala J, Franco K, Bronson DL, Tannous Z. Preoperative risk factors for postoperative delirium. General hospital psychiatry. 2001 Mar-Apr;23(2):84-9. PubMed PMID: 11313076.
30. Rudolph JL, Jones RN, Levkoff SE, Rockett C, Inouye SK, Sellke FW, et al. Derivation and validation of a preoperative prediction rule for delirium after cardiac surgery. Circulation. 2009 Jan 20;119(2):229-36. PubMed PMID: 19118253. Pubmed Central PMCID: 2735244.
31. Dasgupta M, Dumbrell AC. Preoperative risk assessment for delirium after noncardiac surgery: a systematic review. Journal of the American Geriatrics Society. 2006 Oct;54(10):1578-89. PubMed PMID: 17038078.
32. Marcantonio ER, Goldman L, Mangione CM, Ludwig LE, Muraca B, Haslauer CM, et al. A clinical prediction rule for delirium after elective noncardiac surgery. Jama. 1994 Jan 12;271(2):134-9. PubMed PMID: 8264068.
33. Rudolph JL, Marcantonio ER. Review articles: postoperative delirium: acute change with long-term implications. Anesthesia and analgesia. 2011 May;112(5):1202-11. PubMed PMID: 21474660. Pubmed Central PMCID: 3090222.
34. Robinson TN, Raeburn CD, Tran ZV, Angles EM, Brenner LA, Moss M. Postoperative delirium in the elderly: risk factors and outcomes. Annals of surgery. 2009 Jan;249(1):173-8. PubMed PMID: 19106695.
35. Harasawa N, Mizuno T. A novel scale predicting postoperative delirium (POD) in patients undergoing cerebrovascular surgery. Archives of gerontology and geriatrics. 2014 Sep-Oct;59(2):264-71. PubMed PMID: 24928237.
36. Koster S, Oosterveld FG, Hensens AG, Wijma A, van der Palen J. Delirium after cardiac surgery and predictive validity of a risk checklist. The Annals of thoracic surgery. 2008 Dec;86(6):1883-7. PubMed PMID: 19022003.
37. Bohner H, Hummel TC, Habel U, Miller C, Reinbott S, Yang Q, et al. Predicting delirium after vascular surgery: a model based on pre- and intraoperative data. Annals of surgery. 2003

Jul;238(1):149-56. PubMed PMID: 12832977. Pubmed Central PMCID: 1422662.

38. Krzych LJ, Wybraniec MT, Krupka-Matuszczyk I, Skrzypek M, Bochenek AA. Delirium Screening in Cardiac Surgery (DESCARD): a useful tool for nonpsychiatrists. The Canadian journal of cardiology. 2014 Aug;30(8):932-9. PubMed PMID: 24996371.

39. van den Boogaard M, Pickkers P, Slooter AJ, Kuiper MA, Spronk PE, van der Voort PH, et al. Development and validation of PRE-DELIRIC (PREdiction of Delirium in ICu patients) delirium prediction model for intensive care patients: observational multicentre study. Bmj. 2012;344:e420. PubMed PMID: 22323509.

40. van den Boogaard M, Schoonhoven L, Maseda E, Plowright C, Jones C, Luetz A, et al. Recalibration of the delirium prediction model for ICU patients (PRE-DELIRIC): a multinational observational study. Intensivecare medicine. 2014 Mar;40(3):361-9. PubMed PMID: 24441670.

41. Serafim RB, Dutra MF, Saddy F, Tura B, de Castro JE, Villarinho LC, et al. Delirium in postoperative nonventilated intensive care patients: risk factors and outcomes. Annals of intensive care. 2012;2(1):51. PubMed PMID: 23272945.

42. Bryson GL, Wyand A. Evidence-based clinical update: general anesthesia and the risk of delirium and postoperative cognitive dysfunction. Canadian journal of anaesthesia = Journal canadien d'anesthesie. 2006 Jul;53(7):669-77. PubMed PMID: 16803914.

43. Mason SE, Noel-Storr A, Ritchie CW. The impact of general and regional anesthesia on the incidence of post-operative cognitive dysfunction and post-operative delirium: a systematic review with meta-analysis. Journal of Alzheimer's disease: JAD. 2010;22 Suppl 3:67-79. PubMed PMID: 20858956.

44. Zhang H, Lu Y, Liu M, Zou Z, Wang L, Xu FY, et al. Strategies for prevention of postoperative delirium: a systematic review and meta-analysis of randomized trials. Critical care. 2013;17(2):R47. PubMed PMID: 23506796. Pubmed Central PMCID: 3672487.

45. Moyce Z, Rodseth RN, Biccard BM. The efficacy of peri-operative interventions to decrease postoperative delirium in non-cardiac surgery: a systematic review and meta-analysis. Anaesthesia. 2014 Mar;69(3):259-69. PubMed PMID: 24382294.

46. 46.Lynch EP, Lazor MA, Gellis JE, Orav J, Goldman L, Marcantonio ER. The impact of postoperative pain on the development of postoperative delirium. Anesthesia and analgesia. 1998 Apr;86(4):781-5. PubMed PMID: 9539601.

47. Schug SA, Sidebotham DA, McGuinnety M, Thomas J, Fox L. Acetaminophen as an adjunct to morphine by patient-controlled analgesia in the management of acute postoperative pain. Anesthesia and analgesia. 1998 Aug;87(2):368-72. PubMed PMID: 9706932.

48. Weckmann MT, Gingrich R, Mills JA, Hook L, Beglinger LJ. Risk factors for delirium in patients undergoing hematopoietic stem cell transplantation. Annals of clinical psychiatry: official journal of the American Academy of Clinical Psychiatrists. 2012 Aug;24(3):204-14. PubMed PMID: 22860240. Pubmed Central PMCID: 4120828.

49. Dimitri Gusmão Flôres, César Brito Bouza. Vias Neuroquímicas: Dopamina. IN: Delirium no paciente grave, 1a. edição. São Paulo, Atheneu: 23-27, 2013.

50. Van Rompaey B, Elseviers MM, Schuurmans MJ, Shortridge-Baggett LM, Truijen S, Bossaert L. Risk factors for delirium in intensive care patients: a prospective cohort study. Critical care. 2009;13(3):R77. PubMed PMID: 19457226. Pubmed Central PMCID: 2717440.

51. Yang FM, Marcantonio ER, Inouye SK, Kiely DK, Rudolph JL, Fearing MA, et al. Phenomenological subtypes of delirium in older persons: patterns, prevalence, and prognosis. Psychosomatics. 2009 May-Jun;50(3):248-54. PubMed PMID: 19567764. Pubmed Central PMCID: 2705885.

52. Ouimet S, Riker R, Bergeron N, Cossette M, Kavanagh B, Skrobik Y. Subsyndromal delirium in the ICU: evidence for a disease spectrum. Intensive care medicine. 2007 Jun;33(6):1007-13. PubMed PMID: 17404704.

53. Inouye SK, van Dyck CH, Alessi CA, Balkin S, Siegal AP, Horwitz RI. Clarifying confusion: the confusion assessment method. A new method for detection of delirium. Annals of internal medicine. 1990 Dec 15;113(12):941-8. PubMed PMID: 2240918.

54. Ely EW, Margolin R, Francis J, May L, Truman B, Dittus R, et al. Evaluation of delirium in critically ill patients: validation of the Confusion Assessment Method for the Intensive Care Unit (CAM-ICU). Critical care medicine. 2001 Jul;29(7):1370-9. PubMed PMID: 11445689.

55. Gusmao-Flores D, Salluh JI, Dal-Pizzol F, Ritter C, Tomasi CD, Lima MA, et al. The validity and reliability of the Portuguese versions of three tools used to diagnose delirium in critically ill patients. Clinics. 2011;66(11):1917-22. PubMed PMID: 22086522. Pubmed Central PMCID: 3203964.

56. Guenther U, Popp J, Koecher L, Muders T, Wrigge H, Ely EW, et al. Validity and reliability of the CAM-ICU Flowsheet to diagnose

delirium in surgical ICU patients. Journal of critical care. 2010 Mar;25(1):144-51. PubMed PMID: 19828283.

57. Bergeron N, Dubois MJ, Dumont M, Dial S, Skrobik Y. Intensive Care Delirium Screening Checklist: evaluation of a new screening tool. Intensivecare medicine. 2001 May;27(5):859-64. PubMed PMID: 11430542.

58. Paula Rodrigues Sanches. Outras ferramentas diagnósticas. IN: Delirium no paciente grave, 1a. edição. São Paulo, Atheneu: 141-150, 2013.

59. Inouye SK, Bogardus ST, Jr., Charpentier PA, Leo-Summers L, Acampora D, Holford TR, et al. A multicomponent intervention to prevent delirium in hospitalized older patients. The New England journal of medicine. 1999 Mar 4;340(9):669-76. PubMed PMID: 10053175.

60. Schweickert WD, Pohlman MC, Pohlman AS, Nigos C, Pawlik AJ, Esbrook CL, et al. Early physical and occupational therapy in mechanically ventilated, critically ill patients: a randomised controlled trial. Lancet. 2009 May 30;373(9678):1874-82. PubMed PMID: 19446324.

61. Heo DY, Hwang BM. Intravenous Patient-controlled Analgesia Has a Positive Effect on the Prognosis of Delirium in Patients Undergoing Orthopedic Surgery. The Korean journal of pain. 2014 Jul;27(3):271-7. PubMed PMID: 25031814. Pubmed Central PMCID: 4099241.

62. Fukata S, Kawabata Y, Fujisiro K, Katagawa Y, Kuroiwa K, Akiyama H, et al. Haloperidol prophylaxis does not prevent postoperative delirium in elderly patients: a randomized, open-label prospective trial. Surgery today. 2014 Feb 16. PubMed PMID: 24532143.

63. Devlin JW, Skrobik Y. Antipsychotics for the prevention and treatment of delirium in the intensive care unit: what is their role? Harvard review of psychiatry. 2011 Mar-Apr;19(2):59-67. PubMed PMID: 21425934.

64. Hanania M, Kitain E. Melatonin for treatment and prevention of postoperative delirium. Anesthesia and analgesia. 2002 Feb;94(2):338-9, table of contents. PubMed PMID: 11812694.

65. Sultan SS. Assessment of role of perioperative melatonin in prevention and treatment of postoperative delirium after hip arthroplasty under spinal anesthesia in the elderly. Saudi journal of anaesthesia. 2010 Sep;4(3):169-73. PubMed PMID: 21189854.

66. Al-Aama T, Brymer C, Gutmanis I, Woolmore-Goodwin SM, Esbaugh J, Dasgupta M. Melatonin decreases delirium in elderly patients: a randomized, placebo-controlled trial. International journal of geriatric psychiatry. 2011 Jul;26(7):687-94. PubMed PMID: 20845391.

67. de Jonghe A, van Munster BC, Goslings JC, Kloen P, van Rees C, Wolvius R, et al. Effect of melatonin on incidence of delirium among patients with hip fracture: a multicentre, double-blind randomized controlled trial. CMAJ: Canadian Medical Association journal = journal de l'Association medicale canadienne. 2014 Sep 2. PubMed PMID: 25183726.

68. Lundstrom M, Edlund A, Karlsson S, Brannstrom B, Bucht G, Gustafson Y. A multifactorial intervention program reduces the duration of delirium, length of hospitalization, and mortality in delirious patients. Journal of the American Geriatrics Society. 2005 Apr;53(4):622-8. PubMed PMID: 15817008.

69. van Eijk MM, Roes KC, Honing ML, Kuiper MA, Karakus A, van der Jagt M, et al. Effect of rivastigmine as an adjunct to usual care with haloperidol on duration of delirium and mortality in critically ill patients: a multicentre, double-blind, placebo-controlled randomised trial. Lancet. 2010 Nov 27;376(9755):1829-37. PubMed PMID: 21056464.

70. Caraceni A, Nanni O, Maltoni M, Piva L, Indelli M, Arnoldi E, et al. Impact of delirium on the short term prognosis of advanced cancer patients. Italian Multicenter Study Group on Palliative Care. Cancer. 2000 Sep 1;89(5):1145-9. PubMed PMID: 10964345.

71. Beglinger LJ, Duff K, Van Der Heiden S, Parrott K, Langbehn D, Gingrich R. Incidence of delirium and associated mortality in hematopoietic stem cell transplantation patients. Biology of blood and marrow transplantation : journal of the American Society for Blood and Marrow Transplantation. 2006 Sep;12(9):928-35. PubMed PMID: 16920558.

72. Shehabi Y, Riker RR, Bokesch PM, Wisemandle W, Shintani A, Ely EW, et al. Delirium duration and mortality in lightly sedated, mechanically ventilated intensive care patients. Critical care medicine. 2010 Dec;38(12):2311-8. PubMed PMID: 20838332.

73. Pisani MA, Kong SY, Kasl SV, Murphy TE, Araujo KL, Van Ness PH. Days of delirium are associated with 1-year mortality in an older intensive care unit population. American journal of respiratory and critical care medicine. 2009 Dec 1;180(11):1092-7. PubMed PMID: 19745202. Pubmed Central PMCID: 2784414.

74. Bellelli G, Mazzola P, Morandi A, Bruni A, Carnevali L, Corsi M, et al. Duration of postoperative delirium is an independent predictor of 6-month mortality in older adults after hip fracture. Journal of the American Geriatrics Society. 2014 Jul;62(7):1335-40. PubMed PMID: 24890941.

Monitorização Multimodal

Ana Paula de Carvalho Canela Balzi
Fabiola Prior Caltabeloti

O desfecho neurológico em pacientes com diagnóstico de traumatismo cranioencefálico (TCE) depende da gravidade das lesões primárias e da extensão das lesões secundárias[1]. Tais lesões secundárias são principalmente decorrentes das alterações provocadas pelo aumento da pressão intracraniana, hipoxemia, hipo ou hipercapnia, hipertermia, hiperglicemia e crises convulsivas; e podem comprometer o prognóstico neurológico dos pacientes[2] e a qualidade de vida dos sobreviventes de traumatismos cranioencefálicos graves[3].

A monitorização multimodal neurológica permite a integração das diferentes variáveis, possibilitando uma compreensão minuciosa dos danos cerebrais secundários para que o manejo terapêutico individualizado seja instituído, considerando o processo fisiopatológico específico para cada paciente.

Mesmo ainda sem comprovação através de ensaios clínicos randomizados, acredita-se que os pacientes com TCE grave possam ser beneficiados através dessa monitorização, já que ela auxilia na prevenção das lesões secundárias e na identificação dos parâmetros ideais para assegurar fluxo sanguíneo cerebral apropriado e equilíbrio entre a oferta e o consumo de oxigênio pelos tecidos cerebrais[4].

O objetivo desse capítulo, portanto, é descrever sucintamente a aplicabilidade de cada um dos aspectos da neuromonitorização multimodal para facilitar a compreensão e a integração dos mesmos à beira leito nos pacientes que sofreram um TCE grave.

Monitorização da pressão intracraniana

A fisiopatologia da hipertensão intracraniana (HIC) e as indicações de monitorização já foram descritas em capítulo anterior. No presente capítulo, nosso enfoque são os diversos aspectos da monitorização da pressão intracraniana (PIC) e sua interpretação no contexto clínico.

Basicamente existem três técnicas para medir a pressão intracraniana:

- Intraventricular, considerada o "padrão-ouro" e com a vantagem de permitir a drenagem do LCR, porém com risco de infecção de 6 a 11%;
- Intraparenquimatoso, que não necessita de reconfecção do zero após a instalação e não apresenta risco considerável de infecção, porém permite pequena drenagem e realiza a medida da pressão localmente;

- Subdural, que não invade o cérebro e apresenta também menor risco de infecção, porém cujo bloqueio do orifício pode resultar em uma PIC falsamente reduzida, além de serem observados artefatos durante a mobilização.

De acordo com as recomendações do *guideline do Brain Trauma Foundation* (BTF)[5], a PIC acima de 20 mmHg deve ser tratada, mas é primordial não direcionar o tratamento apenas para correção de valores e sim correlacionar com os parâmetros clínicos.

O valor de 20 mmHg é oriundo de diversos estudos observacionais que demonstraram que o tratamento da PIC situada entre 15 e 25 mmHg melhora o desfecho clínico[6-9].

O tempo em que a PIC se mantém elevada, a chamada "dose" de hipertensão intracraniana (HIC), que pode ser calculada através da área sob a curva de todas as medidas de PIC acima de 20 mmHg, também é um fator independente de prognóstico em 6 meses[10].

Em relação à comparação entre o método manual e contínuo de monitorização da PIC, observamos que o manual parece subestimar os episódios de HIC enquanto a área sob a curva da medida da PIC e da pressão de perfusão cerebral (PPC) no método contínuo automatizado é preditora de desfecho clínico[11-13].

Embora o tratamento da HIC tenha impacto direto no desfecho clínico, é preciso reconhecer que nem sempre a valores de PIC inferiores a 20 mmHg são seguros. O tratamento agressivo da PIC pode ocasionar um aumento do consumo de sedativos, barbitúricos, vasopressores e fluidos, levando ao prolongamento do tempo de ventilação mecânica e do tempo de internação em terapia intensiva[14].

Um estudo randomizado recente, o BEST TRIP trial[15] que incluiu 324 pacientes vítimas de TCE randomizados em duas estratégias: PIC *versus* tratamento orientado pelo exame clínico e tomografias computadorizadas de crânio seriadas, concluiu que a terapêutica guiada para manutenção da PIC em 20 mmHg ou inferior não foi superior ao tratamento baseado em parâmetros clínicos e de imagem.

Entretanto, podemos mencionar alguns pontos falhos nesse estudo. Apenas 45% dos pacientes foram transportados de ambulância e os dados das medidas efetuadas tanto no atendimento pré-hospitalar como após a admissão na UTI não foram disponibilizados. Além disso, existe um questionamento acerca do poder estatístico que foi baseado no número de pacientes monitorizados. O tratamento para o controle da HIC também foi mais agressivo nos pacientes do braço controle, que receberam maior quantidade de salina hipertônica e foram submetidos a mais episódios de hiperventilação.

Sendo assim, podemos inferir que a monitorização da PIC não é mais do que uma ferramenta e deve ser analisada em conjunto com as outras informações fornecidas através da neuromonitorização multimodal, visando sempre o equilíbrio entre a oferta e o consumo de oxigênio e a busca pelo melhor ambiente para recuperação da injúria cerebral. Nesse contexto, a interpretação da curva da PIC e não somente a consideração de seu valor é imprescindível.

Lundberg descreveu a característica de três ondas através da análise do registro gráfico da PIC: ondas A ou de platô, ondas B e ondas C.

As ondas A ou de platô são normalmente autolimitadas ou abortadas utilizando a hiperventilação, só ocorrendo em situações nas quais a autorregulação está intacta. Exibem como característica elevações de amplitude superiores a 40 mmHg e duração de 5 a 20 minutos. As ondas B sinalizam uma diminuição de complacência, mas seu significado clínico é questionável. Já as ondas C são consideradas normais.

Através do estudo do formato da onda de PIC, ou seja, da sua morfologia propriamente dita, podemos alcançar uma monitorização ainda mais fidedigna. Existem três ondas principais em um ciclo de pulso que compõe a PIC: P1 que representa a sístole do sinal da pressão arterial e está relacionada a complacência cerebral, P2 e P3 que representam a transmissão do volume sanguíneo arterial no cérebro e estão relacionadas a elastância cerebral. Se a complacência cerebral diminui, observamos um aumento do componente P2 em relação a P1, mesmo em situações nas quais os valores absolutos de PIC estão dentro da normalidade.

A quantificação da elastância cerebral, representada pela curva de Langfitt, pode ser estimada através do coeficiente de correlação linear (RAP) entre amplitude do componente fundamental da onda de pulso da pressão intracraniana (PIC) e o valor da PIC média com extração de dados com intervalos de 6 a 10 segundos[16]. Em situações de normalidade, esse índice é zero. Sempre que nos aproximamos de valores +1, estamos próximos a descompensação, e quando estamos diante de valores próximos a -1, está caracterizada a falência hemodinâmica (Figura 11.1).

A autorregulação também está inserida no contexto da interpretação da curva da PIC. Esse mecanismo reflete a capacidade em manter o fluxo sanguíneo cerebral (FSC) constante, enquanto a PPC e a resistência vascular cerebral (RVC) variam proporcio-

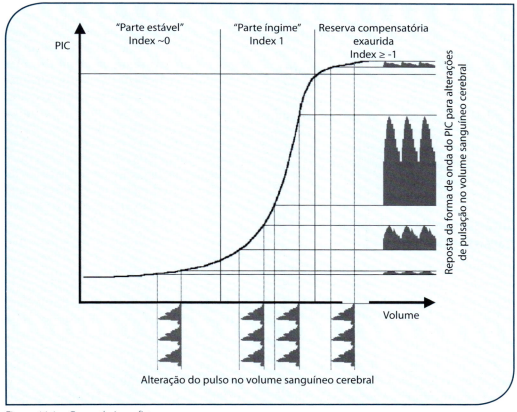

Figura 11.1 – Curva de Langfitt.
Adaptado de Steneir LA, Andrews PJ. Monitoring the injured brain: ICP and CBP. British Journal of Anaesthesia. 2006; 97: 28-36.

nalmente. Na presença de diversas situações de injúria cerebralfoi demonstrado que esse mecanismo falha levando a situações de hipo ou hiperperfusão[17,18].

Os exames de imagem evidenciam de maneira precisa o comprometimento do mecanismo de autoregulação, porém com o inconveniente da necessidade de transportar o paciente diariamente.

Por outro lado, variáveis do FSC podem ser monitorizadas continuamente à beira leito, permitindo avaliar de forma dinâmica a autoregulação. Elas são determinadas pelas flutuações espontâneas da PPC e da pressão arterial média (PAM), mas é essencial excluir as variações naturais da PAM e potenciais confundidores como CO_2, PO_2 e drogas, entre outros.

Um dos índices mais conhecidos e utilizados denominado índice de reatividade pressórica cerebrovascular (PRx), calculado com o auxílio de um software, é fundamentado no princípio de que diante de elevações da PAM, uma vasoconstrição cerebral ocorreria com consequente redução do volume sanguíneo e da PIC. A monitorização desse índice possibilita a otimização da PPC e a diminuição dos eventos relacionados à hipóxia, proporcionando uma possível melhora no prognóstico em 6 meses[19].

Ultrassonografia com Doppler transcraniano (DTC)

A ultrassonografia com Doppler transcraniano é um método não invasivo que permite a avaliação do fluxo nas grandes artérias cerebrais, tendo sido empregado pela primeira vez com esse objetivo por Rune Aaslid em 1982[20].

O efeito do Doppler, descrito por Christian Andreas Doppler, é a forma utilizada para monitorizar o movimento das células sanguíneas em um vaso, de acordo com a fórmula abaixo:

> Velocidade observada = Velocidade real × COS θ, sendo θ inferior a 15°

Em termos práticos e sabendo que as ondas de ultrassom não atravessam estruturas ósseas, utilizamos as seguintes janelas acústicas para a realização do DTC: transtemporal, transorbital e transforaminal. As duas primeiras possibilitam a avaliação das artérias cerebrais médias, anteriores e posteriores e a transforaminal ou forame magno, das artérias vertebrais e basilares.

Em 2011, foi descrita uma outra janela para insonação da artéria basilar. Essa abordagem apresentou uma forte correlação quando comparada a janela padrão (transforaminal) para as medidas da velocidade diastólica final (VFd) e índice de pulsatilidade (IP) com valores de R de 0,95 e 0,93, respectivamente[21].

Existem dois tipos de aparelhos disponíveis para a realização do DTC: o convencional e a ultrassonografia com Doppler colorido. O convencional possui as seguintes vantagens: simplicidade, otimização do sinal do DTC e monitorização continua; porém não permite a visualização dos vasos e o ângulo teta é estimado em 0°. Não foram evidenciadas diferenças nas duas estratégias na detecção do vasoespasmo da artéria cerebral média após Hemorragia Subaracnoide (HSA), situação na qual o método é bem validado[22].

A artéria cerebral média é a principal artéria de interesse durante a avaliação com o DTC, já que a mesma comporta aproximadamente 70% da circulação da carótida ipsilateral e assim pode representar o fluxo sanguíneo desse hemisfério. Pode ser insonada na profundidade de 45-55 cm, sempre na primeira porção, apresentando valores de velocidades sistólicas (VPs), médias (Vm) e diastólicas (VFd) em torno de 90 ± 20 cm/s, 60 ± 10 cm/s e 45 ± 10 cm/s, respectivamente. Tais velocidades diminuem a partir dos 60 anos de idade[23].

O IP mede o grau máximo de variabilidade das velocidades durante o ciclo cardíaco sendo calculado através da razão, cujos valores normais variam de 0,7 a 1,1:

$$IP = (VPs - VFd)/Vm$$

A VFd reflete a resistência vascular distal e sofre influências diretas da PIC e da $PaCO_2$. Já a VPs depende do débito cardíaco, do fluxo sanguíneo carotídeo ipsilateral e da pressão arterial.

É de fundamental importância compreender que o fluxo sanguíneo cerebral não é uma medida direta da velocidade de fluxo. A ligação entre o fluxo sanguíneo cerebral e a velocidade de fluxo depende da seguinte equação, assumindo que a área de secção transversal é constante:

$$FSC = FC \times ITV \times \text{área de secção transversal}$$
do vaso, onde FC corresponde a frequência cardíaca e ITV é a integral velocidade-tempo da artéria insonada, ou seja, a área sob a curva espectral

Nas situações em que ocorrerem mudanças na área de secção transversal do vaso associadas a mudanças do fluxo sanguíneo cerebral, não será possível identificar alterações na velocidade do fluxo. Além disso, na presença da anemia grave (Ht < 20%) podemos observar um aumento na velocidade de fluxo[24].

No TCE grave, os valores obtidos no DTC inicial podem auxiliar na determinação das prioridades no tratamento dos pacientes, garantindo uma perfusão cerebral adequada e diminuindo assim a extensão de lesões secundárias. A presença de dois dos três parâmetros (VPs < 30 cm/s, Vd < 20 cm/s e IP > 1,4) caracterizam um DTC anormal e identificam um aumento na PIC quando comparados ao grupo com DTC normal na admissão hospitalar (32 ± 13 *versus* 22 ± 10)[25]. A hipocapnia secundária a ventilação não adaptada nesse grupo de pacientes, por exemplo, pode ser facilmente sinalizada pela presença de uma baixa VFd associada a um alto IP na ausência de HIC, orientando assim a reavaliação dos parâmetros ventilatórios.

A avaliação da autorregulação e da reatividade cerebrovascular é crucial, já que se relaciona diretamente ao prognóstico neurológico. Um teste estático simples e eficaz consiste na mensuração da Vm antes e após o aumento de 20 mmHg na PAM através da administração de vasopressores[26]. Um valor de PAM/Vm inferior a 0,4 sinaliza comprometimento da autorregulação. Outra maneira de constatar tal comprometimento de forma dinâmica seria através do emprego do teste dinâmico da hiperemia transitória. Esse teste permite a avaliação das mudanças de velocidade após compressão da carótida comum ipsilateral. Ele é comumente negativo, com uma razão de velocidades antes/após inferior a 1.1 nos pacientes com desfecho neurológico ruim.

É possível também mensurar a reatividade ao CO_2. O efeito da hipocapnia pode fornecer informações quanto a complacência intracraniana. Além disso, uma assimetria das velocidades das ACMs acima de 25% e um IP reduzido (< 0,8) são diretamente implicados na ocorrência de dissecção da artéria carótida interna[27].

Já nos TCEs moderados (Escala de coma de Glasgow entre 9 e 15), uma VFd < 25 cm/s e um IP > 1,25 no DTC identificam um risco de deterioração neurológica com uma área sob a curva acima de 90%[28].

Lembrando que, de acordo com o último consenso publicado em 2014, não há recomendações para o emprego do DTC nos pacientes com diagnóstico de TCE grave, exceto na presença de HSA traumática. Além disso, não encontramos estudos publicados que demonstram melhora no prognóstico neurológico após a implementação de estratégias orientadas pelo DTC na avaliação da perfusão cerebral e risco de isquemia[3].

Monitorização da oxigenação cerebral e sistêmica

A oxigenação adequada é essencial para assegurar o manejo do paciente crítico e evitar a ocorrência de lesões secundárias associadas a hipoxemia ou hiperóxia[29].

Existem três maneiras de mensurar a oxigenação cerebral à beira leito: a pressão tissular cerebral de oxigênio ($PtiO_2$), a saturação venosa de oxigênio do bulbo jugular ($SjvO_2$) e a espectroscopia infravermelho próximo (NIRS). A monitorização da oxigenação sistêmica e do CO_2 pode ser realizada através de gasometrias arteriais ou de forma não invasiva com oximetria de pulso e capnografia.

A monitorização com $PtiO_2$ requer a instalação de um cateter no parênquima cerebral (substância branca subcortical) e normalmente vem acompanhada da monitorização da PIC.

Os valores normais de $PtiO_2$ variam de 23 a 35 mmHg. Geralmente, um tratamento é instituído quando temos valores de $PtiO_2 < 20$ mmHg[30]. A localização do probe também interfere nos valores absolutos e mesmo na resposta à terapêutica instituída. É preferencial manter o cateter em parênquima cerebral normal e sempre confirmar a posição do mesmo com o auxílio da TC de crânio.

A PPC, a autorregulação, efeito da osmoterapia no controle da PIC, manejo ventilatório, efeitos da hipotermia e da anemia são exemplos da aplicabilidade da $PtiO_2$ na prática clínica[31-35]. Independentemente do aspecto avaliado, não podemos esquecer que esta monitorização não traduz simplesmente uma isquemia cerebral e sim reflete o produto do FSC e da diferença arteriovenosa (jugular) de oxigênio ($DAVO_2$).

Usualmente, 75% dos episódios de $PtiO_2 < 20$ mmHg podem ser corrigidos pela terapêutica direcionada. O aumento da fração inspirada de oxigênio (FiO_2) é a que apresenta resposta mais adequada, porém não é claro que isso implica em melhor prognóstico[36]. Além disso, em estudos prospectivos observacionais, a associação da PIC e PPC evidenciou uma tendência de melhor desfecho clínico[29].

A medida da $SjvO_2$ ou da $DAVO_2$ fornece informações sobre oxigenação cerebral global. O cateter deve estar localizado na veia jugular dominante, próximo a primeira tributária extracraniana; a veia facial. Uma radiografia cervical é suficiente para confirmar a localização adequada.

Os valores normais de $SjvO_2$ variam de 55 a 75%. Ainda que valores inferiores a 55% traduzam isquemia cerebral, para que alterações ocorram na $SjvO_2$ é necessário que 13% do volume cerebral apresente isquemia[37-38]. De maneira geral, a $SjvO_2$ é menos acurada que a $PtiO_2$ para esse fim.

A diminuição da PPC e o aumento da PIC são associados a dessaturação da $SjvO_2$. Porém, nesse último caso, a resposta às terapêuticas instituídas é errática[39]. Sabe-se, contudo, que a manutenção de valores alterados após a normalização da PIC é associada a alta probabilidade de infarto cerebral[40].

Nos pacientes com TCE, tanto o aumento como a redução da $SjvO_2$ já foram implicadas em pior desfecho clínico.

A avaliação da NIRS é fundamentada no princípio das diferentes características de absorção e dispersão da luz para avaliar, de forma quantitativa e qualitativa, os componentes moleculares de um tecido biológico, permitindo assim uma estimativa do oxigênio presente no volume de tecido atingido pela luz.

A espectroscopia já foi avaliada em diversos estudos observacionais a fim de compreender a fisiologia e guiar a terapêutica em pacientes neurológicos, porém os resultados são ambíguos[41-43].

Ainda que ela seja uma ferramenta não invasiva e fácil de ser incorporada na monitorização multimodal, não foram evidenciadas mudanças relacionadas ao seu emprego no desfecho clínico e ela não está recomendada para orientar intervenções terapêuticas nesse grupo de pacientes[44].

Eletroencefalograma

O eletroencefalograma (EEG) é um exame complementar que fornece informações valiosas nos pacientes neurológicos, possibilitando a avaliação da atividade elétrica cerebral mesmo quando as funções cerebrais estão reduzidas. Auxilia a detecção de convulsões e o desenvolvimento de isquemia cerebral tardia, a monitorização do coma barbitúrico e o prognóstico dos estados comatosos em geral.

Apesar de sua extensa aplicabilidade, as recomendações para a monitorização com o auxílio do EEG são esparsas. Após TCE, ainda que não existam ensaios clínicos randomizados, há um senso comum para a realização de monitorização com EEG, reforçada pela falha da profilaxia primária de convulsões[45].

Nesses pacientes, a prevalência de convulsões é variável, porém a maioria se constitui de estados epilépticos não convulsivos[46], tendo como principais fatores de risco: fraturas de crânio, lesões penetrantes e contusões ou hematomas extensos corticais. Estudos recentes evidenciaram uma taxa menor (3%) ou ausente de convulsões nos pacientes recebendo altas doses de sedativos com atividade intrínseca antiepiléptica.

Em revisão sistemática publicada em 2013[47], com o objetivo de guiar a monitorização com o EEG e propiciar sua implementação na prática clínica nos diferentes pacientes neurológicos, é recomendado que todos os pacientes com TCE e estado de consciência persistentemente altera-

do, realizem um EEG. Nos pacientes com Glasgow ≤ 8, para excluir estado epiléptico não convulsivo e considerando os fatores de risco para tal, também é sugerida a realização de um EEG.

Nos pacientes com diagnóstico de HSA, a análise quantitativa do EEG, permite identificar o desenvolvimento de isquemia tardia antes de qualquer outra ferramenta diagnóstica com sensibilidade de 90% e especificidade de 75%[48]. Tal aplicabilidade não tem validação para os pacientes com diagnóstico de TCE em geral.

É importante ressaltar que, ainda que a montagem simplificada da monitorização com o EEG já tenha sido comparada ao método padrão (21 eletrodos), é recomendado o uso da montagem padrão para detecção de estado epiléptico não convulsivo na UTI.

Em relação ao tempo de duração da monitorização, um estudo retrospectivo[49] evidenciou a detecção de 50% dos estados epilépticos não convulsivos nos primeiros 60 minutos de exame. Já em pacientes comatosos admitidos em UTI Neurológica, períodos de monitorização de até 48 horas podem ser necessários. Até a presente data, não há estudos comparando EEG contínuo e intermitente. Recomenda-se a realização de EEG contínuo somente nas situações de *status* epiléptico refratário e em estados persistentes e inexplicados de alteração da consciência[47].

Microdiálise cerebral

A falha em utilizar os substratos (oxigênio e glicose) faz parte da fisiopatologia da injúria cerebral. Ainda que os níveis desses elementos pareçam normais diante desse quadro, estamos frequentemente dentro de uma grave "crise energética". A microdiálise cerebral pode proporcionar as informações necessárias para reconhecimento da crise metabólica e direcionar o tratamento.

O monitoramento através da microdiálise cerebral requer a inserção de um fino cateter com diâmetro aproximado de 0.6 mm no parênquima cerebral. No interior do mesmo, existe uma membrana de microdiálise, perfundida com líquido cerebroespinhal artificial através de uma bomba, e que permite o equilíbrio com o interstício que circunda o cateter. Esse equilíbrio ocorre pelo processo de difusão. Amostras de glicose, lactato, piruvato, glicerol e glutamato são continuamente coletadas e analisadas pelo sistema à beira leito[50].

A glicose e o piruvato normalmente estão diminuídos nas situações de hipóxia e isquemia. Já o lactato e o glutamato estão comumente elevados nessa situação. O glicerol se eleva e esse aumento reflete a presença de morte celular. A razão lactato/piruvato é considerada o mais sensível marcador de metabolismo cerebral, mas não é específico e por essa razão não se correlaciona diretamente com a isquemia[51]. Mesmo assim, é um marcador independente de mortalidade e prognóstico funcional[53].

O seu uso em conjunto com monitorização da PIC/PPC e $PtiO_2$, por outro lado, pode fornecer as informações adicionais necessárias para otimizar a PPC, controle glicêmico, hiperventilação, controle de temperatura e transfusão sanguínea. A associação a $PtiO_2$ parece ser a mais importante para orientar a interrupção ou reduzir tratamentos que podem ser potencialmente deletérios nos pacientes sem sinais de hipóxia ou isquemia cerebral.

A localização do cateter também parece influenciar os resultados e é relevante na interpretação dos mesmos. Em TCE difuso, o cateter deve ser inserido em hemisfério não dominante e nas outras situações em áreas normais ou em risco de isquemia tecidual.

O controle rígido da glicemia também foi implicado na diminuição dos níveis de glicose cerebral (66% *vs.* 36 %, p<0.01) e na alta prevalência de crise energética cerebral, com glicose <0.7mmol/l e L/P > 40 quando comparado ao controle intermediário da glicemia[53]. A crise energética

cerebral também foi associada ao aumento da mortalidade.

Mangnoni e cols.[54] também demonstraram que em situações com comprometimento do metabolismo cerebral, existe um maior risco de diminuição dos valores de glicose cerebral, ainda que os valores de glicemia estejam dentro da normalidade, porém no limite inferior.

Na HSA, mudanças no metabolismo ocorreram até 23h antes do aparecimento dos sinais clínicos de isquemia, possibilitando a detecção precoce da mesma e alargando a janela terapêutica[55].

De maneira geral, os componentes bioquímicos também parecem se modificar antes da elevação da PIC. A razão L/P > 25 prediz um aumento da PIC superior a 20 em 89% dos casos[56]. Entretanto, não existem estudos que evidenciem um melhor desfecho associado ao tratamento guiado por esses parâmetros.

Atualmente, podemos citar marcadores promissores como as citocinas, S100 beta, metabólitos do óxido nítrico e proteômicos, que poderão contribuir com a melhor compreensão da fisiopatologia da injúria cerebral e definir *endpoints* no tratamento desses pacientes.

Conclusão

A monitorização multimodal está relacionada à fisiopatologia da injúria cerebral e como tal, deveria ser recomendada nos pacientes com TCE. Entretanto, mais estudos são necessários para integrar adequadamente os dados, desenvolver novas tecnologias para interpretar melhor o significado de cada um deles e avaliar a verdadeira repercussão da implementação da monitorização multimodal no manejo e no desfecho clínico dos pacientes[57]. Além disso, os custos dessa abordagem também devem ser considerados na otimização dos parâmetros à beira leito.

Referências bibliográficas

1. Bouzat P, Oddo M, Payen JF. Transcranial Doppler after Traumatic brain injury: is there a role? CurrOpinCritCare. 2014: 20: 153-160.
2. Videtta W, Domeniconi GG, Valiente AMMS, Costilla MC, Petroni G, Damasceno MPCD. Monitorização Neurológica com Recursos Limitados. In: Terzi R, Falcão A, Videtta W. Cuidados Neurointensivos. São Paulo: Editora Atheneu; 2012. 217-228.
3. Le Roux P, Menon DK, Citerio G, Vespa P, Bader MK, Brophy GM et al. Consensus summary statement of the international Multidisciplinary Consensus Conference on Multimodality Monitoring in Neurocritical Care. Intensive Care Medicine. 2014; 40: 1189-1209.
4. Oddo M. Multimodality Neuromonitoring. Neurocritical Care Society Practice Update. 2013.
5. Brain Trauma F, American Association of Neurological S, Congress of Neurological S, Joint Section on N, Critical Care AC, Bratton SL, et al. Guidelines for the management of severe traumatic brain injury. VIII. Intracranial pressure thresholds. Journal of neurotrauma. 2007; 24(Suppl 1):S55-58.
6. Marshall LF, Smith RW, Shapiro HM. The outcome with aggressive treatment in severe head injuries. Part I: The significance of intracranial pressure monitoring. J Neurosurg. 1979; 50:20-25.
7. Narayan RK, Kishore PR, Becker DP, Ward JD, Enas GG, Greenberg RP, et al. Intracranial pressure: to monitor or not to monitor? A review of our experience with severe head injury. Journal of neurosurgery. 1982 May;56(5):650-9.
8. Saul TG, Ducker TB. Effect of intracranial pressure monitoring and agressive treatment on mortality in severe head injury. Journal of neurosurgery. 1982; 56: 498-503.
9. Eisenberg HM, Frankowski RF, Contant CF, Marshall CF, Walker MD et al. High dose barbiturate control of elevated intracranial pressure in patients with severe head injury. Journal of neurosurgery. 1988; 69: 15-23.
10. Vik A, Nag T, Fredriksli OA, Skandsen T, Moen KG, Milkalsen KS et al. Relationship of "dose"of intracranial hypertension to outcome in severe traumatic brain injury. Journal of neurosurgery. 2008; 109: 678-684.
11. Zanier ER, Ortolano F, Ghisoni L, Colombo A, LosappioS, Stocchetti N. Intracranial pressure monitoring in intensive care: clinical advantages of a computerized system over manual recording. Crit Care. 2007; 11: R:7.
12. Kahraman S, Dutton RP, Hu PMS, Xiao Y, Aarabi B, Stein DM, Scalea TM. Automated Measurement of "Pressure Times Time Dose" of Intracranial Hypertension Best Predicts Outcome After Severe Traumatic Brain Injury. J trauma. 2010; 69:110-118.
13. Chambers IR, Jones PA, Lo TY, Forsyth RJ, Fulton B, Andrews PJ, Mendelow AD, Minns RA. Critical thresholds of intracranial pressure and cerebral perfusion pressure related to age in paediatric head injury. J Neurol Neurosurg Psychiatry. 2006; 77: 234-240.
14. Cremer OL, van Dijk GW, van Wensen E, Brekelmans GJF, Moons KGM, Leenen LPH, Kalkman CJ. Effect of intracranial pressure monitoring and targeted intensive care on functional outcome after severe head injury. Crit Care Medicine. 2005; 33: 2207-2213.
15. Chesnut RM, Temkin N, Carney N, Dikmen S, Rondina C, Videtta W, et al. A trial of intracranial-pressure monitoring in traumatic brain injury. The New England journal of medicine. 2012 Dec 27;367(26):2471-81.
16. Steneir LA, Andrews PJ. Monitoring the injured brain: ICP and CBP. British Journal of Anaesthesia. 2006; 97: 28-36.
17. Johnson U, Nilsson P, Ronne-Engstron E. Favorable outcome in traumatic brain injury patients with impaired cerebral pressure autoregulation when treated at low cerebral perfusion pressure levels. Neurosurgery. 2011; 68: 714-722.
18. Jordan JD, Powers WJ. Cerebral autoregulation and acute ischemic stroke. Am J Hypertens. 2012; 25 (9): 946-950.
19. Aries MJ1, Czosnyka M, Budohoski KP, Steiner LA, Lavinio A, Kolias AG, Hutchinson PJ, Brady KM, Menon DK, Pickard JD, Smielewski P. Continuos determination of optimal cerebral perfusion pressure in traumatic brain injury. Crit Care Med. 2012; 40 (8): 2456-2463.
20. Aaslid R, Markwalder TM, Nornes H. Nonivasive transcranial Doppler ultrasound recording of flow velocity in basal cerebral arteries. J Neurosurg. 1982; 57: 769-774.
21. Geeraerts T, Thome W, Tanaka S, Leblanc PE, Duranteau J, Vigué B. An alternative ultrasonographic approach to assess basilar artery flow. Neurosurgery. 2011; 68: 276-281.
22. Swiat M, Weigele J, Hurst RW, Kasner SE, Pawlak M, Arkuszewski M et al. Middle cerebral artery vasospasm: transcranial color-coded duplex sonography versus conventional nonimaging transcranial Doppler sonography. Crit Care Med. 2009; 37: 963-968.

23. Bouzat P, Oddo M, Payen JF. Transcranial Doppler after traumatic brain injury: is there a role? Curr Opin Crit Care. 2014; 20: 153-160.
24. Kee DB Jr, Wood JH. Rheology of the cerebral circulation. Neurosurgery. 1984; 15: 125-131.
25. Ract C, Le Moigno S, Bruder N, Vigué B. Transcranial Doppler ultrasound goal-directed therapy for the early management of severe traumatic brain injury. Intensive Care Med. 2007; 33: 645-651.
26. Diehl RR. Cerebral autoregulation studies in clinical practice. Eur J Ultrasound. 2002; 16: 31-36.
27. Bouzat P, Francony G, Brun J, Lavagne P, Picard J, Broux C et al. Detecting traumatic internal carotid artery dissection using transcranial Doppler in head-injured patients. Intensive Care Med. 2010; 36: 1514-1520.
28. Bouzat P, Francony G, Declety P, Genty C, Kaddour A, Bessou P et al. Transcranial Doppler to screen on admission patients with mild to moderate traumatic brain injury. Neurosurgery. 2011; 68: 1603-1609.
29. Oddo M, Bosel J and the Participants in the International Multidisciplinary Consensus Conference on Multimodality Monitoring. Neurocrit Care. 2014; 21 Suppl 2: 103-120.
30. Brain Trauma F, American Association of Neurological S, Congress of Neurological S, Joint Section on N, Critical Care AC, Bratton SL, et al. Guidelines for the management of severe traumatic brain injury. X. Brain oxygen monitoring and thresholds. J Neurotrauma. 2007; 24 (Suppl 1): S65-70.
31. Radolovich DK, Czosnyka M, Timofeev I, Lavivio A, Kim DJ, Jaeger M et al. Transient changes in brain tissue oxygenation in response to modifications of cerebral perfusion pressure: an observational study. Anesth Analg. 2010; 110: 165-173.
32. Johnston AJ, Steiner LA, Chatfield DA, Coles JP, Hutchinson PJ, Al-Rawi PG et al. Effect of cerebral perfusion pressure augmentation with dopamine and norepinephrine on global and focal brain oxygenation after traumatic brain injury. Intensive Care Med. 2004; 30: 791-797.
33. Al-Rawi PG, Tseng MY, Richards HK, Nortje J, Timofeev I, Matta BF et al. Hypertonic saline in patients with poor-grade subarachnoid hemorrhage improves cerebral blood flow, brain oxygenation, and pH. Stroke. 2010; 41: 122-128.
34. Zhang S, Zhi D, Lin X, Shang Y, Niu Y. Effect of mild hypothermia on partial pressure of oxygen in brain tissue and brain temperature in patients with severe head injury. Chin J Traumatol = Zhonghua chuang shang za zhi/Chinese Medical Association. 2002; 5: 43-50.

35. Oddo M, Levine JM, Kumar M, Iglesias K, Frangos S, Maloney-Wilensky E et al. Anemia and brain oxygen after severe traumatic brain injury. Intensive Care Med. 2012; 38: 1497-1504.
36. Bohman LE, Heuer GG, Macyszyn L, Maloney-Wilensky E, Frangos S, Le Roux PD et al. Medical management of compromised brain oxygen in patients with severe traumatic brain injury. Neurocrit Care. 2011; 14:361-369.
37. Cormio M, Valadka AB, Robertson CS. Elevated jugular venous oxygen saturation after severe head injury. J Neurosurg. 1999; 90: 9-15.
38. Coles JP, Fryer TD, Coleman MR, Smielewski P, Gupta AK, Minhas PS et al. Hyperventilation following head injury: effect on ischemic burden and cerebral oxidative metabolism. Crit Care Med. 2007; 24: 202-211.
39. Robertson CS, Gopinath SP, Goodman JC, Contant CF, Valadka AB, Narayan RK. SjvO$_2$ monitoring in head injured patients. J Neurotrauma. 1995; 12: 891-896.
40. Le Roux PD, Newell DW, Lam AM, Grady MS, Winn HR. Cerebral arteriovenous oxygen difference: a predictor of cerebral infarction and outcome in patients with severe head injury. J Neurosurg. 1997; 87: 1-8.
41. Zweifel C, Castellani G, Czosnyka M, Helmy A, Manktelow A, Carrera E et al. Noninvasive monitoring of cerebrovascular reactivity with near infrared spectroscopy in head-injured patients. J Neurotrauma. 2010; 27: 1951-1958.
42. Pennekamp CW, Bots ML, Kappelle LJ, Moli FL, de Borst GJ. The value of near-infrared spectroscopy measured cerebral oximetry during carotid endarterectomy in perioperative stroke prevention. A review. Eur J Vasc Endovasc Surg. 2009; 38: 539-545.
43. Ter Minassian A, Poirier N, Pierrot M, Menei P, Granry JC, Ursino M, Beydol L. Correlation between cerebral oxygen saturation measured by near-infrared spectroscopy and jugular oxygen saturation in patients with severe closed head injury. Anesthesiology. 1999; 91: 985-990.
44. Zweifel C, Castellani G, Czosnyka M, Carrera E, Brady KM, Kirkpatrick PJ et al. Continuous assessment of cerebral autoregulation with near-infrared spectroscopy in adults with subarachnoid hemorrhage. Stroke. 2010; 41: 1963-1968.
45. Temkin NR. Preventing and treating post-traumatic seizures: the human experience. Epilepsia. 2009; 50 Suppl 2: 10-13.
46. Ronne-Engstrom E, Winkler T. Continuous EEG monitoring in patients with traumatic brain

injury reveals a high incidence of epileptiform activity. Acta Neurol Scand. 2006; 114: 47-53.

47. Claassen J, Taccone FS, Horn P, Holtkamp M, Stochetti N, Oddo M. Recommendations on the use of EEG monitoring in critically ill patients: consensus statement from the neurointensive care section of the ESICM. Intensive Care Med. 2013; 39: 1337-1351.

48. Claassen J, Hirsch LJ, Kreiter KT, Du EY, Connoly ES, Emerson RG, Mayer SA. Quantitative continuous EEG for detecting delayed cerebral ischemia in patients with poor-grade subarachnoid hemorrhage. Clin Neurophysiol. 2004; 115: 2699-2710.

49. Claassen J, Mayer SA, Kowalski RG, Emerson RG, Hirsch LJ. Detection of eletrographic seizures with continuous EEG monitoring in critically ill patients. Neurology. 2004; 62: 1743-1748.

50. Tisdall MM, Smith M. Cerebral microdialysis: research technique or clinical tool. Br J Anaesth. 2006; 97: 18-25.

51. Vespa P, Bergsneider M, Hattori N, Wu HM, Huang SC, Martin NA et al. Metabolic crisis without brain ischemia is common after traumatic brain injury: a combined microdialysis and positron emission tomography study. J Cerebral Blood Flow Metab. 2005; 25: 763-774.

52. Timofeev J, Carpenter KL, Nortje J, Al-Rawi PG, O'Connell MT, Czosnyka M et al. Cerebral extracellular chemistry and outcome following traumatic brain injury: a microdialysis study of 223 patients. Brain. 2011; 134: 484-494.

53. Oddo M, Schmidt JM, Carrera E, Badjatia N, Connoly ES, Presciutti M et al. Impact of tight glycemic control on cerebral glucose metabolism after severe traumatic brain injury: a microdialysis study. Crit Care Med. 2008; 36: 3233-3238.

54. Magnoni S, Tedesco C, Carbonara M, Pluderi M, Colombo A, Stocchetti N. Relationship between systemic glucose and cerebral glucose is preserved in patients with severe traumatic brain injury, but glucose delivery to the brain may become limited when oxidative metabolism is impaired: implications for glycemic control. Crit Care Med. 2012; 40: 1785-1791.

55. Skjoth-Rasmussen J, Schulz M, Kristensen SR, Bjerre P. Delayed neurological deficits detected by an ischemic pattern in the extracellular cerebral metabolites in patients with aneurysmal subarachnoid hemorrhage. J Neurosurg. 2004; 100: 8-15.

56. Belli A, Sen J, Petzold A, Russo S, Kitchen N, Smith M. Metabolic failure precedes intracranial pressure rises in traumatic brain injury: a microdialysis study. Acta Neurochir (Wien). 2008; 150: 461-469.

57. Citerio G, Oddo M, Taccone FS. Recommendations for the use of multimodal monitoring in neurointensive care unit. Curr Opin Crit Care. 2015; 21: 113-119.

12

Controle da Hipertensão Intracraniana

Ana Paula de Carvalho Canela Balzi
Fabiola Prior Caltabeloti

Introdução

Hipertensão intracraniana corresponde a elevação do volume dos conteúdos intracranianos, após esgotados os mecanismos de compensação e adequação da complacência dentro da caixa craniana. Ela constitui uma emergência médica, que, se tratada de forma inadequada, pode evoluir para óbito ou gerar sequelas importantes.

Manifesta-se geralmente com cefaleia, vômitos, alteração do nível de consciência e déficits neurológicos focais.

A principal causa de hipertensão intracraniana é traumática e atinge, principalmente, jovens e indivíduos em idade produtiva. Cerca de 80.000 pessoas são vítimas de traumatismo cranioencefálico (TCE) por ano e grande parcela dessas pessoas necessita de cuidados intensivos[1]. Entretanto, qualquer processo expansivo intracraniano pode ocasionar a elevação da pressão intracraniana; como hemorragias, hematomas, edema por isquemia (acidente vasculares cerebrais) ou por ativação cascata inflamatória (injúrias neurológicas inflamatórias), tumores, entre outras diversas causas. A Hipertensão intracraniana (HIC) corresponde à maior causa de morte entre os pacientes neurocirúrgicos[2].

Fisiopatologia

O conteúdo intracraniano é formado por três compartimentos: 1- tecido cerebral, 2- liquor (LCR) e 3- sangue (leito arterial e leito venoso)[1]. O parênquima cerebral ocupa um volume de 1.100 mL em adultos, o sangue e o LCR ocupam em média 150 mL cada um. A hipertensão intracraniana ocorre quando houver incompatibilidade continente – conteúdo. Afinal, o crânio e a dura-máter são estruturas rígidas que impedem a acomodação de novos volumes; exceto em recém-nascidos e lactentes que contam com as fontanelas, permitindo maior distensibilidade da caixa craniana[1,2].

Esse mecanismo de aumento da pressão intracraniana é regido pela doutrina de Monro – Kelly, segundo a qual, qualquer aumento de volume de um dos componentes da caixa craniana deve ser compensado pela diminuição de outros; não sendo assim, a hipertensão intracraniana ocorre[3].

A pressão intracraniana (PIC) corresponde à pressão exercida pelos componentes intracranianos na dura-máter e sua normalidade situa-se abaixo de 10 mmHg. Aumentos transitórios nessa pressão podem ser fisiológicos em decorrência de tosse ou manobra de valsalva, por exemplo. A PIC mantida por mais de 10 minutos acima de 20 mmHg é capaz de gerar lesão neuronal e merecem tratamento. Estudos desde a década de 90 demonstram relação da elevação da PIC com piora da morbimortalidade dos pacientes[4].

Conteúdo intracraniano
Líquido cefalorraquidiano

O líquido cefalorraquidiano (LCR) corresponde a 10% do volume intracraniano. Em indivíduos adultos, seu volume é de aproximadamente 150 mL no Sistema Nervoso Central (SNC). Ele é produzido a uma taxa de 0,3 a 4 mL/min pelos plexos coroides nos ventrículos laterais (70%) ou resulta da transudação de líquido do epêndima. E sua reabsorção ocorre, em grande parte, nas vilosidades aracnóideas ao longo do seio sagital. Sua circulação é unidirecional segundo essa sequencia: plexo coroide dos ventrículos laterais, passando pelo forame de Monro, atinge o terceiro ventrículo, chegando ao quarto ventrículo pelo aqueduto cerebral. Desse ponto, alcança as cisternas basais pelos forames de Luschka e Magendie. Chegam à convexidade cerebral tanto por via anterior (cisternas anteriores, tronco cerebral, base dos lobos temporais e frontais), quanto posterior (cisterna magnas, supracerebelares, ambientes e cisternas do corpo caloso). Além disso, o LCR circula pelo canal raquidiano entrando e saindo da caixa craniana[5,6].

As alterações da pressão intracraniana em decorrência do LCR ocorrem por obstrução ao seu fluxo ou por diminuição de sua reabsorção.

Compartimento sanguíneo

O volume total de sangue intracraniano é ao redor de 4,5 mL/100 g de tecido cerebral, que está distribuído 30% no compartimento arterial e 70% no território venoso. Do ponto de vista prático, o sistema venoso não modifica seu diâmetro, atribuindo ao lado

arterial a resposta vascular cerebral, correspondendo a 2% do volume intracraniano.

O FSC é diretamente proporcional a pressão de perfusão cerebral (PPC) e indiretamente proporcional a resistência vascular cerebral (RVC). A PPC constitui a resultante da PAM subtraída da pressão venosa (PV). Esta última é difícil de ser medida em humanos e é paralela à PIC; sendo, portanto, essa medida considerada, Figuras 12.1 e 12.2.

$$PPC = PAM - PV \text{ ou } PPC = PAM - PIC$$

Figura 12.1 – PPC = pressão de perfusão cerebral, PAM = pressão artéria média, PV = pressão venosa, PIC = pressão intracraniana.

Assim, o FSC pode ser expresso da seguinte forma:

$$FSC = k \times \left(\frac{PPC}{RVC} \right)$$

$$FSC = k \times \left[\frac{(PAM - PIC)}{RVC} \right]$$

Figura 12.2 – FSC = fluxo sanguíneo cerebral, RVC = resistência vascular cerebral, PPC = pressão de perfusão cerebral, PAM = pressão artéria média, PIC = pressão intracraniana.

Outro importante conceito a ser considerado neste contexto é o da autorregulação cerebral. A autorregulação pode ser definida como a capacidade de manter fluxo sanguíneo cerebral constante a despeito de alterações na PAM; bem como, capacidade de aumentar FSC em caso de aumento da demanda metabólica encefálica e diminuí-lo em casos contrários. A faixa de PAM em que a autorregulação pode atuar, de forma geral, é de 50-160 mmHg, em indivíduos normais. Se a PAM cair abaixo desse nível, o FSC também cai, pois ultrapassam a capacidade máxima de dilatação vascular, podendo gerar isquemia; por outro lado, se a PAM superar o limite de 160 mmHg, o FSC também aumenta, gerando tumefação encefálica com aumento do volume sanguíneo encefálico e consequente hipertensão intracraniana[7] (Figura 12.3).

A teoria mais aceita para autorregulação cerebral é a metabólica, em que, metabólitos são potentes efetores de contratura ou relaxamento da musculatura vascular. O gás carbônico (CO_2), tem papel importante nesse contexto. O CO_2 passa livremente entre as membranas celulares por alta difusibilidade, atingindo facilmente o interstício. Neste local, é capaz de modificar o PH e atuar contraindo (PH alcalino) ou relaxando (PH ácido) a parede muscular das arteríolas pré-capilares[8].

O conceito de acoplamento metabólico também é bastante explorado e tem importante papel nas mudanças das resistências vasculares. Resulta da adequada oferta de nutrientes pelo FSC às demandas metabólicas teciduais. Em condições patológicas, ocorre o desacoplamento fluxo – consumo, gerando aumento do FSC desproporcional à atividade metabólica (hiperemia); ou baixo FSC, insuficiente em suprir tecido neural hiperfuncionante (oligoemia). Ambas situações podem ser frequentemente observadas em pacientes vítimas de traumatismo crânio encefálico. O papel do médico é perseguir o acoplamento metabólico à oferta de nutrientes, reduzindo as lesões cerebrais secundárias em decorrência desse processo.

Doenças venosas podem cursar com HIC secundária, por exemplo, tromboses de seios venosos, trombose jugular, fístulas arteriovenosas intracranianas, entre outras.

Parênquima cerebral

O parênquima cerebral constitui 85% do volume da caixa craniana, com aproximadamente 1.000 a 1.250 mL em indivíduos na idade adulta. Desse, 75% é constituído de água distribuída nos espaços intra e extracelulares.

O aumento do volume desse compartimento pode ser devido ao crescimento anormal de tecidos (tumores), resposta inflamatórias a infecções (abscessos e granulomas) e, por fim, ao acúmulo de líquido nos espaços intersticiais ou intracelulares. Esse último é chamado de edema e resulta do funcionamento inadequado do transporte de água e eletrólitos pelas junções vasculares e membranas celulares. Didaticamente, pode ser dividido em vasogênico,

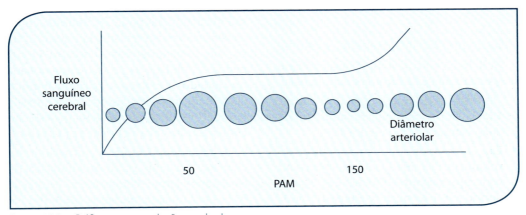

Figura 12.3 – Gráfico autorregulação cerebral.
Adaptado de Childs Nerv Syst (2010)26:431-439.

citotóxico e hidrostático ou intersticial, de acordo com o mecanismo de formação.

O edema vasogênico resulta da alteração de permeabilidade da barreira hematoencefálica, permitindo a passagem de água e componentes do plasma, como proteínas, pelas junções celulares. Causando acúmulo de líquido no espaço intersticial. As principais consequências do edema vasogênico são traduzidas na piora do transporte axoplasmático, do potencial excitatório de membrana, da difusão dificultada no espaço intercelular, entre outros.

O acúmulo de líquido intracelular é conhecido como edema citotóxico ou celular, sua etiologia está relacionada a alterações na membrana celular. Bastante observado em situações de isquemia e falência anóxica da bomba Na+ - K +. Encontramos aumento do sódio e água dentro da célula e potássio no espaço extracelular. A reversão do edema citotóxico pode ocorrer se a competência das trocas iônicas na membrana celular forem restabelecidas através da reversão da isquemia; lembrando que o tempo é o fator limitante para reversibilidade total ou parcial desse edema.

Aumento de pressão venosa, pode gerar transudação de líquido ependimário para interstício, responsável pelo edema intersticial ou hidrostático. Observado nas áreas periventriculares em pacientes com hidrocefalia ou HIC.

Relação pressão intracraniana e volume

A Relação entre o volume intracraniano e a pressão não é linear e sim exponencial.

Através do gráfico fica fácil visualizar as 4 fases da fisiopatologia do aumento da pressão intracraniana, Figura 12.4:

- Fase 1: compensada – incrementos no volume intracraniano alteram pouco ou nada a pressão intracraniana. Isso ocorre devido aos mecanismos compensatórios encefálicos de tamponamento desse aumento de volume (através da diminuição do volume dos outros compartimentos não envolvidos – saída do LCR para saco dural ou sua reabsorção, por exemplo).

- Fase 2: descompensada – nessa fase, aumento do volume, pode aumentar a pressão intracraniana, sinalizando para perda de complacência intracraniana, demonstrado pela falência dos mecanismos compensatórios. Aparecem as ondas patológicas no monitor de PIC.

- Fase 3: elevação exponencial – mesmo pequenos aumentos no volume intracraniano são capazes de elevar muito a PIC, de maneira nitidamente desproporcional.

- Fase 4: interrupção do fluxo – nessa fase a PIC está igualada a PAM, gerando fluxo zero, pressão de perfusão cerebral zero, compatível com morte cerebral.

A atitude médica é evitar a fase 3 do gráfico e identificar precocemente a fase 2. Para tal, a monitorização clínica e multimodal auxilia bastante, uma vez que o valor numérico da PIC de cada uma dessas fases não é o mesmo para todos os pacientes e, até mesmo pode ser mais baixo que 20 mmHg em parte desses indivíduos.

Monitorizando a pressão intracraniana

A técnica de monitorização intracraniana é bem descrita e utilizada por diversos centros em todo mundo. A medida da pressão intracraniana pode ser utilizada como classificação de severidade do trauma e, até mesmo, como prognóstico em casos selecionados. A utilidade da pressão intracraniana no cuidado direto com o paciente é muito clara, bem como, sua associação à mortalidade, entretanto, seu impacto no desfecho clínico ainda é inconclusivo na literatura[9].

A ideia de monitorizar a pressão intracraniana está demonstrada nos trabalhos de Guillaume e Janny Manométrie na década de 50[10] e por Lundberg na Suécia em 1961[11]. Ela era realizada através de um cateter de derivação ventricular externa posicionada dentro

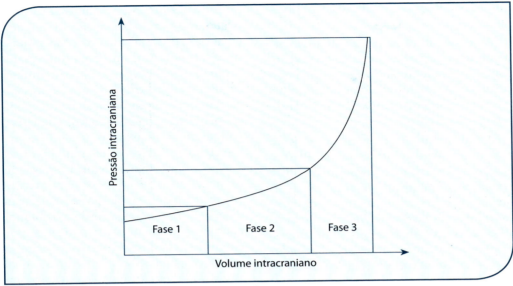

Figura 12.4 – Curva de Langfit.
Adaptado de Arq Bras Neurocir. 2010. 29(2):53-57.

do ventrículo lateral do paciente e conectada a um transdutor de pressão. Protocolos de manejo de pacientes com metas em PIC e pressão de perfusão cerebral demonstraram melhora da mortalidade associada a HIC[4,12].

Nos dias atuais, existem muitas outras alternativas para monitorização da PIC, entre tipos de monitor, materiais, tecnologias diferenciadas e posicionamento e localização dos dispositivos. Alguns desses dispositivos além de aferir a PIC também permitem seu tratamento através da drenagem do LCR. Na Tabela 12.1 estão demonstradas as principais localizações dos cateteres de

TABELA 12.1	TIPOS DE CATETERES PARA MONITORIZAÇÃO DA PRESSÃO INTRACRANIANA	
	Vantagens	**Desvantagens**
Cateter ventricular	Alta confiabilidade Possibilidade de drenar LCR	Necessita reposicionamento do transdutor com mudanças na posição da cabeça Dificuldade para puncionar ventrículo Risco aumentado de infecção a partir de 5 dias de uso
Intraparenquimatoso	Alta confiabilidade Pode ter outras monitorizações associadas	Pode mascarar HIC compartimentalizada Formação de hematomas na passagem pode inviabilizar seu uso
Subdural	Não invade o cérebro Menor risco de infecção	Bloqueio do orifício resulta em PIC falsamente reduzida Artefatos à mobilização do sistema

PIC e as diferenças entre os diversos tipos de dispositivos.

A pressão intracraniana (PIC) corresponde à flutuação das ondas de pressão do conteúdo intracraniano a cada batimento cardíaco. A morfologia da onda de PIC informa estado de complacência e elasticidade do cérebro[9].

A única maneira de aferir, de forma contínua, a pressão intracraniana (PIC) é através da instalação de dispositivos intracranianos, dessa forma a monitorização é invasiva, tendo como principal complicação a infecção do Sistema nervoso central (SNC). As taxas de infecção são maiores nos dispositivos intraventriculares, podendo chegar 20% após o quinto dia de sua introdução. Por isso, uma adequada política de cuidados com a instalação e manipulação desses cateteres deve ser perseguida pela equipe multidisciplinar nas Unidades de Terapia Intensiva (UTI)[13-15]. Sangramentos pós-passagem do cateter, falha técnica do monitor e intervenções iatrogênicas baseadas em leituras errôneas do monitor, também participam das complicações, embora raras[16].

A monitorização da PIC está indicada em pacientes com risco de desenvolvimento de hipertensão intracraniana[9]. *Guidelines* internacionais recomendam passagem de monitor de PIC como modelo de tratamento ideal de pacientes com hipertensão intracraniana após traumatismo cranioencefálico. O *guideline* do *Brain Trauma Foundation* (BTF) recomenda monitorização de todos os pacientes com traumatismo cranioencefálico grave (Escala de Coma de Glasgow menor que 8 local) com alterações tomográficas[17]. Nos pacientes com tomografia de crânio inicial normal, Narayan desenvolveu um método preditivo para indicar ou não a passagem do monitor de PIC, avaliando o risco de desenvolvimento de hipertensão intracraniana. Esse método inclui pacientes com idade superior a 40 anos, pressão sistólica na admissão menor que 90 mmHg

ou presença de postura anormal (uni ou bilateral). Quando 2 ou mais variáveis descritas estão presentes o risco de hipertensão intracraniana (mesmo com tomografia normal) é de 60%, *versus* 4% se nenhuma variável está presente[18]. Outra circunstância, em que a monitorização da PIC pode ser benéfica, seria em situações de lesões com efeito de massa e o paciente esteja sob efeito de sedativos, não sendo possível avaliação neurológica adequada através do exame clínico; ou, também, em situações em que não ocorre evolução esperada; para seguimento e programação de tratamentos mais agressivos, como a hipotermia, por exemplo. As contraindicações incluem apenas coagulopatias não revertidas, a qual ainda pode ser extrapolada em casos em que se dispõe de cateter subdural, onde o risco de sangramento é menor.

As medidas da PIC orientam medidas clínicas e cirúrgica nos pacientes com HIC, ocasionando mudanças no tratamento desses indivíduos; além de ser o alvo de tratamento do *guideline* de traumatismo craniano do *Brain Trauma Foundation* (BTF). O valor numérico da PIC a ser alcançado seria menor que 20 mmHg, de acordo com *guideline* do BTF; estudos demonstraram melhora da mortalidade com esses níveis de PIC[4]. Entretanto, a grande heterogeneidade entre pacientes e a complexa fisiopatologia do traumatismo cranioencefálico, além das diferenças entre medida da pressão intracraniana e seus desfechos, demonstram uma falha em assumir um alvo numérico de PIC para todos os pacientes. Nas fases iniciais pós-trauma, a cascata de injúria secundária já começa ser propagada. As medidas terapêuticas iniciais têm como foco a PIC e a pressão de perfusão cerebral (PPC), para manter um adequado fluxo sanguíneo cerebral (FSC), prevenindo a isquemia ou a disfunção macrovascular. Entretanto, no cenário patológico, o fluxo sanguíneo cerebral e a PPC podem não estar relacionadas, pois os mecanismos autorregulatórios apresentam-

-se disfuncionais em graus variados; além disso, evidências recentes demonstram que a disfunção macrovascular e inadequado Fluxo sanguíneo cerebral não são os únicos determinantes da injúria neurológica secundária, incluindo também a disfunção microvascular (relacionados a difusão ou perfusão do parênquima), as alterações na utilização da glicose (como, disfunção mitocondrial) e que, esses mecanismos, não podem ser corrigidos através da otimização da PIC e da PPC. Dessa forma, a fisiologia cerebral pode estar alterada mesmo com uma PIC menor que 20 mmHg[19,20].

The Benchmark Evidence from South American Trials: Treatment Intracranial Pressure (BEST TRIP TRIAL), publicado por Chesnut *et al.* em 2012, estudo multicêntrico realizado em dois países da América do Sul (Bolívia e Equador), com 324 pacientes vítimas de TCE[21]. Os mesmos eram randomizados para protocolos terapêuticos específicos: um grupo com alvo terapêutico em manter a PIC menor que 20 mmHg e outro com instituição da terapêutica baseado no exame clínico e em exames de imagem. O desfecho primário analisado nesse estudo era tempo de sobrevida, alterações da consciência e *status* funcional em 3 e 6 meses. Não houve diferença estatística para os desfechos primários na comparação dos dois grupos. Os autores seguiram com publicações posteriores relacionadas, visando evitar interpretações que desmotivassem o uso dos monitores de pressão intracraniana, reunindo explicações e discussões dos resultados obtidos nesse *trial*; reforçando a importância do uso da monitorização da pressão intracraniana para compreensão dos mecanismos fisiopatológicos envolvidos na lesão, principalmente quando associada a outras monitorizações. Eles ainda concluíram que o BEST TRIP TRIAL não tinha como finalidade testar o valor da monitorização da pressão intracraniana, mas sim, especificamente, comparar duas diferentes abordagens terapêuticas para pacientes com TCE[22]. Novos estudos são necessários para responder às dúvidas que permanecem: quem deve ser monitorizado; o que define hipertensão intracraniana; existe um alvo numérico em que a hipertensão intracraniana é deletéria; seria a hipertensão intracraniana *per se* perigosa ou, ela seria um marcador de algo mais; como poderíamos melhor tratar a HIC[19]. Concluindo, a medida da pressão intracraniana é apenas uma peça de um grande quebra-cabeça. Mas uma importante peça[9].

Existem algumas outras maneiras de estimar aumentos da pressão intracraniana de forma não invasiva, como ultrassom da bainha do nervo óptico, Índice de pulsatilidade do doppler transcraniano e EEG quantitativo são técnicas promissoras nesse ramo. Entretanto, esses meios não permitem seguimento do tratamento instituído ou de monitorização contínua. Para isso, novos estudos são necessários[23-26].

Tratamento

O tratamento, de HIC visa evitar lesão secundária neuronal através do acoplamento metabólico, adequando fluxo sanguíneo cerebral (FSC) ao consumo.

Guidelines para manejo de HIC, incluindo cuidados pré-hospitalares, cuidados avançados, cirúrgicos e intensivos têm sido publicados com os esforços de sociedades médicas inseridas no tema como *a Neurocritical Care Society,* que publicou, a partir de 2012, uma coleção "*Emergency Neurological Life Support*" para cuidados com esses pacientes[27-37].

Cuidados essenciais básicos

A via aérea é o ponto central do tratamento inicial de um paciente com injúria neurológica, principalmente, os pacientes com hipertensão intracraniana. Diversas especificações de uso de sedativos e o momento ideal de promover intervenção na via aérea são largamente discutidos na literatura[3,27,35,36,38].

Nos pacientes que estão sem monitorização da PIC, os sinais clínicos que apontam para seu aumento, como alteração nível de consciência, alterações pupilares ou postura anormal, além dos sinais de herniação de parênquima cerebral; devem ser assumidos como PIC maior que 20 mmHg. Nesse caso, algumas situações podem elevar ainda mais a pressão intracraniana: o reflexo de resposta simpática (aumento da FC e da PA, consequentemente aumento da PIC) e reflexo laríngeo direto, que estimula o aumento da PIC independente do sistema autonômico. Dessa forma, a presença do reflexo simpático em pacientes hipertensos, pode ser bastante deletério para pacientes com HIC e não deve ser agressivamente tratado em pacientes hipotensos. A escolha das substâncias a serem utilizadas na pré-medicação, para cada situação, torna-se fator preponderante[27,39]; diante de tantas opções, vale ressaltar os mais comumente utilizados, Tabela 12.2.

A Figura 12.5 demonstra passo a passo medidas e intervenções na via aérea de pacientes críticos.

Durante a ventilação mecânica, o médico deve ter atenção especial para manter saturação de hemoglobina maior que 94%, pressão parcial de gás carbônico ($PaCO_2$) entre 35-45 mmHg, capnografia 30-40 mmHg. O paciente não deve apresentar esforço respiratório, além da utilização de métodos para evitar injúria pulmonar aguda.

TABELA 12.2	PRÉ-MEDICAÇÕES PARA ENTUBAÇÃO DE PACIENTES COM SUSPEITA DE HIPERTENSÃO INTRACRANIANA[27]			
Substância	Local de efeito	Efeito hemodinâmico (queda PA)	Alteração do metabolismo cerebral	Dose habitual
Lidocaína	Diretamente no reflexo laríngeo	+	+	1-1,5 mg/kg
Esmolol	Resposta simpática	+ +	- -	1-2 mg/kg
Fentanil	Resposta simpática	+ +	- -	2-3 mcg/kg
Etomidato	Sedação	- -	- -	0,3 mg/kg
Propofol	Sedação	+ + +	+	2 mg/kg
Tiopental	Sedação + diminuição $CMRO_2$	+ + + +	+ + +	3 mg/kg
Cetamina	Sedação	- -	+ (aumento PIC sem importância clínica comprovada)	2 mg/kg
Succinilcolina	Bloqueador neuromuscular despolarizante	- -	+ (cuidado com hipercalemia)	1 mg/kg

$CMRO_2$ = consumo metabólico de oxigênio pelo cérebro.

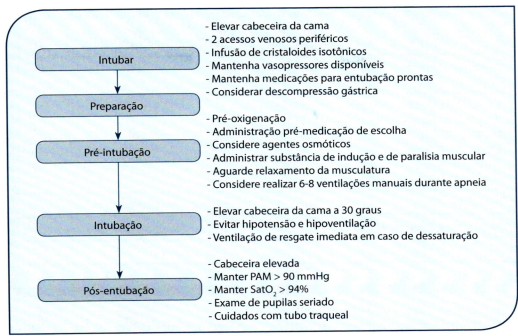

Figura 12.5 – Intervenção na via aérea de pacientes neurocríticos.
Adaptado de Neurocrit Care (2012) 17: S4-S20.

Após o devido cuidado com via área, o paciente deve receber ressuscitação fluídica e, se necessário, drogas vasoativas tratando de forma efetiva a hipotensão. O impacto prognóstico da hipotensão foi demonstrado no traumatismo craniano, por Chesnut em 1993[40], confirmando piora significativa do desfecho clínico desses pacientes; dentre as conclusões, constatou que a hipotensão foi o maior determinante prognóstico no atendimento inicial. Confirmando o raciocínio fisiológico da importância de manter adequado PPC e adequado FSC. Além disso, também no cenário de TCE, o *guideline* BTF orienta manter PAS maior que 90 e pressão de perfusão cerebral 60-70 mmHg, a fim de evitar o hipofluxo cerebral que possa causar isquemias e comprometer a funcionalidade dos pacientes, bem como as taxas de mortalidade[12].

Durante todo o cuidado com o paciente neurocrítico com hipertensão intracraniana, o raciocínio fisiopatológico não pode estar dissociado. O aumento da oferta de nutrientes para o cérebro pode ser modificado, principalmente, através da otimização do FSC, aumentando a pressão de perfusão cerebral (aumentando a PAM ou reduzindo a PIC); prevenindo a isquemia secundária. Dessa forma, diversas medidas podem contribuir, como ilustrado na Tabela 12.3.

Outra medida essencial para pacientes com HIC, constitui elevação da cabeceira a 30 graus, além de manter a patência do fluxo sanguíneo venoso pelas jugulares do paciente. Tal conduta consiste no único método eficiente para atuação no sistema venoso intracraniano, aumentando a drenagem passiva do sangue para fora da caixa craniana. O aumento do retorno venoso, também aumenta débito cardíaco e a PAM, contribuindo para melhora da pressão de perfusão cerebral. Cuidado com pacientes com instabilidade hemodinâmica, pois pode induzir hipotensão postural e ocasionar hipotensão com consequente hipofluxo cerebral.

TABELA 12.3	FATORES QUE INFLUENCIAM A OFERTA E O CONSUMO DE NUTRIENTES CEREBRAIS	
Aumentam oferta de nutrientes para parênquima cerebral		**Diminuem a demanda metabólica cerebral**
Controle da arteríola pré-capilar (otimização de FSC) Soluções hiperosmolares Hiperventilação Elevação decúbito Barbitúricos Hipotermia		Evitar febre
Aumentar FIO_2		Evitar crise convulsiva
Manter hemoglobina adequada		Sedação adequada
		Hipotermia
		Barbitúricos

A manipulação do paciente pode causar elevação da PIC, seja pela indução de estímulos dolorosos ou de despertar, trazendo consigo ansiedade e estranheza de todo ambiente da UTI, que não é muito confortável. Portanto, é recomendado diminuição de estímulos externos que possam cursar com hipertensão intracraniana e também realizar adequada sedação e analgesia, sem esquecer de intensifica-los nos momentos de manipulação intensa como aspiração de cânula traqueal e higiene, por exemplo.

A febre aumenta o consumo metabólico do parênquima. Esse aumento pode ser extremamente nocivo ao cérebro na fase de hipertensão intracraniana, em que fluxo – consumo estão desacoplados e o FSC pode estar reduzido, causando lesões isquêmicas que podem levar a morte celular e quadros neurológicos irreversíveis; impactando diretamente também o desfecho clínico dos pacientes. Uma metanálise avaliou impacto da febre em diversos cenários neurocríticos que envolvem acidente vascular cerebral (em suas diversas etiologias) e o traumatismo cranioencefálico; constatou aumento da mortalidade em todos os grupos que apresentaram febre, com RR = 1,5[41]. Recomenda-se tratamento agressivo de temperaturas elevadas, manutenção de antitérmicos de horário, mesmo sem sinal de febre no momento inicial. Sugerimos associação de outras classes de medicações para controle da temperatura a medida que os anteriores não se mostrarem suficientes. Por exemplo, utilização de anti-inflamatórios não hormonais – se não houver contra indicação – dexmedetomidina e, até mesmo, sulfato de magnésio que pode promover queda da temperatura através da vasodilatação periférica que provoca.

Cuidar para que o paciente neurocrítico com HIC tenha adequado transporte de oxigênio até as células, nos remete a não permitir valores de hemoglobina muito baixos. Estudos demonstram melhores desfechos em pacientes hospitalizados nas unidades de terapia intensiva com restrição de transfusão de hemoderivados[42], entretanto, não sabemos se isso é absoluta verdade nos pacientes neurocríticos. Tanto níveis criticamente baixos, quanto as hemotransfusões, pioram seus desfechos clínicos[43]. Estudos com cateter de oximetria tecidual cerebral podem auxiliar na indicação de transfusão de concentrado de hemácias. Porém, ainda não há, na literatura, uma definição objetiva do nível de hemoglobina que indicaria transfusões sanguíneas.

Lesões neurológicas agudas, com ou sem hipertensão intracraniana, cursam com injúrias microvasculares, representada principalmente por disfunção da barreira hematoencefálica, permitindo livre passagem de solutos e água dos vasos para o interstício parenquimal. Tornando o cérebro bastante vulnerável às variações dos componentes homeostáticos do meio[44]. As flutuações do sódio sérico têm implicações diretas na fisiopatologia do edema cerebral, transporte axonal e potencial elétrico de membrana. A velocidade de instalação do distúrbio está diretamente ligada à gravidade do quadro e determina a velocidade de correção no tratamento. O que torna o sódio um elemento de extrema importância nos pacientes neurocríticos. Além das consequências para o cérebro das flutuações do cátion, as afecções do sistema nervoso central podem ser a causa desses distúrbios como, diabetes insipidus (causa de hipernatremia), síndrome de secreção inapropriada do hormônio antidiurético (SIADH) e a síndrome perdedora de sal (ambas causas de hiponatremia). Os pacientes em cuidados neurocríticos podem desenvolver hipo ou hipernatremia em decorrência do tratamento instituído, que pode envolver administração de substâncias hiperosmolares (causando hipernatremia) ou fluidos hipotônicos (causando hiponatremia). A hiponatremia é bastante deletéria. E, mais recentemente, alguns estudos demonstram efeito também ruim da hipernatremia, associada a aumento da mortalidade; estudos demonstraram que, tanto níveis altos quanto baixos de sódio, foram encontrados na população com alta taxa de mortalidade; carregando a dúvida se o sódio seria um marcador de gravidade ou determinante de mortalidade[45,46]. Soluções isotônicas são melhores toleradas por pacientes com injúria neurológica por distribuírem-se igualmente nos meios intra e extra celular; entretanto, o excesso dessas substâncias, invariavelmente, acarreta edema intersticial em todos os tecidos do organismo, inclusive no cérebro, piorando a HIC. Dessa forma, o balanço hídrico positivo tem implicação no aumento da PIC. Soluções com albumina a 4% pioram prognóstico dos pacientes com injúria neurológica e a promessa está nas soluções com lactato; essa substância parece ter um efeito neuroprotetor além de ser substrato energético para cérebro[44].

O uso de corticosteroides não é recomendado para melhorar edema da reação inflamatória encontrada nos pacientes com injúrias neurológicas agudas e hipertensão intracraniana. Sua utilização está restrita para casos em que o edema é decorrente de tumores do sistema nervoso central, abscessos intracranianos e doenças neuroinflamatórias não infecciosas[36,47].

Controle da arteríola pré-capilar

Correspondem ao tratamento de resgate para pacientes que não controlam a PIC, apesar de, adotadas todas as medidas essenciais descritas acima.

Terapia hiperosmolar

Manitol

O manitol deve ser administrado na dose de 0,5-1 g/kg/dose em *bolus*; pode ser repetido a cada 4 a 6 horas desde que a osmolaridade sérica e a natremia estejam sendo monitorizadas. Não há benefício terapêutico nos pacientes com osmolaridade sérica maior que 320 mOsm/L. Seu uso em pacientes sem monitorização da pressão intracraniana está restrito a pacientes com sinais clínicos de herniação. Atenção especial deve ser dada ao efeito diurético da substância com necessidade de reposição volêmica com frequência para evitar hipotensão e agravamento do quadro neurológico. Seus efeitos na diminuição da pressão intracraniana são rápidos e o exato mecanismo de ação ainda é objeto de especulação. Um dos efeitos descritos seria o de aumentar a volemia, promovendo hemodiluição e melhora das propriedades reológicas das hemácias, melhorando o transporte de oxigênio; explicando o rápido efeito na diminuição da PIC (apenas alguns poucos minutos após sua administração). O efeito osmótico do manitol leva de 15 a 30 minutos para iniciar e pode persistir por períodos de 90 minutos a 6 horas após administração da dose. A presença de hipotensão, drogas nefrotóxicas, infecção e doença renal preexistente são fatores de risco para desenvolvimento de disfunção renal associada ao uso da terapia hiperosmolar[36,48].

Salina hipertônica

O principal efeito da solução salina hipertônica é a mobilização osmótica da água através da barreira hematoencefálica, reduzindo o conteúdo cerebral de água e aumentando o conteúdo intravascular, melhorando a PAM e a PPC. Além disso, estudos sugerem que essa substância diminui a adesão de leucócitos em pacientes com traumatismo cranioencefálico, podendo, dessa forma, contribuir para diminuição da cascata inflamatória. Os pacientes com antecedente de hiponatremia crônica não devem receber a salina hipertônica sob o risco de desenvolver mielinólise pontinha. Também pode aumentar o risco de injúria pulmonar em pacientes com história prévia de cardiopatias e/ou pneumopatias. Em todos os estudos com salina hipertônica até 2007, ela foi efetiva na redução da PIC, mesmo nos pacientes que não responderam ao manitol. Entretanto, faltam estudos que recomendem seu uso, concentração e métodos de administração da salina hipertônica; sendo o manitol, prioritariamente, recomendado pelo BTF[48]. Embora uma recente metanálise de 11 estudos não demonstrasse complicações importantes com seu uso[49]. Nos estudos que comparam salina hipertônica e manitol, a maioria não encontrou diferenças significativas na eficácia de redução da PIC, duração de efeito, entre outros[50,51].

Hiperventilação

Pode ser utilizada como medida temporária, por um período menor que 2 horas, mantendo pressão parcial arterial de CO_2 ($PaCO_2$) de 30-35 mmHg (hiperventilação leve). Está recomendado evitar hiperventilação nas primeiras 24 horas do trauma, uma vez que, nessa fase, o FSC usualmente já é baixo, podendo causar isquemia devido a oligoemia encefálica. O procedimento de forma profilática não é permitido[52]. A hiperventilação moderada ($PaCO_2$ 25-30 mmHg), pode ser considerada em pacientes selecionados que falharam no controle da PIC com outras medidas citadas acima. A hiperventilação agressiva só é recomendada em pacientes que possuem outras monitorizações além do cateter de PIC; monitorizações que trazem ideia de FSC, como por exemplo, oximetria cerebral e bulbo jugular, a fim de minimizar os riscos de isquemia. A hiperventilação por períodos acima de 6 horas não traz benefícios e causam, com frequência, lesões isquêmicas[36,52].

Tratamento cirúrgico

Evacuação cirúrgica

Está recomendado em todas as ocasiões em que, após estudo da imagem, encontramos fatores que estão desempenhando efeito de massa intracraniano de forma localizada, ou seja, que seja passível de evacuação. Por exemplo, hematomas (extradurais, subdurais, intraparenquimatosos), contusões hemorrágicas, hidrocefalia, abscessos, entre outros. Em pacientes com hidrocefalia e hipertensão intracraniana está indicada a derivação ventricular externa que, também, permite escoamento do liquor e tratamento da HIC.

Craniectomia descompressiva

Historicamente, está recomendada para pacientes que apresentaram falha no controle clínico da hipertensão intracraniana. Seu efeito em melhorar a PIC é explicado pela adequação conteúdo (intracraniano) ao continente (caixa craniana). Entretanto, pacientes selecionados podem se beneficiar de descompressão mais precoce. Também podem ser beneficiados pacientes com tumores cerebrais, abscessos, hemorragias, tumefação difusa pós-traumática, acidente vascular com edema isquêmico subjacente grande, condições inflamatórias infecciosas ou não[36]. Existe recomendação nível I de evidência para realização de craniectomia descompressiva em pacientes com acidente vascular maligno de artéria cerebral média. Em traumatismo cranioencefálico, o estudo DECRA[53], mostrou piora funcional nos pacientes submetidos ao tratamento cirúrgico, lembrando todas as ressalvas feitas a esse estudo que diz respeito à técnica operatória (craniectomia bifrontal) e quanto ao momento de indicação do procedimento[54]. De acordo com *guideline* BTF, está indicada craniectomia descompressiva após 48 horas de falha clínica em controlar a hipertensão intracraniana na presença de tumefação cerebral visível na tomografia de crânio[55]. As recomendações para hemorragia subaracnoide não são claras[56]. Protocolos institucionais são importantes mas condutas individualizadas para cada paciente, avaliando riscos da HIC não controlada e benefícios *versus* riscos cirúrgicos, tornando mais reais as chances de melhora funcional desses indivíduos. Estudos futuros com foco em qualidade de vida pós-cirurgia e funcionalidade ajudarão bastante nesse contexto.

A descompressão cirúrgica é uma opção de controle da PIC elevada, principalmente, quando medidas clínicas foram ineficientes; e devem ser consideradas em todas as etapas do tratamento do paciente com hipertensão intracraniana.

Barbitúrico

A medicação mais amplamente utilizada é o tiopental, deve ser administrado em *bolus* de 10 mg/kg em 30 minutos e dose de manutenção de 5 mg/kg/h nas primeiras 3 horas, seguidos de 1 a 4 mg/kg/h nas horas subsequentes. Com a utilização de barbitúricos, a monitorização contínua com eletroencefalograma (EEG) deve sempre estar associada; a obtenção do traçado de surto-supressão de 5-20 segundos indica obtenção alvo terapêutico, juntamente com o controle da PIC. Seu efeito no controle da HIC deve-se à intensa vasoconstrição cerebral, com diminuição do FSC, associado a diminuição do consumo metabólico de oxigênio ($CMRO_2$)[27]. As complicações relacionadas ao seu uso são comuns, por isso complementam o tratamento como opções para casos de HIC refratária ou de resgate; não foi demonstrado benefício no desfecho de pacientes que fizeram uso de barbitúricos como primeira escolha sedativa[39]. Pode ocorrer: instabilidade hemodinâmica, supressão imunológica, íleo paralítico e limitações ao exame neurológico, uma vez que a droga pode suprimir reflexos de tronco como resposta pupilar e tosse. Além disso, o *clearance* do sedativo pode levar vários dias após descontinuar o uso e varia individualmente[36].

Hipotermia moderada

Corresponde a temperatura central de 32-34 graus Celsius. Pode ser induzida com medidas externas de resfriamento (métodos físicos como manta gelada, compressas frias, entre outros) ou infusão de soluções geladas. Embora possa ser considerada como medida neuroprotetora, suas complicações também são importantes, como: arritmias, coagulopatias, distúrbios eletrolíticos e sepse[36]. O paciente deve estar com sedação otimizada para evitar tremores e desconforto que podem elevar a PIC. A hipotermia parece ser benéfica nos pacientes pós-isquemia cerebral global, após reanimação cardiopulmonar[38].

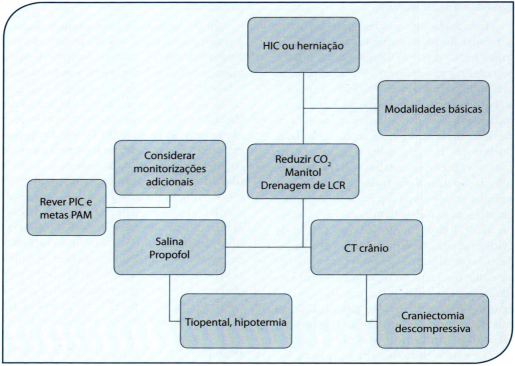

Figura 12.6 – Fluxograma para tratamento de hipertensão intracraniana.
Adaptado de Neurocrit Care (2012) 17: S60-S65.

Ela também é eficaz em reduzir a PIC e a necessidade de intervenção cirúrgica de resgate, entretanto, seus efeitos colaterais e a falta de evidência científica de melhora do desfecho funcional e mortalidade em pacientes com HIC, ainda deixam essa terapia como opção de resgate para falha das outras alternativas[57,58].

A Figura 12.6, demonstra esquema sugerido para tratamento da hipertensão intracraniana pesados riscos e benefícios de cada modalidade, conforme abaixo:

Conclusão

A hipertensão intracraniana é uma condição grave, maior causa de morte entre os pacientes neurocirúrgicos. Deve ser agressivamente tratada, pois tem impacto prognóstico importante. Quanto mais monitorizações, além da medida da pressão intracraniana, mais podemos individualizar os pacientes e compreender seus complexos mecanismos fisiopatológicos, que não devem estar dissociados das medidas terapêuticas instituídas.

Referências bibliográficas

1. Frattalone AR, Ling GS. Moderate and severe traumatic brain injury: pathophysiology and management. Neurosurgery clinics of North America. 2013 Jul;24(3):309-19. PubMed PMID: 23809027.
2. Cabrera N, Stávale M. Fisiopatologia básica da hipertensão intracraniana. In: Stávale M, editor. Bases da Terapia Intensiva Neurológica: Fisiopatologia e princípios terapêuticos. 1. 2 ed. São Paulo: Editora Santos; 2011. p. 33-51.
3. Stocchetti N, Maas AI. Traumatic intracranial hypertension. The New England journal of

medicine. 2014 May 29;370(22):2121-30. PubMed PMID: 24869722.

4. Brain Trauma F, American Association of Neurological S, Congress of Neurological S, Joint Section on N, Critical Care AC, Bratton SL, et al. Guidelines for the management of severe traumatic brain injury. VIII. Intracranial pressure thresholds. Journal of neurotrauma. 2007;24 Suppl 1:S55-8. PubMed PMID: 17511546.

5. Czosnyka M, Czosnyka Z, Momjian S, Pickard JD. Cerebrospinal fluid dynamics. Physiological measurement. 2004 Oct;25(5):R51-76. PubMed PMID: 15535175.

6. Machado A. Meninges - Líquor. In: Machado A, editor. Neuroanatomia Funcional. 1. Belo Horizonte: atheneu; 2006. p. 75-86.

7. Figaji AA. Practical aspects of bedside cerebral hemodynamics monitoring in pediatric TBI. Child's nervous system : ChNS : official journal of the International Society for Pediatric Neurosurgery. 2010 Apr;26(4):431-9. PubMed PMID: 19937247.

8. Bor-Seng-Shu E, Kita WS, Figueiredo EG, Paiva WS, Fonoff ET, Teixeira MJ, et al. Cerebral hemodynamics: concepts of clinical importance. Arquivos de neuro-psiquiatria. 2012 May;70(5):352-6. PubMed PMID: 22618788.

9. Chesnut R, Videtta W, Vespa P, Le Roux P, The Participants in the International Multidisciplinary Consensus Conference on Multimodality M. Intracranial Pressure Monitoring: Fundamental Considerations and Rationale for Monitoring. Neurocritical care. 2014 Sep 11. PubMed PMID: 25208680.

10. Guillaume J, Janny P. [Continuous intracranial manometry; importance of the method and first results]. Revue neurologique. 1951 Feb;84(2):131-42. PubMed PMID: 14845379. Manometrie intracranienne continue; interet de la methode et premiers resultats.

11. Lundberg N. Continuous recording and control of ventricular fluid pressure in neurosurgical practice. Acta psychiatrica Scandinavica Supplementum. 1960;36(149):1-193. PubMed PMID: 13764297.

12. Brain Trauma F, American Association of Neurological S, Congress of Neurological S, Joint Section on N, Critical Care AC, Bratton SL, et al. Guidelines for the management of severe traumatic brain injury. IX. Cerebral perfusion thresholds. Journal of neurotrauma. 2007;24 Suppl 1:S59-64. PubMed PMID: 17511547.

13. Kasotakis G, Michailidou M, Bramos A, Chang Y, Velmahos G, Alam H, et al. Intraparenchymal vs. extracranial ventricular drain intracranial pressure monitors in traumatic brain injury: less is more? Journal of the American College of Surgeons. 2012 Jun;214(6):950-7. PubMed PMID: 22541986.

14. Mayhall CG, Archer NH, Lamb VA, Spadora AC, Baggett JW, Ward JD, et al. Ventriculostomy-related infections. A prospective epidemiologic study. The New England journal of medicine. 1984 Mar 1;310(9):553-9. PubMed PMID: 6694707.

15. Gutierrez-Gonzalez R, Boto GR, Perez-Zamarron A. Cerebrospinal fluid diversion devices and infection. A comprehensive review. European journal of clinical microbiology & infectious diseases : official publication of the European Society of Clinical Microbiology. 2012 Jun;31(6):889-97. PubMed PMID: 21960033.

16. Brain Trauma F, American Association of Neurological S, Congress of Neurological S, Joint Section on N, Critical Care AC, Bratton SL, et al. Guidelines for the management of severe traumatic brain injury. VII. Intracranial pressure monitoring technology. Journal of neurotrauma. 2007;24 Suppl 1:S45-54. PubMed PMID: 17511545.

17. Brain Trauma F, American Association of Neurological S, Congress of Neurological S, Joint Section on N, Critical Care AC, Bratton SL, et al. Guidelines for the management of severe traumatic brain injury. VI. Indications for intracranial pressure monitoring. Journal of neurotrauma. 2007;24 Suppl 1:S37-44. PubMed PMID: 17511544.

18. Narayan RK, Kishore PR, Becker DP, Ward JD, Enas GG, Greenberg RP, et al. Intracranial pressure: to monitor or not to monitor? A review of our experience with severe head injury. Journal of neurosurgery. 1982 May;56(5):650-9. PubMed PMID: 7069477.

19. Le Roux P. Intracranial pressure after the BEST TRIP trial: a call for more monitoring. Current opinion in critical care. 2014 Apr;20(2):141-7. PubMed PMID: 24584171.

20. Lavinio A, Menon DK. Intracranial pressure: why we monitor it, how to monitor it, what to do with the number and what's the future? Current opinion in anaesthesiology. 2011 Apr;24(2):117-23. PubMed PMID: 21293261.

21. Chesnut RM, Temkin N, Carney N, Dikmen S, Rondina C, Videtta W, et al. A trial of intracranial-pressure monitoring in traumatic brain injury. The New England journal of medicine. 2012 Dec 27;367(26):2471-81. PubMed PMID: 23234472. Pubmed Central PMCID: 3565432.

22. Chesnut RM. Intracranial pressure monitoring: headstone or a new head start. The BEST

TRIP trial in perspective. Intensive care medicine. 2013 Apr;39(4):771-4. PubMed PMID: 23407979. Pubmed Central PMCID: 3732471.

23. Kimberly HH, Shah S, Marill K, Noble V. Correlation of optic nerve sheath diameter with direct measurement of intracranial pressure. Academic emergency medicine : official journal of the Society for Academic Emergency Medicine. 2008 Feb;15(2):201-4. PubMed PMID: 18275454.

24. Soldatos T, Karakitsos D, Chatzimichail K, Papathanasiou M, Gouliamos A, Karabinis A. Optic nerve sonography in the diagnostic evaluation of adult brain injury. Critical care. 2008;12(3):R67. PubMed PMID: 18477382. Pubmed Central PMCID: 2481450.

25. Rajajee V, Vanaman M, Fletcher JJ, Jacobs TL. Optic nerve ultrasound for the detection of raised intracranial pressure. Neurocritical care. 2011 Dec;15(3):506-15. PubMed PMID: 21769456.

26. Rosenberg JB, Shiloh AL, Savel RH, Eisen LA. Non-invasive methods of estimating intracranial pressure. Neurocritical care. 2011 Dec;15(3):599-608. PubMed PMID: 21519957.

27. Seder DB, Riker RR, Jagoda A, Smith WS, Weingart SD. Emergency neurological life support: airway, ventilation, and sedation. Neurocritical care. 2012 Sep;17 Suppl 1:S4-20. PubMed PMID: 22972019.

28. Andrews CM, Jauch EC, Hemphill JC, 3rd, Smith WS, Weingart SD. Emergency neurological life support: intracerebral hemorrhage. Neurocritical care. 2012 Sep;17 Suppl 1:S37-46. PubMed PMID: 22965322.

29. Claassen J, Silbergleit R, Weingart SD, Smith WS. Emergency neurological life support: status epilepticus. Neurocritical care. 2012 Sep;17 Suppl 1:S73-8. PubMed PMID: 22956118.

30. Edlow JA, Samuels O, Smith WS, Weingart SD. Emergency neurological life support: subarachnoid hemorrhage. Neurocritical care. 2012 Sep;17 Suppl 1:S47-53. PubMed PMID: 22932990.

31. Gaieski DF, Nathan BR, Weingart SD, Smith WS. Emergency neurologic life support: meningitis and encephalitis. Neurocritical care. 2012 Sep;17 Suppl 1:S66-72. PubMed PMID: 22961702.

32. Gross H, Sung G, Weingart SD, Smith WS. Emergency neurological life support: acute ischemic stroke. Neurocritical care. 2012 Sep;17 Suppl 1:S29-36. PubMed PMID: 22948888.

33. Huff JS, Stevens RD, Weingart SD, Smith WS. Emergency neurological life support: approach to the patient with coma. Neurocritical care.

2012 Sep;17 Suppl 1:S54-9. PubMed PMID: 22932989.

34. Rittenberger JC, Polderman KH, Smith WS, Weingart SD. Emergency neurological life support: resuscitation following cardiac arrest. Neurocritical care. 2012 Sep;17 Suppl 1:S21-8. PubMed PMID: 22932988.

35. Smith WS, Weingart S. Emergency Neurological Life Support (ENLS): what to do in the first hour of a neurological emergency. Neurocritical care. 2012 Sep;17 Suppl 1:S1-3. PubMed PMID: 22843191.

36. Stevens RD, Huff JS, Duckworth J, Papangelou A, Weingart SD, Smith WS. Emergency neurological life support: intracranial hypertension and herniation. Neurocritical care. 2012 Sep;17 Suppl 1:S60-5. PubMed PMID: 22936079.

37. Swadron SP, LeRoux P, Smith WS, Weingart SD. Emergency neurological life support: traumatic brain injury. Neurocritical care. 2012 Sep;17 Suppl 1:S112-21. PubMed PMID: 22975830.

38. Wijayatilake DS, Shepherd SJ. What's new in the management of traumatic brain injury on neuro ICU? Current opinion in anaesthesiology. 2014 Oct;27(5):459-64. PubMed PMID: 25051262.

39. Brain Trauma F, American Association of Neurological S, Congress of Neurological S, Joint Section on N, Critical Care AC, Bratton SL, et al. Guidelines for the management of severe traumatic brain injury. XI. Anesthetics, analgesics, and sedatives. Journal of neurotrauma. 2007;24 Suppl 1:S71-6. PubMed PMID: 17511550.

40. Chesnut RM, Marshall SB, Piek J, Blunt BA, Klauber MR, Marshall LF. Early and late systemic hypotension as a frequent and fundamental source of cerebral ischemia following severe brain injury in the Traumatic Coma Data Bank. Acta neurochirurgica Supplementum. 1993;59:121-5. PubMed PMID: 8310858.

41. Greer DM, Funk SE, Reaven NL, Ouzounelli M, Uman GC. Impact of fever on outcome in patients with stroke and neurologic injury: a comprehensive meta-analysis. Stroke; a journal of cerebral circulation. 2008 Nov;39(11):3029-35. PubMed PMID: 18723420.

42. Hebert PC, Wells G, Blajchman MA, Marshall J, Martin C, Pagliarello G, et al. A multicenter, randomized, controlled clinical trial of transfusion requirements in critical care. Transfusion Requirements in Critical Care Investigators, Canadian Critical Care Trials Group. The New England journal of medicine. 1999 Feb 11;340(6):409-17. PubMed PMID: 9971864.

43. Leal-Noval SR, Munoz-Gomez M, Murillo--Cabezas F. Optimal hemoglobin concentration in patients with subarachnoid hemorrhage, acute ischemic stroke and traumatic brain injury. Current opinion in critical care. 2008 Apr;14(2):156-62. PubMed PMID: 18388677.

44. Gantner D, Moore EM, Cooper DJ. Intravenous fluids in traumatic brain injury: what's the solution? Current opinion in critical care. 2014 Aug;20(4):385-9. PubMed PMID: 24979716.

45. Stelfox HT, Ahmed SB, Khandwala F, Zygun D, Shahpori R, Laupland K. The epidemiology of intensive care unit-acquired hyponatraemia and hypernatraemia in medical-surgical intensive care units. Critical care. 2008;12(6):R162. PubMed PMID: 19094227. Pubmed Central PMCID: 2646327.

46. Aiyagari V, Deibert E, Diringer MN. Hypernatremia in the neurologic intensive care unit: how high is too high? Journal of critical care. 2006 Jun;21(2):163-72. PubMed PMID: 16769461.

47. Brain Trauma F, American Association of Neurological S, Congress of Neurological S, Joint Section on N, Critical Care AC, Bratton SL, et al. Guidelines for the management of severe traumatic brain injury. XV. Steroids. Journal of neurotrauma. 2007;24 Suppl 1:S91-5. PubMed PMID: 17511554.

48. Brain Trauma F, American Association of Neurological S, Congress of Neurological S, Joint Section on N, Critical Care AC, Bratton SL, et al. Guidelines for the management of severe traumatic brain injury. II. Hyperosmolar therapy. Journal of neurotrauma. 2007;24 Suppl 1:S14-20. PubMed PMID: 17511539.

49. Lazaridis C, Neyens R, Bodle J, DeSantis SM. High-osmolarity saline in neurocritical care: systematic review and meta-analysis. Critical care medicine. 2013 May;41(5):1353-60. PubMed PMID: 23591212.

50. Sakellaridis N, Pavlou E, Karatzas S, Chroni D, Vlachos K, Chatzopoulos K, et al. Comparison of mannitol and hypertonic saline in the treatment of severe brain injuries. Journal of neurosurgery. 2011 Feb;114(2):545-8. PubMed PMID: 21087203.

51. Diringer MN. New trends in hyperosmolar therapy? Current opinion in critical care. 2013 Apr;19(2):77-82. PubMed PMID: 23385373. Pubmed Central PMCID: 3787692.

52. Brain Trauma F, American Association of Neurological S, Congress of Neurological S, Joint Section on N, Critical Care AC, Bratton SL, et al. Guidelines for the management of severe traumatic brain injury. XIV. Hyperventilation. Journal of neurotrauma. 2007;24 Suppl 1:S87-90. PubMed PMID: 17511553.

53. Cooper DJ, Rosenfeld JV, Murray L, Arabi YM, Davies AR, D'Urso P, et al. Decompressive craniectomy in diffuse traumatic brain injury. The New England journal of medicine. 2011 Apr 21;364(16):1493-502. PubMed PMID: 21434843.

54. Sahuquillo J, Martinez-Ricarte F, Poca MA. Decompressive craniectomy in traumatic brain injury after the DECRA trial. Where do we stand? Current opinion in critical care. 2013 Apr;19(2):101-6. PubMed PMID: 23422159.

55. Bullock MR, Chesnut R, Ghajar J, Gordon D, Hartl R, Newell DW, et al. Surgical management of traumatic parenchymal lesions. Neurosurgery. 2006 Mar;58(3 Suppl):S25-46; discussion Si-iv. PubMed PMID: 16540746.

56. El Ahmadieh TY, Adel JG, El Tecle NE, Daou MR, Aoun SG, Nanney AD, 3rd, et al. Surgical treatment of elevated intracranial pressure: decompressive craniectomy and intracranial pressure monitoring. Neurosurgery clinics of North America. 2013 Jul;24(3):375-91. PubMed PMID: 23809032.

57. Sandestig A, Romner B, Grande PO. Therapeutic Hypothermia in Children and Adults with Severe Traumatic Brain Injury. Therapeutic hypothermia and temperature management. 2014 Mar 1;4(1):10-20. PubMed PMID: 24660099. Pubmed Central PMCID: 3949439.

58. Brain Trauma F, American Association of Neurological S, Congress of Neurological S, Joint Section on N, Critical Care AC, Bratton SL, et al. Guidelines for the management of severe traumatic brain injury. III. Prophylactic hypothermia. Journal of neurotrauma. 2007;24 Suppl 1:S21-5. PubMed PMID: 17511540.

13

Cuidados Perioperatórios do Paciente com Hemorragia Subaracnóidea Aneurismática

Raphael Augusto Gomes de Oliveira
Estevão Bassi
Luiz Marcelo Sá Malbouisson

Introdução

A hemorragia subaracnóidea aneurismática (HSA) é uma emergência neurológica com altas taxas de morbimortalidade[1]. A natureza aguda de sua apresentação, associada à necessidade de intervenções clinico-cirúrgicas emergenciais para o manejo adequado de seus distintos e complexos aspectos fisiopatológicos, tornam esta entidade, um desafio para todos os profissionais envolvidos em seus cuidados[2].

Aspectos gerais sobre manifestações clínicas e tratamento inicial

A apresentação clínica da HSA é bastante peculiar, com o clássico sintoma da "pior cefaleia da vida" presente em até 80% dos pacientes que conseguem relatar a sua história[3]. As cefaleias-sentinela podem preceder o íctus e são relatados em até 40% dos casos[4,5], e sua presença aumenta o risco de ressangramento precoce em dez vezes[6]. Associado à cefaleia, podem estar presentes outros sinais como náuseas ou vômitos, rigidez de nuca, fotofobia, rebaixamento do nível de consciência e déficits motores focais.

A realização de tomografia computadoriza (TC) do crânio é fundamental para o diagnóstico de HSA[1]. A sensibilidade da TC crânio nos primeiros três dias após o íctus é muito alta (próximo a 100%)[7,8]. Após cinco a sete dias, a taxa de falso negativo aumenta consideravelmente e uma punção lombar com líquor cefalorraquidiano (LCR) com aspecto xantocrômico é necessária para o diagnóstico[1].

A angiotomografia (AngioTC) de crânio também pode ser considerada no algoritmo diagnóstico da HSA[1]. Se o aneurisma roto for detectado pelo método, ele pode ser utilizado para guiar discussão sobre a melhor estratégia de tratamento. Contudo, esse exame pode ser não acurado para identificar aneurismas menores que três mm de tamanho[9,10]. Assim, se a angiotomografia de crânio for inconclusiva, a arteriografia cerebral é recomendada para diagnóstico e planejamento terapêutico. Como nota, vale ressaltar que alguns autores acreditam que a etiologia aneurismática pode ser completamente descartada em casos de angiotomografia de crânio sem evidências de aneurisma se houver padrão de hemorragia perimesencefálica clássica[1].

A gravidade da apresentação clínica é o mais robusto preditor de desfecho clínico na HSA, e pode ser avaliada por escalas simples validadas, como a escala *World Federation of Neurological Surgeons*[11] (WFNS) e Hunt-Hess[12] (Tabela 13.1). Em uma recente coorte retrospectiva multicêntrica brasileira, Oliveira *et al* validaram a escala WFNS com boa performance para predição de mortalidade hospitalar nessa população[13].

Adicionalmente aos achados clínicos, a idade do paciente e algumas características encontradas na TC crânio (espessura da lâmina de sangramento e presença de hemorragia intraventricular) também são fatores prognósticos relevantes. Os achados tomográficos (escala de Fisher modificada[15] – (Tabela 13.2) correlacionam-se diretamente com o risco de vasoespasmo angiográfico e devem embasar uma rotina de vigilância neurológica intensiva.

Em relação ao tratamento do aneurisma, preconiza-se que ele seja realizado nas primeiras 72 horas. As principais medidas associadas à redução do risco de ressangramento envolvem o tratamento precoce do aneurisma e controle da pressão arterial, mantendo-se a pressão arterial sistólica abaixo de 160 mmHg até o tratamento do aneurisma[1]. É fundamental evitar lesões neurológicas secundárias, como hipotensão arterial, hipoxemia, disglicemias e disna-

TABELA 13.1		ESCALAS CLÍNICAS PARA AVALIAÇÃO DE GRAVIDADE NA HSA[29]
Grau	Escala WF NS*	Escala Hunt-Hess
I	GCS[#] 15 sem hemiparesia	Assintomático, cefaleia leve
II	GCS 13-14 sem hemiparesia	Cefaleia moderada a grave, com rigidez de nuca, sem déficit neurológico focal (exceto paralisia nervo craneano)
III	GCS 13-14 com hemiparesia	Confusão, letargia, déficit focal leve
IV	GCS 7-12 com ou sem hemiparesia	Torpor, hemiparesia moderada a grave
V	GCS 3-Q com ou sem hemiparesia	Coma, postura descerebração

*World Federation Neurological Surgeons. [#] Escala de coma de Glasgow[14].

TABELA 13.2	ESCALA TOMOGRÁFICA DE FISHER MODIFICADA[14]	
Grau	Hemorragia subaracnóidea	Hemoventrículo em ambos ventrículos laterais
0	Ausente	Ausente
1	Fina	Ausente
2	Fina	Presente
3	Densa*	Ausente
4	Densa*	Presente

*Preenchimento completo ≥ 1 cisterna ou fissura.

tremias. A decisão do tipo de tratamento (cirúrgico ou endovascular) deve ser tomada entre neurocirurgiões e neurorradiologistas intervencionistas, baseada nas características do paciente e do aneurisma. Para casos em que as duas estratégias são factíveis, recomenda-se o tratamento endovascular sempre que possível. O tratamento cirúrgico pode ser preferencial em casos de pacientes com hematomas intraparenquimatosos (maior que 50 mL) e com aneurismas rotos de artéria cerebral média. Já pacientes idosos (mais que 70 anos), pacientes com WFNS IV e V, e aqueles com aneurisma de artéria basilar podem ser preferencialmente elegíveis para tratamento endovascular[1].

Aspectos fisiopatológicos relevantes e complicações

Após a ruptura do aneurisma, a pressão intracraniana aumenta abruptamente, reduzindo a pressão de perfusão cerebral e conseguinte isquemia cerebral global transitória, levando aos sintomas neurológicos clássicos inicias. Adicionalmente à isquemia cerebral transitória inicial, o extravasamento de sangue em regime arterial de pressão pode levar à lesão mecânica ao parênquima cerebral e hidrocefalia aguda secundária à obstrução hidrodinâmica liquórica. Consequentemente, essas alterações mecânicas podem agravar a hipertensão intracraniana, comprometer a perfusão cerebral e provocar crises convulsivas[16].

Não obstante, soma-se os efeitos tóxicos do sangue em espaço extravascular, com apoptose celular e comprometimento da autorregulação, ativação de metaloproteinases, ruptura da barreira hematoencefálica com edema cerebral vasogênico, isquemia celular difusa com excitotoxicidade, estresse oxidativo e inflamação local[17].

Além do insulto cerebral inicial, a HSA é frequentemente acompanhada por um quadro de síndrome de resposta inflamatória sistêmica exuberante devido a liberação de citocinas pró-inflamatórias, com febre, taquicardia e aumento dos marcadores inflamatórios, além de complicações decorrentes da hiperatividade simpática e parassimpática que levam acometimento cardiovascular e pulmonar[18,19]. Os mecanismos envolvidos parecem estar ligados a uma liberação maciça de catecolaminas e mineralocorticoides séricos decorrentes da injúria cerebral. Dentre as manifestações sistêmicas, destaca-se a cardiomiopatia de Takotsubo ou de estresse neurogênico, que provoca um comprometimento da contratilidade miocárdica, podendo ocasionar repercussões hemodinâmicas graves, como choque hipodinâmico refratário, com consequente diminuição da pressão de perfusão cerebral e disfunção de múltiplos órgãos.

Outra complicação sistêmica é o edema pulmonar neurogênico, com piora das trocas gasosas e da complacência pulmonar, normalmente associado a baixas pressões de enchimento das câmaras cardíacas, mas com altos valores de água extravascular pulmonar.

Manejo anestésico durante o tratamento cirúrgico ou endovascular

Os objetivos do manejo anestésico envolvem o controle hemodinâmico para minimizar o risco de ressangramento e estratégias para prevenir isquemia cerebral perioperatória e lesão cerebral secundária.

No preparo para o procedimento cirúrgico, a indução anestésica deve ser cautelosa com adequado controle da resposta adrenérgica para diminuição do risco de ressangramento. A manutenção pode ser realizada com anestesia inalatória ou venosa total, com o objetivo de manter estabilidade hemodinâmica, rápida recuperação anestésica e mínima influência nos métodos de monitorização neurológica intra-operatória[2]. Embora se tenha o receio do aumento da pressão de perfusão cerebral com o uso de anestésicos inalatórios em pacientes neurocríticos, a comparação do uso de isoflurano com propofol isoladamente em pacientes com HSA não demonstrou repercussões relevantes na monitorização da pressão intracraniana[20].

Durante o ato anestésico é fundamental a monitorização neurológica com o objetivo de minimizar o risco de isquemia cerebral perioperatória, principalmente durante a oclusão temporária do vaso (TVO – *temporary vein occlusion*). Os métodos mais comumente empregados são a monitorização neurofisiológica (eletroencefalografia e potencial evocado somato-sensitivo) e a monitorização da oximetria tissular cerebral (PtO_2)[21].

A utilização da eletroencefalografia (EEG) pode trazer informações relevantes quanto ao déficit de fluxo sanguíneo cerebral regional relacionado ao TVO, evidenciando gatilhos de isquemia cerebral com o aumento da visualização de ondas de baixa frequência (1-4 Hz) durante a monitorização, em situações de normotensão arterial e profundidade anestésica mantidos. Da mesma forma, a monitorização com o potencial evocado somato-sensitivo (SSEP) pode demonstrar fluxo sanguíneo cerebral abaixo de 15 mL/100g/min quando ocorre queda em sua amplitude maior que 50% do basal, informando a necessidade de adoção de medidas corretivas apropriadas (reperfusão ou indução de hipertensão arterial). A maior vantagem do SSEP é a sua capacidade de detectar isquemia cerebral mesmo quando EEG encontra-se completamente supresso com anestesia venosa[21]. Outra ferramenta bastante utilizada para detecção de isquemia cerebral durante o TVO é a monitorização da oximetria cerebral (PtO_2). Em um estudo de Jodicke *et al.*[22], valores abaixo de 15 mmHg foram relacionados com a detecção de isquemia nesse contexto.

Deve-se também, atentar para ocorrência de vasoespasmo após a manipulação cirúrgica. Nesses casos, se houver sinais de hipoperfusão cerebral à monitorização, deve-se induzir hipertensão arterial e manutenção da euvolemia[2].

Em alguns casos, pacientes com HSA com hidrocefalia aguda podem ser monitorizados com cateter intraventricular para monitorização da pressão intracraniana e drenagem de LCR, e dessa forma, a monitorização da PIC (alvo < 20 mmHg) e pressão de perfusão cerebral (alvo 50-70 mmHg) passam a integrar o arsenal de monitorização multimodal. Deve-se evitar hipotermia terapêutica rotineiramente durante o procedimento cirúrgico.

Embora se tenha poucas evidências sobre manejo anestésico durante os procedimentos endovasculares, normalmente se aplicam os mesmos princípios do tratamento cirúrgico[1].

Manejo das complicações

Isquemia cerebral tardia

Após a correção do aneurisma roto, os pacientes com HSA devem ser monitorizados quanto ao desenvolvimento de isquemia cerebral tardia, definida pelo aparecimento de um novo déficit sensitivo-motor focal ou rebaixamento do nível de consciência (queda de no mínimo dois pontos na escala de coma de Glasgow) que persiste por mais de 1 hora e que não pode ser atribuído a fatores confundidores, como infecção, hiponatremia, hidrocefalia, sedativos e crises convulsivas[23]. Seu pico de incidência é entre 4 a 10 dias. O entendimento atual de seu mecanismo tem sido atribuído ao estreitamento das artérias do polígono de Willis, causado principalmente pela liberação da hemoglobina decorrente da lise de coágulos no espaço subaracnoide. Contudo, sabe-se atualmente, que mecanismos adicionais contribuem para a isquemia cerebral tardia, como disfunção autorregulatória distal, isquemia cortical, microtromboses e despolarizações sustentadas em neurônios e astrócitos que resultam em injúria neuronal por dano mitocondrial (despolarizações corticais difusas)[24].

Atualmente, a única intervenção farmacológica capaz de prevenir isquemia cerebral tardia é a utilização de nimodipino oral por 21 dias após o ictus[1]. Recentemente, ensaios clínicos não mostraram benéficos em redução de mortalidade e melhora do desfecho neurológico com a utilização de estatinas[25] ou sulfato de magnésio[26].

Para identificar precocemente vasoespasmo clínico e/ou radiológico, os pacientes com HSA devem ser monitorizados com a realização de doppler transcraniano seriado em adição ao exame clínico neurológico, associados em alguns casos a tomografia computadorizada de crânio multimodal[27] (TC crânio sem contraste, angioTC crânio e TC perfusão)[28] (Figura 13.1).

Alguns autores advogam a estratificação dos pacientes sob risco de isquemia cerebral tardia baseado na apresentação clínica (i.e. escala WFNS) e critérios tomográficos (escala de Fisher modificado) para alocação e racionalização dos recursos[29]. Nos pacientes com WFNS IV/V ou com sedação contínua, as alterações no exame neurológico para o diagnóstico de isquemia cerebral tardia perdem a acurácia, e a utilização de outras técnicas de monitorização multimodal se fazem necessárias para a adequada vigilância neurológica. Nesses casos, pode-se utilizar cateter de oximetria cerebral, microdiálise e eletroencefalografia contínua com objetivo de identificar o déficit de perfusão cerebral atribuível ao vasoespasmo angiográfico[30].

Uma vez identificado a isquemia cerebral tardia, preconiza-se a indução de hipertensão arterial sistêmica e manutenção da euvolemia para tratamento. Se a estratégia reverter a piora neurológica, deve-se manter

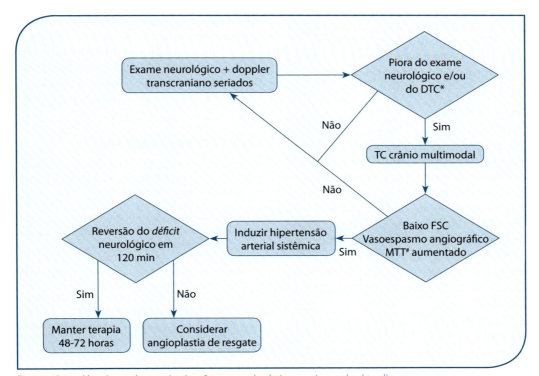

Figura 13.1 – Algoritmo de monitorização e manejo da isquemia cerebral tardia.
*Doppler transcraniano. A piora dos parâmetros do DTC é considerada quando velocidade de fluxo da ACM (VFacm) > 120 cm/s, aumento da VFacm > 50 cm/s em 24 horas e/ou índice de Lindegaard (VFacm/VFaci) > 6,0. #*Mean Transit-time*. FSC = fluxo sanguíneo cerebral; ACM = artéria cerebral média; ACI = artéria carótida interna[27].

os níveis pressóricos ajustados por 48-72 horas. Caso não haja melhora, deve-se discutir a angioplastia e/ou terapia vasodilatadora intra-arterial de resgate[1]

Convulsões

A ocorrência de crises convulsivas em pacientes com HSA é em torno de 8% com a utilização de eletroencefalografia de superfície. Contudo, monitorização eletroencefalográfica invasiva identifica crises convulsivas em até 40% dos pacientes[31]. O uso de anticonvulsivantes profiláticos pode ser considerado no período imediato após o íctus. Já o seu uso profilático prolongado não é recomendado[1]. O uso profilático por três dias oferece prevenção de crises convulsivas similar e melhores desfechos em longo prazo, quando comparados com profilaxia prolongada[32].

Em casos de crises convulsivas clínicas ou eletroencefalográficas, deve-se tratar agressivamente e monitorizar preferencialmente com eletroencefalografia continua até o controle adequado do quadro[1].

Hiponatremia

A hiponatremia (Na < 135 mEq/L) é um distúrbio hidroeletrolítico comum em pacientes com HSA e ocorre em até 50 % dos casos. O mecanismo é multifatorial e inclui vários fatores que aumentam a natriurese, como aumento da liberação sérica de peptídeo natriurético atrial, hiperatividade simpática e hipoaldosteronismo hiperreninêmico. Ocorre também a sobreposição das clássicas síndromes perdedora de sal e de secreção inapropriada de hormônio anti-diurético[33].

Dessa forma, é fundamental a monitorização rigorosa da natremia nesses pacientes para evitar o risco de lesão cerebral secundária. Não é recomendada a restrição hídrica. Pode-se utilizar fludrocortisona e solução salina para prevenção e tratamento da hiponatremia nesse contexto[1].

Hidrocefalia

A hidrocefalia é uma complicação comum, com incidência próxima a 50%. A colocação de uma derivação ventricular externa (DVE) é o tratamento padrão, e aparentemente não aumenta o risco de ressangramento[34]. Após colocação de DVE, o seu desmame lento (> 24 horas) não é uma estratégia efetiva em reduzir a *shunt-dependência*[1]. Assim, o clampeamento dentro das primeiras 24 horas da inserção é seguro, diminui tempo de internação na UTI e hospital, e parece ser mais custo-efetivo do que o desmane gradual dentro de 96 horas[35].

Conclusão

A HSA é uma doença potencialmente catastrófica que deve ser manejada a partir de cuidados integrados multiprofissionais. Os objetivos do tratamento devem envolver a correção precoce do aneurisma, tratamento de suas complicações e prevenção de lesão cerebral secundária, com a finalidade de melhorar os desfechos neurológicos e reduzir a sua elevada morbimortalidade.

Referências bibliográficas

1. Connolly ES Jr, Rabinstein AA, Carhuapoma JR, Derdeyn CP, Dion J, Higashida RT, et al. Guidelines for the management of aneurysmal subarachnoid hemorrhage: A guideline for healthcare professionals from the American Heart Association/ american Stroke Association. Stroke 2012;43:1711-37.
2. Sriganesh K, Venkataramaiah S. Concerns and challenges during anesthetic management of aneurysmal subarachnoid hemorrhage. Saudi J Anaesth. 2015 Jul-Sep;9(3):306-13. doi: 10.4103/1658-354X.154733.
3. Bassi P, Bandera R, Loiero M, Tognoni G, Mangoni A. Warning signs in subarachnoid hemorrhage: a cooperative study. Acta Neurol Scand. 1991;84:277–281.
4. de Falco FA. Sentinel headache. Neurol Sci. 2004;25(suppl 3):S215–S217.
5. Polmear A. Sentinel headaches in aneurysmal subarachnoid haemor- rhage: what is the true

incidence? A systematic review. Cephalalgia. 2003;23:935–941.

6. Beck J, Raabe A, Szelenyi A, Berkefeld J, Gerlach R, Setzer M, Seifert V. Sentinel headache and the risk of rebleeding after aneurysmal sub- arachnoid hemorrhage. Stroke. 2006;37:2733–2737.

7. Bederson JB, Connolly ES Jr, Batjer HH, Dacey RG, Dion JE, Diringer MN, Duldner JE Jr, Harbaugh RE, Patel AB, Rosenwasser RH. Guidelines for the management of aneurysmal subarachnoid hemor- rhage: a statement for healthcare professionals from a special writing group of the Stroke Council, American Heart Association [published correction appears in Stroke. 2009; 40:e518]. Stroke. 2009;40:994 –1025.

8. Cortum S, Sørensen P, Jørgensen J. Determining the sensitivity of computed tomography scanning in early detection of subarachnoid hemorrhage. Neurosurgery. 2010;66:900–902.

9. Donmez H, Serifov E, Kahriman G, Mavili E, Durak AC, Menku A. Comparison of 16-row multislice CT angiography with conventional angiography for detection and evaluation of intracranial aneurysms. Eur J Radiol. 2011;80:455–461.

10. McKinney AM, Palmer CS, Truwit CL, Karagulle A, Teksam M. Detection of aneurysms by 64-section multidetector CT angiography in patients acutely suspected of having an intracranial aneurysm and comparison with digital subtraction and 3D rotational angiography. AJNR Am J Neuroradiol. 2008;29:594 – 602.

11. Teasdale GM, Drake CG, Hunt W, et al. A universal subarachnoid hemorrhage scale: report of a committee of the World Federation of Neurosur- gical Societies. J Neurol Neurosurg Psychiatry 1988; 51:1457.

12. Hunt WE, Hess RM. Surgical risk as related to time of intervention in the repair of intracranial aneurysms. J Neurosurg 1968; 28:14–20.

13. Oliveira, RAG et al. Validação da escala WFNS em pacientes admitidos na unidade de terapia intensiva com hemorragia subaracnoidea aneurismática no Brasil: coorte retrospectiva multicêntrica. Rev Bras Ter Intensiva. 2014;Supl. 1:S7-S43.

14. de Oliveira Manoel AL, Turkel-Parrella D, Duggal A, Murphy A, McCredie V, Marotta TR. Managing aneurysmal subarachnoid hemorrhage: it takes a team. Cleve Clin J Med. 2015;82:177–92.

15. Frontera JA, Claassen J, Schmidt JM, et al. Prediction of symptomatic vasospasm after subarachnoid hemorrhage: the modified Fisher scale. Neurosurgery 2006; 59:21–27.

16. Voldby B, Enevoldsen EM (1982) Intracranial pressure changes following aneurysm rupture. Part 1: clinical and angiographic correlations. J Neurosurg 56:186–196.

17. Sabri M, Lass E, Macdonald RL (2013) Early brain injury: a common mechanism in subarachnoid hemorrhage and global cerebral ischemia. Stroke Res Treat 2013:1–9.

18. Macmillan CSA, Grant IS, Andrews PJD (2002) Pulmonary and cardiac sequelae of subarachnoid haemorrhage: time for active management? Intensive Care Med 28:1012–1023.

19. Lee VH, Oh JK, Mulvagh SL, Wijdicks E (2006) Mechanisms in neurogenic stress cardiomyopathy after aneurysmal subarachnoid hemorrhage. Neurocrit Care;5(3):243-9.

20. Villa F, Iacca C, Molinari AF, Giussani C, Aletti G, Pesenti A, et al. Inhalation versus endovenous sedation in subarachnoid hemorrhage patients: Effects on regional cerebral blood flow. Crit Care Med 2012;40:2797-804.

21. Abraham M. Protecting the anaesthetised brain. J Neuroanaesthesiol Crit Care 2014;1:20-39.

22. Jodicke A, Hubner F, Boker DK. Monitoring of brain tissue oxygenation during aneurysm surgery: Prediction of procedure-related ischemic events. J Neurosurg 2003;98:515-23.

23. Vergouwen MD, Vermeulen M, van Gijn J, et al. Definition of delayed cerebral ischemia after aneurysmal subarachnoid hemorrhage as an outcome event in clinical trials and observational studies: proposal of a multidisciplinary research group. Stroke 2010; 41:2391–2395.

24. Macdonald RL (2014) Delayed neurological deterioration after subarachnoid haemorrhage. Nat Rev Neurol 10:44–58.

25. Kirkpatrick PJ, Turner CL, Smith C, Hutchinson PJ, Murray GD (2014) Simvastatin in aneurysmal subarachnoid haemorrhage (STASH): a multicentre randomised phase 3 trial. Lancet Neurol 13:666–675.

26. Reddy D, Fallah A, Petropoulos JA, 13. Farrokhyar F, Macdonald RL, Jichici D (2014) Prophylactic magnesium sulfate for aneurysmal subarachnoid hemorrhage: a systematic review and meta-analysis. Neurocrit Care 21:356–364.

27. Wintermark M1, Ko NU, Smith WS, Liu S, Higashida RT, Dillon WP. Vasospasm after subarachnoid hemorrhage: utility of perfusion CT and CT angiography on diagnosis and management. AJNR Am J Neuroradiol 2006; 27:26–34.

28. Smith M, Citerio G. What's new in subarachnoid hemorrhage. Intensive Care Med. 2015 Jan;41(1):123-6.

29. de Oliveira Manoel AL, Turkel-Parrella D, Kouzmina E, et al. The VASOGRADE — a simple, reliable grading scale for aneurysmal subarachnoid hemorrhage. Neurology 2014; 82(suppl `10): P5.123.
30. Sarrafzadeh AS, Vajkoczy P, Bijlenga P, Schaller K (2014) Monitoring in neurointensive care – the challenge to detect delayed cerebral ischemia in high-grade aneurysmal SAH. Front Neurol 5:134.
31. Kondziella D, Friberg CK, Wellwood I, Reiffurth C, Fabricius M, Dreier JP (2014) Continuous EEG monitoring in aneurysmal subarachnoid hemorrhage: a systematic review. Neurocrit Care.
32. Diringer MN, Bleck TP, Claude HJ et al (2011) Critical care management of patients following aneurysmal subarachnoid hemorrhage: recommendations from the Neurocritical Care Society's Multidisciplinary Consensus Conference. Neurocrit Care 15:211–240.
33. Rabinstein AA, Bruder N. Management of hyponatremia and volume contraction. Neurocrit Care 2011; 15:354–360.
34. Hellingman CA, van den Bergh WM, Beijer IS, et al. Risk of rebleeding after treatment of acute hydrocephalus in patients with aneurysmal subarachnoid hemorrhage. Stroke 2007; 38:96–99.
35. Klopfenstein JD, Kim LJ, Feiz-Erfan I, et al. Comparison of rapid and gradual weaning from external ventricular drainage in patients with aneurysmal subarachnoid hemorrhage: a prospective randomized trial. J Neurosurg 2004; 100:225–229.

Seção IV – Complicações Respiratórias nos Pacientes Cirúrgicos de Alto Risco

14

Controle da Via Aérea Difícil

Daniel Perin
Maurício Luiz Malito

Introdução

O manejo da via aérea difícil é uma situação de estresse para qualquer profissional e é inversamente proporcional a experiência que se tem no assunto. Portanto, o fator humano é algo que deve ser levado em conta para obter-se sucesso no procedimento.

Normalmente, precisa-se de uma preparação detalhada, por menor que seja o tempo para realizar o manejo da via aérea. Observar as características clínicas do paciente, solicitar os equipamentos adequados para o caso e ajuda de um colega. Além disso, ter um plano alternativo para a falha e ter ainda, outro plano para a falha do plano de resgate (Plano A, Plano B e Plano C). Antecipar as possíveis situações significa aumentar a margem de segurança na condução do caso.

A intubação traqueal difícil é definida pela sociedade americana de anestesia (ASA) como múltiplas tentativas de intubação na presença ou ausência de patologia traqueal[1]. A incidência varia de 1 a 4%[2-4]. Dependendo da população estudada, pode chegar a 8,5%. Sabe-se que em pacientes obstétricas a incidência aumenta muito (8 vezes mais), pois existe a presença de edema de mucosas e com frequência a intubação é necessária em situações de emergência[5].

O que precisa ficar claro é que ninguém morre por não ser intubado. Os pacientes morrem por não serem ventilados e oxigenados. Dito isso, o conceito de ventilação com máscara facial difícil ou impossível torna-se extremamente importante.

A incapacidade de oferecer oxigênio através da máscara facial já com presença de adjuvantes (cânulas naso e/ou orofaríngeas) e dois operadores (4 mãos) é definida como ventilação com mascara facial impossível com incidência que varia entre 0,015 a 5%[6,7].

O grande problema são os pacientes que apresentam ventilação com máscara facial impossível e intubação difícil. Esses estão na iminência de ocorrer hipóxia grave e óbito e a incidência da situação não intubo e não ventilo (NINV) varia entre 0,01 a 0,03%[2-4].

Algoritmos

Para obter-se sucesso no manejo das vias aéreas, diversas sociedades de anestesiologia no mundo desenvolveram algoritmos que nada mais são que um conjunto de regras que levam a solução de um problema em um número finito de etapas para auxiliar o profissional na decisão do que usar e quando usar[8].

O Dr. William Rosenblatt descreveu um planejamento para médicos que precisam realizar uma intubação através da formulação de perguntas:

- É realmente necessária a intubação para esse paciente?
- A laringoscopia direta e a intubação serão fáceis?
- Posso utilizar ventilação supraglótica?
- Existe risco de broncoaspiração?
- Em caso de falha de intubação, o paciente tolera um período de apneia?

Esses questionamentos são muito interessantes pois forçam o médico a rever as possíveis ocorrências adversas e ajuda a planejar para evitar situações catastróficas[9].

A força tarefa da ASA foi responsável pela elaboração de um algoritmo que teve a participação de médicos ilustres como os Drs. Robert A. Caplan, Jonathan L. Benumof, Carin A. Hagberg e Andranik Ovassapian entre outros[10].

O algoritmo foi inicialmente elaborado em 1993 e revisado em 2003 e 2013 e divide-se em 4 grandes blocos (Figura 14.1):

- **Diagnóstico**: verificar a ocorrência ou impacto clínico dos problemas no manuseio. O que eu espero que seja difícil?:
  - A colaboração do paciente? Como nos casos da população pediátrica ou pacientes com rebaixamento do nível de consciência (alcoolizados ou drogados) ou ainda pacientes com rebaixamento do nível intelectual.
  - Ventilar com máscara facial? Langeron[6] e Kheterpal[7,11] descreveram critérios de ventilação com máscara impossível. Entre eles: idade maior que 57 anos, IMC > 30 kg/m², ausência de dentes, presença de barba, histórico de apneia do sono ou roncos, sexo masculino, Mallampati III ou IV e pacientes submetidos a radioterapia cervical.
  - Posicionar um dispositivo supraglótico? Pacientes com desvios anatômicos da traqueia, tumores de laringe, cirurgias cervicais prévias e necessidade de altos picos de pressão para ventilação não são bons candidatos para o uso de um supraglótico.
  - A laringoscopia será difícil? São vários os fatores que, juntos, aumentam a suspeita de laringoscopia como pescoço grosso, distância tireo-mento < 6,5 cm, distância interincisivos < 3 cm, classificação de Mallampati III e IV, "upperlipbitetestlimitado" entre outros. Deve-se então iniciar com técnica alternativa a laringoscopia.
  - A intubação será difícil? Apesar de visualizar as estruturas glóticas não consegue-se introduzir o tubo como por exemplo em pacientes com estenose subglótica.
  - O acesso cirúrgico da via aérea será difícil? Todos os algoritmos acabam no resgate invasivo das vias aéreas mas e se o paciente tem um bócio de grandes proporções? E se o tumor se localiza na região pré-traqueal? Esses pacientes não podem chegar ao final do algoritmo pois a via aérea invasiva seja por punção ou cirúrgica será extremamente difícil e com grande chance de insucesso.

- **Entregar oxigênio suplementar durante a manipulação de paciente com via aérea difícil**: deve-se ofertar oxigênio em 100% dos pacientes que se pretende manipular as vias aéreas, seja naqueles em ventilação espontânea ou nos pacientes em apneia. Essa oferta de oxigênio aumenta o "safe apnea time" e mantém os níveis de saturação da hemoglobina por mais tempo. Existem muitas formas de ofertar oxigênio desde cateteres nasais até máscaras nasais ou faciais. Além disso, a oxigenação apneica também pode ser usada[12].

- **Fazer escolhas**: tomar decisões importante antes de iniciar os procedimentos:

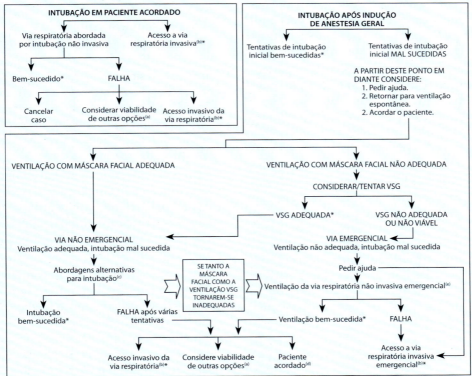

Figura 14.1 – Algoritmo da Sociedade Americana de Anestesia.

- Intubação acordada ou intubação depois da indução da anestesia? Esse é um dos maiores dilemas que passa na cabeça do médico assistente. Muitas vezes opta-se por injetar fármacos para que a intubação seja menos traumática para o paciente pois acredita-se que intubar alguém acordado é uma verdadeira tortura. Pessoalmente, utilizamos a frase "nunca tire de um paciente aquilo que você não consegue devolver que é a ventilação espontânea".

Para essa dúvida, deve-se utilizar os critérios de ventilação impossível para tomar a decisão. Caso tenha vários critérios, opta-se na grande maioria das situações pela intubação acordada pois o paciente preserva a ventilação espontânea por pior que ela seja.

Caso não se tenha dúvida que o paciente ventila com máscara facial, opta-se na maioria das vezes pela injeção de fármacos sejam hipnóticos, analgésicos ou bloqueadores neuromusculares para concretizar o manejo das vias aéreas.

- Iniciar com técnicas invasivas ou não invasivas? Isso geralmente depende das características anatômicas do paciente e qual o tipo de procedimento ao qual ele será submetido. Em pacientes que já foram laringectomizados, as estruturas anatômicas já estão distorcidas e muitas vezes impossíveis de se identificar. Nesses casos, optar de início pela técnica invasiva é uma excelente ideia.

- Utilizar a técnica de videolaringoscopia como técnica inicial? O laringoscópio direto é um dispositivo com boa taxa de sucesso (93-95%) e não deve ser abandonado pois apresenta baixo custo principalmente em países em desenvolvimento. Porém, para certos grupos de pacientes, iniciar com um videolaringoscópio melhora a taxa de sucesso e evita trauma na laringe. Um bom exemplo disso são as pacientes obstétricas que apresentam incidência aumentada de laringoscopia difícil. Esse item foi introduzido somente no algoritmo de 2013 pois não havia muitas opções até 2003.

- Preservação ou não da ventilação espontânea? Esse item difere do item a) anteriormente citado pois você pode administrar fármacos (como hipnóticos e agentes inalatórios) preservando a ventilação espontânea dos pacientes. Essa técnica é muito utilizada na população pediátrica que não colabora com a técnica de intubação acordada. Para não correr o risco da incapacidade de ventilar o paciente, faz-se a indução preservando a ventilação.

- **Estratégia primária e alternativas:** Nessa parte do algoritmo, existe uma separação entre duas situações: intubação acordado ou intubação após indução da anestesia geral (ou administração de fármacos). Quando opta-se pela técnica acordada, pode-se fazer o acesso invasivo e não invasivo de acordo com o caso.

Uma vez que, após a avaliação não se previa dificuldade e induziu-se o paciente e não foi possível intubá-lo, seguem-se dois caminhos: a situação ventilo com máscara facial mas não intubo e a situação não intubo e não ventilo.

Para os pacientes que são ventiláveis, não existe emergência e pode-se optar pela técnica alternativa que o médico tiver maior experiência. Seja com a utilização de lâmina flexível e "gumelasticbougie", com videolaringoscópio ou broncofibroscópio, qualquer dispositivo pode ser usado e caso não haja sucesso, pode-se adiar o caso e reverter as medicações se a situação permitir[1].

Uma vez que o médico está diante da situação não intubo e não ventilo, o tempo de raciocínio é curto e as opções de resgate também. Após a tentativa frustrada de um supraglótico, é chamada de situação emergencial não invasiva: deve-se chamar ajuda imediata de outro colega, tentar a passagem de outro supraglótico de preferência de formato diferente do anterior (por exemplo: primeiro tenta-se a máscara laríngea clássica e após o insucesso tenta-se o tubo laríngeo).

Caso não obtenha-se sucesso, chega na situação emergencial invasiva e resta somente a alternativa da cricotireoidostomia seja cirúrgica, por punção ou com o auxílio do "bougie".

Dispositivos de resgate na situação não intubo e não ventilo

Os dispositivos supraglóticos são ferramentas bem estabelecidas para o resgate de situações de emergência no manejo das vias aéreas. A inserção é normalmente atraumática, os médicos estão acostumados a usá-los em situações eletivas e a curva de aprendizado é menor se comparado ao laringoscópio direto[13].

São divididos em primeira e segunda geração. A primeira geração consiste nas máscaras laríngeas ditas clássicas que não apresentam acesso a via digestiva. São exemplos dessa primeira geração a máscara laríngea unique descartável (Figura 14.2) entre outras. Os dispositivos supraglóticos de segunda geração foram desenvolvidos, pois após a passagem na laringe, a ponta distal fica localizada no esfíncter esofágico superior. Daí a ideia de fazer um canal de drenagem gástrica. Como exemplo dessa geração estão os modelos Supreme, Proseal, AirQ, tubo laríngeo entre outros.

Existe ainda supraglóticos que foram desenhados para permitirem a intubação através deles. É o caso do Fastrach, Ambu Aura I, AirQ que são os mais estudados (Figuras 14.3 e 14.4).

A escolha do dispositivo supraglótico depende do objetivo do médico assistente. Todos os dispositivos supraglóticos presentes no mercado são úteis no resgate das vias aéreas na situação de emergência.

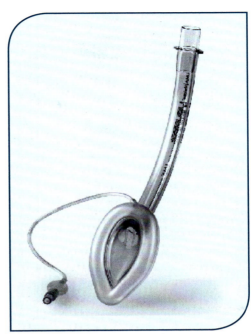

Figura 14.2 – Máscara laríngea clássica.

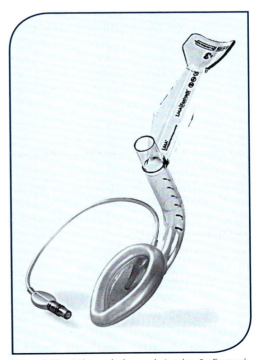

Figura 14.3 – Máscara laríngea de intubação Fastrach.

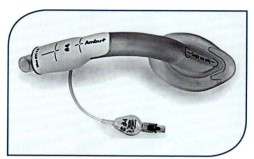

Figura 14.4 – Máscara laríngea Ambu Aura I de intubação.

Porém, deve-se sempre ter em mente qual o próximo passo.

Nos casos em que se pretende intubar após o resgate das vias aéreas, as máscaras laríngeas ditas de intubação são as mais recomendadas pois apresentam maior taxa de sucesso de intubações às cegas por dentro delas que podem chegar a 96,5% dos casos[14].

Para pacientes que foram submetidos a indução e intubação em sequência rápida sem sucesso e que estão na situação não intubo e não ventilo, um supraglótico de segunda geração com canal de drenagem gástrica pode ser interessante para diminuir a incidência de broncoaspiração. Cabe salientar que nenhum supraglótico, independente do tipo ou marca comercial, previne 100% contra broncoaspiração[25].

Porém, na situação de emergência em que o paciente está exposto diretamente a hipóxia, deve-se resgatar a via aérea imediatamente com o dispositivo que estiver mais rapidamente disponível independente do risco de broncoaspiração pois a hipóxia leva a dano cerebral irreversível e parada cardiorrespiratória rapidamente e a broncoaspiração, apesar de ser uma complicação grave, tem maior chance de resolução quando tratada adequadamente em ambiente de terapia intensiva.

Cabe ainda salientar o papel do tubo laríngeo que surgiu na Europa em 1999 e nos Estados Unidos em 2003. Esse dispositivo veio para substituir o Combitube inventado pelo Dr. Michael Frass. O tubo laríngeo não contém látex na sua composição, apresenta tamanhos adultos, pediátricos e neonatais e também é dividido em primeira e segunda geração quando existe ou não a presença do canal de drenagem gástrica[16]. Além disso, tem sua versão descartável e permanente. Isso é importante pois em locais aonde os recursos financeiros são escassos, pois os dispositivos permanentes são mais viáveis do ponto de vista comercial.

Outra vantagem em relação ao combitube é que o tubo laríngeo apresenta somente um balão piloto para insuflação ao mesmo tempo do balonete esofágico e faríngeo. Além disso, 100% das vezes o tubo laríngeo vai para o esôfago, jamais entrando na traqueia[16,17].

Finalmente, na situação emergencial invasiva do manejo das vias aéreas temos a opção de fazer a cricotireoidostomia cirúrgica ou por punção.

Ambas as técnicas são de fácil e rápida execução e apresentam vantagens e desvantagens. Recomenda-se usar os materiais adequados e que foram desenvolvidos para a concretização do procedimento de forma rápida e eficaz.

Em relação aos cateteres de cricotireoidostomia, pode-se dividir em 2 grupos: cateteres de grosso calibre com diâmetro interno maior que 4 mm e cateteres de fino calibre com diâmetro interno menor que 4 mm.

Essa diferenciação é de suma importância pois os cateteres finos necessitam serem ventilados com altas pressões devido a grande resistência que apresentam. Isso é conseguido com a utilização de ventilação a jato.

Já os cateteres de grosso calibre, podem ser ventilados com dispositivos de baixa pressão como os aparelhos de ventilação mecânica ou balão e válvula (ambu, KT5).

Existem diversos cateteres disponíveis no mercado e com características diferentes, entre eles, técnica de Seldinger e cateter sobre a agulha (teflon). Cabe ao médico conhecer o dispositivo que está presente no seu serviço e caso não haja, solicitar que se faça a compra.

Um estudo inglês sobre as grandes complicações no manejo das vias aéreas no Reino Unido revelou que a cricotireoidostomia cirúrgica teve 100% de sucesso quando realizada por cirurgiões e que a cricotireoidostomia não cirúrgica teve falha de 43-63% quando realizada por anestesiologistas[18]. Conclui que deve-se ter habilidade nas duas técnicas e que a cricotireoidostomia é um procedimento de "ponte" para a busca da via aérea definitiva.

Complicações

Quando se trata de complicações em vias aéreas, deve-se sempre ter em mente que os problemas são infrequentes mas quando presentes são extremamente graves[24].

As três principais causas de processos médicos relatadas por Caplane colaboradores na década de 1990 foram ventilação inadequada, intubação esofágica e intubação traqueal difícil e a maioria dos desfechos para os pacientes foi dano cerebral permanente ou óbito (85% dos casos)[20].

O cenário mais comum foi o desenvolvimento de dificuldade progressiva na ventilação com máscara facial após falhas progressivas e persistentes na tentativa de intubação traqueal. Como resultado final, ocorreu inabilidade de ventilar e promover a troca gasosa[20].

Em 2005, o mesmo grupo demonstrou que após a introdução e divulgação do algoritmo de manejo das vias aéreas em 1993, houve queda na mortalidade e dano cerebral permanente na indução da anestesia geral quando comparado ao período anterior de aproximadamente 50%[21].

Na Inglaterra, o grupo do Dr. Cook demonstrou que 8% dos processos médicos foram relacionados ao manejo das vias aéreas e que entre as indenizações pagas, a via aérea figura entre as 4 mais caras[22].

O que precisa ficar claro, é que a intubação traqueal difícil existe e que o laringoscópio direto não é a única forma de manejo das vias aéreas. Sabe-se que a morbidade e mortalidade estão diretamente relacionadas ao número de laringoscopias. Isso ocorre pois se não se vê aonde esta empurrando o tubo, a chance de estar no lugar certo é muito pequena e a mucosa da laringe é sensível a trauma levando a edema e obstrução após traumatismos.

Thomas Mort, em 2004, demonstrou que em intubações traqueais de emergência após duas tentativas de laringoscopia direta, o risco de hipoxemia severa aumenta 28% (com risco relativo 14 vezes maior) e o risco de parada cardíaca aumenta 11% (com risco relativo 7 vezes maior)[23].

Conclusões

O manejo consciente das vias aéreas é fundamental para o bem dos pacientes. O exame físico e tomada de decisão são fundamentais para um bom desfecho do caso. Hoje, existem muitas alternativas para o manejo seguro de um paciente com via aérea difícil. A palavra mais importante nessas situações é planejamento.

Deve-se ter em mente um plano inicial, saber o que fazer e ter os recursos disponíveis à mão na falha do plano inicial e caso o resgate falhe, estar preparado para realizar o acesso invasivo das vias aéreas.

Finalmente, lembrar que ninguém morre porque não foi intubado e sim, porque não foi ventilado e oxigenado adequadamente e nenhuma doença clínica sobrepõe a hipóxia, pois esta pode levar rapidamente ao dano cerebral irreversível e óbito.

Referências bibliográficas

1. Practice Guidelines for management of the difficult airway: An updated report by the American Society of Anesthesiologists task force on management of the difficult airway. Anesthesiology 2003; 98:1269-77.
2. Rose K., Cohen M.M. The airway: problems and predictions in 18.500 patients. Can J Anesth 1994; 41:372-83.
3. Crosby E.T., Cooper R.M., Douglas M.J., Doyle J., Hung O.R., Labrecque P., Muir H., Murphy M.F., Preston R.P., Rose K., Roy K. The unanticipated difficult airway with recommendations for management. Can J Anesth 1998; 45:757-76.
4. Cormack R.S., Rocke D.A., Latto I.P., Cooper G.M. Failed intubation in obstetric anaesthesia. Anaesthesia 2006; 61:192-3.
5. Samsoon GLT, Young JRB. Difficult tracheal intubation: a retrospective study. Anesthesia 1987; 42:487-490.
6. Langeron O, Masso E, Huraux C, et al. Prediction of the Difficult mask ventilation. Anesthesiology, 2000; 92:1229.
7. Kheterpal S, Han R, Tremper KK et al. Incidence and predictors of the difficult and impossible mask ventilation. Anesthesiology 2006; 105:885-891.
8. Houaiss A., Villar M.S.. Dicionário da Língua Portuguesa 1a edição Editora Objetiva, 2001; 155.
9. Rosenblatt W.H.. Preoperative planning of airway management in critical care patients. Crit Care Med 2004; 32(4): S186-S192.
10. ASA Task Force on management of the difficult airway. Practice guidelines for management of the difficult airway. Anesthesiology 2013; 118(2): 251-70.
11. Kheterpal S., Martin L., Shanks A., Tremper K.K.. Prediction and outcomes of impossible mask ventilation. Anesthesiology 2009; 110:243-47.
12. Weingart S.D., Levitan R.M.. Preoxygenation and prevention of desaturation during emergency airway management. Annals of Emergency Medicine 2012; 59:165-75.
13. Timmermann A.. Supraglottic airways in difficult airway management: successes, failures, use and misuse. Anaesthesia 2011; 66(2):45-56.
14. Ferson D.Z., Rosenblatt W.H., Johansen M.J., Osborn I, Ovassapian A.. Use of the intubating LMA-Fastrach in 254 patients with difficult-to-manage airways. Anesthesiology 2001; 95:1175-81.
15. Ramachandran S.K., Kumar A.M.. Supraglotic airway devices. Resp Care 2014; 59(6): 920-32.
16. Asai T., Shingu K.. The Laryngeal tube. BJA 2005; 95(6): 729-36.
17. Cook T.M., Hagberg C.A. Non-laryngeal mask airway supraglottic airway devices. 3.ed. In:Hagberg C.A. Benumof and Hagberg's airway management. Philadelphia, Elsevier Saunders, 2013; 466-507.
18. Cook T.M., Woodall N., Harper J., Benger J.. Major complications of airway management in the UK: results of the Fourth National Audit Project of the Royal College of Anaesthetists and the Difficult Airway Society. Part 1: Anaesthesia. Br J Anaesth 2011; 106(5):617-31.
19. Astin J., Cook T.M.. Adoption of the NAP4 recommendations for airway management in intensive care unit. Br J Anaesth 2013; 110(4): 663-4.
20. Caplan R.A., Posner K.L., Ward R.J., Cheney F.W.. Adverse respiratory events in anesthesia: a closed claims analysis. Anesthesiology 1990; 72:828-33.
21. Peterson G.N., Domino K.B., Caplan R.A., Posner K.L., Lee L.A., Cheney F.W.. Management of the difficult airway A closed claims analysis. Anesthesiology 2005; 103: 33-9.
22. Cook T.M., Bland L., Mihai R., Scott S.. Litigation related to anesthesia: an analysis of claims against the NHS in England 1995-2007. Anaesthesia 2009; 64: 706-18.
23. Mort T.C.. Emergency tracheal intubation: complications associated with repeated laryngoscopic attempts. AnesthAnalg 2004; 99: 607-13.
24. Hung O., Law J.A.. Advances in airway management. Can J Anesth 2006; 53(6): 628-31.
25. Langeron O., Amour J., Vivien B., Aubrun F.. Clinical review: management of difficult airways. Crit Care 2006; 10: 243-7.

15

Oxigenação Suplementar no Paciente Cirúrgico

Adriano José Pereira
Camila Menezes Souza Pessoa

Introdução

A infecção de ferida operatória continua como uma das mais comuns infecções hospitalares em pacientes cirúrgicos, responsável por aproximadamente 17% das infecções adquiridas em hospitais[1]. No Brasil, a infecção de ferida operatória chega a ocupar a terceira posição entre as complicações relacionadas a serviços de saúde e responde por 14 a 16% das infecções em pacientes hospitalizados[2]. A infecção de ferida operatória ou de sítio cirúrgico é definida como uma infecção que acomete o tecido, órgão submetido a incisão ou cavidade manipulada durante um procedimento cirúrgico[2]. Uma complicação tida como evitável, mas ainda com uma alta taxa de incidência. O custo do tratamento da infecção da ferida cirúrgica no Brasil é cerca de $ 1,400.00 para uma cirurgia de colecistectomia, $ 500.00 para uma operação cesariana e $1,100.00 para uma gastrectomia total[3]. Nos EUA os custos associados a estas infecções podem variar de $ 3,000.00 a $29,000.00 por paciente, com um custo anual de $10 bilhões em gastos em serviços de saúde[4]. Além disso, ela contribui para a morbidade e mortalidade dos pacientes, e aumenta o tempo de estadia hospitalar[5].

A prevenção de tal complicação cirúrgica abrange uma abordagem multifatorial que inclui a participação dos pacientes, cirurgiões e instituição.

Por anos, tem-se discutido sobre os benefícios do uso de altas frações inspiratórias de oxigênio (FiO_2) durante a cirurgia e sua relação com a diminuição/prevenção de infecções de sítios cirúrgicos. Apesar da relevância do tema, existem atualmente várias publicações com resultados conflitantes.

O risco de infecção de sítio cirúrgico está relacionado ao número de bactérias que atingem a ferida operatória e a habilidade individual de deter a proliferação das mesmas durante as primeiras horas do processo de cicatrização[5]. O racional fisiológico para o uso de altas concentrações inspiratórias de oxigênio durante o período perioperatório seria a morte oxidativa de bactérias patogênicas pelos neutrófilos. A ação dos leucócitos pode ser comprometida em um ambiente com baixa taxa de oxigênio, geralmente encontrado no sítio cirúrgico, onde o suplemento microvascular local é interrompido pelo trauma cirúrgico, trombose ou edema[5]. A ação antimicrobiana se daria pela produção de radicais superóxidos, e estes dependeriam da pressão parcial de oxigênio nos tecidos. O aumento da concentração inspiratória de oxigênio aumentaria, então, a tensão de oxigênio tecidual. Além disso, o oxigênio é um fator importante para a erradicação de infecções[6]. Estudos experimentais demonstraram que *Pseudomonas aeruginosa, Sthaphylococcus aureus* e *Escherichia coli*, quando injetadas nas feridas, poderiam ser erradicadas de acordo com taxas proporcionais de FiO_2 e que os antibióticos eram mais efetivos quando em maiores taxas inspiratórias de oxigênio[6,7,8].

Alguns estudos mostraram o potencial efeito benéfico do uso de suplementação de oxigênio durante o período perioperatório com uma menor taxa de infecção de ferida operatória em pacientes que foram submetidos a alta fração inspiratória de oxigênio[5,9,10]. Apesar disso, há outros estudos com resultados inconclusivos. Em um desses estudos[9], pacientes submetidos a cirurgia colorretal que receberam uma alta concentração de O_2 ($FiO_2 > 80\%$) tiveram uma menor taxa de infecção de ferida operatória em relação aos que receberam uma menos taxa de FiO_2 ($< 30\%$), com taxas de infecções de 15 e 24%, respectivamente (RR 0,61, 95% IC 0,38-0,98).

Em um outro estudo[10], Greif *et al.* analisou 500 pacientes submetidos a cirurgias colorretais. Os pacientes receberam FiO_2 de 30 ou 80% e a taxa de infecção de ferida operatória foi de 11,2% e 5,2% (P=0,01), respectivamente, com uma redução de risco absoluto de 6%.

Um recente estudo clínico conduzido por Meyhoff *et al.*[11], randomizou-se pacientes submetidos à laparotomia por diversas causas para receberem FiO_2 de 30% ou 80% no período perioperatório. A taxa de infecção de sítio cirúrgico foi de 20,1% e 19,1% nos grupos de FiO_2 de 30% e 80%, respectivamente (OR 0,94, IC 95% 0,71-1,22, P = 0,64). Não houve, neste estudo, diferença na taxa de infecção do sítio cirúrgico em pacientes submetidos a cirurgias abdominais em relação à taxa inspiratória

de oxigênio. Também não se foi demonstrado uma maior taxa de complicações pulmonares ou outros eventos adversos relacionados a maior taxa de FiO_2.

Um único estudo[12] sugere que a hiperóxia foi associada com uma maior taxa de infecção de ferida operatória, incluindo pacientes submetidos a cirurgias abdominais abertas, sendo terminado precocemente. Apesar disto, o estudo tem várias críticas em relação a seu *design*. Um maio índice de massa corporal foi encontrado no grupo que recebeu maiores taxas de FiO_2 ($FiO_2 > 80\%$). E já se é sabido que a obesidade é associada com uma menor tensão de oxigênio tecidual, o que levaria também a uma menor concentração de antibiótico profilático na ferida operatória[13]. Além disso, os pacientes do grupo hiperóxia foram submetidos a cirurgias mais longas, com uma maior perda sanguínea e uma maior necessidade de administração de fluidos, e estes fatores podem ter contribuído para uma maior taxa de infecção de sítio cirúrgico.

Em uma metanálise recente[14] que incluiu 2585 pacientes submetidos a cirurgias abdominais em estudos clínicos randomizados, não houve benefício no uso de altas concentrações de oxigênio na redução de infecções de ferida operatória (RR 0,77, IC95% 0,5-1,19, p=0,24). Apesar disso, a meta-análise mostra uma alta heterogeneidade entre os estudos incluídos, principalmente em relação ao tipo de procedimento e métodos de diagnósticos de infecção de ferida operatória. Na análise de subgrupo, pacientes submetidos a cirurgias colorretais eletivas, que fizeram uso de altas concentrações de FiO_2 (geralmente $> 80\%$), apresentaram forte evidência de diminuição da incidência de infecção de ferida operatória (RR 0,55, 95% IC 0,38-0,80, p = 0,002). Com isso, há uma sugestão de que pacientes submetidos a cirurgia colorretal possa se beneficiar com o uso de uma alta concentração inspiratória de oxigênio no período perioperatório, mas este benefício não parece ser estender para outros procedimentos cirúrgicos abdominais.

Em uma outra meta-análise[5], onde foram incluídos na análise 2728 pacientes, não houve diferença na taxa de infecção de ferida operatória entre os grupos hiperóxia ($FiO_2 > 80\%$) e controle ($FiO_2 < 35\%$) (OR 0,85, 95% IC 0,52-1,38, p = 0,51). A análise sensitiva de subgrupos também apresentou resultados semelhantes, não demonstrando diferença na taxa de infecções de sítios cirúrgicos. A única exceção se deu na análise de subgrupo de pacientes submetidos à cirurgia colorretal, onde houve benefício significativo no grupo hiperóxia (OR 0,48; 95% IC 0,32-0,71, p = 0,0003).

O motivo pelo qual a cirurgia colorretal se beneficiaria de altas taxas de FiO_2 no período perioperatório em relação à taxa de infecção de sítio cirúrgico, demonstrado em alguns estudos, ainda não é bem esclarecida. A cirurgia colorretal é considerada "limpa-contaminada", na qual a ferida operatória é exposta a grande carga bacteriana. Talvez a maior taxa de infecções de ferida operatória na cirurgia colorretal possa aumentar o poder do estudo em achar benefício com o uso de altas taxas de FiO_2 no período perioperatório[5]. Um outro racional seria que as cirurgias colorretais devem ter uma resposta biologicamente oposta para concentrações de oxigênio em comparação com outros procedimentos abdominais[13].

Conclusão

Apesar de resultados incertos e, por vezes, conflitantes, nenhum estudo citado mostrou risco associado com o uso de altas frações inspiratórias de oxigênio durante o procedimento cirúrgico, mas sugere um possível benefício. Esse provável benefício tem um racional biológico substancial, suportados por dados de estudos *in vitro*, animal e observacional. Apesar do possível benefício, frações inspiratórias altas de oxigênio já foram associadas a efeitos nocivos, como aumento da reação inflamatória nas vias aéreas[15], pior regulação nos níveis de glicemia[16] e alterações no índice cardíaco[17].

Antibioticoterapia profilática adequada no tempo correto, realizar a aparagem ao invés da raspagem de pelos no local da incisão, manutenção da normotermia e normoglicemia fazem parte das ações para diminuição da infecção de ferida operatória (Canadian Association 2007/Editorial Jama). As evidências que suportam o uso de oxigênio suplementar em altas taxas ainda são fracas com resultados conflituosos. Apesar da suplementação de O_2 em altas taxas ser relativamente barato, não invasivo, e virtualmente sem complicações, sua indicação durante o período perioperatório ainda depende de investigações futuras.

Referências bibliográficas

1. Hall MJ, DeFrances CJ, Williams SN, Golosinskiy A, Schwartzman A. National Hospital Discharge Survey: 2007 summary. Natl Health StatReport 2010;29:1-20, 24.

2. Ercole FF, Franco LMC, Macieria TGR, Wenceslau LCC, Resende HIN, Chianca TCM. Risco para infecção de sítio cirúrgico em pacientes submetidos a cirurgias ortopédicas. Rev. Latino-Am. Enfermagem. Nov.-dez.;19(6): [08 telas]. Disponível em http://www.scielo.br/pdf/rlae/v19n6/pt_12.pdf

3. Edmundo MF, Álvaro ABF, Tércio SB, Helena STD, Maria das Does MMV, Cristiano SL. Controle de infecção em cirurgia geral – Resultado de um estudo prospectivo de 23 anos e 42.274 cirurgias. Revista do Colégio Brasileiro de Cirurgiões 2000;28:1-19.

4. Deverick JA, Keith SK, David C, Kathleen MA, Kelly P, Helen B, et al. Strategies to Prevent Healthcare - Associated Infections in Acute Care Hospitals. InfectControlHospEpidemiol2008;29:S51–S61.

5. Togioka B, Galvagno S, Sumida S, Murphy J, Ouanes JP, Wu C. The role of perioperative high inspired oxygen therapy in reducing surgical infection: a meta-analysis. AnesthAnalg 2012;114:334-42.

6. Hunt TK, Hopf HW. High inspired oxygen fraction and surgical site infection. JAMA 2009;302: 1588-89.

7. Knighton DR, Halliday B, Hunt TK. Oxygen as an antibiotic: the effect of in- spired oxygen on infection. Arch Surg. 1984;119(2):199-204.

8. Allen DB, Maguire JJ, Mahdavian M, et al. Wound hypoxia and acidosis limit neutrophil bacterial killing mechanisms. Arch Surg. 1997;132(9):991-96.

9. Belda FJ, Aguilera L, Garcia de laAsuncion J, Alberti J, Vicente R, Ferrándiz L, et al; Spanish Reduccion de laTasa de InfeccionQuirurgica- Group. Supplemental perioperative oxygen and the risk of surgical wound infection: a randomized controlled trial. JAMA2005; 294(16):2035-42.

10. Greif R, Akça O, Horn EP, Kurz A, Sessler DI; Outcomes Research Group. Supple- mental perioperative oxygen to reduce the incidence of surgical-wound infection. N Engl J Med. 2000;342(3):161-167.

11. Meyhoff CS, Wetterslev J, Jorgensen LN, Henneberg SW, Hogdall C, Lundcall L, et al. Effect of high Perioperative Oxygen Fraction on Surgical Site Infection and Pul- monary Complications After Abdominal Surgery. The PROXI Randomized Trial, JAMA 2009;302:1543-50.

12. Pryor KO, Fahey TJ III, Lien CA, Goldstein PA. Surgical site infection and the routine use of perioperative hyperoxia in a general surgical population: a randomized controlled trial. JAMA. 2004;291(1):79-87.

13. Dellinger EP, Increasing inspired oxygen to decrease surgical site infection. JAMA 2005;294: 2091-92.

14. Patel SV, Couhlin SC, Malthaner RA. High- -concentration oxygen and surgical site infec- tions in abdominal surgery: a meta-analysis. Can J Surg 2013;56: E82-90.

15. Carpagnano GE, Kharitonov SA, Foschino- -Barbaro MP, Resta O, Gramiccioni E, Barnes PJ. Supplementary oxygen in healthy subjects and those with COPD increases oxidative stress and airway inflammation. Thorax. 2004;59(12):1016-1019.

16. Bandali KS, Belanger MP, Wittnich C. Does hyperoxia affect glucose regulation and trans- port in the newborn? J Thorac Cardiovasc Surg. 2003;126 (6):1730-1735.

17. Harten JM, Anderson KJ, Angerson WJ, Boo- th MG, Kinsella J. The effect of normobaric hyperoxia on cardiac index in healthy awake volunteers. Anaesthesia. 2003;58(9):885-88.

16

Desafios da Ventilação Mecânica no Intraoperatório

Ary Serpa Neto

Introdução

Mais de 230 milhões de procedimentos cirúrgicos são realizados ao redor do mundo a cada ano[1]. Na grande maioria dos casos os riscos cirúrgicos são baixos e os desfechos clínicos dos pacientes são favoráveis. Novas evidências sugerem que o desenvolvimento de complicações pós-operatórias está fortemente associado com o aumento da morbimortalidade dos doentes cirúrgicos e aproximadamente 10% dos pacientes submetidos à cirurgia no Reino Unido apresentam alto risco para complicações, compreendendo 80% das mortes no período pós-operatório[2,3]. Ainda, os pacientes que desenvolvem complicações, mas sobrevivem e recebem alta hospitalar muitas vezes apresentam diminuição da independência funcional e da sobrevida a longo prazo[4,5].

A despeito das diferenças relacionadas ao procedimento e ao paciente, grande parte dos procedimentos cirúrgicos seguem um mesmo protocolo de avaliação pré-operatória, manejo anestésico, recuperação pós-anestésica e alocação pós-operatória[1]. Apesar de esta abordagem ser adequada para uma grande parcela de pacientes, o subgrupo de pacientes sob maior risco perioperatório merece um manejo mais individualizado e baseado em diferentes intervenções[6]. A baixa taxa de admissão de pacientes de alto risco a Unidade de Terapia Intensiva (UTI) é um exemplo de intervenção com potencial benefício e pouco utilizada[2].

Um grande estudo prospectivo que avaliou mais de 46.000 pacientes submetidos à cirurgia em 28 países Europeus demonstrou que 4% dos pacientes incluídos morreram antes da alta hospitalar[1], taxa essa maior do que a mortalidade antecipada[5,7,8]. Além da diferente taxa de mortalidade de acordo com o país estudado, fato este possivelmente relacionado com condições culturais, demográficas e socioeconômicas, o estudo descreveu ainda diversos fatores de risco associados a um desfecho clínico desfavorável.

Evidências recentes sugerem que intervenções cardiorrespiratórias no período perioperatório podem melhorar os desfechos clínicos em pacientes de alto risco cirúrgico[9], entretanto, estima-se que somente 5% dos pacientes são admitidos de forma planejada a UTI no pós-operatório para realização destas intervenções[1]. A admissão não esperada a UTI associa-se a maior mortalidade e grande parte dos

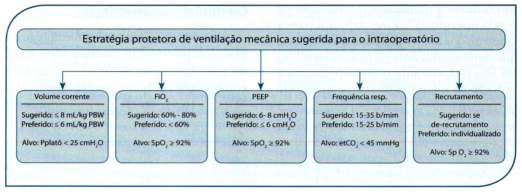

Figura 16.6 – Recomendação de estratégia de ventilação mecânica no intraoperatório.

volume corrente, da PEEP, das manobras de recrutamento alveolar bem como da estratégia protetora em outras cirurgias que não abdominais ainda necessitam de maiores estudos e confirmações. Entretanto, o emprego de altos níveis de PEEP (> 10 cmH$_2$O), na vigência de uma ventilação utilizando volume corrente baixo, não está associado à redução da incidência de complicações pulmonares pós-operatórias e deve ser utilizada com cautela somente em pacientes que realmente apresentarem necessidade (Figura 16.6).

Referências bibliográficas

1. Pearse RM, Moreno RP, Bauer P, Pelosi P, Metnitz P, Spies C, Vallet B, Vincent JL, Hoeft A, Rhodes A; European Surgical Outcomes Study (EuSOS) group for the Trials groups of the European Society of Intensive Care Medicine and the European Society of Anaesthesiology. Mortality after surgery in Europe: a 7 day cohort study. Lancet 2012;380:1059-65.
2. Pearse RM, Harrison DA, James P. Identification and characterisation of the high-risk surgical population in the United Kingdom. Crit Care 2006;10:R81.
3. Jhanji S, Thomas B, Ely A, Watson D, Hinds CJ, Pearse RM. Mortality and utilisation of critical care resources amongst high-risk surgical patients in a large NHS trust. Anaesthesia 2008;63:695–700.
4. Khuri SF, Henderson WG, DePalma RG, Mosca C, Healey NA, Kumbhani DJ. Determinants of long-term survival after major surgery and the adverse effect of postoperative complications. Ann Surg 2005;242:326–41.
5. Jencks SF, Williams MV, Coleman EA. Rehospitalizations among patients in the Medicare fee-for-service program. N Engl J Med 2009;360:1418–28.
6. Ghaferi AA, Birkmeyer JD, Dimick JB. Variation in hospital mortality associated with inpatient surgery. N Engl J Med 2009;361:1368–75.
7. Noordzij PG, Poldermans D, Schouten O, Bax JJ, Schreiner FA, Boersma E. Postoperative mortality in The Netherlands: a population-based analysis of surgery-specific risk in adults. Anesthesiology 2010;112:1105–15.
8. Yu PC, Calderaro D, Gualandro DM. Non-cardiac surgery in developing countries: epidemiological aspects and economical opportunities-the case of Brazil. PLoS One 2010;5:e10607.
9. Pearse RM, Holt PJ, Grocott MP. Managing perioperative risk in patients undergoing elective non-cardiac surgery.BMJ 2011;343:d5759.
10. Smetana GW. Preoperative pulmonary evaluation.N Engl J Med 1999;340:937-44.
11. Canet J, Mazo V. Postoperative pulmonary complications. Minerva Anestesiol 2010;76:138-43.
12. Canet J, Gallart L, Gomar C, Paluzie G, Vallès J, Castillo J, Sabaté S, Mazo V, Briones Z, Sanchis J; ARISCAT Group. Prediction of postoperative pulmonary complications in a population-based surgical cohort.Anesthesiology 2010;113:1338-50.
13. Mazo V, Sabaté S, Canet J, Gallart L, de Abreu MG, Belda J, Langeron O, Hoeft A, Pelosi P. Prospective external validation of a predictive score for postoperative pulmonary complications. Anesthesiology 2014;121:219-31.
14. Kavanagh BP. Perioperative atelectasis. Minerva Anestesiol 2008;74:285-7.

15. Hajjar LA, Vincent JL, Galas FR, Nakamura RE, Silva CM, Santos MH, Fukushima J, Kalil Filho R, Sierra DB, Lopes NH, Mauad T, Roquim AC, Sundin MR, Leão WC, Almeida JP, Pomerantzeff PM, Dallan LO, Jatene FB, Stolf NA, Auler JO Jr. Transfusion requirements after cardiac surgery: the TRACS randomized controlled trial. JAMA 2010;304:1559-67.

16. Fernández-Pérez ER, Sprung J, Afessa B, Warner DO, Vachon CM, Schroeder DR, Brown DR, Hubmayr RD, Gajic O. Intraoperative ventilator settings and acute lung injury after elective surgery: a nested case control study. Thorax 2009;64:121-7.

17. Gajic O, Dabbagh O, Park PK, Adesanya A, Chang SY, Hou P, Anderson H 3rd, Hoth JJ, Mikkelsen ME, Gentile NT, Gong MN, Talmor D, Bajwa E, Watkins TR, Festic E, Yilmaz M, Iscimen R, Kaufman DA, Esper AM, Sadikot R, Douglas I, Sevransky J, Malinchoc M; U.S. Critical Illness and Injury Trials Group: Lung Injury Prevention Study Investigators (USCII-TG-LIPS). Early identification of patients at risk of acute lung injury: evaluation of lung injury prediction score in a multicenter cohort study. Am J RespirCrit Care Med 2011;183:462-70.

18. Kor DJ, Lingineni RK, Gajic O, Park PK, Blum JM, Hou PC, Hoth JJ, Anderson HL 3rd, Bajwa EK, Bartz RR, Adesanya A, Festic E, Gong MN, Carter RE, Talmor DS. Predicting risk of postoperative lung injury in high-risk surgical patients: a multicenter cohort study. Anesthesiology 2014;120:1168-81.

19. Kor DJ, Warner DO, Alsara A, Fernández--Pérez ER, Malinchoc M, Kashyap R, Li G, Gajic O. Derivation and diagnostic accuracy of the surgical lung injury prediction model. Anesthesiology 2011;115:117-28.

20. Bendixen HH, Hedley-Whyte J, Laver MB. Impaired oxygenation in surgical patients during general anesthesia with controlled ventilation. A concept of atelectasis. N Engl J Med 1863;269:991-6.

21. Slutsky AS. Lung injury caused by mechanical ventilation. Chest 1999;116:9S-15S.

22. Gattinoni L, Protti A, Caironi P, Carlesso E. Ventilator-induced lung injury: the anatomical and physiological framework. Crit Care Med 2010;38:S539-48.

23. Amato MB, Barbas CS, Medeiros DM, Magaldi RB, Schettino GP, Lorenzi-Filho G, Kairalla RA, Deheinzelin D, Munoz C, Oliveira R, Takagaki TY, Carvalho CR. Effect of a protective--ventilation strategy on mortality in the acute respiratory distress syndrome. N Engl J Med 1998;338:347-54.

24. The Acute Respiratory Distress Syndrome Network. Ventilation with lower tidal volumes as compared with traditional tidal volumes for acute lung injury and the acute respiratory distress syndrome.N Engl J Med2000;342:1301-8.

25. Serpa Neto A, Cardoso SO, Manetta JA, Pereira VG, Espósito DC, PasqualucciMde O, Damasceno MC, Schultz MJ. Association between use of lung-protective ventilation with lower tidal volumes and clinical outcomes among patients without acute respiratory distress syndrome: a meta-analysis. JAMA 2012;308:1651-9.

26. Hemmes SN, SerpaNeto A, Schultz MJ. Intraoperative ventilatory strategies to prevent postoperative pulmonary complications: a meta-analysis. CurrOpinAnaesthesiol 2013;26:126-33.

27. SerpaNeto A, Nagtzaam L, Schultz MJ. Ventilation with lower tidal volumes for critically ill patients without the acute respiratory distress syndrome: a systematic translational review and meta-analysis. CurrOpinCrit Care 2014;20:25-32.

28. Villar J, Slutsky AS. Is acute respiratory distress syndrome an iatrogenic disease? Crit Care 2010;14:120.

29. Hegeman MA, Hemmes SN, Kuipers MT, Bos LD, Jongsma G, Roelofs JJ, van der Sluijs KF, Juffermans NP, Vroom MB, Schultz MJ. The extent of ventilator-induced lung injury in mice partly depends on duration of mechanical ventilation. Crit Care Res Pract 2013;2013:435236.

30. Dreyfuss D, Soler P, Basset G, Saumon G. High inflation pressure pulmonary edema. Respective effects of high airway pressure, high tidal volume, and positive end-expiratory pressure. Am Rev Respir Dis 1988 May;137:1159-64.

31. Dreyfuss D, Saumon G. Ventilator-induced Lung Injury - Lessons from experimental studies. Am J RespirCrit Care Med 1998;157:294-323.

32. Verbrugge SJ, Böhm SH, Gommers D, Zimmerman LJ, Lachmann B. Surfactant impairment after mechanical ventilation with large alveolar surface area changes and effects of positive end-expiratory pressure. Br J Anaesth 1998;80:360–364.

33. Tenney SM, Remmers JE. Comparative quantitative morphology of the mammalian lung: diffusing area. Nature 1963;197:54–56.

34. Acute Respiratory Distress Syndrome Network. Ventilation with lower tidal volumes as compared with traditional tidal volumes for acute lung injury and the acute respiratory distress syndrome. N Engl J Med 2000;342:1301-8.

35. Azevedo LC, Park M, Salluh JI, Rea-Neto A, Souza-Dantas VC, Varaschin P, Oliveira MC, Tierno PF, Dal-Pizzol F, Silva UV, Knibel M, Nassar AP Jr, Alves RA, Ferreira JC, Teixeira C, Rezende V, Martinez A, Luciano PM, Schettino G, Soares M; The ERICC (Epidemiology of Respiratory Insufficiency in Critical Care) investigators. Clinical outcomes of patients requiring ventilatory support in Brazilian intensive care units: a multicenter, prospective, cohort study. Crit Care 2013;17:R63.

36. Esteban A, Frutos-Vivar F, Muriel A, Ferguson ND, Peñuelas O, Abraira V, Raymondos K, Rios F, Nin N, Apezteguía C, Violi DA, Thille AW, Brochard L, González M, Villagomez AJ, Hurtado J, Davies AR, Du B, Maggiore SM, Pelosi P, Soto L, Tomicic V, D'Empaire G, Matamis D, Abroug F, Moreno RP, Soares MA, Arabi Y, Sandi F, Jibaja M, Amin P, Koh Y, Kuiper MA, Bülow HH, Zeggwagh AA, Anzueto A. Evolution of Mortality over Time in Patients Receiving Mechanical Ventilation. Am J RespirCrit Care Med 2013;188:220-30.

37. Jaber S, Coisel Y, Chanques G, Futier E, Constantin JM, Michelet P, Beaussier M, Lefrant JY, Allaouchiche B, Capdevila X, Marret E. A multicentre observational study of intra--operative ventilatory management during general anaesthesia: tidal volumes and relation to body weight. Anaesthesia 2012;67:999-1008.

38. Thompson JS, Baxter BT, Allison JG, Johnson FE, Lee KK, Park WY. Temporal patterns of postoperative complications. Arch Surg2003;138:596-602.

39. Duggan M, Kavanagh BP. Pulmonary atelectasis: a pathogenic perioperative entity. Anesthesiology 2005;102:838-54.

40. Strandberg A, Tokics L, Brismar B, Lundquist H, Hedenstierna G. Atelectasis during anesthesia and in the postoperative period. ActaAnesthesiolScand 1986;30:154-8.

41. Bouadma L, Dreyfuss D, Ricard JD, Martet G, Saumon G. Mechanical ventilation and hemorrhagic shock-resuscitation interact to increase inflammatory cytokine release in rats. Crit Care Med 2007;35:2601-6.

42. Plotz FB, Slutsky AS, van Vught AJ, Heijnen CJ. Ventilator-induced lung injury and multiple system organ failure: a critical review of facts and hypotheses. Intensive Care Med 2004;30:1865-72.

43. Neumann P, Rothen HU, Berglund JE, Valtysson J, Magnusson A, Hedenstierna G. Positive end-expiratory pressure prevents atelectasis during general anesthesia even in the presence of a high inspired oxygen concentration. ActaAnesthesiolScand 1999;43:295-301.

44. Rothen HU, Sporre B, Engberg G, Wegenius G, Reber A, Hedenstierna G. Prevention of atelectasis during general anesthesia. Lancet 1995;345:1387-91.

45. Pinsky MR. The hemodynamic consequences of mechanical ventilation: an evolving story. Intensive Care Med 1997;23:493-503.

46. Chaney MA, Nikolov MP, Blakeman BP, Bakhos M. Protective Ventilation Attenuates Postoperative Pulmonary Dysfunction in Patients Undergoing Cardiopulmonary Bypass. J CardiothoracVascAnesth 2000;14:514-8.

47. Zupancich E, Paparella D, Turani F, Munch C, Rossi A, Massaccesi S, Ranieri VM. Mechanical ventilation affects inflammatory mediators in patients undergoing cardiopulmonary bypass for cardiac surgery: A randomized clinical trial. J ThoracCardiovascSurg 2005;130:378-83.

48. Michelet P, D'Journo XB, Roch A, Doddoli C, Marin V, Papazian L, Decamps I, Bregeon F, Thomas P, Auffray JP. Protective Ventilation Influences Systemic Inflammation after Esophagectomy. A Randomized Controlled Study. Anesthesiology 2006;105:911-9.

49. Wolthuis EK, Choi G, Dessing MC, Bresser P, Lutter R, Dzoljic M, van der Poll T, Vroom MB, Hollmann M, Schultz MJ. Mechanical ventilation with lower tidal volumes and positive end-expiratory pressure prevents pulmonary inflammation in patients without preexisting lung injury. Anesthesiology 2008;108(1):46-54.

50. Schilling T, Kozian A, Huth C, Bühling F, Kretzschmar M, Welte T, Hachenberg. The pulmonary immune effects of mechanical ventilation in patients undergoing thoracic surgery.AnesthAnalg 2005;101(4):957-65.

51. Licker M, Diaper J, Villiger Y, Spiliopoulos A, Licker V, Robert J, Tschopp JM. Impact of intraoperative lung-protective interventions in patients undergoing lung cancer surgery. Crit Care 2009;13:R41.

52. Severgnini P, Selmo G, Lanza C, Chiesa A, Frigerio A, Bacuzzi A, Dionigi G, Novario R, Gregoretti C, de Abreu MG, Schultz MJ, Jaber S, Futier E, Chiaranda M, Pelosi P. Protective mechanical ventilation during general anesthesia for open abdominal surgery improves postoperative pulmonary function. Anesthesiology 2013;118:1307-21.

53. Futier E, Constantin JM, Paugam-Burtz C, Pascal J, Eurin M, Neuschwander A, Marret E, Beaussier M, Gutton C, Lefrant JY, Allaouchiche B, Verzilli D, Leone M, De Jong A, Bazin JE, Pereira B, Jaber S; IMPROVE Study Group. A trial of intraoperative low-tidal-volume ventilation in abdominal surgery. N Engl J Med 2013;369:428-37.

54. Ge Y, Yuan L, Jiang X, Wang X, Xu R, Ma W: Effect of lung protection mechanical ventilation on respiratory function in the elderly undergoing spinal fusion. Zhong Nan Da XueXueBao Yi Xue Ban 2013;38:81-5.

55. Sundar S, Novack V, Jervis K, Bender SP, Lerner A, Panzica P, Mahmood F, Malhotra A, Talmor D. Influence of low tidal volume ventilation on time to extubation in cardiac surgical patients. Anesthesiology 2011;114(5):1102–10.

56. Treschan TA, Kaisers W, Schaefer MS, Bastin B, Schmalz U, Wania V, Eisenberger CF, Saleh A, Weiss M, Schmitz A, Kienbaum P, Sessler DI, Pannen B, Beiderlinden M. Ventilation with low tidal volumes during upper abdominal surgery does not improve postoperative lung function. Br J Anaesth 2012;109(2):263-71.

57. The PROVE Network Investigators.Higher versus lower positive end-expiratory pressure during general anaesthesia for open abdominal surgery - The PROVHILO trial. Lancet 2014;384:495-503.

58. Wakabayashi K, Wilson MR, Tatham KC, O'Dea KP, Takata M. Volutrauma, but not Atelectrauma, Induces Systemic Cytokine Production by Lung-Marginated Monocytes. Crit Care Med 2014;42:e49-57

59. Bellani G, Guerra L, Musch G, Zanella A, Patroniti N, Mauri T, Messa C, Pesenti A. Lung regional metabolic activity and gas volume changes induced by tidal ventilation in patients with acute lung injury. Am J RespirCrit Care Med 2011;183:1193-9.

60. Unzueta C, Tusman G, Suarez-Sipmann F, Böhm S, Moral V. Alveolar recruitment improves ventilation during thoracic surgery: a randomized controlled trial. Br J Anaesth 2012;108(3):517-24.

61. Hess DR, Kondili D, Burns E, Bittner EA, Schmidt UH. A 5-year observational study of lung-protective ventilation in the operating room: a single-center experience. J Crit Care 2013;28:533.e9-15.

62. Blum JM, Maile M, Park PK, Morris M, Jewell E, Dechert R, Rosenberg AL. A description of intraoperative ventilator management in patients with acute lung injury and the use of lung protective ventilation strategies. Anesthesiology 2011;115:75-82.

63. Chaiwat O, Vavilala MS, Philip S, Malakouti A, Neff MJ, Deem S, Treggiari MM, Wang J, Lang JD. Intraoperative adherence to a low tidal volume ventilation strategy in critically ill patients with preexisting acute lung injury. J Crit Care 2011;26:144-51.

64. Greif R, Laciny S, Rapf B, Hickle RS, Sessler DI. Supplemental oxygen reduces the incidence of postoperative nausea and vomiting. Anesthesiology 1999;91:1246-52.

65. Goll V, Akça O, Greif R, Freitag H, Arkiliç CF, Scheck T, Zoeggeler A, Kurz A, Krieger G, Lenhardt R,Sessler DI.Ondansetron is no more effective than supplemental intraoperative oxygen for prevention of postoperative nausea and vomiting. AnesthAnalg 2001;92:112-7.

66. Hovaguimian F, Lysakowski C, Elia N, Tramèr MR. Effect of intraoperative high inspired oxygen fraction on surgical site infection, postoperative nausea and vomiting, and pulmonary function: systematic review and meta-analysis of randomized controlled trials. Anesthesiology 2013;119:303-16.

67. Greif R, Akça O, Horn EP, Kurz A, Sessler DI; Outcomes Research Group.Supplemental perioperative oxygen to reduce the incidence of surgical-wound infection. N Engl J Med 2000;342:161-7.

17

Disfunção Respiratória no Paciente Cirúrgico

Carlos Eduardo Gondim Oliveira
Mateus Barros de Paula
Luiz Marcelo Sá Malbouisson
João Manoel Silva Júnior

Introdução

A anestesia geral está associada com mudanças significativas na mecânica respiratória e troca de gases pulmonar. Este processo resulta em perda relevante do volume pulmonar, fechamento de via aérea, formação de rolhas de muco, alterações da relação ventilação-perfusão e *shunt*, condições agravadas em caso de cirurgias torácicas ou do andar superior do abdômen. O maior impacto destas mudanças é a atelectasia e maior esforço ventilatório, que elevam os riscos de reintubação, ventilação mecânica, pneumonia nosocomial e culminam em um tempo de internação prolongada. Além disso, dor pós-operatória[1], sobrecarga hídrica[2] e transfusão sanguínea[3] podem alterar ainda mais a função pulmonar.

Estima-se que 30% a 50% das cirurgias abdominais apresentem complicada hipoxemia, mesmo em procedimentos que ocorreram sem intercorrências[4]. Destes casos 8% a 10% dos pacientes requerem intubação e ventilação mecânica[5,6]. Da mesma forma, a mortalidade de pacientes com insuficiência respiratória aguda depois de ressecção pulmonar é elevada (60% a 80% dos pacientes) e parte pode ser atribuído a reintubação e ventilação mecânica, com consequente aumento de infecção pulmonar[7,8].

Diante do exposto, o melhor entendimento dos mecanismos que acarretam problemas respiratórios em pacientes cirúrgicos é relevante. Então apresentamos uma extensão revisão sobre o assunto.

Fisiopatologia respiratória durante perioperatório

Distúrbios da relação ventilação-perfusão podem ocorrer em todos os pacientes que são submetidos a anestesia geral e procedimentos cirúrgicos maiores[9], não importando se a ventilação é espontânea ou mecânica ou a utilização de agentes venosos ou inalatórios[10]. Imediatamente após a indução anestésica, há uma redução de 16 a 20% da capacidade residual funcional[11], que continua a cair durante os próximos 5 a 10 minutos[12], redução que se correlaciona com a idade e com a elastância da parede torácica. O formato da caixa torácica se altera, havendo um deslocamento do diafragma no sentido cefálico. Atelectasia, ou o colapso total ou parcial de partes do pulmão, ocorre em até 90% dos pacientes e é a causa da maior parte dos casos de *shunt*[13]. Após a indução anestésica, até 20% das bases pulmonares já apresentam atelectasia[14]. Alguns pacientes apresentam riscos maiores de atelectasias maciças, como idosos e obesos, e alguns tipos de cirurgia elevam os riscos: cirurgias de abdômen superior, cardíacas e torácicas.

Oxigênio e atelectasia

A pré-oxigenação aumenta a segurança durante o período de apneia, para que não ocorra hipoxemia. Ela é obtida através da ventilação com alta fração inspirada de oxigênio (FiO_2)[15]. A capacidade vital forçada se torna um reservatório para a oxigenação durante a apneia, e, dependendo de características dos pacientes, provê de 2 a 10 minutos de tempo de apneia sem hipoxemia. Entretanto, esta alta FiO_2 causa atelectasia (atelectasia de absorção). Ela resulta da presença de grande gradiente de oxigênio entre o alvéolo e o sangue venoso misto. No ar ambiente, a presença de nitrogênio evita o colabamento dos alvéolos. Na ausência dele, o oxigênio flui rapidamente devido ao gradiente de concentração e a parede alveolar se desestabiliza e desaba. A compressão do tecido pulmonar também gera atelectasia (atelectasia de compressão), principalmente no lobo inferior esquerdo – comprimido pelo coração – e na região próxima ao diafragma[16]. Evitar a pré-oxigenação previne a formação de atelectasia na indução anestésica, mas também leva à perda de uma margem de segurança durante um período crítico (Figura 17.1).

Hipoxemia pós-operatória

O maior problema associado à atelectasia intraoperatória é a hipoxemia pós-operatória. Na chegada à sala de recuperação pós-anestésica, 20% dos pacientes apresentam saturação de oxigênio menor que 92%, e 10% saturação abaixo de 90% (quando não transportados com oxigênio suplementar). Em um estudo com pacientes submetidos a cirurgia abdominal alta, a incidência de hipoxemia (saturação de oxigênio periférica – SpO_2 – entre 86 e 90%) foi de 38%, e hipoxemia grave (SpO_2 85% ou menor) foi de 3%. Em pacientes submetidos a cirurgia toracoabdominal, a incidência de hipoxemia e hipoxemia grave foram de 52% a 20.

A atelectasia pós-operatória associada a hipoxemia e a maior trabalho pulmonar é

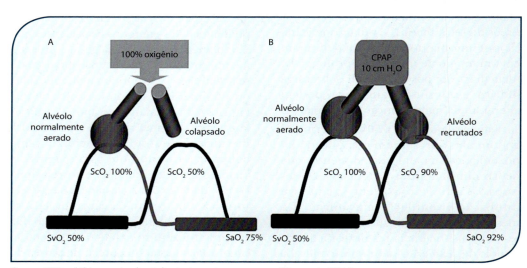

Figura 17.1 – (A) Impacto da atelectasia na troca gasosa, (B) uso de CPAP.
ScO_2 = saturação da hemoglobina no sangue capilar.

um problema para pacientes obesos mórbidos. A obesidade mórbida se relaciona com uma redução importante da complacência do sistema respiratório. Obesos mórbidos sofrem mais atelectasia do que pacientes não obesos, tanto antes da indução, como após a extubação e 24 horas após cirurgia laparoscópica. Algumas estratégias são bastante eficientes para sua prevenção, como cirurgias minimamente invasivas, analgesia adequada, mobilização precoce no pós-operatório, hidratação adequada e exercícios respiratórios (Figura 17.2).

A Capacidade Vital Forçada (CVF) e a Capacidade Residual Funcional (CRF) estão diminuídas após a extubação, em uma relação linear com o índice de massa corporal (IMC)[17]. A atelectasia aumenta o esforço respiratório. Na sala de recuperação pós-anestésica, a combinação de bloqueio neuromuscular parcial, opioides e colapso de partes do pulmão podem levar a angústia respiratória o qual demanda reintubação e ventilação mecânica. Outro fator preocupante é o aumento progressivo da atelectasia que acontece durante as primeiras 24 horas do período pós-operatório nos pacientes bariátricos. A confluência de atelectasia e hipoventilação induzida por opioides causa hipercapnia, que gera sonolência e pode levar a obstrução de vias aéreas e parada cardiorrespiratória.

Algumas intervenções têm sido utilizadas no período intraoperatório para reduzir o risco de atelectasia. CPAP antes da indução, pressão positiva ao final da expiração (PEEP), manobras de recrutamento alveolar e posicionamento céfalo-aclive[18]. Apesar delas, descobriu-se que uma hora após a admissão na SRPA, os pacientes apre-

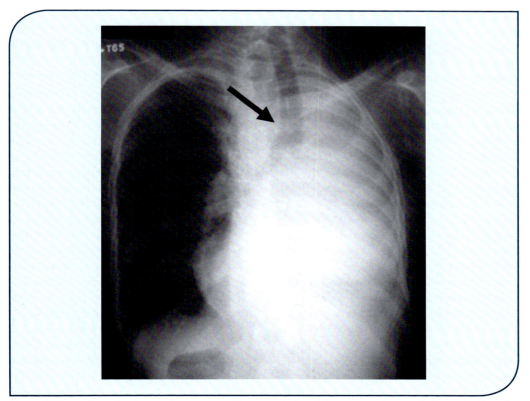

Figura 17.2 – Atelectasia observada por total velamento do hemitórax esquerdo associado a redução volumétrica e desvio ipsilateral da traqueia identificado pela seta preta.

sentam redução significativa dos volumes pulmonares à espirometria, o que sugere que a atelectasia ocorre imediatamente após a extubação.

Determinantes de Insuficiência respiratória aguda em pacientes cirúrgicos

Uma variedade de problemas pode levar insuficiência respiratória aguda na SRPA. A chave para fazer o diagnóstico é olhar para o padrão de respiração do paciente. Se o paciente está com respirações rápidas (> 30 respirações por minuto), mas com volumes correntes de aparência normal, uma causa não pulmonar deve ser considerada, que inclui: dor, ansiedade, delírio, retenção vesical, e assim por diante. Se o paciente está com respirações superficiais lentas, com sincronia normal entre a abertura da boca para inalar e movimentos do tórax de fora para baixo, o problema mais provável é insuficiência ventilatória secundária a depressão respiratória central. Essa falha geralmente resulta da administração de opioides, mas também pode acompanhar a administração de midazolam/lorazepam ou descontinuação de uma infusão de propofol. Se o paciente está respirando rápida e superficialmente, o problema é insuficiência ventilatória secundária a distúrbio periférico ou insuficiência de oxigenação secundária a incompatível perfusão/ventilação. Desse modo, a circunstância clínica e a presença ou ausência de hipoxemia (baixa SpO_2 ou exigência de alta FiO_2) tem um papel importante para diferenciar os problemas. Na ausência de hipoxemia, um problema neuromuscular deve ser considerado, tais como bloqueio neuromuscular residual ou bloqueio peridural que paralisa os músculos intercostais. Vê-se também esse padrão em pacientes com baixa reserva fisiológica, como o desnutrido, e os doentes críticos. Em pacientes que se submeteram a cirurgia torácica ou cirurgia retroperitoneal, alta suspeita clínica de pneumotórax deve ser considerada; esta é caracterizada por hipoxemia, sons respiratórios unilaterais e, em casos graves, hipotensão.

Respiração rápida e superficial com hipoxemia é causada por incompatibilidade de ventilação-perfusão, geralmente causada por secreções retidas e/ou atelectasia. Esta condição ocorre mais comumente em pacientes que tenham sido submetidos a cirurgia abdominal ou torácica, obesos mórbidos, ou que tenham sido posicionados no intraoperatório na posição de Trendelenburg.

A embolia pulmonar deve ser suspeitada em pacientes que tenham sido submetidos a cirurgia pélvica ou quadril e têm respiração rápida e superficial e hipoxemia, associadas com taquicardia e hipotensão. Mais de 90% dos êmbolos se originam nas veias profundas dos membros inferiores e pelve. Os principais fatores envolvidos são estase venosa prolongada, Lesão ou ativação endotelial e estado de hipercoagulabilidade. Além dos sintomas descritos acima, o Tromboembolismo pulmonar apresenta tosse, dor torácica e, em casos mais graves, cianose e franca falência respiratória.

Um padrão de respiração obstrutivo é sugestivo de anormalidade das vias aéreas intermediárias ou superiores. O problema é causado pela perda central do tônus da faringe, e obstrução dos tecidos moles (associada com depressão do nível de consciência e anestesia) ou obstrução mecânica para as vias aéreas: acima, no nível da glote, ou abaixo desta. Classicamente o paciente tem batimento de asa nasal, retração supraclavicular ou intercostal, e movimento de gangorra no peito (respiração paradoxal): o peito se move para o interior enquanto o diafragma desce. O paciente pode ter estridor inspiratório (obstrução supraglótica), estridor expiratório (obstrução glótica ou subglótica), ou sibilância expiratória (broncoespasmo). Normalmente hipoxemia é uma complicação tardia da obstrução das vias aéreas. Este aspecto é importante, como a hipóxia pode ser rapidamente seguida de bradicardia e assistolia.

Variáveis clínicas de risco pré-operatório

Complicação pulmonar pós-operatória é um assunto de especial interesse pois traz consigo um alto índice de morbimortalidade. Compreender seus fatores de risco e estudar medidas para evita-los ou, ao menos, reduzi-los, irá trazer enorme benefício para os pacientes cirúrgicos. Saad e Zambon estudaram 297 pacientes, avaliados e estratificados em baixo, moderado e alto risco para desenvolvimento de complicações pulmonares pós-operatórias (CPP) através da escala PORT (Tabela 17.1), idealizada por Torrington e Henderson (1988).

Acompanhando-os por 72 horas no pós-operatório imediato. Foi relacionado através de regressão logística as complicações (atelectasia com repercussão clínica ou radiológica, pneumonia, traqueobronquite, broncoespasmo, intubação e/ou ventilação mecânica prolongada) com os fatores de riscos (idade, índice de massa corpórea – IMC, sintomas respiratórios, doença respiratória, tabagismo, espirometria e tempo cirúrgico. Os resultados estão expostos na Figura 17.3.

TABELA 17.1 VARIÁVEIS CLÍNICAS DE RISCO PRÉ-OPERATÓRIO	
Fatores clínicos	**Pontuação**
1. Localização cirúrgica: abdominal alta/torácica	2
2. Idade acima de 65 anos	1
3. Estado nutricional - Distrófico	1
4. História pulmonar Tabagismo atual/Doença pulmonar Tosse + expectoração/Broncoespasmo/Hemoptise	1 1
5. Espirometria CVF < 50% do previsto ou VEF1/CVF 65-75% CVF < 50% do previsto ou VEF1/CVF 50-65% CVF < 50% do previsto ou VEF1/CVF <50%	1 2 3

Risco baixo de 0 a 3 pontos; risco moderado de 4 a 6 pontos; risco alto de 7 a 12 pontos.

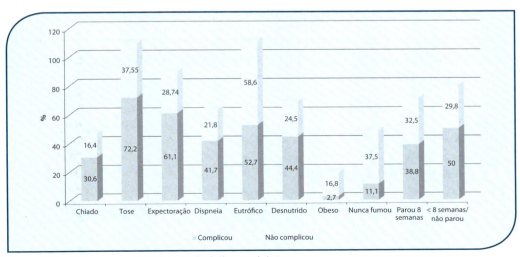

Figura 17.3 – Sintomas respiratórios, IMC e hábitos tabágicos.

Ventilação não invasiva com pressão positiva

A VNIPP inclui CPAP e BiPAP, descritos daqui em diante como ventilação não invasiva (VNI) (Figura 17.4). A CPAP se refere a pressão basal elevada na via aérea durante todo o ciclo respiratório, principalmente durante o fim da expiração. Ela tem três efeitos: (1) Ao restringir o movimento de gases para fora do alvéolo, ela os mantém abertos, prevenindo a formação de atelectasia. (2) Ao aumentar o gradiente entre a pressão pleural negativa e a pressão na via aérea, há uma diminuição do esforço respiratório para pacientes com fraqueza, o que acaba recrutando alvéolos colapsados. (3) A pressão positiva força a abertura das vias aéreas, tanto distais, evitando o fechamento e o alçaponamento de gases durante a expiração, quanto proximais, evita obstruções de vias aéreas altas. A CPAP pode ser obtida através de uma máscara facial ou nasal bem acoplada ligada a uma válvula de PEEP e um aparelho gerador de fluxo ou um ventilador não invasivo.

VNI em pacientes cirúrgicos

A VNI pode ser utilizada na SRPA de várias formas, tanto profiláticas quanto terapêuticas. Embora haja estudos avaliando a VNIPP no pós-operatório, eles são em sua maioria pequenos, poucos são randomizados e a maior parte deles procura apenas resultados de curto prazo. A literatura disponível se divide entre estudos sobre uso profilático em pacientes de alto risco para complicações pulmonares e estudos sobre VNIPP de resgate em pacientes com angústia respiratória pós-operatória. Também existem estudos que avaliaram VNIPP contínua após a extubação ou intermitente por uma ou duas horas por dois ou três dias após a cirurgia.

Prevenção de complicações pulmonares (VNI profilática)

Pacientes submetidos a cirurgias abdominais altas, cardíacas, torácicas e bariátricas possuem risco elevado de insuficiência respiratória no período pós-operatório. Para estes pacientes, a prevenção e a reversão da atelectasia usando VNI é uma proposta interessante.

Cirurgias cardíacas

Pacientes submetidos à cirurgia cardíaca geralmente possuem atelectasias pós-operatórias facilmente detectáveis na radiografia. Há estudos sobre o uso de VNI neste cenário. Em um deles, 30 pacientes

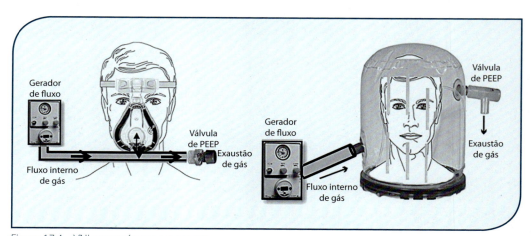

Figura 17.4 – VNI com máscara e capacete.

que passaram por cirurgia de revascularização do miocárdio (RM) foram randomizados para receber terapia de oxigênio com CPAP por 8 horas após a extubação. A oxigenação era significativamente melhor no grupo submetido à CPAP ao final deste período. Entretanto, na segunda manhã pós-operatória, a oxigenação em ambos os grupos era igualmente ruim, insinuando que CPAP pós-operatória precoce falhou em prevenir atelectasia tardia.

Thomas *et al.* demonstraram que uma hora de CPAP após cirurgia de RM reduziu a fração de *shunt* e reduziu o esforço respiratório. Matte *et al.* demonstraram que CPAP e VNI melhoraram a oxigenação e os volumes pulmonares em pacientes após cirurgia de RM nos dois primeiros dias pós--operatórios. Pinilla *et al.* randomizaram pacientes submetidos a cirurgia cardíaca em grupos de CPAP nasal por 12 horas ou oxigênio suplementar após a extubação. Embora a oxigenação tenha sido melhor no grupo CPAP nas primeiras 24 horas, o benefício não persistiu após este período.

Em relação à efetividade, um estudo com 150 pacientes em pós-operatório de cirurgia cardíaca foram randomizados em CPAP (5 cmH_2O) ou BIPAP por 30 minutos, 4 vezes por dia. O BIPAP foi associado a redução de atelectasias ao exame radiológico, mas não houve diferenças na oxigenação, em testes de função pulmonar ou em tempo de internação entre os dois grupos. Portanto, neste cenário BIPAP não é superior ao CPAP na prevenção de disfunções pulmonares. Zarbock *et al.* randomizaram 500 pacientes submetidos a cirurgia cardíaca em dois grupos, um que recebeu CPAP nasal a 10 cmH_2O intermitentemente por 10 minutos a cada 4 horas, e outro que recebeu 10 cmH_2O contínua por 6 horas. A CPAP nasal profilática contínua (PCnCPAP) melhorou a oxigenação arterial (PaO_2/FiO_2) significativamente sem efeitos hemodinâmicos adversos. Complicações pulmonares, incluindo hipoxemia, pneumonia e reintubação foram reduzidas neste grupo em relação aos pacientes do grupo controle (12 de 232 pacientes *vs.* 25 de 236 pacientes, respectivamente, p = 0,03). A taxa de readmissão à UTI foi significativamente menor no grupo PCnCPAP (7 de 232 pacientes *vs.* 14 de 236 pacientes, p = 0,03). Este estudo demonstra que se a CPAP pode ser efetiva, ela deve ser fornecida continuamente por períodos de tempo prolongados no pós-operatório.

Cirurgias torácicas

A VNIPP tem sido usada extensivamente após cirurgias torácicas e toracoabdominais nas UTIs. Aguiló *et al.* estudaram 19 pacientes que haviam sido submetidos a cirurgia de ressecção pulmonar e os randomizaram em VNI (BiPAP) ou oxigênio por uma hora no período pós-operatório imediato. No grupo do estudo, a VNI aumentou a PaO_2 e diminuiu o gradiente de pressão de oxigênio alveolar e arterial. A melhora se manteve por uma hora após o fim da VNI e não houve complicações associadas à VNI. Resultados similares foram obtidos em pacientes submetidos a transplante bilateral de pulmões.

Outro estudo com 70 pacientes submetidos a esofagectomia toracoabdominal foram randomizados em dois grupos, resistência inspiratória à pressão expiratória positiva (IR-PEP) ou CPAP. Um número significativamente menor de pacientes do grupo CPAP precisou de reintubação (p < 0,05).

Kindgen-Milles *et al.* estudaram 56 pacientes submetidos a cirurgia de correção de aneurisma aórtico toracoabdominal, randomizados em CPAP por 12 a 24 horas após a extubação e terapêutica convencional. O uso de CPAP foi associado a menos complicações pulmonares em comparação com o grupo controle (7 de 25 pacientes *vs.* 24 de 25 p = 0,019). Pacientes do grupo CPAP permaneceram por menos tempo no hospital (22 ± 2 dias *vs.* 34 ± 5 dias, p = 0,048) e apresentaram oxigenação melhor, sem complicações hemodinâmicas.

Por outro lado, poucos dados estão disponíveis sobre os benefícios de VNI pré-operatória em cirurgias torácicas. Perrin *et al.* estudaram 32 pacientes com plano de lobectomia pulmonar eletiva, randomizados em grupo controle com tratamento padrão, grupo VNI pré e pós-operatórias (3 dias). A VNI melhorou a oxigenação e as provas de função pulmonar tanto no período pré-operatório quanto no 1º dia pós-operatório. O tempo de internação foi significativamente mais longo no grupo controle (p = 0,04).

Cirurgias abdominais

Em cirurgias abdominais Bagan *et al.* randomizaram pacientes para VNI *versus* terapia com oxigênio após cirurgia aórtica. A incidência de complicações pulmonares e o tempo de internação hospitalar foram menores para o grupo VNI (0 complicações em 14 pacientes *vs.* 5 em 15, p = 0,004, 2,5 *vs.* 6,5 dias de internação, p < 0,001). Böhner *et al.* fizeram um estudo prospectivo com 204 pacientes submetidos a laparotomia mediana para cirurgia vascular. Os pacientes foram randomizados para receber CPAP ou terapia convencional durante a primeira noite pós-operatória. A CPAP diminui significativamente o número de pacientes com hipoxemia grave, (5 *vs.* 17, p = 0,01). Apesar disto, não houve nenhuma outra diferença nos desfechos.

Stock *et al.* administraram CPAP intermitentemente em pacientes submetidos a cirurgia de andar superior do abdômen. Em comparação com a terapia convencional, o grupo CPAP recuperou a CRF mais rapidamente e teve menos atelectasias ao exame radiológico após 72 horas. Deheny *et al.* fizeram um estudo similar, em que um grupo recebeu CPAP quatro vezes ao dia e o outro não recebeu VNI. Não houve diferenças nos desfechos dos dois grupos. Ricksten *et al.* demonstraram que CPAP intermitente por 3 dias diminui a atelectasia na comparação com controles; a significância clínica continua pouco clara. É possível que a VNIPP contínua seja superior à intermitente neste subgrupo de pacientes.

Entretanto, a seleção dos pacientes é claramente importante. Carlsson *et al.* randomizaram 24 pacientes submetidos a colecistectomia eletiva para quatro horas de uso de CPAP após a cirurgia ou terapia com oxigênio. Ambos os grupos apresentaram redução da capacidade vital e da PaO_2 e evidências radiológicas de atelectasia e não houve diferenças nos desfechos.

Em relação a cirurgias bariátricas, com o aumento do número destas cirurgias realizadas no mundo nas últimas duas décadas, complicações respiratórias também passaram a ocorrer. Embora complicações graves sejam relativamente raras, estes pacientes estão em risco de insuficiência respiratória pós-operatória. Ebeo *et al.* avaliaram o efeito de VNI (BiPAP) na função pulmonar de pacientes obesos após cirurgia laparotômica de bypass gástrico. Dos 27 pacientes estudados, 14 receberam VNI e 13 receberam o tratamento pós-operatório convencional. A CVF e o VEF1 dos pacientes em VNI foram significativamente mais altos nos 3 dias pós-operatórios. A SpO_2 estava significativamente diminuída no grupo controle no mesmo período. No entanto, a melhora dos parâmetros não se traduziu em redução do tempo de internação ou da incidência de complicações.

Paisani *et al.* avaliaram 21 pacientes (três homens) com média de idade de 39 anos, média de Índice de massa corpórea de 50,5 kg/m² e candidatos à gastroplastia redutora por Capella para estudar o comportamento dos volumes e capacidades pulmonares, força muscular respiratória, padrão respiratório e as possíveis complicações pulmonares no pós-operatório. Concluíram que pacientes submetidos à gastroplastia apresentam redução da função pulmonar, evidenciando um comportamento bastante semelhante ao já observado no pós-operatório de outras cirurgias do andar superior do abdômen. As variações dos parâmetros avaliados estão mostradas na Tabela 17.2.

TABELA 17.2	MÉDIA DOS VALORES ABSOLUTOS E DECRÉSCIMO PERCENTUAL EM RELAÇÃO AO PRÉ-OPERATÓRIO DA F, VC, VE, CV, PIMÁX, PEMÁX, E ID, NO PRIMEIRO, TERCEIRO E QUINTO DIAS DE PÓS-OPERATÓRIO, EM 21 PACIENTES OBESOS MÓRBIDOS SUBMETIDOS À GASTROPLASTIA POR CAPELLA							
Variável/dias	**Pré**		**1º dia P.O.**		**3º dia P.O.**		**5º dia P.O.**	
	A	**%**	**A**	**%**	**A**	**%**	**A**	**%**
F (rpm)	17,8	100	20.9	117	19,8	111	19,4	109
VC (L)	0,7	100	0,5	72	0,5	79	0,6	91
VE (L)	12,3	100	10,1	82	10,8	88	12,1	99
CV (L)	3,1	100	1,6	53	2,2	69	2,7	85
PImáx (cmH$_2$O)	-95,5	100	-46,7	49	-70,2	74	-82,1	86
PEmáx (cmH$_2$O)	96,2	100	58,3	61	71,4	74	81,4	85
ID	0,6	100	0,3	53	0,4	68	0,5	77

F = frequência respiratória; VC = volume corrente; VE = volume minuto; CV = capacidade vital; PImáx = pressão inspiratória máxima; PEmáx = pressão expiratória máxima; ID = índice diafragmático; A = absoluto; % = porcentagem pós/pré.

Joris *et al.* estudaram 30 pacientes submetidos a cirurgia bariátrica, divididos em 3 grupos. Um que não recebeu VNI, um com níveis baixos de VNI (8/4 cmH$_2$O) e o terceiro com níveis mais altos de VNI (12/4 cmH$_2$O). Foi realizada espirometria no dia anterior à cirurgia, 24 horas após o fim do procedimento, e nos dias 2 e 3 do período pós-operatório. Também se obteve dados sobre a saturação periférica durante a respiração espontânea em ar ambiente. Os pacientes que receberam VNI sob os parâmetros mais altos tiveram espirometrias e SpO$_2$ significativamente melhores, um benefício que continuou evidente durante os outros dois dias. Outro estudo de VNI após bypass gástrico e Y-de-Roux mostrou que pacientes que receberam VNI tinham espirometria e oxigenação melhores no primeiro dia pós-operatório.

Gaszynski *et al.* randomizaram 19 pacientes submetidos a bypass gástrico a CPAP por Boussignac e terapia convencional. O grupo CPAP apresentou oxigenação significativamente melhor no pós-operatório, sem diferença na PaCO$_2$.

Portanto, a VNI pós-operatória parece melhorar a oxigenação dos pacientes obesos mórbidos que são submetidos a cirurgia bariátrica. Com relação a outras cirurgias nessa mesma população, Zoremba *et al.* randomizaram 60 pacientes obesos (IMC entre 30 e 45 kg/m^2) submetidos a cirurgias de extremidades para VNI ou terapia convencional. Os pacientes do grupo VNI tiveram resultados de espirometria e oxigenação melhores na alta para a enfermaria, que persistiram por mais 24 horas.

Nesse mesmo sentido, a dúvida relacionada ao melhor momento para VNI nos casos de cirurgias bariátricas foi estudada por Neligan *et al.* que avaliaram 40 pacientes submetidos a cirurgia bariátrica e receberam CPAP antes da indução, PEEP intraoperatória e manobras de recrutamento alveolar. Um grupo recebeu CPAP pelo sistema Boussignac imediatamente após a extubação. O outro grupo recebeu CPAP apenas 30 minutos após a chegada à SRPA. O primeiro grupo teve resultados de provas de função pulmonar muito melhores, que novamente, se mantiveram por 24 horas. Assim, há perda importante de capacidade pulmonar em pacientes bariátricos após a extubação, mas uma parcela dela pode ser prevenida se a CPAP for aplicada mais precocemente na extubação dos pacientes.

VNIPP terapêutica em pacientes com insuficiência respiratória pós-operatória

Para pacientes que desenvolvem insuficiência respiratória aguda no período pós-operatório da SRPA ou na UTI, a VNIPP tem o potencial de diminuir o tempo de permanência na UTI e o surgimento de outras complicações, ao evitar a reintubação.

Insuficiência respiratória após cirurgia torácica está associada a desfechos negativos. Auritant et al. compararam VNI e terapia clínica para insuficiência respiratória após ressecção pulmonar, 5 dos 24 pacientes (20,8%) colocados aleatoriamente no grupo VNIPP contra 12 dos 24 (50%) pacientes do grupo não VNIPP precisaram de intubação (p = 0,035), 3 (12,5%) pacientes do grupo VNIPP morreram, enquanto no grupo que não recebeu VNIPP, este número foi de 9 (37,5%) (p = 0,045).

Um estudo prospectivo observacional conduzido durante 4 anos em pacientes similares mostrou que a VNI tem sucesso nestes contextos em 85,3% dos casos. Em pacientes que apresentaram falha terapêutica à VNI, a taxa de mortalidade foi de 46%. Os maiores fatores de risco para falha foram comorbidades cardíacas e ausência precoce de resposta. Assim, a falha da VNI

após ressecção pulmonar é um preditor de desfechos adversos.

Michelet et al. desenvolveram um estudo de caso-controle em pacientes que receberam VNI ou terapia de oxigênio para insuficiência respiratória após esofagectomia. A VNI estava associada a uma taxa menor de reintubação (9 vs. 23 pacientes, p = 0,008) e menor frequência de síndrome da angústia respiratória aguda (SARA) (8 vs. 19 pacientes, p = 0,034). Os pacientes submetidos a VNI também tiveram menos deiscência da anastomose (2 vs. 10, p = 0,027). Esse achado é indicativo de que pode ter ocorrido viés de seleção dos sujeitos do estudo, já que é pouco provável que a VNI possa prevenir complicações de feridas operatórias; já a deiscência da anastomose é a causa provável de inflamação, sepse e lesão pulmonar.

Garcia-Delgado et al. avaliaram retrospectivamente 1225 pacientes submetidos a cirurgia cardíaca, dos quais 63 (5,1%) receberam VNI para insuficiência respiratória após a extubação. Houve um atraso significativo entre a extubação e a VNI, em uma mediana de 40 horas. Ouve falha da VNI em 52,4% dos pacientes, e uma associação com mortalidade hospitalar mais elevada (51,5% vs. 6,7%, p = 0,001). A falha da VNI tinha como preditores a angústia respiratória precoce (a menos de 24 horas da extubação) e acidose. Atelectasia e obesidade foram associadas a melhores resultados com o uso de VNI.

Sobre cirurgia abdominal, em uma coorte de 72 pacientes que foram readmitidos na UTI com insuficiência respiratória após este tipo de cirurgia, a VNI preveniu a reintubação em 67% dos casos. Narita e colegas realizaram um estudo retrospectivo de pacientes com angústia respiratória ou atelectasia significativa que receberam ou não receberam VNI após ressecção de fígado. A mortalidade por causas respiratórias foi significativamente menor no grupo que recebeu VNI em comparação ao grupo que não recebeu. (0% *vs.* 40%, p = 0,007) Não houve diferença estatisticamente significativa em relação à mortalidade geral. A oxigenação foi significativamente melhor após VNI depois de 24 horas. A taxa de reintubação foi significativamente menor no grupo VNI (12,5% *vs.* 50%, p = 0,04). Embora esses resultados pareçam impressionantes, trata-se de um estudo de coorte retrospectivo, com tendência a vieses sistemáticos.

Antonelli *et al.* randomizaram 40 pacientes que desenvolveram insuficiência respiratória aguda após transplante de órgão sólido em grupo VNI ou terapia com oxigênio. O uso de VNI estava associado com melhor oxigenação, e reduções significativas das taxas de intubação (20% *vs.* 70% p = 0,002), de complicações graves (20% *vs.* 50%, p = 0,05), de mortalidade na UTI (20% *vs.* 50%, p = 0,05) e no tempo de permanência em UTI dos sobreviventes (5,5 ± 3 dias *vs.* 9 ± 4 dias, p = 0,03).

A mortalidade hospitalar não apresentou diferenças entre os grupos.

Quando avaliado a forma de aplicação do método, Redondo Calvo *et al.* descreveram os desfechos sobre pacientes tratados com VNI com capacete em UTI pós-cirúrgica durante dois anos, 99 pacientes foram tratados com o capacete, com uma taxa de sucesso de 75%. Os investigadores reportaram 3 fatores de risco independentes para falha de VNI: SARA, pneumonia e ausência de melhora com uma hora de tratamento. Conti *et al.* mostraram resultados melhores com pacientes com insuficiência respiratória após cirurgia abdominal que receberam VNI através do capacete do que com controles históricos que a receberam através da máscara facial. O capacete parece ser mais bem tolerado e houve menos falhas do tratamento neste grupo.

Squadrone *et al.* estudaram 209 pacientes consecutivos que haviam sido submetidos a

QUADRO 17.1	INDICAÇÕES ESPECIFICAS PARA A VENTILAÇÃO MECÂNICA NÃO INVASIVA NO PÓS-OPERATÓRIO
Profilático	

1. Prevenção da obstrução das vias aéreas
   a. Síndrome da apneia e hipopneia obstrutiva do sono
   b. Traqueomalacia seguinte tireoidectomia	

2. Prevenção de atelectasia em pacientes cirúrgicos de alto risco, como aqueles que tenham sido submetidos a cirurgia bariátrica	
Terapêutico	

3. Tratamento de hipoxemia pós-operatória
   a. Atelectasia
   b. Obstrução por muco	

4. Tratamento de hipercarbia pós-operatório ou fraqueza respiratória
   a. Bloqueio neuromuscular residual
   b. Fraqueza muscular diafragmática
   c. Retorno tardio da anestesia
   d. Paralisia do nervo frênico (por exemplo, na sequência de bloqueio interescalênico)
   e. Bloqueio alto do neuroeixo	

5. Tratamento de edema pulmonar	

cirurgia abdominal de grande porte eletiva e desenvolveram hipoxemia pós-operatória. Os pacientes foram randomizados para receber terapia com oxigênio ou CPAP com capacete na SRPA. Pacientes que receberam oxigênio e CPAP apresentaram taxas menores de reintubação (1% *vs.* 10%, p = 0,005) e menor incidência de pneumonia (2% *vs.* 10%, p = 0,02), infecção 3% *vs.* 10%, p = 0,03) e sepse (2% *vs.* 9%, p = 0,03) do que pacientes tratados apenas com oxigênio. Deve se notar que os pacientes deste estudo receberam opioides de maneira intramuscular em vez de analgesia epidural.

Keenan *et al.* randomizaram 81 pacientes em pós-operatório que desenvolveram angústia respiratória dentro de 48 horas da extubação para terapia clínica ou VNI. Não houve diferenças na taxa de reintubação (72% *vs.* 69%, RR 1,04, IC95 0,78-1,38) ou de mortalidade hospitalar (31% para ambos os grupos, RR 0,99, IC95 0,52-1,91). Entretanto, este deve ser considerado um estudo de VNI em uma situação de cuidados intensivos cirúrgicos, e não sobre cuidados pós-operatórios. Os pacientes haviam estado intubados por uma média de 3,4 e 5 dias, para o grupo VNI e grupo controle, respectivamente. Pacientes tinham SARA e *scores* APACHE II muito altos (acima de 20). Esses dados estão de acordo com as evidências de que a VNI seria pouco eficaz em caso de SARA ou sepse.

Tratamento do paciente com insuficiência respiratória no pós-operatório

O paciente deve ser colocado na posição vertical ou sentada: o efeito da gravidade recruta tecido pulmonar e aumento da capacidade residual funcional. Oxigênio deve ser administrado e o paciente deve ser encorajado a tossir, para mobilizar secreções, e respirar fundo. Deve ser dada atenção ao potencial reversibilidade de processos. Se o paciente está com respirações superficiais lentas causadas por opiáceos ou benzodiazepinas, deve-se considerar a naloxona ou a administração flumazenil. Se o paciente tem estridor, secundário ao edema de laringe, ele ou ela pode se beneficiar de epinefrina, esteroides e, se disponível, heliox (hélio e mistura gasosa de oxigênio) para melhorar o fluxo de oxigênio ofertado. Se o paciente tem respiração rápida e superficial, bloqueio neuromuscular parcial deve ser considerado imediatamente, e reversão administrada: neostigmina ou sugamadex. Se o paciente demonstrou anteriormente um padrão de obstrução respiratória e agora tem respiração rápida e superficial, edema pulmonar por pressão negativa pós-extubação deve ser considerado: furosemida 20 a 40 mg por via intravenosa pode melhorar os sintomas. Em cada caso, se reversão imediata do problema não for possível, ventilação não invasiva deve ser considerada. Como um exercício de transição, o anestesiologista pode apoiar a via aérea usando um circuito Mapleson C ou dispositivo similar, com o APL (liberação de pressão) válvula parcialmente fechada.

Quando se inicia a VNI, o mecanismo da insuficiência respiratória deve ser considerado. VNI é adequada apenas para os pacientes cujo problema seria esperado para resolver dentro de 4 a 6 horas. Assim, um paciente hipoxêmico e que tem atelectasia é um bom candidato para a VNI; um paciente que aspirou conteúdo gástrico, com um quadro clínico semelhante, não é. Coma ou doentes agitados gravemente e aqueles com estômagos cheios (pacientes grávidas ou de emergência) não são adequados para a VNI. Também não é indicado aqueles pacientes com secreções orais ou nasais abundantes, ou aqueles que estão sangrando de sua boca, dos pulmões, ou do trato gastrointestinal superior.

Pacientes com respiração rápida e superficial ou padrões respiratórios obstrutivos estão propensos a responder ao CPAP: isso restaura a capacidade residual funcional, ajuda a recrutar o pulmão, e impede o colapso das vias aéreas e aprisionamento aéreo.

CPAP de 5 a 10 cm de H_2O é geralmente suficiente; a pressão de suporte é titulada de acordo com a frequência respiratória do paciente e SpO_2. O aumento excessivo da pressão do fim da expiração aumenta o espaço morto e o trabalho respiratório. E se a oxigenação do paciente melhora a taxa respiratória, mas continua com frequência elevada (> 30/min), a pressão de suporte pode ser adicionada (BIPAP).

Pacientes com respiração superficial lenta tendem a hipoventilar e reter CO_2: há ventilação alveolar inadequada, e eles são mais propensos a se beneficiar de VNI.

Pressão de suporte é titulada com volume corrente do paciente: a faixa-alvo de 5-7 mL/kg. Os valores típicos são de 5 a 10 cm de H_2O acima do nível de PEEP.

Com a exceção dos pacientes com doença pulmonar por enfisema bolhoso grave, a PEEP é sempre adicionado porque, independentemente do mecanismo de lesão, todos os pacientes com desconforto respiratório pós-operatória estão em risco de atelectasia.

Em geral, se os pacientes respondem a VNI, os seus sintomas se estabelecerão rapidamente, geralmente dentro de 15 minutos. Se depois de 15 a 20 minutos a

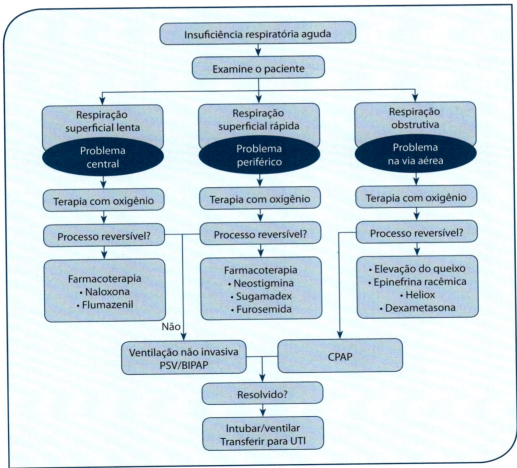

Figura 17.5 – Fluxograma para o atendimento dos pacientes com complicações respiratórias na SRPA e aplicação de VNI.

frequência respiratória do paciente continua a exceder a 30 respirações por minuto, se a SpO_2 é inferior a 90%, ou se o paciente torna-se hipotensos ou em coma, a paciente deve ser entubado e transferido para a UTI.

Conclusão

Anestesia geral e cirurgia estão associadas a mudanças na ventilação que resultam em atelectasias, um fator de risco importante para o desenvolvimento de insuficiência ventilatória pós-operatória.

A ventilação não invasiva por pressão positiva pós-operatória (VNIPP) melhora a oxigenação e ventilação em pacientes de alto risco.

Referências bibliográficas

1. Falk SA. Postoperative care. Anesthesiol Clin 2012;30:xi-xii.
2. Silva JM, Jr., de Oliveira AM, Nogueira FA, Vianna PM, Pereira Filho MC, Dias LF, Maia VP, Neucamp Cde S, Amendola CP, Carmona MJ, Malbouisson LM. The effect of excess fluid balance on the mortality rate of surgical patients: a multicenter prospective study. Crit Care 2013;17:R288.
3. Silva JM, Jr., Toledo DO, Magalhaes DD, Pinto MA, Gulinelli A, Sousa JM, da Silva IF, Rezende E, Pontes-Arruda A. Influence of tissue perfusion on the outcome of surgical patients who need blood transfusion. J Crit Care 2009;24:426-34.
4. Arozullah AM, Daley J, Henderson WG, Khuri SF. Multifactorial risk index for predicting postoperative respiratory failure in men after major noncardiac surgery. The National Veterans Administration Surgical Quality Improvement Program. Ann Surg 2000;232:242-53.
5. Lang M, Niskanen M, Miettinen P, Alhava E, Takala J. Outcome and resource utilization in gastroenterological surgery. Br J Surg 2001;88:1006-14.
6. Squadrone V, Coha M, Cerutti E, Schellino MM, Biolino P, Occella P, Belloni G, Vilianis G, Fiore G, Cavallo F, Ranieri VM, Piedmont Intensive Care Units N. Continuous positive airway pressure for treatment of postoperative hypoxemia: a randomized controlled trial. JAMA 2005;293:589-95.

7. Auriant I, Jallot A, Herve P, Cerrina J, Le Roy Ladurie F, Fournier JL, Lescot B, Parquin F. Noninvasive ventilation reduces mortality in acute respiratory failure following lung resection. Am J Respir Crit Care Med 2001;164:1231-5.
8. Harpole DH, Liptay MJ, DeCamp MM, Jr., Mentzer SJ, Swanson SJ, Sugarbaker DJ. Prospective analysis of pneumonectomy: risk factors for major morbidity and cardiac dysrhythmias. Ann Thorac Surg 1996;61:977-82.
9. Strandberg A, Tokics L, Brismar B, Lundquist H, Hedenstierna G. Constitutional factors promoting development of atelectasis during anaesthesia. Acta Anaesthesiol Scand 1987;31:21-4.
10. Lundquist H, Hedenstierna G, Strandberg A, Tokics L, Brismar B. CT-assessment of dependent lung densities in man during general anaesthesia. Acta Radiol 1995;36:626-32.
11. Hedenstierna G, Edmark L. The effects of anesthesia and muscle paralysis on the respiratory system. Intensive Care Med 2005;31:1327-35.
12. Magnusson L, Spahn DR. New concepts of atelectasis during general anaesthesia. Br J Anaesth 2003;91:61-72.
13. Gunnarsson L, Tokics L, Gustavsson H, Hedenstierna G. Influence of age on atelectasis formation and gas exchange impairment during general anaesthesia. Br J Anaesth 1991;66:423-32.
14. Malbouisson LM, Brito M, Carmona MJ, Auler JO. Hemodynamic impact of alveolar recruitment maneuver in patients evolving with cardiogenic shock in the immediate postoperative period of myocardial revascularization. Rev Bras Anestesiol 2008;58:112-23.
15. Pandit JJ, Duncan T, Robbins PA. Total oxygen uptake with two maximal breathing techniques and the tidal volume breathing technique: a physiologic study of preoxygenation. Anesthesiology 2003;99:841-6.
16. Malbouisson LM, Busch CJ, Puybasset L, Lu Q, Cluzel P, Rouby JJ. Role of the heart in the loss of aeration characterizing lower lobes in acute respiratory distress syndrome. CT Scan ARDS Study Group. Am J Respir Crit Care Med 2000;161:2005-12.
17. von Ungern-Sternberg BS, Regli A, Schneider MC, Kunz F, Reber A. Effect of obesity and site of surgery on perioperative lung volumes. Br J Anaesth 2004;92:202-7.
18. Rusca M, Proietti S, Schnyder P, Frascarolo P, Hedenstierna G, Spahn DR, Magnusson L. Prevention of atelectasis formation during induction of general anesthesia. Anesth Analg 2003;97:1835-9.

18

Pneumonia Aspirativa no Perioperatório

Ricardo Goulart Rodrigues

Introdução

Revisões de estudos recentes sugerem que a aspiração pulmonar perioperatória é considerada um evento pouco frequente, porém com impacto devastador e uma das complicações mais temidas na anestesiologia.

A Aspiração foi primeiramente reconhecida como causa de morte relacionada a anestesia em 1848 por James Simpson[1]. Mais tarde, em 1946, Mendelson[2] descreveu a relação entre aspiração de material sólido e líquido e sequelas pulmonares em pacientes obstétricas, sendo a **pneumonite aspirativa** ou Síndrome de Mendelson definida como um processo inflamatório agudo no pulmão, secundário à aspiração do conteúdo gástrico não infectado, porém muito ácido, que usualmente ocorre em 2 fases, causando inicialmente descamação do epitélio brônquico com aumento da permeabilidade alveolar, resultando em redução da complacência e alterações de Ventilação Perfusão (*shunt*). Em uma segunda fase, que ocorre 4 a 6 horas após, se inicia uma resposta inflamatória aguda, mediada por citocinas pró-inflamatórias como fator de necrose tumoral alfa (TNF-α), interleucinas 8 e produtos reativos de oxigênio. Clinicamente, o evento pode ser desde assintomático ou resultar em taquipneia, broncoespasmo e insuficiência respiratória[3,4].

A **pneumonia aspirativa** pode resultar tanto da inalação de material infectado ou infecção bacteriana secundária na pneumonite química, sendo associada a sintomas típicos de pneumonia (taquicardia, taquipneia, tosse e febre), com consolidação segmentar ou lobar ao Rx Tórax, (classicamente em lobo médio direito) e alto risco de complicações, podendo resultar em casos de choque séptico ou SARA (Síndrome da Angústia Respiratória Aguda), com significante aumento do tempo de internação em UTI, morbidade e mortalidade.

A incidência de pneumonia aspirativa varia entre diferentes estudos, sendo encontrados entre 0,7 e 4,7 casos a cada 10.000 anestesias dependendo dos fatores de risco[5] podendo chegar a 1 caso a cada 600 anestesias em casos de procedimentos de emergência. O principal fator predisponente para a aspiração é a depressão do nível de consciência. Algumas situações levam ao aumento desse risco[6] (Tabela 18.1). Entre elas, estão as cirurgias de emergência que elevam em até quatro vezes o risco de aspiração, cirurgias em gestantes, devido à maior pressão intragástrica, maior

TABELA 18.1	FATORES DE RISCO PARA ASPIRAÇÃO
Relacionados com o paciente	
Estômago cheio: cirurgias de emergência, tempo de jejum inadequado, obstrução gastrointestinal	
Atraso no esvaziamento gástrico: Doenças sistêmicas (*Diabetes mellitus*, hepatopatias), trauma recente, opioides, cirurgia gastrointestinal prévia, gravidez	
Mal funcionamento do esfíncter esofagiano inferior: hérnia hiato, regurgitação recorrente, dispepsia, cirurgia gastrointestinal alta, gravidez	
Doenças esofagianas: cirurgia gastrointestinal alta prévia, obesidade mórbida	
Relacionadas a cirurgia	
Cirurgia gastrointestinal alta, laparoscopia, colecistectomia, posição da cabeça	
Relacionadas a anestesia	
Via aérea supraglótica, ventilação com pressão positiva, tempo de cirurgia maior que 2 horas, via aérea difícil, método inadequado	

produção de suco gástrico, diminuição da motilidade e do tônus dos esfíncteres gastrointestinais, rebaixamento do nível de consciência por doenças neurológicas, sistêmicas, doenças do trato gastrointestinal, obesidade, pacientes considerados de via aérea difícil, reintubações e presença de sonda gástrica ou enteral[7]. A análise de estudos retrospectivos realizada em diferentes centros evidenciou que a taxa de mortalidade variou de zero a 4,5%[4,8].

Mecanismos fisiológicos de prevenção

Os principais mecanismos fisiológicos de prevenção da regurgitação do conteúdo gástrico são os esfíncteres esofágicos superior (EES) e inferior (EEI) e os reflexos laríngeos. O esfíncter esofágico inferior é constituído por fibras musculares da junção entre o esôfago e o estômago e se dispõem em forma circular, funcionando como esfíncter verdadeiro. O esfíncter esofágico superior ajuda a prevenir a aspiração pela ação na transição entre o esôfago e a hipofaringe exercida pelo músculo cricofaríngeo. Os reflexos das vias aéreas protegem os pulmões da aspiração. A redução destes reflexos parece estar presente não somente no intraoperatório, mas também deve ser considerada nos pacientes sob efeito de medicação pré--anestésica e no pós-operatório, talvez por período mais prolongado do que se estima. Sabe-se que os idosos apresentam reflexos das vias aéreas menos ativos, motivo pelo qual devem ser considerados como risco aumentado para aspiração[9,10].

A aspiração de conteúdo gástrico depende principalmente da diferença entre pressão intragástrica e a pressão exercida pelo esfíncter esofágico inferior. O esfíncter suporta pressões intragástricas de 20 cmH_2O e a partir daí torna-se incompetente[9,10]. Quando os pacientes encontram-se anestesiados ou sedados, há perda do controle da deglutição e durante um episódio de regurgitação ou vômito, podem aspirar o conteúdo gástrico para o interior da árvore respiratória.

A magnitude da aspiração pulmonar está diretamente relacionada ao pH e ao volume do conteúdo aspirado. O risco de pneumonite ocorre quando o volume do conteúdo gástrico é maior que 0,4 mL/kg e o pH menor que 2,5.

Antieméticos, drogas colinérgicas, antiácidos e succinilcolina aumentam a pressão do EEI. Anticolinérgicos, tiopental, opioides e anestésicos inalatórios reduzem sua pressão. Atracúrio, vecurônio, ranitidina e cimetidina não a alteram[4,11].

Estratégias para prevenção da aspiração pulmonar

Para prevenção da aspiração pulmonar os métodos utilizados incluem o controle do conteúdo gástrico por jejum, redução do refluxo gastroesofágico por medicamentos que diminuem a acidez gástrica, aumentam o estímulo ao esvaziamento e mantém a competência do EEI e pela proteção das vias aéreas por manobra de Sellick, posicionamento do paciente, indução anestésica por sequência rápida ou acordado e aspiração de sonda nasogástrica antes da indução anestésica.

Jejum pré-operatório

O jejum pré-operatório visa reduzir o risco de regurgitação gástrica durante anestesia diminuindo assim a morbidade perioperatória. Ainda hoje, pacientes são submetidos a longos períodos de jejum antes de um procedimento cirúrgico. Entretanto, hoje são evidentes os malefícios dessa prática, especialmente na população pediátrica, acarretando aumento do risco de desidratação, hipoglicemia, lipólise, redução do pH do suco gástrico, além de ansiedade e irritabilidade[8,12].

Água e fluidos passam pelo estômago rapidamente. Após 12 minutos da administração de 500 mL de solução fisiológica via oral, apenas metade desse volume ainda permanece no estômago. Entretanto, o tempo de esvaziamento gástrico para sólidos varia consideravelmente. Entre os tipos de alimentos ingeridos, o esvaziamento dos lipídeos é mais lento, o das proteínas mais rápido e o dos carboidratos, intermediário. A produção de secreção gástrica pode aumentar de 0,6 mL/kg/h para até 500 mL/h com o jejum prolongado, além de acarretar redução de seu pH. Estudos mostraram que a ingestão de água ou outros líquidos claros sem resíduos 2 a 3 horas antes da cirurgia reduziram a fome e ansiedade dos pacientes, levando a produção de menor volume de secreção gástrica e com maior pH[4,5,10,13].

De acordo com diretrizes da *ASA (American Society of Anaesthesiologists)*[11], o período de jejum para pacientes saudáveis submetidos a cirurgia eletiva para cada alimento é de:

- Líquidos claros (água, chá, bebidas carbonadas, suco de frutas sem polpa, sem álcool e com pouco açúcar) para qualquer idade: 2 horas de jejum;
- Leite materno: 4 horas de jejum para lactentes e recém-nascidos;
- Fórmula infantil: 6 horas de jejum para recém-nascidos e lactentes;
- Refeições leves (chá com torradas) e leite não materno: 6 horas de jejum para crianças e adultos;
- Refeições (sólidos): 8 horas de jejum para crianças e adultos.

Em relação às gestantes, a *ASA* recomenda que em casos de pacientes em trabalho de parto sem complicações, a ingestão de pequenas quantidades de líquidos claros é livre, assim como até 2 horas antes de cesarianas eletivas. Entretanto, pacientes com fatores adicionais de risco para aspiração (obesidade mórbida, diabetes, via aérea difícil) ou paciente com risco elevado para evolução para parto cesariano devem ter maior restrição da ingesta de fluidos, principalmente após a 20ª semana gestacional. Alimentos sólidos devem ser suspensos ao iniciar trabalho de parto ou 8 horas antes de cesariana eletiva[5].

Profilaxia medicamentosa pré-anestésica

A *ASA Task Force on Preoperative Fasting*[11] considera que não existem evidências do emprego de drogas que alteram o pH ou o volume de secreção gástrica, a motilidade gástrica ou o tônus do esfíncter esofágico, não sendo recomendadas como rotina em pacientes hígidos, mas apenas como adjuvantes em pacientes de risco para aspiração pulmonar.

Os antagonistas dos receptores H_2 quando administrados 90 a 120 minutos antes da cirurgia, reduzem o volume e a acidez gástrica, entretanto, não há evidências de que a administração profilática dos inibidores da bomba de prótons ou dos antagonistas H_2 reduza a incidência de aspiração ou a intensidade da lesão pulmonar em pacientes que aspiraram. Ranitidina: 0,75 a 1,5 mg/kg (crianças) ou 50 mg (adultos).

A metoclopramida, o agente gastrocinético mais utilizado, pode diminuir o risco de aspiração por diminuir o volume do conteúdo gástrico. Apresenta efeito antagonista central nos receptores da dopamina e estimula a liberação periférica de acetilcolina, levando ao aumento do tônus do esfíncter esofágico inferior, estimulando a motilidade gástrica e relaxando o piloro.

Os antiácidos particulados, como hidróxido de alumínio e de magnésio, podem aumentar o risco de lesão pulmonar se houver aspiração por estimular a reação inflamatória no pulmão. Em pacientes de risco de aspiração pulmonar, recomenda-se a administração de antiácidos não particulados, como citrato de sódio 20 minutos antes da indução anestésica, levando a aumento do pH gástrico por 1 a 3 horas[4,11]. Para os casos obstétricos considera-se o emprego de antiácidos não particulados, dos antagonistas H_2 e/ou uso da metoclopramida como prevenção da aspiração pulmonar.

Posicionamento

Não existe consenso em relação a melhor posição do paciente para indução anestésica com objetivo de minimizar a possibilidade de aspiração[4]. Sellick sugere que durante a manobra o paciente esteja em posição supina, com leve rebaixamento do dorso, facilitando assim a drenagem de conteúdo gástrico no caso de regurgitação[12]. Outro estudo revelou que comparativamente pacientes com "estômago cheio" em posição de dorso elevado ou rebaixado não se observou diferença significativa na incidência de refluxo. Quando analisou a eficácia da pré-oxigenação, a posição com dorso elevado foi maior do que a posição sem elevação[14].

O que tem sido preconizado atualmente é que durante a indução anestésica o dorso seja elevado 30º durante a pré-oxigenação e no caso de regurgitação, adota-se a posição de dorso rebaixado[14].

Tipo de anestesia

Em pacientes considerados "estômago cheio", deve-se dar preferência pela anestesia condutiva, respeitando as condições do paciente e o tipo de cirurgia a ser realizada. A manutenção do tônus do esfíncter esofágico e o reflexo de tosse são as vantagens dos bloqueios condutivos. Os bloqueios de plexo ou de nervos periféricos estão bem indicados nas anestesias de traumas agudos de extremidades por apresentarem vantagens em relação à anestesia espinhal, especialmente por não causarem alterações hemodinâmicas. Entretanto, fato relevante nesses casos, é a dificuldade de mobilização do paciente, devido à dor, para a realização dessas técnicas.

Anestesia geral

Quando as condições do paciente ou o tipo de cirurgia requerem que se realize anestesia geral, um tubo orotraqueal com balonete deve ser usado. Esse balonete tem a função de principalmente vedar a traqueia, impedindo a passagem do conteúdo gástrico para as vias aéreas inferiores. Existem duas opções para intubação orotraqueal nesse caso: intubação por sequência rápida e intubação com o paciente acordado. Em ambos os casos alguns cuidados devem ser tomados previamente[13]:

- Aparelho de anestesia testado;
- Aspirador funcionando;
- 2 laringoscópios de tamanhos adequados ao paciente;
- Tubos traqueais de diversos calibres;
- Fio guia para inserção do tubo;
- Máscara laríngea no caso de falha de intubação.

Pré-oxigenação

Sob circunstâncias normais os pulmões contêm uma mistura de nitrogênio, oxigênio e dióxido de carbono. O volume de gás nos pulmões ao final da expiração (cerca de 2 litros) é chamado de capacidade residual funcional (CRF). Este contém a reserva de oxigênio em que o paciente depende, quando não está respirando. A maioria proporção de gases no pulmão é de nitrogênio, que pode ser substituído por oxigênio, aumentando a reserva. A técnica de substituição do nitrogênio contido na CRF com o oxigênio é chamada de pré-oxigenação. Após 3 minutos de respiração com oxigênio a 100% maior parte do nitrogênio foi substituída pelo oxigênio, possibilitando a realização da laringoscopia e intubação orotraqueal sem que ocorra hipoxemia.

Intubação com o paciente acordado

Pacientes com "estômago cheio" em que se identifica previamente via aérea difícil, a técnica de escolha de intubação traqueal é com o paciente consciente e em ventilação espontânea. Neste caso a explicação do procedimento ao paciente torna maior sua colaboração. Leve sedação, mantendo reflexo protetores das vias aéreas, anestesia tópica com lidocaína *spray* 10% e o bloqueio do nervo glossofaríngeo e do laríngeo superior são opções para que se reduza os efeitos desagradáveis dessa técnica, porém com risco aumentado para aspiração. Cada instilação de lidocaína 10% contém 10 mg, sabendo-se que consideramos a dose máxima de segurança de lidocaína tópica de 5 a 7 mg/kg em pacientes hígidos. A indução anestésica segue imediatamente à confirmação da intubação.

Intubação por sequência rápida

Essa técnica é recomendável aos pacientes não colaborativos e crianças. Dão-se preferências as drogas de baixa latência, possibilitando a realização da intubação em plano anestésico adequado sem que haja necessidade de ventilar o paciente para manter saturação de oxigênio adequada.

Opioides são usados para bloqueio da resposta autonômica. O alfentanil é o opioide mais usado na indução por sequência rápida devido à sua curta latência. Na dose de 25 a 50 µg/kg, associado ao hipnótico de escolha, favorece condições ideais para intubação traqueal em sequência rápida e adequada supressão da resposta cardiovascular.

O propofol, considerado hipnótico de curta latência é usado na dose de 2,5 mg/kg. Devido a depressão cardíaca que causa, sua dose pode ser reduzida para 2 mg/kg a 1,5 mg/kg em idosos, cardiopatas e pacientes hipovolêmicos. O etomidato é alternativa nesses casos, utilizado na dose de 0,3 mg/kg, proporcionando estabilidade hemodinâmica quando comparado ao propofol.

A succinilcolina é o bloqueador neuromuscular de escolha nos casos de paciente com "estômago cheio". Apresenta curto tempo de latência, permitindo intubação orotraqueal em 60 segundos, e curta duração, de aproximadamente 5 a 8 minutos, permitindo rápida recuperação da atividade muscular no paciente em caso de falha no procedimento. Entretanto, pode acarretar efeitos adversos graves, como hipertermia maligna, hipercalemia, e bradiarritmia. Isso tem motivado a busca por alternativas à succinilcolina nesses casos[13]. O rocurônio ganha destaque se consagrando, sendo usado em altas doses (0,9 e 1,2 mg/kg) apresenta tempo de latência e condições de intubação similares aos da succinilcolina, sem aparecimento de efeitos colaterais comuns a outros relaxantes adespolarizantes quando tem sua dose ou velocidade de injeção aumentados. Entretanto sua duração é elevada, passando de intermediária na dose de 0,6 mg/kg para longa na dose de 1,2 mg/kg, comprometendo assim a rápida recuperação do bloqueio neuromuscular em procedimentos curtos e na dificuldade de intubação traqueal. O desenvolvimento de antagonista específico do rocurônio (Sugamadex®), possibilita rápida reversão de sua ação, favorecendo seu uso em alternativa à succinilcolina para intubação por sequência rápida[15].

Manobra de Sellick

Descrita por Sellick em 1961, consiste em exercer pressão sobre a cartilagem cricoide durante indução anestésica em pacientes que potencialmente estejam com "estômago cheio". A aplicação de força na face anterior da cartilagem cricoide tem como função comprimir o esôfago contra a coluna vertebral entre a quinta e a sexta vértebra cervical (C_5 e C_6), desde que essas estruturas estejam alinhadas no plano axial. Enquanto o paciente estiver consciente, a força aplicada na cartilagem cricoide deve ser entre 10 N e de 30 N. Assim quando houver perda da consciência essa força exercida deve produzir uma pressão intraesofágica em torno de 50 cmH_2O ou 30 a 40N, que é superior a observada no estômago de indivíduos em jejum (18 cm H_2O), durante a eructação (20 cmH_2O) ou nos casos em que há aumento da pressão intragástrica por fasciculação induzida pela succinilcolina (> 40 cmH_2O). Porém, durante episódio de vômito (pressão esofágica pode ser superior a 60 cmH_2O) a manobra deve ser suspensa devido ao risco de ruptura esofágica. Uma referência que torna prática para o conhecimento de qual a força a ser aplicada na cartilagem cricoide, é o emprego de seringas de 20 mL (BD). Considera-se que a força necessária para comprimir 10 mL de ar, quando o bico da seringa se encontra ocluído é de aproximadamente 30 N. Para evitar a flexão do pescoço que ocorre com essa manobra, apoia-se a mão na região posterior do pescoço[4,8,10,12,15].

Sonda nasogástrica

A inserção de sonda nasogástrica antes da indução anestésica em pacientes com risco de aspiração é comum, porém controversa. Essa prática não garante o total esvaziamento gástrico, mas torna-se relevante quando há grande volume de líquido como nos casos onde há obstrução intestinal. Parece haver comprometimento da função dos esfíncteres esofágicos superior e inferior, quando compara-se à função dos pacientes sem sonda nasogástrica. Apesar de Sellick recomendar a retirada da sonda antes da indução anestésica em seus trabalhos, estudos em cadáveres não detectaram redução da eficácia da manobra de Sellick em pacientes com sonda nasogástrica, servindo ela de passagem para o conteúdo gástrico se aplicada força eficaz sobre a cartilagem cricóide[4,8,14].

Falha na intubação no paciente com "estômago cheio"

A conduta de ventilação por máscara facial em paciente com "estômago cheio" é criteriosa e exige cuidados. Desde que a manobra de Sellick seja aplicada de forma eficaz e correta, a ventilação de forma suave com pressão menor que 30 cm H_2O segundo alguns estudos seria possível impedindo a insuflação gástrica. Técnicas como máscara laríngea servindo como guia para intubação, estilete guia ou luminoso, intubação retrógrada, nasal ou oral as cegas, laringoscópios não convencionais e fibroscopia são alternativas. Quando essas alternativas não resultarem positivamente, a cricotireoidostomia cirúrgica ou percutânea e a traqueostomia devem ser realizadas[4,8,10].

O uso de máscara laríngea não isola a via aérea do trato gastrointestinal, evita-se o seu uso nos casos de refluxo gastroesofágico e quadros de distensão abdominal, porém em um grande estudo de metanálise com 10.000 anestesias houve aspiração em apenas 0,02% dos casos[4].

Diagnóstico e tratamento

O tratamento e condutas iniciais dependem da rapidez do diagnóstico, gravidade do incidente, tipo e quantidade do aspirante e rapidez de aparecimento dos sintomas[16]. Uma vez presenciada a penetração de conteúdo orofaríngeo nas vias aéreas, deve-se proceder a exaustiva aspiração e oxigenoterapia suplementar para restauração da SatO$_2$.

No intraoperatório

Durante o período perioperatório, é essencial o reconhecimento da aspiração seja pela visualização direta de conteúdo gástrico na orofaringe ou sutis indicações de aspiração, como hipoxemia, aumento da pressão inspiratória, cianose, taquicardia ou alteração na ausculta pulmonar, sempre tomando o devido cuidado em descartar os diagnósticos diferenciais (broncoespasmo, laringoespasmo, obstrução do tubo endotraqueal, edema pulmonar, e tromboembolismo pulmonar, entre outros).

Uma vez confirmado o diagnóstico, alguns procedimentos devem imediatamente ser realizados[17]:

- O paciente deverá ser posicionado com a cabeça para baixo (Trendelenburg) para limitar a contaminação pulmonar e realizada exaustiva aspiração para limpeza de orofaringe;

- Deve-se realizar a administração de O$_2$, para obter uma SatO$_2$ > 92% e sequência rápida de entubação para garantir via aérea segura com TOT (caso não esteja sob ventilação mecânica invasiva);

- Aspiração de traqueia (antes de colocação de pressão positiva, para prevenir progressão do aspirado na arvore brônquica);

- Uso de Pressão positiva (PEEP) em torno de 5 cm H$_2$O para melhorar oxigenação.

- Broncoscopia é recomendada se suspeitar de material particulado para evitar atelectasias;

- Tratamento sintomático para broncoespasmo se necessário.

O Rx de tórax é útil em casos de suspeita de aspiração, porém pode estar inicialmente normal em até 25% dos casos. Se houver estabilidade, proceder a extubação e cuidadosa monitorização.

No período pós-operatório

O aparecimento de Tosse, sibilos, taquipneia, taquicardia, cianose, edema pulmonar, hipoxemia e hipotensão, com rápida progressão para Insuficiência respiratória aguda e até síndrome da angústia respiratória (SARA) são as formas de manifestação da pneumonite. Muitos pacientes podem apresentar apenas tosse ou sibilos ou diminuição da saturação de oxigênio associada a evidências radiológicas de aspiração. A manutenção do quadro por mais de 48 horas ou o aparecimento de febre neste período são indicativos de possibilidade de infecção bacteriana.

A radiografia de tórax é facilmente disponível e o teste de imagem mais comumente usado para avaliar pneumonia aspirativa. Chest radiographs usually adequately demonstrate lung consolidation, atelectasis, and abscess formation. Geralmente demonstra adequadamente a consolidação pulmonar, atelectasia e formação de abscesso. Entretanto, a tomografia computadorizada é mais sensível e específica que a radiografia principalmente para diagnosticar complicações[8].However, CT scanning is more sensitive and specific than radiography. [5,6]

O tratamento deve incluir

Suporte ventilatório: A pneumonia aspirativa pode evoluir com insuficiência respiratória devido as áreas de *shunt* e atelectasia, causados pela aspiração sendo sua intensidade determinada pela quantidade, acidez e resposta inflamatória causada pelo conteúdo aspirado, levando a quadros de hipoxemia hipoxêmica com aumento do trabalho respiratório, queda da complacência pulmonar, taquicardia, taquipneia e queda da $SatO_2$.

A oxigenoterapia deve ser otimizada para manter a $SatO_2$ entre 92 a 95% , com bom padrão respiratório, a fim de se minimizar ou evitar lesões decorrentes da hipoxemia, e, para isto, devemos utilizar desde cateter de O_2 até ventilação mecânica invasiva ou não invasiva.

Em caso de desconforto respiratório, deve-se tentar a utilização da ventilação mecânica não invasiva (VMNI), desde que não aja contra indicações, com 2 níveis de pressão (pressão de suporte ventilatório + PEEP), seu uso deve ser monitorado a beira do leito de 0,5 a 2 H, sendo considerado critérios para sucesso a diminuição da frequência respiratória, aumento do volume corrente, diminuição ou cessação do uso de musculatura acessória , aumento do PaO_2 e ou da $SatO_2$. Quando não há sucesso durante este período, ou dependência da VMNI, recomenda-se imediata EOT e ventilação mecânica invasiva (VMI), já que a entubação tardia diminui sobrevida[18];

Durante a VMI deve-se utilizar uma estratégia protetora com volume corrente de no máximo 6 mL/kg de peso ideal, para diminuir lesão induzida pelo ventilador e translocação bacteriana[19].

Pacientes com pneumonia unilateral e hipoxemia refratária ao tratamento convencional podem ser candidatos a ventilação pulmonar independente[20].

Antibioticoterapia: o uso de antibiótico profilático, embora frequente na prática clínica, não está indicado nas primeiras 48 horas, pois pode tornar o paciente suscetível à infecção secundária por organismos mais resistentes. Exceção feita quando na presença de obstrução intestinal alta ou outras situações que predisponham à colonização gástrica por bactérias Gram Negativas. A antibioticoterapia está indicada em pacientes com pneumonite aspirativa e falha na resolução do quadro 48 horas após a aspiração[8-12].

A escolha do antibiótico deve obedecer à condição do momento da aspiração, tempo de internação hospitalar (após 48-72 h ocorre colonização do trato aerodigestivo pela flora hospitalar), fatores de risco do paciente para determinados grupos de bactérias (por ex.: pseudomonas em DPOC grave, imunossuprimidos; anaeróbios em alcoólatras e más condições dentárias), devendo-se em geral iniciar com cobertura para Bactérias Gram Negativas, sendo que a cobertura visando a agentes anaeróbios, que é outra prática comum, não encontra embasamento em evidências científicas[3].

Outras intervenções

Os corticoides não são recomendados de rotina, pois em estudos multicêntricos, aleatórios e controlados houve falhas na comprovação do benefício, podendo ser utilizados em casos de choque séptico.

Evitar hiper-hidratação devido a alteração de permeabilidade pulmonar e possibilidade de piora de complacência.

Diante da suspeita de aspiração de material sólido que leve a obstrução de vias aéreas, deve ser realizada broncoscopia ou lavagem pulmonar sob visão direta.

Pontos-chave

Aspiração é um evento relativamente raro, porém uma complicação potencialmente fatal no período perioperatório que ocorre principalmente em pacientes submetidos a procedimentos de emergência, níveis leves de anestesia ou com patologias intra-abdominais. A gravidade do quadro pode variar de assintomático a comprometimento pulmonar severo com risco de óbito, devido a pneumonite ou pneumonia aspirativa.

Prevenção é a palavra-chave, devendo ser mandatória sua otimização em pacientes com risco. No entanto, ocorrendo o evento da aspiração, diagnóstico precoce e tratamento imediato com aspiração exaustiva de orofaringe e traqueia e suporte ventilatório adequados devem ser instituídos.

Referências bibliográficas

1. Simpson, JY. The alleged case of death from the action of cloroform. Lancet 1848; 1:175-176.
2. Mendelson CL. The aspiration of stomach contentes into the lungs during obstetric anestesia. AmJObstetGynecol 1946;52:494-513.
3. Marik, PE. Aspiration Pneumonitis and Aspiration Pneumonia. New Engl J Med2001;344(9):665-671.
4. Moro ET, Modolo NSP. Intubação traqueal e o paciente com estômago cheio, Rev Assoc Med Bras 2009;55(2):201-6.
5. Ortenzi AV, D`Ottaviano CR - Jejum Pré--Operatório e o Paciente de Estômago Cheio em: Atualização em Anestesiologia, SAESP, 1996;94-106.
6. Asai T. Who is at risk of pulmonar aspiration? Br J Anaesth 2004; 93:497-500.
7. Warner MA, Warner ME, Weber JG. Clinical significance of pulmonary aspiration during the perioperative period. Anesthesiology 1993;78:56-62.
8. Moro ET. Prevenção da Aspiração Pulmonar do Conteúdo Gástrico. Rev Bras Anestesiol 2004;54(2):261 – 275.
9. Cotton BR, Smith G. The lower oesophageal sphincter and anaesthesia. Br J Anaesth 1984; 56:37-46.
10. Salem MR, Joseph NJ, Heyman HJ et al. - Cricoid compression is effective in obliterating the esophageal lumen in the presence of a nasogastric tube. Anesthesiology 1985;63:443-446.
11. American Society of Anesthesiologists Task Force on Preoperative Fasting. Practice guideline for preoperative and use of pharmacology agents to reduce the risk of pulmonary aspiration: application to health patients undergoing elective procedures. Anesthesiology 1999;90:896-905.
12. Sellick BA - Crycoid pressure to control regurgitation of stomach contents during induction of anaesthesia. Lancet 1961;19:404-406.
13. Moro ET, Modolo NSP. Indução anestésica com a técnica de sequência rápida. Rev. Bras. Anestesiol2004;54(4):595-606.
14. Alexander NG, Smith G. Gastroesophageal reflux and aspiration of gastric contents in anesthetic practice. Anesth Analg 2001;93:494-513.
15. Moro ET, Goulart. A Compressão da Cartilagem Cricoide. Aspectos Atuais. Rev Bras Anestesiol 2008;58(6):643-650.
16. Tasch MD. Pulmonary aspiration. In: Atlee JL. Ed. Complications of Anesthesia. Philadelphia, Pa: WB Saunders;1999:167-170
17. Janda M, Scheeren T et Al. Management of pulmonar aspiration. Best Pratctice & Research Clinical Anaesthesiology Vol. 20, 3:409-27.
18. Barbas CSV, Ísola AM, Farias AMC, Cavalcanti AB, Gama AMC, Duarte ACM, et al. Recomendações brasileiras de ventilação mecânica 2013. Parte I. Rev Bras Ter Intensiva. 2014;26(2):89-121
19. SerpaNeto A, Cardoso SO, Manetta JA, et. Association between use of lung-protective ventilation with lower tidal volumes and clinical outcomes among patients whitout acute respiratory distress syndrome: a meta – analysis .JAMA. 2012; 308:1651-9
20. Anantham D, Jagadesan R, et Al. Clinical review: Independent lung ventilation in critical care. Crit Care. 2005;9(6):594-600.

19

Síndrome da Embolia Gordurosa

Jorge Luis dos Santos Valiatti

Introdução

A embolização de gotículas de gordura especialmente após fraturas de ossos longos e pelve, trauma extensos ou mesmo durante artroplastias de joelho e de quadril é um fenômeno relativamente frequente, normalmente assintomático, denominada embolia gordurosa (EG).

Em uma parcela menor de pacientes, por motivos ainda não totalmente elucidados, a circulação de gotículas de gordura promove obstrução mecânica dos capilares pulmonares e intensa reação inflamatória pulmonar. Estes êmbolos também podem atingir o sistema nervoso central, pele e rins. As disfunções orgânicas, especialmente pulmonar e cerebral, determinam um conjunto de sinais e sintomas denominado Síndrome da Embolia Gordurosa (SEG).

Muito embora tenha sido descrito pela primeira vez em 1873, o seu diagnóstico permanece um desafio clínico visto a inespecificidade dos sinais e sintomas e a baixa especificidade dos exames laboratóriais[1].

Epidemiologia

A incidência de EG é extremamente alta chegando a praticamente 100% nos casos de fraturas múltiplas. Por outro lado, a incidência da SEG em diferentes estudos clínicos é amplamente variável, com valores de 0,05 a 3% para fraturas de bacia, fêmur e tíbia unilaterais e de 0,25 a 30% no acometimento bilateral ou múltiplo. Nas artroplastias, são relatadas incidências de 0,10 a 12% para o joelho e de 0,6 a 10% para o quadril[2]. A ausência de um critério único e universal para caracterizar a síndrome pode explicar estas discrepâncias[2].

Cumpre salientar que a EG e SEG também podem ocorrer em outras situações clínicas como traumatismos graves do tecido subcutâneo, e em traumas fechados de partes moles, decorrentes de quedas ou espancamentos[3-5].

Um dos primeiros estudos que chamaram atenção para o problema, foi realizado por Hiss *et al.* Em um total de 53 pacientes vítimas de espancamento a principal causa de óbito observado nas necropsias foi a embolia gordurosa maciça (32-60%) e que em apenas 28% deles (15 casos) a morte ocorreu em virtude de hemorragias internas. Este grupo tinha apenas 4 pacientes com fraturas de ossos[6].

Em uma extensa revisão a EG foi detectada em 95% nas necropsias de politraumatizados, especialmente quando havia a presença de fraturas de ossos longos e/ou de bacia[8]. Os achados de EG em mortes por trauma variam entre 40 a 100% (média = 80%)[4]. Nos óbitos por causa não traumática a incidência da EG é de cerca de 30%, sempre em menor intensidade e nunca maciçamente como na SEG[3,4,6,7].

A EG e SEG, mais raramente, podem estar associadas a diversas situações clínicas (Tabela 19.1) e durante procedimentos estéticos como lipoaspiração e enxertos de gorduras. Na lipoaspiração, apesar do trauma extenso é geralmente um processo autolimitado, provavelmente pela intensa venoconstricção que ocorre no tecido subcutâneo[2].

Fisiopatologia

A fisiopatologia é complexa, mas de um modo geral aceita-se que a EG e a SEG possam ocorrer em duas fases distintas, mecânica e bioquímica. Este modelo explicaria o fenômeno em pacientes com fraturas e traumatismos extensos.

Inicialmente os êmbolos gordurosos entrariam na circulação venosa e impactariam na circulação pulmonar. A gravidade do evento depende da carga total embólica e das condições cardiovasculares prévias. Na embolização maciça ocorre hipertensão pulmonar aguda, com consequente falência do ventrículo direito (*cor pulmonale* agudo), e dependendo da reserva cardiovascular prévia rápida evolução para o óbito. Nas situações de menor carga embólica e maior reserva cardiovascular, o fenômeno pode ser temporário e assintomático[8-9].

A presença de êmbolos gordurosos pode ser detectada quase imediatamente após as fraturas de ossos longos ou durante a manipulação do canal medular[7,9].

A causa primária de toda EG de origem óssea é o súbito aumento da pressão intramedular (PIM)[2]. Em traumas de alto impacto ocorre uma grande deformidade

TABELA 19.1	CAUSAS RARAS DE EMBOLIA GORDUROSA E SÍNDROME DA EMBOLIA GORDUROSA[2]
Pancreatite	
Diabetes	
Esteatose hepática	
Uso prolongado de corticosteroides	
Queimaduras extensas	
Descompressão atmosférica súbita	
Transfusões de sangue maciças	
Transplante de medula óssea	
Transplante renal	
Circulação extracorpórea	
Neoplasias ósseas intramedulares	
Infusão de lípides	

dinâmica do osso e, consequentemente, um grande aumento da PIM, logo antes da fratura[10]. Segue-se o rompimento dos vasos da medula óssea, bem como das células adiposas, liberando grande quantidade de gotículas de gordura que serão embolizadas através das vênulas e sinusoides do canal medular[4]. Esse aumento a PIM ocorre em todos os procedimentos ortopédicos, incluindo a fixação de placas ou parafusos, durante a fresagem do canal raquimedular e quando da utilização de próteses cimentadas[11]. Estudos utilizando com ecocardiograma transesofágica durante o intraoperatório têm demonstrado que toda e qualquer manipulação cirúrgica do canal medular é seguida de EG, de maior ou menor grau, a qual pode ou não evoluir para SEG[9,12]. Estes fenômenos podem ser minimizados com a utilização de técnicas e materiais ortopédicos adequados que fogem ao escopo deste capítulo[2].

A fase bioquímica inicia-se quase imediatamente após o fenômeno embólico, através da hidrólise rápida e intensa das gotículas de gordura pela lipase pulmonar produzida pelas células alveolares[13]. O produto da hidrólise libera ácidos graxos (palmítico, esteárico e oleico) que normalmente são neutralizados e transportados pela albumina sérica. Este seria o motivo pelo qual a grande maioria das embolias gordurosas é assintomática. Desconhece-se os motivos pelos quais os mesmos ácidos graxos livres agridem a membrana alveolocapilar determinando grave lesão inflamatória e síndrome do desconforto respiratório agudo (SDRA).

O dano endotelial é seguido por aumento da permeabilidade capilar, edema alveolar e inibição do surfactante. O sequestro de plaquetas e a consequente degradação determina a liberação de serotonina e leucotrienos. Histamina e outros mediadores são liberados pelo dano do parênquima pulmonar determinando vasoespasmo, broncoespasmo e amplificação da lesão endotelial. O resultado final é o colapso alveolar, atelectasias congestivas, redução da complacência pulmonar e *shunt* intrapulmonar com hipoxemia refratária e aumento do trabalho respiratório[14].

Os mecanismos pelos quais os êmbolos gordurosos atingem o sistema arterial, determinando lesões em órgãos como SNC e rins permanecem controversos. Quatro mecanismos possíveis são descritos: através de microfístulas arteriovenosas pulmonares anatômicas[15]; pela deformação da própria gotícula de gordura que, assumindo uma forma mais alongada, atravessariam os capilares pulmonares atingindo a circulação sistêmica[16], através do "forame oval" patente ou pela reabertura do mesmo durante a fase da hipertensão pulmonar[17].

A incidência do forame oval patente é elevada mesmo na população normal, atingindo cifras de cerca de 20 a 34% dos indivíduos adultos[4,9]. O forame fechado, por outro lado, poderia ser aberto nos casos de hipertensão pulmonar aguda na SEG maciça[4,18].

As principais lesões pós-morte observadas no sistema nervoso central são múltiplos infartos cerebrais com hemorragia perivascular difusamente distribuídos nos gânglios da base, tálamo, cerebelo e substância branca[19].

As lesões petequiais da pele resultam de microinfartos associados a distensão e fragilidade endotelial[20]. Do mesmo modo, ocorrem pequenos infartos renais, sem uma correlação clínica definida.

Diagnóstico

Em decorrência da inespecificidade e do acometimento multissistêmico normalmente o diagnóstico da SEG é estabelecido após a exclusão de condições mais específicas. A tríade clássica para o diagnóstico de síndrome da embolia gordurosa envolve o acometimento do pulmão, cérebro e pele, normalmente após um período assintomático de 12 a 72 horas[21].

A incidência é mais elevada em fraturas de ossos longos, sendo proporcional ao número de ossos acometimentos. Com taxas de 1 a 3% quando a fratura de fêmur é unilateral pode chegar a 1/3 dos pacientes acometidos por fraturas bilaterais[22-23]. Mais raramente segue-se a fraturas isoladas de pelve, costelas, rádio e ulna[24].

Dependendo do tempo e da gravidade, a SEG foi classificada em aguda fulminante, subaguda e sub-clínica[7]. A forma aguda fulminante é mais rara e é descrita em pacientes com traumas múltiplos. Se caracteriza pelo desenvolvimento de insuficiência respiratória aguda, *cor pulmonale*, coma, colapso cardiovascular e óbito[25]. A forma subaguda é a mais frequente. Os sinais e sintomas são insidiosos e aparecem normalmente entre 12 e 24 horas após o trauma, muito embora possa variar de 4 horas a 5 dias (media de 46 horas)[26].

Os sintomas clássicos incluem o aparecimento de insuficiência respiratória de caráter progressivo, alterações de consciência e/ou comportamento e petéquias cutâneas[7,15,26-27]. Os sinais e sintomas da insuficiência respiratória estão presentes em mais de 75% dos pacientes[22], sendo que 90% apresentam hipoxemia na gasometria arterial[26]. A ausculta pulmonar revela a presença de estertores crepitantes e subcrepitantes, roncos e ocasionalmente atrito pleural.

O acometimento neurológico ocorre em 70 a 89% dos casos. Classicamente os sinais neurológicos se desenvolvem após os sinais de insuficiência respiratória, mas podem anteceder os mesmos, ou ser o único acometimento detectado[26]. Os sinais e sintomas são múltiplos, e podem ocorrer isolados ou em associação, e incluem a deteriorização do estado mental, irritabilidade, ansiedade, agitação, confusão, delírio, convulsões, coma, hipertonia e reação em descerebração[4,7].

As petéquias cutâneas (Figuras 19.1 e 19.2) representam o terceiro sinal mais importante para o diagnóstico clínico da SEG. São lesões hemorrágicas, diminutas, de 1 a 2 mm que surgem em virtude da ruptura dos capilares da pele, com incidência entre 40 e 60% dos casos[4,26,30]. Estas lesões geralmente são detectadas entre 36 e 72 horas do trauma, localizadas frequente nas axilas, na região pré-esternal alta, nas faces laterais do pescoço, na mucosa bucal e nas conjuntivas oculares (Figura 19.1)[4,7,26]. A

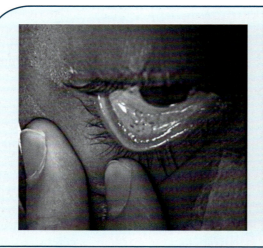
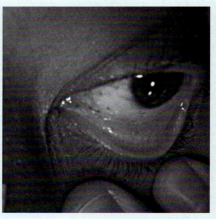

Figura 19.1 – Paciente com SEG grave, apresentando imagens petéquias na conjuntiva (olho esquerdo) e na conjuntiva e escleral (olho direito).

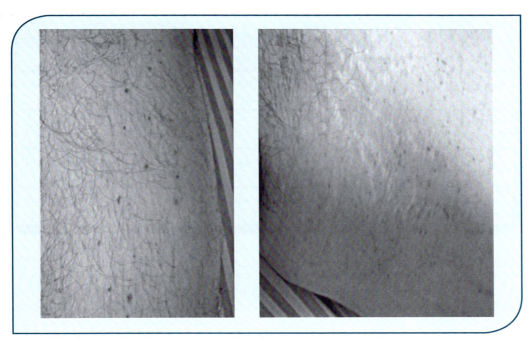

Figura 19.2 – Lesões petequiais na perna e região axilar em paciente com síndrome da embolia gordurosa.

observação destas lesões requer ambientes bem iluminados, e mesmo o auxílio de lupa[26]. Estas lesões são rapidamente reabsorvidas, desaparecendo geralmente após uma semana[4].

As retinas são envolvidas em praticamente 50% dos casos, com microinfartos, hemorragias e edema, tornado o exame do fundo do olho exame obrigatório na suspeita de SEG[7]. A maioria das lesões são reversíveis e não deixa sequelas, exceto quando se localizam na área peripapilar. Nesta eventualidade é comum sequelas permanentes, tais como a diminuição da acuidade visual e a presença de escotomas[4,7].

A forma subclinical SEG ocorre em praticamente a totalidade dos pacientes com fraturas de ossos longos e se manifesta com diminuição transitória da PaO_2 e sinais sintomas inespecíficos como taquipneia, taquicardia e febre. Em virtude desta inespecificidade são frequentemente atribuídos a reação inflamatória comum em estados **pós**-operatório[15,30].

Exames laboratoriais

São frequentes a redução dos valores de hemoglobina, aumento de VHS, trombocitopenia, elevação transitória da lipase com hipocalcemia e hipoalbuminemia[25,31,32]. A presença de corpúsculos de gordura no sangue e na urina podem reforçar o diagnostico[7,33].

Nas fase iniciais é frequente a presença de hipoxemia com hipocapnia, sendo que a acidemia respiratória aguda um indicador de fadiga ventilatória. A SDRA normalmente se manifesta após 24-48 horas do início dos sinais e sintomas[33]. É importante assinalar que o diagnóstico e a gravidade da SDRA devem ser baseados na definição de Berlim. A definição de Berlim classifica a SDRA como leve (PaO_2/FiO_2 201-300), moderada (PaO_2/FiO_2 101-200) e grave (PaO_2/FiO_2 ≤100), associada a um conhecido ou novo insulto clínico com início ou agravamento dos sintomas respiratórios no prazo de 1 semana (Tabela 19.2).

TABELA 19.2	DEFINIÇÃO DE BERLIM PARA A SDRA[34,35]		
	Leve	Moderada	Grave
Inicio	Aparecimento súbito dentro de 1 semana após exposição a fator de risco ou aparecimento ou piora de sintomas respiratórios		
Hipoxemia (PaO_2/FiO_2)	201-300 com PEEP/CPAP $\geq$ 5	101-200 com PEEP $\geq$ 5	$\leq$ 100 com PEEP $\geq$ 5
Origem edema	Insuficiência respiratória não claramente explicada por insuficiência cardíaca ou sobrecarga por volume		
Imagem (Rx de tórax ou TC)	Opacidades bilaterais não explicadas por derrame, nódulo ou colapso lombar/pulmonar		

As alterações eletrocardiográficas são inespecíficas e incluem taquicardia e alterações de segmento ST e onda T, e nos casos de SEG maciça desvio do eixo QRS para a direita[33].

O raio de tórax pode ser normal nos momentos iniciais e gradualmente surge um infiltrado difuso e bilateral, predominantemente na periférica das bases pulmonares. Este padrão clássico (*snow storm*) aparece em apenas 30-50%. Os principais diagnósticos diferenciais são o edema pulmonar cardiogênico, contusão pulmonar e broncopneumonia[7]. A tomografia de tórax pode sugerir a presença da SEG mesmo os casos com Raios X normal. A utilização de mapeamento pulmonar com radioisótopos não é útil para estabelecer o diagnóstico visto que existe aqui alterações tanto na ventilação, como na perfusão pulmonar[34].

O lavado broncoalveolar (BAL) foi sugerido para estabelecer o diagnóstico de SEG, especialmente quando o percentual de glóbulos de gordura fagocitados pelos macrófagos ultrapassa 5%[36]. Diversos estudos porém comprovaram a inespecificidade do achado de gotículas de gordura no BAL. A presença deste fenômeno também foi reportada em pacientes sépticos, com hiperlipidemia e com a infusão de lípides. Diante desses fatos, a realização do BAL não é normalmente utilizada para estabelecer o diagnóstico[37].

A tomografia cerebral esta normal em uma parte substancial dos casos ou demonstram alterações inespecíficas como edema e/ou hemorragias petequiais difusamente distribuídas na substância branca. O valor da tomografia é estabelecer os diagnósticos diferenciais com hematomas, processos isquêmicos ou hemorrágicos do SNC[38].

A ressonância magnética cerebral pode evidenciar pequenos infartos localizados em áreas profundas da substância branca, cerebelo e núcleos da base, sendo que a ausência de lesões afasta o diagnóstico de comprometimento cerebral na SEG. A ressonância magnética pode ser utilizada para o seguimento dos pacientes, apresentando uma boa correlação clínica[39].

Como já relatado anteriormente a utilização do ecocardiograma transesofágica foi fundamental para caracterizar a passagem de gotículas de gordura pelos câmaras direita em praticamente todos os pacientes com manipulação da medula óssea, assim como no estabelecimento da importância da patência do forame oval. Esse achado, porém **não se correlaciona com a presença de SEG**[40]. O ecocardiograma transesofágico e transtorácico podem evidenciar sobrecarga de câmaras cardíacas direitas especialmente nos pacientes com SEG maciça.

Índices clínico-laboratoriais para síndrome da embolia gordurosa

Em virtude da ausência de sinais e sintomas patognomônicos, surgiram ao longo dos anos diversos índices para tentam estabelecer o diagnóstico, baseados nos sinais clínicos e exames laboratoriais sendo os principais os publicados por Gurd e Wilson[26] e os critérios de Schoenfeld e col[41].

Nos critérios de Gurden e Wilson (Tabela 19.3), existe a necessidade de pelo menos um sinal maior, quatro sinais menores e mais de um critério laboratorial.

Nos critérios de Schonfeld *et al.* (Tabela 19.4), uma pontuação cumulativa > 5 sugere o diagnóstico.

A sensibilidade e a especificidade dos referidos critérios não foram adequadamente comprovadas de modo que possamos utilizá-las como padrão-ouro para o diagnóstico.

Em um estudo recente, Koul PA *et al.*, 2014, avaliaram 35 pacientes traumatizados que apresentavam diagnóstico de SEG de acordo com os critérios de Gurden – Wilson e Schonfeld *et al.* Foram analisados as manifestações clínicos, fatores de risco, complicações, resposta ao tratamento e

TABELA 19.3	CRITÉRIOS DE GURDEN E WILSON PARA DIAGNÓSTICO DE SÍNDROME DE EMBOLIA GORDUROSA[26]	
Critérios maiores (pelo menos um)	**Critérios menores (todos)**	**Critérios laboratoriais (> 1)**
1. Insuficiência respiratória 2. Envolvimento cerebral 3. Rash petequial 4. Alterações renais. 5. Icterícia	1. Febre (> 38,5 C) 2. Taquicardia (> 110 bpm) 3. Alterações retinianas 4. VHS aumentado (> 71 mm/hora)	1. Gordura 2. Anemia 3. Trombocitopenia (> 50%)

TABELA 19.4	CRITÉRIOS DE SCHONFELD ET AL. PARA DIAGNÓSTICO DE SÍNDROME DE EMBOLIA GORDUROSA[40]
Índex de embolia gordurosa	
Sintomas	**Pontuação**
Petéquias	5
Infiltrado alveolar difuso	4
Hipoxemia	3
Confusão	1
Febre > 38 ºC	1
FC > 120 bpm	1
FR > 30 ipm	1
Pontuação > 5 é diagnóstico	

sequelas. Todos os pacientes eram do sexo masculino, vítimas de acidentes automobilísticos, e tinham sinais de insuficiência respiratória dentro das primeiras 36-120 horas após o trauma ósseo. Em 24 pacientes (69%) havia disfunção neurológica, lesões petequiais (14%), taquicardia (94%) e febre (46%). A hipoxia estava presente em 80% casos, a trombocitopenia em 91%, anemia em 94% e hipoalbuminemia em 59%. Os infiltrados alveolares bilaterais foram detectados em 28 pacientes pelos raios X de tórax, e em 5 quando a tomografia torácica foi realizado. Onze pacientes necessitaram de ventilação mecânica. Três pacientes faleceram em virtude da associação da insuficiência respiratória e sepse. O tempo médio de permanência foi de 9 dias. Não se observaram sequelas tardias[42].

Diagnósticos diferenciais

Em virtude de inespecificidade clínica e da ausência de exames laboratórios específicos a lista dos diagnósticos diferenciais é ampla. As manifestações pulmonares podem ser confundidas com outras causas de SDRA ou mesmo com edema pulmonar hidrostático (edema cardiogênico sobrecarga volêmica)[33]. A temporalidade e as características das alterações radiológicas podem ajudar no diagnóstico diferencial. Na contusão pulmonar as manifestações são mais precoces do que na SEG, surgem imediatamente ou durante as primeiras seis horas, normalmente estão associados a outros achados como fraturas de costelas e consolidações pulmonares. Na SEG o clássico achado de tempestade de neve costuma surgir após 24-72 horas do trauma.

O aparecimento de lesões petequiais podem ser confundidas com lesões presentes na CIVD, hipoxia prolongada e em pacientes com transfusões maciças. A tomografia cerebral pode ajudar diferenciar SEG das lesões associadas ao TCE[33].

Tratamento

Não existe nenhum tratamento específico quando a SEG está instalada. O tratamento consiste em medidas de suporte, com o objetivo de assegurar adequada oxigenação, ventilação e estabilidade hemodinâmica. A presença de grave insuficiência respiratória, choque ou coma, isolados ou associados são indicativos de ventilação mecânica invasiva

Como visto anteriormente, dois fatores são determinantes para a instalação de SEG, a presença de fraturas de ossos longos e o aumento da pressão intramedular. Medidas profiláticas destinadas a atenuar estas manifestações deve ser implementadas[43-44]. A fixação temporária ou definitiva das fraturas instáveis de ossos longos é importante para evitar ou minimizar os eventos embólicos. Esta fixação deve ser realizada o mais precoce possível, desde que a situação clínica permita, habitualmente dentro das primeiras 24 horas[42,45]. Uma série de técnicas podem ser utilizadas para reduzir a pressão intramedular durante a manipulação cirúrgica de cirurgias ortopédicas, e não serão aqui abordadas em virtude da sua especificidade.

Diversas substâncias incluindo clofibrato, dextran-40, álcool etílico, heparina e esteroides foram utilizados para profilaxia e tratamento da SEG. Todos os estudos falharam em mostrar efeitos benefícios[46].

Uma meta-análise, com seis estudos (386 pacientes), demonstrou que a utilização profilática de corticosteroides, podem reduzir a incidência de SEG, sem impacto relevante na mortalidade Em vista destes achados a utilização rotineira de corticosteroides deve aguardar novos estudos conclusivos[47].

Tratamento da insuficiência respiratória aguda

Classificar a SDRA é medida fundamental para adequar a melhor estratégia de tratamento, independente da causa básica.

Em casos leves, a utilização de cateteres ou máscaras são suficientes para assegurar adequada oxigenação.

São inegáveis os benefícios da VNI em diversas condições clínicas. Não existem, porém, estudos que avaliaram a eficácia da VNI na SEG. As recomendações brasileiras de ventilação mecânica 2013 sugerem a utilização de VNI especialmente nos casos de SDRA leve e moderada, com os cuidados de se observar as metas de sucesso no período de 0,5 a 2 horas. Em caso de insucesso a recomendação é não retardar a intubação. A utilização de VNI na SDRA grave está contraindicada, devido a alta taxa de falência respiratória e necessidade de IOT[35,48].

De modo geral, pacientes com SDRA moderado e grave devem ser intubados e ventilados mecanicamente. Recomenda-se a ventilação mecânica assisto controlado a volume (VCV) ou a pressão (PCV) nas fases iniciais, com a utilização de baixos volumes correntes, na faixa de 4-6 mL/kg/peso predito ou menos, tendo como meta a limitação da pressão de platô em 30 cm H_2O[35].

A aplicação da PEEP é fundamental para assegurar oxigenação e reduzir a lesão induzida pela ventilação mecânica. Hoje é aceito que a PEEP dita "ideal" possa ser encontrada por alguns métodos descritos na literatura, visando manter o pulmão aberto, ainda que parcialmente. As normas atuais recomendam aplicação de valor de PEEP nos pacientes com SARA, visando evitar colapsamento alveolar, bem como diminuir o *tidal recruitment*, homogeneizando o pulmão. A forma de encontrar esse valor de PEEP ainda varia na literatura[35,49-51].

A posição prona tem sido utilizada nos últimos anos como terapia adjuvante em pacientes com SARA melhorando a oxigenação. Seu uso precoce em pacientes com SARA grave é atualmente recomendado, em virtude de reduzir substancialmente a mortalidade. Este benefício em diminuir a mortalidade foi demonstrado em pacientes com SARA moderada e grave[52-53].

A prona também tem sido estudada e descrita como uma estratégia ventilatória que recruta alvéolos, ao mesmo tempo em que diminui a sobrecarga do ventrículo direito (VD), podendo ser preciosa ferramenta nos pacientes com falência aguda de VD[54].

Embora não exista estudos analisando a segurança e eficácia, diante de um paciente SEG com grave SDRA acompanhada de hipertensão pulmonar severa, a posição prona poderia ser considerada. Apesar dos efeitos benéficos a posição prona esta contraindicada na instabilidade das fraturas de ossos longos e pelve, e na eventualidade de lesões expansivas cerebrais.

Alguns relatos clínicos, tem mostrado, que a utilização de óxido nítrico pode ser útil para atenuar a hipertensão pulmonar a hipoxemia refratária impedindo a disfunção do VD nos casos de SEG[55].

As imagens a seguir exemplificam a evolução de um paciente traumatizado que apresentou SEG subaguda 36 horas após lesão cominutiva de tíbia e fíbula (Figura 19.3) por acidente motociclístico. Na admissão encontrava-se consciente com Escala de Coma de Glasgow=15 e Raios X de tórax era normal (Figura 19.4). Houve rebaixamento do nível de consciência e desenvolvimento de insuficiência respiratória aguda (SDRA moderada) e instabilidade hemodinâmica sendo necessário intubação orotraqueal, ventilação mecânica e uso de drogas vasoativas. Também foram detectadas lesões petequiais nas regiões de escleral e conjuntiva. Uma tomografia cerebral obtida e foi considerada normal. A tomografia de tórax mostra a presença de infiltrados alveolares (Figura 19.5 e 19.6). Em virtude da instabilidade hemodinâmica optou-se pela instalação de cateter em artéria pulmonar (Figura 19.7), que revelou aumento de pressão em artéria pulmonar com pressão capilar normal. Houve evolução favorável e na Figura 19.8 podemos observar resolução do processo. As drogas vasoativas foram descontinuadas, e o paciente foi extubado no oitavo dia.

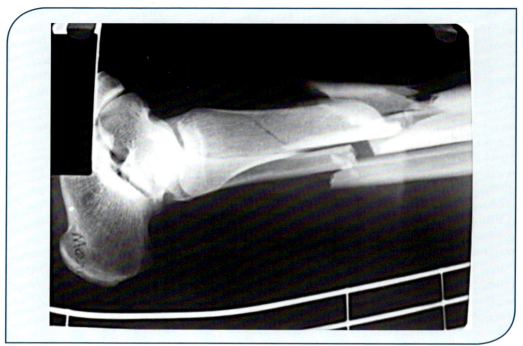

Figura 19.3 – Fraturas cominutivas de tíbia e fíbula.

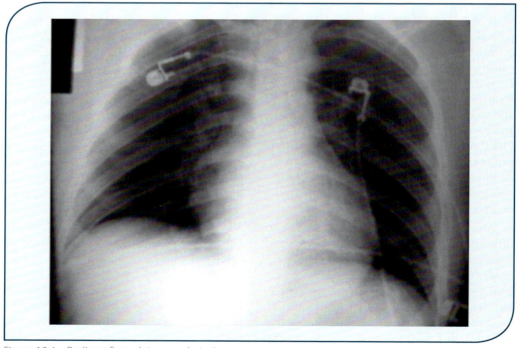

Figura 19.4 – Radiografia torácica na admissão.

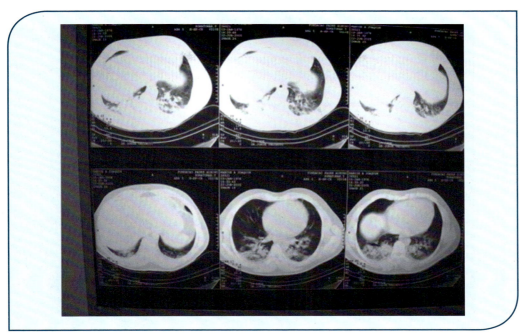

Figura 19.5 – Tomografia torácica obtida após o aparecimento de insuficiência respiratória. Velamentos alveolares difusos.

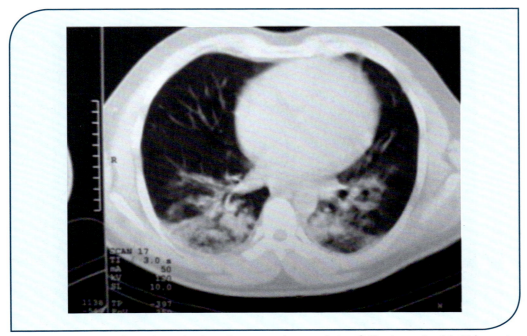

Figura 19.6 – Tomografia torácica obtida após o aparecimento de insuficiência respiratória. Velamentos alveolares nas bases pulmonares.

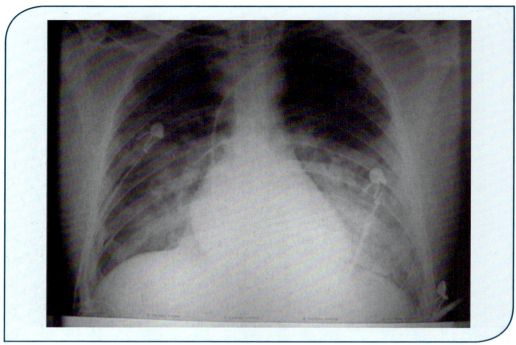

Figura 19.7 – Radiografia de tórax obtida 24 horas após a intubação orotraqueal. Relação PaO_2/FIO_2=120.

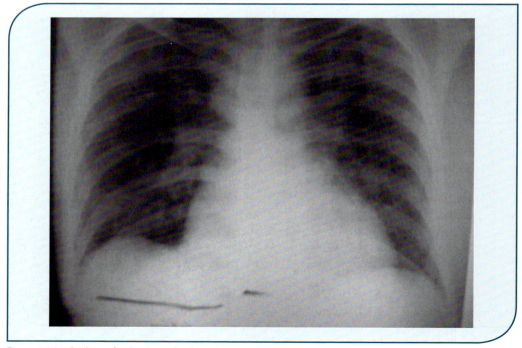

Figura 19.8 – Radiografia de tórax obtida 12 horas após a extubação orotraqueal.

Choque Circulatório: Aspectos Fisiológicos, Avaliação Hemodinâmica e da Perfusão Tecidual

Karin B. C. Idelsohn
Neymar Elias de Oliveira
Suzana Margareth Lobo

Introdução

Dos procedimentos realizados nos Estados Unidos e Europa aproximadamente 18% desenvolverão complicações pós-operatórias, sendo que 3% a 5% evoluirão à óbito antes da alta hospitalar[1-3]. Concomitantemente a presença de comorbidades associadas tais como, coronariopatias, insuficiência cardíaca e diabetes aumentam consideravelmente o risco de morte. Dos sobreviventes a grande maioria terá suas atividades laborais, independência funcional e taxa de sobrevivência reduzida, caso apresentem desequilíbrio entre a oferta e consumo de oxigênio durante o perioperatório, com consequente hipoperfusão e disfunção de órgãos[4].

A perfusão tecidual apropriada depende da adequada saturação de oxigênio arterial, concentração de hemoglobina, e débito cardíaco (CO), sendo eles os principais componentes da oferta de oxigênio (DO_2). Desarranjos perioperatórios na entrega de oxigênio são altamente correlacionados com o desenvolvimento de falência de múltiplos órgãos e morte. Terapia dirigida por metas (GDT) definida pelo uso da DO_2, CO, ou marcadores de perfusão tecidual para orientar líquido intravenoso e terapia inotrópica, tem demonstrado diminuir significativamente as complicações pós-operatórias e o risco de morte[5].

De fato, nos últimos anos a mortalidade perioperatória vem diminuindo significativamente em virtude do uso de técnicas cirúrgicas menos invasivas e do suporte avançado, principalmente nos casos de desequilíbrios hemodinâmicos.

Shoemaker et al.[6] avaliaram os padrões evolutivos de dados hemodinâmicos e de transporte de oxigênio em pacientes cirúrgicos de alto risco. Foram observadas diferenças nas respostas dos pacientes sobreviventes e não sobreviventes, prevalecendo como determinante a maior elevação da oferta tecidual de oxigênio (DO_2), do consumo de oxigênio (VO_2) e do índice cardíaco (IC) nos pacientes sobreviventes. Com bases nestes dados, propuseram que estas variáveis que se correlacionavam com melhor sobrevida, deveriam ser usadas como metas terapêuticas a serem atingidas nos cuidados perioperatórios destes pacientes de alto risco.

Fisiopatologia da hipoperfusão tecidual e disfunção de órgãos

As células ativas requerem energia na forma de oxigênio, primariamente obtida através da degradação da adenosina trifosfato (ATP). O oxigênio precisa estar presente em quantidade suficiente na mitocôndria para a manutenção de concentrações efetivas de ATP no sistema de transporte de elétrons.

As células têm uma série de atividades essências para sobrevivência, incluindo transporte de membranas, crescimento, reparação e processo de manutenção celular.

Em adição as células têm funções facultativas como contratilidade, transporte de eletrólitos e proteínas, motilidade e várias atividades biossintéticas. Quando a viabilidade de oxigênio é limitada, o consumo de oxigênio (VO_2) diminui e a suplementação torna-se dependente, proporcionando alterações inicialmente nas funções facultativas das células, a disfunção de órgãos ocorre como consequência e com o agravamento desta situação alterações irreversíveis podem ocorrer.

Então é fundamental a manutenção da adequada oferta de oxigênio (DO_2) para célula, pois a hipóxia é danosa e leva a disfunção e morte celular[7].

A DO_2 para célula é determinada por mecanismos centrais e periféricos. Mecanismos centrais estão envolvidos com a adequada função cardiorrespiratória (índice cardíaco e PaO_2) e concentrações da hemoglobina.

Mecanismos periféricos são relacionados com a redistribuição do débito cardíaco para os órgãos e com a regulação da microcirculação.

Entre os fatores centrais o débito cardíaco é o mais importante determinante da DO_2, pois alterações nas concentrações de hemoglobina (Hb) ou na saturação arterial de oxigênio (SaO_2) podem ser compensadas com o aumento do débito cardíaco, já o contrario não é verdadeiro. De fato, o oxigênio é ofertado para o organismo como um produto do débito cardíaco e do conteúdo arterial de oxigênio, entretanto a transfusão de sangue, por exemplo, não aumenta sistematicamente a DO_2, porque o débito cardíaco usualmente diminui pelo aumento de viscosidade sanguínea. Portanto o débito cardíaco precisa ser adaptado constantemente para as necessidades de oxigênio dos órgãos[8].

Já os mecanismos periféricos podem ser alterados em condições inflamatórias como na sepse, o que torna o controle do tônus vascular alterado e proporciona formação de microtrombos, estes levam ao comprometimento da circulação capilar e distribuição irregular do fluxo sanguíneo.

Assim, em situações de hipovolemia, choque cardiogênico ou obstrutivo, a hipóxia celular tem sua causa facilmente identificada, ocorrendo como resultado da diminuição do débito cardíaco, no entanto na sepse alterações de perfusão são consequências do anormal controle microvascular e má distribuição do fluxo sanguíneo, mesmo com o débito cardíaco aumentado[9]. Alterações celulares na sepse também resultam de importante resposta inflamatória, com o envolvimento de múltiplos mediadores, como o óxido nítrico.

Portanto, em pacientes com condição inflamatória exacerbada, como os cirúrgicos, as metas terapêuticas são mais difíceis de definir do que outras formas de hipoperfusão, no qual a redução do fluxo sanguíneo é o problema dominante, proporcionando a SDMO[11].

Monitorização hemodinâmica

A monitorização hemodinâmica é fundamental, pois mede os parâmetros que sugerem insuficiência cardiovascular, hipovolemia, vasoplegia ou obstrução cardíaca, direcio-

Seção V – Situações de Risco Cardiovascular no Paciente Cirúrgico

102. doi: 10.4103/0970-2113.110413. PMID: 23741088 [PubMed]

44. Brundage SI, McGhan R, Jurkovich GJ, Mack CD, Maier RV. Timing of femur fracture fixation: Effect on outcome in patients with thoracic and head injuries. J Trauma. 2002;52:299–307. [PubMed]

45. Behrman SW, Fabian TC, Kudsk KA, Taylor JC. Improved outcome with femur fracture: Early vs. delayed fixation. J Trauma. 1990;30:792–7. [PubMed]

46. Bone LB, Johnson KD, Weigelt J, Scheinberg R. Early versus delayed stabilization of femoral fractures: A prospective randomised study. J Bone Joint Surg. 1989; 71:336–40. [PubMed]

47. Mellor A, Soni N. Fat embolism. Anaesthesia. 2001;56:145–54. [PubMed]

48. Bederman S, Bhandari M, McKee MD, Schemitsch EH. Do corticosteroids reduce the risk of fat embolism syndrome in patients with long-bone fractures? A meta-analysis. Can J Surg. 2009;52:386–93. [PMC free article] [PubMed].

49. AgarwalR, Aggarwal AN, GuptaD.. Role of noninvasive ventilation in acute lung injury/acute respiratory distress syndrome: a proportion meta-analysis. Respir Care 2010;55(12):1653-1660.

50. The Acute Respiratory Distress Syndrome Network. Ventilation with Lower Tidal Volumes as Compared with Traditional Tidal Volumes for Acute Lung Injury and the Acute Respiratory Distress Syndrome. N Engl J Med 2000; 342:1301-1308.

51. Eichacker, P. et al. Meta-Analysis of Acute Lung Injury and Acute Respiratory Distress Syndrome Trials Testing Low Tidal Volumes. Am J Respir Crit Care Med Vol 166. pp 1510–1514.

52. The National Heart, Lung, and Blood Institute ARDS Clinical Trials Network; Higher versus Lower Positive End-Expiratory Pressures in Patients with the Acute Respiratory Distress Syndrome. N ENGL J MED 2004;351:327-36.

53. Sud S, Friedrich JO, Taccone P, Polli F, Adhikari NK, Latini R, Pesenti A, Guérin C, Mancebo J, Curley MA, Fernandez R, Chan MC, Beuret P, Voggenreiter G, Sud M, Tognoni G, Gattinoni L. Prone ventilation reduces mortality in patients with acute respiratory failure and severe hypoxemia: systematic review and meta-analysis. Intensive Care Med. 2010 Feb 4.

54. Abroug F, Ouanes-Besbes L, Dachraoui F, Ouanes I, Brochard L. An updated study-level meta-analysis of randomised controlled trials on proning in ARDS and acute lung injury. Critical Care 2011, 15:R6.

55. Guérin C, Reignier J, Richard JC. Prone positioning in the acute respiratory distress syndrome. N Engl J Med. 2013 Sep 5;369(10):980-1.

56. Vieillard-Baron A, Charron C, Caille V, Belliard G, Page B, Jardin F. Prone positioning unloads the right ventricle in severe ARDS. Chest 2007; 132:1440–1446.

57. Brotfain E, Koyfman L, Kutz R, Frenkel A, Gruenbaum SE, Zlotnik A, Klein M.Use of early inhaled nitric oxide therapy in fat embolism syndrome to prevent right heart failure. Case Rep Crit Care. 2014;2014:506503. doi: 10.1155/2014/506503. Epub 2014 Aug 11. PMID: 25180103 [PubMed]

Conclusões

A embolização de gotículas de gordura sem sintomatologia significativa é um fenômeno frequente que invariavelmente acompanha fraturas de ossos longos, pelve, quadril, trauma extensos e em tese após qualquer manipulação do tecido ósseo. Esse fenômeno é denominado embolia gordurosa (EG). Em uma parcela menor de pacientes, por motivos ainda não totalmente elucidados, a circulação de gotículas de gordura promove obstrução mecânica dos capilares pulmonares e intensa reação inflamatória pulmonar. Estes êmbolos também podem atingir o sistema nervoso central, pele e rins. As disfunções orgânicas, especialmente pulmonar e cerebral, determinam um conjunto de sinais e sintomas denominado Síndrome da Embolia Gordurosa (SEG). Estas duas situações também são descritas mais raramente em diversas situações clínicas.

Em virtude de inespecificidade clínica e da ausência de exames laboratórios específicos, a lista dos diagnósticos diferenciais é ampla. Os sintomas clássicos incluem o aparecimento de insuficiência respiratória de caráter progressivo (forma subaguda), alterações de consciência e/ou comportamento e petéquias cutâneas.

A forma aguda fulminante é mais rara e é descrita em pacientes com traumas múltiplos. Se caracteriza pelo desenvolvimento de insuficiência respiratória aguda, *cor pulmonale*, coma, colapso cardiovascular e óbito.

Não existe nenhum tratamento específico quando a SEG está instalada. O tratamento consiste em medidas de suporte, com o objetivo de assegurar adequada oxigenação, ventilação e estabilidade hemodinâmica.

Dois fatores são determinantes para a instalação de SEG, a presença de fraturas de ossos longos e o aumento da pressão intramedular. Medidas profiláticas destinadas a atenuar estas manifestações deve ser implementada. A fixação temporária ou definitiva das fraturas instáveis de ossos longos é importante para evitar ou minimizar os eventos embólicos. Esta fixação deve ser realizada o mais precoce possível, desde que a situação clínica permita, habitualmente dentro das primeiras 24 horas.

Referências bibliográficas

1. Von Bergmann E. A case of lethal fat embolism. Berlin Weekly Clinics. 1873;10:385.
2. Luiz Tarcisio B. Filomeno, Clara R. Carelli, Nuno C. L. Figueiredo da Silva, Tarcisio Eloy Pessoa de Barros Filho, Marco Martins Amatuzzi. Embolia Gordurosa: Uma Revisão Para a Prática Ortopédica Atual.
3. Saldeen T. Fat embolism and signs of intravascular coagulation in a postraumatic autopsy material. J Trauma 1970; 10:273-86.
4. Estebe JP. Des emboles de graisse au syndrome d'embolie graisseuse. Ann Fr Anesth Reanim 16:138- 151,1997.
5. Mudd KL, Hunt A, Matherly RC et al. Analysis of pulmonary fat embolism in blunt force fatalities. J Trauma 2000; 48:711-5.
6. Hiss J, Kahana T, Kugel C. Beaten to death: why do they die? J Trauma 1996; 40:27-30.
7. Capan LM, Miller SM, Patel KP. Fat embolism. Anesthesiol Clin North Am 1993; 11:25-54.
8. Fallon KM, Fuller JG, Morley-Forster P. Fat embolization and fatal cardiac arrest during hip arthroplasty with methylmethacrylate. Can J Anaesth 48:626-629, 2001.
9. Koessler MJ, Fabiani R, Hamer H, Pitto RP. The clinical relevance of embolic events detected by trans- esophageal echocardiography during cemented total hip arthroplasty: a randomized clinical trial. Anesth Analg 2001; 92:49-55.
10. Engel EE, Barbieri CH. Síndrome da embolia gordurosa. Rev Bras Ortop 1994; 29: 767-72.
11. Ries MD,Rauscher LA. Intramedullary pressure and pulmonary Function during total knee arthroplasty. Clin Orthop 1998; 356:154-60.
12. 12.Takahashi S, Kitagawa H, Ishii T. Intraoperative pulmonary embolism during spinal instrumentation surgery. J Bone Joint Surg Br 2003; 85:90-4.
13. Peltier LF. Fat embolism: the toxic properties of neutral fat and free fatty acids. Surgery 1956; 40: 665-70.
14. John M. O'Donnell. Fat embolism Syndrome. In J.M.O'Donnel an FE, Nácul (eds.)Surgical Intensive Care Medicine. © Springer Science + Business Media, LLC 2010, pag 277-284.

15. Gossling HR, Pellegrini VD Jr. Fat embolism syndrome. Clin Orthop 1982; 165:68-82.
16. Byrick RJ, Mullen JB, Mazzer CD, Guest CB. Transpulmonary systemic fat embolism. Studies in mongrel dogs after cement arthosplasty. Am J Respir Care Med. 1994;150:1416-1422.
17. George J, George R, Dixit R, Gupta RC, Gupta N. Fat embolism syndrome. Lung India. 2013 Jan;30(1):47-53. doi: 10.4103/0970-2113.106133.
18. Pell AC, Hughes D, Keating J, Christie J, Busuttil A, Sutherland GR. Brief report: fulminating fat embolism syndrome caused by paradoxical embolism through a patent foramen ovale. N Engl J Med 1993; 329: 32.
19. Kamenar E, Burger PC. Cerebral fat embolism: a neuropathological study of a microembolic state. Stroke. 1980;11:477-484.
20. Kaplan RP. Grant JN. Kaufman AJ. Dermatologic features of the fat embolism. Cutis.1986; 38:52-55.
21. Mellor A, Soni N. Fat embolism. Anaesthesia. 2001;56:145–54.
22. Johnson MJ, Lucas GL. Fat embolism syndrome. Orthopedics. 1996;19:41–48. [PubMed]
23. Gupta A, Reilly CS. Fat embolism. Contin Educ Anaesth Crit Care Pain. 2007;7:148–51.
24. Stein PD, Yaekoub AY, Matta F, Kleerekoper M. Fat embolism syndrome. Am J Med Sci. 2008;336:472–77. [PubMed]
25. Bulger EM, Smith DG, Maier RV, Jurkovich GJ. Fat embolism syndrome. A 10-year review. Arch Surg. 1997;132:435-439.
26. Gurd AR, Wilson RI. The fat embolism syndrome. J Bone Joint Surg Br 1974; 56:408-16.
27. Lindeque BG, Schoeman HS, Dommisse GF, Boeyens MC, Vlok AL. Fat embolism and the fat embolism syndrome: adouble-blind therapeutic study. J Bone Joint Surg Br 1987; 69:128-31.
28. Stein PD, Yaekoub AY, Matta F, Kleerekoper M. Fat embolism syndrome. Am J Med Sci. 2008;336:472–77. [PubMed
29. Robinson CM. Current concepts of respiratory insufficiency syndromes after fracture. J Bone Joint Surg Br 2001; 83: 781-91.
30. Engel EE, Barbieri CH. Síndrome da embolia gordurosa. Rev Bras Ortop 1994; 29: 767-72.
31. Fulde GW, Harrison P. Fat embolism: A review. Arch Emerg Med.
32. Jain S, Mittal M, Kansal A, Singh Y, Kolar PR, Saigal R. Fat embolism syndrome. J Assoc Physicians India. 2008;56:245–9. [PubMed]
33. Gupta B, D'souza N, Sawhney C, Farooque K, Kumar A, Agrawal P, et al. Analysing fat embolism syndrome in trauma patients at

AIIMS apex trauma centre, New Delhi India. J Emerg Trauma Shock. 2011;4:337–41. [PMC free article] [PubMed]
34. George J, George R, Dixit R, Gupta RC, Gupta N. Fat embolism syndrome. Lung India. 2013 Jan; 30(1):47-53. doi: 10.4103/0970-2113.106133.
35. Ferguson ND, Fan E, Camporota L, Antonelli M, Anzueto A, Beale R, Brochard L, Brower R, Esteban A, Gattinoni L, Rhodes A, Slutsky AS, Vincent JL, Rubenfeld GD, Thompson BT, Ranieri VM. The Berlin definition of ARDS: an expanded rationale, justification, and supplementary material. Intensive Care Med. 2012;38:1573-82.
36. Barbas Carmen Sílvia Valente, ÍsolaAlexandre Marini, Farias Augusto Manoel de Carvalho, CavalcantiAlexandreBiasi, Gama Ana Maria Casati, Duarte Antonio Carlos Magalhães et al .Recomendações brasileiras de ventilação mecânica 2013. Parte I. Rev. bras. ter. intensiva [serial on the Internet]. 2014 June [cited 2014 July 15]; 26 (2): 89-121. Available from: http://www.scielo.br/scielo.php?script=sci_arttext&pid=S0103-507X2014000200089&lng=en. http://dx.doi.org/10.5935/0103-507X.20140017
37. Chastre J, Fagon JY, Soler P. Bronchoalveolar lavage for rapid diagnosis of the fat embolism syndrome in trauma patients. Ann Intern Med. 1990;113:583–8. [PubMed].
38. Vedrinne JM, Guillaume C, Gagnieu MC, Gratadour P, Fleurte C, Motin J. Bronchoalveolar lavage in trauma patients for fat embolism syndrome. Chest. 1992;102:1323–7. [PubMed]
39. Mellor A, Soni N. Fat embolism. Anaesthesia. 2001;56:145–54.
40. Satoh H, Kurisu K, Ohtani M, Arita K, Okabayashi S, Nakahara T, et al. Cerebral fat embolism studied by magnetic resonance imaging, transcranial doppler sonography, and single photon emission computed tomography: Case report. J Trauma. 1997;43:345–8. [PubMed]
41. Jain S, Mittal M, Kansal A, Singh Y, Kolar PR, Saigal R. Fat embolism syndrome. J Assoc Physicians India. 2008;56:245–9. [PubMed]
42. Schonfeld SA, Ploysongsang Y, DiLisio R, Crissman JD, Miller E, Hammerschmidt DE, et al. Fat embolism prophylaxis with corticosteroids. Ann Intern Med. 1983;99:438–43. [PubMed]
43. Koul PA, Ahmad F, Gurcoo SA, Khan UH, Naqash IA, Sidiq S, Jan RA, Koul AN, Ashraf M, Bhat MA. Fat embolism syndrome in long bone trauma following vehicular accidents: Experience from a tertiary care hospital in north India. Lung India. 2013 Apr;30(2):97-

Estratégias de otimização

Tote e Grounds[11] propuseram um algoritmo genérico para otimização dos pacientes de alto risco (Figura 20.4).

São essas metas válidas ainda hoje?

Na última década a monitorização hemodinâmica invasiva com CAP foi substituída por várias tecnologias minimamente invasivas e novas práticas, como as estratégias para recuperação acelerada após a cirurgia (ERAS)[28-30], estratégias restritivas de manutenção de fluido[31], e as cirurgias com altas hospitalares precoces foram adotadas[32]. Como consequência, é provável que estas mudanças na prática diminuiu os benefícios da GDT uma vez que resultados muito melhores são esperados.

Por conseguinte, Brandstrup *et al.*[33] não encontraram diferenças comparando maximização do SV guiado por doppler transesofágico (TED) com uma estratégia restritiva de fluídos em 150 pacientes submetidos à cirurgia colorretal eletiva. Contudo, Challand *et al.*[34] relataram efeitos prejudiciais do GDT no tempo de permanência hospitalar em pacientes submetidos às cirurgias colorretais.

Por outro lado, pequenos ensaios clínicos continuam a adicionar evidência na literatura a favor do GDT. Cecconi *et al.*[35] descobriu que GDT com fluidos e dobutamina reduziu complicações cardiovasculares pós-operatórias em 20 pacientes sob anestesia regional submetidos à artroplastia total do quadril eletiva. Bisgaard *et al.*[36] mostrou que a optimização intraoperatória de SV, utilizando, se necessário, dobutamina, em 40 doentes submetidos a cirurgia arterial do membro inferior diminuiu significativamente complicações pós-operatórias. Estes dois estudos utilizaram como alvo o $DO_2 > 600$ mL/min.m².

Estes antigos e novos resultados garantem mais comentários. Em primeiro lugar, o uso de metas individualizadas em vez de metas supranormais seria mais racional para evitar

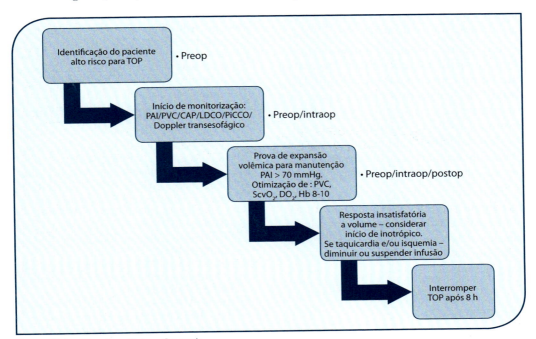

Figura 20.4 – Algoritmo Tote e Grounds.
Adaptado: Br J Anaesth.2006; 97(1): 4-11.

potenciais eventos adversos relacionados com GDT. No entanto, no intraoperatório, à luz dos conhecimentos atuais, não existe tal marcador de adequação. O DO_2 crítico é o ponto abaixo do qual se observa a dependência entre DO_2 e VO_2 e este ponto varia para diferentes órgãos, portanto, hipoperfusão regional pode ocorrer apesar da taxa de extração de oxigênio ser normal. É possível que não seja a realização do valor '600' que determina melhores resultados. Em vez disso, o que pode contar é manter DO_2 acima da linha de base durante a tentativa de chegar a este número e, como consequência, evitar o déficit de oxigênio. Ao direcionar um valor supranormal, dentro dos limites de segurança de doses inotrópicas determinados em todos os estudos, a probabilidade de ter mais pacientes sem déficit de oxigênio foi, provavelmente, pelo aumento da DO_2 por períodos mais prolongados. Na verdade, devemos sim supor que os valores supranormais de DO_2 devem ser definidos em relação aos valores pré-operatórios normais e talvez esperado aumento do consumo de oxigênio para cada tipo de cirurgia deve ser testado em estudos futuros.

Em segundo lugar, a dobutamina pode ser necessária, em determinados pacientes para atingir níveis mais elevados de DO_2 durante a cirurgia prolongada e pode aumentar a tolerância aos fluidos e prevenir a disfunção cardíaca. No entanto, outros efeitos da dobutamina podem ter um impacto nos resultados, tais como a sua capacidade de recrutar a microcirculação[37].

Em terceiro lugar, apesar do que muitos acreditam estar em conflito na literatura[31], otimização de volume pode na verdade ser uma abordagem restritiva de fluidos, principalmente relacionado ao uso de cristaloides em pacientes cirúrgicos.

Conclusão

Em todo mundo as complicações pós-operatórias surtem impacto em milhões de pacientes/ano. Pacientes de alto risco cirúrgico apresentam mortalidade elevada quando apresentam choque circulatório com difícil controle hemodinâmico; a monitorização, em conjunto com metas de otimização hemodinâmica, determinam melhores resultados, em busca do equilíbrio na relação DO_2/VO_2, através da maximização da DO_2 e da normalização dos marcadores de perfusão tecidual.

Referências bibliográficas

1. Copeland GP. The POSSUM system of surgical audit. Arch Surg 2002;137:15-9.
2. Fowkes FG, Lunn JN, Farrow SC, Robertson IB, Samuel P. Epidemiology in anaesthesia. III: Mortality risk in patients with coexisting physical disease. Br J Anaesth 1982;54:819-25.
3. Ghaferi AA, Birkmeyer JD, Dimick JB. Variation in hospital mortality associated with inpatient surgery. N Engl J Med 2009;361:1368-75.
4. Khuri SF, Henderson WG, DePalma RG, et al. Determinants of long-term survival after major surgery and the adverse effect of postoperative complications. Ann Surg 2005;242:326-41; discussion 41-3.
5. Donati A, Loggi S, Preiser JC, et al. Goal-directed intraoperative therapy reduces morbidity and length of hospital stay in high-risk surgical patients. Chest 2007;132:1817-24.
6. Shoemaker WC, Appel PL, Kram HB. Hemodynamic and oxygen transport responses in survivors and nonsurvivors of high-risk surgery. Critical care medicine 1993;21:977-90.
7. Baigorri F, Russell JA. Oxygen delivery in critical illness. Crit Care Clin 1996;12:971-94.
8. Barbee RW, Reynolds PS, Ward KR. Assessing shock resuscitation strategies by oxygen debt repayment. Shock 2010;33:113-22.
9. Lobo SM, Salgado PF, Castillo VG, et al. Effects of maximizing oxygen delivery on morbidity and mortality in high-risk surgical patients. Critical care medicine 2000;28:3396-404.
10. Vallet B, Futier E. Perioperative oxygen therapy and oxygen utilization. Curr Opin Crit Care 2010;16:359-64.
11. Tote SP, Grounds RM. Performing perioperative optimization of the high-risk surgical patient. Br J Anaesth 2006;97:4-11.
12. Heyland DK, Cook DJ, King D, Kernerman P, Brun-Buisson C. Maximizing oxygen delivery in critically ill patients: a methodologic appraisal of the evidence. Critical care medicine 1996;24:517-24.

Shoemaker et al.[6] desmonstraram que a terapêutica de otimização perioperatória dirigida com o uso de cateter de artéria pulmonar (CAP) utilizando fluidos e dobutamina na tentativa de atingir metas de transporte de O_2 supranormais (IC > 4,5 L/min/m², IDO_2 > 600 mL/min/m² e IVO_2) > 170 mL/min/m²) para pacientes de alto risco cirúrgico, reduziu significamente o débito de oxigênio e consequente queda da taxa de mortalidade de 33% no grupo controle em comparação a 4 % no grupo com TOP.

Lobo et al.[9] avaliaram os efeitos da TOP com intuito de otimização do índice da DO_2 para valores superiores a 600 mL/min/m², usando fluidos e dobutamina, durante o trauma cirúrgico e por 24 horas no pós-operatório[9]. Os dados deste estudo sugerem que pacientes idosos, com doenças crônicas, e presumivelmente, função cardiovascular deteriorizada, podem se beneficiar da TOP com maximização do IDO_2 durante cirurgias de grande porte oncológico ou vascular com comprometimento aórtico.

Pearse et al.[21] aplicaram a TOP em pacientes de alto risco no período pós-operatório durante 8 horas. No grupo otimizado o objetivo era alcançar um DO_2 de 600 mL/min/m² e como consequência os pacientes deste grupo receberam mais coloides e dopexamina, droga inotrópica semelhante à dobutamina. Menos pacientes do grupo otimizado desenvolveram complicações (68% vs. 44%) com redução na permanência hospitalar.

Kern e Shoemaker[14], em 2002, revisaram 21 estudos de otimização perioperatória e demonstraram em metanálise que, se realizada precoce e preemptivamente, no pré-operatório, intraoperatório e pós-operatório imediato, a TOP reduz mortalidade.

Gurgel e do Nascimento[15] identificaram 32 estudos em que protocolos bem definidos foram usados para manter a perfusão tecidual com fluidos ou e inotrópicos. Estudos que incluíram intervenções perioperatórios que visam a otimização hemodinâmica de pacientes cirúrgicos alto risco (estudos com taxas de mortalidade no grupo de controlo> 20%) relataram reduzir significativamente as taxas de mortalidade. Estudos utilizando cateter de artéria pulmonar (CAP) para a monitorização hemodinâmica do CO, DO_2 e VO_2 como objetivos terapêuticos alcançaram significância estatística para redução da mortalidade.

Lactato

O lactato sérico deve ser obtido no vaso arterial ou da artéria pulmonar (sangue venoso misto) porque avalia melhor a mistura das regiões em situações de hipóxia tecidual. O lactato venoso periférico avalia apenas a região e não perfusão global. Estudos demonstram que o clareamento do lactato é meta terapêutica a ser atingida durante a TOP para que assim haja adequação da perfusão tecidual em pacientes cirúrgicos de alto risco. Nguyen et al.[22] observaram que a diminuição do lactato sérico de 5% ou uma depuração de 10% em 4-6 horas correlaciona-se com evolução clínica favorável em pacientes sépticos. Polonen et al.[23] usaram como metas terapêuticas a obtenção de valores lactato sérico igual ou inferior a 2 mEq/L e de de SvO_2 maiores que 70%, com o uso de fluidos e inotrópicos, imediatamente após cirurgia de bypass cardiopulmonar. Tais metas terapêuticas reduziram a taxa de internação hospitalar e a morbidade pós-operatória. Jansen et al.[24] demonstraram que a utilização de uma estratégia terapêutica com intuito de reduzir o nível de lactato sérico em 20% a cada duas horas, nas primeiras 8 horas após a admissão na UTI, determinou uma redução significativa no tempo de internação e na mortalidade.

Saturação venosa central ou mista de oxigênio

A perfusão tecidual pode ser mensurada através da saturação venosa mista ou central como estimativa do balanço entre oferta e consumo de oxigênio[25]. A saturação venosa mista (SvO_2) determinada pela amostra da saturação sanguínea de oxigênio no capilar da artéria pulmonar representa o gradiente arteriovenoso de oxigênio, tem como limite de normalidade 68-77%[26]. A medida da saturação de oxigênio na veia cava superior ($SvcO_2$), também pode ser utilizada como substituta para SvO_2 e deve ser acrescida de 5%. Através deste gradiente pode-se obter a taxa de extração de oxigênio através do cálculo observado na equação.

Equação extração de oxigênio

$$SvO_2 \approx SaO_2 - [VO_2/Hb \times 1{,}39 \times DC]$$

$$TEO_2 = SaO_2 - SvO_2$$

Hb = hemoglobina sérica; DC = débito cardíaco; TEO_2 = taxa de extração de oxigênio; VO_2 = consumo de oxigênio; SaO_2 = saturação arterial de oxigênio; SvO_2 = saturação venosa mista.

A TEO_2 é considerada como um marcador de perfusão microcirculatória. Em presença de hipoperfusão tecidual ocorre uma estagnação do fluxo com lentificação da passagem de hemácias pelos capilares sanguíneos, havendo uma extração celular aumentada de oxigênio com propósito de manter metabolismo celular aeróbico. Acarretando queda na SvO_2[25].

Queda na DO_2 a níveis críticos ou, aumentos no VO_2 sem aumento correspondente no DO_2, aumentará a TEO_2 com consequente queda da SvO_2. Hipóxia tecidual está obrigatoriamente presente quando SvO_2 cai para valores de 40-50%. Mas, hipóxia também poderá estar ocorrendo com níveis altos de SvO_2 em pacientes com sepse ou com sedação importante. Por outro lado, a SvO_2 em limites de normalidade ou elevados na presença de hiperlactatemia sugere a presença de desequilíbrios na microcirculação, no qual a TEO_2 encontra-se deteriorada.

Pearse *et al.*[27] mostraram que medidas de SvO_2 menor que 65 % no período pós-operatório foi um marcador independente de complicações pós-operatórias. Vale ressaltar que flutuações de SvO_2 podem ocorrer no período intraoperatório como reflexo de procedimento anestésico (anestesia geral e bloqueador neuromuscular), e que, essas alterações, não necessariamente refletem falência macrocirculatória ou mudanças na DO_2[18].

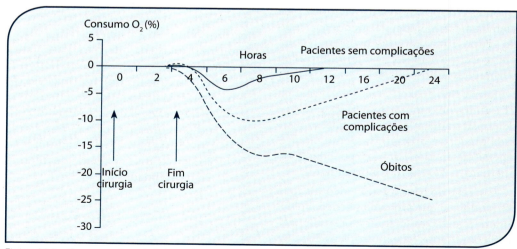

Figura 20.3 – Consumo de oxigênio no intraoperatório.
Adaptado: Journal of Clinical Anesthesia. 2014;26:504.

nesses pacientes pode melhorar com o aumento da oferta de oxigênio principalmente no período pré-operatório.

Kernand Shoemaker[14] revisaram 21 randomizados controlados estudos em pacientes de cirurgias eletivas de alto risco, trauma, sepse, usando valores de índice cardíaco > 4,5 L/min/m², IDO_2 > 600 mL/min/m², IVO_2 > 170 mL/min/m². Em seis estudos, foi encontrado 23% de diferença de mortalidade entre o grupo controle e intervenção com protocolos de tratamento precoce. Contudo, em sete estudos nos quais a estabilização hemodinâmica ocorreu após o desenvolvimento de disfunção orgânica, não existiu significativa diminuição de mortalidade.

Mais atual em 2011[15], uma grande revisão com 32 estudos em 5.056 pacientes cirúrgicos de alto risco, demonstrou redução na taxa de mortalidade (OR = 0,67; IC95% 0,55-0,82) e incidência de disfunção orgânica (OR = 0,62; IC95%: 0,55-0,70), quando protocolos de otimização hemodinâmica foram usados para manter adequada perfusão tecidual. Nos grupos com mortalidade maior que 20% estes protocolos reduziram ainda mais a taxa de mortalidade (OR = 0,32; IC95%: 0,21-0,47). A monitorização débito cardíaco com cateter de artéria pulmonar, o aumento no transporte e diminuição do consumo de oxigênio foram as estratégias com significativas reduções nas taxas de mortalidade.

Metas terapêuticas em pacientes cirúrgicos

A "otimização" perioperatória (TOP) faz referência à intervenção terapêutica, com fluídos, drogas inotrópicas, concentrado de hemácias e vasodilatadores, com o intuito de maximizar a DO_2 durante condições críticas, na tentativa de prevenir, reparar precocemente déficits na oxigenação dos órgãos. A otimização hemodinâmica ideal teria como alvo a oxigenação regional adequada e individualizada, em vez de um valor arbitrário programada. No entanto, o atual corpo de evidências mostra melhores resultados relacionados à otimização da pré-carga usando monitorização hemodinâmica funcional ou preditores dinâmicos de responsividade a fluidos, desde que suas limitações sejam respeitadas[16].

O uso de índices globais de extração, como $SvcO_2$, SvO_2 e TEO_2 foi mostrado diminuir as complicações[10], mas o ponto de corte não é claro para os pacientes anestesiados. No entanto, após o paciente estar acordado na UTI eles são mais relevantes, juntamente com lactato sérico para orientar a terapêutica[17,18].

Podemos categorizar os pacientes de alto risco submetidos a grandes cirurgias em dois grupos para orientar a terapêutica.

O primeiro grupo seria os pacientes submetidos a grandes cirurgias em risco de mudanças significativas de volume no intraoperatório devido hemorragias ou outras perdas do conteúdo intravascular. Para esses pacientes a otimização hemodinâmica de preferência com monitoramento minimamente invasivo, inicialmente visando a correção da hipovolemia guiado por respostas do volume sistólico (SV) ou débito cardíaco (CO) ao desafio de fluido é suficiente. Inotrópico ou vasopressores deve ser utilizado neste grupo, na presença de CO ou pressão arterial inadequados, por outro lado a redução do débito de urina ou sinais de hipoperfusão, podem ser utilizados se o teste de resposta de fluido é negativo.

O segundo grupo de pacientes seriam aqueles com maior risco de morbimortalidade. O tipo de cirurgia pode identificá-los, bem como a capacidade funcional cardiopulmonar ou na presença de comorbidades. Apesar de origem multifatorial das complicações pós-operatórias, o comprometimento das reservas fisiológicos, em combinação com cirurgias extensas parecem ser uma característica de elevada taxa de mortalidade. Em geral estes pacientes são mais velhos submetidos a extensas cirurgias ablativas e com reserva cardiopulmonar limitada ou possuem outras disfunções orgânicas. De nota, os doentes com alto risco de isquemia miocárdica nem sempre devem ser submetidos GDT com inotrópicos. Nesses pacientes, em última análise desejam melhorar a perfusão tecidual (e, portanto, evitar hipóxia tecidual e déficit de oxigênio). Como tais parâmetros dependem principalmente da VO_2 e não são úteis durante a cirurgia; nosso foco deve permanecer na otimização de DO_2 até as condições permitirem o emprego do marcador de perfusão. Para esses pacientes, podemos monitorar continuamente o DO_2, com monitorização hemodinâmica minimamente invasiva, inicialmente testar a capacidade de resposta ao fluido e maximizar o SV e, em seguida, preventivamente aumentar a DO_2 com inotrópicos se necessário para alcançar o valor ótimo que indique boa evolução pós-operatória, estudos apontam para 600 mL/min.m².

Oferta de oxigênio (DO_2)

Conceitualmente, a oferta de oxigênio (DO_2) é o produto do conteúdo arterial de oxigênio (CaO_2) e fluxo (IC), refletindo o conteúdo total de O_2 transportado pelo sistema cardiovascular para os tecidos. A queda da DO_2 durante débito circulatório determina uma série de respostas compensatórias no intuito de suprir as elevadas demandas teciduais de O_2. A frequência cardíaca, a contratilidade do miocárdio, e a extração tecidual de oxigênio aumentam para manter o nível de VO_2. Esta compensação ocorre somente até um determinado nível crítico de queda da DO_2 a partir da qual o VO_2 começa a declinar, propiciando o aparecimento de acidose láctica (dependência fisiológica da DO_2). Como consequência deste desequilíbrio entre oferta e consumo, há períodos de deficits de oxigênio, que acumulados irão determinar o débito total de oxigênio de todos os tecidos.

Grandes cirurgias ou traumas significativos aumentam o consumo de oxigênio (VO_2) de uma média de 110 mL/min/m² para cerca de 170 mL/min/m² no período pós-operatório[19]. A resposta fisiológica normal ao aumento da demanda metabólica durante o ato cirúrgico é elevar o débito cardíaco resultando em aumento da DO_2 aos tecidos. É necessário que a DO_2 permaneça adequada às necessidades metabólicas durante condições clínicas adversas, para a manutenção da função celular dos diversos órgãos. Contudo, pacientes de alto risco são incapazes de elevar espontaneamente seu débito cardíaco para acompanhar a demanda elevada ou, ainda, não tem reserva cardiovascular suficiente para atender períodos prolongados de demanda elevada, e determinando períodos de débito de oxigênio. Há um limiar anaeróbico o qual, se excedido durante a cirurgia, resulta em falência circulatória com ou sem isquemia miocárdica[20]. Estudos sugerem que a gravidade e a duração do débito de oxigênio determinarão a evolução com disfunções orgânicas (infecções pós-operatórias, isquemia miocárdica, insuficiência renal aguda) e sobrevida[11].

O conceito de TOP, com algumas variações do protocolo original proposto por Shoemaker *et al.*[6] tem sido avaliado em um número considerável de estudos controlados e aleatorizados.

Essas variáveis são derivadas de equações bem conhecidas e apresentadas na equação a seguir:

Equações do metabolismo de oxigênio

$$IDO_2 = IC \times CaO_2$$

$$IC = DC/SC \ (m^2)$$

$$CaO_2 = 1,34 \times Hb \times SaO_2/100$$

$$IDO_2 = IC \times 1,34 \times Hb \times SaO_2$$

IDO_2 = índice de oferta de oxigênio; IC = índice cardíaco; CaO_2 = conteúdo arterial de oxigênio; Hb = hemoglobina; SaO_2 = saturação arterial de oxigênio; SC = superfície corpórea; DC = débito cardíaco.

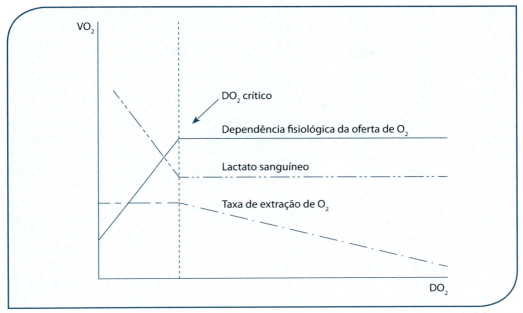

Figura 20.1 – Dependência fisiológica da oferta de O_2. Quando a queda na DO_2 atinge o ponto de DO_2crit, o VO_2 começa a cair com relação linear à queda na DO_2, e como a TEO_2 já atingiu sua máxima capacidade de compensação, a demanda metabólica de O_2 deixa de ser atendida, iniciando-se então metabolismo anaeróbico e elevação do lactato sanguíneo. Em condições patológicas estas curvas sofrem alterações com maior dependência do VO_2 em relação a DO_2[10].

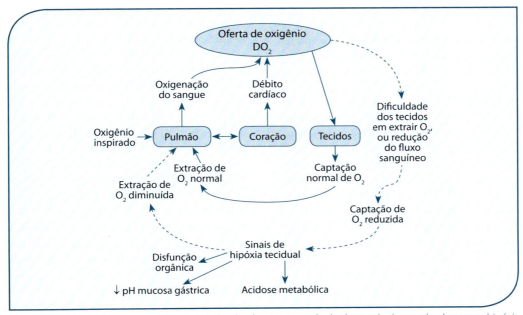

Figura 20.2 – Metabolismo normal de oxigênio (___) e durante o estado de choque (----), quando observa-se hipóxia tecidual. A oferta de oxigênio é determinada pelo produto do conteúdo arterial de oxigênio pelo débito cardíaco.

nando tratamentos específicos para cada tipo de paciente. Desse modo, a monitorização hemodinâmica torna-se indispensável para auxiliar no diagnóstico e na terapêutica dos pacientes cirúrgicos de alto risco.

A monitorização hemodinâmica em pacientes críticos tem como objetivo principal adequar a função cardíaca para melhora da perfusão tecidual. Esta, por sua vez, quando considerada inadequada, ocasiona o desenvolvimento da disfunção orgânica e morte celular.

A Sociedade Brasileira de Anestesiologia determina como rotina obrigatória a monitorização de eletrocardiograma (ECG), pressão arterial não invasiva, saturação arterial de oxigênio e capnografia. Não há diretriz específica para monitorização de pacientes cirúrgicos de alto risco. Nestes a hipovolemia e a depressão miocárdica são comuns e sua detecção por dados clínicos ou pelos sinais vitais usualmente obtidos é falha, subestimando grande porcentagem dos pacientes situados nos extremos indesejáveis, tanto da hipervolemia como da presença de hipoperfusão oculta.

Há evidências de que as medidas do débito cardíaco (DC) e da DO_2 são importantes no período perioperatório, em pacientes de alto risco, e deveriam ser as principais ferramentas durante a monitorização[4]. A possibilidade atual da monitorização do volume sistólico ou do DC com técnicas minimamente invasivas tem proporcionado maior interesse no uso da terapia de "otimização" perioperatória (TOP). O doppler transesofágico, assim como os sistemas LIDCO (*Lithium Dilution cardiac output*) e PICCO (*Pulse Contour Cardiac Output*), realizam mensuração de débito cardíaco por análise do contorno de pulso, são utilizados em substituição ao cateter de artéria pulmonar para monitorização hemodinâmica. A variação da pressão de pulso pode também ser de grande utilidade durante a TOP dirigindo a reposição de fluidos de apropriada.

Assim, várias técnicas de monitorização não invasiva estão em crescente ascensão atualmente, com o objetivo de minimizar os riscos relacionados com o uso do CAP. Essas técnicas têm o potencial de serem aplicadas de forma mais precoce e em maior parte dos pacientes em comparação ao CAP. Entre as técnicas não invasivas mais utilizadas recentemente estão a ecocardiografia e o Doppler aórtico transesofágico (TED), a análise do contorno de pulso, a reinalação parcial de gás carbônico e a bioimpedância.

As técnicas não invasivas têm apresentado potencial benéfico particularmente em pacientes cirúrgicos de alto risco. Todavia, o mais importante é adequar os parâmetros hemodinâmicos com as necessidades de cada paciente, portanto, mensurações de variáveis de perfusão tecidual também se tornam necessárias.

Existem várias revisões sistemáticas em pacientes cirúrgicos de alto risco avaliando protocolos de otimização hemodinâmica para manter adequada perfusão tecidual durante período perioperatório.

Em 1996, Heyland *et al.*[12] apresentou a primeira revisão sistemática desenhada para atingir oferta supranormal e consumo de oxigênio em pacientes graves. Foram selecionados sete artigos de 64 potencialmente identificados, não encontrando significativa redução na mortalidade (risco relativo 0,86, IC95% 0,62-1,20). Por outro lado, nessa análise em dois estudos avaliados os quais melhoraram a perfusão tecidual no pré-operatório, ocorreu redução significativa de mortalidade, sugerindo que a otimização hemodinâmica pré-operatória pode beneficiar pacientes cirúrgicos de alto risco.

Boyd em 2003[13] identificou 17 estudos controlados randomizados que investigaram terapias perioperatórias desenhadas para melhorar a perfusão tecidual em pacientes cirúrgicos. No total de 1974 pacientes a redução de morte foi evidente com OR 0,45, IC 95% 0,33-0,60. O autor demonstrou de forma mais convincente que o desfecho

Poeze et al.[19] encontraram redução na probabilidade de morte em pacientes submetidos a GDT quando aplicadas a perioperatório de pacientes sem sepse ou disfunção orgânica já estabelecida (RR 0,66, 95% IC 0,54-0,81), porém as análises de subgrupo não mostraram que esse benefício foi encontrado somente em pacientes nos quais valores supranormais foram atingidos. Uma meta-análise de 29 estudos de GDT perioperatória com várias metas e técnicas de monitorização hemodinâmica foi realizada por Hamilton et al.[20]. Foram avaliados 4.085 pacientes cirúrgicos com risco moderado e elevado (mortalidade global = 7,6%) e os autores encontraram redução de morbidade (OR 0,43; 95% IC 0,35-0,55, p < 0,0001) e mortalidade (OR 0,48; 95% IC 0,33-0,70, p < 0,0002) em pacientes submetidos à GDT, mas notaram que a análise de subgrupo mostrou que o benefício na mortalidade era predominante em estudos mais antigos, com a utilização do cateter de artéria pulmonar (PAC), drogas inotrópicas associadas a fluidos e naqueles cujas metas hemodinâmicas objetivavam valores supranormais. Em uma revisão sistemática de 32 estudos (5.056 pacientes cirúrgicos de alto risco) de GDT perioperatória objetivando a manutenção da perfusão tecidual (isto é, otimização do DC e/ou DO_2 ou VO_2), Gurgel e do Nascimento[21] encontraram que embora a GDT tenha reduzido a incidência de disfunção orgânica em todos os pacientes (OR 0,62; 95% IC 0,55-0,70, p < 0,001), a mortalidade só se mostrou reduzida na coorte de pacientes com mortalidade basal do grupo controle maior que 20% (OR 0,67; 95% IC 0,55-0,82, p < 0,001). Um recente e grande estudo multicêntrico, prospectivo e randomizado de otimização perioperatória versus cuidados usuais em pacientes de alto risco submetidos à cirurgia gastrointestinal de grande porte não mostrou diferença na morbidade e mortalidade pós-operatórias, embora uma meta-análise atualizada desses mesmos dados mostrou redução na morbidade (RR 0,77, 95% CI 0,71-0,83) com uso de GDT perioperatório[22]. Juntos, esses dados podem sugerir que GDT perioperatório reduz complicações, e pode reduzir mortalidade em pacientes cirúrgicos de alto risco.

No início deste capítulo nós destacamos a importância das complicações pós-operatórias de cirurgias de grande porte como preditores de sobrevida a longo prazo. É, portanto, lógico esperar que a prevenção de complicações pelo uso da GDT tenha impacto na sobrevida a longo prazo. Rhodes et al.[23] avaliaram a sobrevida a longo prazo de pacientes incluídos em RCTs prévios de GDT para pacientes cirúrgicos de alto risco. Eles encontraram que 15 anos após o estudo original, a sobrevida a longo prazo estava relacionada a três fatores independentes: idade (HR 1,04; 95% IC 1,02-1,07; p < 0,0001), randomização para grupo GDT (HR 0,61; 95% IC 0,4-0,92; p = 0,02) e evitar complicações cardiovasculares (HR 3,78; 95% IC 2,16-6,6; p = 0,007). Portanto, além de melhora na morbimortalidade a curto e médio prazo, há dados que sugerem, também, benefício na sobrevida a longo prazo (até 15 anos do pós-operatório) em pacientes de UTI submetidos à GDT perioperatório associados à cirurgia de alto risco.

Os benefícios conferidos pela GDT parecem estar ligados a várias características que aparecem constantemente em todos esses estudos. São elas:

- Uso de monitores de DC,
- Uso de protocolos definidos pelo time clínico, e
- Início precoce da GDT.

Monitorização do débito cardíaco (DC) para GDT perioperatória: podemos ou devemos usar?

Estudos já não tão recentes demonstraram que em pacientes críticos os sinais clínicos de hipovolemia não são sensíveis nem específicos, pois catecolaminas e resposta neural tendem a manter a pressão arterial média (PAM) mesmo na presença de fluxo sanguíneo reduzido[24]. Portanto, frequência cardíaca (FC), PAM, pressão venosa central (PVC) e pressão capilar pulmonar (PCP) têm pouca correlação com fluxo sanguíneo em pacientes críticos, além de serem pobres preditores de sobrevida[25-27]. Prova disso é que hipóxia tecidual pode persistir mesmo quando esses parâmetros são normalizados, se utilizados como metas de ressuscitação[28]. Mesmo com todas as evidências acima citadas um questionário realizado nos EUA e Europa mostrou que 70% dos anestesiologistas ainda utilizam essas variáveis como meta de ressuscitação[29].

Como visto anteriormente os pacientes sobreviventes de cirurgia de grande porte são aqueles com capacidade de aumentarem sua DO_2 e VO_2 a valores supranormais[30]. Estas observações foram feitas, primariamente, com a instalação de CAP como ferramenta de monitorização do DC, que permanece, desde então, como padrão-ouro. Monitorização de DC e DO_2 tornou-se, agora, prática clínica padrão para fornecer adequada oxigenação tecidual, e constitui a base da GDT. Há, atualmente, muitos monitores de DC disponíveis para uso clínico, com diferentes graus de invasividade e variáveis medidas (Tabela 21.2 e Figura 21.4). A seguir, uma breve descrição das técnicas

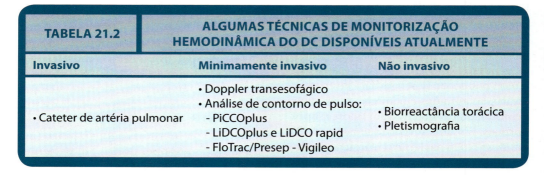

TABELA 21.2 — ALGUMAS TÉCNICAS DE MONITORIZAÇÃO HEMODINÂMICA DO DC DISPONÍVEIS ATUALMENTE

Invasivo	Minimamente invasivo	Não invasivo

• Cateter de artéria pulmonar	• Doppler transesofágico
	• Análise de contorno de pulso:
	  - PiCCOplus
	  - LiDCOplus e LiDCO rapid
	  - FloTrac/Presep - Vigileo
		• Biorreactância torácica
		• Pletismografia

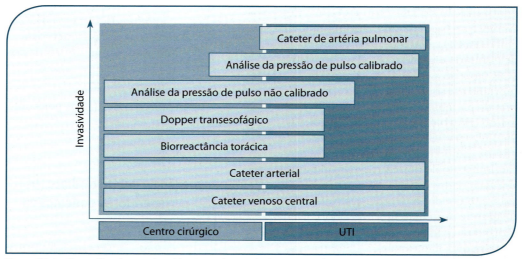

Figura 21.4 – A escolha do monitor. Monitores hemodinâmicos conforme invasividade e aplicação em centro cirúrgico e UTI.
Adaptado de Aihashemi JA *et al*. Critical Care 2011; 15:214.

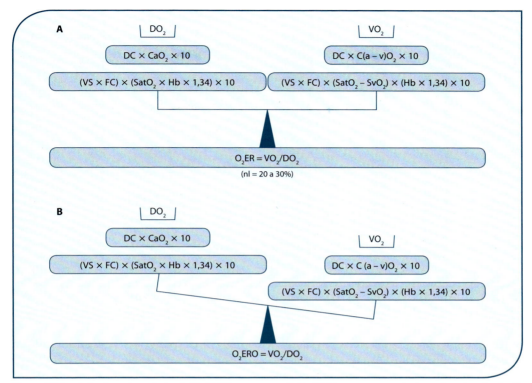

Figura 21.1 – Relação entre oferta de O_2 (DO_2) consumo de O_2 (VO_2) e consequente taxa de extração de O_2 (O_2ER) com variáveis envolvidas. Podemos observar uma situação de equilíbrio entre DO_2 e VO_2 em "A" e situação patológica em "B" com aumento do VO_2 em relação a DO_2.

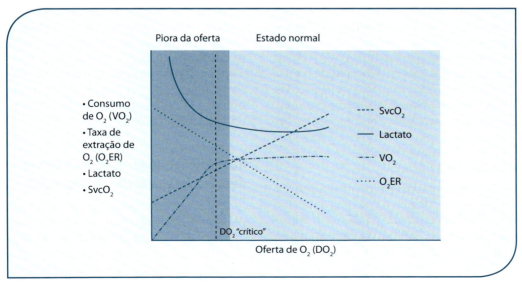

Figura 21.2 – Relação entre oferta, consumo de oxigênio, taxa de extração de O_2, lactato e $SvcO_2$.
Adaptado de Joshi R, Witt de B, Mosier JM. The Journal of Emergency Medicine 2014.

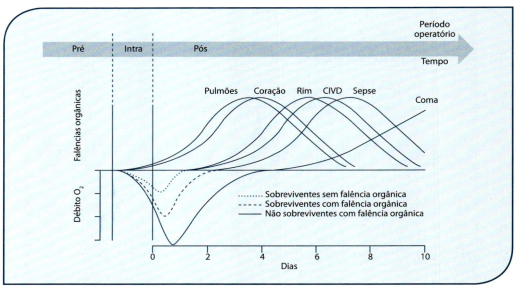

Figura 21.3 – Correlação entre débito de oxigênio conforme período cirúrgico e disfunções orgânicas.
Adaptado de Shoemaker WC, Appel Pl and Kram HB. Chest 1992;102: 20 8-15.

temas cardiovascular e respiratório em suprir adequadamente a DO_2. As consequências dessas demandas não serem atingidas são: perpetuação da reação inflamatória, ativação do complemento, liberação de citocinas e disfunção endotelial[14,15]. Uma baixa oxigenação tecidual está relacionada a infecções no período pós-operatório e dificuldade de cicatrização de feridas cirúrgicas, e consequentemente a aumento na morbimortalidade[16]. Isso, porque adequada pressão parcial de oxigênio tecidual é importante para a eficiência do processo de morte bacteriana realizada por neutrófilos e macrófagos. Mythen *et al.* demonstraram importante correlação entre hipoperfusão da mucosa intestinal durante cirurgias de alto risco e complicações pós-operatórias, incluindo mortalidade[17].

Não é função deste capítulo definir quem são os pacientes cirúrgicos de alto risco (capítulo específico), mas vale ressaltar sua importância, pois são responsáveis por mais de 80% das mortes e complicações pós-operatórias[18]. A presença de complicações em até 30 dias de pós-operatório foi o mais importante determinante da sobrevida a longo prazo para pacientes submetidos a cirurgias de grande porte[4].

Mais uma vez, com base em todos os fatores descritos acima, nos últimos 30 anos foi dado grande atenção às estratégias de manipulação hemodinâmica para aumento da DO_2 com o objetivo de melhorar os resultados dos pacientes cirúrgicos de alto risco. A isso foi dado o nome de "Terapia de Otimização Perioperatória Dirigida por Metas" (*Goal Direct Therapy* – GDT perioperatória) e engloba todas as intervenções hemodinâmicas com objetivo de adequar a perfusão tecidual e oxigenação celular.

GDT perioperatória: após mais de três décadas, há evidências de benefício?

Para a confirmação do benefício da GDT perioperatória seria ideal que a redução da morbidade levasse à redução da mortalidade. Três importantes revisões demonstraram que GDT leva a redução da mortalidade perioperatória, potencialmente pela redução do número de complicações pós-operatórias.

21

Otimização Hemodinâmica do Paciente Cirúrgico de Alto Risco

Neymar Elias de Oliveira

Introdução

No mundo, são realizadas anualmente mais de 230 milhões de procedimentos cirúrgicos de grande porte[1]. Segundo dados Norte-americanos e Europeus aproximadamente 18 % desses pacientes irão desenvolver alguma complicação maior no período pós-operatório e 3 a 5% irão morrer antes da alta hospitalar[1-4]. Os pacientes que desenvolvem complicações no período pós-operatório e sobrevivem até a alta hospitalar terão menor independência funcional e sobrevida em longo prazo[4].

Independente das particularidades de cada procedimento cirúrgico específico a via final comum em muitos insultos orgânicos perioperatórios é a disóxia tecidual e/ou o desbalanço entre oferta e consumo de oxigênio[5].

Uma maneira de reduzir os riscos e melhorar os resultados seria através de intervenções hemodinâmicas que assegurassem, como meta, uma ótima perfusão orgânica durante e após a cirurgia, principalmente em pacientes de alto risco.

Historicamente, o conceito denominado otimização hemodinâmica perioperatória surgiu na década de 1980 a partir das observações de Shoemaker sobre o padrão hemodinâmico de pacientes que sobreviviam a procedimentos cirúrgicos de alto risco. Eles apresentavam, como característica, índice cardíaco (IC), índice da oferta de oxigênio (iDO_2) e índice do consumo de oxigênio (iVO_2) maiores que dos não sobreviventes[6]. Nesses pacientes a análise dessas variáveis relacionadas ao fluxo sanguíneo para oxigenação tecidual mostravam valores fisiologicamente "supranormais", que passaram a ser utilizados como meta terapêutica em pacientes cirúrgicos de alto risco[7,8]. São elas:

- $iDO_2 > 600$ mL/min/m²;
- $iVO_2 > 170$ mL/min/m²;
- IC $> 4,5$ L/min/m².

Após os resultados positivos na redução da mortalidade em um estudo controlado com pacientes cirúrgicos de alto-risco, cujo tratamento tinha como meta os valores "supranormais" acima citados, iniciou-se grande interesse nesse tipo abordagem que assim passou a denominar-se "terapia de otimização perioperatória direcionada por metas (*goal direct therapy* – GDT)[9].

Conceitos fisiológicos

É de fundamental importância uma revisão sucinta do comportamento fisiológico entre oferta e consumo de oxigênio para melhor entendimento desses conceitos. As equações referentes a essas variáveis estão listadas na Tabela 21.1.

A principal fonte de energia celular vem do metabolismo aeróbico que é garantido por uma DO_2 adequada. Essa energia é fundamental para a manutenção da estrutura e da função celular[10]. O VO_2 basal é a quantidade necessária de O_2 para manter o metabolismo celular normal durante repouso. Portanto, o VO_2 pode variar e estar aumentado (exercício, sepse, dor, ansiedade) ou diminuído (anestesia, hipotermia). A relação entre VO_2 e DO_2 é chamada de "taxa de extração de O_2" (O_2ER) (Figura 21.1). A DO_2 excede muito o VO_2 em pacientes saudáveis durante repouso. Assim a O_2ER, que em repouso é de 30%, pode aumentar a 80% durante o exercício, demonstrando um aumento de VO_2 independente do aumento da DO_2. Quando o DO_2 denominado "crítico" (Figura 21.2) é atingido, este passa a não mais atender as demandas do metabolismo aeróbico e ácido lático passa a ser produzido em consequência do metabolismo anaeróbico[10]. Em pacientes com patologias graves há uma relação anormal, onde o VO_2 torna-se dependente da DO_2 mesmo em níveis superiores ao DO_2 crítico[11]. Shoemaker e colaboradores também utilizaram o VO_2 para identificar uma piora global na oxigenação tecidual que ocorria precocemente no período pós-operatório de pacientes cirúrgicos de alto risco. Ele descreveu isso como "débito" ou "déficit" de oxigênio e definiu como a diferença entre o VO_2 basal pré-operatório e o VO_2 pós-operatório. Assim, observaram que magnitude e duração do "déficit" de O_2 no período pós-operatório correlacionavam-se fortemente com desenvolvimento de disfunção orgânica e mortalidade[12]. Estes autores quantificaram a DO_2 e o pico de consumo de oxigênio (VO_2) em 100 pacientes submetidos à cirurgia de alto risco[13]. Eles calcularam o débito de oxigênio intra e pós-operatório (débito de VO_2) subtraindo o VO_2 medido do VO_2 basal estimado e corrigido para a temperatura e anestesia. O VO_2 basal estimado durante a anestesia foi calculado através da seguinte fórmula: VO_2 basal (anestesia) = 10 x $peso^{0,72}$ [13]. Shoemaker e colaboradores, então, correlacionaram o débito de VO_2 calculado com o subsequente desenvolvimento de falência orgânica letal e não letal (Figura 21.3). Nesse estudo, o débito cumulativo de VO_2 variou de 33,5 ± 36,9 L/m^2 em "não sobreviventes", 26,8 ± 32,1 L/m^2 em "sobreviventes com disfunção orgânica" e 8,0 ± 10,9 L/m^2 em "sobreviventes sem disfunção orgânica" ($p < 0,05$)[13]. Foi também notado por esses autores que o débito de oxigênio ocorria quase exclusivamente no intraoperatório.

A resposta inflamatória pós-operatória aumenta a demanda tecidual de oxigênio e consequentemente o requerimento dos sis-

TABELA 21.1	EQUAÇÕES REFERENTES AO COMPORTAMENTO FISIOLÓGICO ENTRE OFERTA E CONSUMO DE OXIGÊNIO	
Débito cardíaco	DC	VS × FC
Oferta de O_2	DO_2	DC × CaO_2 × 10
Consumo de O_2	VO_2	DC × (CaO_2 - CvO_2) × 10
Taxa de extração de O_2	O_2ER	VO_2 / DO_2

VS = volume sistólico; FC = frequência cardíaca; CaO_2 = conteúdo arterial de O_2; CvO_2 = conteúdo venoso de O_2.

13. Boyd O. Optimisation of oxygenation and tissue perfusion in surgical patients. Intensive Crit Care Nurs 2003;19:171-81.

14. Kern JW, Shoemaker WC. Meta-analysis of hemodynamic optimization in high-risk patients. Critical care medicine 2002;30:1686-92.

15. Gurgel ST, do Nascimento P, Jr. Maintaining tissue perfusion in high-risk surgical patients: a systematic review of randomized clinical trials. Anesth Analg 2011;112:1384-91.

16. Lopes MR, Oliveira MA, Pereira VO, Lemos IP, Auler JO, Jr., Michard F. Goal-directed fluid management based on pulse pressure variation monitoring during high-risk surgery: a pilot randomized controlled trial. Critical care 2007;11:R100.

17. Silva Junior JM, Oliveira AM, Silveira BR, et al. Intraoperative lactate measurements are not predictive of death in high risk surgical patients. Rev Bras Ter Intensiva 2010;22:229-35.

18. Silva JM, Jr., Oliveira AM, de Morais SZ, de Araujo LS, Victoria LG, Marubayashi LY. Influence of central venous oxygen saturation on in-hospital mortality of surgical patients. Rev Bras Anestesiol 2010;60:593-602, 329-34.

19. Older P, Smith R, Courtney P, Hone R. Preoperative evaluation of cardiac failure and ischemia in elderly patients by cardiopulmonary exercise testing. Chest 1993;104:701-4.

20. Lobo SM, Rezende E, Knibel MF, et al. Early determinants of death due to multiple organ failure after noncardiac surgery in high-risk patients. Anesth Analg 2011;112:877-83.

21. Pearse R, Dawson D, Fawcett J, Rhodes A, Grounds RM, Bennett ED. Early goal-directed therapy after major surgery reduces complications and duration of hospital stay. A randomised, controlled trial [ISRCTN38797445]. Critical care 2005;9:R687-93.

22. Nguyen HB, Rivers EP, Knoblich BP, et al. Early lactate clearance is associated with improved outcome in severe sepsis and septic shock. Critical care medicine 2004;32:1637-42.

23. Polonen P, Ruokonen E, Hippelainen M, Poyhonen M, Takala J. A prospective, randomized study of goal-oriented hemodynamic therapy in cardiac surgical patients. Anesth Analg 2000;90:1052-9.

24. Jansen TC, van Bommel J, Schoonderbeek FJ, et al. Early lactate-guided therapy in intensive care unit patients: a multicenter, open-label, randomized controlled trial. Am J Respir Crit Care Med 2010;182:752-61.

25. Collaborative Study Group on Perioperative Scv OM. Multicentre study on peri- and postoperative central venous oxygen saturation in high-risk surgical patients. Critical care 2006;10:R158.

26. Adamczyk S, Robin E, Barreau O, et al. [Contribution of central venous oxygen saturation in postoperative blood transfusion decision]. Annales francaises d'anesthesie et de reanimation 2009;28:522-30.

27. Pearse R, Dawson D, Fawcett J, Rhodes A, Grounds RM, Bennett ED. Changes in central venous saturation after major surgery, and association with outcome. Critical care 2005;9:R694-9.

28. Pedziwiatr M, Pisarska M, Wierdak M, et al. The Use of the Enhanced Recovery After Surgery (ERAS) Protocol in Patients Undergoing Laparoscopic Surgery for Colorectal Cancer - A Comparative Analysis of Patients Aged above 80 and below 55. Pol Przegl Chir 2015;87:565-72.

29. Kehlet H. Enhanced Recovery After Surgery (ERAS): good for now, but what about the future? Can J Anaesth 2015;62:99-104.

30. Hughes MJ, Chong J, Harrison E, Wigmore S. Short-term outcomes after liver resection for malignant and benign disease in the age of ERAS. HPB (Oxford) 2016;18:177-82.

31. Silva JM, Jr., de Oliveira AM, Nogueira FA, et al. The effect of excess fluid balance on the mortality rate of surgical patients: a multicenter prospective study. Critical care 2013;17:R288.

32. Chand M, De'Ath HD, Rasheed S, Mehta C, Bromilow J, Qureshi T. The influence of peri-operative factors for accelerated discharge following laparoscopic colorectal surgery when combined with an enhanced recovery after surgery (ERAS) pathway. Int J Surg 2016;25:59-63.

33. Brandstrup B, Svendsen PE, Rasmussen M, et al. Which goal for fluid therapy during colorectal surgery is followed by the best outcome: near-maximal stroke volume or zero fluid balance? Br J Anaesth 2012;109:191-9.

34. Challand C, Struthers R, Sneyd JR, et al. Randomized controlled trial of intraoperative goal-directed fluid therapy in aerobically fit and unfit patients having major colorectal surgery. Br J Anaesth 2012;108:53-62.

35. Cecconi M, Fasano N, Langiano N, et al. Goal-directed haemodynamic therapy during elective total hip arthroplasty under regional anaesthesia. Critical care 2011;15:R132.

36. Bisgaard J, Gilsaa T, Ronholm E, Toft P. Haemodynamic optimisation in lower limb arterial surgery: room for improvement? Acta Anaesthesiol Scand 2013;57:189-98.

37. Lobo SM, Lobo FR, Polachini CA, et al. Prospective, randomized trial comparing fluids and dobutamine optimization of oxygen delivery in high-risk surgical patients [ISRCTN42445141]. Critical care 2006;10:R72.

emptivo gerou uma melhora significativa na mortalidade (p = 0,0002) e nas complicações cirúrgicas (p < 0,001) comparado a grupo controle. Outra revisão sistemática e meta-análise de 26 RCTs com pacientes submetidos a cirurgias de grande porte, onde somente estudos que iniciaram a otimização hemodinâmica "precocemente" (até 8 h a partir do início da cirurgia) foram incluídos; pacientes com sepse estabelecida e falência orgânica foram excluídos. Foi encontrado que GDT iniciado no período perioperatório reduziu significativamente a incidência de infecções pós-operatórias (OR 0,44, 95% IC 0,28-0,58; p < 0,00001)[50]. Resultados similares a duas meta-análises anteriores que também excluiu estudos com pacientes submetidos a otimização tardia, sepse ou falência orgânica estabelecida e encontrou que a GDT executada de forma preemptiva foi associada com redução de IRA pós-operatória e complicações gastrointestinais[43,51].

Conclusão

Disóxia tecidual durante o período pós-operatório contribui para morbidade e mortalidade e isso pode ser amenizado pelo uso de "terapia de otimização perioperatória direcionada por metas" (GDT perioperatória). Existe uma grande quantidade de evidências que a GDT perioperatória tem múltiplos benefícios em pacientes submetidos a cirurgias de grande porte, incluindo menor tempo de internação hospitalar, menos complicações (gastrointestinais, cardíacas, falência renal aguda), além de evidências de benefícios, inclusive, sobre a mortalidade perioperatória em pacientes de alto risco.

GDT perioperatória pode, então, ser definida como a utilização precoce de tratamento protocolizado e orientado por monitorização hemodinâmica para otimizar a oferta tecidual de oxigênio (DO_2) à pacientes cirúrgicos de alto risco. Quando

essas três características estão presentes (monitorização, protocolo e precocidade) esta abordagem mostrou benefício na morbimortalidade dos pacientes cirúrgicos de alto risco submetidos a cirurgias de médio e grande porte.

Referências bibliográficas

1. Weiser TG, Regenbogen SE, Thompson KD, et al. An estimation of the global volume of surgery: a modelling strategy based on available data. Lancet. 2008;372(9633):139-44.
2. Pearse RM, Moreno RP, Bauer P, et al; European Surgical Outcomes Study (EuSOS) group for the Trials groups of the European Society of Intensive Care Medicine and the European Society of Anaesthesiology. Lancet. 2012;380(9847):1059-65.
3. Ghaferi AA, Birkmeyer JD, Dimick JB. Variation in hospital mortality associated with inpatient surgery. N Engl J Med. 2009; 361:1368-75.
4. Khuri SF, Henderson WG, DePalma RG, Mosca C, Healey NA, Kumbhani DJ; Participants in the VA National Surgical Quality Improvement Program. Determinants of long-term survival after major surgery and the adverse effect of postoperative complications. Ann Surg. 2005;242:326-41.
5. Lobo SM, Rezende E, Knibel MF, et al: Early determinants of death due to multiple organ failure after noncardiac surgery in high-risk patients. Anesth Analg. 2011;112:877-883.
6. Shoemaker WC, Montgomery ES, Kaplan E, Elwyn DH. Physiologic patterns in surviving and nonsurviving shock patients. Use of sequential cardiorespiratory variables in defining criteria for therapeutic goals and early warning of death. Arch Surg. 1973;106: 630-636.
7. Shoemaker WC, Appel PL, Waxman K, Schwartz S, Chang P. Clinical trial of survivors' cardiorespiratory patterns as therapeutic goals in critically ill postoperative patients. Crit Care Med. 1982;10:398-403.
8. Shoemaker WC, Appel PL, Kram HB. Hemodynamic and oxygen transport responses in survivors and nonsurvivors of high-risk surgery. Crit Care Med. 1993;21: 977-990.
9. Shoemaker WC, Appel PL, Kram HB, Waxman K, Lee TS. Prospective trial of supranormal values of survivors as therapeutic goals in high-risk surgical patients. Chest. 1988;94:1176-1186.
10. Connett RJ, Honig CR, Gayeski TE, Brooks GA. Defining hypoxia: a systems view of VO_2, glycolysis, energetics, and intracellular PO_2.

11. J Appl Physiol. 1990;68: 833-842.

12. Leach RM, Treacher DF. The pulmonary physician and critical care. 6. Oxygen transport: the relation between oxygen delivery and consumption. Thorax. 1992; 47: 971-978.

13. Shoemaker WC, Appel PL, Kram HB (1992) Role of oxygen debt in the development of organ failure sepsis, and death in high-risk surgical patients. Chest 102: 208-215.

14. Shoemaker WC, Appel PL, Kram HB. Tissue oxygen debt as a determinant of lethal and nonlethal postoperative organ failure. Crit Care Med. 1988;16:1117-20.

15. Karimova A, Pinsky DJ. The endothelial response to oxygen deprivation: biology and clinical implications. Intensive Care Med. 2001; 27: 19-31.

16. Sibbald WJ, Fox G, Martin C. Abnormalities of vascular reactivity in the sepsis syndrome. Chest. 1991; 100 (3 Suppl): 155S-159S.

17. Allen DB, Maguire JJ, Mahdavian M, et al. Wound hypoxia and acidosis limit neutrophil bacterial killing mechanisms. Arch Surg. 1997; 132: 991-996.

18. Mythen MG, Webb AR: Intra-operative gut mucosal hypoperfusion is associated with increased post-operative complications and cost. Intensive Care Med. 1994; 20:99-104.

19. Jhanji S, Thomas B, Ely A, Watson D, Hinds CJ, Pearse RM. Mortality and utilisation of critical care resources amongst high-risk surgical patients in a large NHS trust. Anaesthesia. 2008; 63: 695-700.

20. Poeze M, Greve JW, Ramsay G: Meta-analysis of hemodynamic optimization: relationship to methodological quality. Crit Care. 2005; 9: R771-R779.

21. Hamilton MA, Cecconi M, Rhodes A: A systematic review and meta-analysis on the use of preemptive hemodynamic intervention to improve postoperative outcomes in moderate and high-risk surgical patients. Anesth Analg. 2011; 112:1392-1402.

22. Gurgel ST, do Nascimento P Jr: Maintaining tissue perfusion in high-risk surgical patients: a systematic review of randomized clinical trials. Anesth Analg. 2011; 112:1384-1391.

23. Pearse RM, Harrison DA, MacDonald N, et al: Effect of a perioperative, cardiac output-guided hemodynamic therapy algorithm on outcomes following major gastrointestinal surgery: a randomized clinical trial and systematic review. JAMA. 2014; 311:2181-2190.

24. Rhodes A, Cecconi M, Hamilton M, et al: Goal-directed therapy in high-risk surgical patients: a 15-year follow-up study. Intensive Care Med. 2010; 36:1327-1332.

25. Wo CC, Shoemaker WC, Appel PL, Bishop MH, Kram HB, Hardin E. Unreliability of blood pressure and heart rate to evaluate cardiac output in emergency resuscitation and critical illness. Crit Care Med. 1993; 21: 218-223.

26. Shoemaker WC, Czer LS. Evaluation of the biologic importance of various hemodynamic and oxygen transport variables: which variables should be monitored in postoperative shock? Crit Care Med. 1979; 7: 424-431.

27. Marik PE,Baram M,Vahid B:Does central venous pressure predict fluid responsiveness? A systematic review of the literature and the tale of seven mares.Chest. 2008; 134:172-178.

28. Kumar A,Anel R,Bunnell E,et al:Pulmonary artery occlusion pressure and central venous pressure fail to predict ventricular filling volume, cardiac performance, or the response to volume infusion in normal subjects.Crit Care Med. 2004; 32:691-699.

29. Rady MY, Rivers EP, Nowak RM. Resuscitation of the critically ill in the ED: responses of blood pressure, heart rate, shock index, central venous oxygen saturation, and lactate. Am J Emerg Med. 1996; 14: 218-225.

30. Cannesson M, Pestel G, Ricks C, Hoeft A, Perel A. Hemodynamic monitoring and management in patients undergoing high risk surgery: a survey among North American and European anesthesiologists. Crit Care. 2011; 15: R197.

31. Bishop MH, Shoemaker WC, Appel PL, et al. Relationship between supranormal circulatory values, time delays, and outcome in severely traumatized patients. Crit Care Med. 1993; 21: 56-63.

32. Scheeren TW,Wiesenack C,Gerlach H,et al:Goal-directed intraoperative fluid therapy guided by stroke volume and its variation in high-risk surgical patients: a prospective randomized multicentre study. J Clin Monit Comput. 2013; 27:225-233.

33. Mayer J, Boldt J, Mengistu AM, Rohm KD, Suttner S. Goal-directed intraoperative therapy based on autocalibrated arterial pressure waveform analysis reduces hospital stay in high-risk surgical patients: a randomized, controlled trial. Crit Care. 2010; 14: R18.

34. Pearse R, Dawson D, Fawcett J, et al: Early goal-directed therapy after major surgery reduces complications and duration of hospital stay. A randomised, controlled trial [ISRC-TN38797445]. Crit Care. 2005; 9: R687-R693.

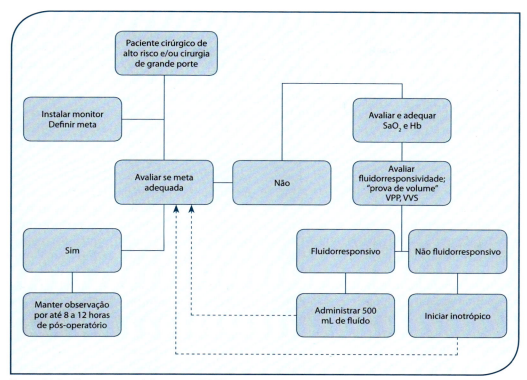

Figura 21.6 – Organograma básico para EGDT perioperatório.

normais parecem ser tão efetivas quanto as metas supranormais[23,43].

As evidências sugerem, também, que o uso de protocolos em GDT perioperatório associam-se a melhores resultados. Há diferença crucial entre os conceitos de protocolos e "guidelines". Enquanto nos "guidelines" faltam detalhes e somente oferecem orientações gerais, os protocolos são detalhados de forma sequencial e com instruções terapêuticas baseadas em evidências para evitar a variabilidade inter-clínica[44]. A análise de subgrupo de uma recente meta-análise de 3.861 pacientes em pós-operatório de cirurgia de alto risco mostrou que terapia de reposição volêmica denominada "liberal" em comparação a terapia dirigida por metas baseada em protocolo (GDT) foi relacionada com maior tempo de internação hospitalar (quatro dias, 95% IC 3,4-4,4), maior tempo para início da atividade intestinal (dois dias, 95% IC 1,3-2,3) e maior risco de pneumonia (RR 3,95% IC 1,8-4,8)[45]. Uma revisão sistemática de estudos com GDT perioperatória, com 5.056 pacientes cirúrgicos de alto risco incluídos, encontrou uma significativa redução na taxa de mortalidade ($p < 0,001$) e incidência de disfunção orgânica pós-operatória ($p < 0,00001$) quando um protocolo hemodinâmico foi utilizado para manter a perfusão tecidual[21].

Quando começar a GDT perioperatória?

Pacientes cirúrgicos de alto risco são particularmente susceptíveis a desenvolvimento de disfunção orgânica, que é responsável pela maioria das mortes e complicações que ocorrem no pós-operatório[8]. A disfunção orgânica surge da deficiência persistente da DO_2 ("débito de oxigênio") aos tecidos por alteração do metabolismo endotelial e celular. Quando hipovolemia e baixo do fluxo de oxigênio não são abordados precocemente, segue-se dano mitocondrial permanente[46,47]. A reposição do débito de oxigênio é, portanto, "tempo sensível" e uma vez que a estrutura celular e mitocondrial sejam permanentemente danificadas as tentativas de melhora do fluxo de oxigênio são fúteis[48]. Essa relação entre tempo de disóxia celular, disfunção orgânica e potencial de reversibilidade é demonstrado de forma esquemática na Figura 21.7. O débito de oxigênio pode ser reparado nas fases precoces da reação inflamatória sistêmica (SIRS) que acompanha a cirurgia, através da otimização do fluxo de oxigênio aos tecidos. A literatura reforça a ideia que a melhora dos resultados ocorre predominantemente em pacientes onde as intervenções para otimização do fluxo de oxigênio são iniciadas precocemente no processo da doença.

A precocidade na otimização de metas de fluxo de oxigênio em pacientes cirúrgicos de alto risco antes do desenvolvimento de falência orgânica foi associada com redução estatisticamente significativa da mortalidade. Kern e Shoemaker[49] conduziram uma meta-análise de 21 RCTs de otimização hemodinâmica em pacientes de alto risco cirúrgico, trauma e sépticos. Eles dividiram o estudo em dois grupos: "abordagem precoce", de 8 a 12 horas de pós-operatório ou antes da primeira disfunção orgânica e "abordagem tardia", ou após início da primeira disfunção orgânica. Os autores encontraram que em pacientes de extremo alto risco (mortalidade do grupo controle > 20%) houve uma diferença na mortalidade de 23% ($p < 0,05$) entre os grupos controle e protocolo com otimização iniciada "precocemente". Portanto, pacientes com estratégia de otimização iniciada após o desenvolvimento de falência orgânica não apresentam melhora da mortalidade. A meta-análise conduzida por Hamilton *et al.*[20] incluiu somente RCTs que iniciaram intervenção hemodinâmica de maneira preemptiva, no período perioperatório. Eles encontraram que o uso de GDT pre-

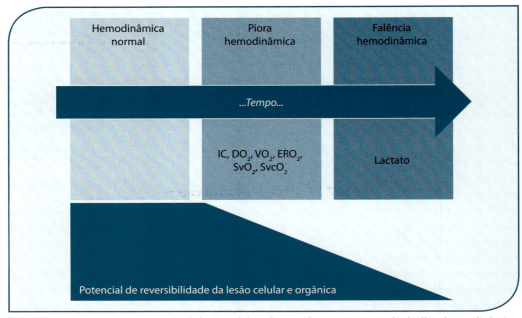

Figura 21.7 – Potencial para reversão da lesão celular relacionado com o tempo de declínio hemodinâmico.

Terapia de otimização perioperatória direcionada por metas: que meta utilizar e como conduzir?

Para a realização de terapia de otimização hemodinâmica perioperatória utilizam-se dados fisiológicos específicos de cada paciente para orientar as intervenções que possibilitem atingir as metas adequadas de fluxo sanguíneo tecidual. Infelizmente, até o presente momento não há uma meta ideal para GDT perioperatória. Uma meta ideal deveria:

- Refletir perfusão orgânica,
- Ser prontamente disponível no período perioperatório,
- Gerar medidas contínuas, e
- Ser facilmente reproduzíveis.

O objetivo final dessa estratégia é impedir a disóxia celular através de adequada relação entre DO_2 e VO_2. Como o VO_2 depende de fatores próprios de cada paciente, podemos atuar de forma ativa na otimização da DO_2 que é regida pela seguinte equação:

$$DO_2 = CaO_2 \times DC \times 10;$$
$$DO_2 = (SaO_2 \times Hb \times 1,34) \times (VS \times FC)$$

Portanto, a manipulação de uma ou mais dessas variáveis ou seus substitutos, pode ser realizada para otimização da perfusão tecidual (Figura 21.5). Como já referido, parâmetros tradicionais (PAM, FC, PVC e PCP) não têm acurácia como *endpoint* para GDT perioperatória, por isso, parâmetros baseados em fluxo sanguíneo como vs e DC tem sido cada vez mais usadas para essa finalidade. A oxigenação (SaO_2) e o hematócrito (Ht) necessitam estar em valores ótimos e mantidos assim durante a GDT.

TABELA 21.3	VARIÁVEIS AFERÍVEIS E RESPECTIVAS CORRELAÇÕES HEMODINÂMICAS PARA DETERMINAÇÃO DA OFERTA DE OXIGÊNIO (DO_2)				
Oferta de oxigênio (DO_2) = DC $\times$ (Hb $\times$ 1,34) $\times$ SaO_2					
Débito cardíaco				Transporte O_2	Oxigenação
DC				Hb/Ht	SaO_2
VS			FC		
Pré-carga		Contratilidade	Pós-carga		
Retomo venoso	Fluidorresponsividade				
FTc PVC PAOP	VVS VPP IVP	LVEF LVSWI	IRVS		

DO_2 = oferta de oxigênio; HB = hemoglobina; Ht = hematócrito; SaO_2 = saturação arterial de oxigênio; DC = débito cardíaco; VS = volume sistólico; FC = frequência cardíaca; FTc = fator tempo corrigido; PVC = pressão venosa central; PAOP = pressão de artéria pulmonar ocluída; VVS = variação do volume sistólico; VPP = variação da pressão de pulso; IVP = índice de variação pletismográfica; LVEF = fração de ejeção do ventrículo esquerdo; LVSWI = índice do trabalho sistólico do ventrículo esquerdo; IRVS = índice de resistência vascular sistêmica.
Fonte: Adaptado de Gruenewald M and Bein B. Ann Update in Int Care and Emerg med – Soringer, 2013.

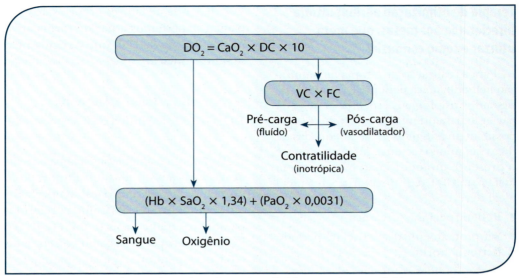

Figura 21.5 – Variáveis relacionadas a oferta de oxigênio (DO_2) que podem ser aferidas e manejadas.

Na maioria dos estudos de GDT o primeiro passo é a maximização do VS através da infusão de fluidos EV titulados de acordo com a resposta hemodinâmica. O objetivo é atingir uma pré-carga que contribua para um VS ou DC "quase máximo" de acordo com as leis de Frank-Starling. Esse controle é tecnicamente conhecido por "prova" ou "desafio" de volume. Assim, o clínico pode administrar fluido e ao mesmo tempo testar a reserva de pré-carga recrutável do paciente[41]. Caso a meta (ex.: DO_2) ainda não tenha sido atingida e o paciente já se encontre na região de "platô" da curva de Frank-Starling (não responsivo a fluidos EV), inotrópicos podem ser introduzidos em uma tentativa de melhora do VS/DC e consequentemente da DO_2. Dados sobre GDT utilizando "somente fluidos" comparados àqueles com combinação "fluidos e inotrópicos" foram avaliados em uma meta-análise recente. Em termos de redução da mortalidade, a combinação de "fluidos e inotrópicos" (OR = 0,47, p = 0,002) foi superior a "somente fluidos". Em relação a complicações pós-operatórias, tanto a terapia com "fluidos e inotrópicos" (OR 0,47, 95% IC 0,35-0,64) quanto "somente fluidos" (OR 0,38, 95% IC 0,26-0,55) foram associadas a melhora dos resultados[20].

O objetivo final de todo o processo de GDT é atingir e manter DO_2 adequada. O modelo básico para um protocolo de otimização perioperatória pode ser visto no organograma da Figura 21.6. Vários outros índices relacionados a fluxo sanguíneo, perfusão tecidual ou responsividade a fluido, além da DO_2, têm sido utilizados nos últimos anos, em geral: FTc^{36}, SvO_2^{38}, O_2ER^{39}, concentração do lactato[37] e VPP^{42}. Dados de uma meta-análise sobre otimização hemodinâmica sugerem, no entanto, que somente o uso da DO_2 e do índice cardíaco (IC) como endpoints conferiram significância estatística na redução da mortalidade (p = 0,001). Uma significativa redução na morbidade pós-operatória foi observada quando outras metas, tais como, FTc, VS, variação da pressão de pulso (VPP), SvO_2 e lactato foram utilizadas[20]. Vale a pena ressaltar que os efeitos na mortalidade foram mais evidentes em estudos que utilizaram valores supranormais de DO_2 como meta de ressuscitação (p = 0,00001)[19,20,43]. Porém, para prevenção de complicações, as metas de dispositivos de monitorização hemodinâmica mais utilizadas na prática clínica:

Cateter de artéria pulmonar (CAP)

A despeito de muitos monitores disponíveis atualmente para medida do DC, a técnica de termodiluição intermitente pelo CAP permanece com "*gold standard*" e a partir do qual os outros monitores são comparados. Além do DC e da DO_2 o CAP pode fornecer variáveis hemodinâmicas adicionais incluindo a SvO_2, PAP e pressões de enchimento convencionais. O CAP é, no entanto, ferramenta valorosa quando a monitorização é desejável ou quando outras técnicas falham em fornecer valores confiáveis e acurados do DC.

Apesar de todos os questionamentos a respeito dos riscos da inserção do CAP e dos benefícios de condutas baseadas em seus dados, uma publicação recente, no entanto, demonstrou que o uso do CAP para certos grupos de pacientes está associado à redução na morbidade e mortalidade. Na meta-análise de 29 estudos clínicos randomizados avaliando o uso de intervenção hemodinâmica preemptiva em pacientes cirúrgicos de alto risco, Hamilton *et al.* encontraram uma redução estatisticamente significativa na morbidade e mortalidade em estudos utilizando PAC (OR 0.35, 0.19 – 0.65; p = 0,001)[20]. Uma revisão sistemática de RCTs que utilizaram protocolo hemodinâmico para manutenção de adequada perfusão tecidual em pacientes cirúrgicos de alto risco também encontrou que a monitorização do DC com CAP reduzia significativamente a mortalidade[21].

Análise do formato da onda de pressão arterial

Cateteres arteriais são universalmente aceitos para monitorização em pacientes cirúrgicos de alto risco durante o período perioperatório. Os dados fornecidos por essa tecnologia são contínuos e permite aos clínicos a tomada de decisão e intervenção em tempo real.

Técnicas de análise do contorno de pulso (LiDCO, PiCCO, Flo Trac/Vigileo) surgiram nos últimos anos como alternativas minimamente invasivas e utilizam o formato da onda de pulso arterial para calcular o VS e o DC, e frequentemente também calculam medidas dinâmicas como a variação do volume sistólico (VVS) e/ou a variação da pressão de pulso (VPP). GDT perioperatório utilizando FloTrac / Vigileo mostrou redução da taxa de infecção em ferida cirúrgica pós-operatória[31], tempo de internação hospitalar e menor incidência de complicações quando comparado protocolo padrão de cuidados (p = 0,003)[32]. Também, GDT guiado por LiDCO foi associado com menos complicações pós-operatórias e menor tempo de internação hospitalar[33,34].

Técnica Doppler para monitorização do DC

O Doppler transesofágico (TED) é um probe fino colocado no esôfago do paciente e mede o fluxo sanguíneo na aorta descendente. Através de um normograma calcula da área seccional da aorta, que multiplicada pela velocidade do fluxo sanguíneo na aorta descendente estima o VS e DC[35].

A monitorização por Doppler esofagiano fornece, além dos valores de DC, VS, a estimativa de tempo corrigido (FTc) do fluxo-volume sistêmico. Juntamente com VS o FTc serve para avaliar a resposta a desafio de volume para otimização hemodinâmica (Cardio Q; Deltex Medical, Chichester, UK). Esse dispositivo não invasivo demonstrou redução taxa de complicações e tempo de internação hospitalar quando utilizado para guiar a otimização de fluidos perioperatório[36]. Hamilton *et al.* também relataram, em sua meta-análise de estudos com intervenção hemodinâmica em pacientes cirúrgicos de alto risco, redução nas complicações pós-operatórias em pacientes utilizando Doppler esofagiano (OR 0,41, 95% IC 0,30-0,57)[20].

Saturação venosa central de O_2 (SvcO$_2$), taxa de extração de O_2 (O$_2$ER) e lactato

Assim como cateter arterial para medida invasiva e contínua da PA, o cateter venoso central também é, além de amplamente aceito, de fácil implantação e baixo custo.

Marcadores de adequação da perfusão tecidual (lactato, SvcO$_2$, O$_2$ER) preenchem a lacuna entre monitorização hemodinâmica e monitorização da disóxia celular (marcadores do balanço entre oferta e demanda globais de oxigênio). Eles são facilmente medidos ou calculados através da coleta de amostras sanguíneas arteriais (lactato) ou do cateter venoso central (SvcO$_2$).

Embora o lactato seja um marcador bem definido em choque séptico, não tem sido bem estudado como *endpoint* para GDT perioperatório, pois tem uma dinâmica de alteração e resposta terapêutica dependente de tempo, às vezes prolongado. Contudo um estudo que utilizou lactato como meta terapêutica no período pós-operatório observou melhora das complicações, porém sem impacto na mortalidade[37]. Quanto a SvcO$_2$, um estudo multicêntrico europeu analisou sua associação peri e pós-operatória com resultados em pacientes cirúrgicos de alto risco. Nesse estudo foi encontrada correlação entre "baixa SvcO$_2$" perioperatória e aumento do risco de complicações pós-operatórias[38].

A taxa de extração de oxigênio (O$_2$ER) também é facilmente medida pela coleta de sangue arterial (SaO$_2$) e de cateter venoso central (SvcO$_2$) e calculada a partir dos valores na seguinte equação:

$$O_2ER = SaO_2 - SvcO_2/SaO_2$$

Em um estudo multicêntrico de pacientes submetidos à cirurgia abdominal de alto risco um grupo protocolo conduzido com meta de manutenção de O$_2$ER

< 27% foi comparado a grupo-controle conduzido com metas tradicionais (PAM > 80 mmHg e diurese > 0,5 mL/kg/h). Os autores encontraram uma redução no tempo de internação (p < 0,05) e no número de falências orgânicas no grupo protocolo em comparação a grupo controle (p < 0,001), porém nenhuma diferença na mortalidade foi constatada[39].

Como avaliar o impacto nos resultados das várias técnicas de monitorização do DC utilizadas para orientação de diversos estudos de GDT perioperatório? As evidências sugerem que, a utilização de monitores de DC para intervenções hemodinâmicas, no período perioperatório de pacientes cirúrgicos de alto risco, está associado a melhores resultados pós-operatórios. Hamilton *et al.*[20], em uma metanálise, fizeram avaliação em subgrupo de resultado de morbidade e mortalidade para diferentes estratégias de monitorização utilizadas para guiar terapia preemptiva de intervenção hemodinâmica em pacientes de risco moderado e elevado. O CAP foi o único associado à redução significativa da mortalidade (p = 0,001). Estudos utilizando outras técnicas como Doppler esofagiano, LiDCO plus e Flotrac demonstraram redução significativa na taxa de complicação global (OR 0,43, 95% IC 0,34-0,53), assim como quando VPP, SvcO$_2$, O$_2$ER ou lactato foram usados como meta (OR 0,26, 95% IC 0,13-0,52).

Frente a tantas alternativas a escolha do dispositivo de monitorização deve ser feita com base nos seguintes fatores[40]:

- Institucional (disponibilidade, nível de experiência, compatibilidade com monitores existentes);
- Relacionados ao dispositivo (invasividade, limitações técnicas, validação e acurácia);
- Paciente-específicos (arritmias, contraindicações para inserção, tipo de cirurgia e tipo de protocolo de tratamento).

35. Lobo, SM, Ronchi LS, Oliveira NE et al. Restrictive strategy of intraoperative fluid maintenance during optimization of oxygen delivery decreases major complications after high-risk surgery. Critical Care. 2011, 15:R226.

36. Singer M: Esophageal Doppler monitoring of aortic blood flow: beat-by-beat cardiac output monitoring. Int Anesthesiol Clin. 1993; 31: 99-125.

37. Abbas SM, Hill AG. Systematic review of the literature for the use of oesophageal Doppler monitor for fluid replacement in major abdominal surgery. Anaesthesia. 2008; 63: 44-51.

38. Polonen P, Ruokonen E, Hippelainen M, Poyhonen M, Takala J. A prospective, randomized study of goal-oriented hemodynamic therapy in cardiac surgical patients. Anesth Analg. 2000; 90: 1052-1059.

39. Collaborative Study Group on Perioperative ScvO2 Monitoring. Multicentre study on peri- and postoperative central venous oxygen saturation in high-risk surgical patients. Crit Care. 2006; 10: R158.

40. Donati A, Loggi S, Preiser JC, et al: Goal-directed intraoperative therapy reduces morbidity and length of hospital stay in high-risk surgical patients. Chest. 2007;132:1817-1824.

41. Alhashemi JA, Cecconi M, Hofer CK. Cardiac output monitoring: an integrative perspective. Crit Care. 2011; 15: 214.

42. Cecconi M, Parsons AK, Rhodes A. What is a fluid challenge? Curr Opin Crit Care. 2011; 17: 290-295.

43. Lopes MR,Oliveira MA,Pereira VO,et al:Goal-directed fluid management based on pulse pressure variation monitoring during high- risk surgery: a pilot randomized controlled trial. Crit Care. 2007;11:R100.

44. Brienza N, Giglio MT, Marucci M, Fiore T. Does perioperative hemodynamic optimization protect renal function in surgical patients? A meta-analytic study. Crit Care Med. 2009; 37: 2079-2090.

45. Morris AH. Treatment algorithms and protocolized care. Curr Opin Crit Care. 2003; 9:236-240.

46. Corcoran T, Rhodes JEJ, Clarke S, Myles PS, Ho MK. Perioperative Fluid Management Strategies in Major Surgery: A Stratified Meta-Analysis. Anesth Analg. 2012; 114:640-51.

47. Poeze M, Greve JW, Ramsay G. Oxygen delivery in septic shock. Chest. 1999; 116: 1145.

48. Hollenberg SM, Cunnion RE. Endothelial and vascular smooth muscle function in sepsis. J Crit Care. 1994; 9: 262-280.

49. Abid O, Akca S, Haji-Michael P, Vincent JL. Strong vasopressor support may be futile in the intensive care unit patient with multiple organ failure. Crit Care Med. 2000; 28:947-949.

50. Kern JW, Shoemaker WC. Meta-analysis of hemodynamic optimization in high-risk patients. Crit Care Med. 2002; 30: 1686-1692.

51. Dalfino L, Giglio MT, Puntillo F, Marucci M, Brienza N. Haemodynamic goaldirected therapy and postoperative infections: earlier is better. A systematic review and meta-analysis. Crit Care. 2011; 15: R154.

52. Giglio MT, Marucci M, Testini M, Brienza N. Goal-directed haemodynamic therapy and gastrointestinal complications in major surgery: a meta-analysis of randomized controlled trials. Br J Anaesth. 2009; 103: 637-646.

22

Cuidados Perioperatórios dos Pacientes Cardiopatas Submetidos a Procedimentos Não Cardíacos

Gustavo Niankowski Saliba
João Alexandre Dias e Santos
Mino Cestari

"Cirurgia é a profissão definida pela autoridade de curar através da invasão do corpo. A brutalidade e os riscos de se abrir uma pessoa viva já são d'outrora evidentes..." - Atul Gawande.

Introdução

O termo Perioperatório não tem definição consensual e pode abranger todo período decorrido da indicação de um procedimento cirúrgico até a alta e retorno de suas atividades cotidiana. Atualmente são realizadas cerca de 240 milhões de intervenções cirúrgicas ao ano em todo o mundo, este valor corresponde a 3,5% da população mundial, e ganhou destaque devido aos custos inerentes aos procedimentos, assim como suas complicações. O infarto agudo do miocárdio não fatal e o edema agudo de pulmão foram as complicações não cirúrgicas mais recorrentes em pacientes submetidos a cirurgia não cardíaca, com mortalidade estimada em 1,2%. Esse capítulo tem como foco principal o cuidado ao paciente cardiopata durante o período que precede a cirurgia até a alta da Unidade de Terapia Intensiva.

Identificando o paciente cardiopata de alto risco

A fim de antever complicações do período intra e pós-operatórios, é de prima importância o uso de ferramentas capazes de estratificar os indivíduos submetidos a procedimentos não cardíacos em grupos de risco, podendo-se assim tomar as medidas necessárias para reduzir complicações, realizar diagnóstico mais precoce e reduzir a morbimortalidade.

Criado em 1941 por Saklad, e posteriormente revisado em 1963, a classificação da Sociedade Americana de Anestesia da condição física do paciente (ASA *classification of physical status*) foi introduzida para permitir a criação de uma base estatística em anestesia e sua posterior comparação. Embora seja a ferramenta de categorização mundialmente mais difundida em anestesia, e tenha boa correlação com o índice de complicações anestésicas e pós-operatórias, o ASA apresenta grande discordância de classificação entre examinadores o que implica em divergência na classificação de risco dos pacientes. Uma possível solução para o problema seria o uso de critérios mais objetivos para a estratificação e reconhecimento do paciente de risco e que levem em conta tanto a capacidade funcional dos pacientes como também as principais doenças associadas a complicações no período perioperatório.

Visando melhor estratificar o paciente em risco de complicações cardíacas em procedimentos não cardíacos, um modelo simples (consultar item 3.2 deste capítulo), baseado na história clínica, consegue prever os riscos de complicação dos pacientes, possibilitando intervenções mais precoces, a morbimortalidade do indivíduo de alto risco.

Determinando o risco cardiológico

Tipo e duração da cirurgia

A avaliação do tipo e duração da cirurgia permite o entendimento do nível de estresse ao qual o indivíduo será submetido. Quanto maior o porte cirúrgico, maior a resposta endócrino-metabolica gerado pelo indivíduo, seja pelo maior tempo anestésico-cirurgico, seja pela instabilidade gerada durante o procedimento.

A Tabela 22.1 classifica os principais procedimentos em baixo, intermediário

e alto risco. Apesar dessa classificação ser baseada e risco de complicações cardíacas ela apresenta boa correlação com o tempo anestésico-cirurgico e perda sanguínea.

Fatores de risco cardiológico

Publicado por Lee e colegas em 1999, o Índice de Risco Cardíaco para Procedimentos não Cardíacos Maiores é uma ferramenta que, com base apenas na história clínica do paciente, pode prever a probabilidade de eventos cardíacos; pacientes com 3 ou mais critérios são considerados de alto risco e devendo realizar seu pós-operatório em Unidade de Terapia Intensiva devido ao risco aumentado de complicações.

Problemas específicos

Valvulopatia

Valvulopatia é fundamental fator de risco para complicações perioperatória, tais como edema agudo pulmonar, choque cardiogênico, infarto agudo, taquiarritmias, eventos embólicos, sangramento e endocar-

TABELA 22.1	ESTRATIFICAÇÃO DE RISCO CARDÍACO PARA PROCEDIMENTOS NÃO CARDÍACOS[1]
Alto (risco cardíaco ≥ 5,0%) Cirurgias vasculares (aórtica, grandes vasos, vascular periférica) Cirurgias de urgência ou emergência	
Intermediário (risco cardíaco ≥ 1,0% e < 5,0%) Endarterectomia de carótida e correção endovascular de aneurisma de aorta abdominal Cirurgia de cabeça e pescoço Cirurgias intraperitoneais e intratorácicas Cirurgias ortopédicas Cirurgias prostáticas	
Baixo (risco cardíaco < 1,0%) Procedimentos endoscópicos Procedimentos superficiais Cirurgia de catarata Cirurgia de mama Cirurgia ambulatorial	

Capítulo 22 — Cuidados Perioperatórios dos Pacientes Cardiopatas Submetidos a Procedimentos Não Cardíacos

TABELA 22.2	ÍNDICE DE RISCO CARDÍACO PARA PROCEDIMENTOS NÃO CARDÍACOS MAIORES. SEGUNDO LEE THAND REILLY DF
Fatores de risco	***Odds ratio* (intervalo de confiança de 95%)**
Características clínicas	
Doença cardíaca isquêmica	2,4 (1,3 a 4,2)
Insuficiência cardíaca compensada	1,9 (1,1 a 3,5)
Diabetes melito em uso de insulina	3,0 (1,3 a 7,1)
Insuficiência renal crônica (creatinina ≥ 2)	3,0 (1,4 a 6,8)
AVCI/AIT	3.2 (1,8 a 6,0)
Tipo de cirurgia	
Cirurgia de alto risco	2,8 (1,6 a 4,9)
*Complicações cardíacas maiores: 0: 0,4%; 1: 1,3%; 2: 4%; ≥3: 11%	

dite infecciosa, por isso a avaliação criteriosa do paciente portador de sopro cardíaco e imperativa. Após confirmação da lesão orovalvar, o entendimento da gravidade da sua disfunção, grau de remodelamento e função ventricular são essenciais para o manejo adequado perioperatório.

Dentre as valvulopatias, as de câmaras esquerdas são as mais prevalentes, além de trazerem maior repercussão hemodinâmica. Em geral, as lesões estenóticas críticas apresentam mais complicações e dificuldade no manejo quando comparadas às lesões regurgitantes.

Pacientes portadores de estenose aórtica grave, devem ser submetidos à troca valvar antes de cirurgias não cardíacas quando candidatos. A Tabela 22.3 lista os critérios de troca valvar e a Tabela 26.4, os pacientes candidatos a valvuloplastia por balão.

TABELA 22.3	INDICAÇÕES PARA TROCA VALVAR NA ESTENOSE AÓRTICA (EA)
Indicação	
1. Pacientes sintomáticos com EA grave	
2. Pacientes com EA grave que serão submetidos à cirurgia de aorta ou de outras valvas	
3. Pacientes com EA grave e: - Presença de disfunção sistólica de VE, - Resposta anormal ao exercício (p. ex.: hipotensão) - Taquicardia ventricular - Marcada ou excessiva HVE (> 15 mm) - Área valvar < 0,6 cm^2	
4. Prevenção de morte súbita na ausência de qualquer dos achados acima	

TABELA 22.4	RECOMENDAÇÕES PARA VALVULOPLASTIA POR BALÃO NA ESTENOSE AÓRTICA (EA)
Indicações	
1. Como ponte para cirurgia em pacientes instáveis hemodinamicamente e de alto risco para troca valvar	
2. Como procedimento paliativo em pacientes com outras comorbidades graves	
3. Para pacientes que requerem cirurgia não cardíaca urgente	
4. Como alternativa a troca valvar aórtica	

Aproximadamente 10% dos pacientes não candidatos à troca evoluem com complicações fatais no período pós-operatório.

Nos casos de estenose mitral leve e moderada, o controle da frequência cardíaca e da congestão pulmonar, reduzem as complicações. Nos casos severos, o choque cardiogênico é iminente, devendo se possível, ser esta válvula trocada ou corrigida por balão antes do procedimento não cardíaco. A Tabela 22.5 lista os critérios de troca valvar mitral.

As lesões regurgitantes são melhor toleradas pelo paciente, desde que esteja em fase compensada no período pré-operatório, sendo de grande importância a diminuição da congestão e da pós-carga, assim como o controle da frequência cardíaca.

A lesão endotelial secundária ao turbilhonamento do fluxo transvalvar, implica no depósito de plaquetas e fibrina nestes tecidos, o que torna possível a adesão de micro-organismos neste composto formando vegetações. Vários estudos demonstram a ocorrência de bacteremia após procedimentos cirúrgicos, por este motivo, desde 1955 há recomendação (classe I) da American Heart Association para prevenção de endocardite infecciosa antes de procedimentos dentários, nos tratos gastrointestinais e geniturinário.

A Tabela 22.6 contém as recomendações de profilaxia antibiótica para endocardite infecciosa.

Insuficiência cardíaca

Conforme já citado nesse capítulo, a insuficiência cardíaca congestiva (ICC), mesmo quando compensada é fator de risco maior e independente para morbimortalidade cirúrgica. A presença de ICC não compensada aumenta o risco cardiovascular do paciente, sempre que possível (cirurgia eletiva), deve-se compensar o quadro clínico do paciente no período pré-operatório antes do procedimento.

TABELA 22.5	INDICAÇÕES PARA TROCA VALVAR NA ESTENOSE MITRAL (EM)
Indicações	
1. Pacientes sintomáticos (NYHA III ou IV) com EM moderada a grave (área valvar < 1,5 cm²)	
2. Pacientes com EM grave (área valvar <1,0 cm²) com hipertensão pulmonar com NYHA II	

TABELA 22.6	PROFILAXIA ANTIBIÓTICA PARA ENDOCARDITE INFECCIOSA	
Procedimento	Antibiótico	Tempo de administração antes do procedimento
Dentários, trato respiratório ou esôfago	Amoxilina 2 g ou 50 mg/kg VO ou Ampicilina 2 g IM/EV	30 a 60 minutos
Gastrointestinal ou geniturinário: alto risco	Ampicilina 2 g ou 50 mg/kg IM/EV + Gentamicina 1,5 mg/kg (até 120 mg) IM/EV	30 minutos antes + 6 hs após o procedimento para Ampicilina e D.U. para Gentamicina
Gastrointestinal ou geniturinário: risco moderado	Amoxilina 2 g ou 50 mg/kg VO ou Ampicilina 2 g ou 50 mg/kg IM/EV	30 a 60 minutos

É de suma importância o conhecimento da causa da insuficiência cardíaca e sua característica hemodinâmica (sistólica ou diastólica), o que pode alterar, além do uso de inotrópicos, o manejo de volume, que deve ser prescrito com cautela, evitando a descompensação no pré-operatório e buscando a compensação no pós-operatório, dado que tanto, a hipervolemia quanto, a hipovolemia são deletérias. Não existe evidência de que alguma intervenção farmacológica isoladamente (introdução de nova medicação, escolha do tipo de anestesia para indução ou manutenção) apresente aumento de sobrevida.

Deve-se sempre que possível manter a medicação de uso prévio do paciente (inclusive no dia do procedimento), é também sugerido que agentes anestésicos com importante efeito cardiodepressor sejam evitados.

Presença de marca-passo

Devido a modernização dos aparelhos, melhoria e disseminação da técnica, é cada vez mais comum a presença do aparelho de marca-passo (MP) em pacientes cardiopatas portadores dos mais diversos distúrbios de condução; o que torna o conhecimento de seu manuseio perioperatório de suma importância.

Em pacientes portadores do MP definitivo (implantável) deve-se realizar uma avaliação prévia ao procedimento para verificar se sua função está preservada (bateria e condução de ritmo), é importante também ter conhecimento do tipo de aparelho, e ainda realizar a programação de segurança antes do procedimento, que deverá ser revertida no pós-operatório.

Caso o uso do bisturi elétrico seja essencial, é preferível o uso do bipolar, se este não puder ser substituído pelo bisturi ultrassônico, deve-se monitorar a frequência cardíaca não apenas pelo ECG mas também pelo oxímetro de pulso ou curva de PA invasiva caso disponível para garantir disponibilidade de dados fidedignos durante o uso do bisturi elétrico.

O risco de interferências intraoperatória do eletrocautério pode ser minimizado:

- Ao posicionar a placa de retorno da corrente elétrica do modo que o caminho elétrico não passe através ou perto do MP. Por exemplo, em casos de cabeça e pescoço, a placa de recepção pode ser colocado sobre a face posterossuperior do ombro contralateral à posição do gerador;
- Evitar a proximidade do campo elétrico do cautério com do gerador do marca-passo. Efeito inibitório pode ocorrer

mesmo quando o eletrodo ativo do bisturi elétrico não está tocando o paciente;

- Com rajadas curtas, intermitentes e irregulares nos níveis mais baixos de energia viáveis.

A colocação de um magneto sobre um gerador pode não produzir alteração na estimulação porque nem todos os MPs alternam para um modo assíncrono contínuo quando um magneto é aplicado. Em alguns dispositivos, o comportamento do magneto pode ser alterado por programação, enquanto em outros o comportamento do magneto pode ser completamente eliminado por programação. Para todos os geradores, consultar o fabricante é o método mais confiável de determinar a resposta do magneto e de usar essa resposta para prever o que resta de carga na bateria. Contudo, a Força Tarefa da *American Society of Anesthesiologists* adverte contra o uso de magneto sobre um MP com cardiodesfibrilador.

Problemas com a aplicação de magneto:

- Alternar para estimulação assíncrona pode desencadear assincronia ventricular em pacientes com isquemia miocárdica, hipóxia e desequilíbrio eletrolítico;
- Aplicação constante de magneto sobre o MP pode alterar a programação e também causar perda permanente ou transitória de estimulação;
- Variabilidade da resposta entre dispositivos;
- Ocasionalmente, taquicardia mediado pelo MP pode acontecer na remoção do magneto de um MP de câmara dupla.

Em ocorrência de arritmia que necessite de cardioversão ou desfibrilação, embora o gerador teoricamente possa suportar o choque elétrico gerado no procedimento, recomenda-se:

- Posicionar as pás o mais distante possível do gerador;
- As pás devem ser posicionadas perpendicularmente ao maior eixo do gerador (anteroposterior);

- Se o posicionamento de forma a proteger o dispositivo é impossível, realizar o procedimento o mais rápido possível;
- Usar o nível de energia adequado para o procedimento.

Após o procedimento, deve-se reavaliar os limiares de sensibilidade e estimulação do aparelho.

Presença de cardiodesfibrilador implantável

Em pacientes com cardiodesfibriladores implantados, sugere-se desligar o mesmo imediatamente antes da cirurgia e religa-lo ao final do procedimento, reduzindo assim o risco de complicações (ex.: acionamento do CDI durante o uso do bisturi elétrico) e o tempo em que o paciente permanece desprotegido pelo desfibrilador.

Manejo da hipertensão

A hipertensão arterial sistêmica é um diagnóstico frequente e muitas vezes parte da patogênese da cardiopatia dos pacientes discutidos nesse capítulo. Sua importância é tamanha que, provavelmente devido ao aumento de risco intraoperatório e falta de *guidelines* bem estabelecidos, um *survey* britânico apontou a hipertensão arterial como a principal causa de cancelamento das cirurgias não cardíacas.

Pacientes hipertensos apresentam algum grau de disfunção autonômica e consequentemente maior labilidade pressórica durante a cirurgia, no entanto, em indivíduos com hipertensão leve a moderada, não existe evidência de que o adiamento da cirurgia seja benéfico.

Paciente com hipertensão grave (PAS > 180 ou PAD > 110 mmHg), exceto em cirurgias de urgência, devem ter sua terapia otimizada antes do procedimento. Em paciente com hipertensão grave e sem diagnóstico prévio, é importante excluir causas de hipertensão secundária, dado que indivíduos com feocromocitoma podem ter mortalidade cirúrgica tão elevada que chega a casa dos 80%.

Recomenda-se que as medicações anti-hipertensivas sejam mantidas durante todo o pré-operatório, em especial os inibidores da ECA e bloqueadores do receptor da angiotensina, esses medicamentos podem ser administrados inclusive no dia do procedimento, e caso sejam suspensos, devem ser reintroduzidos assim que o paciente apresentar condições clínicas (liberação do trato gastrointestinal) e hemodinâmicas que permitam o reinício.

Arritmias e distúrbios da condução

Muitos dos pacientes cardiopatas submetidos a procedimentos apresenta algum tipo de distúrbio da condução ou arritmia cardíaca já diagnosticada ou diagnosticada no período pré-operatório. As arritmias cardíacas, tanto supraventriculares (ex.: Fibrilação atrial, marca-passo atrial multifocal) quanto as ventriculares mais simples (ex.: extrassístoles ventriculares isoladas) conferem baixo risco perioperatório ao paciente submetido a procedimentos não cardíacos, de forma isolada, podem ser considerados marcadores de uma doença cardíaca e não fator de risco isolado de morbimortalidade.

A maioria dos pacientes com arritmia e estáveis clinicamente raramente requerem quaisquer cuidados adicionais, exceto aqueles que fazem uso de anticoagulante, que devem ter sua terapia ajustada conforme descrito no item a seguir. Caso o paciente faça uso de algum antiarrítmico, o mesmo deve ser mantido sempre que possível no período perioperatório.

Pacientes com alteração de condução de baixo grau requerem cuidado quanto a prescrição de betabloqueadores, já aqueles com bloqueio atrioventricular total (BAVT), mesmo que assintomáticos, podem em alguns casos se beneficiar do implante temporário do marca-passo transvenoso peri-procedimento.

No caso de pacientes com taquiarritmias é recomendado o controle da frequência cardíaca de repouso, seja com o uso de betabloqueador ou antagonista do canal de cálcio não dihidropiridínicos.

O paciente em uso de anticoagulação plena

Em pacientes cardiopatas, é muitas vezes necessário o uso de terapia anticoagulante plena pelas mais diversas causas (arritmias, prótese valvar, trombofilias e outras). A manutenção da anticoagulação plena está associada ao aumento em 3% do risco de sangramentos graves, sua suspensão no entanto expões o paciente a graves eventos tromboembólicos.

Este capítulo não tem como intuito discutir as indicações da anticoagulação plena no paciente cardiopata, mas sim abordar seu manejo perioperatório visando reduzir o risco de sangramento grave, porém mantendo pelo maior tempo possível o paciente protegido dos riscos da não anticoagulação.

A manutenção ou suspensão da warfarina deve ser discutida caso a caso, pensado o risco de sangramento e a possibilidade de tromboembolismo. Em cirurgias de pequeno porte (Tabela 22.7) como cirurgia de catarata e pequenos procedimentos dermatológicos em paciente com alto risco de tromboembolismo (Tabela 22.8), pode ser benéfica a manutenção do anticoagulante.

Em procedimentos com alto risco de sangramento os pacientes podem se beneficiar da suspensão da warfarina antes do procedimento, a necessidade de ponte terapêutica com outros agentes como a heparina de baixo peso molecular (HPBM) ou a heparina não fracionada (HNF) depende do risco de tromboembolismo do paciente conforme demonstrado da Tabela 22.7.

Caso seja optado pela troca da terapia anticoagulante, deve-se suspender a warfarina com 5 dias de antecedência do proce-

TABELA 22.7	CONDUTA BASEADA NO RISCO DE SANGRAMENTO
Risco de sangramento	Conduta (Warfarina)
Baixo	Manter
Intermediário	Individualizar
Alto	Ponte de anticoagulação com heparina

TABELA 22.8	RISCO DE TROMBOEMBOLISMO[1]
Pacientes de alto risco Próteses com qualquer prótese mecânica em posição mitral, prótese mecânica aórtica antiga, AVCi ou AIT nos últimos 6 meses; Fibrilação atrial com $CHADS_2$ elevado; Tromboembolismo venoso nos últimos 3 meses; trombofilia severa (deficiência de proteína C, S, antitrombina ou presença de anticorpo antifosfolípide)	
Pacientes de risco intermediário Próteses mecânicas aórticas com FA, AVC ou AIT antigos, idade maior que 75 anos, insuficiência cardíaca, HAS ou Diabetes; FA com $CHADS_2$ de 3 ou 4; TEV nos últimos 3-12 meses, trombofilias leves (mutações heterozigóticas do fator V de Leiden ou do fator II), TEV recorrente, neoplasia ativa	
Pacientes de baixo risco Próteses mecânicas aórticas sem fatores de risco para AVC; FA com $CHADS_2$* de 0 a 2, sem AVC ou AIT prévios; TEV há mais de 12 meses sem outros fatores de risco	

*$CHADS_2$: insuficiência cardíaca = 1 ponto, HAS = 1 ponto, idade > 75 anos = 1 ponto, diabetes = 1 ponto, AVC ou AIT = 2 pontos.

dimento, acompanhar o INR do paciente dia a dia até que o mesmo seja inferior a 2,0; nesse momento, inicia-se a ponte de anticoagulação com a heparina de escolha. Nos pacientes em uso de HBPM, a mesma deve ser suspensa 24 horas antes do procedimento, a HNF pode ser mantida até 4 horas antes do procedimento. O momento do reinício da terapêutica deve ser discutido como cirurgião, usualmente o anticoagulante é reintroduzido de 12 a 24 horas após o procedimento junto com a warfarina e mantido até que o INR atinja a faixa desejada.

A Tabela 22.8 define o risco em tromboembolismo nas situações mais comuns em pacientes cardiopatas.

Apesar da warfarina ser o anticoagulante mais utilizado no Brasil, a manutenção e ajuste da dose terapêutica é bastante difícil, por esta razão, e pelo grande número de interações medicamentosas, uma série de novos fármacos foram desenvolvidos e introduzidos na prática clínica, entre estes estão os inibidores diretos da trombina como o Dabigatran, e os inibidores do fator Xa, Rivaroxaban, Apixaban e Fondaparinux.

Para pacientes que necessitem de reversão urgente da anticoagulação e que utilize a warfarina, pode-se utilizar vitamina K, plasma fresco congelado ou concentrados de complexo protrombínico. Entretanto o uso da vitamina K não é recomendado de forma rotineira, dado seu efeito tardio e o fato que os altos níveis séricos atingidos de vitamina K podem atrasar significativamente a efetividade da reintrodução da warfarina, levando semanas até que a faixa terapêutica de INR seja novamente atingida.

Para aqueles que utilizam anticoagulantes mais novos, o ideal é a monitorização com tromboelastografia, já que não existem antídotos comprovadamente descritos para estas drogas. As indicações de manutenção ou suspensão dessas drogas permanecem os mesmos dos inibidores da vitamina K, no caso da necessidade de suspende-lo, deve-se aguardar de uma a duas meias-vidas. A Tabela 22.9 contempla essa informação.

Monitorização perioperatória

Ao identificar o paciente de alto risco, é fundamental planejar uma estratégia de monitorização hemodinâmica, a fim de garantir um adequado balaço entre oferta (DO_2) e consumo (VO_2) de oxigênio. Assim sendo, a utilização de ferramentas que nos permitam avaliar estas e outras variáveis (Pressão Venosa Central, Pressões de Enchimento Cardíaco, etc..) devem ser empregadas, conforme a recomendação baseada na classificação da ASA (Tabela 22.10).

Proteção cardíaca no perioperatório

Antiagregação

De suma importância na profilaxia primária e secundária do infarto agudo do miocárdio em pacientes ambulatoriais a antiagregação e em especial o uso do Acido Acetilsalicílico (AAS) durante o período perioperatório sempre foi alvo de debate entre clínicos e cirurgiões.

Com a recente publicação do estudo POISE-2, acredita-se que a manutenção

TABELA 22.9	FARMACODINÂMICA DOS NOVOS ANTICOAGULANTES
Medicação	Meia-vida média
Dabigatran (IIA)	13,8 h
Rivaroxaban (Xa)	8,3 h
Apixaban (Xa)	15,1 h
Fondaparinux (Xa)	17 h

TABELA 22.10	INDICAÇÃO DE MONITORIZAÇÃO INVASIVA SEGUNDO ASA		
Risco cirúrgico	Baixo	Moderado	Alto
Paciente baixo risco	Não invasiva convencional	Não invasiva convencional + SvO_2	Débito cardíaco minimamente invasivo + SvO_2
Paciente moderado risco	Não invasiva convencional + SvO_2	Débito cardíaco minimamente invasivo + SvO_2	Débito cardíaco minimamente invasivo + SvO_2
Paciente alto risco	Débito cardíaco minimamente invasivo + SvO_2	Débito cardíaco minimamente invasivo + SvO_2	Débito cardíaco minimamente invasivo + SvO_2

ou introdução do AAS no pré-operatório esteja relacionado a aumento do risco de sangramentos clinicamente importantes, sem redução significativa de infarto agudo do miocárdio. Os antiagregantes mantêm seu papel vital na profilaxia do paciente ambulatorial, mas sua manutenção no perioperatório deve portanto ser questionada.

Uma situação diferente é a dos pacientes em uso de antiagregação devido a implantação de *stents* coronarianos; nesse caso, existe um risco aumentado de trombose de *stent* no perioperatório de procedimentos não cardíacos, em especial naqueles em que o dispositivo foi implantado nas últimas 4 a 6 semanas. Nesse grupo de indivíduos deve-se pesar o risco de trombose de *stent* com o risco de sangramento no caso de manutenção do agente.

Betabloqueadores

Com a publicação de promissores ensaios clínicos no início da década de 1990 houve grande expectativa acerca do uso de betabloqueadores no perioperatório como medida efetiva para redução da mortalidade de pacientes em cirurgia não cardíaca. Como os estudos iniciais, possivelmente pela amostra reduzida, não demonstraram efeitos adversos e apresentaram efeitos consistentes de redução de eventos coronários isquêmicos, os betabloqueadores foram amplamente adotados na prática clínica.

Novos estudos, com metodologia mais adequada e número maior de pacientes, mantiveram o perfil cardioprotetor dos betabloqueadores no perioperatório. Seu uso permaneceu indiscriminado até que meta-análises dos estudos disponíveis começaram a demonstrar risco potencial ao paciente, com efeitos não tão robustos dos betabloqueadores na população geral, inclusive com a sugestão de aumento da mortalidade em pacientes de baixo risco.

Novas meta-análises trouxeram ainda mais complexidade para a discussão quanto ao uso de beta bloqueadores no contexto de cardioproteção perioperatória mostrando um cenário misto de redução de eventos cardíacos isquêmicos e aumento significativo de outros eventos deletérios como bradicardia, acidente vascular cerebral e hipotensão. Com base nos estudos disponíveis ainda é difícil delinear a população que mais se favorece de seu uso, acredita-se que pacientes de alto risco para eventos isquêmicos tenham benefício em sua prescrição perioperatória apesar do risco de eventos deletérios.

Sugerimos, então, a manutenção de agentes betabloqueadores em pacientes usuários crônicos do mesmo; todavia, levando-se em conta a importância de, no pós-operatório, individualizar sua manutenção com base nas circunstâncias clínicas e ponderar, se necessário, modificação da posologia ou suspensão do agente (ex. bradicardia ou hipotensão clinicamente relevantes).

É importante ressaltar que o início da terapia betabloqueadora nas 4 semanas que antecedem a cirurgia não pode ser indicado com a evidência hoje disponível devido a provável baixa eficiência dessa estratégia e possibilidade de eventos adversos.

Estatinas

As estatinas são agentes de grande eficiência na redução da concentração sérica de colesterol através inibição da 3-hidroxi-3--metilglutaril-coenzima A (HMG-CoA) redutase e tem papel de central importância na prevenção primária e secundária de eventos cardiovasculares. Não bastasse seu efeito hipolipemiante, apresenta também efeitos não lipêmicos (pleiotrópicos) como a melhora da fibrinólise, redução da reatividade plaquetária, restabelecimento da função endotelial e redução da lesão de isquemia-reperfusão; fatores desejados e que poderiam promover efeitos protetores para o paciente cardiopata submetido a procedimentos não cardíacos.

Embora a maioria dos estudos que demonstram redução da mortalidade cardiovascular perioperatória com o uso de estatina sejam estudos observacionais, estes são achados são consistentes e corroborados por pequenos ensaios clínicos randomizados que demonstraram benefício do uso de estatinas em pacientes de alto risco com redução da mortalidade pacientes submetidos a cirurgia vascular e tendência a redução de mortalidade em pacientes classificados como risco moderado. Com base nesses achados, recomenda-se a manutenção da estatina nos pacientes que já faziam uso prévio da mesma, iniciar seu uso em pacientes que serão submetidos a cirurgias vasculares e considerar sua introdução para pacientes submetidos a cirurgia de risco elevado de morbimortalidade cardiovascular.

Agonista alfa-2 adrenérgico

No período intra e pós-operatório de cirurgias não cardíacas, ocorre importante ativação do sistema simpático podendo levar a desproporção entre a oferta e o consumo de oxigênio e eventual infarto agudo do miocárdio. O uso de um alfa-2 agonista teoricamente traria redução do estímulo simpático e proteção miocárdica aos pacientes de alto risco submetidos a cirurgia não cardíaca. Seu benefício no entanto havia sido demonstrado apenas em pequenos estudos e não pôde ser demonstrado após realização de um grande estudo randomizado. Nesse estudo o uso da clonidina em baixas doses (0,2 mg por dia iniciado logo antes da cirurgia e mantido por 72 horas) não acrescentou proteção cardiovascular e aumentou a incidência de hipotensão clinicamente importante e parada cardíaca não fatal.

Estudos com outros alfa agonistas parecem ter resultados mais promissores com relação a cardioproteção de coronariopatas para cirurgias vasculares, porém trabalhos com metodologia mais apurada precisam ser realizados. No momento ainda não existe evidência para a indicação de algum alfa-agonista específico visando cardioproteção.

Nível de hemoglobina

A anemia, principalmente quando resultante de sangramento agudo, pode contribuir para isquemia cardíaca de forma ainda mais acentuada no paciente coronariopata. A anemia no intra e pós-operatório, pode deflagrar isquemia miocárdica tanto pela oferta inadequada de oxigênio quanto pelo consumo exacerbado nessa situação de grande estresse hemodinâmico.

A transfusão para tratar a anemia apresenta contudo riscos infecciosos e não infecciosos aos pacientes e deve ser individualizada.

Existem na literatura poucos estudos randomizados específicos em pacientes cardiopatas, os estudos disponíveis sugerem que a estratégia transfusional restritiva nos pacientes assintomáticos é no mínimo não inferior a estratégia liberal. A American Association of Blood Banks CPG recomenda estratégia transfusional restritiva para pacientes cardiopatas hospitalizados, que devem apenas ser transfundidos em caso de sintomatologia clínica proveniente da anemia (dor torácica, ICC) ou com níveis de hemoglobina inferior a 8,0mg/dL. Recomenda-se manter no pós-operatório Hb>8,0mg/dL e realizar hemotransfusão acima desses níveis apenas se o paciente apresentar sintomas clínicos.

Não existe recomendação específica para pacientes estáveis que apresentem isquemia aguda devida a falta de evidências de boa qualidade; consensos de especialistas recomendam uma estratégia baseada em sintomas.

Monitorização de biomarcadores cardíacos (troponina, CK-MB) e eletrocardiograma

A ocorrência de infarto agudo do miocárdio (IAM) no perioperatório é uma das complicações mais temidas em pacientes de alto risco chegando em algumas séries a apresentar 50% de mortalidade.

O diagnóstico e tratamento específico do infarto perioperatório é tema do capítulo 29. Sugerimos nos pacientes cardiopatas assintomáticos em pós-operatório (PO) de alto risco, coleta de troponina no 1°, 3° e 7° dia de pós-operatório e realização de ECG no pós-operatório imediato, 1° e 2° PO. A dosagem da CKMB de forma rotineira nessa situação clínica tem menor valor quando comparada a troponina pois sua elevação é evento esperado no pós-operatório devido a lesão de musculatura esquelética durante o procedimento.

Embora a elevação isolada da troponina ou alteração isolada de ECG não diagnostica síndrome coronariana aguda no pós-operatório de pacientes cardiopatas, caso o paciente apresente alteração em algum desses marcadores ou sintomatologia clínica de IAM; deve-se proceder com a rotina padrão de diagnóstico e tratamento de síndrome coronariana aguda.

Conclusões

Conforme demonstrado nesse capítulo, o conhecimento da doença de base do paciente é de suma importância para a realização de um perioperatório de qualidade no doente cardiopata.

As principais recomendações podem ser visualizadas na Figura 22.1.

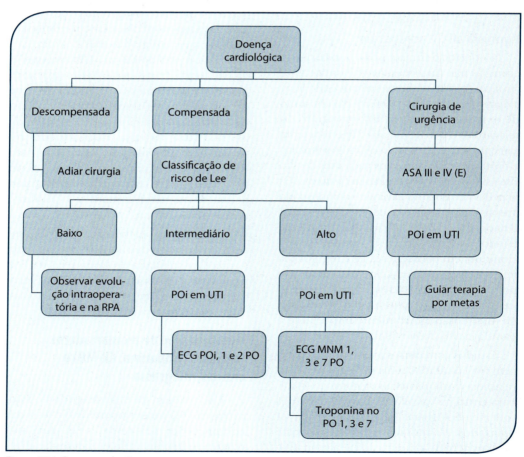

Figura 22.1. Recomendações.

Referências bibliográficas

1. II Diretriz de Avaliação Perioperatória da Sociedade Brasileira de Cardiologia. Arq. Bras. Cardiololgia. 96 (3 supl. 1): 1 – 68, 2011.

2. Goldman L,Caldera DL, Nussbaum SR, Southwick FS,Krogstad D, Murray B, et al. Multifactorial index of cardiac risk in noncardiac surgical procedures. N Engl J Med. 297 (16):845-50, 1977.

3. PolanczykCA,Goldman L, MarcantonioER,Orav EJ, Lee TH. Supraventricular arrhythmia in patients having noncardiac surgery: clinical correlates and effect on length of stay. Ann Intern Med.129 (4):279-85, 1998.

4. Sprung J, Abdelmalak B, Gottlieb A, Mayhew C, Hammel J, Levy PJ, et al. Analysis os risk factors for myocardial infarction and cardiac mortality after major vascular surgery. Anestesiology 93 (1):129-40, 2000.

5. McGee S. Evidence-based physical diagnosis. Philadelphia: SaundersCompany;2001.

6. Torsher LC, Shub C, Rettke SR, Brown DL. Risk of patients with severe aortic stenosis undergoing noncardiac surgery: a multifactorial clinical risk index. Am J Cardiol. 81 (4):448-52, 1998.

7. Sampaio RO, Siciliano RF, Girnberg M. Endocardite infecciosa em valva nativa. In: Grinberg M, Sampaio RO, editores. Doença Valvar. Barueri (São Paulo): Manole p. 297-308, 2006.

8. Wolters U, Wolf T, Stützer H, Schröder T. ASA clasification and perioperative variables as predictors of postoperative outcome Br J Anaesth.77:217-22, 1996.

9. AtulGawande. Two Hundred Years of Surgery N Engl J Med 366:1716-23, 2012.

10. Thomas H. Lee, Edward R. Marcantonio, Carol M. Mangione, et al. Derivation and Prospective Validation of a Simple Index for Prediction of Cardiac Risk of Major Noncardiac Surgery Circulation 100:1043-1049, 1999.

11. Dix P., Howell S. Survey of cancelation rate of hypertensive patients undergoing anaesthesia and elective surgery.Br J Anaesth 86: 789-93, 2001.

12. Fleisher LA, Fleischmann KE, Auerbach AD, et al. 2014 ACC/AHA Guideline on Perioperative Cardiovascular Evaluation and Management of Patients Undergoing Noncardiac Surgery Journal of the American College of Cardiology, doi: 10.1016/j.jacc.2014.07.944, 2014.

13. Owens WD, Felts JÁ, SpitznagelELJr. ASA Physical Status Classifications A study of Consistency of Ratings. Anesthesiology49:239-43, 1978.

14. Sobol JB, Wunsch H. Triage of high-risk surgical patients for intensive care. CriticalCare15:217, 2011.

15. Devereaux PJ, Mrkobrada M, Sessler DI, et al. Aspirin in Patients Undergoing Noncardiac Surgery (POISE-2). N Engl J Med 370:1494-1503, 2014.

16. The Warfarin Antiplatelet Vascular Evaluation Trial Investigators. Oral Anticoagulant and Antiplatelet Therapy and Peripheral Arterial Disease. N Engl J Med 357:217-27, 2007.

17. Dunkelgrun M, Boersma E, Schouten O, Bisoprolol and Fluvastatin for the Reduction of Perioperative Cardiac Mortality and Myocardial Infarction in Intermediate-Risk Patients Undergoing Noncardiovascular Surgery: A Randomized Controlled Trial (DECREASE-IV) Ann Surg 249: 921–926, 2009

18. Ellenberger C, Tait G, Beattie S. Chronic ß Blockade Is Associated with a Better Outcome after Elective Noncardiac Surgery than Acute ß Blockade Anesthesiology 114: 817–23, 2011.

19. Crossley GH, Poole JE, Rozner MA, et al. The Heart Rhythm Society (HRS)/American Society of Anesthesiologists (ASA) Expert Consensus Statement on the perioperative management of patients with implantable defibrillators, pacemakers and arrhythmia monitors: facilities and patient management. Developed as a joint project with the American Society of Anesthesiologists (ASA), and in collaboration with the American Heart Association (AHA), and the Society of Thoracic Surgeons (STS). Heart Rhythm8:1114-54, 2011.

20. Hollenberg M, Mangano DT, Browner WS, et al. Predictors of postoperative myocardial ischemia in patients undergoing noncardiac surgery. The StudyofPerioperativeIschemiaResearchGroup. JAMA 268:205-9, 1992.

21. Mahla E, Rotman B, Rehak P, et al. Perioperative ventricular dysrhythmias in patients with structural heart disease undergoing noncardiac surgery. AnesthAnalg. 86:16-21, 1998.

22. Rozner MA. Implantable cardiac pulse generators: pacema- kers and cardioverter defibrillators. In: Miller RD, editor. Miller's anesthesia. 7th ed. USA: Churchill Livingstone p. 1388-402 [chapter 43], 2009.

23. Article Task Force. Practice Advisory for the Perioperative Mana- gement of Patients with Cardiac Rhythm Management Devices: Pacemakers and Implantable Cardioverter-Defibrillators. A Report by the American Society of Anesthesiologists Task Force on Perioperative Management of Patients with

Cardiac Rhythm Management Devices. Anesthesiology.103:186-98, 2005

24. Sethuran S, Toff WD, Vuylsteke A, et al. Implanted cardiac pace- makers and defibrillators in anaesthetic practice. Br J Anaesth. 2002;88:627-31.

25. Rastogi S, Goel S, Tempe DK, et al. Anaesthetic management of patients with cardiac pacemakers and defibrillators for noncar- diac surgery. Ann CardiacAnaesth.8:21-32, 2005

26. Kleinman B, Hamilton J, Hariman R. Apparent failure of a pre- cordial magnet and pacemaker programmer to convert a DDD pacemaker to VOO mode during the use of the electrosurgical unit. Anesthesiology.86:247-50, 1997

27. Smith SC, Benjamin EJ, Bonow RO, et al. AHA/ACCF secondary prevention and risk reduction therapy for patients with coronary and other atherosclerotic vascular disease: 2011 update: a guideline from the American Heart Association and American College of Cardiology Foundation. J Am Coll Cardiol.58:2432-46, 2011.

28. Devereaux PJ, Yang H, Guyatt GH, et al. Rationale, design, and organization of the PeriOperativeISchemic Evaluation (POISE) trial: a randomised controlled trial of metoprolol versus placebo in patients undergoing noncardiac surgery. Am Heart J.152:223-30, 2006.

29. Wallace AW, Au S, Cason BA. Association of the pattern of use of perioperative beta-blockade and postoperative mortality. Anesthesiology 113:794-805, 2010.

30. Surgical Care Improvement Project. SCIP-Card-2: surgery patients on beta blocker therapy prior to admission who received a beta blocker during the perioperative period. 2013.

31. Raju MG, Pachika A, Punnam SR, et al. Statin therapy in the reduction of cardiovascular events in patients undergoing intermediate-risk noncardiac, nonvascular surgery. ClinCardiol. 36:456-61, 2013.

32. Desai H, Aronow WS, Ahn C, et al. Incidence of perioperative myocardial infarction and of 2-year mortality in 557 elderly patients undergoing noncardiac vascular surgery treated with and without statins. ArchGerontolGeriatr.51:149-51, 2010.

33. Sandham JD, Hull RD, Brant RF, et al. A randomized, controlled trial of the use of pulmonary-artery catheters in high-risk surgical patients. N Engl J Med. 348:5-14, 2003.

34. Bender JS, Smith-Meek MA, Jones CE. Routine pulmonary artery catheterization does not reduce morbidity and mortality of elective vascular surgery: results of a prospective, randomized trial. Ann Surg. 226:229-36, 1997.

35. Carson JL, Grossman BJ, Kleinman S, et al. Red blood cell transfusion: a clinical practice guideline from the AABB. Ann Intern Med. 157:49-58, 2012.

36. Carson JL, Terrin ML, Noveck H, et al. Liberal or restrictive transfusion in high-risk patients after hip surgery. N Engl J Med. 365:2453-62, 2011.

37. Saklad M. Grading of patients for surgical procedures.Anesthesiology. 2:281-84, 1941

38. Dripps RD. New classification of physical status. Anesthesiol. 24:111, 1963.

39. Levine PA, Balady GJ, Lazar HL, Belott PH, Roberts AJ. Electrocautery and pacemakers: management of the paced patient subject to electrocautery.AnnThorac Surg. 41(3):313-7, 1986.

40. Ahern TS, Luckett C, Ehrlich S, Pena EA. Use of bipolar eletrocautery in patients with implantable cardioverter-defibrilators: no reason to inactivate detection or therapies. PacingClinElectrophysiol. 22:776, 1999.

41. Wong DT, Middleton W. Electrocautery-induced tachycardia in a rateresponsive pacemaker. Anesthesiology. 94(4):710-1, 2001.

42. Sellevold OF, Raeder J, Stenseth R. Undiagnosed phaeochromocytoma in the perioperative period: case reports. Acta AnaesthesiolScand. 29(5):474-9, 1985.

43. Douketis JD, Berger PB, Dunn AS, Jaffer AK, Spyropoulos AC, Becker RC, et al. The perioperative management of antithrombotic therapy: American College of Chest Physicians Evidence-Based Clinical Practice Guidelines (8th Edition). Chest. 133(6Suppl):299S-339S, 2008.

44. Devereaux P.J., Sessler D.I., Leslie K., et al. Clonidine in Patients Undergoing Noncardiac Surgery. N Engl J Med 370:1504-1513, 2014

45. Wijeysundera DN1, Bender JS, Beattie WS. Alpha-2 adrenergic agonists for the prevention of cardiac complications among patients undergoing surgery.Cochrane DatabaseSystRev CD004126. doi: 10.1002/14651858.CD004126. pub2, 2009

46. Oliver MF, Goldman L, Julian DG, et al. Effect of mivazerol on perioperative cardiac complications during noncardiac surgery in patients with coronary heart disease: the European Mivazerol Trial (EMIT). Anesthesiology 91:951-61.1999

47. Smith F, Telford R. Novel Anti-platelet Agents and Anticoagulants. ATOTW 309, 2014.

23

Pós-operatório de Cirurgia Cardíaca

Ludhmila Abrahão Hajjar
Filomena Regina Gomes Gallas
Felipe Lourenço Fernandes

Introdução

O bom ou mal resultado de uma cirurgia cardíaca é decorrente da somatória de diversos fatores: avaliação perioperatória cuidadosa associada a manutenção da homeostase na sala de cirurgia e a adequação dos cuidados pós-operatórios.

Algumas peculiaridades existem na cirurgia cardíaca e tornam o paciente no período perioperatório único: a resposta inflamatória sistêmica exacerbada, a utilização de circulação extracorpórea, a ocorrência de parada cardiocirculatória em alguns casos e o desequilíbrio nos diversos órgãos e sistemas resultantes às alterações circulatórias.

O conhecimento destas variáveis e potenciais complicações no período perioperatório é essencial para atingirmos resultados satisfatórios com mínima morbimortalidade na cirurgia cardíaca.

Epidemiologia

Aproximadamente 1 milhão de pessoas realizam cirurgia cardíaca anualmente no mundo[1]. Dentro do cenário mundial, o Brasil é um dos principais representantes da cirurgia cardíaca. O maior centro cardiológico da américa latina, o InCor SP (Instituto do Coração), tem média de 2.971 cirurgias cardiológicas por ano (mais de 8 por dia). É interessante notar que o número vem subindo. Se tomarmos a revascularização do miocárdio como exemplo, os 856 procedimentos/ano, na década de 1980, passaram a ser 1.106/ano[2].

Tipos de cirurgia cardíaca

Existem diversos tipos de cirurgia cardíaca, com características e complicações diferentes. As cirurgias mais comumente realizadas são as cirurgias de revascularização miocárdica e cirurgia de válvula (troca e plastia valvar). Além dessas, cirurgias envolvendo aorta torácica, cirurgias congênitas e transplante cardíaco são outros tipos de cirurgia cardíaca que serão abordadas nesse capítulo.

Cada tipo de cirurgia carrega consigo um diferente prognóstico. As complicações e o prognóstico de uma paciente de 20 anos que será submetido a troca valvar mitral por sequela reumática são totalmente diferentes de um senhor de 80 anos com indicação de revascularização miocárdica. A condição clínica e comorbidades pré-operatórias são diferentes, a técnica cirúrgica é diferente,

249

o tempo de CEC é diferente e portanto o prognóstico é outro. Neste capítulo abordaremos as principais complicações e manejo pós-operatório da cirurgia cardíaca de modo geral e cada característica específica será abordada separadamente.

Cuidados imediatos no pós-operatório

Idealmente, após o término da cirurgia, o paciente deverá ser transferido para a unidade de terapia intensiva especializada em pós-operatório de cirurgia cardíaca assim que tiver condições clínicas[3].

Nas últimas décadas, a melhora da técnica cirúrgica, protocolos de anestesia mais modernos com menores doses de opiáceos e aprimoramento no circuito extracorpóreo tem proporcionado maior estabilidade hemodinâmica no pós-operatório e menor incidência de complicações hematológicas, pulmonares, cerebrais e renais[4]. Isso possibilita uma estadia menor na UTI. Visto que o tempo que o paciente demora para ter alta do ambiente de terapia intensiva está diretamente relacionado com aumento de custos, necessidade de recursos adicionais e maior mortalidade, protocolos que reduzam a estadia na UTI tem se mostrado uteis no cuidado destes pacientes[5].

Um dos exemplos de protocolos para alta precoce do paciente é da *Inova Heart and Vascular Institute*: pacientes com FE > 35%, sem necessidade de balão intra-aórtico ou vasopressores, sem história de doença renal e sem sangramento importante devem ser transferidos para um quarto com telemetria na mesma noite da cirurgia. Outros protocolos têm como itens obrigatórios para alta para o quarto no mesmo dia: extubado há pelo menos 2 horas, pressão arterial sistólica > 100 mmHg sem uso de vasopressores, neurológico adequado, sem uso de inotrópicos, ritmo sinusal sem necessidade de marca-passo provisório, drenagem pelo tubo menor que 50 mL/h por 4 horas, capaz de sentar na cama, saturação de oxigênio maior que 92% em cateter com 6 L/min e laboratório dentro do limite da normalidade[3].

Ao receber o caso do centro cirúrgico, o intensivista deve seguir uma rotina preestabelecida a fim de evitar complicações e extrair a maior parte de dados possíveis sobre o paciente. As informações colhidas sobre as condições clínicas prévias a cirurgia e as intercorrências no centro cirúrgico fazem com que a equipe da UTI propicie melhor cuidado no pós-operatório. A rotina que recomendamos está exemplificada na Tabela 23.1[6].

TABELA 23.1	DADOS NECESSÁRIOS DURANTE A PASSAGEM DE CASO PARA UTI		
Identificação	**Anestesia**	**Cirurgia**	**Circulação extra corpórea**
Nome	Tipo	Procedimento	Duração
Idade	Monitorização	Duração	Proteção miocárdica
Peso e altura	Intercorrências	Intercorrências	Hipotermia profunda
Diagnóstico	Balanço	Drenos	Parada circulatória total
Antecedentes	Diurese	Sondas e cateteres	Antifibrinolíticos
Medicamentos	Drogas	Assistência ventricular	Hemoderivados

Com relação aos antecedentes, devem ser pesquisados: hipertensão arterial sistêmica, diabetes mellitus, dislipidemia, tabagismo, presença de doença arterial periférica, doença renal e pulmonar prévia, alergias, classe funcional, função ventricular e status cognitivo prévio.

O exame físico inicial deve ser completo e direcionado para pesquisa de potenciais complicações: presença de sondas, drenos e cateteres, coloração da pele, temperatura, sangramento e perfusão são parâmetros essências a serem verificados. Durante o exame neurológico deve ser realizada avaliação das pupilas, nível de sedação, curarização e movimentos anormais além de déficits focais. Para avaliação cardiopulmonar, a ausculta pulmonar, avaliação da posição do tubo, oximetria de pulso, capnografia, parâmetros ventilatórios, frequência e ritmo cardíaco, pressão arterial, palpação de pulsos, utilização de drogas inotrópicas, vasopressoras ou vasodilatadoras são obrigatórias. Além disso, deve ser pesquisada se o paciente está usando sonda nasogástrica, ruídos hidroaéreos, distensão abdominal, diurese, pesquisar retenção urinaria aguda e proteção de fístulas arteriovenosas quando houver[6].

Monitorização

A monitorização do paciente submetido a cirurgia cardíaca é essencial para a detecção de complicações que podem ser fatais. Através da detecção precoce, a equipe responsável pelo cuidado do paciente é capaz de intervir precocemente e evitar potenciais complicações. A monitorização básica destes pacientes deve ser feita através de telemetria contínua, pressão arterial invasiva, oximetria de pulso e temperatura. Além disso, em casos selecionados, a utilização de um cateter de artéria pulmonar (cateter de Swan-Ganz) ou monitor de débito minimante invasivo (EV 1000, PiCCO, Vigileo, PICCO, LiDCO entre outros), pode ser muito útil no manejo inicial de drogas vasoativas e diagnóstico

de síndrome de baixo débito e vasoplegia. Outros parâmetros que devem ser monitorizados cuidadosamente, especialmente nos primeiros dias de pós-operatório são o sangramento através dos drenos mediastinais e pleurais e o débito urinário.

O uso do cateter de artéria pulmonar vem diminuindo nas últimas décadas e não deve ser utilizado de maneira rotineira. Pelo contrário, a indicação desse tipo de cateter deve ser individualizada de acordo com o tipo de cirurgia e características basais do paciente. Em um estudo com 1.094 pacientes submetidos a cirurgia de revascularização miocárdica, o uso rotineiro de cateter de artéria pulmonar não foi capaz de demonstrar diminuição da mortalidade, tempo de internação hospitalar ou número de complicações quando comparado com simples cateter venoso central[7]. Em outro estudo de 2011, através da análise de *propensity* score foi verificado inclusive aumento da mortalidade com uso de cateter de Swan-Ganz em pacientes de baixo risco submetidos a revascularização miocárdica[8]. Os cateteres utilizados para monitorização invasiva devem ser retirados precocemente. Em geral, eles são sacados após 12 a 24 horas do término da cirurgia, no momento em que vasopressores, inotrópicos e vasodilatadores não são mais necessários.

Além da monitorização hemodinâmica descrita acima, a realização de eletrocardiograma de 12 derivações no pós-operatório imediato é essencial. Através deste exame devemos buscar alterações do segmento ST, duração do QRS, bloqueios atrioventriculares e outras arritmias. Este exame deve ser realizado no PO imediato, após 12 horas e depois 1 vez ao dia. Alterações hemodinâmicas e sintomas podem indicar realização de novo ECG.

Radiografia de tórax auxilia no diagnóstico de pneumotórax, atelectasias e congestão pulmonar que muitas vezes são difíceis apenas com o exame físico em paciente intubados.

Alguns exames laboratoriais no pós-operatório de cirurgia cardíaca são essenciais e devem ser colhidos conforme necessidade (Tabela 23.2).

A coleta seriada e rotineira de exames de sangue não deve ser incentivada pois essa prática pode exacerbar a queda de parâmetros hematimétricos e aumentar o risco de transfusão cardíaca. Desta forma, recomendamos a coleta racional de exames laboratoriais para minimizar o risco de tais complicações.

Atualmente, com a disponibilidade de aparelhos de ecocardiograma a beira leito, esta tem se tornado uma ferramenta cada vez mais útil na avaliação inicial do paciente que apresente instabilidade hemodinâmica. O ecocardiograma transtorácico e/ou transesofágico são essenciais para avaliação da função biventricular, pesquisa de derrame pericárdico e tamponamento cardíaco, complicações mecânicas como rotura ventricular, comunicação interventricular e anormalidades valvares no período pós-operatório. Além disso, é útil na avaliação de derrame pleural e na estimativa de débito cardíaco e resposta volêmica[3]. Em trabalho recente, Temporelli demonstrou boa correlação entre estimativa da *wedge*, pressão pulmonar media e resistência vascular sistêmica avaliadas pelo ECO e pelo cateter de artéria pulmonar em paciente com disfunção sistólica importante[9].

Para monitorar o parâmetro respiratório são utilizados radiografia de tórax, oximetria de pulso, *end-tidal* CO_2 e gasometria arterial. O ultrassom pode ser útil para diagnóstico de pneumotórax, consolidações pulmonares e derrame plural[8].

A função neurológica deve ser monitorizada através de despertar diário e titulação da sedação para manter o paciente confortável, sem deixa-lo excessivamente sedado. Escalas de sedação são úteis para conseguir manter o paciente com sedação adequada. A utilização de índice bispectral (BIS) pode ser útil para monitorizar pacientes curarizados. Sabe-se que um BIS entre 40-60 sugere que o paciente esteja completamente sedado, entretanto o papel na mudança de desfecho clínico com o uso do BIS no contexto de perioperatório cardíaco nunca foi demonstrado[3]. Outro parâmetro neurológico que pode ser utilizado é a saturação cerebral durante a cirurgia. A queda de saturação cerebral para menos de 60% por pelo menos 1 minuto verificada por oxímetro está relacionada com piora cognitiva em 3 meses[10].

Complicações

Síndrome de baixo débito cardíaco

O baixo débito cardíaco é definido pela incapacidade do coração em manter a oferta de oxigênio adequada para a demanda

TABELA 23.2	EXAMES LABORATORIAIS SOLICITADOS NO PERIOPERATÓRIO	
Hb/Ht	Eletrólitos (Na$^+$, K$^+$, Ca^{2+}, Mg^{2+})
Leucócitos	TGO/TGP
Plaquetas	PCR/procalcitonina
Coagulograma (TP/TTPa)	Saturação venosa central
Ur/Cr	Gasometria + lactato arterial
CKMB/troponina	Bilirrubinas e enzimas canaliculares

metabólica tecidual. Os determinantes do débito cardíaco são frequência cardíaca e volume sistólico, que por sua vez depende do inotropismo, pré-carga e pós-carga. A alteração nesses mecanismos pode levar a síndrome de baixo débito cardíaco esquerdo, portanto seu reconhecimento e intervenção quando necessário são fundamentais.

Pré-carga

O melhor parâmetro mensurável para traduzir a pré-carga é a medida do volume diastólico final do ventrículo esquerdo, que pode ser extrapolado da pressão diastólica final do ventrículo esquerdo. Este dado pode ser obtido através do ecocardiograma ou da pressão de oclusão da artéria pulmonar. Além disso, outros parâmetros de volemia que podem ser avaliados em pacientes sedados com pressão arterial invasiva e em ventilação mecânica são o cálculo do detaPP (variação da pressão de pulso durante a respiração) e o VVS (variação do volume sistólico). Uma medida desses parâmetros acima de 13% nesse contexto é bastante indicativa de resposta a prova volêmica.

Outro parâmetro que pode auxiliar na avaliação de volemia é a pressão venosa central (PVC), entretanto este não deve ser utilizado como parâmetro único para predizer volemia do paciente. Além disso, a PVC pode ser utilizada como parâmetro para avaliação de disfunção de ventrículo direito.

No PO de cirurgia cardíaca, a diminuição da pré-carga pode ser secundária a perda do tônus vasomotor, aumento da permeabilidade capilar, perda sanguínea excessiva ou diurese excessiva secundária a hipotermia.

A correção da pré-carga diminuída pode ser realizada através de infusão de volume. No caso de permanência de sinais de inadequação do débito cardíaco mesmo com a pré-carga otimizada, deve-se pensar em outros problemas coexistentes, como diminuição do inotropismo.

Pós-carga

A hipotermia e resposta adrenérgica secundária a cirurgia são fatores que podem levar a vasoconstrição sistêmica exacerbada e aumento da pós-carga. Essa resposta pode levar a hipoxemia tecidual e acidose metabólica. Em casos selecionados, pode ser necessário o uso de vasodilatador como o nitroprussiato de sódio para diminuir a pós--carga e melhorar o desempenho cardíaco. Nessa situação, a monitorização da pressão arterial de forma invasiva é mandatória e qualquer sinal de hipotensão deve levar a suspensão imediata do nitroprussiato e início de expansão volêmica e vasopressor quando necessário.

Inotropismo

Débito cardíaco diminuído associado a pressão capilar normal ou aumentada e resistência vascular sistêmica aumentada ou normal são sinais de que a função cardíaca pode estar comprometida. As causas que podem levar a esse cenário são diversas e incluem: má proteção cardíaca intraoperatória, isquemia miocárdica, revascularização incompleta, tamponamento cardíaco, reinfarto por trombose coronariana, embolia gasosa ou fechamento precoce do enxerto. Na maioria das vezes a correção da pree pós-carga pode levar a aumento do inotropismo, entretanto algumas vezes o uso de inotrópicos será necessária. Pacientes que persistem com inotropismo deficiente apesar da correção das causas básicas necessitarão de suporte farmacológico (dobutamina, epinefrina, milrinone, levosimedan). Em casos de refratariedade ao tratamento farmacológico, suporte mecânico extracorpóreo (balão intra-aórtico, ECMO VA, Impella, dispositivos de assistência ventricular) deve ser instituído a fim de interromper a cascata inflamatória do choque cardiogênico.

Clinicamente a síndrome de baixo débito pode ser caracterizada por hipotensão arterial (PAs < 90 mmHg ou PAs < 30 mmHg em relação aos níveis basais por um período de trinta minutos); alterações do nível de consciência, agitação, confusão e coma; extremidades frias, cianose, livedo reticular e oligúria (diurese < 20 mL/ hora). Além disso, parâmetros laboratoriais como aumento da diferença arteriovenosa de oxigênio (> 5,5 mL/dL), diminuição do índice cardíaco (< 2,2 L/min.m²) eda saturação venosa de oxigênio central (SvO$_2$ <65%) favorecem esse diagnóstico. No pós-operatório de cirurgia cardíaca, o diagnóstico de baixo débito é bastante difícil, exigindo alto grau de suspeita clínica. O tratamento deve ser iniciado o mais rapidamente possível, mesmo que todos os critérios não sejam preenchidos. É importante lembrar que a função miocárdica normalmente está diminuída nas primeiras horas pós-cirurgia cardíaca, decorrente de isquemia e reperfusão relacionada ao ato operatório e CEC. Nas primeiras 24 horas pode ser útil o uso de dobutamina em baixas doses mesmo em pacientes que não apresentem disfunção prévia. Essa medida, teoricamente, é capaz de diminuir o risco de síndrome de baixo débito cardíaco no pós-operatório, entretanto estudos prospectivos com esse propósito ainda estão em andamento.

A Figura 23.1 mostra de maneira esquemática o manejo inicial do paciente com síndrome de baixo débito cardíaco.

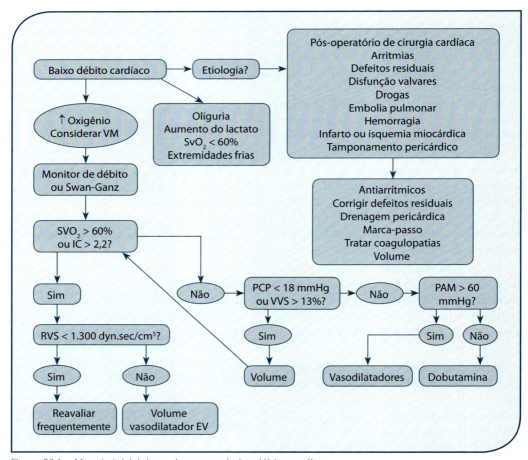

Figura 23.1 – Manejo inicial do paciente com baixo débito cardíaco.

Infarto agudo do miocárdio (IAM)

A real incidência de Infarto Agudo do Miocárdio (IAM) perioperatório é controversa, devidos diferentes tipos de definição e cortes para valores de CKMB e troponina. De modo geral, 7 a 15% dos pacientes terão IAM no pós-operatório de cirurgia cardíaca[1]. A maioria desses infartos é decorrente de fechamento de enxerto precocemente após cirurgia de revascularização miocárdica.

Além disso, o uso de opioides e a dor relacionada a ferida operatória podem mascarar os sintomas. As alterações eletrocardiográficas podem ser decorrentes do trauma cirúrgico e de pericardite pós-operatória, dificultando ainda mais o diagnóstico de infarto perioperatório. Quando levamos em conta o surgimento de onda Q no eletrocardiograma pós-operatório, a incidência de IAM pós-revascularização miocárdica cirúrgica é em torno de 4 a 5 %[11,12]. A dosagem de troponina e CKMB normalmente se encontram elevadas no PO devido a própria cirurgia, o que diminui a especificidade destes marcadores para diagnóstico de IAM no pós-operatório e atrapalha no diagnóstico desta enfermidade. Esta elevação isolada de marcadores não deve ser confundida com IAM, que requer para o seu diagnóstico uma associação entre quadro clínico, alterações eletrocardiográficas, elevação de marcadores de necrose miocárdica e/ou alteração segmentar em exame de imagem. A terceira definição de infarto perioperatório utiliza um aumento de marcadores de necrose miocárdica (preferencialmente troponina) de 10 vezes o percentil 99 do limite superior da normalidade[13].

O manejo dos pacientes com IAM perioperatório deve ser individualizado. De modo geral, sugerimos as seguintes medidas[6]:

- Avisar ao cirurgião e ao intensivista responsáveis, obter informações da anatomia coronária e das possibilidades de reintervenção;

- Garantir oxigenação adequada, mantendo-se a saturação arterial acima de 95%;

- Garantir nível de hemoglobina adequada para transporte de O_2, sugerimos hemoglobina em torno de 10;

- Ajuste de volemia;

- Iniciar nitroglicerina intravenosa imediatamente, na dose titulada de acordo com os parâmetros hemodinâmicos;

- Manter PAM entre 70 e 90 mmHg – se a nitroglicerina não for suficiente ou se o paciente estiver em baixo débito com resistência vascular sistêmica elevada, deve-se associar o nitroprussiato de sódio;

- O uso de betabloqueadores deve ser feito com cautela e ser restrito a pacientes sem uso de aminas vasoativas, na ausência de bradicardia e sem sinais de baixo débito. Nesses casos, o betabloqueador utilizado é o metoprolol, nas doses iniciais de 5 a 10 mg. Deve-se infundir o metoprolol (1 mg/min) até se alcançar frequência cardíaca de 70 bpm com PAM > 70 mmHg;

- Após a estabilização clínica inicial, deve-se repetir o eletrocardiograma. Caso tenha ocorrido normalização do mesmo, deve-se manter a nitroglicerina por mais 24 horas. Se a alteração eletrocardiográfica persistir, proceder da seguinte maneira: se hemodinamicamente instável, discutir com o cirurgião a indicação de coronariografia de emergência para diagnóstico e provável intervenção terapêutica; utilizar drogas inotrópicas, vasodilatadores na medida do possível e balão intra-aórtico. Se o paciente estiver hemodinamicamente estável: discutir com o cirurgião indicação de coronariografia. Considerar a utilização de inibidor da enzima conversora de angiotensina, de preferência o captopril, com dose inicial de 12,5 mg de 6/6 horas e de estatina, como a atorvastatina (40 mg) e manter os antiagregantes plaquetário na ausência de risco de sangramento importante.

Insuficiência ventricular direita

A Insuficiência Ventricular Direita (IVD) é uma síndrome definida pela presença de pressão venosa central elevada secundária a uma combinação de disfunção ventricular direita e aumento da pós-carga do ventrículo direito. Essa disfunção pode ser secundária a diversas patologias preexistentes como isquemia, infarto prévio de VD, hipertensão pulmonar ou lesão miocárdica. Além disso, proteção miocárdica inadequada, tempo de isquemia prolongado, hipóxia, acidose e embolia pulmonar são outras complicações perioperatórias que podem levar a insuficiência aguda do VD. Os principais achados iniciais que devem levar ao diagnóstico de insuficiência ventricular direita estão na Tabela 23.3[14].

O manejo inicial da insuficiência de ventrículo direito envolve o tratamento correto do fator desencadeante, seguido por otimização da pré-carga e pós-carga ventricular e uso de inotrópicos com parcimônia. Nesses casos, o uso de cateter de artéria pulmonar pode ser bastante útil para otimização do tratamento. Em raros casos de refratariedade ao tratamento farmacológico inicial, pode ser necessário o uso de dispositivos de assistência ventricular extracorpórea. Esse tipo de terapia é a mais promissora para manejo da falência ventricular direita. Através destes dispositivos, podemos ganhar tempo até a recuperação da função ventricular direita, funcionando como ponte para recuperação ou ponte para decisão (Figura 23.2).

Vasoplegia

O choque distributivo, ou vasoplegia, no pós-operatório de cirurgia cardíaca é consequência da queda importante na resistência vascular sistêmica. Na tentativa de compensação do quadro, pode ocorrer aumento do débito cardíaco. Após cirurgia

TABELA 23.3	AVALIAÇÃO INICIAL DO PACIENTE COM IVD
Anamnese - Dispneia - Tontura - Cansaço - Síncope - Angina	
Exame físico - Estase jugular - Aumento de P2 - Presença de B3 do lado direito - Insuficiência tricúspide e pulmonar - Edema de membros inferiores, ascite, distensão abdominal	
Radiografia de tórax - Aumento da área cardíaca - Artéria pulmonar proeminente	
Eletrocardiograma - Sobrecarga de VD - Aumento do átrio direito - Desvio do eixo cardíaco para direita - Bloqueio de ramo direito	

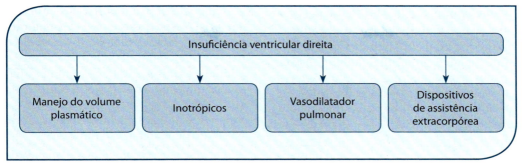

Figura 23.2 – Manejo inicial da insuficiência ventricular direita.

cardíaca com circulação extracorpórea a incidência de vasoplegia é em torno de 5 a 8%[15,16]. Esse número pode ser ainda maior quando levamos em conta outros fatores de risco como uso prévio de vasodilatadores orais, cirurgia em pacientes em uso de suporte mecânico e fração de ejeção diminuída (FE < 35%)[15]. Pacientes com esta complicação estão mais sujeitos a desenvolver sangramento, insuficiência renal e hepática, além de disfunção neurológica e respiratória[17].

A fisiopatologia do choque distributivo aparentemente está relacionada a resposta inflamatória sistêmica exacerbada, trauma cirúrgico, liberação de endotoxinas, contato do sangue com componentes da CEC, deficiência de vasopressina e produção aumentada de óxido nítrico[17,18].

As principais opções terapêuticas para esta complicação são a utilização de noradrenalina, vasopressina ou epinefrina e a correção da hipovolemia. Em geral, o desmame de vasopressores acontece de maneira gradual nas primeiras 12-48 horas; a persistência de resistência vascular baixa após esse período está associada a pior prognóstico, com mortalidade de 5 a 8%[15,16].

Um dos grandes desafios no tratamento da vasoplegia é identificar precocemente se há infecção associada à síndrome vasoplégica. O uso de antibióticos deve ser criterioso. A presença de leucocitose com desvio a esquerda, febre, aumento da proteína C reativa e procalcitonina associada a persistência da instabilidade hemodinâmica deve levar o intensivista ao diagnóstico de sepse e a instituição de antibioticoterapia precoce torna-se fundamental. Nestes casos, deve ser realizada coleta de culturas (2 pares de hemocultura com intervalo de 30 minutos, urina I e urocultura). Esse assunto será abordado no item complicações infecciosas.

Síndrome de hipertensão pulmonar

Pacientes com hipertensão pulmonar pré-operatória têm maior risco de mortalidade e maior tempo de ventilação mecânica[3]. Alguns cuidados especiais devem ser tomados nessa população. Pacientes com aumento da pressão da artéria pulmonar têm risco aumentado de desenvolver falência de ventrículo direito e crise de hipertensão pulmonar (Pressão Sistólica Pulmonar maior que a Pressão Arterial Sistêmica). Esse cenário apresenta alta mortalidade e requer conhecimento e intervenção imediata. A utilização de óxido nítrico inalatório é uma das medidas mais eficazes nesses pacientes. Além disso, ventilação com pressão positiva, diuréticos e vasopressina podem ser utilizados.

Arritmias

As arritmias atriais e ventriculares são comuns no PO de cirurgia cardíaca. Trauma cirúrgico, hipoxemia, acidose, distúrbios hidroeletrolíticos, inflamação epicárdica, droga vasoativa e idade avançada estão entre os principais responsáveis por essas complicações[19].

Taquicardias supraventriculares (TSV)

Entre as arritmias supraventriculares mais comuns estão a fibrilação e flutter atrial e a taquicardia atrial multifocal. Estas podem ocorrer em cerca de 30% pós-revascularização, 40% pós-cirurgia valvar e em até 50% em casos de cirurgia combinada[19]. Apesar da falta de trabalhos prospectivos, as diretrizes da *American Heart Association* e da Sociedade Europeia recomendam o uso de betabloqueador em cirurgia cardíaca para prevenção de FA no pós-operatório (classe IA)[20]. Na maioria das vezes, as arritmias supraventriculares ocorrem entre o segundo e o quarto dia pós-operatório e está associado com hipotensão, insuficiência cardíaca e palpitações[3]. A estratégia de controle de ritmo ou de frequência vai depender se a fibrilação atrial é nova ou não.

Quando optado por controle de frequência, o manejo inicial envolve o uso de medicamentos cronotrópicos negativos (bloqueador de canal de cálcio, betabloqueador, digitálico ou antiarrítmicos como a amiodarona). Se houver instabilidade hemodinâmica secundária a arritmia, deve-se proceder a cardioversão elétrica. Após controle da taquicardia, a discussão deve envolver indicação ou não de cardioversão e anticoagulação.

Taquicardias ventriculares (TV)

A presença e TV no pós-operatório requer conduta imediata. Doença coronariana, disfunção ventricular, cirurgia de urgência, doença arterial periférica e anormalidades estruturais favorecem o aparecimento desta complicação[3]. A conduta frente à TV envolve cardioversão elétrica ou química com o uso de amiodarona ou lidocaína.

Bradicardia

A bradicardia é muito comum após cirurgias cardíacas, especialmente as valvares. A proximidade entre o sistema de condução e as valvas aórtica e mitral fazem com que a incidência desta complicação fique em 4% e 1% respectivamente. A fisiopatologia envolvida no BAVT pós-operatório é provavelmente devido a injúria cardíaca e edema local. Em geral essas bradicardias são temporárias, entretanto pacientes que apresentam bloqueio AV na sala de cirurgia tem o risco 5 vezes maior de necessitar de implante de marca-passo definitivo[3].

O manejo desta complicação depende da frequência cardíaca e presença ou não de instabilidade hemodinâmica. Se a fc < 60-65 bpm acompanhada de hipotensão arterial ou baixo débito: instalar imediatamente o gerador de marca-passo aos eletrodos epicárdicos, mantendo-se FC maior que 90 bpm. Se a frequência cardíaca estiver < 60-65 bpm acompanhada de hipotensão arterial ou baixo débito e o paciente estiver sem o eletrodo de marca-passo epicárdico: administrar 0,5 mg IV de atropina a cada 2 min até dose máxima de 2 mg, iniciar dopamina em dose beta-adrenérgica (5 a 10 mg/Kg/min), instalar o marca-passo percutâneo imediatamente e providenciar marca-passo transvenoso provisório. Nos casos de bradicardia sinusal, BAV 1° e 2° graus: suspender drogas que atuem no nó sinusal, nó AV e intervalo PR (digital, amiodarona, bloqueador de cálcio e betabloqueador) e avaliar a resposta. Tolera-se a permanência de BAVT/dissociação AV apenas com o marca-passo provisório por até 2 semanas de pós-operatório, período em que o edema local e o comprometimento do sistema de condução devidos à cirurgia podem ser reversíveis. Após esse período, a reversibilidade do bloqueio é mais rara, e geralmente, indica-se marca-passo definitivo[6].

Síndrome pós-pericardiotomia

A síndrome pós-pericardiotomia acomete 18% dos pacientes submetidos a cirurgia cardíaca aberta[21]. Esta síndrome parece estar relacionada com um fenômeno autoimune associado a alto nível de auto anticorpos.

Essa síndrome pode evoluir para derrame pericárdico e tamponamento cardíaco e em raros casos para pericardite constritiva. A apresentação clínica pode envolver atrito pericárdico, febre, dor pleurítica e mal-estar associada a leucocitose e alterações inespecíficas no ECG. A síndrome pós-pericardiotomia ocorre no primeiro mês pós-operatório, geralmente na primeira semana. A maioria das vezes, a doença é autolimitada com resolução dos sintomas dentro do primeiro mês, sem aumento da mortalidade perioperatória. O tratamento é realizado através de anti-inflamatórios não esteroidais ou corticoides em baixas doses[22].

Sangramento de mediastino

O sangramento mediastinal no perioperatório requer reversão da coagulopatia e manutenção da estabilidade hemodinâmica. O uso de fator VII ativado pode ser útil neste cenário. O manejo inicial do sangramento mediastinal pode ser resumido na Tabela 23.4, adaptada de Szelkowski LA[3].

Complicações mecânicas
Tamponamento cardíaco

O tamponamento cardíaco é decorrente do acúmulo de líquido no espaço pericárdico, levando a aumento da pressão pericárdica e restrição ao enchimento ventricular, ocorre em cerca 6% dos pacientes submetidos a cirurgia cardíaca[22]. Esta complicação é caracterizada por elevação na pressão venosa central, redução do volume sistólico e consequentemente diminuição do débito cardíaco. Taquicardia, aumento da pressão venosa central e resposta frustra a expansão volêmica deve levar o intensivista a pensar em tamponamento cardíaco. Esse diagnóstico pode ser complicado pela ventilação mecânica que dificulta o reconhecimento do abafamento de bulhas e do pulso paradoxal[6]. No ECG pode ser visualizado diminuição da amplitude das ondas e alternância do complexo QRS. O raio X pode demonstrar aumento da área cardíaca, mas o exame com maior acurácia é o ecocardiograma que é capaz de ver derrame pericárdico, colapso diastólico do átrio e ventrículo direito e aumento das pressões de enchimento. Entretanto a sensibilidade do ECO pode estar diminuída em casos de derrame loculado ou assimétrico e presença de coágulos. Portanto o diagnóstico clínico é mais importante do que o ecocardiográfico e a na forte suspeição de tamponamento cardíaco, o paciente deve ser reabordado precocemente, mesmo se ECO não for conclusivo.

TABELA 23.4	MANEJO INICIAL DO SANGRAMENTO MEDIASTINAL
Correção	**Racional**
Manter PAm em 65 mmHg	Hipertensão exacerba o sangramento
Manter o paciente sedado	Diminui a demanda metabólica e evita hipertensão
Checar TP, TTPa, fibrinogênio, HMG e plaquetas	Diagnóstico e correção de coagulopatia
Radiografia de tórax	Alargamento de mediastino e derrame pleural
Monitorar PVC, SvO_2 e débito cardíaco	Diagnóstico de tamponamento cardíaco
Monitorar débito urinário	Diagnóstico de baixo débito cardíaco
Mantenha o paciente aquecido (37 ºC)	Hipotermia está associada a maior sangramento

Os principais fatores de risco para esta complicação são idade avançada, complexidade da cirurgia, uso de anticoagulantes no perioperatório e cirurgia de valva aórtica[22].

O acúmulo de líquido no espaço pericárdico pode ocorrer em até 3 semanas após a cirurgia, principalmente nos casos de anticoagulação por fibrilação atrial, prótese mecânica ou trombose venosa[22].

Movimentação sistólica anterior da valva mitral

Esta é uma complicação relacionada a cirurgia de valva mitral. Durante a sístole, o folheto anterior da valva mitral pode obstruir a via de saída do ventrículo esquerdo levando a diminuição do volume sistólico e do débito cardíaco. Essa complicação pode acontecer em até 7% das plastias mitrais e está mais associada a pacientes com miocardiopatia hipertrófica obstrutiva. Hipovolemia, taquicardia e hipocontratilidade do ventrículo esquerdo podem levar a piora do quadro clínico. O diagnóstico é confirmado pela realização de ecocardiograma e o tratamento imediato é baseado em ajuste da volemia e controle da frequência cardíaca. Se essas medidas clínicas não forem suficientes para controle dos sintomas, nova correção cirúrgica pode ser necessária[22].

Sangramento e complicações hematológicas

Sangramentos

O sangramento perioperatório é extremamente comum em pacientes submetidos a cirurgia cardíaca, com cerca de 3 a 5% dos pacientes com sangramento necessitando de transfusão de 10 ou mais concentrados de hemácias e reabordagem cirúrgica[6]. O sangramento pode ocorrer secundariamente a hemostasia inadequada no centro cirúrgico, efeito residual da heparina pós--CEC, depleção de fatores de coagulação, hipotermia, hipotensão, hemodiluição e anormalidades plaquetárias. Durante o período perioperatório, frequentemente são necessárias transfusões de hemácias e hemoderivados, entretanto nos últimos anos o uso de agentes antifibrinolíticos vem diminuindo a necessidade destes componentes[22]. O sangramento está associado a maior tempo de hospitalização e de ventilação mecânica, além de maior risco de infecções e IRA.

Embora a incidência de reoperação por sangramento seja menor do que 5% após cirurgia cardíaca, a ocorrência de sangramento é muito mais comum. Atenção especial deve ser tomada para o débito dos drenos mediastinal e pleurais, sendo que seu débito deve ser anotado de hora em hora. Tolera-se até 150 mL/h de sangramento desde que não haja necessidade de reposição de derivados. Se o sangramento for maior que 150 mL/h as primeiras medidas devem ser: coleta de coagulograma e plaquetas e avisar a equipe cirúrgica. Sempre que houver suspeita de obstrução dos drenos por coágulos, estes devem ser ordenhados. Se houver sangramento e a última dose de heparina for há menos de 4 h, pode-se considerar protamina 25-50 mg IV diluída em SF 100 mL em 20 minutos[6,23].

A correção de distúrbios de coagulação deve ser realizada precocemente e a intervenção cirúrgica realizada quando houver necessidade. Atenção especial deve ser tomada para a temperatura do paciente, para melhor desempenho dos fatores de coagulação, o paciente deve ser aquecido e mantido em normotermia.

Outras medidas que podem ser realizadas[23]:

- Desmopressina: 0,3 mcg/kg diluído em 50 mL de solução salina em 15 minutos. Deve ser utilizado nos casos de sangramento relacionado a disfunção plaquetária e uremia.

- Plaqueta: 1 U/kg se contagem plaquetária < 100.000/mm³ na presença de sangramento importante. Nos casos de sangramento pós-operatório relacionado a antiagregantes plaquetários (AAS, Clopidogrel, prasugrel e ticagrelor), o uso de concentrado de plaquetas pode ser útil.

- Carbonato de cálcio, tem seu principal papel quando o paciente recebe transfusão maciça de concentrado de hemácias e apresenta baixo nível de cálcio iônico (< 0,9 mmol/L).
- Antifibrinolíticos e ácido tranexâmico.
- Complexo protrombínico (Beriplex) deve ser utilizado em paciente em uso de anticoagulantes orais e sangramento difuso.
- Concentrado de fibrinogênio (25-50 mg/kg) pode ser utilizado na presença de baixas concentrações de fibrinogênio plasmático (< 1,5 - 2 g/L) ou sinais pelo tromboelastograma de disfunção do fibrinogênio associado a sangramento. Na falta de concentrado de fibrinogênio pode ser utilizado crioprecipitado.
- Concentrado de fator XIII pode ser necessário se paciente com sangramento difuso associado a diminuição da força do coágulo, fibrinogênio normal e déficit de fator XIII (atividade < 60%).
- Fator VII recombinante pode ser utilizado quando todas as medidas acima associada a intervenção cirúrgica não controlar o sangramento. O risco de trombose e alto preço do fator VII limita a sua utilização em alguns casos.

A indicação de reabordagem cirúrgica deve ser guiada pela clínica e avaliação global do paciente. Pacientes com sangramento e choque hipovolêmico devem ser abordados emergencialmente. Alguns indicadores de necessidade de reabordagem são: sangramento > 200 mL/h por 4 a 6 horas, taxa de sangramento acima de 1.500 mL em 12 horas, aumento súbito do débito pelo dreno (300-500 mL) e evidência de tamponamento.

Anemia e transfusão

Recomenda-se como trigger para transfusão uma hemoglobina entre 7-9 g/dL durante sangramento ativo[23]. A transfusão de hemácias deve ser preferencialmente leucodepletada a fim de diminuir a resposta inflamatória e risco de complicações associadas a transfusão.

O uso de *cell salvage* é recomendado de rotina durante cirurgia cardíaca, com o intuito de diminuir a necessidade de transfusão de concentrado de hemácias.

Em um trabalho prospectivo randomizado no contexto de cirurgia cardíaca, Hajjar LA e colaboradores demonstraram que uma estratégia restritiva de transfusão de sangue (transfusão apenas se Ht < 24%) não tem maior incidência de morbimortalidade do que pacientes randomizados para tratamento liberal (transfusão para Ht > 30%)[24]. Além deste, outros trabalhos com resultados semelhantes vêm mostrando que a transfusão de sangue não deve ser baseada apenas no valor hematimétrico, mas sim no contexto clínico do paciente, e que uma estratégia mais restritiva de transfusão pode diminuir a resposta inflamatória e as complicações relacionadas a transfusão[25].

Complicações infecciosas
Choque séptico

O tratamento do choque séptico no pós-operatório de cirurgia cardíaca segue os mesmos princípios do paciente clínico, com necessidade de antibioticoterapia precoce, ressuscitação volêmica adequada, uso de vasopressores para adequação da PAm, correção da anemia e disfunções orgânicas, suporte ventilatório se necessário e uso de inotrópico no caso de baixo oferta de oxigênio. A maior dificuldade no contexto de perioperatório é diferenciar os casos de choque séptico dos casos de síndrome de vasoplegia conforme explicado no item acima.

O paciente com choque séptico deve receber antibiótico de largo espectro imediatamente após a suspeição desse diagnóstico, de acordo com a flora hospitalar e orientação da comissão controle de infecção hospitalar.

O principal foco de infecção no pós-operatório cardíaco é o pulmão. A incidência de pneumonia pós-operatória pode chegar a 22% em algumas séries[3]. Os principais fatores de risco são idade avançada, doença pulmonar obstrutiva crônica, tabagismo, uso de inibidores de bomba de prótons, uso de sonda nasogástrica e posição supina. Intubação prolongada aumenta o risco de pneumonia associada a ventilação e carrega consigo altos níveis de morbimortalidade[3,22].

Mediastinite e infecção de ferida operatória (FO)

Paciente em PO de cirurgia cardíaca tem que ter suas feridas operatórias examinadas diariamente com expressão local para verificar se há saída de secreção. Na suspeita de infecção de FO, devem ser colhidas culturas, laboratório sérico geral e início precoce do antibiótico com cobertura para Gram positivos. Exame de imagem (tomografia) pode ser necessária na suspeita de infecção profunda de FO. Na presença de infecção acometendo mediastino e osso pode ser necessária reabordagem cirúrgica para limpeza e colocação de curativo a vácuo para acelerar o processo de cura. Avaliação da equipe de cirurgia cardíaca e plástica para estes casos é essencial.

Complicações pulmonares

As complicações pulmonares são causa de aumento das comorbidades após cirurgia cardíaca e podem ocorrer em até 20% dos pacientes ventilados por mais de 24 horas[3]. Muitas das complicações são relacionadas a esternotomia, dor e dificuldade para tossir.

Atelectasia

A atelectasia pulmonar é a complicação pulmonar mais comum da cirurgia cardíaca. Ocorre em até 70% e está associada a ventilação pulmonar unilateral e colapso pulmonar durante a cirurgia[3,22]. Tosse ineficaz, derrame pleural, aumento do edema intersticial, distensão gástrica e dor duran-

te a inspiração podem contribuir para o surgimento da atelectasia pulmonar neste cenário. Diversas estratégias ventilatórias demonstram diminuição do risco de atelectasia: manobras de recrutamento alveolar e uso da pressão positiva respiratória final (PEEP) estão entre as principais[26].

Derrame pleural

A maioria das vezes o derrame pleural é secundário ao próprio trauma cirúrgico e durante o seguimento destes pacientes, os mesmo tem um prognóstico favorável na maioria das vezes. Entretanto, o derrame pleural pode ser o sinal inicial de complicações mais graves. Cerca de 6,6% dos pacientes vão precisar de drenagem do derrame pleural após cirurgia de revascularização miocárdica. Os principais fatores de risco associado são insuficiência cardíaca, FA e doença arterial periférica[26]. A maioria dos derrames pleurais vai ser absorvida dentro de um ano[22].

Outras complicações pulmonares

Edema agudo de pulmão (EAP) pode ser de etiologia cardiogênica ou não cardiogênica. O EAP cardiogênico está relacionado a diminuição da fração de ejeção do ventrículo esquerdo e aumento das pressões de enchimento ventricular, está associado a aumento do tempo de ventilação mecânica e consequentemente pior prognóstico. O tratamento da causa base que levou a disfunção miocárdica é essencial. Conforme descrito acima, o tratamento adjuvante envolve inotrópicos, diminuição da pós-carga e diurético[22].

Pneumotórax pode ocorrer após lesão pulmonar direta durante a cirurgia, rompimento de *blebs* espontaneamente, barotrauma secundário a ventilação mecânica ou após passagem de cateter venoso central. Sua incidência é em torno de 1% e o tratamento envolve drenagem pleural e mediastinal conforme necessário[26].

Apesar de pouco frequente, a complicação pulmonar mais grave no período pós--operatório é a síndrome do desconforto respiratório agudo (SDRA), com mortalidade próxima a 40%[3]. As causas de hipoxemia no perioperatório cardíaco são várias, entre elas podemos citar pneumonia, síndrome da resposta inflamatória sistêmica exacerbada, tromboembolismo pulmonar entre outras. O seu manejo deve ser semelhante a de outros cenários clínicos de SDRA, tendo como principal foco o tratamento da causa de base, ventilação protetora com baixo volume corrente (volume corrente < 6 mL/min), *driving pressure* reduzida e utilização de PEEP[22,26].

O tromboembolismo pulmonar (TEP) ocorre em cerca de 1% dos pacientes submetidos a cirurgia cardíaca e normalmente está associada a trombose de membros inferiores. Após realização de *screening* em pacientes em PO de cirurgia cardíaca, verifica-se que cerca de 20% apresentam algum grau de trombose no sistema venoso inferior. Portanto, a profilaxia com heparina ou compressão pneumática intermitente é obrigatória. O tratamento do TEP consiste em anticoagulação nos pacientes estáveis. Em pacientes com hipotensão relacionada ao TEP outras medidas mais agressivas devem ser tomadas, como tromboaspiração pulmonar por hemodinâmica ou trombólise em *situ*, com aumento importante do risco de sangramento.

Uma outra complicação pulmonar com alta mortalidade (5-8%) é a lesão pulmonar aguda relacionada a transfusão (TRALI – *Transfusion-related acute lung injury*). A presença de anticorpos em bolsas de sangue transfundida leva a uma resposta inflamatória exacerbada e edema pulmonar. A manifestação clínica de insuficiência respiratória aguda da TRALI normalmente se inicia após seis horas da transfusão sanguínea. Seu manejo envolve suporte ventilatório e ECMO em casos extremos[26].

A pneumonia será descrita no item Complicações Infecciosas, e a disfunção diafragmática, no item Complicações Neurológicas

Complicações neurológicas

As principais complicações neurológicas no perioperatório de cirurgia cardíaca são acidente vascular encefálico (AVE), neuropatia periférica e encefalopatia.

O AVE no pós-operatório é multifatorial. Embolização após clampeamento da aorta, hipoperfusão cerebral durante a CEC, fibrilação atrial com formação de trombos intracavitários seguido de embolização e sangramento estão entre as principais etiologias desse evento muitas vezes catastrófico. A real incidência de AVE perioperatório depende da definição e método de exame empregado para o diagnóstico. Procedimento combinado (troca de valva mitral + revascularização) apresenta a maior taxa de AVE, 3,5%, enquanto revascularização isolada esse valor fica em torno de 1,3%[3,27]. A realização de cirurgia sem CEC não foi capaz de demonstrar redução na incidência de AVE[3].

A utilização de betabloqueador e estatina perioperatório parecem reduzir a incidência desta complicação no perioperatório, entretanto essa informação não foi testada em estudos prospectivos randomizados, sendo essa prática baseada apenas em estudo observacionais[3]. Apesar da frequente realização de ultrassom de carótidas pré-operatório, um estudo não randomizado demonstrou que a intervenção combinada (endarterectomia + revascularização miocárdica) aumenta o risco de AVE perioperatório[28].

A neuropatia periférica pode ser observada nas extremidades superiores, inferiores, disfunção diafragmática por lesão do nervo frênico ou lesão dos nervos intercostais. A maioria dessas complicações cessa espontaneamente após semanas a meses, sendo que 85% dos pacientes são assintomáticos em 5-28 meses. A maior complicação é em relação ao nervo frênico e disfunção diafragmática, que pode ocorrer em 1-2% pós-cirurgia cardíaca. Pacientes com lesão bilateral necessitam frequentemente de maior tempo de ventilação mecânica[3]. A lesão do nervo frênico pode acontecer durante a dissecção da artéria mamária interna e durante a manipulação cardíaca. O diagnóstico pode ser feito através de radiografia de tórax demonstrando elevação de hemicúpula diafragmática ou através do ultrassom de diafragma.

Encefalopatia é o termo utilizado para descrever quadro de confusão mental, *delirium*, agitação e alteração do estado mental. Essas complicações podem variar de 8-32%[3]. A presença dessa complicação está associada a maior tempo de internação e maior mortalidade em até seis meses[29]. Os principais fatores de risco são idade avançada, AVE prévio, diabetes, hipertensão, obstrução de carótidas, microembolização e hipoperfusão durante a CEC. Além disso, a utilização de benzodiazepínicos no pós-operatório aumenta a incidência de *delirium* no PO. O tratamento do *delirium* necessita de uma abordagem ampla, com medidas comportamentais como manter a família perto do paciente, quartos com janelas, manter o paciente com óculos ou aparelhos auditivos para aqueles que já faziam uso prévio destes dispositivos e haldol para o tratamento de *delirium* hiperativo.

Complicações gastrointestinais

Sangramento do trato gastrointestinal, disfagia, pancreatite, colecistite, falência hepática e isquemia mesentérica são as principais complicações relacionadas ao sistema digestivo. A incidência destas complicações é menor do que 1-4%[3].

Débito cardíaco diminuído, hipotensão e hipoxemia podem levar a disfunção gastrointestinal. Além disso, jejum, opioides e aumento da permeabilidade intestinal pode exacerbar essas complicações.

O sangramento gastrointestinal é uma das complicações mais comuns após cirurgia cardíaca. Os principais fatores de risco são idade avançada, diabetes, AVC prévio, doença renal e tempo de CEC maior que

98 minutos[3]. O uso de inibidores de bomba de prótons de forma profilática é incentivado neste período apesar de sua relação com infecção por *Clostridium difficile*. O tratamento do sangramento gastrointestinal alto é realizado através de correção dos distúrbios de coagulação, uso de inibidores de bomba de prótons endovenoso, passagem de sonda nasogástrica e transfusão de hemoconcentrados se necessário. A realização de endoscopia digestiva alta (EDA) deve ser realizada o mais precocemente possível para tratar possíveis focos de sangramento. Cirurgia de urgência é reservada para casos excepcionais.

O sangramento digestivo baixo pode ser secundário a doenças preexistentes, como doença diverticular dos cólons, câncer, isquemia mesentérica, angiodisplasia e desordens anorretais. O manejo inicial envolve correção de distúrbio da coagulação, transfusão de hemoconcentrados se necessário e colonoscopia. Casos com instabilidade hemodinâmica que não tolerem colonoscopia devem ser submetidos a angiografia. Avaliação para colectomia pode ser necessária em casos extremos[3].

A disfagia geralmente está relacionada com o uso de ecocardiograma transesofágico periprocedimento e tem características benignas na maior parte das vezes.

Elevação de transaminases, bilirrubina e fosfatase alcalina são comuns no pós-operatório de cirurgia cardíaca, por outro lado, a falência hepática aguda é rara e tem etiologia multicausal (congestão hepática, hemólise, hipóxia, injúria de reperfusão). Pacientes assintomáticos podem ser tratados de forma conservadora, com suspensão de drogas hepatotóxicas (amiodarona, paracetamol, estatina...) e observação dos níveis de transaminases. Pacientes com aumento de enzimas canaliculares e bilirrubina devem realizar exame de imagem para pesquisa de patologias da via biliar. A literatura referente a pacientes com insuficiência hepática submetidos a cirurgia cardíaca é limitada, mas atenção especial deve ser tomada com pacientes desnutridos, retenção de sódio, ascite e coagulopatia[3].

Em pacientes com idade avançada, tempo prolongado de CEC, uso de BIA, suporte inotrópico, falência renal ou cirurgia de urgência que se se apresente com acidose metabólica importante no pós-operatório deve ser levantada a hipótese diagnóstica de isquemia mesentérica. Esta condição tem mortalidade de 50 a 100% portanto, angiografia e tratamento agressivo devem ser realizados na suspeita desse diagnóstico.

Complicações renais

Quando avaliamos aumento de 50% ou mais do nível de creatinina no pós-operatório de cirurgia cardíaca, encontramos até 30% de pacientes com lesão renal aguda, e cerca de 1 a 5% irão necessitar de diálise[55]. A presença de disfunção renal está associada a maior mortalidade em 30 dias quando comparada a pacientes que não desenvolveram IRA, com taxa de mortalidade em torno de 60%[30]. Com o envelhecimento mundial da população, vem ocorrendo um aumento das comorbidades dos pacientes submetidos a revascularização e com isso uma maior incidência de complicações renais. Os principais fatores de risco associados são presença de doença aterosclerótica sistêmica, redução basal da creatina, tempo prolongado de CEC e uso de contraste antes da cirurgia[22].

Em relação à prevenção, o melhor método é manter a adequada perfusão renal, evitando-se hipovolemia e hipotensão, além de evitar drogas potencialmente nefrotóxicas (por exemplo: aminoglicosídeos, IECA, contraste) no pós-operatório imediato. Além disso, postergar a cirurgia em alguns dias após o uso de exames contrastado (cateterismo, arteriografia, angiotomografia) também diminui o risco de IRA pós-cirurgia[3]. Até o momento nenhum medicamento ou outra medida se mostraram eficazes na prevenção de IRA. O uso de N-acetilcisteína,

que teoricamente diminuiria a cascata de inflamação provocada pela instabilidade hemodinâmica não reduz a incidência de IRA pós-operatória e portanto não deve ser utilizada com esse fim[31].

A decisão de quando iniciar diálise deve ser individualizada. O nível isolado de creatinina não é deve ser o fator mais importante nessa decisão, mas sim o grau de uremia, alterações eletrolíticas e sobrecarga de volume. Pacientes com instabilidade hemodinâmica e IRA devem ser submetidos a terapia de substituição renal continua a fim de evitar piora do quadro hemodinâmico[3].

Analgesia e sedação

Dor no perioperatório é uma condição clínica associada a desconforto perioperatório, maior incidência de *delirium*, atelectasias, complicações pulmonares e síndrome de estresse pós-traumático. Na tentativa de minimizar essas complicações, protocolos de analgesia e controle de dor devem ser utilizados de maneira rotineira. Os objetivos da analgesia e sedação são oferecer conforto e bem-estar aos pacientes, auxiliar na recuperação reduzindo as taxas de complicações. Entretanto, é fundamental o conhecimento da farmacologia e a monitorização da sedação e da analgesia para que se tenha bons resultados.

A analgesia deve ser realizada preferencialmente em intervalos regulares, com reavaliação clínica periódica para titulação das doses dos medicamentos utilizados. De maneira rotineira, sugerimos analgesia com dipirona intravenosa 1 - 2 g de 6/6 h ou paracetamol 750 mg 6/6 h, associada a tramadol 50-100 mg intravenoso de 6/6 horas quando necessário. Em casos em que ocorra persistência da dor, recomendamos morfina endovenosa até controle total da dor. Nesses casos, atenção especial deve ser tomada em relação à frequência respiratória, pupilas, presença de prurido, retenção urinária e alteração do nível de consciência[22].

Em caso de não controle da dor, pode ser indicado controle com bomba de infusão contínua e doses extras se necessário. Em casos de dor persistente ou presença de drenos no tórax, recomenda-se a realização de bloqueio intercostal ou peridural com colocação de cateter para infusão de analgésicos. Anti-inflamatórios não hormonais possuem indicação bastante restrita no pós-operatório de cirurgia cardíaca e não devem ser utilizados de maneira rotineira[22].

Medicamentos

Uma das questões mais emblemáticas no pós-operatório de cirurgia cardíaca é quando devemos reintroduzir os medicamentos que o paciente fazia uso previamente, principalmente os antiagregantes e anticoagulantes quando necessário.

Aspirina (AAS)

A aspirina está relacionada com diminuição na incidência de AVE, insuficiência renal, infarto perioperatório, isquemia mesentérica e maior patência dos enxertos quando utilizado antes da cirurgia de revascularização. Apesar de ser ainda motivo de discussão sobre o risco aumentado de sangramento, recomendamos que o AAS não seja suspenso antes da cirurgia de revascularização e portanto seu uso deve ser continuado no pós-operatório.

Clopidogrel, Ticagrelor e Prasugrel

A maioria dos estudos demonstra aumento do sangramento quando o Clopidogrel é utilizado em até 5 dias antes da cirurgia, portanto recomendamos a suspensão desta classe de medicamentos 5 dias antes da cirurgia. Por outro lado, o clopidogrel está associado a menor incidência de eventos cardíacos no pós-operatório, portanto pacientes que tenham indicação (evento isquêmico agudo dentro de 1 ano) devem voltar a usar este medicamento o mais precocemente possível dentro dos primeiros dias pós-operatório, quando o risco de sangramento estiver diminuído[3].

Anticoagulação (Heparina e Varfarina)

O uso de anticoagulantes no pós-operatório tem duas indicações: profilaxia para trombose venosa profunda e anticoagulação plena (presença de válvula mecânica, fibrilação atrial ou tratamento de trombose prévia). Com relação à profilaxia de trombose, podemos utilizar heparina não fracionada (HNF), heparina de baixo peso molecular (HBPM) ou compressão pneumática intermitente. Em pacientes com alto risco de sangramento ou com contraindicação às heparinas, sugerimos a utilização da compressão pneumática intermitente já no pós-operatório imediato. No restante dos pacientes, caso não exista sangramento abundante que contra indique o uso de heparina, sugerimos começar HNF ou HBPM em dose profilática o mais precocemente possível.

Nos casos dos pacientes que necessitam de anticoagulação plena, tentamos retirar os drenos o mais rápido possível, assim que o débito permitir. Visto que a varfarina demora pelo menos três dias para atingir seu efeito, começamos Varfarina no 1o PO se não houver contraindicação junto com heparinização plena (HNF ou HBPM dependendo da função renal). Quando INR estiver acima de 2, suspendemos a heparina e mantemos apenas a Varfarina. No caso de prótese mecânica mitral, mantemos a heparinização plena até INR atingir 2,5. Deste modo diminuímos o risco de trombose de prótese e AVE embólico sem aumentar muito o risco de sangramento.

Resumo

Devido ao grande número de complicações no período pós-operatório, comorbidades dos pacientes e grande porte da cirurgia cardíaca, o manejo destes pacientes é único. Durante o perioperatório, o músculo cardíaco pode apresentar piora temporária da sua função, levando a deterioração clínica e hipoperfusão tecidual maior do que em cirurgias não cardíacas. Para o adequado reconhecimento das complicações e tratamento correto, toda equipe responsável pelo cuidado destes pacientes necessita de atenção e treinamento constante.

Referências bibliográficas

1. van Beek DEC, van Zaane B, Buijsrogge MP. Implementation of the Third Universal Definition of Myocardial Infarction After Coronary Artery Bypass Grafting: A Survey Study in Western Europe. J Am Heart Assoc. 2015;4:e001401 doi: 10.1161/JAHA.114.001401.
2. Braile DM and GomesWJ. Evolution of Cardiovascular Surgery. The Brazilian Saga. A History of Work, Pioneering Experience and Success. Arq Bras Cardiol. 2010;94(2):151-152.
3. Szelkowski LA, Puri NK, Singh R, Massissimiano PS. Current trends in perioperative, intraoperative, and postoperative care of the adult cardiac surgery patient. 2015;52:531-569.
4. Karski JM. Practical aspects of early extubation in cardiac surgery. J Cardiothorac Vasc Anesth. 1995;5:30-3.
5. Ettema RG, Peelen LM, Schuurmans MJ, Nierich AP et al. Prediction models for prolonged intensive care unit stay after cardiac surgery: systematic review and validation study. Circulation. 2010;122(7):682-689.
6. Schettino G, Cardoso LF, Mattar Jr. J, Torggler FF. Livro - Paciente Crítico: Diagnóstico e Tratamento - Hospital Sírio Libanês - Schettino. 2a edição. 2012. Editora Manole. ISBN 9788520431832.
7. Tuman KJ, McCarthy RJ, Spiess BD et al. Effect of pulmonary artery catheterization on outcomes in patients undergoing coronary artery surgery. Anesthesiology.1989;70(2):199.
8. Schwann M, Hoeft M, Barash M et al. Lack of effectiveness of the pulmonary artery catheter in cardiac surgery. Anesth Analog. 2011;113(5):994-1002.
9. Temporelli PL, Scapellato F, Eleuteri E et al. Doppler echocardiography in advanced systolic heart failure: a noninvasive alternative to swan-ganz catheter. Circ Heart Fail.2010;3(3):387-394.

10. Slater JP, Guarino T, Stack J et al. Cerebral oxygen desaturation predicts cognitive decline and longer hospital stay after cardiac surgery. Ann THorac Surg. 2009;87(1):36-45.
11. Yokoyama Y, Chaitman BR, Hardison RM et al. Association between new electrocardiographic abnormalities after coronary revascularization and five-years cardiac mortality in BARI randomizes and registry patients. Am J Cardiol.2000;86(8):819.
12. Chaitman BR, Alderman EL, Sheffield LT et al. Use of survival analysis to determine the clinical significance of new Q waves after coronary bypass surgery. Circulation. 1983;67(2):302.
13. Thygesen K, Alpert JS, Jaffe AS et al. Third universal definition of myocardial infarction. Eur Heart J. 2012;33:2551–2567.
14. Simon MA. Assessment and treatment of right ventricular failure. Nat Rev Cardiol 2013;10:204-218.
15. Argenziano M, Chen JM, Choudhri AF et al. Managemente of vasodilatory shock after cardiac surgery: identification of predisposing factors and use of a novel pressor agent. J ThoracCardiovasc Surg.1998;116(6):973.
16. Leyh RG, Kofidis T, Strüber M et al. Methylene blue: the drug of choice for catecholamine-refractory vasoplegia after cardiopulmonary bypass? J Thorac Cardiovasc Surg.2003;125(6):1426
17. Cremer J, Martin M, Redl H et al. Systemic inflammatory response syndrom after cardiac operation. Ann Thorac Surg. 1996;61(6):1714.
18. Wan S, LeClerc JL and Vicent JL. Inflammatory response to cardiopulmonary bypass: mechanisms involved and possible therapeutic strategies. Chest. 1997;112(3):676.
19. Mitchell LB. Incidence, timing and outcomes of atrial tachyarrhtmias after cardiac surgery. Atrial Fibrillation After Cardiac Surgery. New York, NY: Springer;2000:p37-50.
20. Fuster V, Rydèn LE, Cannom DS et al. ACC/AHA/ESC 2006 guidelines for management of patients with atrial fibrillation: full text. Europace. 2006;8:8(9):651-745.
21. Miller RH, Horneffer PJ, Gardner TJ et al. The epidemiology of the postopericardiotomy syndrome: a common complication of cardiac surgery. Am Heart J. 1988;116:1323-1329.
22. Nearman H, Klick JC, Paul Eisenberg, Pesa N. Perioperative complication of cardiac surgery and postoperative care. Crit Care Clin. 2014;30:527-555.
23. Kozek-Langenecker SA, Afshari A, Albaladejo P et al. Management of severe perioperative bleeding. Eur J Anaesthesiol 2013;30:270-382.

24. Hajjar LA, Vincent JL, Galas FRBG et al. Transfusion Requirements after cardiac surgery. TRACS trial. JAMA. 2010;304:1559-1567.

25. Kilic A and Whitman GJR. Blood Transfusion in Cardiac Surgery: Indication, Risk, and Conservation Strategies. Ann Thorac Surg. 2014;97:726-734.

26. Weissman C. Pulmonary complications after cardiac surgery. Semin Cardiothorac Vasc Anesth 2004;8(3):185-211.

27. Tarakji KG, Sabik JF, Bhudia SK et al. Temporal onset, risk factor, and outcomes associated with stroke after coronary artery bypass grafting. J Am Med Assoc. 2011;305(4):381-390.

28. Li Y, Walicki D, Mathiesen C et al. Strokes after cardiac surgery and relationship to carotid stenosis. Arch Neurol.2009;66(9):1091-1096.

29. Robinson TN, Raeburn CD, Tran ZV et al. Motor subtypes of postoperative delirium in older adults. Arch Surg. 2011;146(3):295-300.

30. Huen SC, Parikh CR, Predicting acute kidney injury after cardiac surgery: a systematic review. Ann Thorac Surg. 2012;93(1):337-347.

31. Adabag AS, Ishani A. Bloomfield HE et al. Efficacy of N-acetylcisteine in preventing renal injury after heart surgery: a systematic review. Heart Fail Rev. 2011;16(6):553-567.

24

Manejo Perioperatório de Cirurgia Vascular de Grande Porte

Lílian Petroni Paiva
Sérgio Roberto Silveira da Fonseca

Introdução

Os pacientes submetidos a cirurgia vascular extracardíaca constituem um grupo singular. Via de regra, eles costumam ser mais idosos e portadores de múltiplas comorbidades, todas as quais são fatores de risco para aterosclerose, sendo a mais frequente o tabagismo[1-3]. Outros fatores de risco estão descritos na Tabela 24.1.

Um fator importante para o manejo bem-sucedido do paciente submetido a cirurgia vascular é considerar a doença arterial periférica como a manifestação de um processo inflamatório sistêmico que afeta todo o endotélio vascular e afeta a circulação coronariana, cerebral, renal e vascular periférica[1,2,4]. Esses pacientes têm maior risco para infarto agudo do miocárdio (IAM), por apresentarem aterosclerose

TABELA 24.1	FATORES DE RISCO PARA ATEROSCLEROSE
Maiores	**Menores**
Tabagismo	Obesidade
Idade avançada	Sedentarismo
Dislipidemias	Sexo masculino
Hipertensão arterial sistêmica (HAS)	Etilismo
História familiar	Estados de hipercoagulabilidade
Homocisteinemia	Níveis aumentados de proteína C reativa
Hiperfibrinogenemia	
Hipoproteinemia	
Adaptado Krupski WC: Atheroclerosis.	

conhecida[1,3], além de risco aumentado para acidente vascular cerebral[1].

Uma notável exceção é o paciente jovem vítima de trauma vascular, que não apresenta lesões decorrentes da aterosclerose.

Um estudo realizado na década de 1980 demonstrou que 91% dos pacientes submetidos aos procedimentos vasculares mais comuns (correção de aneurisma de aorta abdominal – AAA, endarterectomia de carótidas e *by-pass* periférico) apresentavam doença arterial coronariana documentada[5,6].

Muluk *et al.* demonstraram que pacientes admitidos com queixa de claudicação intermitente têm uma mortalidade de 50% em 5 anos, principalmente devido a eventos cardiovasculares[7].

A seguir, descreveremos o manejo perioperatório dos tipos de cirurgia vascular de grande porte mais comuns: correção de aneurisma de aorta abdominal e endarterectomia de carótidas.

Aneurisma de aorta abdominal

Aproximadamente 90% dos aneurismas extracranianos são encontrados na aorta infrarrenal. Na maioria, são assintomáticos e encontrados durante a realização de exames radiológicos para investigação de outras condições. Entretanto, a história natural desses aneurismas é de expansão e eventual ruptura[1,8,9]. Os principais sintomas são dor abdominal ou lombar. A presença de sintomas deve ser entendida como risco iminente de ruptura, necessitando de correção cirúrgica urgente[1].

Aneurisma é definido como a dilatação localizada, permanente e irreversível de um vaso sanguíneo de pelo menos 50% em relação ao seu diâmetro normal esperado. A dilatação inferior a 50% do diâmetro normal é chamada de ectasia[10]. A partir dessa definição, consideramos aneurisma quando o diâmetro da aorta abdominal infrarrenal for maior do que 30 mm no

sexo masculino e maior que 26 mm no sexo feminino.

O tratamento cirúrgico é recomendado para paciente sintomáticos ou com aneurismas que se expandem mais de 1 cm/ano. Para pacientes assintomáticos, a cirurgia é recomendada quando o diâmetro da aorta é maior que 55 mm. Dois grandes estudos mostraram que não há diferença na mortalidade entre o tratamento expectante e a correção cirúrgica para aneurismas assintomáticos entre 40 – 54 mm de diâmetro. Embora tenha havido maior ocorrência de infarto do miocárdio nos pacientes não operados, a taxa de internação hospitalar nesse grupo foi inferior à taxa do grupo cirúrgico[9,11]. Segundo os autores, a principal razão para não indicarem cirurgia nos aneurismas menores que 55 mm é a baixa taxa de ruptura, da ordem de 0,6% ao ano, taxa similar àquela encontrada em estudos de observação populacional[12,13].

A escolha para a via de correção cirúrgica aberta ou endovascular deve ser feita levando em consideração a anatomia vascular e a experiência do serviço, conforme podemos observar na Figura 24.1.

Técnica endovascular

A tentativa de reparo endovascular é atrativa, pois minimiza em muito o insulto fisiológico e a reação inflamatória do paciente. Nesse caso, é realizada a punção percutânea de ambas as artérias femorais (ou exposição das aa. Ilíacas externas), passagem de fio-guia e posicionamento do enxerto endovascular com o auxílio da fluoroscopia. O enxerto é então fixado ao colo não aneurismático da aorta e das artérias ilíacas com *stents* autoexpansíveis (insuflados de dentro da luz arterial) até acomodar-se sobre a parede arterial danificada. O enxerto endovascular exclui o aneurisma do fluxo sanguíneo e se estende da aorta infrarrenal até ambas as aa. Ilíacas, preservando o fluxo para as aa. Ilíacas internas[1,10].

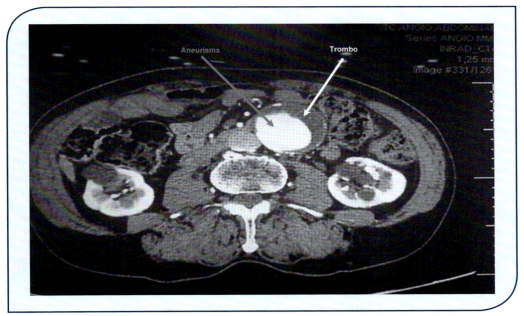

Figura 24.1 – Angio-TC do abdômen mostrando aneurisma de aorta abdominal (seta cinza) com presença de trombo mural (seta branca).

Alguns fatores anatômicos podem dificultar ou mesmo contraindicar o tratamento endovascular, a saber: tortuosidade da aorta e das aa. Ilíacas, calcificação, presença de trombos e diâmetro arterial insuficiente para colocação do introdutor.

Os pacientes submetidos a esse tipo de tratamento nem sempre necessitam de acompanhamento pós-operatório em UTI, mas algumas complicações podem ocorrer. Ruptura do aneurisma, lesão arterial e formação de pseudoaneurisma no local de punção, deslocamento da prótese, oclusão inadvertida de ramos arteriais (que podem levar a infarto mesentérico ou renal), deslocamento de placa ateromatosa (levando a embolizações distais) e vazamentos (*endoleaks*) são exemplos de complicações possíveis[1,8,10]. A lesão renal induzida por contraste também deve ser considerada e acompanhada, bem como a possibilidade de lesão neurológica por oclusão de artérias medulares.

Técnica convencional (correção cirúrgica aberta)

Pacientes submetidos a correção cirúrgica aberta de aneurisma de aorta abdominal (AAA) necessitam de monitorização pós-operatória em Unidade de Terapia Intensiva (UTI). A taxa de mortalidade perioperatória é de cerca de 5%[1,10,14], sendo a causa mais frequente de óbito a disfunção cardiovascular, principalmente por isquemia coronariana[10].

Ao ser admitido na UTI, o paciente deve receber monitorização cardíaca contínua, oximetria de pulso, preferencialmente com monitorização invasiva da pressão arterial, cateter venoso central, além de sondagem vesical de demora. Eventualmente, pode ser transferido do centro cirúrgico para a UTI ainda sob intubação traqueal e ventilação mecânica.

Como todo paciente admitido na UTI, deve-se extrair informações da equipe anestésica, como agentes utilizados na indução, vias aéreas (se houve dificuldade para ventilação e/ou intubação), uso de antibiótico profilático e evolução no intraoperatório (sangramento excessivo, complicações anestésicas, alterações hidroeletrolíticas ou do equilíbrio acidobásico). Da mesma forma, o cirurgião deve informar os dados cirúrgicos, tais como intercorrências cirúrgicas, necessidade de mudança da técnica cirúrgica, tempo cirúrgico, tempo de clampeamento da aorta prolongado, etc.).

A rotina para exames no pós-operatório imediato deve incluir: gasometria arterial com lactato arterial, gasometria venosa central, eletrólitos, função renal, função hepática, transaminases, hemograma, coagulograma, marcadores de necrose miocárdica e eletrocardiograma – ECG. A radiografia de tórax se faz necessária para todos os pacientes que tiveram passagem de cateter venoso central (punção jugular ou subclávia), bem como os pacientes intubados e sob ventilação mecânica.

Mesmo em caso de lesão renal ou gastrointestinal aguda, dificilmente esses exames estarão alterados no pós-operatório imediato, porém são importantes como parâmetro de comparação.

Os níveis de hemoglobina e hematócrito devem ser seriados para avaliar sangramentos, assim como o lactato para avaliação de perfusão tecidual. A coagulopatia pode ser avaliada pelo tromboelastograma para ajudar a guiar a reposição de hemoderivados. A

hipotermia é um importante fator de coagulopatia e deve ser corrigida prontamente.

Devido a coexistência de lesão coronariana, os marcadores de lesão miocárdica devem ser seriados durante as primeiras 48-72 horas, assim como o eletrocardiograma.

Em função da reação inflamatória importante gerada por esse tipo de cirurgia associado ao uso de contraste intraoperatório, pode ocorrer alteração da função renal nesses pacientes, sendo importante manter a volemia adequada e observar o ritmo da diurese, que se diminuído, pode sinalizar lesão renal[15] (Tabela 24.2).

A monitorização contínua do débito cardíaco e da saturação venosa central através do cateter de artéria pulmonar (Swan-Ganz) ou de monitorização por sistema de onda de pulso (LidCo, Vigileo) pode ser uma estratégia interessante, principalmente em pacientes cardiopatas.

Outra forma possível de monitorização não invasiva é a ecocardiografia hemodinâmica, realizada a beira leito por intensivista, a fim de ajudar na determinação do *status* volêmico e cardiovascular. Da mesma forma, o ultrassom pulmonar pode ajudar a determinar complicações pulmonares, tais como atelectasia, derrame pleural, congestão.

Idealmente, deve-se deixar o paciente com analgesia adequada e o mínimo de sedação para mantê-lo confortável. Tão logo quanto possível, deve-se realizar a extubação

TABELA 24.2	TABELA AKIN DE LESÃO RENAL	
Estádio	**Creatinina sérica**	**Débito urinário**
1	Aumento > ou = 0,3 mg/dL ou aumento de 150-200% da creatinina basal	< 0,5 mL/kg/h por mais de 6 h
2	Aumento de 200-300% da creatinina basal	< 0,5 mL/kg/h por mais de 12 h
3	Aumento > 300% da creatinina basal ou creatinina > ou = 4 mg/dL	< 0,5 mL/kg/h por mais de 24 h ou anúria por mais de 24 h

Adaptado Crit Care. 2007, 11:R31.

Complicações pós-operatórias

Todo procedimento cirúrgico está sujeito a complicações. Independente da técnica de correção utilizada na reconstrução de aorta, as complicações que podem ocorrer são basicamente as mesmas, a saber: hemorragia, lesão por isquemia/reperfusão, choque, insuficiência respiratória, insuficiência renal, infarto do miocárdio.

- **Hemorragia:** devido a sutura do enxerto na aorta, a principal complicação é o sangramento[1,8,10]. O principal fator de hemorragia no pós-operatório é mecânico, por isso queda de níveis de hemoglobina devem ser prontamente informadas à equipe cirúrgica. Embora pouco frequente, essa hipótese deve ser aventada em caso de instabilidade hemodinâmica. Deve ser tratada imediatamente com transfusão de hemácias, plasma fresco e plaquetas, além de possível reabordagem cirúrgica. Hipotermia e acidose devem ser revertidas, pois podem piorar a coagulopatia[8,10]. Se estiver disponível, o tromboelastograma pode ser utilizado para guiar a estratégia de reposição de hemocomponentes e hemoderivados.

- **Choque:** os aneurismas de aorta possuem um componente de doença inflamatória que não deve ser subestimado. A manipulação da aorta e seu pinçamento causam uma série de alterações hemodinâmicas que podem persistir no período pós-operatório, caracterizando uma síndrome de resposta inflamatória sistêmica (SIRS) que pode levar ao choque distributivo. De modo análogo ao tratamento do choque séptico, é fundamental manter a volemia do paciente adequada. Para isso, podemos lançar mão de diversos parâmetros como guia para a reposição volêmica: pressão arterial média (PAM), frequência cardíaca (FC), diurese, pressão venosa central (PVC), pressão de oclusão da artéria pulmonar (POAP), variação da pressão de pulso (VPP), saturação venosa central de O_2 (SvO_2) ou saturação venosa mista de O_2; além do lactato arterial. Como parte da ressuscitação guiada por metas, devemos repor 20 mL/kg de peso ideal de fluidos (cristaloide ou coloide) até obter PAM > 65 mmHg, PVC = 12 ou POAP = 18 mmHg. Se após a elevação das pressões de enchimento, a hipotensão se mantiver, iniciamos vasopressores (noradrenalina ou dopamina) até atingirmos a meta pressórica ou uma queda de 20% do lactato inicial. O cateter de artéria pulmonar tem perdido espaço nas UTIs para métodos de monitorização menos invasivos, guiados por análise de contorno de ondas de pulso. O ecocardiograma hemodinâmico pode também ser utilizado como parâmetro para guiar a ressuscitação volêmica, por ser não invasivo, não emitir radiação e poder ser utilizado várias vezes por dia, se necessário.

- **Isquemia/reperfusão:** outras complicações incluem a isquemia de membros inferiores (devido ao clampeamento da aorta no intraoperatório) e complicações gastrointestinais (dentre as quais a mais temida é a isquemia mesentérica). Dessa forma, a perfusão dos membros deve ser avaliada, e qualquer alteração aguda (cianose, palidez ou perda de pulsos) deve ser imediatamente informada à equipe cirúrgica, pois pode constituir uma emergência, necessitando de correção cirúrgica imediata. Se o tempo de isquemia for prolongado, podem ocorrer complicações associadas a reperfusão, notadamente hipercalemia e rabdomiólise devido a morte celular, que podem levar a insuficiência renal aguda e disfunção de múltiplos órgãos. Fatores associados ao maior risco de isquemia mesentérica e de membros inferiores incluem: hipotensão, hipovolemia, baixo débito cardíaco, uso de vasopressores, aterosclerose prévia, embolização distal, compressão de vasos mesentéricos por manipulação cirúrgica ou por hematoma (decorrente de sangramento prévio)[1,8,10]. A isquemia mesentérica é uma doença insidiosa e depende de um alto grau de suspeita clínica para o diagnóstico. Dor abdominal é um sintoma comum, mas pode ser mascarado pela analgesia do pós-operatório. Diarreia com sangue é outro sinal, porém pode estar ausente. Lactato persistentemente alto é um fator que leva a suspeita diagnóstica. Quando a suspeita clínica é elevada, é recomendada a realização de colonoscopia ou retossig-moidoscopia (Figuras 24.2 e 24.3) para avaliação da mucosa intestinal.

- **Infarto agudo do miocárdio e choque cardiogênico:** como já mencionado, os pacientes submetidos a correção de aneurisma de aorta têm risco muito aumentado para insuficiência coronariana – o eletrocardiograma e os marcadores de lesão miocárdica (CK-MB e troponina) devem ser seriados por um período de pelo menos 3 dias no pós-operatório. O ácido acetilsalicílico e as estatinas devem ser reiniciados tão logo haja liberação de dieta pela equipe cirúrgica. No caso de IAM com supradesnível de segmento ST, o tratamento de escolha é a angioplastia coronária percutânea (devido a cirurgia vascular recente, trombolíticos são contraindicados). O objetivo do tratamento é preservar a maior área possível de miocárdio viável a fim de manter o débito cardíaco adequado. Nos casos de IAM

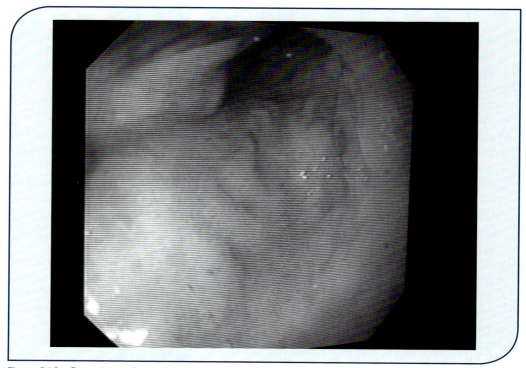

Figura 24.2 – Retossigmoidoscopia mostrando isquemia de cólon.

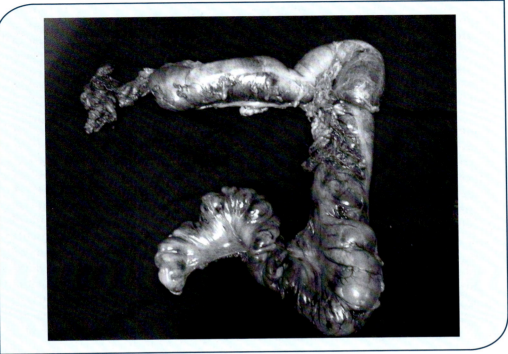

Figura 24.3 – Peça cirúrgica da paciente acima mostrando isquemia mesentérica estendendo-se até o cólon transverso.

sem supra, a disfunção cardiovascular deve ser tratada (caso exista) e deve ser analisado o melhor momento para a realização da cineangiocoronariografia.

- **Insuficiência renal aguda:** principalmente nas correções de aneurismas infrarrenais, existe a possibilidade de desenvolver lesão renal aguda. Causas mais frequentes incluem: hipovolemia, lesão por isquemia/reperfusão, rabdomiólise e comprometimento das artérias renais. A ocorrência de IRA dialítica está relacionada ao aumento do tempo de internação e aumento da mortalidade intra-hospitalar. Deve-se manter a volemia adequada e uma pressão arterial média acima de 65-70 mmHg para tentar evitar essa complicação. Como mencionado previamente, há ainda o risco de lesão renal induzida pelo contraste que se apresenta com aumento dos marcadores em 48-72 h após o insulto. No entanto a disfunção renal neste tipo de pacientes é normalmente multifatorial.

- **Pneumonia:** principalmente relacionada a ventilação mecânica – a melhor estratégia preventiva é seguir um protocolo de desmame de ventilação mecânica a fim de assegurar o desmame e extubação o mais precocemente possível. Como a incidência de tabagismo é alta nessa população, devemos estar preparados para lidar com pacientes portadores de DPOC. As atelectasias também podem ocorrer no pós-operatório, principalmente em aneurismas de aorta torácica, e podem ser tratados com ventilação mecânica não invasiva.

- **Neurológicas:** a paraplegia e a paraparesia são complicações muito raras, porém, catastróficas, da cirurgia de aorta abdominal, sendo mais frequentes em procedimentos envolvendo a aorta torácica[1,8]. Podem ocorrer devido ao pinçamento da aorta e diminuição do fluxo sanguíneo para a medula espinhal, particularmente para a artéria espinhal magna (artéria de Adamkiewicz). Fatores de risco incluem a idade avançada, extensão do aneurisma, tempo de isquemia superior a 30 minutos, e hipotensão no intra e no pós-operatório. Técnicas para diminuir a incidência de lesões medulares são controversas, e podem incluir perfusão femoral seletiva durante o procedimento ou passagem de derivação lombar externa para monitorização e controle da pressão liquórica, promovendo a drenagem do líquor sempre que a pressão superar 20-30 mmHg. Caso o paciente apresente paralisia/paraparesia ao despertar, essa medida também pode ser mantida no período pós-operatório, juntamente com medidas para manter a PAM acima de 90 mmHg de forma a aumentar a perfusão medular. Entretanto, o controle hemodinâmico otimizado no período intra e pós-operatório, associado a uma técnica cirúrgica de excelência e com tempo de isquemia reduzido parecem prover melhores resultados.

- **Infecção de prótese:** complicação que pode ocorrer meses ou mesmo anos após o tratamento cirúrgico, é uma das mais temidas devido a alta taxa de morbimortalidade. Pode apresentar-se inicialmente como febre de origem indeterminada. Uma TC de abdômen mostrando líquido ao redor do enxerto aumenta a suspeita diagnóstica[10,16]. Hemorragia digestiva é outra apresentação possível, devido a fístula aorto-entérica[16]. Esse tipo de complicação deve ser tratado agressivamente com antibióticos de amplo espectro (o predomínio é de Gram-positivos, principalmente *Staphylococcus aureus*). O tratamento recomendado é a troca da prótese – o paciente deve ser otimizado clinicamente antes do procedimento e o pós-operatório

deve ser realizado em UTI devido ao risco de evolução para sepse grave e/ou choque séptico após a manipulação do foco infeccioso. Nesse caso, o paciente deve ser manejado de acordo com as diretrizes do *Surviving Sepsis Campaign*[17] de ressuscitação guiada por metas para obter o melhor resultado possível.

Cirurgia de carótidas

Estima-se que 2-3% da população geral tenha estenose de artéria carótida interna, sendo a maioria indivíduos idosos e do sexo masculino. Os eventos vasculares relacionados a estenose de carótida refletem principalmente no sistema nervoso central, manifestando-se como acidente vascular cerebral isquêmico (AVCI), que pode ser decorrente da embolização da placa aterosclerótica ou do baixo fluxo ocasionado pelo estreitamento desse vaso que é o principal condutor de sangue oxigenado ao parênquima cerebral.

A grande maioria dos AVCs é de etiologia isquêmica, desses, 15 a 20% são atribuídos a aterosclerose das artérias carótidas extracranianas. Sabe-se que o risco de morte e de recorrência de AVC aumenta após um episódio de evento vascular cerebral ou ocorrência de um ataque isquêmico transitório (AIT) – caracterizado por quadro clínico semelhante ao AVC isquêmico com duração máxima de 24 horas e reversão total dos sintomas, especialmente em pacientes com aterosclerose de carótidas.

Nos Estados Unidos, 795.000 pessoas são vítimas de acidente vascular cerebral (AVC) e 130.000 morrem devido a essa causa todos os anos. Além disso, o AVC corresponde à maior causa de dependência e sequelas na população geral, com grande impacto econômico e social. Dessa forma, prevenir a ocorrência desses eventos e diminuir o seu risco de recorrência é de fundamental importância.

Opções de tratamento das estenoses de carótida

O objetivo primário da revascularização da artéria carótida é prevenir a ocorrência do AVC.

As opções de tratamento incluem: terapia medicamentosa otimizada, endarterctomia de carótida e tratamento percutâneo (angioplastia de artéria carótida). Nesse texto, vamos focar no tratamento cirúrgico (convencional e percutâneo).

Decidir entre essas opções terapêuticas é uma tarefa que inclui avaliação dos riscos e benefícios de cada método, a fim de melhorar a sobrevida dos pacientes além de atingir os objetivos primários de proteção ao sistema nervoso central pelo maior tempo possível. Para tanto, alguns fatores importantes devem ser levados em consideração: condições prévias do paciente, doença principal e recursos disponíveis.

Condições prévias do paciente

- Idade: idade maior que 70 anos tem sido associada ao aumento do risco perioperatório de novo AVC ou morte, quando optado pela angioplastia, em relação àendarterectomia[18,19].

- Sexo: pacientes do sexo feminino tiveram menos benefício que os do sexo masculino quando submetidos a endarterctomia em muitos estudos controlados. Também há na literatura, evidências de que o risco de morte e de ocorrência de AVC nas mulheres submetidas a angioplastia com *stent* foi maior, em relação a endarterectomia[20]; entretanto esses resultados não foram reproduzidos. Para o sexo feminino, até o momento, o risco parece menor para os procedimentos endovasculares.

- Comorbidades e risco cirúrgico: infarto agudo do miocárdio (IAM) constitui a maior complicação não neurológica desses pacientes. A endarterectomia foi associada a um maior risco de IAM perioperatório em relação ao tratamento percutâneo[19,21]. Insuficiência renal crônica constitui fator de risco de aumento de complicação após tanto a angioplastia quanto a endarterectomia[22].

- Expectativa de vida: os estudos mostram uma diminuição significativa de AVC em dois a três anos após endarterectomia. Em pacientes assintomáticos, não houve benefício da endarterectomia sobre a terapia medicamentosa em cinco anos. Pacientes assintomáticos devem ter expectativa de vida de, ao menos, três a cinco anos para se beneficiar do tratamento cirúrgico[21-23].

- *Status* funcional: decisões do curso do tratamento devem incluir o estado clínico atual do paciente, discussão e decisão dos riscos e benefícios com o paciente e sua família.

Fatores relacionados com a doença

- Risco de AVC: pacientes com sintomas neurológicos ipsilaterais têm maior incidência de ocorrência do evento em seis meses. Os benefícios são superiores nas endarterectomias em relação às angioplastias em pacientes sintomáticos. Entretanto, não há a mesma evidência para pacientes assintomáticos[21,23-28].

O risco de AVC é proporcional ao grau de obstrução do vaso, conforme Tabela 24.3.

Placas instáveis, heterogêneas e áreas maiores também apresentam alto risco de AVC; bem como doença bilateral[24].

Recursos disponíveis

A angioplastia corresponde a um procedimento menos invasivo porém depende de uma grande experiência técnica, além de recursos financeiros e tecnológicos mais abrangentes. Tais fatores estão diretamente correlacionados com os resultados obtidos.

TABELA 24.3	RISCO DE AVC E PROPORÇÃO DO GRAU DE OBSTRUÇÃO DO VASO
Risco	Grau de obstrução
Alto	> ou = 70%
Moderado	50-69%
Mínimo	< 50%

Escolha da melhor técnica operatória

A Figura 24.4 auxilia na escolha do método operatório levando em consideração os tópicos discutidos acima e os principais dados da literatura[29-32].

O tipo de AVC associado ao procedimento também pode ser diferente de acordo com a metodologia escolhida para abordagem da estenose de carótida. A grande maioria dos AVCs nos pacientes submetidos a angioplastia é menor, decorrente

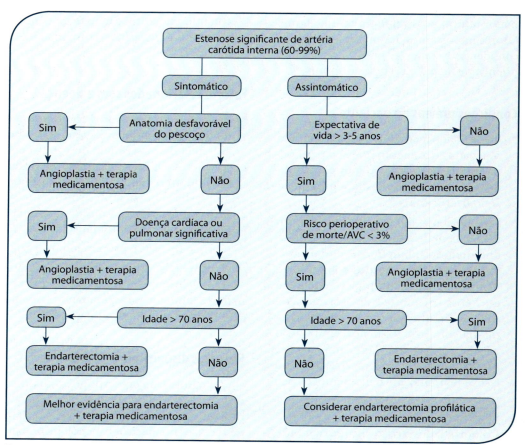

Figura 24.4 – Escolha da melhor técnica cirúrgica para estenose de carótida.
Adaptado Circulation. 2015;131:2230.

de infarto do parênquima, geralmente de ocorrência durante o procedimento. Por outro lado, os eventos associados a endarterectomia são, em sua maioria, do tipo hemorrágico e maiores, decorrentes do hiperfluxo secundário, principalmente a hipertensão pós-procedimento. Dessa forma, o controle rigoroso da pressão arterial desses pacientes no pós-operatório pode prevenir a ocorrência de eventos isquêmicos.

Os eventos pós-procedimento estão quase sempre no território ipsilateral à abordagem. Quando ocorrem contralateral, podem estar associados a ruptura de placas no arco aórtico relacionado a passagem do cateter (método de angioplastia). Na modalidade de endarterectomia, ainda não é bem conhecida a fisiopatologia do AVC contra lateral à lesão[33].

No cenário de diagnóstico recente de AVC com etiologia bem definida de estenose de carótida, especula-se que o melhor tempo de abordagem da estenose e prevenção de recorrência seja ao final da primeira semana após evento[34].

Pós-operatório e complicações

Idealmente, o pós-operatório deve ser realizado em ambiente de terapia intensiva para melhor a monitorização neurológica. Como na cirurgia de aorta, deve ser mantido controle hemodinâmico rigoroso no pós--operatório das abordagens carotídeas, a fim de evitar complicações hemodinâmicas e neurológicas.

Complicações pós-operatórias

- **Hipotensão e bradicardia:** labilidade pressórica pode ocorrer devido a dilatação mecânica direta da artéria carótida e seio cavernoso, levando a alteração dos barorreceptores, e causando um aumento na descarga parassimpática. Bradicardias sintomáticas costumam ser autolimitadas e desaparecer após 96 h, porém em alguns casos podem persistir, indicando o uso de marca-passo definitivo[35,36].

- **Isquemia cerebral:** sem dúvida, a complicação mais temida. Pode ocorrer tanto na endarterectomia como nos procedimentos endovasculares. Seu reconhecimento precoce é de fundamental importância, de preferência ainda no centro cirúrgico, ou logo que o paciente despertar. As causas de isquemia incluem embolização, oclusão da artéria carótida ou hipofluxo cerebral durante a cirurgia. Pode manifestar-se de várias maneiras, como: demora para despertar da anestesia, alteração do nível e/ou conteúdo de consciência, hemiparesia/hemiplegia contralateral ao lado da carótida operada. Déficits neurológicos difusos tendem a estar mais relacionados a instabilidade no período intraoperatório, enquanto hemiparesia contralateral ao lado operado esteja relacionada a uma complicação técnica da cirurgia, passível de correção cirúrgica imediata. Dessa forma, qualquer alteração neurológica precisa ser informada imediatamente à equipe cirúrgica. Deve ser mantida a cabeceira do leito elevada entre 30 – 45 graus, otimização da volemia e controle rigoroso dos níveis pressóricos. A tomografia computadorizada (TC) de crânio faz parte da investigação inicial, bem como o ultrassom Doppler de carótidas e/ou angiografia, a fim de determinar a patência dos vasos cervicais[1,8].

- **Síndrome da hiperperfusão pós-operatória:** síndrome rara, caracterizada por um estado de vasodilatação crônica cerebral, associado à perda da capacidade de regulação do fluxo sanguíneo após a correção da estenose crítica carotídea, levando ao aparecimento de edema cerebral no período pós-operatório. Trata-se da lesão cerebral por reperfusão. Clinicamente, se manifestaria por cefaleia importante, dor ocular e facial, e convulsões, podendo

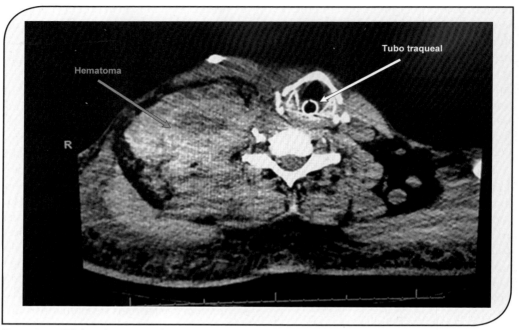

Figura 24.5 – TC de coluna cervical mostrando volumoso hematoma cervical com desvio da traqueia, necessitando de intubação traqueal.

ocorrer hemorragia intracraniana. Os fatores de risco associados ao aparecimento dessa síndrome seriam os seguintes: hipertensão arterial sistêmica (HAS) de longa data, estenose carotídea maior que 90%, circulação colateral ausente ou ineficaz, e presença de oclusão da carótida do lado oposto[37-40].

- **Hematoma cervical:** ocorre devido a manipulação cirúrgica. Pode crescer até o ponto de causar comprometimento da via aérea e insuficiência respiratória, necessitando de intubação traqueal imediata (Figura 24.5). Deve ser prontamente informado a equipe cirúrgica para correção imediata, além da avaliação de distúrbios de coagulação, potencialmente corrigíveis.

Referências bibliográficas

1. TC FRF. Vascular surgery in the intensive care unit. In: Civetta T, Kirb, editor. Critical care. 4 ed2009.
2. MD RJOCJ. Blood Vessel and Lymphatic Disorders. In: SJ PMM, editor. Current Medical Diagnosis & treatment: Lange; 2014.
3. Adesanya AO, de Lemos JA, Greilich NB, Whitten CW. Management of perioperative myocardial infarction in noncardiac surgical patients. Chest. 2006 Aug;130(2):584-96. PubMed PMID: 16899865.
4. WC K. Atherosclerosis. In: GM WLD, editor. Current Surgical Diagnosis and Treatment. 11 ed2003.
5. Hertzer NR, Beven EG, Young JR, O'Hara PJ, Ruschhaupt WF, 3rd, Graor RA, et al. Coronary artery disease in peripheral vascular patients. A classification of 1000 coronary angiograms and results of surgical management. Annals of surgery. 1984 Feb;199(2):223-33. PubMed PMID: 6696538. Pubmed Central PMCID: 1353337.
6. B GDCDYPC. Infarto agudo do miocardio após operações não cardíacas. Arq Bras Cardiol [Internet]. 2012; 99(5):[1060 - 7 pp.].
7. Muluk SC, Muluk VS, Kelley ME, Whittle JC, Tierney JA, Webster MW, et al. Outcome events in patients with claudication: a 15-year study in 2777 patients. Journal of vascular surgery. 2001 Feb;33(2):251-7; discussion 7-8. PubMed PMID: 11174775.

8. M FLCRCAK. pós-operatório e complicações na cirurgia da aorta e da carótida. In: E K, editor. Condutas no paciente grave. 2. 3 ed: Atheneu; 2006.

9. Lederle FA, Wilson SE, Johnson GR, Reinke DB, Littooy FN, Acher CW, et al. Immediate repair compared with surveillance of small abdominal aortic aneurysms. The New England journal of medicine. 2002 May 9;346(19):1437-44. PubMed PMID: 12000813.

10. JI GPR. Aneurisma Vascular. In: KL TCBREBM, editor. Sabiston Tratado de cirurgia. 18 ed2010.

11. Mortality results for randomised controlled trial of early elective surgery or ultrasonographic surveillance for small abdominal aortic aneurysms. The UK Small Aneurysm Trial Participants. Lancet. 1998 Nov 21;352(9141):1649-55. PubMed PMID: 9853436.

12. Nevitt MP, Ballard DJ, Hallett JW, Jr. Prognosis of abdominal aortic aneurysms. A population--based study. The New England journal of medicine. 1989 Oct 12;321(15):1009-14. PubMed PMID: 2674715.

13. Glimaker H, Holmberg L, Elvin A, Nybacka O, Almgren B, Bjorck CG, et al. Natural history of patients with abdominal aortic aneurysm. European journal of vascular surgery. 1991 Apr;5(2):125-30. PubMed PMID: 2037082.

14. Johnston KW, Scobie TK. Multicenter prospective study of nonruptured abdominal aortic aneurysms. I. Population and operative management. Journal of vascular surgery. 1988 Jan;7(1):69-81. PubMed PMID: 3275808.

15. Mehta RL, Kellum JA, Shah SV, Molitoris BA, Ronco C, Warnock DG, et al. Acute Kidney Injury Network: report of an initiative to improve outcomes in acute kidney injury. Critical care. 2007;11(2):R31. PubMed PMID: 17331245. Pubmed Central PMCID: 2206446.

16. Brewster DC, Cronenwett JL, Hallett JW, Jr., Johnston KW, Krupski WC, Matsumura JS, et al. Guidelines for the treatment of abdominal aortic aneurysms. Report of a subcommittee of the Joint Council of the American Association for Vascular Surgery and Society for Vascular Surgery. Journal of vascular surgery. 2003 May;37(5):1106-17. PubMed PMID: 12756363.

17. Dellinger RP, Levy MM, Rhodes A, Annane D, Gerlach H, Opal SM, et al. Surviving sepsis campaign: international guidelines for management of severe sepsis and septic shock: 2012. Critical care medicine. 2013 Feb;41(2):580-637. PubMed PMID: 23353941.

18. Voeks JH, Howard G, Roubin GS, Malas MB, Cohen DJ, Sternbergh WC, 3rd, et al. Age and outcomes after carotid stenting and

endarterectomy: the carotid revascularization endarterectomy versus stenting trial. Stroke; a journal of cerebral circulation. 2011 Dec;42(12):3484-90. PubMed PMID: 21980205. Pubmed Central PMCID: 3312471.

19. Bonati LH, Dobson J, Featherstone RL, Ederle J, van der Worp HB, de Borst GJ, et al. Long-term outcomes after stenting versus endarterectomy for treatment of symptomatic carotid stenosis: the International Carotid Stenting Study (ICSS) randomised trial. Lancet. 2015 Feb 7;385(9967):529-38. PubMed PMID: 25453443. Pubmed Central PMCID: 4322188.

20. Howard VJ, Lutsep HL, Mackey A, Demaerschalk BM, Sam AD, 2nd, Gonzales NR, et al. Influence of sex on outcomes of stenting versus endarterectomy: a subgroup analysis of the Carotid Revascularization Endarterectomy versus Stenting Trial (CREST). The Lancet Neurology. 2011 Jun;10(6):530-7. PubMed PMID: 21550314. Pubmed Central PMCID: 3321485.

21. Brott TG, Hobson RW, 2nd, Howard G, Roubin GS, Clark WM, Brooks W, et al. Stenting versus endarterectomy for treatment of carotid-artery stenosis. The New England journal of medicine. 2010 Jul 1;363(1):11-23. PubMed PMID: 20505173. Pubmed Central PMCID: 2932446.

22. Yadav JS, Wholey MH, Kuntz RE, Fayad P, Katzen BT, Mishkel GJ, et al. Protected carotid--artery stenting versus endarterectomy in high-risk patients. The New England journal of medicine. 2004 Oct 7;351(15):1493-501. PubMed PMID: 15470212.

23. Randomised trial of endarterectomy for recently symptomatic carotid stenosis: final results of the MRC European Carotid Surgery Trial (ECST). Lancet. 1998 May 9;351(9113):1379-87. PubMed PMID: 9593407.

24. Barnett HJ, Taylor DW, Eliasziw M, Fox AJ, Ferguson GG, Haynes RB, et al. Benefit of carotid endarterectomy in patients with symptomatic moderate or severe stenosis. North American Symptomatic Carotid Endarterectomy Trial Collaborators. The New England journal of medicine. 1998 Nov 12;339(20):1415-25. PubMed PMID: 9811916.

25. Halliday AW, Thomas D, Mansfield A. The Asymptomatic Carotid Surgery Trial (ACST). Rationale and design. Steering Committee. European journal of vascular surgery. 1994 Nov;8(6):703-10. PubMed PMID: 7828747.

26. Mas JL, Chatellier G, Beyssen B, Branchereau A, Moulin T, Becquemin JP, et al. Endarterectomy versus stenting in patients with symptomatic severe carotid stenosis. The

New England journal of medicine. 2006 Oct 19;355(16):1660-71. PubMed PMID: 17050890.

27. Endarterectomy for asymptomatic carotid artery stenosis. Executive Committee for the Asymptomatic Carotid Atherosclerosis Study. Jama. 1995 May 10;273(18):1421-8. PubMed PMID: 7723155.

28. Eckstein HH, Ringleb P, Allenberg JR, Berger J, Fraedrich G, Hacke W, et al. Results of the Stent-Protected Angioplasty versus Carotid Endarterectomy (SPACE) study to treat symptomatic stenoses at 2 years: a multinational, prospective, randomised trial. The Lancet Neurology. 2008 Oct;7(10):893-902. PubMed PMID: 18774746.

29. Spence JD. Management of asymptomatic carotid stenosis. Neurologic clinics. 2015 May;33(2):443-57. PubMed PMID: 25907915.

30. Naylor AR, Sillesen H, Schroeder TV. Clinical and imaging features associated with an increased risk of early and late stroke in patients with symptomatic carotid disease. European journal of vascular and endovascular surgery : the official journal of the European Society for Vascular Surgery. 2015 May;49(5):513-23. PubMed PMID: 25747345.

31. Mylonas SN, Antonopoulos CN, Moulakakis KG, Kakisis JD, Liapis CD. Management of Patients with Internal Carotid Artery Near-total Occlusion: An Updated Meta-analysis. Annals of vascular surgery. 2015 Nov;29(8):1664-72. PubMed PMID: 26169456.

32. Hussain MA, Verma S, Gupta N, Al-Omran M. Carotid Artery Revascularization: What's the Best Strategy? Circulation. 2015 Jun 23;131(25):2226-31. PubMed PMID: 26099955.

33. Huibers A, Calvet D, Kennedy F, Czuriga-Kovacs KR, Featherstone RL, Moll FL, et al. Mechanism of Procedural Stroke Following Carotid Endarterectomy or Carotid Artery Stenting Within the International Carotid Stenting Study (ICSS) Randomised Trial. European journal of vascular and endovascular surgery : the official journal of the European Society

for Vascular Surgery. 2015 Sep;50(3):281-8. PubMed PMID: 26160210. Pubmed Central PMCID: 4580136.

34. Villwock MR, Singla A, Padalino DJ, Ramaswamy R, Deshaies EM. Optimum timing of revascularization for emergent admissions of carotid artery stenosis with infarction. Clinical neurology and neurosurgery. 2014 Dec;127:128-33. PubMed PMID: 25459259.

35. Cayne NS, Rockman CB, Maldonado TS, Adelman MA, Lamparello PJ, Veith FJ. Hemodynamic changes associated with carotid artery interventions. Perspectives in vascular surgery and endovascular therapy. 2008 Sep;20(3):293-6. PubMed PMID: 18930940.

36. Bussiere M, Lownie SP, Lee D, Gulka I, Leung A, Pelz DM. Hemodynamic instability during carotid artery stenting: the relative contribution of stent deployment versus balloon dilation. Journal of neurosurgery. 2009 May;110(5):905-12. PubMed PMID: 19231933.

37. WB TDY. Lesões cerebrais decorrentes de isquemia e reperfusão na cirurgia de endarterectomia de carótida. J Vasc Br 2003;2(2):119-28.

38. Naylor AR, Whyman M, Wildsmith JA, McClure JH, Jenkins AM, Merrick MV, et al. Immediate effects of carotid clamp release on middle cerebral artery blood flow velocity during carotid endarterectomy. European journal of vascular surgery. 1993 May;7(3):308-16. PubMed PMID: 8513911.

39. Sbarigia E, Speziale F, Giannoni MF, Colonna M, Panico MA, Fiorani P. Post-carotid endarterectomy hyperperfusion syndrome: preliminary observations for identifying at risk patients by transcranial Doppler sonography and the acetazolamide test. European journal of vascular surgery. 1993 May;7(3):252-6. PubMed PMID: 8513903.

40. Jorgensen LG, Schroeder TV. Defective cerebrovascular autoregulation after carotid endarterectomy. European journal of vascular surgery. 1993 Jul;7(4):370-9. PubMed PMID: 8359291.

Infarto Agudo do Miocárdio: Diagnóstico e Tratamento no Cenário Perioperatório

Fernando Gutierrez

Introdução

Cerca de 200 milhões de cirurgias extensas são realizadas anualmente em todo o mundo[1]. As complicações cardíacas no perioperatório sempre foram alvo de preocupação, motivando a realização frequente de avaliações de risco cardiovascular em consultas ambulatoriais antes da cirurgia.

Mais recentemente tem se reconhecido que os pacientes de maior risco de mortalidade no pós-operatório (> 15%) acabam falecendo de complicações não cardiovasculares, mas sim em decorrência de sepse e/ou disfunção orgânica múltipla[2].

Ainda assim, a preocupação com as complicações cardiovasculares, em especial o infarto perioperatório se justifica de maneira crescente. O aumento da sobrevida da população associada ao desenvolvimento de novas tecnologias em saúde, proporcionando intervenções cirúrgicas mais complexas, pode resultar em um aumento das complicações cardiovasculares como o infarto agudo do miocárdio (IAM) perioperatório.

Infarto agudo do miocárdio perioperatório

Na definição mais tradicional da Organização Mundial de Saúde (OMS), o IAM perioperatório era diagnosticado diante da presença de alterações eletrocardiográficas e de enzimas cardíacas (creatinoquinase MB – CPK-MB). Este diagnóstico muitas vezes ocorria tardiamente (terceiro a quinto dia de pós-operatório). Diversos fatores contribuem para este diagnóstico tardio. A ausência de sinais e sintomas de isquemia ou infarto em pacientes ainda sob efeito de anestésicos, associado a baixa especificidade e alta sensibilidade das alterações das enzimas CPK-MB e ainda o caráter transitório de alterações eletrocardiográficas, muitas vezes inespecíficas, dificultavam um diagnóstico precoce[3].

Mais recentemente, com a utilização da medida da Troponina na definição universal de IAM, pode observar-se que as alterações isquêmicas ocorrem dentro das primeiras 24 a 48 h de pós-operatório, muito provavelmente o período de maior estresse após a cirurgia[4].

Fisiopatologia

O IAM perioperatório pode ocorrer secundário, dois mecanismos fisiopatológicos descritos na definição universal de IAM: o IAM Tipo 1 e o IAM Tipo 2[4].

IAM tipo 1

No IAM tipo I, ocorre uma instabilização na superfície endotelial de uma placa de aterosclerose coronariana, promovendo ativação das plaquetas e das proteínas de coagulação. Uma placa instável sofre uma ruptura espontânea, fissura ou erosão de sua superfície, levando a trombose coronariana aguda. A oclusão ou diminuição significativa do fluxo coronariano se expressa então pela isquemia e infarto. Vários mecanismos parecem estar envolvidos neste processo de instabilização da placa. Acredita-se que além de um processo inflamatório intraplaca, mecanismos de estresse da placa presentes no período perioperatório possam também ser importantes[5].

A intervenção cirúrgica e o pós-operatório são períodos de estresse emocionais e fisiológicos. Habitualmente estas condições de estresse mediado por catecolaminas, podem estar envolvidas na instabilização da placa de aterosclerose[6]. As catecolaminas e o cortisol sérico habitualmente encontram-se elevados no perioperatório e se mantem alterados por período de até dias no pós-operatório[7]. Condições como anemia, hipotermia, dor e o próprio trauma cirúrgico são potenciais estimulantes de liberação de catecolaminas[8,9]. Em cirurgias vasculares já foi observado um aumento de catecolaminas associado a elevação de troponina sérica, sem estar claro se como causa ou consequência[10]. Taquicardia e hipertensão, comuns no período perioperatório, também podem exercer tensão de cisalhamento, levando à ruptura de placas[11]. Em algumas situações podem ocorrer aumento de substâncias procoagulantes (fibrinogênio, fator VIII, fator fr Von Willebrand e α-1 antitripsina) aumento da atividade plaquetária e diminuição de substâncias anticoagulantes[12-14]. Alguns estudos já demonstraram condições de hipercoagulabilidade e/ou diminuição de fibrinólise associadas a isquemia, IAM ou mesmo trombose de enxertos[15-18].

IAM tipo 2

Outro mecanismo potencialmente associado a ocorrência de IAM perioperatório é o desequilíbrio entre demanda e oferta de oxigênio ao miocárdio proporcionado por uma obstrução aterosclerótica coronariana estável, associada a um ou mais fatores: IAM Tipo 2 (REF 4).

A taquicardia, muitas vezes presente no perioperatório é uma frequente causa desequilíbrio entre oferta e consumo de Oxigênio pelo miocárdio. Pacientes portadores de doença aterosclerótica coronariana significativa, com frequência cardíaca basal em torno de 60 a 70 batimentos por minuto (bpm), podem desenvolver isquemia significativa quando expostos a períodos de frequência cárdica de 80 a 90 bpm[19,20].

A hipotensão (secundária a hipovolemia, sangramento ou vasodilatação), hipertensão (provocada por aumento de catecolaminas circulantes), anemia, hipoxemia e hipercarbia também são condições que podem agravar a isquemia miocárdica[21].

Outros mecanismos potencialmente agravantes deste desequilíbrio entre oferta e consumo de oxigênio pelo miocárdio são a vasoconstrição reflexa das artérias coronárias e uma disfunção sistólica e/ou diastólica que podem, por uma sobrecarga de pressão ou volume, agravar a isquemia miocárdica[22,23].

Alterações eletrocardiográficas

Pacientes de alto risco cardiovascular, quando submetidos a cirurgias não cardíacas extensas podem apresentar depressão de segmento ST associadas a frequência cardíaca sem manifestação clínica exuberante. Estas alterações demonstradas por registro de Holter no perioperatório estão associadas a morbidade e mortalidade intra-hospitalar e a longo prazo[11,24-26].

Enzimas cardíacas

A elevação do segmento ST parece ser pouco frequente em episódios isquêmicos no pós-operatório e raramente causam IAM perioperatório[19,24,35]. Entretanto, quando utilizamos a medida da troponina sérica ultrassensível, alguns pacientes de risco cardiovascular elevado apresentam alteração dos níveis desta enzima, mesmo sem alteração no ECG[35,36]. Ainda assim, uma associação entre alterações no ECG e nos níveis de troponina sérica parece estar presente algumas vezes. Em pacientes submetidos a cirurgia vascular, as alterações mais marcantes de troponina parecem estar associadas a tempos de isquemia e registro de depressão de segmento ST no ECG mais prolongados[19,35].

Embora a elevação da troponina é comum principalmente entre os pacientes com história doença aterosclerótica coronariana, elevações de troponina também podem ocorrer associadas a outras complicações cirúrgicas como sepse, insuficiência renal, ou embolia pulmonar. Essas condições, no entanto, são menos frequentes e ocorrem no pós-operatório mais tardiamente do que o IAM perioperatório[37].

Prognóstico

A mortalidade do IAM perioperatório pode variar de 3,5% a 25% sendo mais elevada nos pacientes que apresentam maiores alterações de troponina sérica quando comparados a elevações de troponina menos pronunciadas (0% a 7%)[35,36,38]. Entretanto, mesmo pequenas alterações de troponina sérica parecem estar associadas mortalidade a longo prazo[35,36].

Prevenção e tratamento

Há algum tempo a utilização de betabloqueador para o controle da FC e consequentemente o favorecimento da relação entre oferta e consume de oxigênio pelo miocárdio, vem sendo proposta como intervenção profilática em pacientes com DAC a serem submetidos a cirurgias extensas. Poucos estudos conseguiram demonstrar algum benefício com a redução de IAM perioperatório[39,40]. Em um grande estudo com pacientes tratados com metoprolol, apesar de uma redução de IAM perioperatório (26%), demonstrou-se uma associação entre o uso do betabloqueador e o aumento de hipotensão, acidente vascular cerebral (AVC) e mortalidade[41]. Em uma revisão sistemática mais recente, o uso de betabloqueador esteve associado a uma menor frequência de IAM perioperatório, isquemia e arritmias supraventriculares. Paradoxalmente, foi encontrada uma associação com eventos cerebrais e maior mortalidade[42].

A utilização de betabloqueador parece ter ficado restrita a manutenção deste medicamento apenas aos pacientes que já fazem uso no pré-operatório, ou em situações de caráter terapêutico (taquicardia, hipertensão ou IAM perioperatório já estabelecido) e não profilático[43,44].

Poucas evidências e geralmente com limitações metodológicas ou mesmo com aumento de eventos adversos (hipotensão) sugerem que a utilização de outros medicamentos anti-hipertensivos como bloqueadores de canais de cálcio ou bloqueadores alfa-central esteja associada a menor frequência de IAM perioperatório[44,45].

O uso de estatinas parece estar associado a menor IAM perioperatório e mortalidade. Alguns estudos, ainda que retrospectivos, demonstraram que o uso de estatinas esteve associado a menos complicações cardiovasculares tanto no perioperatório como a longo prazo[46-50]. A suspensão do uso destes medicamentos parece estar associada a uma maior chance de instabilização de placas de aterosclerose, precipitando isquemia e IAM perioperatório[51].

Os pacientes que fazem uso de antiagregantes plaquetários regular, deve-se avaliar o risco de fenômenos hemorrágicos ou trombóticos no caso de suspensão ou manutenção desta terapêutica. Recomenda-se que a interrupção da terapia com ácido acetilsalicílico (AAS) seja realizada cerca de 5 a 7 dias antes da cirurgia para minimizar eventos hemorrágicos. Entretanto, as evidências apontam para apenas um leve aumento da frequência de sangramento, sem impacto na mortalidade no caso de manutenção da terapêutica[52,53]. Condições de exceção são as cirurgias de próstata e neurocirúrgicas. Em contrapartida, a continuação do AAS parece promover algum benefício apenas nos casos de cirurgia cardíaca de revascularização miocárdica[54,55].

Nos casos de pacientes que recebem terapia antiplaquetária dupla (clopidogrel e AAS), após implante recente de *stent* coronário, existe um risco aumentado de trombose aguda (IAM tipo 4b) se a terapia antiplaquetária for interrompida. De outra forma, se estes medicamentos forem mantidos, também existe o aumento do risco de sangramento[56]. Uma cirurgia eletiva durante o primeiro ano após a colocação do *stent* é sempre desaconselhável. Alguns estudos demonstraram uma relação inversa entre o tempo após a colocação do *stent* e eventos adversos após uma cirurgia extensa[57].

Em casos de *stents* convencionais a incidência de eventos intra-hospitalares reduz de 10,5% quando a cirurgia é realizada com menos de 30 dias para 2,8% quando é realizada com mais de 90 dias[58]. No caso de *stents* farmacológicos, o risco de eventos adversos parece estável no primeiro ano (5,9% a 6,4%) reduzindo após este período para 3,3%[59]. Em casos de necessidade, recomenda-se a suspensão do clopidogrel e o seu reinício o mais rápido possível.

Revascularização coronariana

A estratégia de realizar uma revascularização miocárdica em um paciente com DAC grave, antes de um procedimento cirúrgico de grande porte, tem como objetivo diminuir a chance do paciente desenvolver um IAM perioperatório.

Estudos observacionais mais antigos, onde a revascularização miocárdica era na sua maioria, cirúrgica e completa sugeriam que esta prática estaria associada a diminuição de eventos adversos em pacientes submetidos a cirurgia vascular de grande porte[60].

Mais recentemente, estudos randomizados não conseguiram reproduzir este potencial benefício. Deve-se ressaltar, no entanto que nesse estudo, uma boa parte dos pacientes foram submetidos a revascularização coronariana percutânea e muitas vezes incompleta[61,62]. Em uma reanálise de um destes ensaios, verificou-se que os pacientes com revascularização completa (cirúrgica ou percutânea) tiveram menor frequência de IAM perioperatório[63].

Conduta perioperatória

O tratamento da isquemia perioperatória parece estar associado a menor elevação de troponina e menor mortalidade. A monitorização para processos patológicos que possam ocorrer durante a cirurgia deve ser direcionada no sentido de prevenir hipotensão ou hipertensão, taquicardia, anemia e controle da dor no pós-operatório.

O controle da anemia no perioperatório deve ser na maioria das vezes individualizado. Um hematócrito menor que 39% foi preditor independente de mortalidade em 30 dias e a sua correção parece conferir melhor sobrevida em pacientes submetidos a cirurgia não cardíaca[64]. Entretanto, a transfusão de concentrado de hemácias para manter uma hemoglobina maior que 10 esteve associada a melhor sobrevida apenas em pacientes críticos com doença aterosclerótica coronariana grave. Em pacientes críticos não portadores de DAC grave a transfusão para manter um hematócrito acima de 25% pode estar associada a maior frequência de complicações como infecção e mortalidade[65-68]. Assim, um hematócrito entre 25% e 30% parece ser um intervalo de medida do hematócrito de pouco consenso onde a tomada de decisão deve ser individualizada.

Nos pacientes cardiopatas graves a monitorização de pressão arterial e venosa central de maneira invasiva, da frequência cardíaca com eventual cuidado do segmento ST e por vezes as medidas de pressão intracavitárias e débito cardíaco com cateter de artéria pulmonar podem ser de grande importância para diagnóstico precoce de condições favoráveis ao desenvolvimento de isquemia miocárdica e de infarto perioperatório.

Conclusão

Apesar das dificuldades de registro de IAM perioperatório, acredita-se que a frequência de IAM perioperatório tipo 1 seja muito mais baixa que o IAM perioperatório tipo 2. A taquicardia, hipotensão, hipertensão, anemia, hipoxemia e disfunção sistólica e/ou diastólica são causas comuns de alterações prolongadas do segmento ST, podendo levar ao IAM perioperatório tipo 2 em pacientes com DAC estável submetidos à cirurgia não cardíaca.

O diagnóstico dessa condição é bastante difícil principalmente se considerarmos que na maioria das vezes as manifestações clínicas como dor estão ausentes no paciente anestesiado ou no pós-operatório imediato. As alterações no ECG habitualmente são transitórias e, portanto difíceis de serem testemunhadas. A monitorização dos níveis de troponina sérica, no entanto, servem não somente como instrumento diagnóstico mais fidedigno, mas também como marcador prognóstico.

Mesmo quando o diagnóstico de IAM perioperatório é bem estabelecido, as intervenções terapêuticas são bastante questionáveis. Pela fragilidade do paciente neste período, dificilmente uma nova intervenção cirúrgica deve ser indicada. Intervenções percutâneas e mesmo farmacológicas para tentar uma revascularização miocárdica também são cuidadosamente avaliadas diante de uma relação entre risco de complicações de uma nova intervenção e sangramento contra um benefício algumas vezes marginal. Na maioria das vezes, uma monitorização intensiva de variáveis fisiológicas envolvidas (frequência cardíaca, pressão arterial e venosa invasiva, medidas de débito cardíaco) e intervenções medicamentosas (até mesmo o uso de betabloqueadores em associação com vasopressores) podem ser suficientes para controlar e/ou minimizar as chances de hipotensão, hipertensão, taqui ou bradicardia. Desta forma, o diagnóstico de IAM perioperatório passa a ser, muito mais uma prática de monitorização em busca de uma estratificação prognóstica, do que um exercício diagnóstico que determine intervenções terapêuticas significativas.

Referências bibliográficas

1. Weiser TG, Regenbogen SE, Thompson KD, Haynes AB, Lipsitz SR, Berry WR, Gawande AA. An estimation of the global volume of surgery: a modelling strategy based on available data. Lancet. 2008;372: 139 –144.
2. Pearse RM, Harrison DA, James P, Watson D, Hinds C, Rhodes A, et al. Identification and characterisation of the high-risk surgical population in the United Kingdom. Critical Care. 2006;10(3):R81.
3. Adams JE 3rd, Sicard GA, Allen BT, Bridwell KH, Lenke LG, Dávila-Román VG, Bodor GS, Ladenson JH, Jaffe AS. Diagnosis of perioperative myocardial infarction with measurement of cardiac troponin I. N Engl J Med. 1994;330:670–674.
4. Thygesen K, Alpert JS, White HD, for the Joint ESC/ACCF/AHA/WHF Task Force for the Redefinition of Myocardial Infarction. Universal definition of myocardial infarction. J Am Coll Cardiol. 2007;50: 2173–2195.

5. Libby P, Aikawa M. Stabilization of atherosclerotic plaques: new mech- anisms and clinical targets. Nat Med. 2002;8:1257–1262.

6. Breslow MJ, Parker SD, Frank SM, Norris EJ, Yates H, Raff H, Rock P, Christopherson R, Rosenfeld BA, Beattie C. Determinants of catecholamine and cortisol responses to lower extremity revascularization. PIRAT Study Group. Anesthesiology. 1993;79:1202–1209.

7. Sametz W, Metzler H, Gries M, Porta S, Sadjak A, Supanz S, Juan H. Perioperative catecholamine changes in cardiac risk patients. Eur J Clin Invest. 1999;29:582–587.

8. Chernow B, Alexander HR, Smallridge RC, Thompson WR, Cook D, Beardsley D, Fink MP, Lake CR, Fletcher JR. Hormonal responses to graded surgical stress. Arch Intern Med. 1987;147:1273–1278.

9. Frank SM, Higgins MS, Breslow MJ, Fleisher LA, Gorman RB, Sitzmann JV, Raff H, Beattie C. The catecholamine, cortisol, and he- modynamic responses to mild perioperative hypothermia: a randomized clinical trial. Anesthesiology. 1995;82:83–93.

10. Parker SD, Breslow MJ, Frank SM, Rosenfeld BA, Norris EJ, Christopherson R. Catecholamine and cortisol responses to lower extremity revascular- ization: correlation with outcome variables: Perioperative Ischemia Ran- domized Anesthesia Trial Study Group. Crit Care Med. 1995;23: 1954 –1961.

11. Fukumoto Y, Hiro T, Fujii T, Hashimoto G, Fujimura T, Yamada J, Okamura T, Matsuzaki M. Localized elevation of shear stress is related to coronary plaque rupture. J Am Coll Cardiol. 2008;51:645–650.

12. Rosenfeld BA, Faraday N, Campbell D, Dorman T, Clarkson K, Siedler A, Breslow MJ, Bell W. Perioperative platelet reactivity and the effects of clonidine. Anesthesiology. 1993;79:255–261.

13. Gibbs NM, Crawford GP, Michalopoulos N. Postoperative changes in coagulant and anticoagulant factors following abdominal aortic surgery. J Cardiothorac Vasc Anesth. 1992;6:680 – 685.

14. Kluft C, Verheijen JH, Jie AF, Rijken DC, Preston FE, Sue-Ling HM, Jespersen J, Aasen AO. The postoperative fibrinolytic shutdown: a rapidly reverting acute-phase pattern for the fast-acting inhibitor or tissue-type plasminogen activator after trauma. Stand J Clin Lab Invest. 1985;45:605– 610.

15. Lubarsky DA, Fisher SD, Slaughter TF, Green CL, Lineberger CK, Astles JR, Greenberg CS, Inge WW 3rd, Krucoff MW. Myocardial ischemia correlates with reduced fibrinolytic activity following periph- eral vascular surgery. J Clin Anesth. 2000;12:136–141.

16. Böttiger BW, Snyder-Ramos SA, Lapp W, Motsch J, Aulmann M, Schweizer M, Layug EL, Martin E, Mangano DT, for the Ischemia Research and Education Foundation. Association between early postop- erative coagulation activation and peri-operative myocardial ischaemia in patients undergoing vascular surgery. Anaesthesia. 2005;60: 1162–1167.

17. McCrath DJ, Cerboni E, Frumento RJ, Hirsh AL, Bennett-Guerrero E. Thromboelastography maximum amplitude predicts postoperative thrombotic complications including myocardial infarction. Anesth Analg. 2005;100:1576 –1583.

18. Rosenfeld BA, Beattie C, Christopherson R, Norris EJ, Frank SM, Breslow MJ, Rock P, Parker SD, Gottlieb SO, Perler BA. The effects of different anesthetic regimens on fibrinolysis and the development of postoperative arterial thrombosis: Perioperative Ischemia Ran- domized Anesthesia Trial Study Group. Anesthesiology. 1993;79: 435– 443.

19. Landesberg G, Mosseri M, Zahger D, Wolf Y, Perouansky M, Anner H, Drenger B, Hasin Y, Berlatzky Y, Weissman C. Myocardial infarction following vascular surgery: the role of prolonged, stress- induced, ST-depression-type ischemia. J Am Coll Cardiol. 2001;37: 1839 –1845.

20. Feringa HH, Bax JJ, Boersma E, Kertai MD, Meij SH, Galal W, Schouten O, Thomson IR, Klootwijk P, van Sambeek MR, Klein J, Poldermans D. High-dose beta-blockers and tight heart rate control reduce myocardial ischemia and troponin T release in vascular surgery patients. Circulation. 2006;114(suppl):I-344 –I-349.

21. Nelson AH, Fleisher LA, Rosenbaum SH. Relationship between post- operative anemia and cardiac morbidity in high-risk vascular patients in the intensive care unit. Crit Care Med. 1993;21:860 – 866.

22. Sambuceti G, Marzilli M, Fedele S, Marini C, L'Abbate A. Paradoxical increase in microvascular resistance during tachycardia downstream from a severe stenosis in patients with coronary artery disease: reversal by angioplasty. Circulation. 2001;103:2352–2360.

23. Landesberg G. The pathophysiology of perioperative myocardial infarction: facts and perspectives. J Cardiothorac Vasc Anesth. 2003; 17:90 –100.

24. Landesberg G. Monitoring for myocardial ischemia. Best Pract Res Clin Anaesthesiol. 2005;19:77–95.

25. Mangano DT, Browner WS, Hollenberg M, London MJ, Tubau JF, Tateo IM. Association of perioperative myocardial ischemia with cardiac morbidity and mortality in men undergoing noncardiac surgery: the Study of Perioperative Ischemia Research Group. N Engl J Med. 1990;323:1781–1788.

26. Browner WS, Li J, Mangano DT. In-hospital and long-term mortality in male veterans following noncardiac surgery: the Study of Perioperative Ischemia Research Group. JAMA. 1992;268:228 –232.

27. Ganz LI, Andrews TC, Barry J, Raby KE. Silent ischemia preceding sudden cardiac death in a patient after vascular surgery. Am Heart J. 1994;127:1652–1654.

28. Frank SM, Beattie C, Christopherson R, Rock P, Parker S, Gottlieb SO. Perioperative rate--related silent myocardial ischemia and postoperative death. J Clin Anesth. 1990;2:326 –331.

29. Fleisher LA, Nelson AH, Rosenbaum SH. Postoperative myocardial ischemia: etiology of cardiac morbidity or manifestation of underlying disease? J Clin Anesth. 1995;7:97–102.

30. Gauss A, Rohn HJ, Schauffelen A, Vogel T, Mohl U, Straehle A, Meierhenrich R, Georgieff M, Steinbach G, Schütz W. Electrocardiographic exercise stress testing for cardiac risk assessment in patients undergoing noncardiac surgery. Anesthesiology. 2001;94:38 – 46.

31. Landesberg G, Luria MH, Cotev S, Eidelman LA, Anner H, Mosseri M, Schechter D, Assaf J, Erel J, Berlatzky Y. Importance of long--duration postoperative ST-segment depression in cardiac morbidity after vascular surgery. Lancet. 1993;341:715–719.

32. Andrews TC, Goldman L, Creager MA. Identification and treatment of myocardial ischemia in patients undergoing peripheral vascular surgery. J Vasc Med Biol. 1994;5:8–15.

33. Mangano DT, Hollenberg M, Fegert G, Meyer ML, London MJ, Tubau JF, Krupski WC. Perioperative myocardial ischemia in patients undergoing noncardiac surgery, I: incidence and severity during the 4 day perioperative period: the Study of Perioperative Ischemia (SPI) Research Group. J Am Coll Cardiol. 1991;17:843–850.

34. Rapp HJ, Rabethge S, Luiz T, Haux P. Perioperative ST-segment depression and troponin T release: identification of patients with highest risk for myocardial damage. Acta Anaesthesiol Scand. 1999;43: 124 –129.

35. Landesberg G, Shatz V, Akopnik I, Wolf YG, Mayer M, Berlatzky Y, Weissman C, Mosseri M. Association of cardiac troponin, CK-MB, and postoperative myocardial ischemia with long-term survival after major vascular surgery. J Am Coll Cardiol. 2003;42:1547–1554.

36. Bursi F, Babuin L, Barbieri A, Politi L, Zennaro M, Grimaldi T, Rumolo A, Gargiulo M, Stella A, Modena MG, Jaffe AS. Vascular surgery patients: perioperative and long-term risk according to the ACC/AHA guidelines, the additive role of post-operative troponin elevation. Eur Heart J. 2005;26:2448 –2456.

37. Burness CE, Beacock D, Channer KS. Pitfalls and problems of relying on serum troponin. QJM. 2005;98:365–371.

38. Le Manach Y, Perel A, Coriat P, Godet G, Bertrand M, Riou B. Early and delayed myocardial infarction after abdominal aortic surgery. Anes- thesiology. 2005;102:885–891.

39. Mangano DT, Layug EL, Wallace A, Tateo I. Effect of atenolol on mortality and cardiovascular morbidity after noncardiac surgery: Mul- ticenter Study of Perioperative Ischemia Research Group. N Engl J Med. 1996;335:1713–1720.

40. Poldermans D, Boersma E, Bax JJ, Thomson IR, van de Ven LL, Blankensteijn JD, Baars HF, Yo TI, Trocino G, Vigna C, Roelandt JR, van Urk H. The effect of bisoprolol on perioperative mortality and myocardial infarction in high-risk patients undergoing vascular surgery: Dutch Echocardiographic Cardiac Risk Evaluation Applying stress Echocardiography Study Group. N Engl J Med. 1999;341: 1789 –1794.

41. POISE Study Group. Effects of extended--release metoprolol succinate in patients undergoing non-cardiac surgery (POISE trial): A randomized controlled trial. Lancet. 2008;371:1839 –1847.

42. Blessberger H, Kammler J, Domanovits H, Schlager O, Wildner B, Azar D, Schillinger M, Wiesbauer F, Steinwender C. Perioperative beta-blockers for preventing surgery-related mortality and morbidity. Cochrane Database of Systematic Reviews 2014, Issue 9. Art. No.: CD004476. DOI: 10.1002/14651858. CD004476.pub2.

43. Fleisher LA, Beckman JA, Brown KA, Calkins H, Chaikof E, Fleischmann KE, Freeman WK, Froehlich JB, Kasper EK, Kersten JR, Riegel B, Robb JF. ACC/AHA 2007 guidelines on perioperative car- diovascular evaluation and care for noncardiac surgery: executive summary. Circulation. 2007;116:1971–1996.

44. Biccard BM, Sear JW, Foëx P. Acute peri--operative beta blockade in intermediate-risk patients. Anaesthesia. 2006;61:924–931.

45. Wallace AW, Galindez D, Salahieh A, Layug EL, Lazo EA, Haratonik KA, Boisvert DM, Kardatzke D. Effect of clonidine on cardiovascular morbidity and mortality after noncardiac surgery. Anesthesiology. 2004; 101:284 –293.

46. Poldermans D, Bax JJ, Kertai MD, Krenning B, Westerhout CM, Schinkel AFL, Thomson IR, Lansberg PJ, Fleisher LA, Klein J, van Urk H, Roelandt JRTC, Boersma E. Statins are associated with a reduced incidence of perioperative mortality in patients undergoing major noncardiac vascular surgery. Circulation. 2003;107:1848 –1851

47. Lindenauer PK, Pekow P, Wang K, Gutierrez B, Benjamin EM. Lipid lowering therapy and in-hospital mortality following major noncardiac surgery. JAMA. 2004;291:2092–2099.

48. Hindler K, Shaw AD, Samuels J, Fulton S, Collard CD, Riedel B. Improved postoperative outcomes associated with preoperative statin therapy. Anesthesiology. 2006;105:1260–1272.

49. O'Neil-Callahan K, Katsimaglis G, Tepper MR, Ryan J, Mosby C, IoannidisJP, Danias PG. Statins decrease perioperative cardiac compli- cations in patients undergoing noncardiac vascular surgery: the Statins for Risk Reduction in Surgery (StaRRS) study. J Am Coll Cardiol. 2005;45:336 –342.

50. Feringa HH, Schouten O, Karagiannis SE, Brugts J, Elhendy A, Boersma E, Vidakovic R, van Sambeek MR, Noordzij PG, Bax JJ, Poldermans D. Intensity of statin therapy in relation to myocardial ischemia, troponin T release, and clinical cardiac outcome in patients undergoing major vascular surgery. J Am Coll Cardiol. 2007;50: 1649 –1656.

51. Le Manach Y, Godet G, Coriat P, Martinon C, Bertrand M, Fléron MH, Riou B. The impact of postoperative discontinuation or continuation of chronic statin therapy on cardiac outcome after major vascular surgery. Anesth Analg. 2007;104:1326–1333.

52. Burger W, Chemnitius JM, Kneissl GD, Rucker G. Low-dose aspirin for secondary cardiovascular prevention: cardiovascular risks after its peri- operative withdrawal versus bleeding risks with its continuation: review and meta-analysis. J Intern Med. 2005;257:399–414.

53. Prevention of pulmonary embolism and deep vein thrombosis with low dose aspirin: Pulmonary Embolism Prevention (PEP) trial. Lancet. 2000; 355:1295–1302.

54. Manado DT, for the Multicenter Study of Perioperative Ischemia Research Group. Aspirin and mortality from coronary bypass surgery. N Engl J Med. 2002;347:1309 –1317.

55. Robless P, Mikhailidis DP, Stansby G. Systematic review of antiplatelet therapy for the prevention of myocardial infarction, stroke or vascular death in patients with peripheral vascular disease. Br J Surg. 2001;88: 787– 800.

56. Kaluza GL, Joseph J, Lee JR, Raizner ME, Raizner AE. Catastrophic outcomes of noncardiac surgery soon after coronary stenting. J Am Coll Cardiol. 2000;35:1288 –1294.

57. Riddell JW, Chiche L, Plaud B, Hamon M. Coronary stents and non- cardiac surgery. Circulation. 2007;116:e378–e382.

58. Nuttall GA, Brown MJ, Stombaugh JW, Michon PB, Hathaway MF, Lindeen KC, Hanson AC, Schroeder DR, Oliver WC, Holmes DR, Rihal CS. Time and cardiac risk of surgery after bare-metal stent percutaneous coronary intervention. Anesthesiology. 2008;109: 588–595.

59. Rabbitts JA, Nuttall GA, Brown MJ, Hanson AC, Oliver WC, Holmes DR, Rihal CS. Cardiac risk of noncardiac surgery after percutaneous coronary intervention with drug-eluting stents. Anesthesiology. 2008; 109:596 – 604.

60. Kertai MD, Preoperative coronary revascularization in high-risk patients undergoing vascular surgery: a core review. Anesth Analg. 2008;106: 751–758.

61. McFalls EO, Ward HB, Moritz TE, Goldman S, Krupski WC, Littooy F, Pierpont G, Santilli S, Rapp J, Hattler B, Shunk K, Jaenicke C, Thottapurathu L, Ellis N, Reda DJ, Henderson WG. Coronary-artery revascularization before elective major vascular surgery. N Engl J Med. 2004;351:2795–2804.

62. Poldermans D, Schouten O, Vidakovic R, Bax JJ, Thomson IR, Hoeks SE, Feringa HH, Dunkelgrün M, de Jaegere P, Maat A, van Sambeek MR, Kertai MD, Boersma E, for the DECREASE Study Group. A clinical randomized trial to evaluate the safety of a non- invasive approach in high-risk patients undergoing major vascular surgery: the DECREASE-V Pilot Study. J Am Coll Cardiol. 2007; 49:1763–1769.

63. Ward HB, Kelly RF, Thottapurathu L, Moritz TE, Larsen GC, Pierpont G, Santilli S, Goldman S, Krupski WC, Littooy F, Reda DJ, McFalls EO. Coronary artery bypass grafting is superior to percuta- neous coronary intervention in prevention of perioperative myo- cardial infarctions during subsequent vascular surgery. Ann Thorac Surg. 2006;82:795–801.

64. Martinez E, Kim L, Rosenfeld B, Faraday N, Bass E, Perler B, Williams GN, Dorman T, Pronovost P. Early detection and real-time intervention of postoperative myocardial ischemia: the STOPMI (Study for the Treat-

ment of Perioperative Myocardial Ischemia) Study. Abstract pre- sented at: Association of University Anesthesiologists; May 16–18, 2008; Durham, NC.

65. Deans KJ, Minneci PC, Suffredini AF, Danner RL, Hoffman WD, Ciu X, Klein HG, Schechter AN, Banks SM, Eichacker PQ, Natanson C. Randomization in clinical trials of titrated therapies: unintended conse- quences of using fixed treatment protocols. Crit Care Med. 2007;35: 1509 –1516.

66. Rao SV, Jollis JG, Harrington RA, Granger CB, Newby LK, Armstrong PW, Moliterno DJ, Lindblad L, Pieper K, Topol EJ, Stamler JS, Califf RM. Relationship of blood transfusion and clinical outcomes in patients with acute co- ronary syndromes. JAMA. 2004;292:1555–1562.

67. Murphy GJ, Reeves BC, Rogers CA, Rizvi SI, Culliford L, Angelini GD. Increased mortality, postoperative morbidity, and cost after red blood cell transfusion in patients having car- diac surgery. Circulation. 2007;116:2544 –2552.

68. Taylor RW, O'Brien J, Trottier SJ, Manganaro L, Cytron M, Lesko MF, Arnzen K, Cappadoro C, Fu M, Plisco MS, Sadaka FG, Veremakis C. Red blood cell transfusions and nosocomial infections in critically ill patients. Crit Care Med. 2006;34:2302–2308.

26

Parada Cardíaca no Perioperatório

Guinther Giroldo Badessa
Luiz Fernando dos Reis Falcão

Introdução

A adequada condução da parada cardiorrespiratória (PCR) é prioridade de todo profissional da saúde. A PCR no intraoperatório ocorre no melhor ambiente para oferecer um tratamento de excelência. O paciente encontra-se monitorado, com acesso venoso, muitas vezes com a via aérea estabilizada, drogas vasoativas de fácil acesso, oxigênio, etc. No contexto intraoperatório, o médico anestesiologista é o líder da equipe durante as manobras de ressuscitação cardiopulmonar (RCP). A comunicação em alça fechada e o treinamento de todos os profissionais envolvidos se faz algo de constante treinamento e educação continuada. O ambiente cirúrgico exige do profissional conhecimento atualizado, atitudes rápidas e precisas, pois determinam o prognóstico e a sobrevivência intacta de sequelas neurológicas.

A incidência de parada cardíaca durante anestesia varia na literatura, desde 1:82.641 a 1:2.500. Estudos demonstraram que 44 a 75%, as PCRs em anestesia estão relacionadas aos pacientes com capacidade funcional limitada (ASA III e IV). Suas principais causas estão relacionadas com alteração do estado físico (23,9:10.000), seguidas de complicações cirúrgicas (4,64:10.000) e complicações anestésicas (1,71:10.000). Segundo estudo POCA (*Pediatric Perioperative Cardiac Arrest*) o halotano era o anestésico responsável por PCR em crianças. Após o surgimento do sevoflurano ocorreu diminuição das PCRs relacionadas ao anestésico inalatório.

Como definição, a parada cardíaca (PC) é a cessação súbita da circulação sistêmica em indivíduo com expectativa de restauração da função cardiopulmonar e cerebral, não portador de doença intratável ou em fase terminal. Em conjunto a este evento, interrompe-se a atividade respiratória, definindo-se então PCR. RCP é o conjunto de procedimentos realizados após uma PCR, com o objetivo temporário de manter artificialmente a circulação de sangue arterial ao cérebro e outros órgãos vitais, até o retorno da circulação espontânea.

A fibrilação ventricular (FV) é a principal causa de PCR extra-hospitalar, responsável por 85 a 90% dos casos. No Brasil, os registros intra-hospitalares de RCP abrangendo centro cirúrgico e unidades de terapia intensiva (UTI) demonstram o predomínio de assistolia e atividade elétrica sem pulso (AESP) como mais frequentes (Figura 26.1). O centro cirúrgico e a UTI, dentro do contexto hospitalar, são os locais destinados ao tratamento de pacientes graves e de alto risco, centralizadores de recursos materiais e humanos, sendo os ambientes ideais para atendimento rápido e eficiente, sendo a UTI o principal local para os cuidados pós-parada.

Diagnóstico

Reconhecer a PCR baseia-se na tríade: inconsciência, ausência de respiração e ausência de pulso central, de preferência o carotídeo. A avaliação do pulso não deve consumir mais do que 5 a 10s (Figura 26.2). Constatada a perda de consciência, deve-se solicitar a presença da equipe médica capacitada a atender a PCR, sempre juntamente com o desfibrilador.

O diagnóstico de PCR se completa com a identificação da modalidade ou mecanismo de parada que requer monitorização do ritmo cardíaco, o que na maioria das vezes já está presente nos pacientes instáveis. Deve-se procurar fazer o diagnóstico da arritmia que a ocasionou o mais precocemente possível, uma vez que o tratamento será direcionado para cada ritmo de parada e o sucesso de reversão é tempo-dependente.

Modalidades de PCR

Assistolia

A assistolia é a cessação de qualquer atividade elétrica e mecânica dos ventrículos. É o mecanismo mais frequente de parada cardíaca intra-hospitalar. No eletrocardiograma (ECG) é caracterizada pela ausência

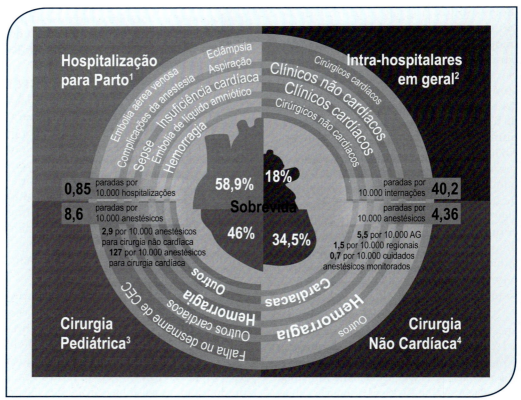

Figura 26.1 – Principais causas de PCR e índice de sobrevida. Paciente gestantes apresentam melhor sobrevida com 58,9%, enquanto os pacientes intra-hospitalares apresentam apenas 18% de sobrevida.

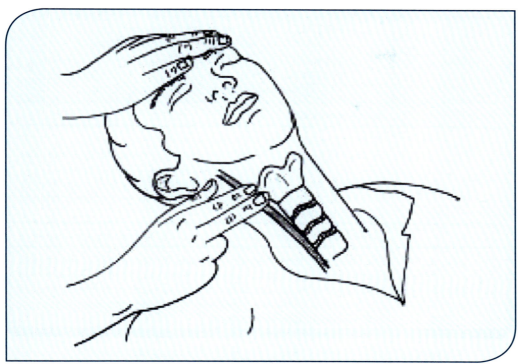

Figura 26.2 – Checagem do pulso carotídeo. Com a cabeça em posição neutra, localiza-se a cartilagem tireóidea e deslizam-se os dedos ipsilateralmente para identificação do pulso carotídeo.

de qualquer atividade elétrica ventricular observada, em pelo menos, duas derivações, representada por uma linha isoelétrica (Figura 26.3).

Para confirmação do diagnóstico, é recomendável verificar o pulso em mais de um local, registrar o traçado do eletrocardiograma em mais de uma derivação (ou alterar a posição das pás) e com a amplitude aumentada, conforme protocolo da linha reta (Tabela 26.1). Um cabo desconectado em paciente com fibrilação ventricular pode ser interpretado como assistolia, o que levaria a equipe a não instituir o tratamento adequado.

A assistolia é considerada o ritmo final de todos os mecanismos de PCR e de pior prognóstico, com taxa de sobrevida próxima de zero. Estudos demonstram que pacientes em PCR em fibrilação ventricular, bradicardia em intensidade crescente, bloqueio atrioventricular (BAV) e atividade elétrica

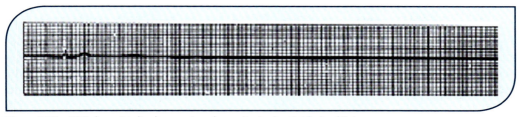

Figura 26.3 – ECG de assistolia demonstrando ausência de atividade elétrica.

TABELA 26.1	PROTOCOLO DA LINHA RETA. PASSOS A SEREM SEGUIDOS AO SE PRESENCIAR TRAÇADO ISOELÉTRICO AO ELETROCARDIOGRAMA DE FORMA A EFETUAR CORRETO DIAGNÓSTICO DE PARADA CARDIORRESPIRATÓRIA POR ASSISTOLIA
Verificar	**Ações envolvidas**
Cabos	Verificar ligação do desfibrilador/monitor: Se o monitor estiver conectado ao paciente → checar todas as conexões na sequência: desfibrilador → cabos do monitor → eletrodos. Se a monitoração se faz pelas pás do desfibrilador → checar conexões na sequência: desfibrilador → cabos das pás → pás → interface condutora → pele do paciente
Ganhos	Checar ganho ou sensibilidade no monitor ou desfibrilador, aumentando-o
Derivações	Se o paciente estiver conectado ao monitor, mudar a derivação empregada. Se em uso de pás, mudar o eixo de posicionamento das pás em 90 graus (ou seja, mova a pá da borda esternal superior direita para borda esternal inferior direita e mova a pá situada no ápice cardíaco para a borda esternal superior esquerda)

sem pulso, evoluem para uma progressiva e intensa bradicardia que culmina em assistolia. A assistolia também pode ocorrer como modalidade inicial da PCR, estando, na maioria das vezes associada a um intenso estímulo vagal, isto levará a uma diminuição da geração de estímulos elétricos no nó sinusal, provocando uma intensa diminuição da frequência cardíaca e consequente parada cardíaca. Outras causas comuns de assistolia consideradas reversíveis são representadas pelo mnemônico "5Ts" e "5Hs", conforme demonstrado na Tabela 26.2.

Na assistolia presenciada, na qual o paciente já se encontrava monitorizado, o uso do marca-passo transcutâneo (MPTC) deve ser considerado como classe IIa (benefício > risco – razoável realizar o procedimento). A utilização do marca-passo transvenoso necessita da interrupção das manobras de ressuscitação para o acesso venoso central, sendo assim, este procedimento não é recomendado nesta fase, podendo ser utilizado somente após a reversão da PCR.

Fibrilação ventricular

A fibrilação ventricular (FV) é a contração desorganizada e anárquica do miocárdio em consequência da atividade elétrica caótica de diferentes fibras miocárdicas, resultando na ineficiência do coração em manter um débito cardíaco adequado. A FV está associada, na maioria dos casos, à cardiopatia isquêmica. Trata-se da modalidade mais comum de parada cardiorrespiratória extra-hospitalar. Estima-se que 85% das PCRs extra-hospitalares não traumáticas ocorram neste ritmo. Segundo registros de UTIs brasileiras, a FV é a terceira causa de PCR intra-hospitalar (5,4%). O ECG apresenta-se com ondas irregulares com amplitude e duração variáveis, substituindo os complexos ventriculares individualizados (Figura 26.4).

Mais recentemente foram descritas as três fases da FV: a primeira fase, com duração de cerca de 5 minutos é chamada fase elétrica e é onde o miocárdio é mais susceptível à desfibrilação. A segunda fase

TABELA 26.2	CAUSAS MAIS FREQUENTE DE ASSISTOLIA E ATIVIDADE ELÉTRICA SEM PULSO
5 "Ts"	
· Tamponamento cardíaco	
· Tensão do tórax (pneumotórax hipertensivo)	
· Trombose coronária [infarto agudo do miocárdio]	
· Tóxicos (intoxicação por antidepressivos tricíclicos, betabloqueadores, digitálicos, bloqueadores dos canais de cálcio)	
· Trombose pulmonar [tromboembolismo pulmonar]	
5 "Hs"	
· Hipovolemia	
· Hipóxia	
· Hipercalemia/hipocalemia	
· Hipotermia	
· H+ (acidemia)	

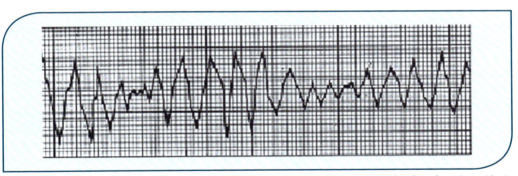

Figura 26.4 – ECG de fibrilação ventricular demonstrando ondas irregulares com amplitude e duração variáveis, substituindo os complexos ventriculares individualizados.

é chamada fase hemodinâmica e pode durar tempo variável, geralmente entre 5 e 15 minutos. Durante esta fase, a perfusão cerebral e coronária são críticas para a sobrevivência da vítima de PCR em fibrilação, havendo nesta fase maior importância das compressões torácicas. A terceira fase é a metabólica, onde ainda são poucas as intervenções usadas no dia a dia.

Taquicardia ventricular sem pulso

A taquicardia ventricular sem pulso é a sequência rápida de batimentos ectópicos ventriculares (superior a 100/min) chegando à ausência de pulso arterial palpável por deterioração hemodinâmica. O ECG apresenta-se com repetição de complexos QRS alargados (superiores a 0,12s) não precedidos de ondas P (Figura 26.5).

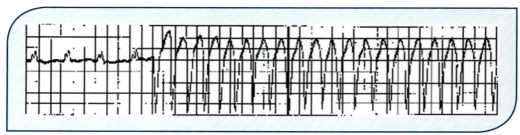

Figura 26.5 – ECG de taquicardia ventricular demonstrando presença de complexos QRS alargados não precedidos de ondas P.

Atividade elétrica sem pulso

A atividade elétrica sem pulso (AESP) é caracterizada com ausência de pulso detectável na presença de algum tipo de atividade elétrica, com exclusão de fibrilação ou taquicardia ventricular. Inclui diversos tipos heterogêneos de ritmos. A AESP refere-se à despolarização elétrica organizada através do miocárdio sem contração muscular sincronizada da fibra cardíaca. Na pseudodissociação ocorre contração muscular, mas muito fraca e não capaz de produzir fluxo e pressão sanguínea suficientes para se detectar através da palpação. Em geral, na AESP parece haver uma progressão natural de hipotensão para pseudodissociação eletromecânica, para finalmente dissociação eletromecânica.

As causas mais frequentes de AESP são conhecidos como 5 "Ts" e 5 "Hs", conforme mostrado na Tabela 26.2. O ECG pode-se apresentar normal, até ritmo idioventricular com frequência baixa (Figura 26.6).

Suporte básico de vida

O Suporte Básico de Vida (SBV) consiste no pilar do atendimento ao paciente em parada cardiorrespiratória, com o objetivo de manter oxigenação e, principalmente, perfusão dos órgãos vitais por meio de manobras contínuas. Os aspectos fundamentais do SBV incluem reconhecimento imediato da parada cardíaca e acionamento do serviço de emergência, RCP precoce e desfibrilação rápida. É, sem qualquer dúvida, o tratamento mais efetivo em salvar vidas, sendo constituído pelo reconhecimento da PCR e na aplicação das manobras de ressuscitação.

Há grande ênfase para o atendimento de qualidade com compressões torácicas rápidas e fortes, devendo a desfibrilação e o atendimento avançado ser realizados de forma a minimizar as interrupções na RCP. O socorrista deve avaliar, de forma rápida, a presença de parada cardíaca, chamando o paciente e identificando apneia ou desconforto respiratório tipo *gasping*. Mesmo com a demora e a dificuldade para checar

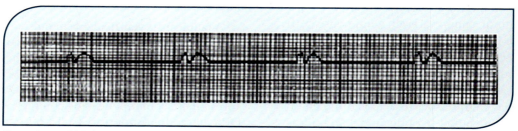

Figura 26.6 – ECG de AESP demonstrando baixa frequência.

pulso, a recomendação continua sendo não ultrapassar mais que dez segundos.

A sequência do Suporte Básico de Vida é definida como circulação → abertura das vias aéreas → ventilação → desfibrilação (CABD).

C – Circulation – circulação artificial

Uma vez caracterizada a parada cardíaca deve ser iniciada a massagem cardíaca externa (MCE). O paciente deve estar em decúbito horizontal dorsal, apoiado em uma superfície rígida interposto entre o doente e o leito.

A massagem cardíaca deve ser realizada no terço inferior do esterno, excluindo-se o apêndice xifoide. A identificação do local é realizada pela intersecção de uma linha imaginária intermamilar com o esterno precisa do local da massagem é obtida deslizando-se os dedos, médio e indicador, pelo rebordo costal até o encontro do esterno. As mãos ficam sobrepostas de tal maneira que ambas estejam paralelas. Os dedos podem ficar estendidos ou entrelaçados, afastados do gradeado costal para evitar fratura de costelas (Figura 26.7).

Os braços do ressuscitador devem permanecer em extensão com as articulações dos cotovelos fixas, transmitindo ao esterno do paciente a pressão exercida pelo peso dos seus ombros e tronco, reduzindo a fadiga. A pressão aplicada deve ser suficiente para deprimir o esterno no mínimo 5,0 cm no adulto (equivalente a 30 – 40 kg) (Figura 26.8).

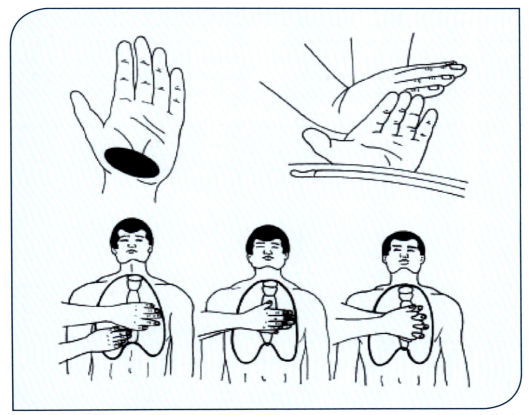

Figura 26.7 – Com a região hipotênar da mão realiza-se a massagem a uma distância de dois dedos do local identificado.

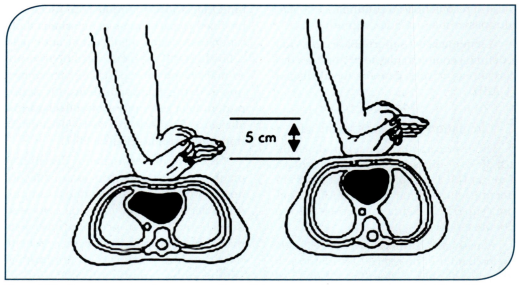

Figura 26.8 – Braços em extensão e compressões suficientes para deprimir o esterno no mínimo 5,0 cm.

A sequência de compressão deve ser ininterrupta, regular e rítmica, seguindo-se de imediato relaxamento de igual duração, sem, entretanto, retirar as mãos do tórax. As compressões devem ser de pelo menos 100/min no adulto, obedecendo à sincronização de 30 compressões para cada duas ventilações enquanto o paciente não estiver intubado (Figura 26.9). Para casos em que uma via aérea já foi estabelecida através do suporte avançado de vida (intubação orotraqueal ou máscara laríngea), as compressões torácicas

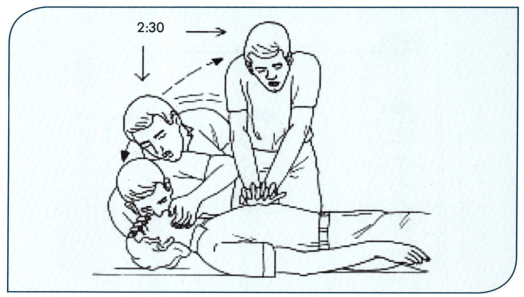

Figura 26.9 – Sincronização de 30 compressões para cada 2 ventilações.

devem ser contínuas sem pausas para associar as ventilações (8 a 10 ventilações/min).

Após cinco ciclos de compressão e ventilação (aproximadamente 2 min), deve-se reavaliar a presença de pulso ou respiração espontânea, repetindo-se a reavaliação somente na presença de alteração da atividade elétrica cardíaca no paciente monitorizado; convém citar que as interrupções das compressões torácicas devem ser limitadas ao menor tempo possível (inferior a 5s). Durante a compressão torácica externa eficaz temos apenas 10 a 30% de débito cardíaco normal, fluxo coronariano de 20 a 50% do normal, fluxo cerebral de 50 a 90% do normal e fluxo para órgãos intra-abdominais menor que 5% do normal.

Se o ritmo cardíaco voltar ao normal, mantém-se ventilação artificial a cada 5s, até o paciente retornar à ventilação espontânea. Caso não haja retorno da circulação espontânea, a MCE deve ser contínua até a disponibilização de um desfibrilador (Figuras 26.10 e 26.11).

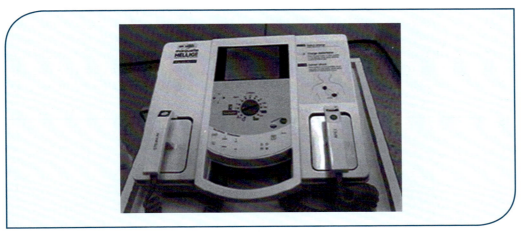

Figura 26.10 – Desfibrilador monofásico convencional.

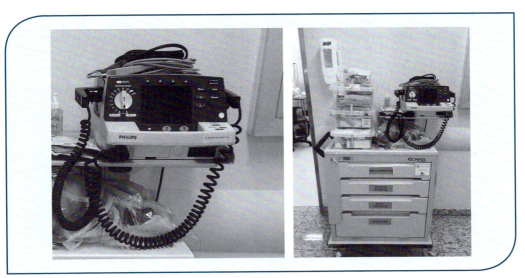

Figura 26.11 – Desfibrilador bifásico e carro de parada.

A – Airway – controle da via aérea superior

O segundo passo, após realizadas compressões de alta qualidade, tem início com a abertura das vias aéreas, podendo ser realizada pela hiperextensão do pescoço (manobra de *head tilt-chin lift*), quando não há evidência de trauma craniano ou cervical. Entre 0,12% e 3,7% das vítimas de trauma apresentam lesão medular, e o risco é acentuado em pacientes com trauma craniofacial ou escala de coma de Glasgow < 8 ou ambos. Se o socorrista suspeitar de lesão cervical, deve-se utilizar a manobra de abertura das vias aéreas através da anteriorização da mandíbula sem hiperextensão do pescoço (manobra de *jaw trust*), porém, se ela se mostrar ineficaz, deve-se realizar a manobra de *head tilt-chin lift*.

Em situações que o paciente esteja extubado, a perda da consciência acarreta a diminuição do tônus muscular propiciando a queda da base da língua sobre a faringe obstruindo a via aérea superior (VAS). Para a desobstrução deve-se lançar mão de manobras imediatas, além da aspiração de secreções. Pode-se colocar a palma de uma das mãos na fronte do paciente, e as pontas dos dedos da outra mão sob a parte óssea do queixo, tracionando-o para frente e para cima, isto levará a dorsiflexão da cabeça determinando a progressão anterior da mandíbula, promovendo a desobstrução da faringe (Figura 26.12). Outra manobra que pode ser utilizada é o apoio das mãos nos ângulos da mandíbula, deslocando-a para frente enquanto a cabeça é dorsifletida (Figura 26.13). Para esta manobra o

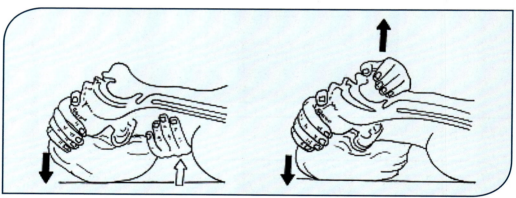

Figura 26.12 – Manobra de dorsiflexão da cabeça promovendo a desobstrução da faringe.

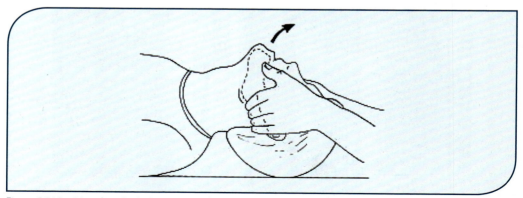

Figura 26.13 – Manobra de deslocamento do ângulo da mandíbula para a frente com dorsiflexão da cabeça.

socorrista deve-se posicionar atrás da cabeça do paciente com os cotovelos apoiados na superfície na qual ele está deitado. Esta manobra é de escolha para suspeita de trauma cervical, evitando a dorsiflexão excessiva da cabeça.

B – Breathing – ventilação

Na ventilação artificial têm-se diversas modalidades: boca-boca, boca-máscara, boca-nariz, sistema bolsa-valva-máscara, entre outras. Como dispomos de materiais e equipamentos para suporte avançado de vida, raramente é necessária a ventilação boca-boca na UTI, sendo efetuada a ventilação bolsa-valva-máscara (Figura 26.14) com reservatório de oxigênio 15 L/minutos, caso o paciente não esteja intubado. A máscara deve ser hermeticamente adaptada a face do paciente para que não ocorra escape de ar (Figura 26.15).

Nos pacientes intubados ou traqueostomizados, a ventilação é iniciada imediatamente com bolsa-valva, com reservatório ligado ao oxigênio. Procura-se oferecer altas concentrações de oxigênio (preferencialmente 100%). Deve-se verificar cuidadosamente o posicionamento correto da cânula endotraqueal, através da ausculta do abdômen (região epigástrica), do hemitórax esquerdo e direito. Nesta condição de via aérea avançada instalada, recomenda-se a frequência entre oito a dez ventilações por minuto. A acentuada resistência do fluxo aéreo durante a ventilação é um sinal de alerta para a presença de oclusão da cânula endotraqueal ou de distúrbio mecânico, como pneumotórax hipertensivo.

Os aparelhos de ventilação mecânica não são apropriados para serem utilizados durante a compressão torácica externa, pois a compressão do esterno pode defla-

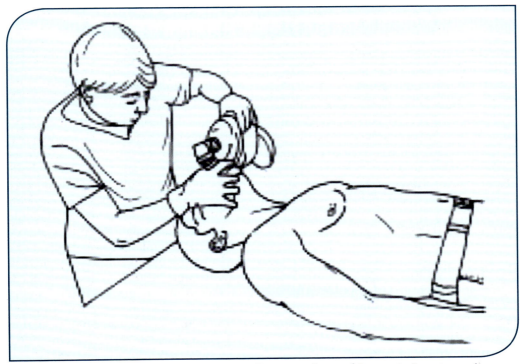

Figura 26.14 – Ventilação com bolsa-valva-máscara. Deve-se realizar perfeita coaptação entre a máscara e a face do paciente, evitando-se o escape de ar para o sucesso da ventilação.

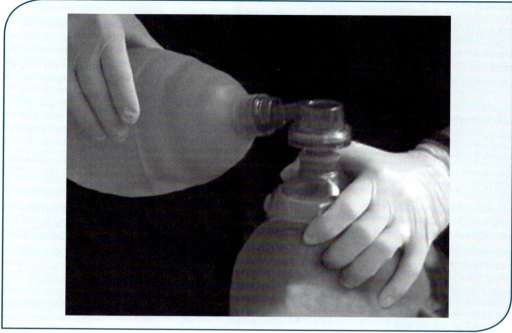

Figura 26.15 – Ventilação com bolsa-valva-máscara. Manobra do "C" e do "E", em que os dois primeiros dedos ficam em formato de "C" segunda a máscara e evitando escape de ar no contato com a face, enquanto os três últimos dedos retificam a via aérea pela tração da mandíbula.

grar ciclos inspiratórios, além do fluxo ser inadequado e insuficiente para ventilações intercaladas às compressões.

Na ventilação boca-boca, após ocluir o nariz com os dedos o socorrista aplica seus lábios sobre a parte externa da boca do paciente obtendo uma boa vedação e insufla um bom volume de ar para expandir o tórax (Figura 26.16). Deve-se sempre observar a expansão do tórax para confirmar a eficácia da ventilação. A expiração se faz passivamente pela própria elasticidade torácica.

D – Desfibrilação

Tendo-se em mãos o desfibrilador, deve ser imediatamente interrompidas as manobras de RCP para a aplicação do choque, se necessário, como nos casos de FV e TV sem pulso, uma vez que, em adultos, o prognóstico da FV está diretamente relacionado à desfibrilação precoce. Durante uma atividade elétrica irregular, a desfibrilação despolariza todas as células cardíacas, permitindo o reinício do ciclo cardíaco normal, de forma organizada em todo miocárdio.

As pás do desfibrilador devem ser posicionadas corretamente, de modo a proporcionar que a maior corrente elétrica possível atravesse o miocárdio. Isto é obtido colocando-se uma à direita ao lado do terço superior do esterno e abaixo da clavícula e a outra à esquerda ao nível do mamilo na linha médio axilar. Nos portadores de marca-passos implantados na região infraclavicular direita, esta disposição não deve ser utilizada. Neste caso deve-se colocar uma pá no precórdio e outra na região dorsal, na região infraescapular esquerda, denominando-se posição anteroposterior. A recomendação de cargas para desfibriladores bifásicos são entre 120 e 200 J e para desfibriladores monofásicos, a carga inicial recomendada é de 360 J.

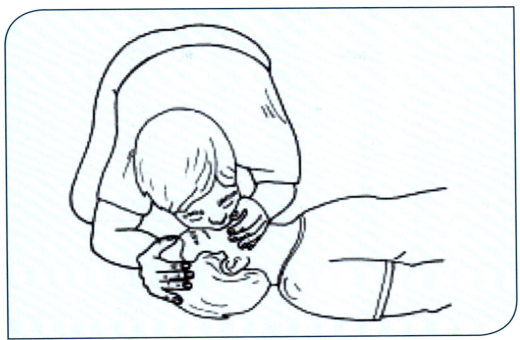

Figura 26.16 – Ventilação boca-boca. Manobra pouco empregada nas UTIs devido a ampla disponibilidade de material adequado para ventilação efetiva.

Ressuscitação cardiopulmonar avançada (ACLS)

A ressuscitação cardiopulmonar avançada é a extensão do SBV realizada por profissionais treinados e capacitados. Suas ações incluem recursos como monitorização cardíaca, uso de medicamentos, desfibriladores, equipamentos especiais para ventilação, marca-passo e cuidados após a reanimação.

Neste estágio é necessária a identificação do mecanismo da PCR para se instalar o tratamento adequado, portanto o monitor cardíaco e o desfibrilador apresentam papel de destaque para o início do tratamento. Tendo-se em mente que o SBV já foi iniciado e que o paciente apresenta ventilação artificial e circulação artificial através da massagem cardíaca externa, deve-se iniciar o Suporte Avançado de Vida de acordo com o tipo de mecanismo de PCR.

Fibrilação ventricular (FV) e taquicardia ventricular sem pulso

A FV e TV sem pulso são tratadas com desfibrilação elétrica, aplicando-se um choque de 120-200J (bifásico) ou de 360J (monofásico), tomando-se os cuidados já destacados acima. O não retorno do ritmo cardíaco normal caracteriza a refratariedade da FV a desfibrilação, devendo-se instalar tratamentos mais avançados.

Imediatamente após a desfibrilação, procedem-se as manobras de ressuscitação (compressão torácica e ventilação) e após 5 ciclos (30:2) ou 2 minutos, uma segunda tentativa de desfibrilação. Em caso de insucesso é necessário o retorno da massagem cardíaca externa e a realização da intubação orotraqueal (IOT) para garantir a qualidade da ventilação, fixando este dispositivo com material adequado e confirmando a efetiva ventilação e oxigenação. Deve-se estabelecer uma via intravenosa (IV) ou intraóssea (IO) para administração de medicamentos. É importante ser lembrado que para cada administração de droga enquanto o paciente estiver sem pulso deve ser feito o flush de líquido de 20 mL de Soro Fisiológico 0,9% e elevação do braço por 20 segundos.

A primeira droga de escolha é a adrenalina administrando 1 mg IV/IO a cada 3 a 5 min ou dose única de vasopressina 40 U IV/IO; após a administração do medicamento procede-se nova desfibrilação. A não abolição da FV/TV sem pulso após este procedimento deve-se administrar 300 mg IV/IO de amiodarona em bólus, que pode ser repetida após 5 a 10 min, em caso de recorrência, na dose de 150 mg IV/IO.

Mesmo não havendo evidência clínica suficientemente sólida para garantir sua eficácia, a lidocaína pode ser utilizada para reverter a FV/TV sem pulso na dose de 1,0 a 1,5 mg/kg IV/IO em bólus, desde que não tenha disponibilidade para uso da amiodarona. A lidocaína pode ser repetida de 3 a 5 min em dose 0,5 - 0,75 mg/kg (dose cumulativa máxima de 3 mg/kg), seguida de desfibrilação.

Em TV polimórfica, torsades de pointes (Figura 26.17) e suspeita de hipomagnesemia, pode-se utilizar sulfato de magnésio 1 a 2 g IV em bolus diluídos em 10 mL de soro glicosado 5% seguida de desfibrilação.

Atividade elétrica sem pulso (AESP)

A sequência do atendimento da AESP assemelha-se à realizada na assistolia e deve ser direcionada à causa da PCR. A parada dificilmente será revertida sem a identificação e a correção do fator responsável, com isto temos que ter em mente os 5 "Ts" e 5 "Hs" que constituem as causas mais frequentes de AESP (Tabela 26.2). Quando identificado a AESP com ritmo no monitor, sem pulso detectável, a abordagem ABCD primária deve ser imediatamente iniciada com enfoque na RCP básica, realizando compressões torácicas, abrindo as vias aéreas e ventilando com pressão positiva. Na abordagem secundária deve-se realizar avaliações e tratamentos específicos. A via aérea deve ser mantida com dispositivo orotraqueal (IOT), ventilação e circulação efetivas. Para o tratamento eficaz e a real reversão da parada deve-se tratar as causas específicas.

A hipovolemia é a causa mais frequente de AESP e deve ser suspeitada inicialmente. As muitas causas de hipovolemia podem ser corrigidas, incluindo hemorragia ou vasodilatação induzida por anafilaxia. Portanto, é adequado infundir solução fisiológica em fase rápida, desde que não haja estertoração pulmonar. A reposição volêmica deve ser feita sempre com cristaloides isotônicos, como solução fisiológica ou ringer. Nunca infundir solução glicosada durante a RCP, a menos que haja hipoglicemia comprovada com avaliação de glicemia capilar. Importante ressaltar que a avaliação pulmonar deve ser frequente durante a infusão de líquidos, que deve ser interrompida em caso de congestão pulmonar. O traçado eletrocardiográfico de um paciente em AESP por hipovolemia geralmente apresenta uma taquicardia com QRS estreito.

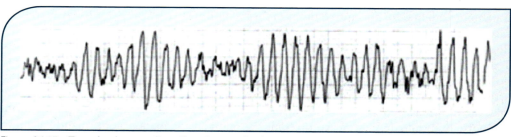

Figura 26.17 – Traçado eletrocardiográfico de *torsades de pointes*.

A hipóxia é outra causa extremamente comum de PCR em AESP, responsável por 20% a 53% dos casos, segundo a literatura. Se o paciente já estiver intubado, lembrar de sempre verificar a correta posição do tubo e observar expansibilidade torácica bilateral. Quando houver dificuldade para realizar a IOT, pode-se optar pelo uso de dispositivos que permitem ventilação sem visibilização das cordas vocais, como a máscara laríngea. O traçado eletrocardiográfico nas situações de hipoxemia geralmente apresenta um ritmo bradicárdico.

A hipercalemia é frequente em renais crônicos, diabéticos, usuários de medicações retentoras de potássio como inibidores da enzima conversora de angiotensina (IECA) ou da aldosterona. O traçado eletrocardiográfico apresentará ondas T apiculadas e pontiagudas, variando sua morfologia de acordo com o grau de hipercalemia; as ondas P tornam-se achatadas; o QRS torna-se alargado. Iniciar medidas para diminuir o potássio sérico: bicarbonato de sódio 1 mEq/kg IV administrado em via exclusiva (tratamento de escolha durante as manobras de RCP), gluconato de sódio, solução polarizante com glicose e insulina (Tabela 26.3).

Deve-se suspeitar de hipocalemia em pacientes que estão em uso de diuréticos. O traçado eletrocardiográfico apresenta ondas T aplanadas, presença de ondas U proeminentes, QRS alargado, QT prolongado e taquicardia de complexos largos. A terapêutica baseia-se na infusão de potássio diluído sempre em solução fisiológica a 0,9%. Nunca dilua em soro glicosado 5% pois a glicose estimula a produção de insulina que carreia glicose e potássio para o interior das células. Nos pacientes em PCR associa-se sulfato de magnésio.

Para todos pacientes com suspeita de hipotermia deve-se aquecer o ambiente e evitar perda de calor adicional. A Tabela 26.4 apresenta as medidas que devem ser

TABELA 26.3	TRATAMENTO DE EMERGÊNCIA DA HIPERCALEMIA		
Terapia	Dose	Início do efeito	Duração do efeito
· Cloreto de cálcio	5-10 mL IV de solução a 10% (500-1.000 mg)	1-3 minutos	30-60 minutos
Carregar o K+ para dentro das células · Bicarbonato de sódio · Insulina + Glicose (usar 1 U de insulina/2,5 g de glicose) · Nebulização com salbutamol (albuterol)	Bolo IV de 1 mEq/kg Insulina regular 10 U IV em 50 mL de glicose 50% (25 g de glicose) em bolo IV (uma seringa carregada previamente de 50 mL ou ampola de glicose a 50%) 10-20 mg nebulizados em 15 minutos	5-10 minutos 30 minutos 15 minutos	1-2 horas 4-8 horas 15-90 minutos
Remover do organismo · Diurese com furosemida · Resina de troca de cátion (Kayexalato) · Diálise peritoneal ou hemodiálise	40-80 mg IV em bolo 15-50 g via oral ou retal mais sorbitol Segundo a instituição	Quando a diurese começa 1-2 horas Assim que iniciada	Quando a diurese termina 4-6 horas Até que a diálise termine

TABELA 26.4	TERAPIA CORRELACIONADA À TEMPERATURA CENTRAL
Temperatura central	**Terapia**
Hipotermia leve (34°C a 36°C)	
36°C	Reaquecimento passivo ou ativo (aquecedores, cobertores)
35°C	Proteger contra perda de calor adicional e ventos frios. Reaquecimento passivo e interno ativo
34°C	Remover roupas frias ou molhadas. Coloque compressas quentes, bolsa de água quente em região inguinal e axilar
Hipotermia moderada (30°C a 34°C)	
33°C	Reaquecimento passivo ainda é aceitável (e deve ser usado em todas as temperaturas); reaquecimento externo ativo
32°C	Reaquecimento externo ativo somente na região do tronco. Não aquecer ativamente a periferia
31°C	Reaquecimento externo ativo somente em região do tronco
30°C	Reaquecimento externo ativo somente em região do tronco
Hipotermia grave (< 30°C)	
29°C a 18°C (18°C foi a menor temperatura até o momento registrada com ocorrência de sobrevivência)	Continue o reaquecimento passivo; inicie o reaquecimento interno ativo: · Fluidos IV aquecidos a 42°C a 46°C; · Espace o intervalo entre as medicações; · Oxigênio úmido (42°C a 46°C); · Reaquecimento com tubo esofágico; · Lavagem peritoneal sem potássio a 43°C; · Lavagem pleural a 43°C; · Circulação extracorpórea

tomadas de acordo com a temperatura central apresentada pela vítima de hipotermia.

Deve-se suspeitar de acidose metabólica nos pacientes com história de insuficiência renal aguda e crônica, sepse, diabetes mellitus descompensada e estados de choque. O tratamento consiste em administração de bicarbonato de sódio 1 mEq/kg, correção da hiperglicemia e diálise assim que houver condições clínicas. No ECG pode-se observar diminuição da amplitude dos complexos QRS.

O tamponamento cardíaco deve ser suspeitado antes da PCR, se for possível, procurar por sinais típicos como a tríade de Beck (hipotensão, estase jugular e abafamento das bulhas cardíacas), sinal de Kussmaul (aumento da turgência jugular na inspiração) ou presença de pulso paradoxal (excesso de queda na pressão sistólica durante a inspiração). Durante as compressões cardíacas não se consegue palpar pulso central, e observa-se ingurgitamento das veias jugulares bilateralmente, baixa amplitude do ECG, complexos QRS estreitos e taquicardia. O tratamento emergencial é a pericardiocentese. Utiliza-se uma agulha calibrosa e longa (9 cm) do tipo cateter sobre agulha 14 acoplada a um "jacaré" estéril (fio elétrico com uma presilha metálica tipo "jacaré" em cada extremidade). Uma extremidade do jacaré é acoplada ao cateter e a outra ao eletrodo de monitorização precordial do eletrocardiógrafo. Instale o eletrocardiógrafo e selecione uma derivação precordial. Faça a antissepsia na região do apêndice xifoide. Com a agulha conectada a uma seringa seca e estéril de 30 ou 50 mL, faz-se uma punção subxifoide a um ângulo de 30° a 45° com a pele, direcionando a agulha ao acrômio esquerdo sempre puxando o êmbolo e observando o registro do ECG que mostrará uma elevação do segmento ST ao ser tocado o epicárdio ventricular. Se a agulha tocar o átrio, aparecerá no ECG elevação do segmento PR. Estes sinais indicam a necessidade de recuar a agulha. Assim que houver refluxo aspirado não se introduz mais a agulha. Quando houver refluxo de sangue deve-se avaliar se há coagulação ou não. O sangue aspirado da cavidade pericárdica não coagulará, entretanto, se este sangue for proveniente do ventrículo por acidente de punção, haverá coagulação. Com o esvaziamento do saco pericárdico espera-se um aumento gradativo da amplitude do ECG, diminuição do ingurgitamento jugular e retorno da circulação.

O pneumotórax hipertensivo deve ser transformado em aberto, através da descompressão por meio de punção no segundo espaço intercostal, na linha hemiclavicular, no hemitórax acometido, com cateter sobre agulha (Jelco®) acoplado a seringa sem êmbolo com água. Quando ocorrer a descompressão, a saída do ar sob pressão fará a água da seringa borbulhar, confirmando o diagnóstico. Não esquecer de remover a agulha, mantendo-se apenas o cateter. Após descompressão, deve-se proceder a drenagem torácica sob selo d'água.

História de trombose venosa profunda prévia ou condições que podem precipitar estado de hipercoagulabilidade ou estase, como gravidez, neoplasia, trombofilia, infecção, imobilização, pós-operatório de alto risco (cirurgia ortopédica, pélvica, neurocirurgia), pacientes acamados, são potenciais candidatos a desenvolverem tromboembolismo pulmonar (TEP), sendo este responsável por 36% das paradas em AESP como ritmo inicial. O ECG geralmente apresenta QRS estreito e com frequência rápida. Muitos estudos foram desenvolvidos no sentido de usar agentes trombolíticos durante a PCR, quando há suspeita de TEP. Várias opções de agentes trombolíticos e doses foram sugeridas, dentre eles: reteplase 10 U por via endovenosa, em bólus, e alteplase 50 mg em bólus também IV. O prognóstico deste tipo de parada cardíaca é reservado, com poucas chances de sobrevida.

Outra causa de PCR em AESP é a intoxicação exógena por tricíclicos, digoxina, β-bloqueadores, bloqueadores de canais de cálcio, dentre outros. As principais drogas cardiotóxicas e seus antídotos específicos (quando houver), além das medidas terapêuticas estão descritas na Tabela 26.5.

Assistolia

A assistolia deve ter seu diagnóstico confirmado em mais de uma derivação, conforme protocolo da linha reta (Tabela 26.1). Nesse tipo de PCR nunca se deve realizar a desfibrilação, podendo-se nas paradas presenciais considerar a aplicação de marca-passo (MP) transcutâneo. A introdução de MP transvenoso requer interrupção das manobras de ressuscitação para acesso venoso central, sendo assim, um procedimento não recomendado nesse momento. Nessa situação, é usada adrenalina IV/IO 1,0 mg a cada 3 a 5 min.

Monitorização durante a RCP

Toda RCP deve ser acompanhada com monitoração fisiológica com o objetivo de otimizar a qualidade da RCP e detectar

TABELA 26.5	FÁRMACOS POTENCIALMENTE CARDIOTÓXICOS E SEUS TRATAMENTOS	
Fármaco ou toxina	**Antídoto específico**	**Tratamento adjuvante**
Antidepressivo cíclico	-	Bicarbonato, soro fisiológico, magnésio
Benzodiazepínicos	Flumazenil	Suporte das vias aéreas
Betabloqueadores	-	Soro fisiológico, epinefrina e glucagon
Bloqueadores dos canais de cálcio	Cálcio	Soro fisiológico, epinefrina e glucagon
Cocaína	-	Benzodiazepínicos, labetalol
Etanol	-	Tratamento de suporte
Isoniazida	Piridoxina	Diazepan
Monóxido de carbono	Oxigênio a 100%	Oxigênio hiperbárico
Opioides	Naloxone	Suporte das vias aéreas
Organofosforados	Atropina	Sulfato de protopam

precocemente o RCE. Estudos em animais e humanos indicam que acompanhamento da fração expirada de CO_2 ($ETCO_2$), pressão de perfusão coronariana (PPC) e saturação venosa central de oxigênio ($SvcO_2$) fornecem informações valiosas do processo de RCP e da resposta do paciente ao tratamento. Além disso, um aumento abrupto em qualquer desses parâmetros é indicador sensível de RCE que pode ser monitorado sem interromper as compressões torácicas.

Embora seja uma prática comum, não há estudos que comprovem a validade da palpação do pulso durante as manobras de RCP. A veia cava inferior não possui válvulas, podendo o fluxo sanguíneo retrógrado do sistema venoso produzir pulsação da veia femoral. O pulso carotídeo durante a RCP não revela a eficácia da perfusão miocárdica ou cerebral.

A utilização de capnografia e capnometria contínua durante todo o período peri-RCP é uma recomendação formal. Com a realização de uma ventilação constante, a $ETCO_2$ apresenta boa correlação com o débito cardíaco durante a RCP. Tal correlação pode ser alterada com a administração de bicarbonato de sódio endovenoso. Isso ocorre pelo fato de o bicarbonato ser convertido em CO_2 e água, provocando aumento transitório da eliminação do CO_2 pelos pulmões, não devendo essa alteração ser interpretada erroneamente como um sinal de RCE. De forma inversa, a administração de vasopressores causa redução transitória da $ETCO_2$ devido ao aumento da pós-carga e à redução do débito cardíaco, não devendo tal fato ser interpretado como redução da qualidade da RCP. A presença de valores persistentes de $ETCO_2$ baixos (< 10 mmHg) durante a RCP em pacientes entubados sugere que o RCE é improvável. Um estudo revelou que baixos valores de $ETCO_2$ em pacientes não intubados durante a RCP não é um preditor confiável para se alcançar RCE. Um vazamento durante a ventilação com máscara facial ou dispositivo supraglótico pode resultar em baixos valores de $ETCO_2$. Se a $ETCO_2$ for < 10 mmHg em pacientes com ventilação sem vazamento, deve-se realizar a melhora na qualidade da RCP com otimização dos parâmetros de compressão torácica. Se a $ETCO_2$ aumentar de forma abrupta para valores normais (35 a 40 mmHg), deve-se considerar como indicação de RCE.

A pressão de perfusão coronariana (pressão diastólica da aorta – pressão diastólica do átrio direito) durante a RCP se correlaciona com o fluxo sanguíneo miocárdico e RCE. Estudo em humano revela que o RCE está relacionado quando a PPC for ≥ 15 mmHg durante a RCP. O alvo específico da pressão arterial diastólica para otimizar as chances de RCE não está estabelecido. A pressão arterial diastólica deve ser usada na monitoração da qualidade de RCP, otimizando as compressões torácicas e guiando a terapia vasopressora. Se a pressão diastólica for < 20 mmHg, deve-se tentar melhorar a qualidade das compressões, com o uso de vasopressor ou ambos. A monitoração da pressão arterial invasiva também pode ser utilizada para detectar o RCE de forma precoce durante as compressões torácicas. Pacientes monitorados com $SvcO_2$ contínua apresentam, durante a RCP, valores de 25% a 35% (valores normais de 60% a 80%), o que revela fluxo sanguíneo inadequado. Em um estudo clínico, a presença de $SvcO_2$ < 30% durante a RCP esteve associada com falta de sucesso para o RCE. Por essa razão, se a $SvcO_2$ for inferior a 30%, recomenda-se melhorar as manobras de ressuscitação.

O uso do ecocardiograma durante parada cardíaca ainda não foi estudado especificamente, avaliando-se seu impacto no resultado. Entretanto, alguns estudos sugerem que o ecocardiograma transtorácico e transesofágico têm potencial utilidade no diagnóstico e tratamento das causas de parada cardíaca, como tamponamento cardíaco, embolismo pulmonar, isquemia e dissecção de aorta.

Terapia medicamentosa

O objetivo primário da terapia farmacológica durante a parada cardíaca é facilitar a recuperação e a manutenção do ritmo espontâneo com perfusão. Com esse objetivo, o uso de medicações está associado ao aumento de RCE, mas não ao aumento de sobrevida no longo prazo com bom desfecho neurológico.

A adrenalina produz efeito no paciente em parada cardíaca por estimulação dos receptores alfa-adrenérgicos, aumentando a pressão de perfusão coronariana e a pressão de perfusão cerebral. A dose de 1 mg EV/IO é realizada a cada três a cinco minutos durante a PCR. Doses maiores podem ser utilizadas quando indicadas para tratamento de problemas específicos, como *overdose* de betabloqueador ou bloqueador de canal de cálcio, ou também quando houver monitoração hemodinâmica invasiva. Atualmente, os benefícios do uso da adrenalina na RCP têm sido colocados em prova. Grande estudos randomizados mostram aumento do RCE quando utilizado adrenalina, porém pior mortalidade. Desta forma, ainda não foi possível comprovar os reais benefícios da adrenalina na RCP.

Ensaios clínicos randomizados e meta-análises não conseguiram demonstrar diferença nos resultados (RCE, sobrevida e desfecho neurológico) com o uso da vasopressina 40 U EV *versus* adrenalina 1 mg EV. Por essa razão, uma dose de vasopressina 40 U EV/IO pode substituir a primeira ou a segunda dose de adrenalina no tratamento de parada cardíaca.

Não há evidência de que qualquer medicação antiarrítmica administrada rotineiramente durante a parada cardíaca aumente a sobrevida. Entretanto, amiodarona demonstrou aumento de sobrevida no curto prazo, quando comparada com placebo ou lidocaína, devendo ser considerada nos casos de FV/TVSP não responsiva a RCP, desfibrilação e terapia vasopressora, na dose inicial de 300 mg EV/IO, seguida de uma dose de 150 mg EV/IO, se necessário. Não há evidências que apoiem o uso de lidocaína em pacientes com FV/TVSP refratária, devendo ser utilizada apenas na ausência da amiodarona na dose inicial de 1,0 a 1,5 mg.kg^{-1} EV, e doses adicionais de 0,5 a 0,75 mg.kg^{-1} EV com intervalos de dez minutos e dose máxima de 3 mg.kg^{-1}. O sulfato de magnésio na parada cardíaca não é recomendado de forma rotineira, mas apenas na presença de torsades de pointes, na dose de 1 a 2 g EV/IO diluídos em 10 mL de soro glicosado.

Estudos clínicos têm demonstrado evidências conflitantes quanto ao benefício do uso da atropina de forma rotineira na parada cardíaca. Por tal razão, a atropina foi retirada do protocolo de assistolia e AESP nas diretrizes de 2010, da *American Heart Association*.

Observou-se que o uso de bicarbonato de sódio durante parada cardíaca está relacionado a uma série de eventos adversos, comprometendo a pressão de perfusão coronariana por redução da resistência vascular sistêmica. Além disso, promove alcalose extracelular, hipernatremia, hiperosmolaridade, excesso de CO_2 e acidose intracelular paradoxal. Em situações especiais de reanimação, acidose metabólica preexistente, hipercalemia ou overdose por antidepressivo tricíclico, o bicarbonato pode ser benéfico. Entretanto, não se recomenda o uso rotineiro de bicarbonato de sódio para pacientes em parada cardíaca. Assim também, por falta de evidências, o cálcio não é recomendado na RCP.

Aspectos éticos e legais da ressuscitação

A ressuscitação cardiopulmonar (RCP), quando adequadamente indicada, é procedimento no qual o consentimento do paciente e sua família é presumindo e universalmente aceito. Entretanto, no paciente terminal, sem perspectiva de cura ou recuperação, quando preservar a vida não é mais factível, pode ser fútil e cruel.

Ordens de não ressuscitar

As ordens de não ressuscitar (NR) iniciaram em hospitais norte-americanos, quando as primeiras recomendações para a RCP não estavam indicadas para algumas situações, como em casos de doenças terminais irreversíveis, no qual tal atitude poderia conflitar com os desejos do próprio paciente. Considerava-se atitude compatível com alguns preceitos éticos: não prolongar desnecessariamente a morte, evitar tratamento fútil, e distribuir recursos médicos a outros pacientes que deles se pudessem beneficiar. O tratamento é considerado fútil quando a sua adoção apenas prolongará a morte.

Na prática, a decisão de NR deve ser consensualmente adotada entre o paciente e o médico. No caso de o primeiro ser ou estar intelectualmente incompetente, esta decisão deve ser adotada entre os seus representantes legais e o médico. Entretanto, se houver qualquer discordância ou recusa tal conduta não deve prevalecer, pois estaria ferindo o princípio da autonomia. O Código Brasileiro de Ética Médica proíbe o médico de "exercer sua autoridade de maneira a limitar o direito de o paciente decidir livremente sobre sua pessoa ou seu bem-estar".

É recomendado que todos os pacientes em PCR sejam ressuscitados, a menos que: (1) o paciente tenha dado ordem válida de não ressuscitar; (2) o paciente tenha sinais de morte irreversível; e (3) nenhum benefício possa ser esperado, em decorrência de deterioração das funções vitais. É considerado ético e deve ser encorajado o hábito de deixar por escrito, em prontuário, as ordens de não ressuscitar. É necessário esclarecer que a ordem de não ressuscitar, quando deixada por escrito, não deve ser indício de que nada pode ser feito para o paciente.

Tomada de decisão

As decisões de iniciar ou interromper as manobras de RCP, devem-se basear no conceito de tratamento fútil ou desnecessário. Tratamento fútil é aquele que não influencia a sobrevida e a qualidade de vida do paciente. O Código Brasileiro de Ética Médica proíbe o médico de "praticar ou indicar atos médicos desnecessários ou proibidos pela legislação do País". A Resolução do Conselho Federal de Medicina número 1346/91 determina que a constatação de morte encefálica equivale à morte e, nesses casos, prolongar indefinidamente a "vida" pode ser considerado um ônus psicológico e material, exceto em caso de doações de órgãos.

A princípio, toda vítima de parada cardiorrespiratória, entendida como interrupção súbita e inesperada da função circulatória e respiratória, é candidata a ressuscitação cardiopulmonar, desde que a instituição destas manobras não incorra em risco para os socorristas. Salvo quando houver clara incompatibilidade com a vida, ou clara manifestação legal de vontade do paciente ou de seu representante legal, ordem médica escrita ou a presença de óbvia contraindicação para início ou manutenção das manobras. O não cumprimento desse procedimento pode significar infração ética segundo o Código Brasileiro de Ética Médica, "o alvo de toda a atenção do médico é a saúde do ser humano, em benefício da qual deverá agir com o máximo zelo e o melhor de sua capacidade profissional" e no qual é vedado ao médico "praticar atos profissionais danosos ao paciente, que possam ser caracterizados como imperícia, imprudência ou negligência". Bem como, esta conduta, pode corresponder a atos ilícitos civil e penal previstos pelo artigo 159 do Código Civil Brasileiro e artigo 135 do Código Penal Brasileiro, configurando omissão de socorro:

"Aquele que, por ação ou omissão voluntária, negligência ou imprudência, violar direito, ou causar prejuízo a outrem, fica obrigado a reparar o dano" (Código Civil Brasileiro – Dos Atos Ilícitos – artigo 159).

"Deixar de prestar assistência, quando possível faze-lo sem risco pessoal, a criança abandonada ou extraviada, ou a pessoa inválida ou ferida, ao desamparo ou em grave e iminente perigo; ou não pedir, nesses casos, o socorro da autoridade pública. Pena – detenção, de um a seis meses, ou multa. Parágrafo único. A pena é aumentada de metade, se da omissão resulta lesão corporal de natureza grave, e triplicada, se resulta a morte." (Código Penal Brasileiro – Crime de Omissão de Socorro – artigo 135).

Quando existem dúvidas sobre a possibilidade de recuperação de um doente, a regra de Epstein deve ser seguida: "preserve a vida o mais que puder". Na eventualidade de estar seguro de que a recuperação é inviável, o médico precisa assumir a responsabilidade de decisão de não introduzir métodos especiais de tratamento.

Conclusão

Na situação de parada cardíaca, a ressuscitação cardiopulmonar de alta qualidade é fundamental para o êxito do retorno da circulação espontânea. Durante a ressuscitação, a compressão torácica frequente e a profundidade adequadas, permitindo o retorno completo do tórax após cada compressão, minimizando as interrupções e evitando a ventilação excessiva, devem ser os objetivos a ser alcançados. A qualidade da RCP deve ser continuamente monitorada, a fim de otimizar os esforços de ressuscitação e reconhecimento precoce do retorno da circulação espontânea.

Protocolos de conduta

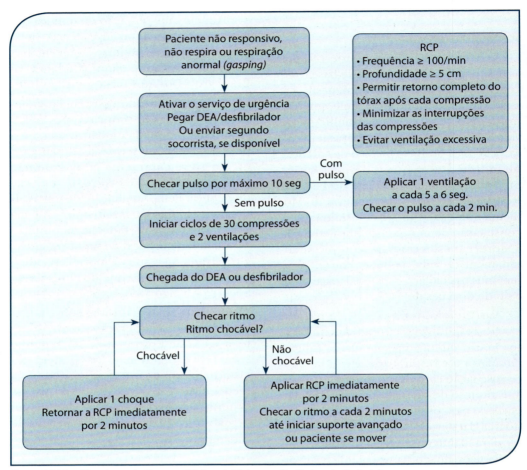

Figura 26.18 – Algoritmo de Suporte Básico de Vida para Profissionais de Saúde.
DEA = desfibrilador externo automático.

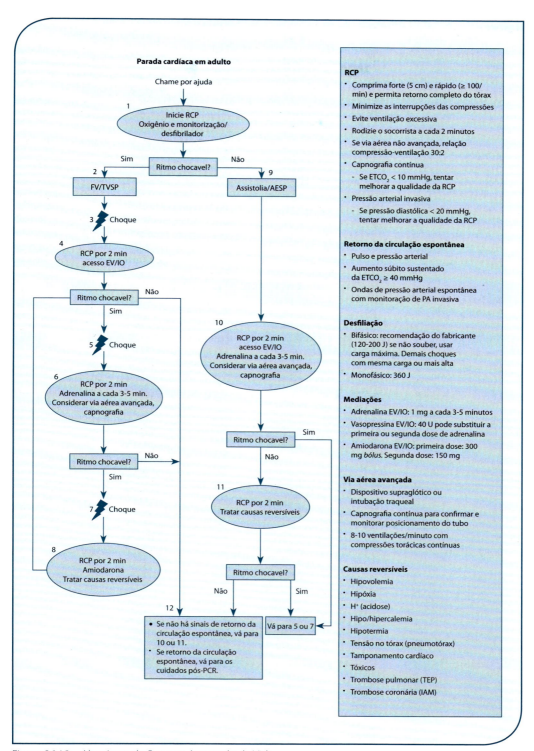

Figura 26.19 – Algoritmo de Suporte Avançado de Vida.

Referências bibliográficas

1. Adrie C, Laurent I, Monchi M, Cariou A, Dhainaou JF, Spaulding C. Doença da pós--ressuscitação em parada cardíaca: uma síndrome semelhante a sepse? In: Current Opnion in Critical Care, 2004;4:233-237.
2. Albano LMJ – Biodireito. Os avanços da genética e seus efeitos ético-jurídicos. São Paulo, Editora Atheneu, 2004; 11-21.
3. American Heart Association Guidelines for Cardiopulmonary Resuscitation and Emergency Cardiovascular Care (Circulation. 2005; 112:IV-1–IV-211).
4. Aung K, Htay T.Vasopressin for cardiac arrest: a systematic review and meta-analysis.Arch Intern Med. 2005 Jan 10;165(1):17-24.
5. Berg RA, Hemphill R, Abella BS et al. – Adult Basic life support. 2010 American Heart Association guidelines for cardiopulmonary ressuscitation and emergency cardiovascular care. Circulation, 2010;122(suppl 3):S685-S705.
6. Código de ética médica e textos legais sobre ética, direitos e deveres dos médicos e pacientes. São Paulo: Conselho Regional de Medicina do Estado de São Paulo, 2004.
7. Falcão LFR, Ferez D, Amaral JLG. Atualização das diretrizes de ressuscitação cardiopulmonar de interesse ao anestesiologista. Rev. Bras. Anestesiol.2011 Oct; 61(5): 631-640.
8. Falcão LFR, Guimarães HP, Amaral JLG – Medicina Intensiva para Graduação, 1ª. Ed., São Paulo, Editora Atheneu, 2006; 25-36.
9. Frascone RJ, Bitz Dawn, Lurie K. Combinação de ressuscitação cardiopulmonar com compressão e descompressão ativa e válvula de limiar de impedância: estado da arte. In: Current Opnion in Critical Care, 2004;4:243-255.
10. Guimarães HP, Lopes RD, Falcão LFR, Segovia LEJ. Definição, Níveis de Evidência e Diagnóstico. In: Parada Cardiorrespiratória. Ed. Atheneu, São Paulo, pp. 1-5, 2005.
11. Halperin H. Novos Dispositivos para Geração de Fluxo Sanguíneo Durante a Ressuscitação Cardiopulmonar. In: Current Opnion in Critical Care, 2004;4:228-231.
12. Huang CH. Factors influencing the outcomes after in-hospital ressuscitation in Taiwan.Ressuscitation 2002 Jun; 53(3): 265-70.
13. Madl C, Holzer M. Função cerebral após ressuscitação por parada cardíaca. In: Current Opnion in Critical Care, 2004;4:238-242.
14. Ovalle CCIS, Araújo S, Oliveira RARA, Dragosavac D. A Importância do Treinamento Prévio no Uso do Desfibrilador Externo Automático por Fisioterapeutas e Enfermeiros. In: Revista Brasileira de Terapia Intensiva, 2005;17:112-115.
15. Peberdy MA. CPR of adults in hospital: a report of 14720 cardiac arrest from NRCR. Ressuscitetion. 2003 Sep; 58(3):297-308.
16. Prakash ES, Madanmohan. When the heart is stopped for good: hypotension-bradycardia paradox revisited.Adv Physiol Educ. 2005 Mar;29(1):15-20.
17. Sandonic. A survey of the in hospital response to cardiac arrest general wards in the hospital of Rome. Ressuscitation. 2003 Jan, 56(1):41-7.
18. Sayre MR, Berg RA, Cave DM et al. – Hands--only (compressiononly) cardiopulmonary resuscitation: a call to action for bystander response to adults who experience out-of--hospital sudden cardiac arrest: a science advisory for the public from the American Heart Association Emergency Cardiovascular Care Committee. Circulation, 2008;117:2162-2167.
19. Serrano Jr CV, Souza JA. Aspectos éticos legais da ressuscitação cardiopulmonar. Rev Soc cardiol Estado de São Paulo, 2001; 2:203-8.
20. Skrifrars MB. Evaluation of in-hospital Utstein template in CPR in secondari hospitals. Ressuscitation 2003 Mar; 56(3): 275-82.

Seção VI – Reposição Volêmica e Hemotransfusão

Monitorização da Reposição Volêmica do Paciente Cirúrgico de Alto Risco

Murillo Santucci Cesar de Assunção
Luiz Fernando dos Reis Falcão
Pedro Paulo Zanella do Amaral Campos

Introdução

O período perioperatório dos pacientes cirúrgicos de alto risco continua sendo um desafio. Apesar das melhorias em seus cuidados, a taxa de complicações graves após uma cirurgia de grande porte continua alta[1-3]. Tem sido demonstrado que a redução do transporte de oxigênio no perioperatório está diretamente relacionada com a falência de múltiplos órgãos e morte[4,5]. Falha na terapia de fluidos adequados pode acarretar hipoperfusão tecidual relacionada a redução do transporte de oxigênio[6]. A hipoperfusão esplâncnica no intraoperatório pode comprometer cerca de 63% dos pacientes em cirurgia de grande porte, sendo associada ao aumento da morbidade e permanência hospitalar[4]. Como consequência, o hipofluxo regional, que é observado pelo baixo pH intramucoso avaliado pela tonometria gástrica, é um forte preditor de diversas complicações perioperatórias[4].

Pacientes cirúrgicos frequentemente necessitam de reposição de fluidos, no geral para reverter o estado de hipovolemia e manutenção da homeostase. Primariamente, a infusão de fluidos tem como objetivo adequar a perfusão tecidual e o fluxo sanguíneo aos tecidos e células.

Isso é fundamental para restabelecer a oxigenação e evitar a injúria celular, visto que o fluxo é um dos componentes que leva o oxigênio às células. A hipovolemia pode ser devido a perda de fluidos causada por sangramento, perdas gastrointestinais, diurese, superfície cutânea ou perdas para o terceiro espaço. Até 10% de perda do volume circulante sanguíneo pode ocorrer sem alterar o débito cardíaco e a pressão arterial. Perdas acima de 10% da volemia, acarretam diminuição do débito cardíaco decorrente da redução da pré-carga, e por consequente diminuição da oferta de oxigênio aos tecidos. A pressão arterial também diminui se ocorrer perda de mais de 20% da volemia corpórea[7].

Hipovolemia relativa está associada ao aumento da capacitância venosa, o que faz com que ocorra perda da relação entre conteúdo (sangue) e continente (vasos). Isto pode ser gerado, por exemplo, devido ao bloqueio simpático durante a anestesia do neuroeixo, resposta inflamatória exacerbada ao trauma cirúrgico ou ainda nos casos de sepse ou reação anafilática. Nesta alteração distributiva, o *status* volêmico corpóreo pode estar "normal", porém com o aumento da capacitância dos vasos (desequilíbrio entre conteúdo e continente) e maior retenção de líquidos na extravascular, ocorre diminuição do retorno venoso acarretando a diminuição do débito cardíaco. Logo o preenchimento dos vasos, com restabelecimento da relação conteúdo/continente é imprescindível para adequar o fluxo sanguíneo (débito cardíaco) e pressão de perfusão.

Então pode se dizer que o objetivo de realizar a infusão de fluidos é manter e restaurar o volume sanguíneo circulatório intravascular, otimizar a pré-carga, que por sua vez aumentará o índice cardíaco e o qual por sua vez a oferta de oxigênio aos tecidos e células. Isto contribuirá com a adequação da perfusão tecidual às necessidades metabólicas do organismo[8,9], e restabelecimento da oxigenação celular e tecidual.

Embora a importância da normovolemia seja amplamente aceita, há uma discussão sobre a quantidade e o tipo de fluido a ser administrado no período perioperatório de cirurgias de grande porte.

Com que tipo de fluido realizar?

Existem diferentes tipos de soluções, com capacidade e duração da expansão volêmica distintas. A infusão de determinado tipo de fluido no intravascular pode levar a alterações significantes nas propriedades hematológicas. Vários tipos de soluções utilizadas para expansão volêmica podem produzir alterações na reologia das hemácias, na hemostasia, na integridade vascular, no equilíbrio acidobásico e na reposta inflamatória. Estas alterações são desencadeadas pela expansão volêmica conforme o tipo de fluido utilizado, e os efeitos podem trazer tanto beneficio quanto malefício ao paciente.

Pode-se dividir em três classes: cristaloides, coloides proteicos, coloides não proteicos. Pode haver controvérsias quanto ao tipo de fluido a ser escolhido para iniciar a expansão plasmática, devido às particularidades que possam existir. Não parece existir superioridade entre cristaloides e coloides proteicos no tocante à mortalidade entre pacientes graves[10].

Cristaloide é o termo comumente utilizado para referir soluções que contenham água com íons inorgânicos e pequenas moléculas orgânicas, que podem ter como base a glicose ou cloreto de sódio, e podem ser hipotônicas, isotônicas ou hipertônicas. Podem ser complementadas com potássio, cálcio ou lactato para se assemelharem à composição plasmática.

A expansão plasmática com solução salina normal, ou seja, soro fisiológico a 0,9%, requer grandes quantidades de volumes para conseguir atingir o objetivo, pois após 1 hora da infusão de 1 L de solução cristaloide, restará apenas cerca de 250 mL do fluido infundido no espaço intravascular, em indivíduos sem alteração da permeabilidade vascular. Logo, há a necessidade de grande quantidade desta solução para manter adequada expansão volêmica, o que resulta no aparecimento de edema pelo extravasamento de líquidos para o interstício. Não há comprovação de que este fato possa levar a diminuição de perfusão pela compressão dos capilares pelo edema proporcionado. Uma complicação frequente com a infusão de grandes alíquotas de solução salina a 0,9% é o desenvolvimento de acidose metabólica devido ao excesso de íons cloreto infundido. Isto pode ser avaliado pela diferença de íons forte (SID, do inglês *strong ion difference*).

A solução salina é constituída basicamente pela concentração de sódio próxima a concentração plasmática de 154 mEq/L, mas a concentração de cloro (154 mEq/L) é cerca de 1,5 vezes acima que concentração plasmática. Esta é a razão desta solução ser considerada como solução não balanceada, a despeito de ser considerada como solução isotônica devido a osmolaridade ser semelhante à plasmática, 287 mOsm/kg H_2O. Assim, é possível explicar o motivo do desenvolvimento da acidemia hiperclorêmica pela SID.

A SID é definida pela diferença entre íons, cátions e ânions, que estão dissociados no plasma. No plasma normal, a concentração de cátions excede a concentração de ânions o que gera um gradiente de 40 mEq/L. Isto pode ser entendido ao observar que o Na^+ plasmático normal é em torno de 140 mEq/L e o Cl^- plasmático normal é de 100 mEq/L em um indivíduo de 70 kg, o qual apresentará agua corpórea total de 42 L (peso × 0,6). Nesta condição o Na^+ corpóreo total será de 5.880 mEq (140 mEq/L × 42 L) e o Cl^- corpóreo total é de 4.200 mEq/L. Se este indivíduo receber 10 L de solução salina a 0,9%, será adicional 1.540 mEq de Na^+ e 1.540 mEq de Cl^- ao plasma, o que resultará no Na^+ corpóreo total final de 7.420 mEq e de Cl^- corpóreo total final de 5.200 mEq. A água corpórea total será acrescida em 10 L, assim passará a ser de 52 L. Desta forma, neste caso a SID diminuirá para 32 mEq/L, pois o Na^+ plasmático passará para 142 mEq/L e o Cl plasmático para 110 mEq/L. Isto ocorre porque a solução salina 0,9% contém a mesma quantidade de cátions fortes e ânions fortes, o que faz com que a SID seja igual a zero. Com isto é possível explicar o aparecimento da acidemia hiperclorêmica, também conhecida como acidose hiperclorêmica dilucional. No geral, a acidemia pode ser leve a moderada, com excesso de bases variando não mais que -10 mEq/L e raramente o Ph atinge valores inferiores a 7.30 após a compensação respiratória. De fato, a piora do Ph plasmático pode contribuir e intensificar a resposta inflamatória e contribuir para o agravamento do paciente. Se a infusão da solução salina for interrompida os efeitos podem ser revertidos em 48 horas. Além disso, a oferta de grandes alíquotas de solução salina pode levar a coagulopatia dilucional por diluir os fatores de coagulação e aumentar o risco de sangramento, alterações da função renal pela vasoconstrição de artéria renal e também desordens imunológicas[11,12].

Em pacientes politraumatizados, as diretrizes do Suporte Avançado de Vida ao Trauma (ATLS, do inglês: *advanced trauma life support*), recomendam a infusão de grandes alíquotas de solução cristaloides, a qual deve ser escolhida a solução de Ringer lactato, para evitar a acidose hiperclorêmica[13]. Porém, em pacientes politraumatizados com sangramento ativo não controlado, a infusão de pequenas alíquotas de fluidos para a ressuscitação inicial na fase pré-hospitalar, pode ser realizada com solução hipertônica, o que proporcionaria o tempo suficiente para o paciente ser levado a sala de operação e ser submetido a hemostasia e controle do sangramento com manutenção da pressão de perfusão orgânica. Isto evitaria a infusão de grandes volumes de soluções isotônicas, e não aumentaria o risco de destamponamento do local de sangramento bem como a diluição dos fatores de coagulação[14-16].

Estudos utilizando modelos matemáticos para analisar a cinética de distribuição da solução de Ringer em voluntários saudáveis demonstrou uma diluição mais pronunciada da albumina sérica quando comparado a hemoglobina[17], levando a hipótese de que a infusão rápida de cristaloide pode aumentar a taxa de escape da albumina do espaço intravascular. A infusão de grandes alíquotas de solução salina 0,9% (50 mL/kg em 1 h) em voluntários ocasionou o aparecimento de desconforto abdominal e dor, náusea, sonolência e redução da capacidade mental para realizar tarefas complexas, estas alterações não foram detectadas após a infusão do mesmo volume de solução de Ringer lactato[18]. A infusão de solução salina também foi associada a acidose persistente e retardo miccional.

Para investigar os efeitos da diluição dos cristaloides na ausência de inflamação, indivíduos normais receberam a infusão de 2L de soro fisiológico 0,9% ou glicose 5%

em 1 h[19]. Após 1 h da infusão de salina, a concentração de albumina sérica reduziu em 20% do valor basal. Esta diluição permaneceu durante 6 h, e apenas um terço no sódio e da água administrada era excretada neste período. Em contraste, embora a glicose 5% resultasse em queda da concentração de albumina de 16%, o retorno ao valor normal ocorreu em 1 h após a infusão e o excesso de água foi rapidamente excretado. Quando comparado os efeitos da infusão de 2 L de soro fisiológico 0,9% e Ringer lactato em 1 h em voluntários saudáveis, a solução salina demonstrou efeito maior e mais duradouro da expansão plasmática quando comparado a solução de Ringer. Isto refletiu pela maior diluição do hematócrito e da albumina sérica e resposta urinária lenta, que contribuíram com o desenvolvimento de hipercloremia significativa e sustentada[20]. A grande diurese após a infusão de Ringer lactato quando comparado com o soro fisiológico 0,9% pode ser parcialmente explicada pela menor osmolalidade e redução da secreção do hormônio antidiurético. A maior excreção de sódio após a infusão da solução de Ringer, a despeito do fato dela conter menos sódio do que a solução salina é mais difícil de compreender. A relação Na^+:Cl^- das duas soluções são consideradas 1:1 para soro fisiológico 0,9% e 1,18:1 para o Ringer lactato. A baixa relação Na^+:Cl^- pode ser um problema, causando acidemia, conforme discuto anteriormente o desenvolvimento da acidose hiperclorêmica. A infusão de grandes quantidades de soro fisiológico produz o acúmulo de Cl^-, sendo o rim incapaz de excreta-lo rapidamente[21]. Isto pode ocorrer devido a permeabilidade do íon cloreto pela membrana celular ser voltagem-dependente, e a quantidade de Cl^- do fluido intracelular estar diretamente alterando o potencial de membrana.

Soluções balanceadas

Uma solução balanceada cristaloide contém quantidades próximas à fisiológica de eletrólitos, e utiliza moléculas tampões para equilibrar as cargas elétricas, como o lactato e ao acetato. O Ringer lactato apresenta: sódio (Na^+) 130 mEq/L, cloro (Cl^-) 109 mEq/L, potássio (K^+) 4 mEq/L, cálcio (Ca^{++}) 3 mEq/L, lactato 28 mEq/L, osmolalidade (Osm) 272 mOsmol/L, Ph 6.0-7.5. Devido a presença de Ca^{++} nesta solução, não pode ser administrada pela mesma via venosa dos hemoderivados que são armazenados com citrato pelo risco de coagular o hemocomponente, o que limita um pouco seu uso nos pacientes cirúrgicos. Já a solução Plasma-Lyte®, outro solução balanceada cristaloide, não tem Ca^{++} na sua na composição, contém Na^+ 140 mEq/L, Cl^- 98 mEq/L, K^+ 5 mEq/L, Mg^{++} 3 mEq/L, acetato 27 mEq/L, gluconato 23 mEq/L, Osm 294 mOsm/L, Ph 7.4 (Plasma-Lyte A®) e 5.5 (Plasma-Lyte 148®), sendo "equivalente" ao plasma e gera melhor equilíbrio acidobásico ao ser comparada com a solução salina[22,23].

O lactato apresenta dois tipos de isômeros (L&D). O L-lactato faz parte do metabolismo humano normal, é oxidado para piruvato pela desidrogenase láctica-L e não ativa os neutrófilos. Em contraste ao D-lactato este não faz parte do metabolismo humano normal e não é oxidado pela L--desidrogenase lactata, além disso, acumula nos tecidos e ativa os neutrófilos. Devido a estas alterações deve-se evitar o uso de Ringer lactato com o D-isômero[24].

Já o acetato contido no Plasma-Lyte® tem algumas vantagens por não causar hiperglicemia, o metabolismo é mais rápido e com isso não é acumulado e tem um efeito menor no consumo do oxigênio e na eliminação do CO_2. Por ser metabolizado por via extra-hepática, principalmente pelos músculos, ocorre menor acumulo nos tecidos nos casos de choque ou disfunção hepática grave. Porém níveis elevados de acetato em pacientes com terapia de reposição renal estão relacionados com hipotensão, miocárdio toxicidade[25,26] e distúrbios metabólicos complexos[27]. Em relação ao gluconato, este é lentamente metabolizado sem evidências de toxicidade em trabalhos clínicos e experimentais, além de que proteger contra a disfunção miocárdica pós-isquêmica e contra lesões oxidativas[28].

Manter o equilíbrio acidobásico é um importante mecanismo homeostático após um insulto grave. Chowdhury *et al.* em elegante estudo, incluíram voluntários divididos em dois grupos e para avaliar a resposta a infusão de 2 litros de salina 0,9% ou Plasma-Lyte em uma hora. A solução salina gerou uma hipercloremia e uma redução na SID de forma mais acentuada e sustentada, com expansão extravascular mais proeminente, e redução significativa na velocidade do fluxo na artéria renal e na perfusão cortical e menor débito urinário[12]. Shaw *et al.* em estudo retrospectivo com análise de um banco de dados de quase 500 mil pacientes em um hospital nos Estados Unidos, que foram submetidos a cirurgia abdominal não traumática, e que receberam no dia da cirurgia apenas solução salina 0,9% ou Plasma-Lyte 148®. Após ajustes das características dos grupos pelo escore de propensão, aqueles que receberam a salina apresentaram maior mortalidade, insuficiência renal com necessidade de terapia de substituição renal e disfunção neutrofílica com decréscimo no clareamento bacteriano favorecendo infecções, transfusões sanguíneas e distúrbios eletrolíticos[29]. Estudos demonstram que soluções salinas estão associadas a disfunção cognitiva e íleo paralitico[30] enquanto estratégias cloro restritivas diminuem significativamente a falência renal em pacientes graves[31], não alteram e até podem acelerar a recuperação da função intestinal[32], reduzem distúrbios eletrolíticos e acidose hiperclorêmica[31], porém ainda pode-se ocorrer acidose mas sem hipercloremia[33] já que uma propriedade relevante dos cristaloides é a SID, e sua queda pode ser decorrente da diluição do sódio[34].

As diretrizes britânica de fluidoterapia intravenosa em pacientes cirúrgicos adultos indicam o uso de soluções balanceadas em casos de ressuscitação com cristaloides para evitar acidose hiperclorêmica, excetuando-se apenas em casos de hipocloremia como vômitos e drenagem gástrica[35]. Fluidos com SID elevada como o Plasma-Lyte podem corrigir mais rapidamente a acidose pre-existente. No entanto, soluções com uma SID elevada em grande quantidade podem causar alcalose metabólica[36] acarretando em alterações na oferta de oxigênio aos tecidos[37].

Young *et al.* em um ensaio clínico recente randomizado, duplo cego, com grupos paralelos, comparou o efeito da ressuscitação com NaCl 0,9% ou Plasma-Lyte em politraumatizados visando correção do déficit de bases em 24 horas após a injúria. O grupo a solução balanceada, normalizou com 6 horas o déficit de base retornando para um estado acidobásico normal, porém apresentou uma queda significativa no sódio sérico em 24 horas e na glicemia, levando a uma osmolaridade sérica calculada menor[38].

Infusão de soluções hiposmolares devem ser evitadas após lesão cerebral por aumentar o edema cerebral. Roquilly *et al.*[32] em estudo piloto randomizado, duplo cego, controlado demonstrou que soluções balanceadas ao ser comparadas com salinas isotônicas reduz a ocorrência de acidose hiperclorêmica, e apesar de apresentar uma osmolaridade plasmática menor, não estão relacionadas à alterações na pressão intracraniana ou episódios de hipertensão intracraniana. Este fenômeno pode ser explicado pelo efluxo do cloro que evita o edema celular causado por uma cloremia mais baixa[39,40]. Este trabalho tem uma série de limitações, sendo necessário um estudo randomizado grande para validar esses achados na prática diária.

Há evidências sobre o benefício no uso de soluções balanceadas por reduzir alterações eletrolíticas e acidobásicas, porém ainda não dados definitivos até o presente momento para estabelecer as soluções balanceadas como primeira escolha na ressuscitação de pacientes graves.

Coloides

Existem dois grupos de coloides, os naturais representados pela albumina (coloides proteicos) e os sintéticos no qual são constituídos pelas gelatinas, dextrans e os amidos. Na Europa, hidroxietilamido (HES) e gelatinas são muito utilizados[41]. Em estados de hipovolemia, um efeito expansor de 80%-100% pode ser obtido com alguns coloides como o 6% HES (130/0.4), porém não existem evidências que demonstram redução de morbimortalidade ao comparar coloide *versus* cristaloide como fluido para ressuscitação hemodinâmica[42,43]. Existem evidências que coloides restauram melhor a perfusão durante estados de choques, porém os não proteicos podem contribuir para com aumento da morbidade em pacientes graves.Os efeitos adversos aos coloides não proteicos são alterações da coagulação, anafilaxia e insuficiência renal além de apresentarem um custo maior que os cristaloides[44,45].

Permanecem um tempo maior no intravascular, por ser constituído por macromoléculas e também estão associado a velocidade de depuração, que pode ser facilitada ou não de acordo com a estrutura da molécula. Além disso, o grau de expansão volêmica que eles proporcionam é determinado pela sua concentração, peso molecular, estrutura, pressão osmótica exercida pela molécula, metabolismo e depuração da substância[46,47]. A taxa de extravasamento capilar para o interstício e pela membrana basal glomerular para o túbulo proximal é determinada pelo tamanho e polaridade molecular. Porém, simplesmente pela baixa pressão capilar hidrostática o extravasamento capilar ocorre tanto para cristaloides como coloides, e este fato é intensificado pelo dano à integridade do glicocálix endotelial causado pelos estados inflamatórios ou de hipervolemia[48,49]. Os coloides exercem efeito na viscosidade sanguínea pela hemodiluição o que pode favorecer a reologia e melhora do fluxo sanguíneo tecidual[50].

Apesar de raro, reações anafiláticas graves são causadas tanto pelos coloides não proteicos como pela albumina, com incidência para gelatinas, dextrans, albumina e starches, de 0,35%, 0,27%, 0,10% e 0,06%, respectivamente[51].

Dextrans foram associados com efeitos colaterais relevantes como distúrbios da coagulação[52], reações de hipersensibilidade grave[53,54], e disfunção renal[55].

As gelatinas não são a primeira opção para pacientes na terapia intensiva[47]. Elas exercem um efeito limitado na ressuscitação do volume intravascular por conter uma alta proporção de moléculas de baixo peso, com isso, uma estratégia de ressuscitação volêmica exclusiva com estas substâncias é menos efetiva em situações de déficit intravascular severo[56,57].

Albumina

A albumina consiste em 50% das proteínas totais plasmáticas e contribui para 80% da pressão oncótica intravascular. Faz parte de importantes funções fisiológicas no organismo como[49,58-61]:

- Manutenção da pressão oncótica,
- Ligação e transporte de substâncias metabolicamente ativas,
- Antioxidante por se ligar tanto a cátions quanto a ânions com estudos demonstrando este benefício na sepse,
- Influência antitrombótica nas plaquetas justificando a vantagem em seu uso durante cirurgias cardiotorácicas onde albumina é utilizada como solução primária na circulação extracorpórea,

- Equilíbrio acidobásico, e
- Proteção a integridade da membrana dos capilares.

Albumina humana tem sido amplamente utilizada como um "coloide natural" para a expansão plasmática nos estados de hipovolemia em pacientes graves, como por exemplo em choque hipovolêmico, trauma, queimaduras, cirurgias e em falência renal e hepática nas últimas décadas[61]. No entanto, seu uso tem um custo elevado, não demonstrou nenhum benefício quanto a redução de mortalidade nos estados de hipovolemia ou hipoalbuminemia[43,61]. Pode causar reações alérgicas que são raras, usualmente devido aos polímeros que são utilizados no processamento, e transmissão viral que é pouco provável devido ao tratamento térmico que é realizado durante a preparação[61].

No final da década de 1990, uma revisão sistemática da Cochrane, avaliou 32 ensaios clínicos randomizados com um total de 1419 pacientes com hipovolemia. Esta revisão não demonstrou diferença significativa na mortalidade ao comparar albumina com cristaloide em pacientes com queimaduras, hipovolemia ou hipoalbuminemia e sugeriu que a albumina pode aumentar a mortalidade nesses grupos[62]. Esta revisão foi amplamente criticada devido a heterogenicidade dos estudos incluídos, o que posteriormente com o ensaio clínico randomizado SAFE (*Saline versus Albumin Fluid Evaluation*) revelou que albumina 4% apesar de não diminuir a mortalidade em pacientes graves, demonstrou ser seguro seu uso[10]. Em análise *post hoc* de subgrupos revelou uma tendência em aumentar mortalidade em traumas cranianos e uma tendência a redução na mortalidade de pacientes sépticos, o que posteriormente não conseguiu se comprovar com o estudo Albios e o EARS[63-65].

Não existem grandes evidências significativas para determinar qual solução deve ser usada nos cenários cirúrgicos, trauma e terapia intensiva. Porém a administração de albumina isoncótica (albumina 4%), pode ser considerada em casos particulares como sepse e disfunção de múltiplos órgãos, após grandes infusões de alíquotas de cristaloides, mas não como primeira na estratégia rotineira de ressuscitação volêmica.

Hidroxietilamidos

A farmacocinética dos Hidroxietilamido (HES) depende do grau de substituição de alguns carbonos (C2/C6) do anel da glicose porque a relação da hidroxietilação destes carbonos influenciam na degradação da molécula pela amilase plasmática, e do seu peso molecular[66]. A solução HES ideal é aquela que combina o menor peso molecular e com o menor grau de substituição pela hidroxietilação. Essas características foram encontradas nos HES de médio peso molecular e apesar de alguns trabalhos sugerirem que possam apresentar o melhor benefício dentre os coloides sintéticos disponíveis, a falta de evidência de segurança destas moléculas desencoraja o seu em pacientes graves[43]. A dose máxima desta solução é de 20 mL/kg/dia, portanto ao optar-se pelo uso dessas substâncias, alíquotas adicionais de cristaloides são necessárias para a ressuscitação volêmica.

Em pacientes de terapia intensiva os amidos estão associados a injúria renal, aumento na necessidade de hemoderivados, e um aumento na taxa de mortalidade entre pacientes sépticos, mesmos aqueles de última geração[43,67,68].Os HES têm efeito potencial sobre a formação do coágulo, nos fatores humorais da coagulação, função plaquetária e na polimerização do coágulo. Essas soluções alteram a tromboelastometria, diminuem a força e prolongam a formação do coágulo[69,70]. O grau de desequilíbrio no sistema hemostático depende do peso molecular e do grau de substituição dessas soluções, o que difere entre cada geração.

Existem evidências sobre o uso dos derivados do amidoque demonstram que podem aumentar a incidência de insuficiência renal e mortalidade[43,67,68]. O mecanismo patofisiológico desta agressão ainda é incerto, mas teorias sugerem que são causadas por alterações microscópicas denominadas lesões osmóticas *nefroses-like* (alteração histológica que podem estar relacionadas com mudanças na pressão oncótica)[71].

Em 2013, Feldheiser *et al.* realizaram um ensaio clínico randomizado, duplo cego, (102) em pacientes cirúrgicos submetidos a cistectomia radical por câncer de ovário primário para otimização hemodinâmica intraoperatória guiada doppler esofágico. Os pacientes foram divididos em dois grupos no tocante ao tipo de solução utilizada no algoritmo: soluções cristaloides balanceadas e HES balanceado para. Vinte e quatro pacientes foram envolvidos em cada grupo com objetivo primário de avaliar a quantidade de fluidos administrados para atingir a otimização hemodinâmica baseada no incremento do volume sistólico. Os resultados demonstraram que o grupo HES conseguiu um maior incremento do volume sistólico com necessidade menor de alíquotas de fluidos, maior tempo de efeito expansivo e redução importante do tempo para restauração do fluxo. Não se evidenciou neste estudo pequeno diferenças entre os grupos no tocante a alteração da função renal e débito urinário. Este é o primeiro estudo que utiliza um manejo hemodinâmico guiado por metas no intraoperatório com um HES balanceado que não demonstra piora na função renal ao ser comparado com soluções cristaloides balanceadas[72].

Apesar das vantagens destas moléculas (HES 6% 130/0.4), particularmente na rápida otimização hemodinâmica, ainda há necessidade de novos estudos prospectivos e randomizados com poder adequado, para provar melhores desfechos clínicos bem como no quesito segurança entre pacientes cirúrgicos.

O porquê da monitorização durante a reposição de fluidos

A administração de fluídos parenterais e eletrólitos no período perioperatório tem influência no prognóstico e na última década ocorrido um interesse peculiar desta prática no paciente cirúrgico. Estudos têm demonstrado que a prescrição da infusão de líquido tem sido deixada para os membros mais novos das equipes, muitas vezes sem conhecimento suficiente, levando a prescrições variáveis que resultam em eventos adversos e internação hospitalar prolongada[73].

Atenção aos detalhes e o melhor conhecimento são as chaves para a melhor administração de fluidos parenterais, devendo considerar algumas questões: (1) O paciente necessita de reposição de fluidos? Se a resposta for sim, existem três possibilidades para a resposta da segunda questão: (a) deficiência do volume intra ou extravascular (ex.: tratamento da hipovolemia), (b) reposição de perda (ex.: terceiro espaço ou perdas insensíveis) ou, (c) para suprir a manutenção necessária (ex.: paciente no pós-operatório). No geral, o objetivo é a correção da hipoperfusão tecidual e celular que se não for realizada rapidamente, contribui para o desenvolvimento da disfunção celular que culminara no aparecimento da disfunção orgânica. (2) Ao ofertar fluidos, o paciente se beneficiara pelo incremento do fluxo, ou seja, o paciente é fluido responsivo? Isto é importante pois ao administrar fluidos que não resultem no efeito esperado, esta alíquota infundida poderá contribuir para um desfecho clínico desfavorável. Desta forma segue-se um racional para se evitar tanto os estados de hipovolemia quanto os estados de hipervolemia, o que não é apenas a formação de edema, mas sobretudo no paciente cirúrgico está associado a aumento de morbidade no pós-operatório[74].

Nos pacientes graves, que apresentam resposta inflamatória exacerbada, existe a ativação leucocitária e aumento da permeabilidade microvascular. O aumento da permeabilidade capilar leva ao extravasamento de proteína plasmática, eletrólitos e líquidos do compartimento intravascular para o espaço intersticial. Este é um fator protetor, uma vez que mediadores imunológicos atravessam a barreira capilar e alcançam o local da infecção. Entretanto, o aumento da permeabilidade capilar pode também levar a hipovolemia intravascular e expansão do espaço intersticial. Tais pacientes necessitam de grande quantidade de cristaloides para manutenção do volume intravascular e oferta de oxigênio a células, sendo que as soluções coloides permitem o uso de menores volumes de infusão.

Complicações do excesso de fluido – balanço hídrico em paciente cirúrgico

Em estudo prospectivo, aleatório, duplamente cego realizado por Holte *et al.*[75], 12 voluntários saudáveis com mediana de idade de 63 anos receberam infusão de Ringer lactato na taxa de 40 mL/kg (mediana 2.820 mL) ou 5 mL/kg (mediana 353 mL) em duas ocasiões separadas, por um período de 3 h. A infusão de 40 mL/kg de Ringer lactato comprometeu significativamente a função pulmonar e acarretou em significativo aumento do peso corpóreo em 24 h, sem afetar a capacidade ao exercício. O edema comprometeu a troca gasosa pulmonar e a oxigenação tecidual, e produziu um aumento da pressão tecidual nos órgãos não expansíveis devido a presença de cápsula (ex.: rim), diminuindo a perfusão microvascular, aumentando o *shunt* arteriovenoso e reduzindo a drenagem linfática, todos os quais contribuindo para com a formação de edema. O acúmulo de fluido pulmonar também aumentou o risco de pneumonia. A remoção do excesso de fluido alveolar é alcançada pelo transporte ativo de sódio e pela diferença de gradiente entre a pressão hidrostática e coloidosmó-

tica. O transporte ativo de sódio é afetado pela administração de fluído e liberação de citocinas pró-inflamatórias, os quais ocorrem no período perioperatório.

A sobrecarga volêmica causa edema periférico, resultando também em esplâncnico, aumento pressão intra abdominal, ascite[76] e síndrome compartimental abdominal[77]. Isto pode reduzir o fluxo sanguíneo mesentérico e exacerbar o processo, aumentar a permeabilidade intestinal com obstrução funcional e deiscência da anastomose[78]. O excesso de infusão de fluído pode também aumentar a incidência de trombose venosa profunda[78,79].

Como realizar a reposição de fluidos

A otimização do débito cardíaco se inicia com a avaliação da pré-carga, a qual pode ser realizada pelos parâmetros estáticos e/ou parâmetros dinâmicos. É importante salientar que somente cerca de 50% dos pacientes internados na terapia intensiva se beneficiarão da infusão de fluidos caracterizada pelo aumento do débito[80], ou seja, os fluidos responsivos. Para discernir entre aqueles que são fluido responsivos e os não responsivos, pode-se utilizar parâmetros dinâmicos ou estáticos de fluido responsividade (Tabela 27.1). Ao utilizar estes parâmetros, deve-se seguir as recomendações para que os dados sejam obtidos corretamente e possam ser aplicados e interpretados de forma correta. Importante salientar que nem todo paciente que seja fluido responsivo necessita receber fluidos. Os "fluidos responsivos" que devem receber fluidos são aqueles indivíduos que necessitam da otimização de fluxo devido a alteração da perfusão tecidual ou aqueles que são submetidos a algoritmo de otimização de débito cardíaco guiados por metas. **Fluido responsividade não é sinônimo de hipovolemia**. Os parâmetros estáticos e dinâmicos e suas formas de realização e interpretação serão discutidos em outra seção deste livro.

TABELA 27.1	PARÂMETROS ESTÁTICOS E DINÂMICOS DE FLUIDOS RESPONSIVIDADE
Parâmetros estáticos	**Valores de referência**
• Pressão venosa central	2-6 mmHg
• Pressão de oclusão da artéria pulmonar	6-12 mmHg
• Índice de volume diastólico final de ventrículo direito	90-140 mL/m²
• Área diastólica final de ventrículo esquerdo	
Parâmetros dinâmicos	**Valores de referência**
• Sob respiração espontânea	1 mmHg
• ΔPVC	Incremento em 15% do débito cardíaco basal
• Elevação passiva dos membros inferiores	pré-manobra
• Sob ventilação mecânica	13%
• Necessidade de ajustes*	10%
– ΔPP	18%, se utilizar (diâmetro máximo – diâmetro
– VVS	mínimo)/diâmetro médio
• dVCI	36%, se utilizar (diâmetro máximo – diâmetro
• cVCS	mínimo)/diâmetro máximo
• IVP	
• Sem necessidade de ajustes*	Incremento em 15% do débito cardíaco basal
• Teste de oclusão da válvula expiratória	pré-manobra
• Elevação passiva dos membros inferiores	Incremento em 15% do débito cardíaco basal pré-manobra

PVC = pressão venosa central; ΔPP = variação de pressão de pulso; VVS = variação de volume sistólico; dVCI = distensibilidade de veia cava; cVCS = compressibilidade de veia cava superior inferior; IVP = índice de variação pletismográfica.

Nos pacientes que estão em respiração espontânea sem pressão positiva, a responsividade a fluido pode ser avaliada pela monitoração do débito cardíaco durante a infusão de uma alíquota de fluidos, o que pode ser denominado de desafio hídrico *on line*. É sugerido que alíquotas de fluidos, 250ml, preferencialmente coloide, sejam infundidas rapidamente em 10 minutos e, imediatamente após, observa-se o aumento do volume sistólico ou do índice cardíaco. Pode ser realizado com as tecnologias que monitoram o débito cardíaco continuamente, como a análise de contorno de pulso ou o doppler esofágico. Enfatiza-se que não é a variação de volume sistólico (VVS), parâmetro dinâmico de fluido responsividade, que se observa, mas o aumento do volume sistólico ou índice cardíaco. Isto traduz avaliar o ganho de débito cardíaco imediato após a infusão de fluidos. Se houver ganho maior que 10% e não se sustentar por 20 minutos pode se considerar como fluido responsivo e novas alíquotas devem ser repetidas. A partir do desafio em que não ocorra aumento do volume sistólico ou índice cardíaco, considera-se o paciente como não fluido responsivo[81]. Esta maneira de otimizar o fluxo é conhecida como maximização do volume sistólico.

A infusão de fluidos tem como objetivo aumentar a pré-carga e fluxo, com a finalidade de adequar as necessidades metabólicas e corrigir os distúrbios de perfusão. Porém não são todos os pacientes que se beneficiam da infusão de fluidos, existe uma população que não é responsiva ao aumento de fluxo por esta conduta, por estarem na fase de plateau da curva de Frank-Starling, fase pré--carga independente (Figura 27.1)[82]. Nestes pacientes o aumento de fluxo ocorrerá não pela otimização da pré-carga, mas pelo aumento da contratilidade com o uso de fármacos inotrópicos ou pela diminuição da pós-carga com o uso de vasodilatadores.

Para distinguir os pacientes responsivos dos não responsivos à infusão de fluidos, pode se utilizar avaliações com métodos estáticos ou dinâmicos (Tabela 27.1).

Métodos estáticos

Os métodos estáticos (pressão venosa central (PVC), pressão de oclusão da artéria pulmonar (POAP), índice de volume diastólico final de ventrículo direito (IVDFVD)) para avaliação da volemia podem ser eficazes para indicar ou não a infusão de fluidos, quando os valores obtidos dos parâmetros mensurados se encontrarem nas extremidades, valor muito elevado ou muito baixo. Isto caracteriza os estados de hiper/hipovolemia[83]. Mas existem situações em que valores elevados ou normais podem não corresponder com o real *status* do intravascular, dependendo da presença de comorbidades, como por exemplo, a hipertensão pulmonar nos pacientes com doença pulmonar crônico obstrutiva.

Em relação a avaliação da responsividade a infusão de fluidos, os parâmetros citados acima apresentam má correlação, sendo que não são capazes de responder se o indivíduo se beneficiará com o aumento do fluxo à expansão intravascular, principalmente quando as variáveis são a PVC e POAP (Figura 27.2 e Tabela 27.2)[84]. Contudo, o desafio hídrico associado a curva de tendência destes parâmetros podem auxiliar no eventual benefício que a infusão de fluidos possa trazer, isto é, de acordo com o eventual objetivo terapêutico almejado[83].

Métodos dinâmicos

A adequação das pressões de enchimento do coração com fluidos é essencial para manter o débito cardíaco adequado. Entretanto a infusão excessiva de líquidos pode levar a eventos adversos, tais como congestão pulmonar e hemodiluição. Sabendo-se que somente 50% dos pacientes graves respondem com aumento do débito cardíaco após desafio hídrico, seria útil que

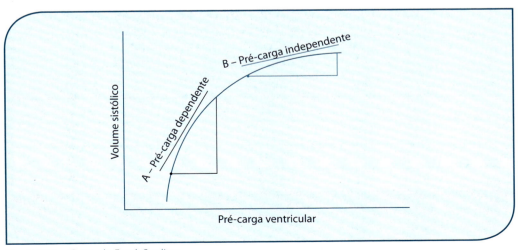

Figura 27.1 – Curva de Frank Starling.

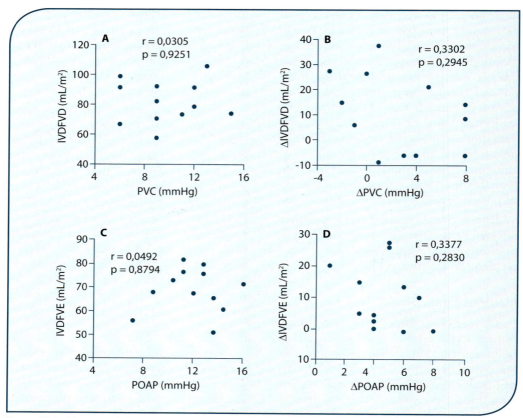

Figura 27.2 – Variação das variáveis estáticas apos a infusão de solução salina em indivíduos normais.
POAP = pressão de oclusão da artéria pulmonar; IVDFVE = índice de volume diastólico final de ventrículo esquerdo;
PVC = pressão venosa central; IVDFVD = índice de volume diastólico final de ventrículo direito.
Modificado de Kumar et al.[84].

TABELA 27.2	COEFICIENTES DE CORRELAÇÃO ENTRE AS ALTERAÇÕES DA *PERFORMANCE* CARDÍACA E PARÂMETROS ESTÁTICOS EM RESPOSTA A INFUSÃO DE FLUIDOS COMO MEDIDA DE PRÉ-CARGA VENTRICULAR			
Variável	**POAP**	**IVDFVE**	**PVC**	**IVDFVD**
ΔIVS (r)	.0857	.1580	.3280	.0991
valor p	.7910	.6239	.2979	.7592
ΔIC (r)	.0014	.2767	.3407	.3459
valor p	.9964	.3839	.2785	.2708

POAP = pressão de oclusão da artéria pulmonar; IVDFVE = índice de volume diastólico final de ventrículo esquerdo; PVC = pressão venosa central; IVDFVD = índice de volume diastólico final de ventrículo direito; ΔIVS = variação do índice de volume sistólico; ΔIC = variação do índice cardíaco.
Modificado de Kumar et al.[84].

se dispusesse de métodos capazes de prever tal resposta. Os métodos "estáticos" falham nessa previsão, mesmo os mais precisos, porque avaliam somente a pré-carga e não em que ponto da curva de Frank-Starling ela se situa (Figura 27.1)[85].

Para superar essas limitações, métodos dinâmicos têm sido propostos e vêm sendo validados. De forma resumida, eles se baseiam na resposta do sistema circulatório a variações controladas de pré-carga. É como se o indivíduo fosse submetido a um desafio hídrico por meio de manobras que aumentassem o retorno venoso. É o que acontece, por exemplo, na fase expiratória do ciclo respiratório em pacientes sob ventilação mecânica com pressão positiva ou na manobra de elevação passiva dos membros inferiores. As variações do volume sistólico (ou variáveis correlatas, como pressão de pulso e fluxo aórtico) e variações no diâmetro da veia cava induzidas por alterações do retorno venoso decorrente da variação da pressão intratorácica são utilizadas para formular diversos índices (Tabela 27.1)[86].

Mesmo sendo mais precisos, os métodos dinâmicos também possuem limitações. A variação da pressão de pulso (ΔPP), índice que vem sendo usado com frequência cada vez maior na prática clínica, assim como outros índices que se baseiam na variação do volume sistólico induzido pela ventilação mecânica, foram validados em pacientes sem arritmias, acoplados a ventilação mecânica com ausência de esforço respiratório, com volume corrente ≥ 8 mL/kg de peso predito pela estatura e com pressão expiratória final positiva com valor inferior a 10 cmH_2O[87].

Objetivamente os métodos dinâmicos [ΔPP, variação do volume sistólico (VVS), variação da pressão sistólica (ΔPS), variação da pressão de pulso à manobra de valsava (ΔPPMV), índice de variação pletismográfico (IVP) variação da PVC (ΔPVC), distensibilidade da veia cava inferior (dVCI) ou compressibilidade de veia cava superior (cVCS), manobra de elevação dos membros inferiores

e teste de oclusão da válvula expiratória] são capazes de distinguir quais indivíduos se beneficiarão da infusão de fluidos[88]. Apresentam certas limitações, mas são os que predizem com maior segurança os pacientes que são responsivos à infusão de fluidos.

A avaliação de ΔPP, ΔVS, ΔPS, dVCI, cVCS, IVP necessita que o paciente se encontre em ventilação mecânica invasiva. O aumento da pressão intratorácica interfere na interação coração-pulmão, e leva a modificações do conteúdo vascular, retorno venoso, das pressões pleural e transmural e pós-carga dos ventrículos direito e esquerdo.

Outra consideração necessária é o fato de que responsividade não é sinônimo de necessidade de fluidos. Assim, é provável que um indivíduo saudável submetido a anestesia geral seja virtualmente responsivo, mas em condições de estabilidade hemodinâmica não haverá necessidade de infundir líquidos. Além disso, mesmo sendo atrativo do ponto de vista fisiopatológico, até o momento não há evidências de que guiar desafios hídricos por métodos dinâmicos reduza morbimortalidade.

Índice de variabilidade pletismográfica (PVI)

A análise da onda de pulso do oxímetro foi postulada há mais de dez anos como uma alternativa não invasiva para avaliar o *status* volêmico em pacientes submetidos a ventilação mecânica[89]. Avanços tecnológicos nos oxímetros de pulso permitiram o desenvolvimento de um novo índice dinâmico de fluido responsividade denominado Índice de Variabilidade Pletismográfica (PVI) que é baseado na variação da curva pletismográfica durante o ciclo respiratório obtido por um oxímetro transcutâneo.

O PVI é calculado pela fórmula a seguir:

$$PVI = [(PI_{máx} - PI_{mín}) / PI_{máx}] \times 100,$$

onde $PI_{máx}$ é a amplitude máxima da curva pletismográfica e $PI_{mín}$ representa o valor mínimo da curva pletismográfica do Índice de Perfusão pletismográfica (PI) durante um ciclo respiratório[90-92].

Para uso desta ferramenta não invasiva e de fácil instalação é necessário que o paciente esteja em ventilação mecânica controlada com volume corrente de 8 – 10 mL/kg de peso predito, níveis de PEEP inferiores a 10cmH$_2$O sem esforço ventilatório e em ritmo sinusal e tórax fechado.

O *cut-off* deste método é de 14% para identificar os pacientes fluido responsivos com boa sensibilidade e especificidade[93]. Duas recentes metanálises demonstraram que PVI é uma ferramenta acurada para predizer responsividade a fluidos em pacientes graves e no peri-operatório[94,95], além de ser tão efetiva quanto a VVS e ∆PP[93].

Existem dados limitados avaliando este método em pacientes com respiração espontânea em ventilação mecânica e são necessários mais estudos para confirmar a acurácia e a utilidade do PVI neste grupo.

A qualidade do sinal pletismográfico é influenciado pela perfusão periférica a qual pode ser reduzida significativamente com hipotermia, baixo débito cardíaco, vasoconstrição induzida por fármacos em particular a noradrenalina por aumentar o tônus vascular periférico.

Alguns trabalhos sugerem que os resultados deste método podem variar de acordo com o local onde o sensor é instalado, com preferência para lóbulo da orelha e na glabela, locais onde a vasculatura subcutânea é relativamente resistente a mudanças no tônus vasomotor mediado pelo sistema nervoso simpático[96].

Devido a constante necessidade da avaliação de fluido responsividade em pacientes graves, pela facilidade de instalação do método e ausência de contraindicações, o PVI pode ser considerado como mais uma ferramenta a beira leito para auxiliar nas decisões no que tange a otimização da volemia.

Distensibilidade de veia cava inferior e colapsabilidade de veia cava superior

Vários estudos demonstram que o uso do ecocardiograma a beira leito é uma importante ferramenta para predizer fluido responsividade pela durante um ciclo respiratório[97], não é invasivo, de baixo custo e rápida avaliação[98,99]. Parâmetros estáticos ecocardiográficos para estimar a pré-carga como, por exemplo, a área diastólica final do ventrículo esquerdo indexado apresenta as mesmas limitações que outros métodos estáticos como as pressões de enchimento das câmaras cardíacas[100,101].

Tanto a veia cava superior (VCS) como a veia cava inferior (VCI) podem ser usadas como parâmetros para avaliar a pré-carga em pacientes em ventilação mecânica sem esforço ventilatório com volume corrente entre 8-10 mL/kg de peso predito e níveis baixos de PEEP.

A VCI desemboca na base do átrio direito logo após atravessar o diafragma pode ser visualizada através da janela subcostal longitudinal no ecocardiograma transtorácico, tem seu trajeto abdominal, portanto sofre influências das pressões intra-abdominais, e é responsável por cerca de 80% do retorno venoso. É um vaso complacente, seu diâmetro é alterado pela respiração, volemia, função do ventrículo direito, pressão intra-abdominal, hipertensão pulmonar grave e uso de fármacos vasopressores[102]. O seu diâmetro máximo é observado durante a inspiração devido a um aumento na pressão pleural a qual leva a um aumento na pressão intravascular e o diâmetro mínimo durante ocorre durante a expiração. Barbier *et al.*[102] e Feissel *et al.*[103] demonstraram que variações no diâmetro da VCI durante o ciclo respiratório em pacientes com choque séptico sob ventilação mecânica podem ser usadas para identificar os pacientes que são fluido responsivos. Apesar de usarem valores de corte pouco diferentes, eles demonstraram que quanto maior a distensibilidade da VCI no ciclo respiratório, maior é o incremento no índice cardíaco após um desafio volêmico.

O *cut-off* para o índice de distensibilidade da veia cava inferior (dVCI) pode variar de acordo com alguns estudos, assim como seu cálculo como demonstrado em uma recente revisão sistemática com metanálise de Zhang *et al*.[104]. O valor de corte varia entre 12%-40% com uma sensibilidade global de 76% (IC 95%: 0.61-0.86) e especificidade de 86% (IC 95%: 0.69-0.95), porém nesta análise foram considerados estudos com pacientes em ventilação mecânica e em respiração espontânea. Entretanto adVCI obteve melhor performance nos pacientes sob ventilação mecânica ao ser comparado com aqueles sob respiração espontânea com *odds ratio* 30.8 *vs.* 13.2 respectivamente e acurva ROC desta meta-análise foi de 0.84 (IC 95%: 0.79-0.89). Barbier *et al*.[6] em estudo prospectivo identificou que o *cut-off* de 18% para a dVCI apresentou sensibilidade e especificidade de 90% em predizer fluidoresponsividade ao utilizar a seguinte fórmula:

$$dVCI = [(VCI_{máx} - VCI_{min}) / VCI_{min}] \times 100$$

onde $VCI_{máx}$ e VCI_{min} representam respectivamente o diâmetro máximo da veia cava inferior durante a inspiração e o diâmetro mínimo durante a expiração, respectivamente.

A veia cava superior (VCS) tem seu trajeto intratorácico, termina no ápice do átrio direito, é responsável pela drenagem de 20% do retorno venoso e pode ser avaliada melhor pela ecocardiografia transesofágica. Devido ao seu trajeto, é influenciada pelas pressões intratorácicas, e em casos de hipovolemia pode ocorrer colapso parcial ou total do vaso na fase inspiratória do ciclo respiratório.

Índice de colapsabilidade da veia cava superior (cVCS) maior que 36% em pacientes sob ventilação mecânica e sem esforço inspiratório tem uma sensibilidade e especificidade de 90% e 100%, respectivamente, para identificar os pacientes que são responsivos a fluidos[105,106]. Para o cálculo, utiliza-se $VCS_{máx}$ e VCS_{min} que representam respectivamente o diâmetro máximo da VCS durante a expiração e o mínimo durante a inspiração, respectivamente:

$$cVCS = [(VCS_{máx} - VCS_{min}) / VCS_{máx}] \times 100$$

Os índices dinâmicos ecocardiográficos para avaliar fluido responsividade são ferramentas úteis para uma monitorização hemodinâmica rápida e não invasiva. Os estudos mostram uma boa acurácia de ambos os métodos com uma maior confiabilidade na cVCS por refletir a diferença entre a pressão venosa e a intratorácica. Em alguns pacientes como obesos mórbidos, laparotomizados, ou com janela ecocardiográfica inadequada a avaliação da dVCI pode ser prejudicada, porém por se tratar um exame muito rápido e de fácil realização todo médico intensivista ou emergencista deve ser encorajado a apreender. Existem alguns trabalhos que avaliaram dVCI em ventilação espontânea sob pressão positiva com sensibilidade e especificidade de 77% e 100% respectivamente encorajando os clínicos em estender cada vez mais o uso do ecocardiograma como primeira abordagem a pacientes com instabilidade hemodinâmica[107].

Quando monitorar o paciente cirúrgico

A vigilância do paciente cirúrgico de alto risco pode ser estendida durante todo o período perioperatório, que engloba o pré-operatório, o intraoperatório e o pós-operatório. Assim pode se iniciar a monitoração em três momentos distintos:

- **Período pré-operatório**: admite-se o paciente na UTI e inicia-se a otimização guiada por metas antes do insulto cirúrgico;
- **Período intraoperatório**: inicia-se a monitoração e otimização imediatamente antes do insulto cirúrgico e;

- **Período pós-operatório**: leva-se o paciente para realizar o pós-operatório na unidade de terapia intensiva, local onde será iniciado a monitoração e otimização guiada por metas.

Determinadas populações de pacientes cirúrgicos podem se beneficiar da monitoração hemodinâmica, principalmente aquelas com alto risco de morbidade e mortalidade. Os pacientes que se beneficiam da otimização e, por conseguinte, da monitoração hemodinâmica são aqueles com grande risco de perda de fluidos, em sepse precoce, visto que esta pode tardiamente aumentar o risco de morte neste grupo de pacientes[108-110], e principalmente os que apresentam alta taxa de mortalidade[111,112].

A escolha da monitoração hemodinâmica deve contemplar o estado clínico atual do paciente, as possíveis alterações hemodinâmicas que possam surgir ao longo do curso de seu tratamento, o conhecimento e a disponibilidade do método escolhido na instituição. A ferramenta de monitoração hemodinâmica ideal no paciente cirúrgico deve ser não invasiva ou minimamente invasiva, compacta e com capacidade de manter sua acurácia e precisão em situações que possam sofrer rápidas alterações. Atualmente há métodos de monitoração que necessitam de calibração periódica para manter sua acurácia a cada novo *status* hemodinâmico alcançado e métodos que possuem um sistema de autocalibração e dispensam a calibração periódica com um indicador. Os métodos autocalibrados podem perder sua acurácia em situações de alteração da complacência do sistema arterial, pois é um modelo matemático não calibrado que realiza inúmeras inferências para estimativa do débito cardíaco. Por isso, ao se pensar em monitorar o paciente, deve-se salientar que a escolha do método é importante porém, reconhecer suas limitações é fundamental para obtenção de informações corretas para auxiliar na tomada de decisão adequada. A literatura demonstrou que não há nenhum método de monitoração hemodinâmico que *per se* altere desfecho clínico, isto é, redução de morbimortalidade[1]. Considerando o paciente cirúrgico de alto risco, o objetivo hemodinâmico a ser alcançado é a otimização do fluxo sanguíneo e da perfusão tecidual, ou seja, o débito cardíaco é o parâmetro a ser monitorado e otimizado. Logo, todas as ferramentas que permitam a estimativa do fluxo podem ser utilizadas, entretanto como citado anteriormente, as técnicas minimamente invasiva são as ideais.

A Tabela 27.3 exemplifica alguns métodos disponíveis para monitoração do débito cardíaco, suas limitações e disponibilidade no mercado brasileiro.

Termodiluição pulmonar – cateter de artéria pulmonar

Inicialmente, o cateter de artéria pulmonar (CAP) foi utilizado para aferição das pressões de artéria pulmonar, das pressões de enchimento dos ventrículos direito e esquerdo e para estimativa intermitente do débito cardíaco e da mensuração da saturação venosa mista de oxigênio (SvO_2). Essa estimativa do débito cardíaco ocorre pela construção de uma curva de termodiluição pulmonar e seu cálculo pela equação de Stewart-Hamilton. Essa curva é o resultado da variação de temperatura na extremidade distal do cateter gerada pela injeção de um *bolus* de uma solução isotônica resfriada, preferencialmente soro glicosado a 5%, em sua via proximal. O volume sugerido a ser utilizado é de 10 mL, embora volumes menores (2,5 a 5 mL) possam ser utilizados em situações que necessitem de restrição volêmica. Deve-se inserir no monitor de DC a constante do cateter de artéria pulmonar de acordo com o modelo utilizado, o volume e a temperatura da solução a ser injetada. Esta constante é importante, pois está diretamente relacionada com o algoritmo do cálculo do DC pela equação

TABELA 27.3	MÉTODOS DE MONITORAÇÃO DO DÉBITO CARDÍACO E SUAS LIMITAÇÕES	
Método	**Sistema**	**Limitações do método**
Termodiluição pulmonar	Cateter artéria pulmonar	Invasivo – treinamento necessário
Diluição de indicador transpulmonar	PICCO$_2$°	Necessidade de cateter arterial específico
	LiDCO plus™	Calibração com uso de lítio sofre interferência com uso de relaxante neuromuscular adespolarizante
	CO status°	Acurácia reduzida?
		Acurácia reduzida?
	VolumeView™	Necessidade de cateter arterial específico Débito cardíaco estimado pela média a cada 1 minuto e não a cada batimento
Derivado da análise de contorno de onda de pulso com calibração	PICCO$_2$°, LiDCO plus™, VolumeView™	Necessidade de traçado arterial adequado
Derivado da análise de contorno de onda de pulso sem calibração	PICCOplus°, LiDCOrapid™, Flotrac™, MostCare™, VolumeView™	Acurácia reduzida Necessidade de traçado arterial adequado
Doppler esofágico	CardioQ™ e WAKI°TO	Treinamento necessário
Ecocardiografia	Várias empresas	Treinamento necessário
		Medidas intermitentes
		Operador dependente
Reabsorção parcial de CO$_2$	NiCO°	Acurácia reduzida na insuficiência respiratória
Bioimpedância	Várias empresas	Acurácia reduzida em pacientes graves
		Não deve ser utilizado em cirurgia cardiotorácica
Bioreactância	NICOM°	Validado em apenas um estudo em pacientes críticos

Modificado de Vincent *et al.*

de Stewart-Hamilton. O volume de *bólus* injetado não deve sofrer variações entre as estimativas, o que acarretaria erros de medida. A temperatura da solução a ser injetada pode variar de 0 a 24 °C. Esta é a técnica intermitente para realizar medidas do débito cardíaco[114].

Com a incorporação de um filamento de cobre ao corpo do cateter, permitiu-se realizar de forma automática o aquecimento intermitente do sangue na região proximal do cateter e aferição da variação de temperatura na artéria pulmonar. Isto permitiu a estimativa do débito cardíaco de forma contínua. O valor demonstrado de débito cardíaco no monitor é uma média dos valores obtidos nos últimos 10 minutos. Caso se opte por realizar a avaliação de fluido responsividade, esta média de valores dificulta a interpretação da resposta ao fluido, pois não é uma medida contínua. Entretanto pode-se ajustar o monitor para o modo *STAT* e visualizar o valor de débito cardíaco a cada 55 segundos como medida isolada. Desta forma, pode-se aproximar a avaliação em tempo real para checar se há ou não aumento do débito cardíaco ao realizar prova de volume. Além do filamento de cobre, a incorporação de uma fibra óptica ao cateter de artéria pulmonar permitiu a aferição da SvO_2 de forma contínua[115].

Associando as estimativas do débito cardíaco, das medidas de parâmetros pressóricos e de SvO_2, a utilização de um cateter de artéria pulmonar volumétrico permite a aferição do volume sistólico e da fração de ejeção do ventrículo direito. A utilização desses dados auxilia na tomada de decisão ao fornecer informações sobre a função ventricular direita.

Apesar da invasividade e da necessidade de treinamento para aquisição dos dados pela técnica correta, o cateter de artéria pulmonar pode ser utilizado no período perioperatório quando há necessidade de avaliação das pressões de artéria pulmonar e há necessidade de monitorar o comportamento ventricular direito de maneira objetiva. A monitoração do débito cardíaco pode ser obtida de forma menos invasiva e a saturação venosa central de oxigênio ($SvcO_2$), pelo fato de apresentar a mesma tendência que a SvO_2, pode auxiliar na avaliação da taxa de extração de oxigênio[116].

Estimativa do débito cardíaco pela análise da onda de pulso

Este método de estimativa do débito cardíaco é considerado minimamente invasivo, pois necessita de uma linha arterial e de um acesso venoso central ou periférico, dependendo do monitor escolhido. Há aparelhos que necessitam de calibração periódica e aparelhos que possuem um algoritmo próprio que dispensa este procedimento. Os aparelhos que necessitam de calibração utilizam a diluição transpulmonar de um indicador para realizar a estimativa do débito cardíaco, o qual é empregado como referência para calibrar o sistema. O valor do débito cardíaco obtido será a referência utilizada na análise da onda de pulso para estimar o volume sistólico sob a área da curva arterial. Nos monitores que dispensam a calibração periódica, a calibração do método para estimar o débito cardíaco ocorre por um algoritmo interno que considera os dados antropométricos e o gênero do indivíduo[117-119].

A tecnologia de análise da onda de pulso para estimar o débito cardíaco batimento a batimento é patenteada por cada fabricante e difere entre eles. Esta diferença é responsável pela semelhança e pela diferença de desempenho de cada uma delas dependendo do cenário clínico. Por este motivo é importante entender a tecnologia utilizada e seu racional para poder escolher de maneira adequada qual monitor utilizar. Além do cenário clínico, a situação que afeta igualmente todos os monitores baseados na análise da onda de pulso, é o formato da onda obtido pelo sistema de transdução de pressão. O amortecimento do sistema por posicionamento inadequado do cateter ou pela presença de bolhas de ar são exemplos de situações que podem subestimar os valores estimados de débito cardíaco. A utilização correta desse tipo de monitor compreende, além do entendimento do sistema utilizado para estimar o débito cardíaco, a necessidade de manter o sistema de transdução do sinal arterial com traçado adequado.

A utilização da diluição transpulmonar de um indicador é característica do LiDCOplus™ (LiDCO Ltda, Londres, Reino Unido), do PiCCOplus® e PiCCO$_2$® (Pulsion Medical Systems, Munique, Alemanha) e do Volume View™ (Edwards Lifesciences LCC, Irvine, CA, EUA).

O LiDCOplus™ utiliza lítio 0,3mmol como indicador e esta quantidade, mesmo após injeções repetidas, dificilmente atingirá a dose plasmática tóxica deste elemento. Em situações de estabilidade clínica, sua calibração pode ser realizada a cada 24h. Recomenda-se uma nova calibração após alterações fisiológicas significativas. A calibração deve ser realizada antes da utilização de bloqueador neuromuscular ou após o seu uso e deve-se aguardar o tempo para que ocorra o decaimento de sua concentração plasmática máxima, pois estes fármacos interferem na leitura do lítio pelo sensor posicionado na linha arterial. A injeção de lítio pode ser realizada por via central ou periférica e uma linha arterial radial pode ser utilizada. As contraindicações para a realização da calibração com lítio, de acordo com o fabricante, são: tratamento prévio com sais de lítio, peso inferior a 40 kg e gestantes durante o primeiro trimestre. O sistema de estimativa do débito cardíaco pode perder acurácia em pacientes em uso de balão de contrapulsação aórtica, na presença de insuficiência aórtica e importante vasoconstrição arterial periférica. Após a estimativa do débito cardíaco pela diluição do lítio, o

sistema utiliza o valor obtido na avaliação e na calibração do contorno da onda de pulso para estimar o débito cardíaco de forma contínua, batimento a batimento (*beat to beat*). Este monitor também estima o volume sanguíneo intratorácico (VSI), calcula a oferta de oxigênio, a resistência vascular periférica e parâmetros de fluido responsividade [variação da pressão sistólica (VPS), variação do volume sistólico (VVS), variação da pressão de pulso (ΔPP) e variação da frequência cardíaca]. Os primeiros estudos de otimização perioperatória guiada por metas com resultados positivos foram realizados no Reino Unido e utilizavam o LiDCO™ como monitor[120].

O monitor PiCCO$_2$®, de fabricação alemã, utilizam injeção de solução gelada por um acesso venoso central para estimativa do débito cardíaco por técnica de termodiluição transpulmonar. A captação da diferença de temperatura é realizada por um sensor específico inserido no corpo do cateter posicionado em uma linha arterial proximal (artéria femoral, braquial ou axilar). O valor do débito cardíaco obtido pela termodiluição transpulmonar é utilizado como referência para a calibração do sistema e para a leitura e análise da onda de pulso. Após a calibração, o débito cardíaco passa a ser aferido de forma contínua, batimento a batimento, pela análise da onda de pulso. Com a termodiluição transpulmonar, além do débito cardíaco, é possível estimar outras variáveis como o volume diastólico global final (VDGF), o VSI, a água pulmonar extravascular (APEV) e o índice de permeabilidade vascular pulmonar (IPVP). Adicionalmente, pela análise da onda de pulso pode-se obter os seguintes parâmetros: a fração de ejeção global (FEG) e o índice de contratilidade do ventrículo esquerdo (ICVE). A resistência vascular sistêmica (RVS) pode ser calculada ao inserir o valor da pressão venosa central (PVC) no monitor. Além de todas estas variáveis, este monitor ainda calcula parâmetros dinâmicos de fluido responsividade como a VVS e o ΔPP[121].

O monitor PiCCO$_2$® ainda permite a monitoração de parâmetros como SvcO$_2$ contínua, oferta de oxigênio, consumo de oxigênio e função hepática. A SvcO$_2$ pode ser monitorada pelo uso de uma fibra óptica inserida pelo cateter venoso central chamada de CeVOX®, e a função hepática pode ser monitorada com uso da indocianina verde pelo sistema LIMON® (ambos do mesmo fabricante do monitor, Pulsion®). As contraindicações para o uso deste monitor estão relacionadas ao acesso arterial e alterações cardiopulmonares que possam interferir com a curva de termodiluição. O acesso arterial preconizado pelo fabricante é a artéria femoral. Acesso arterial braquial ou axilar pode ser utilizado como alternativa. De acordo com o local do acesso arterial há um cateter de diâmetro e comprimento específico. A utilização do acesso radial é possível desde que se utilize um cateter longo (cerca de 50 cm) por um curto período de tempo. A curva de termodiluição transpulmonar pode ser inadequada na presença de *shunts* intracardíacos, aneurisma de aorta, estenose aórtica, insuficiência mitral ou tricúspide, pneumectomia, embolia pulmonar maciça e circulação extracorpórea e, consequentemente, pode acarretar erros significativos nos parâmetros estimados e calculados[121].

O VolumeView™ é um sistema de monitoração clínica baseado na termodiluição transpulmonar intermitente para ser usado em conjunto com o monitor EV1000™ (Edwards Lifesciences LCC, Irvine, CA, EUA). Este sistema possui um cateter arterial específico com termistor que deve ser posicionado na artéria femoral. A injeção de solução fisiológica gelada através de um acesso venoso central é utilizada para a construção da curva de termodiluição pulmonar e desta forma obtém-se o débito cardíaco utilizado para a calibração do sistema de análise da onda de pulso. Pela termodiluição

transpulmonar pode-se obter a APEV, VSI, VDGF, IPVP e volume sistólico. Pela análise da onda de pulso ainda pode-se calcular o ΔPP, a VVS, e a FEG. Ao informar o valor de PVC ao monitor, pode-se calcular a RVS. Como descrito anteriormente neste texto, este sistema não é o único que permite a obtenção desses parâmetros e suas indicações e contraindicações são semelhantes as do PiCCO$_2$®. A utilização do cateter de PreSep™, da mesma empresa, com o sistema EV1000™ permite a aferição contínua da SvcO$_2$ e adiciona mais um dado em relação ao consumo de oxigênio e do estado de perfusão global do indivíduo que está sendo monitorado.

Em relação aos sistemas de estimativa do débito cardíaco por análise de onda de pulso que não utilizam um indicador para calibração, o LiDCOrapid™ (LiDCO Ltda, Londres, Reino Unido) e o Flotrac™/Vigileo™ (Edwards Lifesciences LCC, Irvine, CA, EUA) estão disponíveis no mercado brasileiro. A estimativa do débito cardíaco é realizada baseada na morfologia da onda de pulso através de suposições sobre a complacência do sistema arterial de acordo com o gênero e dados antropométricos do indivíduo. Ambos necessitam apenas de uma linha arterial com traçado adequado – uma punção arterial radial está adequada porém, uma punção arterial femoral, braquial ou axilar pode ser utilizada. O sistema Flotrac™/Vigileo™ necessita de um transdutor de pressão específico (Flotrac™) e de seu próprio monitor (Vigileo™) para funcionar. O Flotrac™ também pode ser utilizado com a plataforma EV1000™, monitorando apenas os dados derivados da análise não calibrada da onda de pulso.

Outros métodos de aferição do débito cardíaco

A utilização da ecocardiografia transesofágica intraoperatória como ferramenta de monitoração do débito cardíaco e da função miocárdica em pacientes cirúrgicos de alto risco é uma possibilidade. No intraoperatório esta ferramenta tem sido usada por anestesiologistas como forma de avaliar a função cardíaca global, a responsividade a fluidos e o débito cardíaco. Informações sobre o funcionamento valvar e sobre a contratilidade segmentar também podem ser obtidas. A utilização desta técnica no intraoperatório requer treinamento e conhecimento das limitações do ultrassom e do princípio doppler na aferição do débito cardíaco[122].

A estimativa do débito cardíaco através do princípio de conservação das massas ou de Fick pela reinalação de CO_2 não é uma ferramenta utilizada rotineiramente na monitoração do paciente cirúrgico de alto risco, pois necessita de um indivíduo intubado, em ventilação mecânica controlada e de um período de estabilidade clínica para realizar as medidas. Alterações hemodinâmicas rápidas e a presença de *shunt* intrapulmonar diminuem a acurácia desta técnica.

A monitoração hemodinâmica tem como objetivo a adequação do fluxo sanguíneo a demanda metabólica que se encontra aumentada no pós-operatório bem como para a manutenção da perfusão tecidual. O início da monitoração objetivando a otimização do débito cardíaco no paciente cirúrgico de alto risco deve ser iniciada, quando possível, no período pré-operatório. Considerando a indisponibilidade de leitos em UTI para iniciar a otimização hemodinâmica pré-operatória, a otimização perioperatória pode ser iniciada no intraoperatório e deve continuar por um período de 8 horas após admissão na UTI.

A utilização de um protocolo de ressuscitação guiada por metas (índice cardíaco > 4,5 L/min/m², DO_2 superior a 600 mL/min/m² e VO_2 superior 170 mL/min/m²) e a avaliação de parâmetros de fluido responsividade permitem a infusão segura e adequada de fluidos[112]. Desta forma, pode-se evitar a oferta exagerada de fluidos que pode trazer prejuízos ao paciente. Cerca de 85 a 90% dos pacientes atingirão as metas acima descritas apenas com a infusão de fluidos sem a necessidade do uso de inotrópicos. É a utilização de um protocolo e não de um monitor ou sistema específico de monitoração que irá garantir bons resultados em relação à redução de morbimortalidade.

A utilização do lactato como marcador de perfusão sistêmica pode ser feita pelo seu *clearance*. A redução do lactato arterial em situação de restabelecimento do débito cardíaco e da perfusão tecidual deve ocorrer em velocidade estimada superior a 20% a cada 6 h[123-125]. Se o lactato inicial for de 55 mg/dL, espera-se que na 6ª hora após adequação dos parâmetros hemodinâmicos, este valor seja inferior a 44 mg/dL ou redução maior ou igual a 20% do valor inicial.

O objetivo de monitorar um paciente cirúrgico de alto risco é atingir metas de perfusão tecidual. A utilização de sistemas de monitoração é a forma escolhida de auxílio para se atingir tal objetivo. O uso de protocolos com objetivos claros a serem atingidos gerará resultados satisfatórios, e não o uso de um sistema de monitoração em si. A somatória de variáveis é mais importante que uma variável isolada na decisão de condutas no tratamento de pacientes graves.

Referências bibliográficas

1. Bozzetti F, Gianotti L, Braga M, Di Carlo V, Mariani L. Postoperative complications in gastrointestinal cancer patients: the joint role of the nutritional status and the nutritional support. Clin Nutr. 2007;26(6):698-709.
2. Law WL, Choi HK, Lee YM, Ho JW, Seto CL. Anastomotic leakage is associated with poor long-term outcome in patients after curative colorectal resection for malignancy. J Gastrointest Surg. 2007;11(1):8-15.
3. Ghaferi AA, Birkmeyer JD, Dimick JB. Variation in hospital mortality associated with inpatient surgery. N Engl J Med. 2009;361(14):1368-75.

4. Mythen MG, Webb AR. Intra-operative gut mucosal hypoperfusion is associated with increased post-operative complications and cost. Intensive Care Med. 1994;20(2):99-104.

5. Bland RD, Shoemaker WC. Probability of survival as a prognostic and severity of illness score in critically ill surgical patients. Crit Care Med. 1985;13(2):91-5.

6. Theodoropoulos G, Lloyd LR, Cousins G, Pieper D. Intraoperative and early postoperative gastric intramucosal pH predicts morbidity and mortality after major abdominal surgery. Am Surg. 2001;67(4):303-8; discussion 8-9.

7. Kreimeier U. Pathophysiology of fluid imbalance. Crit Care. 2000;4 Suppl 2:S3-7.

8. Rady MY. Bench-to-bedside review: Resuscitation in the emergency department. Crit Care. 2005;9(2):170-6.

9. Pinsky MR, Brophy P, Padilla J, Paganini E, Pannu N. Fluid and volume monitoring. Int J Artif Organs. 2008;31(2):111-26.

10. Finfer S, Bellomo R, Boyce N, French J, Myburgh J, Norton R, et al. A comparison of albumin and saline for fluid resuscitation in the intensive care unit. N Engl J Med. 2004;350(22):2247-56.

11. Wilcox CS. Regulation of renal blood flow by plasma chloride. J Clin Invest. 1983;71(3):726-35.

12. Chowdhury AH, Cox EF, Francis ST, Lobo DN. A randomized, controlled, double-blind crossover study on the effects of 2-L infusions of 0.9% saline and plasma-lyte(R) 148 on renal blood flow velocity and renal cortical tissue perfusion in healthy volunteers. Ann Surg. 2012;256(1):18-24.

13. Surgeons ACo. Advanced Trauma Life Support Program for physicians. 6th ed. Chicago, Ill1997.

14. Bickell WH, Wall MJ, Pepe PE, Martin RR, Ginger VF, Allen MK, et al. Immediate versus Delayed Fluid Resuscitation for Hypotensive Patients with Penetrating Torso Injuries. N Engl J Med. 1994;331(17):1105-9.

15. Dutton RP, Mackenzie CF, Scalea TM. Hypotensive resuscitation during active hemorrhage: impact on in-hospital mortality. J Trauma. 2002;52(6):1141-6.

16. Dries DJ. Hypotensive resuscitation. Shock. 1996;6(5):311-6.

17. Hahn RG, Drobin D. Urinary excretion as an input variable in volume kinetic analysis of Ringer's solution. Br J Anaesth. 1998;80(2):183-8.

18. Williams EL, Hildebrand KL, McCormick SA, Bedel MJ. The effect of intravenous lactated Ringer's solution versus 0.9% sodium chloride solution on serum osmolality in human volunteers. Anesth Analg. 1999;88(5):999-1003.

19. Lobo DN, Stanga Z, Simpson JA, Anderson JA, Rowlands BJ, Allison SP. Dilution and redistribution effects of rapid 2-litre infusions of 0.9% (w/v) saline and 5% (w/v) dextrose on haematological parameters and serum biochemistry in normal subjects: a double-blind crossover study. Clin Sci (Lond). 2001;101(2):173-9.

20. Reid F, Lobo DN, Williams RN, Rowlands BJ, Allison SP. (Ab)normal saline and physiological Hartmann's solution: a randomized double-blind crossover study. Clin Sci (Lond). 2003;104(1):17-24.

21. Veech RL. The toxic impact of parenteral solutions on the metabolism of cells: a hypothesis for physiological parenteral therapy. Am J Clin Nutr. 1986;44(4):519-51.

22. Hadimioglu N, Saadawy I, Saglam T, Ertug Z, Dinckan A. The effect of different crystalloid solutions on acid-base balance and early kidney function after kidney transplantation. Anesth Analg. 2008;107(1):264-9.

23. McFarlane C, Lee A. A comparison of Plasmalyte 148 and 0.9% saline for intra-operative fluid replacement. Anaesthesia. 1994;49(9):779-81.

24. Moore FA. The use of lactated ringer's in shock resuscitation: the good, the bad and the ugly. J Trauma. 2011;70(5 Suppl):S15-6.

25. Selby NM, Fluck RJ, Taal MW, McIntyre CW. Effects of acetate-free double-chamber hemodiafiltration and standard dialysis on systemic hemodynamics and troponin T levels. ASAIO J. 2006;52(1):62-9.

26. Jacob AD, Elkins N, Reiss OK, Chan L, Shapiro JI. Effects of acetate on energy metabolism and function in the isolated perfused rat heart. Kidney Int. 1997;52(3):755-60.

27. Veech RL, Gitomer WL. The medical and metabolic consequences of administration of sodium acetate. Advances in enzyme regulation. 1988;27:313-43.

28. Murthi SB, Wise RM, Weglicki WB, Komarov AM, Kramer JH. Mg-gluconate provides superior protection against postischemic dysfunction and oxidative injury compared to Mg-sulfate. Mol Cell Biochem. 2003;245(1-2):141-8.

29. Shaw AD, Bagshaw SM, Goldstein SL, Scherer LA, Duan M, Schermer CR, et al. Major complications, mortality, and resource utilization after open abdominal surgery: 0.9% saline compared to Plasma-Lyte. Ann Surg. 2012;255(5):821-9.

30. Yunos NM, Bellomo R, Story D, Kellum J. Bench-to-bedside review: Chloride in critical illness. Crit Care. 2010;14(4):226.

31. Yunos NM, Bellomo R, Hegarty C, Story D, Ho L, Bailey M. Association between a chloride--liberal vs. chloride-restrictive intravenous fluid administration strategy and kidney injury in critically ill adults. JAMA. 2012;308(15):1566-72.

32. Roquilly A, Loutrel O, Cinotti R, Rosenczweig E, Flet L, Mahe PJ, et al. Balanced versus chloride-rich solutions for fluid resuscitation in brain-injured patients: a randomised double--blind pilot study. Crit Care. 2013;17(2):R77.

33. Makoff DL, da Silva JA, Rosenbaum BJ, Levy SE, Maxwell MH. Hypertonic expansion: acid--base and electrolyte changes. Am J Physiol. 1970;218(4):1201-7.

34. Lobo DN, Bostock KA, Neal KR, Perkins AC, Rowlands BJ, Allison SP. Effect of salt and water balance on recovery of gastrointestinal function after elective colonic resection: a randomised controlled trial. Lancet. 2002;359(9320):1812-8.

35. Powell-Tuck J, Gosling P, Lobo DN, Allison SP, Carlson GL, Gore M, et al. British consensus guidelines on intravenous fluid therapy for adult surgical patients, 2011. 2011.

36. Omron EM, Omron RM. A physicochemical model of crystalloid infusion on acid-base status. J Intensive Care Med. 2010;25(5):271-80.

37. Morgan TJ, Venkatesh B, Beindorf A, Andrew I, Hall J. Acid-base and bio-energetics during balanced versus unbalanced normovolaemic haemodilution. Anaesth Intensive Care. 2007;35(2):173-9.

38. Young JB, Utter GH, Schermer CR, Galante JM, Phan HH, Yang Y, et al. Saline versus Plasma-Lyte A in initial resuscitation of trauma patients: a randomized trial. Ann Surg. 2014;259(2):255-62.

39. Jentsch TJ, Stein V, Weinreich F, Zdebik AA. Molecular structure and physiological function of chloride channels. Physiol Rev. 2002;82(2):503-68.

40. Adrogué HJ, Madias NE. Hyponatremia. N Engl J Med. 2000;342(21):1581-9.

41. Sakr YL, Payen D, Reinhart K, Sipmann FS, Zavala E, Bewley J, et al. Effects of hydroxyethyl starch administration on renal function in critically ill patients. Br J Anaesth. 2007;98(2):216-24.

42. Jacob M, Rehm M, Orth V, Lotsch M, Brechtelsbauer H, Weninger E, et al. [Exact measurement of the volume effect of 6% hydoxyethyl starch 130/0.4 (Voluven) during acute preoperative normovolemic hemodilution]. Anaesthesist. 2003;52(10):896-904.

43. Perel P, Roberts I, Ker K. Colloids versus crystalloids for fluid resuscitation in critically ill patients. Cochrane Database Syst Rev. 2013;2:CD000567.

44. Society AT. Evidence-based colloid use in the critically ill: American Thoracic Society Consensus Statement. Am J Respir Crit Care Med. 2004;170(11):1247-59.

45. Westphal M, James MF, Kozek-Langenecker S, Stocker R, Guidet B, Van Aken H. Hydroxyethyl starches: different products–different effects. Anesthesiology. 2009;111(1):187-202.

46. Grocott MP, Mythen MG, Gan TJ. Perioperative fluid management and clinical outcomes in adults. Anesth Analg. 2005;100(4):1093-106.

47. Ragaller MJ, Theilen H, Koch T. Volume replacement in critically ill patients with acute renal failure. J Am Soc Nephrol. 2001;12 Suppl 17:S33-9.

48. Farrugia A. Albumin usage in clinical medicine: tradition or therapeutic? Transfus Med Rev. 2010;24(1):53-63.

49. Caironi P, Gattinoni L. The clinical use of albumin: the point of view of a specialist in intensive care. Blood transfusion = Trasfusione del sangue. 2009;7(4):259-67.

50. Audibert G, Donner M, Lefevre JC, Stoltz JF, Laxenaire MC. Rheologic effects of plasma substitutes used for preoperative hemodilution. Anesth Analg. 1994;78(4):740-5.

51. Laxenaire MC, Charpentier C, Feldman L. [Anaphylactoid reactions to colloid plasma substitutes: incidence, risk factors, mechanisms. A French multicenter prospective study]. Ann Fr Anesth Reanim. 1994;13(3):301-10.

52. Messmer KF. The use of plasma substitutes with special attention to their side effects. World J Surg. 1987;11(1):69-74.

53. Wang DY, Forslund C, Persson U, Wiholm BE. Drug-attributed anaphylaxis. Pharmacoepidemiology and drug safety. 1998;7(4):269-74.

54. Walters BA, Van Wyck DB. Benchmarking iron dextran sensitivity: reactions requiring resuscitative medication in incident and prevalent patients. Nephrol Dial Transplant. 2005;20(7):1438-42.

55. Baron J. Adverse effects of colloids on renal function. In: JL V, editor. Yearbook of Intensive Care and Emergency Medicine. Berlin: Springer; 2000. p. 486-93.

56. Kreimeier U, Peter K. Strategies of volume therapy in sepsis and systemic inflammatory response syndrome. Kidney Int Suppl. 1998;64:S75-9.

57. Halijamae H, Lindgren S. Fluid therapy: present contro- versies. In: JL V, editor. Yearbook

of Intensive Care and Emergency Medicine. Berlin: Springer; 2000. p. 429-42.

58. Dubois M-J, Orellana-Jimenez C, Melot C, De Backer D, Berre J, Leeman M, et al. Albumin administration improves organ function in critically ill hypoalbuminemic patients: A prospective, randomized, controlled, pilot study*. Crit Care Med. 2006;34(10):2536-40.

59. Margarson MP, Soni N. Serum albumin: touchstone or totem? Anaesthesia. 1998;53(8):789-803.

60. Neel DR, McClave S, Martindale R. Hypoalbuminaemia in the perioperative period: clinical significance and management options. Best Pract Res Clin Anaesthesiol. 2011;25(3):395-400.

61. Mendez CM, McClain CJ, Marsano LS. Albumin therapy in clinical practice. Nutr Clin Pract. 2005;20(3):314-20.

62. Cochrane Injuries Group Albumin R. Human albumin administration in critically ill patients: systematic review of randomised controlled trials. BMJ. 1998;317(7153):235-40.

63. Investigators SS, Australian, New Zealand Intensive Care Society Clinical Trials G, Australian Red Cross Blood S, George Institute for International H, Myburgh J, et al. Saline or albumin for fluid resuscitation in patients with traumatic brain injury. N Engl J Med. 2007;357(9):874-84.

64. Caironi P, Tognoni G, Gattinoni L. Albumin replacement in severe sepsis or septic shock. N Engl J Med. 2014;371(1):84.

65. Charpentier J, Mira J, Group ES. Efficacy and tolerance of hyperoncotic albumin administration in septic shock patients: the EARSS study Intensive Care Med. 2011;37(Suppl 2):S115-0438.

66. Treib J, Haass A, Pindur G, Grauer MT, Wenzel E, Schimrigk K. All medium starches are not the same: influence of the degree of hydroxyethyl substitution of hydroxyethyl starch on plasma volume, hemorrheologic conditions, and coagulation. Transfusion. 1996;36(5):450-5.

67. Zarychanski R, Abou-Setta AM, Turgeon AF, Houston BL, McIntyre L, Marshall JC, et al. Association of hydroxyethyl starch administration with mortality and acute kidney injury in critically ill patients requiring volume resuscitation: a systematic review and meta-analysis. JAMA. 2013;309(7):678-88.

68. Serpa Neto A, Veelo DP, Peireira VG, de Assuncao MS, Manetta JA, Esposito DC, et al. Fluid resuscitation with hydroxyethyl starches in patients with sepsis is associated with an increased incidence of acute kidney injury and use of renal replacement therapy: a systematic

review and meta-analysis of the literature. J Crit Care. 2014;29(1):185 e1-7.

69. Caballo C, Escolar G, Diaz-Ricart M, Lopez-Vilchez I, Lozano M, Cid J, et al. Impact of experimental haemodilution on platelet function, thrombin generation and clot firmness: effects of different coagulation factor concentrates. Blood transfusion = Trasfusione del sangue. 2013;11(3):391-9.

70. Kozek-Langenecker SA. Effects of hydroxyethyl starch solutions on hemostasis. Anesthesiology. 2005;103(3):654-60.

71. Davidson IJ. Renal impact of fluid management with colloids: a comparative review. Eur J Anaesthesiol. 2006;23(9):721-38.

72. Feldheiser A, Pavlova V, Bonomo T, Jones A, Fotopoulou C, Sehouli J, et al. Balanced crystalloid compared with balanced colloid solution using a goal-directed haemodynamic algorithm. Br J Anaesth. 2013;110(2):231-40.

73. Walsh SR, Walsh CJ. Intravenous fluid-associated morbidity in postoperative patients. Ann R Coll Surg Engl. 2005;87(2):126-30.

74. Bellamy MC. Wet, dry or something else? Br J Anaesth. 2006;97(6):755-7.

75. Holte K, Jensen P, Kehlet H. Physiologic effects of intravenous fluid administration in healthy volunteers. Anesth Analg. 2003;96(5):1504-9, table of contents.

76. Mayberry JC, Welker KJ, Goldman RK, Mullins RJ. Mechanism of acute ascites formation after trauma resuscitation. Arch Surg. 2003;138(7):773-6.

77. Balogh Z, McKinley BA, Cocanour CS, Kozar RA, Valdivia A, Sailors RM, et al. Supranormal trauma resuscitation causes more cases of abdominal compartment syndrome. Arch Surg. 2003;138(6):637-42; discussion 42-3.

78. Holte K, Sharrock NE, Kehlet H. Pathophysiology and clinical implications of perioperative fluid excess. Br J Anaesth. 2002;89(4):622-32.

79. Brandstrup B. Fluid therapy for the surgical patient. Best Pract Res Clin Anaesthesiol. 2006;20(2):265-83.

80. Marik PE, Cavallazzi R, Vasu T, Hirani A. Dynamic changes in arterial waveform derived variables and fluid responsiveness in mechanically ventilated patients: a systematic review of the literature. Crit Care Med. 2009;37(9):2642-7.

81. Pearse R, Dawson D, Fawcett J, Rhodes A, Grounds RM, Bennett ED. Early goal-directed therapy after major surgery reduces complications and duration of hospital stay. A randomised, controlled trial [ISRCTN38797445]. Crit Care. 2005;9(6):R687-93.

82. Michard F, Teboul JL. Using heart-lung interactions to assess fluid responsiveness during mechanical ventilation. Crit Care. 2000;4(5):282-9.

83. Vincent JL, Weil MH. Fluid challenge revisited. Crit Care Med. 2006;34(5):1333-7.

84. Kumar A, Anel R, Bunnell E, Habet K, Zanotti S, Marshall S, et al. Pulmonary artery occlusion pressure and central venous pressure fail to predict ventricular filling volume, cardiac performance, or the response to volume infusion in normal subjects. Crit Care Med. 2004;32(3):691-9.

85. Monnet X, Teboul JL. Volume responsiveness. Curr Opin Crit Care. 2007;13(5):549-53.

86. Cavallaro F, Sandroni C, Antonelli M. Functional hemodynamic monitoring and dynamic indices of fluid responsiveness. Minerva Anestesiol. 2008;74(4):123-35.

87. Michard F. Changes in arterial pressure during mechanical ventilation. Anesthesiology. 2005;103(2):419-28; quiz 49-5.

88. Michard F, Boussat S, Chemla D, Anguel N, Mercat A, Lecarpentier Y, et al. Relation between respiratory changes in arterial pulse pressure and fluid responsiveness in septic patients with acute circulatory failure. Am J Respir Crit Care Med. 2000;162(1):134-8.

89. Shamir M, Eidelman LA, Floman Y, Kaplan L, Pizov R. Pulse oximetry plethysmographic waveform during changes in blood volume. Br J Anaesth. 1999;82(2):178-81.

90. Cannesson M, Desebbe O, Rosamel P, Delannoy B, Robin J, Bastien O, et al. Pleth variability index to monitor the respiratory variations in the pulse oximeter plethysmographic waveform amplitude and predict fluid responsiveness in the operating theatre. Br J Anaesth. 2008;101(2):200-6.

91. Zimmermann M, Feibicke T, Keyl C, Prasser C, Moritz S, Graf BM, et al. Accuracy of stroke volume variation compared with pleth variability index to predict fluid responsiveness in mechanically ventilated patients undergoing major surgery. Eur J Anaesthesiol. 2010;27(6):555-61.

92. Cannesson M, Delannoy B, Morand A, Rosamel P, Attof Y, Bastien O, et al. Does the Pleth variability index indicate the respiratory--induced variation in the plethysmogram and arterial pressure waveforms? Anesth Analg. 2008;106(4):1189-94, table of contents.

93. Cannesson M, de Backer D, Hofer CK. Using arterial pressure waveform analysis for the assessment of fluid responsiveness. Expert Rev Med Devices. 2011;8(5):635-46.

94. Sandroni C, Cavallaro F, Marano C, Falcone C, De Santis P, Antonelli M. Accuracy of plethysmographic indices as predictors of fluid responsiveness in mechanically ventilated adults: a systematic review and meta-analysis. Intensive Care Med. 2012;38(9):1429-37.

95. Yin JY, Ho KM. Use of plethysmographic variability index derived from the Massimo((R)) pulse oximeter to predict fluid or preload responsiveness: a systematic review and meta--analysis. Anaesthesia. 2012;67(7):777-83.

96. Awad AA, Ghobashy MA, Ouda W, Stout RG, Silverman DG, Shelley KH. Different responses of ear and finger pulse oximeter wave form to cold pressor test. Anesth Analg. 2001;92(6):1483-6.

97. Vieillard-Baron A, Loubieres Y, Schmitt JM, Page B, Dubourg O, Jardin F. Cyclic changes in right ventricular output impedance during mechanical ventilation. J Appl Physiol. 1999;87(5):1644-50.

98. Au SM, Vieillard-Baron A. Bedside echocardiography in critically ill patients: a true hemodynamic monitoring tool. J Clin Monit Comput. 2012;26(5):355-60.

99. Royse CF, Canty DJ, Faris J, Haji DL, Veltman M, Royse A. Core review: physician-performed ultrasound: the time has come for routine use in acute care medicine. Anesth Analg. 2012;115(5):1007-28.

100. Tavernier B, Makhotine O, Lebuffe G, Dupont J, Scherpereel P. Systolic pressure variation as a guide to fluid therapy in patients with sepsis-induced hypotension. Anesthesiology. 1998;89(6):1313-21.

101. Cheung AT, Savino JS, Weiss SJ, Aukburg SJ, Berlin JA. Echocardiographic and hemodynamic indexes of left ventricular preload in patients with normal and abnormal ventricular function. Anesthesiology. 1994;81(2):376-87.

102. Barbier C, Loubières Y, Schmit C, Hayon J, Ricôme J-L, Jardin F, et al. Respiratory changes in inferior vena cava diameter are helpful in predicting fluid responsiveness in ventilated septic patients. Intensive Care Med. 2004;30(9):1740-6.

103. Feissel M, Michard F, Faller J-P, Teboul J-L. The respiratory variation in inferior vena cava diameter as a guide to fluid therapy. Intensive Care Med. 2004;30(9):1834-7.

104. Zhang Z, Xu X, Ye S, Xu L. Ultrasonographic measurement of the respiratory variation in the inferior vena cava diameter is predictive of fluid responsiveness in critically ill patients: systematic review and meta-analysis. Ultrasound in medicine & biology. 2014;40(5):845-53.

105. Charron C, Caille V, Jardin F, Vieillard-Baron A. Echocardiographic measurement of fluid responsiveness. Curr Opin Crit Care. 2006;12(3):249-54.

106. Vieillard-Baron A, Chergui K, Rabiller A, Peyrouset O, Page B, Beauchet A, et al. Superior vena caval collapsibility as a gauge of volume status in ventilated septic patients. Intensive Care Med. 2004;30(9):1734-9.

107. Lamia B, Ochagavia A, Monnet X, Chemla D, Richard C, Teboul J-L. Echocardiographic prediction of volume responsiveness in critically ill patients with spontaneously breathing activity. Intensive Care Med. 2007;33(7):1125-32.

108. Gattinoni L, Brazzi L, Pelosi P, Latini R, Tognoni G, Pesenti A, et al. A trial of goal-oriented hemodynamic therapy in critically ill patients. SvO2 Collaborative Group. N Engl J Med. 1995;333(16):1025-32.

109. Hayes MA, Timmins AC, Yau EH, Palazzo M, Hinds CJ, Watson D. Elevation of systemic oxygen delivery in the treatment of critically ill patients. N Engl J Med. 1994;330(24):1717-22.

110. Alía I, Esteban A, Gordo F, Lorente JA, Diaz C, Rodriguez JA, et al. A randomized and controlled trial of the effect of treatment aimed at maximizing oxygen delivery in patients with severe sepsis or septic shock. Chest. 1999;115(2):453-61.

111. Kern JW, Shoemaker WC. Meta-analysis of hemodynamic optimization in high-risk patients. Crit Care Med. 2002;30(8):1686-92.

112. Hamilton MA, Cecconi M, Rhodes A. A Systematic Review and Meta-Analysis on the Use of Preemptive Hemodynamic Intervention to Improve Postoperative Outcomes in Moderate and High-Risk Surgical Patients. Anesth Analg. 2010.

113. Vincent JL, Rhodes A, Perel A, Martin GS, Della Rocca G, Vallet B, et al. Clinical review: Update on hemodynamic monitoring–a consensus of 16. Crit Care. 2011;15(4):229.

114. Darovic G. Hemodynamic monitoring: invasive and noninvasive clinical application. Second ed. GO D, editor. Philadelphia, PA: WB Saunders; 1995.

115. McGee WT, Headley JM, A. FJ. Guia rapido para tratamento cardiopulmonar. In: Lifescience E, editor. Second Edition ed. Irvine, Ca2010.

116. Reinhart K, Bloos F. The value of venous oximetry. Curr Opin Crit Care. 2005;11(3):259-63.

117. Funk DJ, Moretti EW, Gan TJ. Minimally invasive cardiac output monitoring in the perioperative setting. Anesth Analg. 2009;108(3):887-97.

118. Hofer CK, Cecconi M, Marx G, della Rocca G. Minimally invasive haemodynamic monitoring. Eur J Anaesthesiol. 2009;26(12):996-1002.

119. Morgan P, Al-Subaie N, Rhodes A. Minimally invasive cardiac output monitoring. Curr Opin Crit Care. 2008;14(3):322-6.

120. Sundar S, Panzica P. LiDCO systems. Int Anesthesiol Clin. 2010;48(1):87-100.

121. Oren-Grinberg A. The PiCCO Monitor. Int Anesthesiol Clin. 2010;48(1):57-85.

122. Vignon P. Hemodynamic assessment of critically ill patients using echocardiography Doppler. Curr Opin Crit Care. 2005;11(3):227-34.

123. Meregalli A, Oliveira RP, Friedman GFM. Occult hypoperfusion is associated with increased mortality in hemodynamically stable, high-risk, surgical patients. Crit Care. 2004;8(2):R60.

124. Jones AE, Shapiro NI, Trzeciak S, Arnold RC, Claremont HA, Kline JA, et al. Lactate clearance vs. central venous oxygen saturation as goals of early sepsis therapy: a randomized clinical trial. JAMA. 2010;303(8):739-46.

125. Jansen TC, van Bommel J, Schoonderbeek J, Sleeswijk Visser SJ, van der Klooster JM, Lima AP, et al. Early Lactate-Guided Therapy in ICU Patients: A Multicenter, Open-Label, Randomized, Controlled Trial. Am J Respir Crit Care Med. 2010.

28

Impacto da Reposição Volêmica na Evolução dos Pacientes Cirúrgicos

Luiz Marcelo Sá Malbouisson
Guilherme de Holanda Cota
João Manoel Silva Júnior

Introdução

A administração de fluidos intravenosos representa um ponto-chave no cuidado dos pacientes cirúrgicos. Este manejo volêmico é ditado pelas necessidades hídricas de manutenção, como as perdas insensíveis, as perdas para o espaço extravascular e também pelas alterações hemodinâmicas (vasodilatação e depressão miocárdica) prévias ou secundárias as alterações inflamatórias (aumento da permeabilidade vascular).

Em determinadas situações, a ressuscitação volêmica é necessária e essencial para restaurar o débito cardíaco, a pressão sanguínea sistêmica e a perfusão sanguínea renal em pacientes com choque secundário a diminuição da pré-carga[1]. Dessa forma, adequada ressuscitação volêmica tem por objetivo preservar o fluido intravascular, restaurando a perfusão tecidual e restabelecendo o balanço entre oferta e consumo de oxigênio. Reposição volêmica em determinados pacientes aumenta o débito cardíaco e a oferta de oxigênio[2,3], sendo que fluidos per se muitas vezes são capazes de reverterem hipotensão e manter a estabilidade hemodinâmica, sem a necessidade de inotrópicos ou drogas vasoativas[4].

O efeito do estado grave e das doenças crônicas preexistentes pode, invariavelmente, alterar a resposta do organismo a administração de fluidos através de modificações na complacência, na contratilidade miocárdica, na resistência vascular sistêmica, na distribuição regional do fluxo sanguíneo, na capacitância venosa e na permeabilidade capilar. Esses parâmetros trazem efeitos muito variáveis na ressuscitação volêmica tornando a atuação do profissional um grande desafio.

Existem diversos paradigmas que envolvem expansão volêmica tanto do ponto de vista teórico como prático, principalmente sobre quanto e o que devemos administrar aos pacientes. A escolha da fluidoterapia adequada e sua quantidade podem alterar o prognóstico dos pacientes e, por essa importância, este tema merece especial atenção.

Fisiologia da reposição volêmica

Os principais benefícios dos fluidos intravenosos são manejar as perdas e expandir o volume do espaço extracelular, já que é composto, principalmente, pelo volume plasmático e o volume intersticial. Aumento do volume plasmático pode produzir diversos efeitos benéficos como aumento da pressão arterial, da oferta de oxigênio aos tecidos e do débito urinário. Porém o aumento do volume intersticial pode levar ao aumento da perda intrínseca de fluidos associada a cirurgias, aos traumas ou as hemorragias.

Desse modo, a seleção do tipo de fluido de ressuscitação se baseia nesse modelo clássico de compartimentos, ou seja, componentes intracelular, intersticial e intravascular e os fatores que determinam a distribuição do fluido através destes compartimentos (Figura 28.1). Em 1896, o fisiologista inglês Ernest Starling encontrou que os capilares e vênulas agiam como uma membrana semipermeável para absorver os fluidos do espaço intersticial. Este princípio foi adaptado para identificar os gradientes de pressão hidrostática e oncótica através da membrana semipermeável, como os principais determinantes das trocas.

Descrições recentes[5] têm questionado este clássico modelo. A estrutura da membrana ligada a glicoproteínas e proteoglicanos do lado luminal do endotélio celular foi identificada como camada endotelial de glicocálix (Figura 28.2). O espaço subglicocálix produz uma pressão oncótica que é importante determinante do fluxo transcapilar. Capilares não fenestrados no espaço intersticial, indicam que a absorção de fluidos não ocorrer através de capilares venosos, mas que o fluido do espaço intersticial, que entra através de pequenos números de poros de grandes dimensões, é devolvido para a circulação, principalmente como linfa que é regulada através de resposta simpática.

A estrutura e função das camadas endoteliais de glicocálix são os principais determinantes da permeabilidade da membrana em vários sistemas vasculares. A integridade desta camada, e também o potencial para o desenvolvimento de edema intersticial, varia substancialmente entre os diversos órgãos, particularmente em condições inflamatórias, tais como sepse e após cirurgias ou trauma, quando os fluidos para ressuscitação são comumente utilizados.

Contudo, a expansão do volume plasmático aumenta o volume diastólico final do ventrículo esquerdo e, consequentemente,

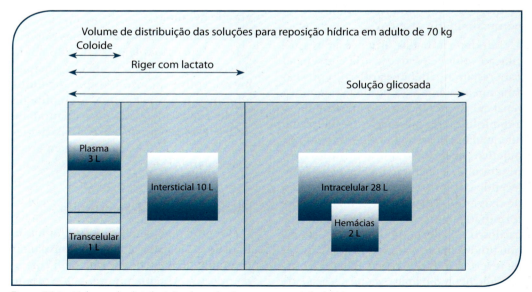

Figura 28.1 – Volume de distribuição das soluções para reposição hídrica.

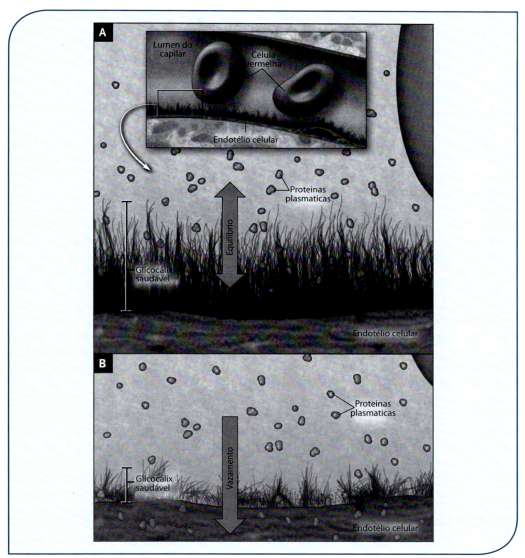

Figura 28.2 – Papel da camada endotelial de glicocálix na ressuscitação de fluidos. Painel A – Mostra saudável camada de glicocálix. Painel B – Glicocálix danificado e aumento da permeabilidade.

do volume sistólico e do débito cardíaco, pelo mecanismo de Frank-Starling. Entretanto há múltiplos fatores interligados que alteram a pressão de perfusão sistêmica e a oferta de oxigênio aos tecidos. A infusão de fluidos reduz o nível de hemoglobina sérica que, em contraposição, provoca diminuição da resistência vascular sistêmica e do conteúdo arterial de oxigênio. Desta forma a infusão liberal de fluidos, e o aumento do volume de ejeção não tem especificamente origem no aumento do volume diastólico final, mas sim na redução das resistências no volume sistólico final devido a reduções de hematócrito e da resistência vascular sistêmica. Todavia, a influência desses vários fatores que regulam a pressão de perfusão tecidual e a oferta de oxigênio aos tecidos limita a eficácia da expansão volêmica com soluções não sanguíneas.

Em relação à resposta imunológica do organismo, sabemos que os neutrófilos em todo o sangue são ativados e fatores de expressão de adesão estão aumentados devido ao uso de soluções cristaloides e coloidais artificiais o que poderia levar ou exacerbar um estado de inflamação sistêmica. O efeito, provavelmente, não ocorre pelo processo dilucional, pois o uso de solução de albumina humana a 20% e 5% não demonstram nenhum efeito nos neutrófilos, e, além disso, o aumento na concentração extracelular de sódio, pelo uso de solução salina hipertônica, demonstra diminuição na ativação e na adesão desses neutrófilos[6].

Em adição nos pacientes cirúrgicos os anestésicos também podem alterar a resposta do organismo a administração de fluidos. Em animais conscientes, estudos cinéticos após a administração de cristaloides demonstraram aumento moderado do volume intersticial e rápida eliminação urinária. Em contraste, em animais anestesiados, os halogenados alteram significativamente a farmacodinâmica e cinética dos fluídos ocorrendo acúmulo substancial no espaço intersticial com diminuição do débito urinário[7].

Escolha de fluidos intravenosos

A ideal escolha do fluido para pacientes que requerem reposição volêmica aguda permanece ainda um desafio. A reposição volêmica pode ser realizada tanto por coloide como por cristaloides. Vários tipos de fluidos podem ser utilizados, porém cada um deles apresentam particularidades específicas.

Cristaloides

Soluções de íons inorgânicos ou de pequenas moléculas orgânicas diluídas em água. São expansores plasmáticos de curta duração e neste grupo encontramos, por exemplo, as soluções de cloreto de sódio, glicosadas, ringer simples, ringer com lactato e outras ditas balanceadas. Quando administrado solução de cloreto de sódio 0,9% intravenosa, aproximadamente 75% do volume de expansão passa ao espaço intersticial em cerca de 20 minutos.

As soluções cristaloides podem ser classificadas, em relação ao plasma, em hipotônicas, isotônicas ou hipertônicas.

Hipotônicas (soluções de glicose): contraindicadas para reposição volêmica como, por exemplo, em cirurgias. Indicadas no tratamento de alterações eletrolíticas como na hipernatremia por perda urinária de água livre (diabetes insipidus) e na depleção de água corporal total (desidratação crônica).

As isotônicas (as mais utilizadas e conhecidas são a solução isotônica de cloreto de sódio a 0,9%, solução de ringer com lactato e mais recentemente a solução salina balanceada): o principal componente ainda é o cloreto de sódio. A solução de ringer com lactato contém outros íons como potássio e cálcio em concentrações aproximadas ao do plasma o que permite a redução da quantidade de sódio destas soluções. A adição de lactato (28 mEq/L) permite a redução da concentração de cloro. A solução salina balanceada é a que mais se assemelha ao plasma fisiológico, porém carece de cálcio.

Hipertônicas (NaCl 7,5%): utilizadas na dose de 4 a 6 mL/kg no choque hipovolêmico, podendo ocorrer maior eficácia desta solução na restauração do volume intravascular, dos padrões hemodinâmicos e da redução da resposta imune exacerbada.

Coloides

Naturais (albumina humana)

Albumina é a maior proteína sintetizada no fígado pelos hepatócitos. Composta de 584 aminoácidos e com peso molecular entre 66.000 e 69.000 Daltons é liberada

TABELA 28.1	CRISTALOIDES			
Eletrólitos	Plasma humano	Soro fisiológico 0,9%	Ringer lactato	Solução salina balanceada
Na$^+$ (mmol/L)	135-145	154	131	140
K$^+$ (mmol/L)	4,5-5,0	-	5	5
Ca^{2+} (mmol/L)	2,2-2,6	-	2	-
Mg^{2+} (mmol/L)	0,8-1,0	-	-	1,5
Cl$^-$ (mmol/L)	94-111	154	111	98
HCO3$^-$ (mmol/L)	23-27	-	-	-
Lactato (mmol/L)	1-2	-	29	-
Acetato (mmol/L)		-	-	27
Maleato (mmol/L)				
Gluconato (mmol/L)		-	-	23
Osmolaridade (mOsm)	280-300	308	278	295

nos sinusoides para a corrente sanguínea. Tem concentração plasmática normal de 4 a 5 g/L e corresponde até 80% (28 mmHg) da pressão coloidosmótica do plasma. Possui carga elétrica negativa, porém tem sítios de ligação tanto para cátions quanto para ânions, orgânicos ou inorgânicos. Apresenta meia-vida de 18 horas e somente 10% da quantidade infundida permanecem no meio intravascular após duas horas.

Há dois tipos de soluções no mercado para uso clínico, ambas produzidas por fracionamento do plasma a frio com etanol: solução a 5% em frasco de 500 mL e solução a 20% em frasco com 50 mL. A primeira tem pressão coloidosmótica semelhante à do plasma e a segunda é capaz de transportar, para o intravascular, até cinco vezes o seu volume administrado (lembrar que cada grama de albumina transporta até 18 mililitros de água).

Hipoalbuminemia é reconhecidamente como marcador de pobre desfecho, porém a reposição de albumina apesar de aumen-tar os valores séricos não está relacionada ao melhor prognóstico. A albumina tem sido utilizada como fluido de ressuscitação, desde 1940, e apenas recentemente tem sido questionado sua administração. Uma meta-análise[8] incluindo 30 estudos e 1419 pacientes demonstrou aumento de mortalidade em pacientes tratados com albumina, sendo que para cada 17 doentes críticos uma morte é adicionada. Todavia essa meta-análise foi largamente questionada devido aos critérios de seleção e qualidade da metodologia aplicada.

Outra meta-análise[9] realizada com 42 estudos evidenciou diminuição de mortalidade e um grande estudo[10] multicêntrico, prospectivo e randomizado com 7000 pacientes (*SAFE study*) não mostrou diferença de prognóstico em pacientes tratados com albumina humana 4% ou solução salina 0,9%, porém a análise de subgrupo deste estudo revelou benefícios em pacientes com sepse grave. No entanto um estudo observacional conduzido na Europa (SOAP study)

TABELA 28.2	COLOIDES (NATURAIS E SINTÉTICOS)						
	Plasma humano	Albumina 4%	Hidroxietilamido				
			10% (200/0,5)	6% (450/0,7)	6% (130/0,4)		6% (130/0,42)
Nome comercial		Albumex	Hemohes	Hextend	Voluven	Volulyte	Venofundin	Tetraspan
Fonte		Doador humano	Amido de batata	Amido de milho	Amido de milho	Amido de milho	Amido de batata	Amido de batata
Na^+ (mmol/L)	135-145	148	154	143	154	137	154	140
K^+ (mmol/L)	4,5-5,0			3,0		4,0		4,0
Ca^{2+} (mmol/L)	2,2-2,6			5,0				2,5
Mg^{2+} (mmol/L)	0,8-1,0			0,9		1,5		1,0
Cl^- (mmol/L)	94-111	128	154	124	154	110	154	118
HCO^{3-} (mmol/L)	23-27			24				
Lactato (mmol/L)	1-2			28				
Acetato (mmol/L)						27		
Maleato (mmol/L)								5,0
Gluconato (mmol/L)								
Osmolaridade (mOsm)	291	250	308	304	308	286	308	296

com 3.147 pacientes e 354 recebendo albumina, concluiu diminuição de sobrevida em pacientes críticos tratados com albumina[11].

Semissintéticos

Grupo composto por diversas soluções tipo emulsão coloidal orgânica, estáveis, hidrófilas e com peso molecular muito variável. O efeito expansor é dependente da carga elétrica, do grau de hidratação das moléculas, e, em última análise, do grau de afinidade pela água. A diminuição gradual de sua concentração no plasma após sua administração e, a velocidade com que passa ao interstício, depende do peso e do tamanho molecular. A duração do efeito de expansão plasmática é basicamente dependente da quantidade infundida, da pressão oncótica de cada solução e da meia-vida de eliminação específica.

Os principais efeitos adversos relacionados à administração deste tipo de solução são: sobrecarga volêmica, coagulopatia e diluição dos fatores de coagulação, alterações da função renal e reações anafiláticas e anafilactoides.

Hidroxietilamido (HEA)

Grupo de soluções compostas por polissacarídeos naturais modificados e extraídos do amido do milho ou batata. A expansão plasmática é maior que o volume infundido devido ao aumento da pressão coloidosmótica do plasma e à passagem de água para o intravascular. Essa expansão plasmática atinge seu pico em 3 a 4 horas e tem duração de aproximadamente 24 horas com cerca de 40% ainda presente no espaço intravascular. Os efeitos colaterais possíveis são diminutos em dose diária de 20 mL/kg (amidos de 3ª geração) a 50 mL/kg (outros amidos).

Dextranas

São soluções de polissacarídeos de origem bacteriana originados do açúcar da beterraba que foram ao longo dos anos substituídas, com vantagens, por outros coloides na prática clínica, devido a intensa coagulopatia que proporcionava.

Gelatinas

Proteínas sintetizadas a partir da hidrólise do colágeno bovino. Apresentam-se por soluções de gelatinas ligadas a uréia (*Isocel*) e succiniladas (*Gelafundin*) sendo que, a primeira possui quantidade maior de cálcio e potássio. Promovem expansão plasmática proporcional a 80% do volume de solução infundida com duração média de 2,5 horas e, após uma hora de infusão, apenas 50% da quantidade administrada permanece na circulação.

TABELA 28.3	GELATINAS		
	Plasma humano	4% Gelatina modificada succinilada	3,5% Gelatina ligada a ureia
Nome comercial		Gelofusine	Haemaccel
Fonte		Gelatina bovina	Gelatina bovina
Na$^+$ (mmol/L)	135-145	154	145
K$^+$ (mmol/L)	4,5-5,0		5,1
Ca^{2+} (mmol/L)	2,2-2,6		6,25
Mg^{2+} (mmol/L)	0,8-1,0		
Cl$^-$ (mmol/L)	94-111	120	145
HCO^{3-} (mmol/L)	23-27		
Lactato (mmol/L)	1-2		
Acetato (mmol/L)			
Maleato (mmol/L)			
Gluconato (mmol/L)			
Osmolaridade (mOsm)	291	274	301

Cristaloide *versus* coloide

Coloides são mais preferidos na Europa e cristaloides largamente utilizados na América do Norte. No entanto, devido elevado propensão em extravasar para o espaço extravascular, três vezes mais cristaloides do que coloides são necessários para restaurar o volume intravascular e ocorre maior tempo de infusão na administração de cristaloides.

A escolha do tipo de fluido para reposição volêmica deve se basear, primeiramente, na tentativa de expansão do volume plasmático com aumento mínimo do volume intersticial ocasionando, dessa forma, menor formação de edema periférico e pulmonar e redução das consequências cardiovasculares da sobrecarga hídrica. Entretanto, as atuais evidências científicas não evidenciaram, nesse sentido, superioridade entre as soluções[11,12].

Porém existem vantagens e desvantagens conhecidas entre as soluções que ajudam a nortear a administração das mesmas.

Revisões sistemáticas comparando soluções coloidais e de cristaloides sugerem que pode haver diminuição da mortalidade associada ao uso de coloides, mas as soluções cristaloides ainda são consideradas de primeira escolha e continuam demonstrando superioridade clínica na ressuscitação volêmica dos pacientes principalmente politraumatizados[12].

Autores defendem que soluções de coloides expandem o volume intravascular mais rapidamente e em maior extensão, restaurando o volume plasmático e o fluxo sanguíneo com manutenção ou ligeira ele-

TABELA 28.4	SOLUÇÕES CRISTALOIDES
Vantagens	**Desvantagens**
Baixo custo	Otimização hemodinâmica transitória
Aumentam o fluxo renal	Edema periférico (diluição proteica)
Repõe o volume intersticial	Edema pulmonar
Facilmente disponíveis	Acidose metabólica hiperclorêmica e disfunção renal (solução fisiológica 0,9%)
	Distúrbio de coagulação por hemodiluição
	Redistribuição intersticial e maior volume para reposição

TABELA 28.5	SOLUÇÕES COLOIDAIS
Vantagens	**Desvantagens**
Baixo volume infundido	Alto custo
Expansão plasmática mais prolongada	Coagulopatia (Dextrana >HES)
Menor edema cerebral	Edema pulmonar
Facilmente disponíveis	Edema periférico
	Diminui taxa de filtração glomerular

vação da pressão coloidosmótica do plasma, porém, é bom lembrar que, da mesma forma que mobilizam água do extravascular para o intravascular, essas soluções podem agravar ou mesmo desencadear um quadro de desidratação celular[13]. Esses mesmos autores atribuem às soluções de cristaloides maior diluição das proteínas plasmáticas diminuindo a pressão coloidosmótica do plasma com maior expansão do interstício e de seus respectivos efeitos deletérios.

Tais estudos ainda apresentam muitas controvérsias e vieses, pois as diferenças entre os fluidos podem ser minimizadas de acordo com a doença de base do paciente, por exemplo, durante quadro de sepse, o decréscimo da função cardíaca e o aumento da permeabilidade vascular podem atenuar a capacidade dos coloides de restaurar o volume plasmático com maior eficácia do que os cristalóides[13].

Em pacientes cirúrgicos, os coloides parecem exercer papel importante na diminuição da morbidade após cirurgia de colón e em cirurgias abdominais de grande porte com expansão volêmica guiada por monitorizações específicas[14].

A escolha entre cristaloides e coloides é influenciada por vários fatores incluindo principalmente coagulação e função renal. Soluções de cristaloides estão associadas com hipercoagulabilidade e coloides, tipo amidos, inibem a coagulação e agregação plaquetária, além de piorarem a função renal. Entretanto amidos de terceira geração estão associados com menores efeitos colaterais. Vários estudos não encontraram diferenças do tempo de internação hospitalar, edema pulmonar e mortalidade com a utilização de cristaloides ou coloides.

Alternativa para os convencionais coloides e cristaloides, a solução salina hipertônica 7,5% poderia causar menos edema pulmonar e periférico, poderia gerar efeitos hemodinâmicos mais prolongados[15] e, efetivamente, ser administrada em baixos volumes (4 a 6 mL/kg)[16].

Estudos experimentais atuais[17,18] revelam ainda que as soluções hipertônicas têm favoráveis efeitos imunomodulatórios na ativação de glóbulos brancos induzida pelo binômio hemorragia-ressuscitação (soluções isotônicas agravariam a resposta imunológica). Os dados sugerem que a hipertonicidade poderia diminuir a aderência e a ativação dos neutrófilos, estimulando a proliferação linfocitária e inibindo a produção de citocinas pró-inflamatórias estimulando a produção de citocinas anti-inflamatória pelos monócitos e macrófagos[17]. Sob essa perspectiva, estratégias de ressuscitação volêmica com soluções salinas hipertônicas (NaCl 7,5% 4 mL/kg) poderiam ter propriedades anti-inflamatórias e imunológicas em pacientes apresentando choque hemorrágico, vítimas de trauma, sendo, portanto, sugerido que, a infusão de solução salina hipertônica poderia atenuar as consequências prejudiciais advindas da resposta imune em situações de trauma, choque, reperfusão e grande cirurgia.

Restritivo *versus* liberal

A prática clínica atual sobre o manejo de fluidos continua controversa sobre quanto infundir. Desenvolvimento de *guidelines* torna-se uma tarefa difícil, pois as evidências científicas com ensaios randomizados multicêntricos são poucas[1] e não consensuais sobre a quantidade ideal de fluidos nos pacientes. O resultado é um variado regime de reposição hídrica. Sabe-se que a restrição hídrica exagerada pode levar a hipoperfusão tecidual, todavia as tendências atuais dissertam em favor da prática restritiva de reposição volêmica por se relacionar a melhores prognósticos[19,20]. Por outro lado, em pacientes com sepse, destaca-se o estudo conduzido por Rivers e col.[21] onde reposição volêmica precoce e agressiva trouxe excelentes resultados.

Desta forma, uma comparação entre diversos estudos[18] mostrou que a reposição volêmica incluída na otimização hemodinâmica precoce melhora o prognóstico de pacientes cirúrgicos.

Contudo, as consequências da sobrecarga hídrica e salina estão bem estabelecidas na literatura o que afasta a preferência por um manejo liberal de reposição. Edema pulmonar compromete a troca gasosa e torna o paciente susceptível a infecções principalmente pulmonares; edema no trato gastrintestinal prolonga o íleo paralítico pós-operatório e o esvaziamento gástrico; edema tecidual reduz a drenagem linfática e a oxigenação local diminuindo a recuperação dos tecidos principalmente das anastomoses[20].

No geral, sobrecarga volêmica resulta em edema tissular e intersticial levando a déficit de difusão de oxigênio e metabólitos, à distorção da arquitetura tissular com obstrução do fluxo sanguíneo capilar e da drenagem linfática, e à distúrbios da interação entre as células contribuindo para progressiva disfunção orgânica. Estes efeitos são ainda mais pronunciados em órgãos encapsulados como rins e fígado por possuírem capacidade restrita para acomodar volumes adicionais sem aumentar sua pressão intersticial e comprometer o fluxo sanguíneo[10,22].

Edema miocárdico pode piorar a função ventricular e, com isso, há piora da oferta de oxigênio e da condução cardíaca. A função hepática pode ser similarmente comprometida pelo edema intersticial. Atraso na recuperação da função intestinal, da ferida operatória e do estado de coagulação são também efeitos adversos do edema intersticial. Esses efeitos adversos da sobrecarga volêmica são talvez ainda mais evidentes nos pulmões, onde a ressuscitação volêmica pode levar a edema agudo de pulmão (Figura 28.3).

O balanço hídrico positivo superior a 2000 mililitros pode durante o período intraoperatório, aumentar o número de complicações pulmonares pós-operatórias, aumenta o tempo de internação hospitalar e a mortalidade[23]. Em pacientes com lesão pulmonar aguda (LPA) estabelecida, os ensaios randomizados, prospectivos e multicêntricos têm demonstrado evidências associando balanço hídrico positivo com prognóstico pulmonar sombrio[22].

O excesso de volume intraoperatório leva ao aumento de demanda pela função cardíaca o que pode deslocar a curva cardíaca de Starling culminando em aumento de morbidade cardíaca[19] (Figura 28.4).

Sem cuidados intensivos, essa população apresenta uma estreita relação entre excessivo aumento de volume intravascular e aumento na mortalidade, morbidade e no tempo de internação hospitalar[1].

Em relação ao excesso de infusão de soluções fisiológicas isotônicas, a literatura demonstra que pode haver acidose hiperclorêmica, sendo esta, consequência do equilíbrio *ânion gap* pelo excessivo aumento de cloro no plasma e subsequente eliminação de bicarbonato renal. Esta entidade não tem sinais ou sintomas clínicos específicos, porém pode causar efeitos deletérios nas funções pulmonares, cardiovasculares, neurológicas e da musculatura esquelética com aumento da mortalidade.

A hipercloremia no intraoperatório é frequente e está associada a grandes quantidades de soluções fisiológicas isotônicas administradas[24]. Entretanto, o principal evento adverso dessa prática é a indução de acidose hiperclorêmica, sendo que as ações tomadas para controlar esta anormalidade muitas vezes são ainda mais danosas. Acidose é frequentemente traduzida como reflexo de pobre perfusão orgânica ou pobre função miocárdica induzindo, dessa maneira, a maior administração de soluções fisiológicas levando a exacerbação da acidose, do uso de hemoderivados, do suporte inotrópico e da ventilação mecânica.

As consequências citadas do excesso de água e eletrólitos são subestimadas devido aos diversos modelos médicos na abordagem dessa terapia devido às divergências a respeito do tema. Entre os itens da prescrição médica, geralmente a hidratação não recebe o devido valor. Como resultado, medidas e protocolos não são rotineiramente adotados para evitar o excessivo volume intravascular.

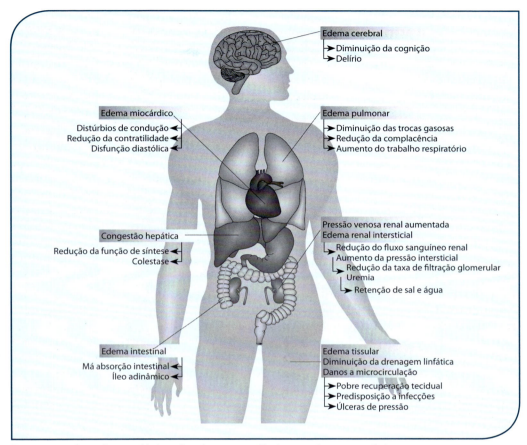

Figura 28.3 – Sequelas patológicas da sobrecarga volêmica nos sistemas orgânicos.
Adaptado de Prowle JR, Echeverri JE, Ligabo EV, Ronco C, Bellomo R. Fluid balance and acute kidney injury. Nat. Rev. Nephrol. 6: 107–115, 2010.

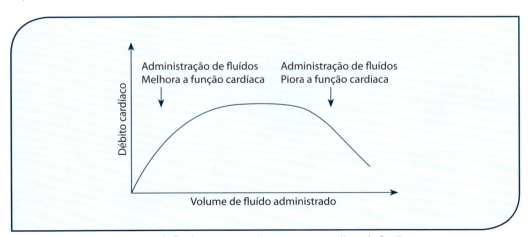

Figura 28.4 – Efeitos da terapia de fluidos perioperatória na curva cardíaca de Starling.
Adaptado de Holte K, Jensen P, Kehlet H. Physiologic effects of intravenous fluid administration in healthy volunteers. Anesth Analg, 96:1504–9, 2003.

Há relato[25] de diminuição na incidência de complicações, especialmente gastrintestinais, e menor tempo de internação hospitalar em pacientes restritos até 2 litros por dia de solução cristaloide quando comparados aos pacientes que recebiam regime padrão de 3 litros por dia.

Outro[20] demonstraram menor incidência de complicações cardiopulmonares e de danos na recuperação tecidual nos pacientes com restrição hídrica tanto no intraoperatório quanto no pós-operatório. A meta de reposição hídrica era baseada na manutenção do peso corporal.

Evidências sugerem que balanço hídrico positivo em ordem de 5 a 10% do peso corporal é associado, em pacientes críticos, com piora de disfunção orgânica e piora do prognóstico em pacientes no pós-operatório de cirurgias eletivas. Não há evidência que possa sugerir que o balanço hídrico positivo traga qualquer benefício para a função renal[22].

Comparações[26] entre pacientes submetidos a cirurgias abdominais que receberam 4 ou 12 mL/kg de hidratação, demonstram que o regime restrito foi acompanhado de diminuição drástica de internação hospitalar e do tempo de recuperação pulmonar, de menor número de complicações e de moderado ganho de peso.

Em contraste, superioridade do regime com 40 mL/kg ao invés de 15 mL/kg de solução de Ringer lactato em cirurgias de colecistectomia laparoscópica na preservação de função pulmonar pós-operatória foi demonstrada[19] e outra[27] não encontrou diferença entre o regime liberal e de restrição hídrica em relação ao tempo de internação hospitalar.

A despeito dos estudos que demonstram os efeitos deletérios da sobrecarga volêmica, não podemos esquecer que a hipovolemia em excesso também pode ocasionar danos aos pacientes, além do fato que a ressuscitação volêmica realizada precocemente pode trazer benefícios, então o ponto ideal deve ser buscado neste meio entre a sobrecarga hídrica e a desidratação excessiva (Figura 28.5).

Conclusões

Fluidoterapia é uma intervenção realizada em pacientes graves sendo geralmente recomendada durante ressuscitação que envolve vários cenários clínicos. Dados apontam que a escolha, tempo e quantidade de fluidos pode modificar o prognóstico dos pacientes.

Sendo assim, adequada reposição volêmica parece ser componente chave para evitar isquemia tecidual quando realizada precocemente.

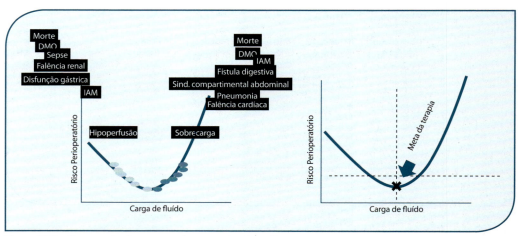

Figura 28.5 – Consequências e meta da ressuscitação volêmica.

Cristaloides podem piorar o edema e ocasionar distúrbios eletrolíticos e ácido-base, no entanto, albumina não é justificada em pacientes hipoalbuminêmicos, o uso de coloides artificiais é atualmente não suportado pelos estudos e podem acarretar problemas renais.

O manejo conservador de fluidos é recomendado em vários tipos de pacientes e provavelmente também apropriado em grandes cirurgias.

Desse modo, ainda temos a aprender com este tipo de terapia no perioperatório dos pacientes, pois dúvidas ainda persistem.

TABELA 28.6	ESTRATÉGIAS PARA REPOSIÇÃO VOLÊMICA EM PACIENTES CIRÚRGICOS
Fluidos devem ser administrados com a mesma precaução que se utiliza drogas intravenosas	
Considerar o tipo, dose, indicações, contraindicações, potencial toxicidade e custo do fluido	
Reposição volêmica está relacionada a complexo processo fisiológico	
Identifique o fluido que tenha menor perda e reponha as perdas com volumes equivalentes	
Considerar o sódio sérico, osmolaridade e *status* ácido-base quando selecionar o tipo de fluido	
Considerar o balanço hídrico acumulado para definir a dose do fluido de ressuscitação, no intra e pós-operatório	
Considerar precoce uso de catecolaminas como concomitante tratamento de choque no perioperatório	
Necessidades de fluidos mudam em determinados períodos	
O acumulo e manutenção de fluidos indiscriminadamente está associado com edema intersticial	
Patológico edema está associado com efeitos adversos	
Oligúria é uma normal resposta a hipovolemia e isoladamente não deve determinar o início da reposição volêmica, principalmente no pós-período de ressuscitação	
Manutenções de soluções hipotônicas, principalmente no pós-operatório, são questionáveis uma vez que a hipovolemia foi corrigida	
Considerações específicas	
Isotônicas, balanceadas soluções são indicadas no início da reposição volêmica na maioria dos pacientes cirúrgicos	
Considerar salina em pacientes com hipovolemia e alcalose	
Considerar albumina na ressuscitação precoce de pacientes cirúrgicos com sepse grave	
Salina é indicada em pacientes com trauma cerebral	
Albumina não está indicada em pacientes com trauma cerebral	
Hidroxietilamido não está indicado em pacientes com risco de insuficiência renal	
A segurança de salina hipertônica não está estabelecida em pacientes cirúrgicos	

Referencias bibliográficas

1. Shields CJ. Towards a new standard of perioperative fluid management. Therapeutics and clinical risk management 2008;4:569-71.
2. Haupt MT, Gilbert EM, Carlson RW. Fluid loading increases oxygen consumption in septic patients with lactic acidosis. The American review of respiratory disease 1985;131:912-6.
3. Packman MI, Rackow EC. Optimum left heart filling pressure during fluid resuscitation of patients with hypovolemic and septic shock. Critical care medicine 1983;11:165-9.
4. Sugerman HJ, Diaco JF, Pollock TW, Miller LD. Physiologic management of septicemic shock in man. Surgical forum 1971;22:3-5.
5. Myburgh JA, Mythen MG. Resuscitation fluids. The New England journal of medicine 2013;369:1243-51.
6. Bascom JU, Zikria BA, Gosling P. Systemic inflammatory response syndrome. The British journal of surgery 1998;85:1017.
7. Johnston WE. PRO: Fluid restriction in cardiac patients for noncardiac surgery is beneficial. Anesthesia & Analgesia 2006;102:340-3.
8. Cochrane Injuries Group Albumin R. Human albumin administration in critically ill patients: systematic review of randomised controlled trials. Bmj 1998;317:235-40.
9. Wilkes MM, Navickis RJ. Patient survival after human albumin administration. A meta-analysis of randomized, controlled trials. Annals of internal medicine 2001;135:149-64.
10. Finfer S, Bellomo R, Boyce N, et al. A comparison of albumin and saline for fluid resuscitation in the intensive care unit. The New England journal of medicine 2004;350:2247-56.
11. Vincent JL, Sakr Y, Reinhart K, et al. Is albumin administration in the acutely ill associated with increased mortality? Results of the SOAP study. Critical care 2005;9:R745-54.
12. Choi PT, Yip G, Quinonez LG, Cook DJ. Crystalloids vs. colloids in fluid resuscitation: a systematic review. Critical care medicine 1999;27:200-10.
13. Trof RJ, Sukul SP, Twisk JW, Girbes AR, Groeneveld AB. Greater cardiac response of colloid than saline fluid loading in septic and non-septic critically ill patients with clinical hypovolaemia. Intensive care medicine 2010;36:697-701.
14. Kimberger O, Arnberger M, Brandt S, et al. Goal-directed colloid administration improves the microcirculation of healthy and perianastomotic colon. Anesthesiology 2009;110:496-504.
15. Sirieix D, Hongnat JM, Delayance S, et al. Comparison of the acute hemodynamic effects of hypertonic or colloid infusions immediately after mitral valve repair. Critical care medicine 1999;27:2159-65.
16. Ramires JA, Serrano Junior CV, Cesar LA, Velasco IT, Rocha e Silva Junior M, Pileggi F. Acute hemodynamic effects of hypertonic (7.5%) saline infusion in patients with cardiogenic shock due to right ventricular infarction. Circulatory shock 1992;37:220-5.
17. Kolsen-Petersen JA, Nielsen JO, Tonnesen EM. Effect of hypertonic saline infusion on postoperative cellular immune function: a randomized controlled clinical trial. Anesthesiology 2004;100:1108-18.
18. Kern JW, Shoemaker WC. Meta-analysis of hemodynamic optimization in high-risk patients. Critical care medicine 2002;30:1686-92.
19. Holte K, Klarskov B, Christensen DS, et al. Liberal versus restrictive fluid administration to improve recovery after laparoscopic cholecystectomy: a randomized, double-blind study. Annals of surgery 2004;240:892-9.
20. Brandstrup B, Tonnesen H, Beier-Holgersen R, et al. Effects of intravenous fluid restriction on postoperative complications: comparison of two perioperative fluid regimens: a randomized assessor-blinded multicenter trial. Annals of surgery 2003;238:641-8.
21. Rivers E, Nguyen B, Havstad S, et al. Early goal-directed therapy in the treatment of severe sepsis and septic shock. The New England journal of medicine 2001;345:1368-77.
22. Prowle JR, Echeverri JE, Ligabo EV, Ronco C, Bellomo R. Fluid balance and acute kidney injury. Nature reviews Nephrology 2010;6:107-15.
23. Silva JM, Jr., de Oliveira AM, Nogueira FA, et al. The effect of excess fluid balance on the mortality rate of surgical patients: a multicenter prospective study. Critical care 2013;17:R288.
24. Silva Junior JM, Neves EF, Santana TC, Ferreira UP, Marti YN, Silva JM. The importance of intraoperative hyperchloremia. Revista brasileira de anestesiologia 2009;59:304-13.
25. Lobo DN, Bostock KA, Neal KR, Perkins AC, Rowlands BJ, Allison SP. Effect of salt and water balance on recovery of gastrointestinal function after elective colonic resection: a randomised controlled trial. Lancet 2002;359:1812-8.
26. Nisanevich V, Felsenstein I, Almogy G, Weissman C, Einav S, Matot I. Effect of intraoperative fluid management on outcome after intraabdominal surgery. Anesthesiology 2005;103:25-32.
27. MacKay G, Fearon K, McConnachie A, Serpell MG, Molloy RG, O'Dwyer PJ. Randomized clinical trial of the effect of postoperative intravenous fluid restriction on recovery after elective colorectal surgery. The British journal of surgery 2006;93:1469-74.

29

Reposição Volêmica e Hemotransfusão

Roseny dos Reis Rodrigues

Introdução

A transfusão bem como a reposição volêmica com fluidos, são parte integrante da terapia recussitativa dos pacientes nas unidades de terapia intensiva, sobretudo nas situações de choque hemorrágico e também nos casos em que a oferta de oxigênio precisa ser otimizada na vigência de disóxia celular.

Embora a transmissão direta de agentes infecciosos através de transfusão alogênica seja bastante baixa nos países desenvolvidos, a transfusão de produtos do sangue, esta associada com imunomodulação do sistema orgânico, que pode afetar o risco de infecções[1].

A busca por alternativas para o sangue alogênico continua baseada nos princípios de que as transfusões de hemocomponentes têm riscos além de custos inerentes ao procedimento. Há um crescente na literatura médica especializada apontando para o desafio do uso de alternativas aos componentes do sangue como o uso de concentrado de fibrinogênio, complexo protrombínico, entre outros hemoderivados.

Questionamentos e pesquisas crescentes são realizados na área, na tentativa de achar respostas quanto ao tipo de fluido ideal (cristaloides, coloides sintéticos, albumina), quantidades e melhor fase ou momento para tratamento (pacientes na UTI × intraoperatório; agudos × crônicos). Há, no entanto uma série de perguntas ainda sem respostas aguardando evidências mais robustas ou com respostas parciais para populações mais específicas.

O objetivo deste capítulo é revisar evidências referentes as indicações de transfusão e suas complicações mais pertinentes, bem como rever os princípios da reposição volêmica norteadas pelos estudos mais atuais.

Transfusão

Embora a segurança da transfusão sanguínea tenha melhorado substancialmente desde os anos 1980, este procedimento ainda é um fator de risco independente para *outcomes* desfavoráveis[2]. A transfusão de sangue tem sido associada a um aumento da mortalidade[3], aumento do tempo de internação hospitalar relacionada a infecções e sepse[4], e disfunção múltipla de órgãos[5]. Uma recente meta-análise[6] de 19 estudos prospectivos e randomizados comparando as estratégias restritivas de transfusão, contra estratégias liberais em mais de 6000 pacientes, evidenciou que a adesão a terapia restritiva de transfusão de sangue levou a uma redução de mortalidade hospitalar e infecções pós-operatórias. Uma revisão sistemática e metanálise publicada no *JAMA* em 2014, encontrou no entanto, que entre os pacientes internados, a transfusão de concentrados de hemácias por meio de uma estratégia restritiva em comparação com uma estratégia liberal de transfusão, não mostrou haver um risco reduzido de infecções em geral, mas evidenciou associação com um risco reduzido de infecções graves no grupo restritivo. Ele concluiu por fim, que a implementação da estratégia restritiva pode reduzir o potencial para a incidência de infecções graves associadas aos cuidados de saúde[7].

Transfusão no paciente cirúrgico

Sobretudo nos pacientes cirúrgicos, os planejamentos pré-operatórios e o manejo intraoperatório são essenciais para reduzir ou evitar transfusão alogênica. Uma história clínica detalhada do paciente é o melhor método para descobrir distúrbios da hemostasia clinicamente importante (exemplos: hemorragia relacionada com procedimentos cirúrgicos e odontológicos anteriores, epistaxe, menorragia, sangramento excessivo após grandes traumas, aparecimento de hematomas ou inchaço nas articulações ou músculos após trauma mínimo).

Estudos recentes vêm apontando, que a transfusão de glóbulos vermelhos poderia piorar o resultado do paciente por aumentar o risco de sobrecarga circulatória e trombogenicidade com níveis mais elevados de hematócrito. O *FOCUS Trial,* não mostrou diferença de morbidade e mortalidade de 60 dias de pós-operatório ou na incidência de síndrome coronariana quando comparou as duas estratégias de transfusão (08 g/dL (ou sintomas de anemia) *versus* 10 g/dL)[8] em pacientes idosos com alto risco cardio-

vascular submetidos a cirurgia ortopédica. Além deste achado, este estudo evidenciou que a estratégia liberal de transfusão, em comparação com a estratégia restritiva, não reduziu taxas de morte ou modificou a capacidade de andar de forma independente em 60 dias.

Em um estudo recente, pacientes submetidos a cirurgia do câncer de grande porte, foi avaliado se uma estratégia restritiva de transfusão de hemácias (transfusão quando a concentração de hemoglobina < 07 g/dL) foi superior a uma liberal (transfusão, quando a concentração de hemoglobina < 9 g/dL) para reduzir mortalidade e complicações clínicas graves. A estratégia de transfusão de eritrócitos liberal com um gatilho de hemoglobina de 09 g/dL foi associada com menos complicações pós-operatórias quando comparadas com uma estratégia restritiva[9].

Os pacientes com trauma contuso ou penetrante e maciça hemorragia necessitam de uma reanimação rápida e complexa para prevenção e correção das coagulopatias diluicionais e de consumo que é muitas vezes acompanhado por hipotermia e acidose[10]. Não há na literatura médica estudos que orientem com precisão com quanto e quando começar a transfundir o paciente com sangramento agudo; Baseado em estudos, sobretudo retrospectivos, vários escores tem sido propostos para predizer transfusão nesta categoria de pacientes[11]. Na prática clínica, os diferentes graus de choque hemorrágico ainda são os guias mais usados. Atenção, no entanto deve ser dado ao uso indiscriminado dos hemocomponentes.

Uma análise retrospectiva de estudos com doentes traumatizados civis informou que uma alta relação de plasma fresco: concentrados de hemácia (PF:CH) na proporção (> 1:1) reduz significativamente coagulopatia intraoperatória, e a mortalidade em 24 horas e em 30 dias[12]. No entanto, a proporção ótima de (PF:CH) ainda está em discussão[13,14]. Não há dúvidas que a coagulopatia deve ser corrigida precocemente pois ela está diretamente associada com aumento de mortalidade no trauma. Mais recentemente, Davenport e colaboradores não encontraram nenhuma melhoria no estado de coagulação quando os pacientes vítimas de trauma, foram transfundidos em uma proporção de 1:1 comparado com 1:2 ou 3:4[13]. Simmons e colaboradores, reportou em suas publicações de dados coletados da Guerra do Iraque, que a mudança da prática clínica seguindo a orientação da transfusão para uma maior proporção de PF:CH, resultou significativamente em maior transfusão de plasma, mas sem nenhuma melhoria na sobrevivência[15]. Em contraste com uma razão fixa de PF:CH: plaquetas, estudos sobretudo europeus, orientam dirigir as metas da reanimação hemostática, com objetivo de adaptar o tratamento às reais necessidades do paciente individualmente. Para tal função, o uso de testes viscoelásticos como o ROTEM® e o TEG® são necessários para guiar a terapia transfusional da coagulação[16,17]. A transfusão maciça é usada como tratamento da hemorragia não controlada. O controle precoce e definitivo da hemorragia é extremamente importante para a evolução satisfatória dos pacientes. Segundo a literatura menos de 5% dos pacientes possuem indicação de transfusão maciça mesmo nos grandes centros de trauma[18].

Há também uma carência de estudos na literatura médica que comparem as duas estratégias transfusionais em pacientes com lesão cerebral traumática. Supõe-se que estratégias de transfusão liberal (hemoglobina em torno de 9 a 10 g/dL) devam ser utilizadas para evitar a lesão secundária e insultos isquêmicos cerebrais adicionais, já que o cérebro traumatizado pode não compensar a diminuição da oferta de oxigênio associado com anemia por conta da perda de autorregulação e do desacoplamento metabólico[19].

Um estudo randomizado controlado comparou os efeitos da eritropoietina e dois limiares diferentes de hemoglobina para transfusão de glóbulos vermelhos (7 *versus* 10 g/dL) em 200 pacientes portadores de trauma de crânio fechado. Esse estudo não mostrou diferença na evolução neurológica dos pacientes em seis meses[20].

O estudo TRACS (*Transfusion Requirements After Cardiac Surgery*) avaliou as necessidades de transfusão após cirurgia cardíaca. Os pacientes (n = 502) foram aleatoriamente designados para uma estratégia liberal de transfusão de concentrado de hemácias (para manter um hematócrito ≥ 30 %) ou a uma estratégia restritiva (hematócrito ≥ 24 %). A conclusão encontrada neste estudo foi que os pacientes submetidos a cirurgia cardíaca, a utilização de uma estratégia de transfusão perioperatória restritiva, em comparação com uma estratégia mais liberal não resultaram em diferenças de resultados em 30 dias de todas as causas de mortalidade e morbidade[21].

Em 2015, Murphy e cols., conduziu um estudo multicêntrico, no qual pacientes (n= 2007) que foram recrutados em 17 centros no Reino Unido e submetidos à cirurgia cardíaca não emergenciais. Pacientes com um nível de hemoglobina pós-operatória inferior a 9 g/dL foram aleatoriamente atribuídos a um de transfusão restritiva, limiar (nível de hemoglobina < 7,5 g/dL) ou um limiar liberal de transfusão (nível de hemoglobina < 9 g/dL). O desfecho primário foi infecção grave (sepse ou infecção da ferida) ou ocorrência de evento isquêmico (AVC, infarto do miocárdio, infarto do intestino, ou lesão renal aguda) dentro de 3 meses após a randomização. A conclusão deste estudo foi que um limiar restritiva de transfusão após cirurgia cardíaca não foi superior a um limite liberal em relação à morbidade[22].

Transfusão no paciente não cirúrgico

Dúvidas sobre a transfusão nos pacientes não cirúrgicos são muito comuns nas unidades de terapia intensiva. Pacientes portadores de afecções crônicas, comumente evoluem com anemia, cuja causa usualmente é multifatorial. Entre as causas mais prevalentes de internação em UTI, está a sepse. Pacientes portadores de choque séptico podem evoluir com queda progressiva de hemoglobina e plaquetopenia como sinalizadores de disfunção orgânica. Em um estudo (TRISS) realizado com 1005 pacientes com choque séptico em unidade de terapia intensiva, foi observado que não houve diferença na mortalidade ou morbidade com o uso de estratégias de transfusão restritivas em comparação com estratégias liberais de transfusão; contudo, as análises sequenciais não foram conclusivas para a avaliação da mortalidade relacionada a infarto do miocárdio[23].

Muitas perguntas com relação a este tema ainda estão sem respostas definitivas, sobretudo em pacientes coronariopatas agudos. Se o uso dos glóbulos vermelhos deve ser guiado por uma estratégia restritiva ou liberal de transfusão, ainda é discutível. Os pacientes com doença arterial coronariana, e em particular os doentes com isquemia cardíaca em curso, podem exigir um nível de hemoglobina superior para garantir o fornecimento de oxigênio para as células do miocárdio e reduzir o gasto energético compensatório gerado pela anemia.

O limiar de hemoglobina para transfusão de glóbulos vermelhos em pacientes com hemorragia gastrointestinal aguda é controverso. Foi comparado a eficácia e segurança de uma estratégia restritiva de transfusão com uma estratégia liberal. Foram randomizados 921 pacientes com hemorragia digestiva alta grave. No "braço" da terapia restritiva foram inclusos 461 pacientes (transfusão quando a hemoglobina caiu abaixo 7 g/dL e 460 para o "braço" liberal (transfusão quando a hemoglobina caiu abaixo de 9 g/dL). A randomização estava estratificada segundo a presença ou a ausência de cirrose hepática. Os resultados encontrados foram que a probabilidade de sobrevivência foi um pouco maior com a estratégia restritiva

do que com a estratégia liberal no subgrupo de pacientes que tinham sangramento associado com presença de úlcera péptica e foi significativamente mais elevada no subgrupo de pacientes com cirrose de classe Child-Pugh A ou B, mas não naqueles com cirrose e Child-Pugh classe C[24].

Cuidados relacionados com a terapia transfusional

Em 2008, Koch e colaboradores encontrou que em pacientes submetidos à cirurgia cardíaca (revascularização do miocárdio ou troca de válvula, ou ambos), a transfusão de células vermelhas que teriam sido armazenados durante mais de 2 semanas, estava associado a um risco significativamente maior de de complicações no pós-operatório[25]. Em 2015, no entanto, Steiner e col.[26], evidenciou por meio de um estudo randomizado, multicêntrico, realizado entre 2010 e 2014, que pacientes que foram submetidos à cirurgia cardíaca complexa que eram candidatos a receber transfusão de células vermelhas, foram distribuídos aleatoriamente em dois grupos para todas as transfusões intraoperatórias e pós-operatórias. O grupo que recebia glóbulos vermelhos armazenados por 10 dias ou menos (grupo de armazenamento de curto prazo) e o grupo que recebia glóbulos vermelhos com idade superior a 21 dias ou mais (grupo de armazenamento de longo prazo). O resultado primário foi a mudança no escore de disfunção múltipla de órgãos a partir do pré-operatório até marcar a maior pontuação composta por 7º dia ou no momento da morte ou alta; Os resultados encontrados foram que a duração de armazenamento de células vermelhas não foi associada a diferenças significativas para alterações escores de disfunções orgânicas. A transfusão de células vermelhas armazenadas por 10 dias ou menos não foi superior a transfusão de glóbulos vermelhos armazenados durante

Hemocomponentes

Plaquetas

O concentrado de plaquetas (CP) consiste numa suspensão de plaquetas em plasma, preparado mediante dupla centrifugação de uma unidade de sangue total. É importante que este sangue total não seja colhido em tempo maior que 15 minutos. O CP deve conter, pelo menos, $5,5 \times 10^{10}$ plaquetas e deverão ser armazenados à temperatura de 20° a 24 °C, sob agitação constante, pelo prazo máximo de cinco dias.

Há uma preocupação especial com a contaminação bacteriana do CP devido à sua estocagem à temperatura ambiente, devendo-se respeitar seu prazo de validade. O risco de sepse relacionado à transfusão de plaqueta é estimado em torno de 1:12.000, mas é maior quando a transfusão de CP é obtida de múltiplos doadores do que a transfusão de uma unidade de plaqueta obtida por aférese de um único doador. As plaquetas possuem a função de controlar o sangramento ao atuar como tampão hemostático no endotélio vascular. A utilização de plaquetas ABO compatíveis com o receptor é aconselhável, porém não é obrigatória, não sendo necessária a realização dos testes de compatibilidade pré-transfusionais. Entre as indicações gerais para transfusão de plaquetas estão: prevenir ou controlar a hemorragia em pacientes com baixas contagens de plaquetas (trombocitopenia), ou menos frequentemente, em pacientes com disfunção plaquetária (trombocitopatias). Em pacientes com trombocitopenia, o CP está indicado para prevenir hemorragia espontânea, particularmente intracraniana, condição que pode ocorrer em pacientes que apresentam contagens de plaquetas abaixo de $10.000/mm^3$. Pacientes que apresentam valores inferiores a $5.000/mm^3$, apresentam alto risco para hemorragias espontâneas, principalmente para sistema nervoso central.

As plaquetas perdem seu grau de funcionalidade após muito tempo estocadas, pois elas diminuem a expressão de receptores de alta afinidade com a trombina, e embora a contagem muitas vezes esteja normalizada, não há como saber se a sua funcionalidade esta intacta[27,28]. As plaquetas tendem a não ter uma queda crítica de seu número nas fases mais precoces do choque hemorrágico, embora elas possam não ser plenamente funcionais e isto pode ser consequente e/ou amplificado pela acidose e hipotermia[29].

Há muitos efeitos colaterais decorrentes da transfusão de plaquetas. A transfusão maciça já é estabelecida como um fator de risco para lesão pulmonar aguda e síndrome da angústia respiratória do adulto (LPA/SARA). Um estudo realizado na Mayo clinic[29] mostrou que a transfusão de alguns hemoderivados e particularmente plasma rico em plaquetas (plasma fresco e plaquetas) esta associado com LPA e TRALI (*Transfusion Related Acute Lung Injury*).

Plasma fresco

O plasma é uma fração do sangue composta primariamente de água, com cerca de 7% de proteínas e 2% de carboidratos e lipídios. O plasma fresco congelado (PFC) é preparado a partir do sangue e congelado no espaço de 8 horas, após a doação. O volume de uma unidade de plasma congelado fresco é de 200-250 mL e é usado primariamente como terapêutica de substituição de fatores da coagulação. O plasma congelado fresco não deve ser usado como expansor do volume intravascular, em situações associadas com hipotensão e/ou desidratação, pois embora pequeno, existe o risco de transmissão de agentes infecciosos, como o vírus das hepatites B e C. Nestas situações de hipovolemia, devem ser usadas soluções que não transmitam infecções (cristaloides, sobretudo) ou considerar o uso de drogas vasoativas. Da mesma forma, plasma congelado fresco não deve ser usado como fonte de proteínas, em doentes com severa desnutrição proteica. As transfusões deste hemocomponente podem causar reações alérgicas de hipersensibilidade imediata (urticária, anafilaxia) e até levar a síndrome da angústia respiratório do adulto (SARA).

Crioprecipitado

Constitui-se da fração de plasma insolúvel ao frio, obtida a partir do PFC. Para sua produção, o PFC deverá ser descongelado a $4 \pm 2°$ C. Após completado o descongelamento, este plasma é centrifugado à temperatura de $4 \pm 2°$ C e separado do material insolúvel ao frio em circuito fechado. O CRIO resultante deverá ser congelado novamente em até uma hora após sua obtenção a -20° C e sua validade é de um ano a partir da data de doação. Se permanecer conservado à temperatura de -30° C sua validade passa a ser de dois anos. O produto final deverá conter 80 unidades internacionais de Fator VIII e 150 mg/dL de fibrinogênio em todas as unidades analisadas.

O número de unidades de CRIO necessárias para corrigir o déficit de fibrinogênio pode ser calculado pela seguinte fórmula:

$$\text{Incremento desejado em g/L} = \frac{0,2 \times \text{n de unidade de CRIO}}{\text{Volume plasmático em litros}}$$

O fibrinogênio possui meia-vida entre quatro e seis dias e a recuperação transfusional é de 50%.

O crioprecipitado como descrito é feito a partir do plasma fresco descongelado. Ele é rico em fibrinogênio (fator I da coagulação), fatores VIII, mas também em fator de Von-Willebrand, e fator XIII.

Existe uma discussão na literatura médica se administração do crioprecipitado deveria fazer parte dos protocolos de transfusão maciça[30]. O fibrinogênio, que tende a ser um foco de atenção, é uma proteína de fase aguda e o fígado desde que saudável, já produz grandes quantidades de fibrinogênio durante o sangramento secundário ao trauma. Desta forma, somente pacientes com doenças hepáticas e/ou defeito congênito de fibrinogênio deveria incluir este hemocomponente no protocolo de transfusão maciça[31]. Por outro lado, estudos mais recentes, recomendam valores mais altos de fibrinogênio na corrente sanguínea para prevenir e tratar coagulopatia perioperatória visto que a hiperfibrinólise e as perdas de sangue levam a queda significativa deste fator[31-35]. Quando considerar a reposição de crioprecipitado é importante pensar numericamente sobre a quantidade de volume a ser transfundida. Uma unidade de crioprecipitado possui um volume de 10 a 15 mL por bolsa e contém cerca de 250 mg de fibrinogênio, logo, cerca de 10 unidades de crioprecipitado (150 mL aproximadamente) contém cerca de 2.500 mg de fibrinogênio. Já uma bolsa de plasma contém cerca de 200 a 250 mL de volume e contem 400 mg de fibrinogênio. Logo, para transfundir 2.400 mg de fibrinogênio seriam necessárias aproximadamente 06 bolsas de plasma (1.200 mL de volume).

Reposição volêmica

Fluidoterapia é apenas um dos componentes da estratégia da ressuscitação hemodinâmica. Ela destina-se principalmente a restabelecer o volume intravascular, otimizar o retorno venoso e o débito cardíaco. O uso de terapias farmacológicas para a reanimação tais como a utilização de catecolaminas para aumentar a contração cardíaca e o retorno venoso, devem ser considerados.

A escolha de fluidos de ressuscitação tem sido uma questão de muito debate sobre o fluido ideal. Cristaloides como a solução fisiológica salina normal (cloreto de sódio a 0,9%) e ringer lactato são baratos e amplamente disponíveis porque eles se equilibram livremente entre os compartimentos extravasculares e intravasculares. Porém, grandes volumes podem ser necessários para melhorar perfusão, e ainda aumentar o risco de sobrecarga de líquidos[36].

Muitos protocolos ainda defendem o uso de solução fisiológica salina normal a 0,9% durante a fase ressuscitativa do choque[37], contudo, grandes volumes de solução salina normal podem causar hipercloremia, piora da acidose, desequilíbrio hidroeletrolítico, excesso de cloro e em alguns casos piora do choque.

Apesar do que pode ser inferida por princípios fisiológicos, soluções coloidais parecem não oferecer vantagens substanciais sobre soluções cristaloides em relação aos *outcomes* hemodinâmicos respiratórios. A albumina é considerada a solução coloide de referência, mas o seu alto custo é uma limitação à sua utilização. Embora a albumina tenha sido determinada como sendo seguro para usar-se como fluido de reanimação na maior parte dos pacientes graves, o seu uso está associado ao aumento da mortalidade entre os pacientes com traumatismo crâniano[38]. O uso de soluções de hidroxietiloamido (HES) está associado com aumento das taxas de terapia de substituição renal e eventos adversos nos pacientes sépticos na unidade de terapia intensiva (uti). Não há evidências para recomendar o uso de outras soluções coloides semissintéticas neste contexto.

Descrições recentes têm questionado os modelos clássicos dos compartimentos intra e extracelulares. Uma teia de glicoproteínas ligadas a membranas e proteoglicanos na face luminal das células endoteliais foi identificada como sendo a camada de glicocálice endotelial. A estrutura e função do endotélio da camada glicocálice são os principais determinantes da permeabilidade da membrana dentro do sistema vascular orgânico; A integridade, ou "vazamento," desta camada, gera desenvolvimento de edema intersticial, que varia substancialmente entre os sistemas orgânicos, particularmente no âmbito inflamatório. Situações clínicas que cursam com grande potencial inflamatório como sepse, traumas e grandes cirurgias, podem cursar com extravasamento de fluidos para o espaço extravascular e consequentemente gerar o edema intersticial[40].

Metas da reposição volêmica

Evidências têm mostrado que o ganho de peso perioperatório superior a 2-3 kg pode levar a um aumento da morbidade e maior tempo de internação hospitalar[41]. É importante reconhecer o tripé da reposição volêmica no período perioperatório. Uma vez que o fluido seja considerado a melhor terapêutica no momento, deve-se considerar o tipo correto e a dose de fluido para essa indicação. Talvez estas sejam as chaves para limitar a morbidade relacionada a esta terapia. Entre as indicações para a reposição de fluidos estão: fluidos de ressuscitação para corrigir um possível déficit de volume intravascular ou hipovolemia aguda; soluções de manutenção são especificamente ofertadas para cobrir as necessidades basais diárias do paciente de água e eletrólitos. Em terceiro lugar, as soluções de substituição são usadas para corrigir os déficits existentes ou em desenvolvimento que não pode ser compensada por outros meios (ex.: perdas por drenos, estomias, diarreias e outros meios. Diretrizes e algoritmos com recomendações para a fluidoterapia por via intravenosa em adultos hospitalizados foi recentemente publicada *United Kingdom's National Institute for Health and Care Excellence*[42].

Muitos ensaios e publicações recentes trazem a discussão entre a terapia de reposição volêmica restritiva contra a liberal no cenário perioperatório. A melhor prática atual, parece ser a combinação de administração de cristaloides (relacionado a manutenção e reposição de perdas) e uma abordagem direcionada a uma reposição racional guiada por metas.

A reposição de fluido alvo-dirigida no perioperatório (GDT) envolvendo a administração de fluidos e inotrópicos para otimizar as metas hemodinâmicas tem sido conhecida há algum tempo e tem se mostrado vantajoso em reduzir as taxas de complicação e tempo de permanência hospitalar após a cirurgia[43].

Embora o GDT mostre benéfico, especialmente em pacientes de alto risco cirúrgico[44], há um maior uso da quantidade de fluidos necessários e este fato não podem ser ignorado[45]. O impacto desse fenômeno não foi totalmente elucidado, mas pode ser a razão, por isso que a prática não é sempre eficaz[46].

Conclusões

A transfusão de concentrado de hemácias deve ser considerada para tratar a hipóxia tecidual relacionada à anemia. Anemia pré-operatória é um fator de risco para complicações pós-operatório[4]. Com a exceção das cirurgias de emergências e as intervenções de urgência, a anemia, deve ser sempre que possível diagnosticada e tratada antes da cirurgia eletiva.

Embora a segurança da transfusão sanguínea tenha melhorado substancialmente desde os anos 1980, este procedimento ainda é um fator de risco independente para *outcomes* desfavoráveis[2].

Sobretudo nos pacientes cirúrgicos, os planejamentos pré-operatórios e o manejo intraoperatório são essenciais para reduzir ou evitar transfusão alogênica. Uma a história clínica paciente é o melhor método para descobrir distúrbios da hemostasia clinicamente importante.

Dúvidas sobre a transfusão nos pacientes não cirúrgicos são muito comuns nas unidades de terapia intensiva. Pacientes portadores de afecções crônicas, comumente evoluem com anemia, cuja causa usualmente é multifatorial.

A transfusão de plaquetas está indicado para prevenir hemorragia espontânea, particularmente intracraniana, condição que pode ocorrer em pacientes que apresentam contagens de plaquetas abaixo de 10.000/mm^3. Pacientes que apresentam valores inferiores a 5.000/mm^3 apresentam alto risco para hemorragias espontâneas, principalmente para sistema nervoso central.

O volume de uma unidade de plasma congelado fresco é de 200-250 mL e é usado primariamente como terapêutica de substituição de fatores da coagulação. O plasma congelado fresco não deve ser usado como expansor do volume intravascular, em situações associadas com hipotensão e/ou desidratação, pois embora pequeno, existe o risco de transmissão de agentes infecciosos, como o vírus das hepatites B e C.

O crioprecipitado como descrito é feito a partir do plasma fresco descongelado. Ele é rico em fibrinogênio (fator I da coagulação), fatores VIII, mas também em fator de Von-Willebrand, e fator XIII.

Fluidoterapia é apenas um dos componentes da estratégia da ressuscitação hemodinâmica. Ela destina-se principalmente a restabelecer intravascular volume, otimizar o retorno venoso e o débito cardíaco. Realizar GDT sempre dentro dos limites da tolerabilidade cardíaca do paciente. Isto pode ser feito usando *endpoints* hemodinâmicos, tais como o volume sistólico, ou variação da pressão de pulso em combinação com a avaliação da responsividade aos fluidos e saturação venosa central de oxigênio ao invés de parâmetros estáticos tais pressão arterial média como a pressão venosa central[47].

Referências bibliográficas

1. Lannan KL, Sahler J, Spinelli SL, Phipps RP,Blumberg N. Transfusion immunomo-

dulation—the Case for leukoreduced and (perhaps) washed Transfusions. Blood cells mol dis. 2013; 50(1):61-68.

2. Busch MP, Kleinman SH, Nemo GJ. Current and Emerging Infectious risks of blood transfusions. JAMA 2003; 289: 959–62.

3. Isbister JP, Shander A, Spahn DR, Erhard J, Farmer SL, Hofmann a. Adverse blood transfusion outcomes: establishing Causation. Transfus Med Rev 2011; 25: 89–101.

4. Musallam KM, Tamim HM, Richards T et al. Preoperative anaemia and postoperative outcomes in non-cardiac surgery: a retrospective. Cohort study. Lancet 2011; 378: 1396–407.

5. Bernard AC, Davenport DL, Chang PK, et al Intraoperative transfusion of 1 u to 2 u packed Red blood cells is associated with increased 30-day mortality, Surgical-site infection, pneumonia, and sepsis in general surgery Patients. J Am Coll Surg 2009; 208: 931–37

6. CarsonJL, Carless PA, Hebert PC. Transfusion thresholds and Other strategies for guiding allogeneic red blood cell transfusion. Carson JL, Cochrane database syst rev 2012; 4: cd002042.

7. Rohde JM; Dimcheff DE;Blumberg N; et al. HealthCare–Associated Infection After Red Blood Cell Transfusion. A Systematic Review and Meta-analysis; JAMA. 2014;311(13):1317-1326. doi:10.1001/JAMA.2014.2726.

8. Carson JL, Terrin ML, Noveck H, et al. Liberal or restrictive transfusion in high-risk patients after hip surgery. N Engl J Med 2011;365:2453–62.

9. Almeida JP; Vincent JL, Galas FRGB, Transfusion Requirements in Surgical Oncology Patients; A Prospective, Randomized Controlled Trial; Anesthesiology 2015; 122:29-38).

10. Goodnough LT, Spain DA, Maggio P. Logistics of transfusion support for patients with massive hemorrhage. Curr Opin Anaesthesiol 2013; 26: 208–14.

11. Yücel N, Lefering R, Maegele M, et al; Polytrauma study group of the German Trauma Society. Trauma Associated Severe Hemorrhage (TASH)-Score: probability of mass transfusion as surrogate for life threatening hemorrhage after multiple trauma; J trauma. 2006 jun;60(6):1228-36; 1236-7.

12. Maegele M, Lefering R, Paffrath T, et al; Redblood-cell to plasma ratios transfused during massive transfusion are associated with mortality in severe multiple injury: a retrospective analysis from the Trauma Registry of the Deutsche Gesellschaft fur Unfallchirurgie. Vox Sang 2008, 95(2):112-119.

13. Davenport R, Curry N, Manson J, et al: Hemostatic effects of fresh frozen plasma may be maximal at red cell ratios of 1:2. J Trauma 2011, 70(1):90-95.

14. Rahbar MH, Fox EE, Del Junco DJ, et al: Coordination and management of multicenter clinical studies in trauma: Experience from the Prospective Observational Multicenter Major Trauma Transfusion (PROMMTT) Study. Resuscitation 2011.

15. Simmons JW, White CE, Eastridge BJ, et al: Impact of policy change on US Army combat transfusion practices. J Trauma 2010, 69 (Suppl 1):S75-80.

16. 16.Johansson PI: Goal-directed hemostatic resuscitation for massively bleeding patients: the Copenhagen concept. Transfus Apher Sci 2010, 43(3):401-405.

17. Schochl H, Nienaber U, Hofer G, et al: Goal-directed coagulation management of major trauma patients using thromboelastometry (ROTEM)-guided administration of fibrinogen concentrate and prothrombin complex concentrate. Crit Care 2010, 14(2):R55.

18. Cotton AB.,Dossett LD.,Hautt ER. Multicenter validation of a simplified score to predict massive transfusion in trauma. Journal of Trauma, Infection and Critical Care;Volume 69, n 1,July, Suplement 2010: s33-39.

19. LeRoux P. Haemoglobin management in acute brain injury. Curr Opin Crit Care 2013;19:83–91.

20. Robertson CS, Hannay HJ, Yamal J-M, et al. Effect of erythropoietin and transfusion threshold on neurological recovery after traumatic brain injury. JAMA 2014;312:36.

21. Hajjar LA;Vincent JL; Galas FRBG; et al;Transfusion Requirements After Cardiac Surgery - The TRACS Randomized Controlled Trial; JAMA. 2010;304(14):1559-1567. doi:10.1001/JAMA.2010.1446.

22. Murphy GJ; Pike K; Rogers ca, et al: for the TITRe2 Investigators* Liberal or Restrictive Transfusion after Cardiac Surgery; N Engl J Med 2015;372:997-1008.DOI: 10.1056/NEJMoa1403612.

23. Holst LB, Haase N, Wetterslev J, et al:. Lower versus higher hemoglobin threshold for transfusion in septic shock. N Engl J Med 2014; 371:1381– 91.

24. Villanueva C; Colomo A; Bosch A; et al: Transfusion Strategies for Acute Upper Gastrointestinal Bleeding; N Engl J Med 2013;368:11-21. DOI: 10.1056/NEJMoa1211801.

25. Koch CG, Liang Li L; Sessler DI; et al: Duration of Red-Cell Storage and Complica-

tions after Cardiac Surgery; N Engl J Med 2008;358:1229-39.

26. Steiner ME, Ness PM, Assmann S.F; et al: Effects of Red-Cell Storage Duration on Patients Undergoing Cardiac Surgery; N Engl J Med 2015;372:1419-29.

27. Spahn DR, Rossaint R. Coagulopathy and blood component transfusion trauma. Br J Anaesth. 2005;95:130 –139.

28. Schreiber MA, Perkins J, Kiraly L, et al. Early predictors of massive transfusion in combat casualties. J Am Coll Surg. 2007;205:541–545.

29. Ketchum l, Hess JR, Hiippala S. Indications for early fresh frozen plasma, cryoprecipitate, and platelet transfusion in trauma. J Trauma. 2006;60(6 suppl):S51–S8.

30. Hudson LD, Milberg JA, Anardi D, Maunder RJ. Clinical risks for development of the acute respiratory distress syndrome. Am J Respir Crit Care Med. 1995;151(2 pt 1):293–301.

31. American Society of Anesthesiologists Task force on perioperative blood transfusion and adjuvant therapies: practice guidelines for perioperative blood transfusion and adjuvant therapies: an updated report by the American Society of Anesthesiologists task force on perioperative blood transfusion and adjuvant therapies. Anesthesiology 2006; 105:198 –208.

32. O'shaughnessy DF, Atterbury C, Bolton MP,et al: British Committee for Standards in Haematology, blood transfusion task force: Guidelines for the use of fresh-frozen plasma, cryoprecipitate and cryosupernatant. Br J Haematol 2004; 126:11–28.

33. 33.. Spahn DR, Cerny V, Coats TJ, et al: Management of bleeding following major trauma: A European guideline. Crit Care 2007; 11:R17.

34. Cross-sectional guidelines for therapy with blood components and plasma derivatives: chapter 7 procoagulators. Transfus Med Hemother 2009; 36:419 -36.

35. Rossaint R, Bouillon B, Cerny V, Management of bleeding following major trauma: an updated European Guideline. Crit Care 2010; 14:r52.

36. Carcillo JA, Fields AI. Clinical practice parameters for hemodynamic support of pediatric and neonatal patients in septic shock. Crit Care Med 2002;30:1365-78.

37. Cochrane Injuries Group Albumin Reviews. Human albumin administration in critically ill patients: systematic review of randomized controlled trials. BMJ 1998;317:235-40.

38. The SAFE Study Investigators. A comparison of albumin and saline for fluid resuscitation in the intensive care unit. N Engl J Med 2004;350:2247-56.

39. Levick JR, Michel CC. Microvascular f luid exchange and the revised Starling principle. Cardiovasc Res 2010;87:198-210.

40. Myburgh JA, Mythen MG; Resuscitation fluids; N Engl J Med 2013;369:1243-51. doi: 10.1056/nejmra1208627.

41. Lobo DN, Bostock KA, Neal KR, et al. Effect of salt and water balance on recovery of gastrointestinal function after elective colonic resection: a randomised controlled trial. Lancet 2002; 359:1812–1818.

42. National Institute for Health and Care Excellence. Intravenous fluid therapy in adults in hospital (cg174) [http://guidance.nice.org.uk/cg174] extensive, detailed and scientifically-based set of guidelines with practical flowcharts for daily practic.

43. Aya HD, Cecconi M, Hamilton M, Rhodes A. goal-directed therapy in cardiac surgery: a systematic review and meta-analysis. Br J Anaesth 2013; 110:510–517

44. Cecconi M, Corredor C, Arulkumaran N, et al. Clinical review: goal-directed therapy-what is the evidence in surgical patients? The effect on different risk groups. Crit care 2013; 17:209.

45. Cecconi M, Fasano N, Langiano N, et al. Goal-directed haemodynamic therapy during elective total hip arthroplasty under regional anaesthesia. Crit care 2011; 15:r132.

46. Challand C, Struthers R, Sneyd JR, et al. Randomized controlled trial of intraoperative goal-directed fluid therapy in aerobically fit and unfit patients having major colorectal surgery. Br J Anaesth 2012; 108:53–62.

47. Cecconi M, Aya HD. Central venous pressure cannot predict fluid-responsiveness. Evid based med 2014; 19:63.

30

Transfusão Maciça e Correção da Coagulopatia do Paciente Cirúrgico

Roseny dos Reis Rodrigues

Introdução

Há uma concordância universal na literatura médica que pacientes que estão sangrando ativamente devem ter as suas perdas repostas inicialmente com fluidos para reconstituir o espaço extracelular[1-4]. A transfusão de hemocomponentes deve ser considerada em casos de perdas importantes, sobretudo, quando o objetivo de alcançar uma oferta otimizada de oxigênio para os tecidos e corrigir a coagulopatia incipiente se faz necessário.

A coagulopatia é reconhecida como um integrante da tríade "letal do trauma", que pode aparecer como via "final comum" de qualquer paciente crítico cirúrgico.

A coagulopatia do paciente cirúrgico está diretamente associada com inflamação. Ela é multifatorial e pode ser resultante de um ciclo vicioso de diluição e consumo de coagulação dos fatores de coagulação, hipotermia e acidose[5], doenças prévias associadas e ao uso de medicações prévias a cirurgia, especialmente os antiagregantes plaquetários e anticoagulantes.

A ressuscitação volêmica após hemorragias graves secundário a trauma ou a cirurgias de grande porte pode resultar em hemodiluição e coagulopatia. Esta hemodiluição afeta os elementos pró e anticoagulantes, bem como o sistema antifibrinolítico. Valores séricos adequados de fibrinogênio, fator mais prevalente no plasma, são fundamentais para o manejo da coagulopatia. Ele é extremamente sensível a alterações de pH e temperatura e as alterações nestas variáveis o tornam disfuncional (disfibrinogenemia), fenômeno que também ocorre com as plaquetas embora que por mecanismos diferentes.

Estudos evidenciam que a transfusão de hemocomponentes tem sido identificada como fator de risco para Lesão Pulmonar Aguda (TRALI), aumento do risco de síndromes infecciosas, imunossupressão, sobrecarga circulatória relacionada ao plasma (TACO), eventos tromboembólicos, disfunções orgânicas e outras complicações[6].

Embora *guidelines*[7] tenham sido propostos para guiar a terapia transfusional, a avaliação individualizada de cada caso necessita de minuciosa análise levando em conta os fatores de riscos, estado atual da doença e do paciente. Plasma fresco, concentrado de plaquetas, crioprecipitado, complexo protrombínico e o concentrado de fibrinogênio são os elementos considerados como a base da terapia hemostática[8].

Entre as variáveis fisiológicas da coagulação mais relevantes para manejo e correção da coagulopatia, estão o cálcio, pH e temperatura que devem ser agressivamente monitoradas e tratadas desde o início em qualquer paciente cirúrgico.

Os exames laboratoriais da coagulação disponíveis Tempo de Protrombina e Tempo de Tromboplastina Parcial Ativada (TP e TTPA), não são bons marcadores para guiar a reposição de fatores durante a coagulopatia do paciente cirúrgico. Estes exames não são capazes de fornecer informações *in vivo* da interação das plaquetas com os fatores de coagulação além de que eles permanecem na faixa da normalidade quando ocorre sangramento relacionado a quebra da fibrina (hiperfibrinólise) ou mesmo quando os níveis de trombina estão em queda[8]. Estudos recentes sugerem que a tromboelastografia seria mais apropriada para monitorar a hemostasia, pois este seria capaz de fornecer informações sobre a polimerização da fibrina na presença da atividade plaquetária, avaliação de deficiência do fibrinogênio, deficiência do fator XIII e hemofilia[8].

Baseado na necessidade de guiar a terapia transfusional de modo mais racional, diminuindo os riscos infecciosos, custos e disfunções orgânicas, o entendimento da fisiopatologia da coagulopatia relacionado ao paciente cirúrgico se faz necessário.

Fisiologia da coagulação e coagulopatias

Ao ocorrer uma lesão endotelial[9,10], seja ela resultante de lesão vascular, por mecanismos físico, químicos ou mesmo por processo inflamatório, ocorre a exposição do colágeno subendotelial, além de outras proteínas subendoteliais. Esta exposição gera o aparecimento de moléculas trombogênicas como o fator tecidual (TF) que por sua vez, gera a migração de plaquetas circulantes para o local. As plaquetas passam a aderir ao colágeno por meio da ligação do fator de Von Willebrandt (FvW) ao receptor glicoproteico (GP1) e o trifosfato de adenosina (ADP) que será liberado dos grânulos plaquetários. Estes grânulos atuarão como "mensageiros" para a atração de mais plaquetas, exercendo assim, um forte estímulo quimiotáxicos para a migração local de mais plaquetas e outros fatores de coagulação. Deste modo, a agregação plaquetária gera a formação do primeiro tampão plaquetário que é facilitada pela alteração da conformação estrutural de sua superfície fosfolipídica. As plaquetas quando ativadas, sintetizam tromboxano-A2 que causará a liberação adicional de (ADP) e vasoconstrição na circulação sistêmica. Temos finalmente a massa plaquetária que será estabilizada por pontes de fibrinogênio e fator Von Willebrand (FvW), ligando as plaquetas entre si e fortalecendo o coágulo.

Entendendo que todo este processo é mediado por citocinas e outras substâncias pró-inflamatórias e ocorre na presença e na superfície das células, este modelo da coagulação é chamado de modelo celular da coagulação.

A liberação e formação de citocinas e outros imunomediadores, gera quimiotaxia de outros elementos figurados do sangue para o sítio da "lesão" e vasodilatação local da lesão. A compreensão desta "cascata" microcirculatória, explica em parte a amplitude macro-hemodinâmicas resultante nos casos de traumas multissistêmicos e/ou grandes cirurgias. A Síndrome de Resposta Inflamatória Sistêmica (SIRS) que ocorre nestes pacientes e até mesmo a hipotensão (choque) resultante da vasodilatação sistêmica subsequentes são proporcionais ao grau de inflamação.

È sabido que todo o nosso sistema de coagulação é dependente de um sofisticado sistêmico enzimático funcionando na sua atividade ótima. Deste modo, um dos primeiros pontos a ser discutido no paciente com sangramento ativo, é se a capacidade do indivíduo de coagular está "otimizada". O sistema enzimático humano para trabalhar em sua capacidade "ótima", necessita de uma faixa de pH e temperatura nas faixas da normalidade, de modo que, a primeira conduta terapêutica a ser tomada é garantir normotermia e um pH balanceado para o paciente. Adicionalmente ao pH e a temperatura, as reações enzimáticas são extremamente dependentes da presença do íon cálcio. Por este motivo, manter a "calcemia" dentro da faixa da normalidade nestes pacientes é extremamente relevante.

Nosso sistema de coagulação é um equilíbrio entre fatores pró-coagulantes e anticoagulantes. Desta forma, quando há um desequilíbrio entre estes fatores o indivíduo tenderá ao sangramento ou a trombose.

São a seguir citados os nossos "anticoagulantes naturais" que mantêm a cascata de coagulação em equilíbrio: A proteína C, age inibindo os fatores Va e VIIIa. É ativado pela trombina em presença da trombomodulina e da coenzima proteína S. Antitrombina (ATIII), é um inibidor de várias enzimas da coagulação, age neutralizando a trombina e as serinoproteases (VII, FIXa, FXa, e FXIIa). Na presença de antitrombina III, a trombina deixa de estimular a fragmentação do fibrinogênio para formar os monômeros de fibrina. Adicionalmente, existe ainda o sistema de fibrinólise.

A função do sistema fibrinolítico[11,], é remover a fibrina intravascular restabelecendo o fluxo sanguíneo e, portanto é mais um sistema protetor contra a trombose. O plasminogênio é uma proteína produzida no fígado e tem uma função importante na regulação da fibrinólise, pois mantém dentro de sua estrutura um sítio específico de lisina (lysine-binding), o qual modula a ligação do plasminogênio à fibrina. Ele normalmente circula no sangue na forma inativado. Os ativadores do plasminogênio (tipo- tecidual -t-PA e tipo-uroquinase -u-PA), convertem o plasminogênio em plasmina. A plasmina é uma enzima proteolítica que promove a "quebra" da fibrina (primeira rede de coágulo) em produtos de degradação do fibrinogênio (PDF). O aumento dos PDF na circulação sanguínea inibe por sua vez os fatores V e VIII, e promove um ambiente de antiagregação plaquetária, na medida que eles impedem a formação do *cross-linking* dos filamentos de fibrina que são importantes para converter o coágulo de fibrina solúvel em coágulo de fibrina insolúvel.

A compreensão da fisiopatologia da coagulopatia do paciente cirúrgico tem mudado dramaticamente nos últimos cinco anos e continua sendo foco de pesquisas. Muitas correlações são feitas com a coagulopatia trauma-induzida, porém ainda sem muitas confirmações literárias.

O conceito de coagulopatia induzido pelo trauma introduziu um novo paradigma na última década, no momento que se admite que a coagulopatia seja um evento primário do trauma. Este conceito de coagulopatia primária e precoce é apoiado por *trials,* que observaram alteração dos testes de coagulação tradicionais na admissão hospitalar em torno de10 a 34% dos pacientes vítimas de trauma, inclusive apresentando-se como um preditor de mortalidade[12]. Em 2003, um estudo retrospectivo com 1088 pacientes vítimas de trauma que foram submetidos à análise da coagulação antes da administração de grandes quantidades de fluidos, observou que aproximadamente 25% dos pacientes vítimas de trauma chegaram ao departamento de emergência com coagulopatia clinicamente significante. Eles observaram que o grupo de pacientes com presença de coagulopatia à admissão morreu quatro vezes mais que os outros[13].

A descrição clássica da coagulopatia relacionada ao trauma descreve as perdas, a diluição dos fatores de coagulação e a disfunção das proteases devido à acidose--hipotermia como a sua base fisiopatológica. Outra hipótese, no entanto, postula que o estado de choque e de hipoperfusão tecidual leva a ativação da proteína C, ativação do sistema de anticoagulação e resultante hiperfibrinólise. O estado de hipoperfusão leva a um aumento dos níveis plasmáticos de trombomodulina[12,13].

Na presença de hipoperfusão tecidual, o endotélio aumenta a expressão de trombomodulina que por sua vez forma um complexo com a trombina desviando-a para uma função anticoagulante. Deste modo, menos trombina está disponível para converter o fibrinogênio em fibrina. O complexo trombina-trombomodulina ativa a proteína C, que inibe por sua vez a via extrínseca por meio dos cofatores V e VIII (Figura 30.1). Adicionalmente a estas ações, a proteína C, leva a ativação do nosso sistema fibrinolítico gerando um quadro exacerbado de hiperfibrinólise.

A ativação do sistema fibrinolítico ocorre devido ao ativador do plasminogênio tecidual (tPA) que é liberado após a lesão endotelial[14-16]. Ocorre uma redução dos níveis de inibidor-1 do ativador do plasminogênio (PAI-1), em pacientes em estados de hipoperfusão tecidual. Em estados de hipoperfusão, os valores de tPA são duas vezes mais elevados que em pacientes sem choque[9] (Figura 30.2). O tPA, converte o

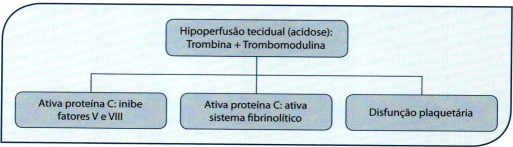

Figura 30.1 – A trombina é gerada primariamente pela via "extrínseca" por vários ciclos de retroalimentação. Quando a trombomodulina (TM) é apresentada pelo endotélio, o complexo com a trombina se forma desviando-a para uma função anticoagulante. Deste modo, menos trombina está disponível para formar a fibrina e o complexo trombina-trombomodulina ativa a proteína C, que inibe por sua vez a via extrínseca por meio dos cofatores V e VIII.

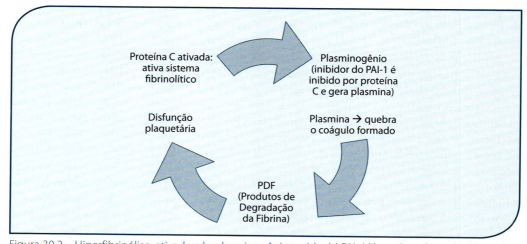

Figura 30.2 – Hiperfibrinólise: ativador do plasminogênio tecidual (tPA) é liberado pelo endotélio após a injúria e hipoperfusão e cliva o plasminogênio para iniciar a fibrinólise. A proteína C ativada (aPC) consome inibidor-1 do ativador do plasminogênio (PAI-1), isto leva a hiperfibrinólise.

plasminogênio plasmático em plasmina. A plasmina é responsável pela clivagem da fibrina gerando os produtos da degradação do fibrinogênio (PDF) e consequente estado de hiperfibrinólise.

Por estas razões a coagulopatia aguda relacionada ao trauma é iniciada por hipoperfusão e é caracterizada por anticoagulação sistêmica e estado de hiperfibrinólise mediada por proteína C.

Manejo do paciente cirúrgico

As estratégias propostas para prevenir as perdas sanguíneas, minimizar as transfusões sanguíneas e seus hemoderivados, iniciam-se desde a avaliação pré-operatória com a história clínica, avaliação dos exames laboratoriais, o conhecimento prévio das comorbidades associadas, das medicações usadas, principalmente das que interferem na coagulação, assim como, a possível suspensão das mesmas, relato da existência de deficiência de fatores de coagulação conhecidos previamente e a presença de sepse.

Cuidados perioperatórios

Acidose: a acidose[17] muito contribui para a coagulopatia durante a hipoperfusão dos tecidos, gerando um metabolismo anaeróbico com consequente acidose lática. A acidose láctica gera uma diminuição dos fatores de coagulação, da atividade enzimática ótima e da atividade plaquetária. O fator VII tem sua função diminuída em torno de 90% quando o pH sanguíneo é reduzido de 7,4 para 7,0[18]. A correção e prevenção da acidose é de fundamental importância para prevenção e tratamento da coagulopatia.

Hipotermia: reduz as necessidades metabólicas e o consumo de oxigênio[17]. Porém, acredita-se que a hipotermia, afeta a cascata de coagulação por reduzir a atividade das enzimas envolvidas e da função plaquetária, bem como também promove alterações endoteliais e no sistema fibrinolítico. A normotermia deve ser a meta durante todo o período perioperatória

Cálcio: o cálcio é muito importante na conversão da protrombina em trombina, a qual cliva o fibrinogênio em fibrina, formando assim, a malha de fibrina (primeiro substrato de coágulo ou coágulo solúvel). As transfusões de hemocomponentes, devido ao citrato nele contido, depleta o cálcio, e por isso são responsáveis pela hipocalcemia. A reposição deste íon seja na forma de cloreto ou gluconato, é necessário para a manutenção de uma "calcemia" adequada

Antifibrinolíticos: são utilizados como inibidores da fibrinólise. Eles interferem com a formação de plasmina bloqueando o sítio de ligação das enzimas ou do plasminogênio e impedem a conversão para a plasmina e consequentemente a quebra do coágulo e formação de produtos de degradação da fibrina (PDF). Atualmente são dois os agentes antifibrinolíticos mais empregados. O ácido tranexâmico (AT) e o ácido épsilo aminocapróico (AECA)[19,20].

O ácido tranexâmico é derivado do aminoácido lisina e é de seis a dez vezes mais potentes que AECA[18]. Após a sua administração, somente 3% se ligam a proteína e mais de 95% são eliminados pela urina, portanto, em pacientes com insuficiência renal a dose deve ser reduzida. O tratamento para fibrinólise generalizada é recomendado uma dose de 15 mg/Kg de peso corporal, em uma infusão lenta a cada 6 a 8 horas. As doses ótimas para o AT são baseadas em estudos de dose-resposta empíricos e modelos farmacocinéticos. Horrow[21] e colaboradores recomendam uma dose de bolos de 10 mg/kg por 30 minutos depois da indução anestésica e antes da incisão da pele, seguido por infusão contínua de 1 mg/kg/h por 12 horas em cirurgia cardiovascular. Tais autores concluíram que esse esquema foi suficiente para diminuir sangramento depois da circulação extracorpórea em pacientes submetidos a cirurgia cardíaca e que altas doses não propiciaram benefícios hemostáticos adicionais. Em pacientes politraumatizados, os estudos Crash-2 e MATTERs validaram o uso do ácido tranexâmico em pacientes com sangramento ativo nas 3 primeiras horas do trauma inclusive demonstrando redução de mortalidade relacionada a sangramento[22,23].

A atividade antifibrinolítica[17,19] se deve a interação entre à formação de complexos reversíveis com o plasminogênio. O AT e o AECA bloqueiam a interação entre o t-PA, o plasminogênio e os manômeros de fibrina em virtude da alta afinidade pelos locais de ligação da lisina do plasminogênio.

Ácido épsilon-aminocapróico (AECA), também é derivado do aminoácido lisina. È um inibidor competitivo da ativação do plasminogênio, assim como o AT. A maior parte da sua eliminação ocorre pelo rim e cerca de 35% sofre eliminação hepática. As doses do ácido épsilon-aminocapróico não estão bem padronizadas, com tudo, é frequente a administração da dose de ataque de 150 mg/Kg, com infusão contínua de 10 mg/Kg/hora, durante 4 ou 5 horas sendo a dose máxima de 24 g, ou seja, uma grama por hora. Esta posologia é recomendada para pacientes submetidos a cirurgia cardíaca.

Breda e cols.[24] concluíram que o uso tópico de antifibrinolítico na cavidade pericárdica do ácido épsilon – aminocapróico apresentou efeitos favoráveis na redução de sangramento nas primeiras 24 horas de pós-operatório e na necessidade de transfusão sanguínea, após cirurgia cardíaca.

Desmopressina (DDAVP): é um fármaco sintético que é análogo da vasopressina. Seu mecanismo de ação está relacionado com a ativação dos receptores V_2 do (ADH) hormônio antidiurético nos túbulos renais, aumentando a absorção de água, aumenta a concentração sanguínea de mediadores da coagulação como os fatores de Von Willebrandt (FvW) e fator VIII, por estimular a secreção dessas proteínas nas células endoteliais.

Na estenose aórtica, a passagem do FvW pela valva aórtica estenótica, causa proteólise dos multíparos de alto peso molecular (MAPM) do FvW[25] pela enzima ADAMTS13. Esses multíparos de alto peso molecular são moléculas muito importantes para uma adequada hemostasia mediada por plaquetas[25], pois se ligam à glicoproteína Ib plaquetária. Recomenda-se o uso do DDAVP como alternativa nestes casos para a "doença de Von Willebrant adiquirida" em uma dosagem de 0,3 micrograma/kg (dose máxima de 20 mg) em 50 mL de solução salina 0,9%, durante 15 a 30 minutos por via intravenosa, podendo repetir a após 12 h. Taquifilaxia pode iniciar-se depois das primeiras doses de DDAVP, resultando em perda da resposta.

Fator VII recombinante: o fator VII recombinante ativado é uma proteína produzida por engenharia genética, cuja estrutura é muito semelhante à do fator VII. Sua ação se baseia na formação do coágulo estável de fibrina no local da lesão do mecanismo da coagulação in vivo, agindo na ativação direta do fator X resultando em formação independente de trombina sem ação dos fatores VIII e IX. È usado atualmente como última estratégia nos sangramentos persistentes e graves relacionados a coagulopatia, devida a sua alta potência trombogênica[26].

Complexo protrombinico (CP): é um derivado do plasma humano e contém os fatores II, VII, IX e X da coagulação humana. Esses fatores são sintetizados normalmente no fígado com ajuda da vitamina K. O complexo protrombínico está indicado para o tratamento de distúrbios da coagulação sanguínea causados por uma deficiência adquirida ou hereditária dos fatores II, VII, IX e X, profilaxia perioperatória para cirurgias de emergência ou nas hemorragias agudas por deficiência adquirida secundário a tratamento com anticoagulantes orais antagonistas de vitamina K, ou por deficiência de vitamina K, e em casos de coagulopatia relacionada a falta de fatores de coagulação guiada por tromboelastografia. O complexo protrombínico tem apresentado melhor efeito quando comparado ao plasma fresco congelado, para reverter os efeitos dos anticoagulantes orais antagonistas de vitamina K nas cirurgias de emergências. Estes efeitos melhores são demonstrados em relação aos testes de segurança (produto nanofiltrado e com processo de inativação viral) e também com a maior rapidez de restauração dos fatores da coagulação na circulação sanguínea quando comparado ao plasma fresco. A grande maioria dos estudos tem consenso que o uso de 25 unidades/Kg é o suficiente para gerar uma resposta satisfatória. Porém individualizar as doses para os diferentes casos e situações clínicas sempre é o melhor caminho[26].

Concentrado de fibrinogênio: o concentrado de fibrinogênio (fator I) é derivado do plasma e inativado pelo calor (+600° C por 20 horas em solução aquosa). O fibrinogênio é comercializado como *Haemoclomplettan*® no Brasil. Cada frasco contém 900 a 1.300 mg de fibrinogênio. Todo plasma utilizado na fabricação do Haemocomplettan® é testado para HbSAg, e anticorpos para HCV, HI-1/2. Adicionalmente, o plasma é submetido ao NAT (Nucleic Acid Testing) para HCV, HAV, parvovírus B19 e HIV 1, cujos resultados devem ser necessariamente não reativos. Sua administração é de uso intravenoso, sendo necessário diluir antes de usar. A dose, duração e frequência devem ser individualizadas e de acordo com a gravidade do sangramento, valores laboratoriais e condições clínicas do paciente. Quando o nível basal de fibrinogênio é conhecido, usa-se a seguinte fórmula para o cálculo da dose: Dose (mg/kg de peso) = [Nível que se deseja atingir (mg/dL) – nível dosado (mg/dL)] dividido por 1.7 (mg/dL por mg/kg de peso). Esta fórmula, leva em conta o nível alvo de fibrinogênio que se deseja atingir, o nível plasmático de fibrinogênio mensurado e peso corporal do paciente. Por outro lado, quando o nível

basal de fibrinogênio é desconhecido, a dose recomendada é de 50mg por kg de peso, intravenoso. Recomenda-se monitorar o nível de fibrinogênio sérico durante o tratamento.

Os *guidelines* da *European Society of Anesthesiology*, recomendam o uso de concentrado de fibrinogênio quando houver um sangramento significativo ou uma diminuição na função ou concentração do fibrinogênio sérico[26,27]. Recomenda-se que seu valor sérico esteja entre 150 – 200 mg/dL. Estudos têm demonstrado que o concentrado de fibrinogênio pode melhorar a firmeza do coágulo[28-30], reduzindo o sangramento e minimizando as transfusões sanguíneas.

O concentrado de fibrinogênio atualmente já está disponível nos Estados Unidos (*Riasttap*®) para sangramento adquirido, e na Europa o seu uso varia muito entre os diferentes países. Na Alemanha, Austrália, Suíça, Holanda, e outros países, o concentrado de fibrinogênio é considerado o "padrão-ouro" de cuidado para sangramento adquirido.

A polimerização da fibrina ocorre normalmente por meio da amplificação gerada pela ação da trombina e ativação de fator XIII. A concentração do fibrinogênio plasmático costuma aumentar durante as reações de "fase-aguda" da inflamação e da gravidez e cai drasticamente nos casos de sangramento relacionado a hemorragia puerperal.

Guidelines internacionais anteriores a 2009, recomendavam valores mínimos de fibrinogênio entre 80 a 100 mg/dL[31,32]. Porém as publicações mais recentes (Guidelines europeus) recomendam valores mais altos de fibrinogênio (150 a 200 mg/dL) em pacientes portadores de coagulopatia perioperatória[2]. Estas mudanças estão em maior concordância com os recentes dados clínicos em hemorragias pós-parto, cirurgias de aorta, revascularização do miocárdio[33,34], cistectomia[35] e hemodiluição *in vitro*[36] que indicam níveis séricos mais altos de fibrinogênio em torno de 200-300 mg/dL para uma adequada hemostasia (Tabela 30.1).

TABELA 30.1	VALORES MÍNIMOS DE FIBRINOGÊNIO EM DIFERENTES *GUIDELINES* INTERNACIONAIS		
Eutudo	**Ano**	**Valor do fibrinogênio (mg/dL)**	**Fonte**
ASA[18]	2006	> 80-100	American Guideline
O`Shaughnessy *et al.*[19]	2004	100	British Guideline
American Red Cross	2007	100	American Guideline
Spahn *et al.*[20]	2007	100	European Guideline
OGARI	2010	150-200	Austrianrecommendations
Rossaint *et al.*[22]	2010	150-200	European Guideline

The Red Cross guideline (Practice Guidelines for Blood Transfusion; *via* http://www.redcross.org/wwwfiles/Documents/WorkingWiththeRedCross/practiceguidelinesforbloodtrans.pdf; accessed July 14, 2010 and ÖGARI guideline (Coagulation Management 2010; *via* http://www.oegari.at/arbeitsgruppe.asp?id _ 116; accessed July 14, 2010) are on-line publications. ASA _ American Society of Anesthesiologists; ÖGARI _ Austrian Society of Anesthesiology, Reanimation and Intensive Care Medicine.

Os efeitos da hipotermia e acidose na síntese do fibrinogênio, polimerização da fibrina e fibrinólise têm sido experimentalmente avaliados em modelos animais e *in vitro*. Em modelos porcinos, foi demonstrado que a hipotermia diminui a síntese de fibrinogênio, enquanto a acidose aumenta a degradação da fibrina sem afetar o fibrinogênio[30]. A atividade de polimerização da fibrina é reduzido sinergicamente por hipotermia (< ou = 33° C) e acidose (ph ≤ 7,1)[37].

Uso de "**resgatadores de hemácias**": o uso das máquinas de autotransfusão intraoperatória, podem contribuir para o resgate de sangue do próprio paciente com a sua posterior reinfusão. Isto gera uma redução sobretudo na transfusão de concentrados de hemácias intraoperatória algo que contribui ainda mais para o uso de transfusão de hemocomponentes alogênicos

Diagnóstico e transfusão

Os estudos retrospectivos que identificaram coagulopatia precoce relacionada ao trauma usaram variantes do tempo de protrombina (TP) e do tempo de tromboplastina tecidual ativado (TTPA) para o diagnóstico[10,12,32,33]. A maioria tem um TP mais anormal que o TTPA. Embora o TTPA pareça ser mais específico como preditor de evolução.

Existe uma clara limitação do uso dos testes tradicionais (tempo de protrombina (TP) e do tempo de tromboplastina tecidual ativado (TTPA)) para avaliação da coagulação, pois a sua análise laboratorial leva cerca de 20-60 minutos na maioria dos centros de trauma. Além desta limitação, estes testes não avaliam a qualidade ou a força do coágulo, a atividade fibrinolítica ou a função plaquetária[9].

O TP prolongado é presumivelmente prolongado proporcionalmente a perda do fator de coagulação e a hemodiluição[34,35]. Usando o valor do *cut-off* do INR (*international normalized ratio*) de mais de 1,5 vezes o normal, o TP demonstra uma sensibilidade de 88% e uma especificidade de 88% em detectar pelo menos uma alteração de fator de coagulação[34]. Por outro lado o TTPA (mais que 1,5 vezes do normal) demonstra uma sensibilidade de somente 50% e uma especificidade de 100%. Esse se deve ao fato que o fator VIII esta frequentemente aumentado na fase aguda do trauma e em pacientes cirúrgicos[35]. Importantes limitações porém, devem ser consideradas quando TP/TTPA são usados para avaliar sangramento. Primeiro sangramento perioperatório está tipicamente associado com múltiplos distúrbios da coagulação resultantes da hemodiluição, perda e consumo dos fatores, fibrinólise, uso de anticoagulação, hipotermia, e outros distúrbios metabólicos. Segundo, o TP e o TTPA não fornecem informações *in vivo* sobre a interação das plaquetas com os fatores da coagulação. Terceiro TP e o TTPA permanecem prolongados mesmo se a geração de trombina é melhorada por causa da antitrombina ou deficiência da proteína C[36,37].

Outras limitações destes testes se devem ao fato de que o TP e o TTPA permanecem normais quando o sangramento é causado por aumento da quebra da fibrina (estado de hiperfibrinólise) como ocorre, por exemplo, nas deficiências congênitas de alfa-2 antiplasmina[38] e nos casos de traumas graves.

Tromboelastometria tem sido usado na prática clínica há alguns anos, porém somente recentemente o equipamento tem tornado-se estável e confiável o suficiente para o seu uso ser estendido para as salas operatórias[9]. O principal *endpoint* do tromboelastograma é a polimerização da fibrina na presença de plaquetas ativadas. O diagnóstico precoce e tratamento dirigido da coagulopatia podem ser possível utilizando-se este método.

Muitos protocolos de transfusão têm sido propostos. Extensa literatura, sobretudo de autores norte-americanos, advogam a abertura de protocolos de transfusão maciça como um caminho para evitar a coagulopatia precoce, sobretudo nos pacientes vítimas de grandes politraumas. Este conceito faz parte de um conceito maior chamado de *Damage Control Ressucitacion*[39] onde a prevenção e tratamento precoce da coagulopatia é apontada como um redutor importante de mortalidade.

O protocolo de transfusão maciça seria indicado nas seguintes situações: 1- a reposição de sangue correspondente a uma volemia (75 mL/kg), ou superior, em 24 horas (10 U a 12 U de concentrados de hemácias em um indivíduo adulto). 2-reposição equivalente a 50% da volemia corporal de sangue em 3 horas. 3- Perda de 1,5 mL de sangue por kg/min por pelo menos 20 minutos[40].

È sabido no entanto que estes protocolos de transfusão maciça não são isentos de complicações relacionados a transfusão. Embora a literatura tenha observado em vítimas de traumas militares uma redução de mortalidade relacionada ao sangramento, esses estudos tem sido amplamente questionados por conta de bias observados quanto a população estudada e também ao período de observação dos resultados[41].

Diante de qualquer paciente com sangramento ativo algumas perguntas devem ser feitas de forma sequenciada. A primeira delas é: trata-se de sangramento cirúrgico ou de distúrbio de coagulação? De modo geral, sangramentos cirúrgicos devem ter sua intervenção baseada em procedimentos cirúrgicos ou intervencionistas e apenas concentrados de hemácias a princípio deveriam ser considerados em casos de choque. Hemocomponentes outros deveriam somente ser considerados em casos de coagulopatia clínica diagnosticada, ou guiada por tromboelastografia ou em casos de critérios de protocolos de transfusão maciça (pacientes que ensanguinham rapidamente).

Se, no entanto a causa provável do sangramento trata-se de coagulopatia mais algumas perguntas devem ser feitas.

TABELA 30.2	AVALIAÇÃO DO PACIENTE COM SANGRAMENTO
Cálcio, pH e temperatura do paciente	
Contexto relacionado ao paciente - uso prévio de medicações e/ou distúrbios congênitos (história clínica)	
Contexto relacionado a internação (pós-operatório de cirurgia cardíaca – heparina residual?; Paciente com anticoagulação plena com heparina baixo peso molecular ou outro anticoagulante ou plaquetário? Hemorragia obstétrica – considerar atonia uterina sempre como primeira causa, porém figura como causa de coagulopatia nessa população a hiperfibrinólise e a hipofibrinogenemia como causas importantes)	
Considerar hiperfibrinólise (apenas diagnosticado por tromboelastografia) – populações mais susceptíveis: pós-operatório de cirurgia cardíaca, obstetrícia, pós-operatório de transplante hepático e grandes cirurgias vasculares	
Considerar falta de fatores de coagulação relacionadas com o plasma	
Considerar distúrbio quantitativo ou qualitativo de plaquetas	

Conclusão

A coagulopatia do paciente cirúrgico é multifatorial. Causa cirúrgica sempre deve ser a primeira causa a ser excluída em pacientes com sangramento ativo.

A garantia de normalização das variáveis fisiológicas da coagulação (cálcio, pH e temperatura) devem ser metas prioritárias em qualquer paciente com sangramento ativo

Uma boa história clínica pode diagnosticar de modo simples a existência de sangramento relacionado com causas medicamentosas tratáveis de modo mais racional e direcionado

A hiperfibrinólise aparece como uma das causas de coagulopatia adquirida, sobretudo em pacientes vítimas de politrauma. Ela pode ser tratada com o uso de drogas antifibrinolíticas.

O uso de coagulograma (TP, RNI e TTPA), não tem correlação como preditores de sangramento perioperatório, exceto em pacientes que usem anticoagulante oral tipo antagonista de vitamina K (RNI e TP).

Os protocolos de transfusão maciça estão cada vez mais questionáveis na literatura atual, dando espaço cada vez mais a uma terapia transfusional racional sobretudo guiada por tromboelastometria e o uso de fatores de coagulação específicos como fatores de reposição.

Seguir uma terapêutica escalonada e individualizada reduz o uso desnecessário de hemocomponentes bem como custos, disfunções orgânicas e certamente mortalidade

Referências bibliográficas

1. Moore FA, McKinley BA, Moore EE. The next generation in shock resuscitation.Lancet 2004; 363:1988–1996.
2. Shires T. Fluid therapy in hemorrhagic shock. Arch Surg 1964; 88:688–693.
3. Dillon J, Lynch LJ Jr, Myers R, et al. A bioassay of treatment of hemorrhagic shock. I. The roles of blood, Ringer's solution with lactate, and macromolecules (dextran and hydroxyethyl starch) in the treatment of hemorrhagic shock in the anesthetized dog. Arch Surg 1966; 93:537–555.
4. Cervera AL, Moss G. Progressive hypovolemia leading to shock after continuous hemorrhage and 3:1 crystalloid replacement. Am J Surg 1975;129:670–674.

5. Eddy VA, Morris JA, Cullinane DC. Hypothermia, coagulopathy, and acidosis. Surg Clin North Am. 2000;80:845– 854.

6. Moore FA, Moore EE, Sauaia A. Blood transfusion – an independent risk factor for postinjury multiple organ failure. Arch Surg 1997; 132:620–625. 33.

7. Lena M. Napolitano, MD; Stanley Kurek, DO; Fred A. et al; for the American College of Critical Care Medicine of the Society of Critical Care Medicine and the Eastern Association for the Surgery of Trauma Practice Management Workgroup. Clinical practice guideline: Red blood cell transfusion in adult trauma and critical care*; Crit Care Med 2009 Vol. 37, No. 12.

8. Bolliger D, Go¨rlinger K., Tanaka KA, Pathophysiology and Treatment of Coagulopathy in Massive Hemorrhage and Hemodilution; Anesthesiology, V 113; No 5; November 2010.

9. Henry E L Jr. Managing fibrinolysis without aprotinin. Ann Thorac Surg. 2010. 89: 324-31.

10. Karkouti K, Callum J, Crowher A M, McCluskey S A et al. The relation between fibrinogen levels after cardiopulmonary baypass and large volume red cell transfusion in cardiac surgery: an observation study. CAN J ANESTH, 2007, 54 (7): 573-82.

11. Lobo F R M coagulação e coagulopatias t. Tratado de anestesiologia 7ª edição 2010-2011; 85- 1201.

12. Brohi K, Cohen MJ, Davenport RA. Acute coagulopathy of trauma: mechanism, identification and effect. Curr Opin Crit Care. 2007;13:680–685.

13. Brohi K, Singh J, Heron M, et al. Acute traumatic coagulopathy. J Trauma 2003; 54:1127–1130.

14. Shaz,BH, Winkler James AB, Hillyer DC, MacLeod JB. Pathophysiology of Early Trauma-Induced Coagulopathy:Emerging Evidence for Hemodilution and Coagulation Factor Depletion; The Journal of Trauma® Injury, Infection, and Critical Care, 2011; vol 70, Number 06: 1401-1406.

15. Brohi K, Cohen MJ, Ganter MT, et al. Acute traumatic coagulopathy: initiated by hypoperfusion: modulated through the protein C pathway? Ann Surg 2007; 245:812–818.

16. Gando S, Tedo I, Kubota M. Posttrauma coagulation and fibrinolysis. Crit Care Med 1992; 20:594–600.

17. Meng Z H, Wolberg A S, Monroe D M, Hoffman M, The effect of temperature and ph on the activity of factor VIIa, implications for the efficacy of high-dose factor VII in hypothermic and acidotic patients .J. trauma. 2003;55:886-91.

18. Levy JH , Hemostatic agents and their safety .J cardiothorac vas anesth,1999;13.

19. Gans H, Krivit W. Problems in hemostasis during open-heart surgery (Epsilon amino caproic acid as an inhibitor of plasminogen activator activity). Ann Surg. 1962;155:268–276.

20. Brown JR, Birkmeyer NJO, O'Connor GT. Meta-analysis comparing the effectiveness and adverse outcomes of antifibrinolytic agents in cardiac surgery. Circulation. 2007;115:2801–2813.

21. Horrow JC, Van Riper DF, Strong MD, Grunewald KE, Parmed JL. The dose- response relationship of tranexamic acid. Anesthesiology.1995 Feb: 82(2):383-92.

22. CRASH-2 trial collaborators*-Effects of tranexamic acid on death, vascular occlusive events, and blood transfusion in trauma patients with significant haemorrhage (CRASH-2): a randomised, placebo-controlled Trial. Lancet 2010/S0140-6736(10)60835-5.

23. Morrison JJ[1], Dubose JJ, Rasmussen TE, Midwinter MJ. Military Application of Tranexamic Acid in Trauma Emergency Resuscitation (MATTERs) Study. Arch Surg. 2012 Feb;147(2):113-9.

24. Breda JR, Gurian DB, Breda ASCR, Meneghine A, freitas ACO, matos LL, et al. Uso tópico de agente antifibrinolítico na reduçao do sangramento após revascularizaçao cirurgica do miocárdio.Rev Bras Cir Cardiovascular. 2009: 180 (2): 183-93.

25. Walther-wenke G: Incidence of bacterial transmission and transfusion reactions by blood components. Clin Chem Lab Med 6: 919-925, 2008.

26. Rossaint R, Bouillon B, Cerny V, Coats TJ, Duranteau J,Fernandez Mondejar E, Hunt BJ, Komadina R, Nardi G,Neugebauer E, Ozier Y, Riddez L, Schultz A, Stahel PF, Vincent JL, Spahn DR: Management of bleeding following major trauma: An updated European guideline. Crit Care 2010; 14:R52.

27. Spahn DR, Cerny V, Coats TJ, Duranteau J, Fernandez-Mondejar E, Gordini G, Stahel PF, Hunt BJ, Komadina R,Neugebauer E, Ozier Y, Riddez L, Schultz A, Vincent JL, Rossaint R: Management of bleeding following major trauma: A European guideline. Crit Care 2007; 11:R17.

28. Charbit B, Mandelbrot L, Samain E, Baron G, Haddaoui B, Keita H, Sibony O, Mahieu-Caputo D, Hurtaud-Roux MF,Huisse MG, Denninger MH, de Prost D, PPH Study Group:The decrease of fibrinogen is an early predictor of the severity of postpartum hemorrhage. J Thromb Haemost 2007; 5:266 –73.

29. Rahe-Meyer N, Pichlmaier M, Haverich A, Solomon C, Winterhalter M, Piepenbrock S, Tanaka KA: Bleedingmanagement with fibrinogen concentrate targeting ahigh-normal plasma fibrinogen level: A pilot study. Br JAnaesth 2009; 102:785–92.

30. Bolliger D, Gonsahn M, Levy JH, Williams WH, Tanaka KA: Is preoperative fibrinogen predictive for postoperative bleeding after coronary artery bypass grafting surgery? Transfusion 2009; 49:2006 –7.

31. American Society of Anesthesiologists Task Force on Perioperative Blood Transfusion and Adjuvant Therapies: Practice guidelines for perioperative blood transfusion and adjuvant therapies: An updated report by the American Society of Anesthesiologists Task Force on Perioperative Blood Transfusion and Adjuvant Therapies. Anesthesiology 2006; 105:198 –208.

32. O'Shaughnessy DF, Atterbury C, Bolton Maggs P, et al. British Committee for Standards in Haematology, Blood Transfusion Task Force: Guidelines for the use of fresh-frozen plasma, cryoprecipitate and cryosupernatant. Br J Haematol 2004; 126:11–28.

33. Blome M, Isgro F, Kiessling AH, et al: Relationship between factor XIII activity, fibrinogen, haemostasis screening tests and postoperative bleeding in cardiopulmonary bypass surgery. Thromb Haemost 2005; 93:1101–7.

34. Karlsson M, Ternstrom L, Hyllner M, et al: Prophylactic fibrinogen infusion reduces bleeding after coronary artery bypass surgery.

A prospective randomised pilot study. Thromb Haemost 2009; 102:137– 44.

35. Fenger-Eriksen C, Jensen TM, Kristensen BS, Sørensen B, et al: Fibrinogen substitution improves whole blood clot firmness after dilution with hydroxyethyl starch in bleeding patients undergoing radical cystectomy: A randomized, placebo-controlled clinical trial. J Thromb Haemost 2009; 7:795– 802.

36. Bolliger D, Szlam F, Molinaro RJ, Rahe-Meyer N, Levy JH, Tanaka KA: Finding the optimal concentration range for fibrinogen replacement after severe haemodilution: An in vitro model. Br J Anaesth 2009; 102:793–9.

37. . Dirkmann D, Hanke AA, Go¨rlinger K, Peters J: Hypothermia nd acidosis synergistically impair coagulation in uman whole blood. Anesth Analg 2008; 106:1627–32.

38. Aoki N, Saito H, Kamiya T, Koie K, Sakata Y, Kobakura M: Congenital deficiency of alpha 2-plasmin inhibitor associated with severe hemorrhagic tendency. J Clin Invest 1979; 63:877– 84.

39. Duchesne JC., McSwain NE., Cotton BA.,et al: Damage Control Resuscitation: The New Face of Damage Control; The Journal of TRAUMA® Injury, Infection, and Critical Care; Volume 69, Number 4, October 2010.

40. Martinowitz U, Michaelson M; Guidelines for the use of recombinant activated factor VII (rFVIIa) in uncontrolled bleeding: a report by the Israeli Multidisciplinary rFVIIa Task Force.J. Thromb Haemost. 2005 Apr;3(4):640-8.

41. Hunt BJ. :Bleeding and Coagulopathies in Critical Care. N Engl J Med 2014;370:847-59.

31

Estratégias para Redução da Transfusão de Hemoderivados

Ciro Leite Mendes
Paulo César Gottardo

Introdução

A transfusão de hemoderivados é uma prática rotineira nas Unidades de Terapia Intensiva (UTI). Contudo, suas indicações, baseadas nas atuais evidências, diminuíram significativamente em decorrência dos riscos e complicações envolvidos, também da maior utilização de procedimentos menos invasivos e do aprimoramento das técnicas cirúrgicas. Além disso, as indicações das novas diretrizes referentes a otimização perioperatória e os gatilhos para indicação de hemotransfusões tornaram-se bem mais restritivos[1]. O aprimoramento das técnicas cirúrgicas e seu impacto nas necessidades de transfusão pode ser exemplificado pela quantidade de sangue perdida em uma cirurgia de quadril, que no passado era de, aproximadamente de 750 mL e hoje não passa de 200 mL. Outro exemplo, referente aos limiares para indicação de transfusão, é a mudança da hemoglobina alvo para pacientes em pós-operatório de cirurgia de revascularização miocárdica, da Sociedade Norte-Americana de Cirurgia Torácica, que anteriormente indicava a manutenção de hemoglobina entre 12 e 16 g/dL e atualmente recomenda transfusão apenas em valores menores que 7 g/dL (ou em situações específicas)[2]. Além dessas medidas, um conjunto de estratégias para conservação sanguínea também apresentou resultados importantes na redução das transfusões. Entre essas, destacam-se a desnecessidade de exames diários para todos pacientes, medidas de hemostasia e coletas com menores volumes e menos desperdício das amostras[1].

Por que devemos buscar a redução de transfusão de hemoderivados?

A prevalência de anemia em pacientes gravemente enfermos é extremamente alta, chegando a mais de 90%[3]. Vários são os motivos para isso, na sua maioria, multifatoriais, e que podem envolver perda aguda, retirada de amostras de sangue para análise laboratorial e alterações na produção de hemácias. Desses pacientes, cerca de 40% recebem hemotransfusão durante a internação em UTI, que aumenta para 70% naqueles com mais de 7 dias de internação. Contudo, nem sempre a redução do valor total de hemoglobina confere risco para o paciente e a transfusão, em muitos casos, traz mais danos e complicações do que benefícios. Portanto, o equilíbrio entre riscos e benefícios deve ser sempre estimado antes de se optar pela transfusão[4].

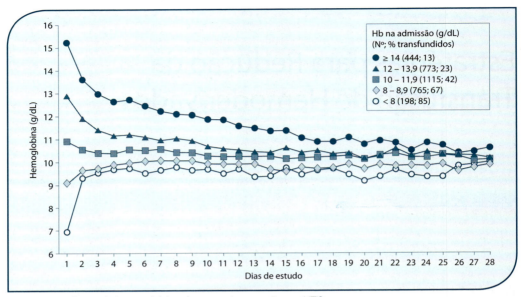

Figura 31.1 – Curso da hemoglobina durante a internação em UTI[5].

A oferta sistêmica de oxigênio é determinada pelo débito cardíaco e pela concentração arterial de O_2, a qual é o resultado do produto da saturação arterial de oxigênio pela hemoglobina. Portanto, a hemoglobina possui um papel essencial na oferta sistêmica de oxigênio, o que justificaria a utilização terapêutica da transfusão de concentrados de hemácias na busca de aumento da disponibilização de O_2, com o intuito de manter uma relação aceitável de oferta e consumo de oxigênio que não cause dano tecidual[6]. Diante desse raciocínio fisiológico, apenas teríamos necessidade de transfusão frente a um desequilíbrio nessa relação, além da aplicação secundária como reexpansor volêmico em vítimas de hemorragia importante de instalação aguda (casos de trauma e de hemorragia gastrointestinal). Por outro lado, uma avaliação criteriosa sobre a real necessidade de transfusão se impõe, pois as células vermelhas alogênicas podem desencadear inúmeros danos e complicações, como infecções, (virais, bacterianas, parasitárias e até por príon), febre, reações alérgicas ou anafiláticas, injúria pulmonar aguda relacionada à transfusão (TRALI) e sobrecarga volêmica associada a transfusão (TACO), as quais podem contribuir para piores desfechos nesses pacientes[7].

Além de tais possíveis danos, as hemácias não mantêm sua estabilidade durante o período de conservação e armazenamento. O p50 encontrado em células vermelhas armazenadas é menor que o seu valor *in vivo*, o que confere a hemoglobina da célula estocada maior afinidade ao oxigênio, dificultando, assim a sua liberação tecidual. Além disso, a rápida depleção de 2,3-difosfoglicerato (2,3-DPG) e de ATP nessas amostras diminui a capacidade de transporte de oxigênio. O período de armazenamento *in vitro* é outro importante fator determinante da eficácia das células vermelhas, que diminuem progressivamente sua funcionalidade com o tempo[10]. Estudos demonstram que com sete dias as hemácias começam a apresentar alterações morfo-funcionais, o que poderia determinar piores desfechos em pacientes gravemente enfermos que as recebem. Tais alterações, inclusive, poderiam aumentar a permeabilidade da mucosa intestinal e a translocação bacteriana em pacientes sép-

Capítulo 31 — Estratégias para Redução da Transfusão de Hemoderivados

TABELA 31.1	INCIDÊNCIA ESTIMADA DE RISCO RELACIONADO COM A TRANSFUSÃO DE UM CONCENTRADO DE HEMÁCIAS NOS ESTADOS UNIDOS (2009)[8]
Efeito adverso	**Incidência**
Reação alérgica/febre	1 : 200
Reação hemolítica transfusional	1 : 6.000
Reação hemolítica fetal	1 : 1.000.000
Infecção por HIV	1 : 1.900.000
Infecção por HBV	1 : 180.000
Infecção por HCV	1 : 1.600.000
Contaminação bacteriana	1 : 3.000
Lesão pulmonar aguda (TRALI)	1 : 50.000
TACO	1 : 5.000
Anafilaxia	1 : 50.000

TABELA 31.2	MARCADORES LABORATORIAIS PARA DOENÇAS INFECCIOSAS TRANSMISSÍVEIS POR TRANSFUSÃO NA POPULAÇÃO EM GERAL E EM DOADORES NOS ESTADOS UNIDOS[9]		
Marcadores	**População geral**	**Doador (primeira doação)**	**Doador (doações repetitivas)**
Anti-HIV	0,36	0,011	0,001
HBsAg	0,3-0,5	0,074	0,002
Anti-HCV	1,6	0,287	0,006

ticos (ocasionando exacerbação do quadro e disfunção de múltiplos órgãos)[11]. Em um estudo com tais pacientes, os que receberam concentrados de hemácias com mais de 15 dias de armazenamento apresentaram uma maior incidência de isquemia esplênica[12]. Outro, avaliando o aumento da oferta de oxigênio tecidual em ratos após a transfusão de células vermelhas, demonstrou que ao infundir células jovens havia aumento da oferta de O_2, o que não ocorria com hemoderivados armazenados por 28 dias[13]. Infelizmente, como evidenciado pelo CRIT Trial, praticamente metade dos concentrados de hemácias prescritos para pacientes gravemente enfermos tem no mínimo 20 dias de armazenamento[3].

Stone GW *et al.* realizaram estudo com 1.491 pacientes submetidos a cirurgia de revascularização miocárdica, 789 dos quais, tiveram um sangramento importante no

TABELA 31.3 — ALTERAÇÕES ASSOCIADAS AO ARMAZENAMENTO EM HEMÁCIAS[14]

Lesões relacionadas com o armazenamento de hemácias	
Mudanças bioquímicas	Mudanças bioquímicas
Depleção de 2,3 DPG	Perda de fosfolipídeos de membrana
Depleção de ATP	Redistribuição de fosfolipídeos de membrana
Cálcio	Oxidação proteica
Modulação metabólica	Peroxidação lipídica
Depleção de S-nitros hemoglobina	Formação de microvesículas

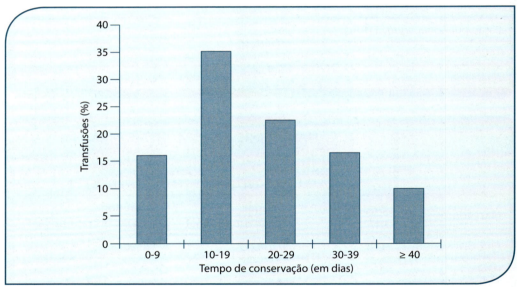

Figura 31.2 – Gráfico ilustrando o tempo de armazenamento dos concentrados de hemácias transfundidos em pacientes gravemente enfermos[3].

pós-operatório. Nessa série, houve maior mortalidade relacionada aos pacientes que receberam quatro ou mais unidades de concentrados de hemácias[15].

A utilização de hemoderivados também é associada a maior tempo de internação em UTI. Em pacientes internados nessas unidades, a transfusão de hemoderivados é prescrita para 40% da população, taxa que aumenta para 63 a 85% dos pacientes com internação mais prolongada (≥ 1 semana de internação)[16]. Chant C *et al.* realizaram estudo retrospectivo envolvendo 155 pacientes de longa permanência em UTI, desde o 22º dia até 112 dias de internação, com uma média de 49 dias. Nesse grupo, a hemoglobina média foi de 9,4 ± 1,4 g/dL, a retirada de sangue diário médio foi de 13,3 +/- 7,3 mL e 62% dos pacientes receberam uma média de 3,4 +/- 5,3 unidades de concentrados de hemácias. As transfusões foram deflagradas por um gatilho médio de 7,7 +/- 0,9 g/dL de hemoglobina. As diferenças entre os grupos que receberam e os que não receberam hemoderivados envolveram um maior uso de eritropoetina e ferro suplementar (23% vs. 3% - com p=0,002; e 34% vs. 15% - com p=0,016) nos primeiros, que também apresentaram APACHE II (24,4 +/-6,9 vs. 20,5 +/-6,9 - com p=0,007) e SOFA mais elevados (5,1 +/-3,6 vs. 3,6 +/- 2,1 - com p=0,006). As principais justificativas para as hemotransfusões foram: anemia (40%); hemorragia (17%); alterações hemodinâmicas (9%); e causas relacionadas ao pós-operatório (7%). Não obstante, 26% dos pacientes receberam hemotransfusões sem qualquer justificativa. O grupo que recebeu hemoderivados teve maior tempo de internação em UTI e maior mortalidade (média de internação em UTI de 51 vs. 39 dias - p=0,001 e mortalidade 23% vs. 14% - com p=0,01). Entretanto, os pacientes hemotransfundidos eram em geral mais graves, o que pode ter causado certo grau de confusão na interpretação dos dados[17].

Segundo a Cruz Vermelha Norte-Americana, nos últimos cinco anos houve uma redução de aproximadamente um terço do total de transfusões de concentrados de hemácias nos Estados Unidos. Isso gerou uma redução de gastos significativa, o que se constata comparando-se o gasto anual atual (1.5 bilhões de dólares) com o de 2008 (5 bilhões de dólares)[1]. Os gastos em pacientes submetidos a artroplastias de joelho e de vértebras correspondem a cerca de 5,27% dos custos totais dessas cirurgias, com um aumento de 80% entre os anos de 1991 e 2009[19]. Zilberberg MD et al. demonstraram que estratégias restritivas de hemotransfusão podem acarretar em uma economia anual de até 1 bilhão de dólares[20]. Essa redução poderia inclusive ser maior, levando-se em consideração a diminuição de custos associados aos efeitos colaterais associados a hemotransfusão.

Os principais fatores relacionados a um aumento das indicações de hemoderivados, segundo recente revisão, são: anemia pré-operatória, perda sanguínea perioperatória e utilização de estratégias liberais de transfusão[21]. Entre os pacientes sob ventilação pulmonar artificial e internação prolongada em UTI, os principais determinantes de indicação de hemoderivados foram 1) anemia; 2) hemorragia ativa; 3) causas relacionadas às condições clínicas dos pacientes; 4) distúrbios

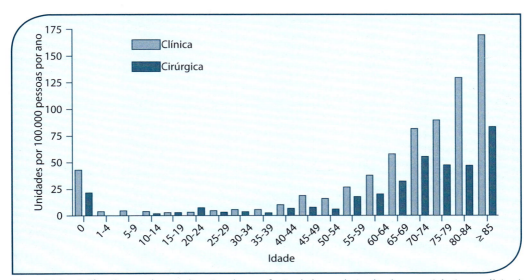

Figura 31.3 – Gráfico ilustrando as indicações de transfusão de hemoderivados (causas cirúrgicas e clínicas) ajustadas pela estrutura etária populacional no norte da Inglaterra[18].

hemodinâmicos; 4) condições associadas ao perioperatório; 5) isquemia; e 6) provocar aumento do débito cardíaco[20]. Uma alternativa racional para indicar a transfusão de hemoderivados é a utilização de uma conduta individualizada, levando-se em consideração os riscos da anemia e da transfusão[22].

Para podermos adotar estratégias com o intuito de reduzir o número de hemotransfusões em pacientes gravemente enfermos, deveríamos primeiramente entender os principais motivos envolvidos no desenvolvimento da anemia nessa população. A Tabela 31.4 a seguir os sintetiza[16]:

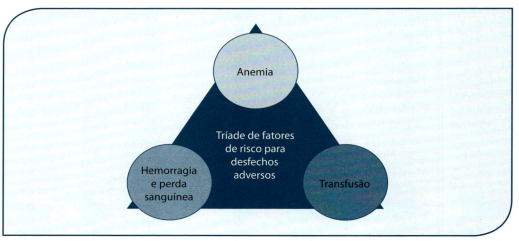

Figura 31.4 – Tríade de fatores de risco independentes associados a transfusão de hemoderivados[22].

TABELA 31.4	CAUSAS RELACIONADAS COM A DIMINUIÇÃO DOS NÍVEIS DE HEMOGLOBINA EM PACIENTES GRAVEMENTE ENFERMOS[16,23]
\multicolumn{2}{l	}{Perdas de sangue: • Flebotomia • Hemorragia relacionada a cirurgia • Hemorragia digestiva • Suporte renal extracorpóreo}
\multicolumn{2}{l	}{Redução da vida útil das hemácias: • Hemólise por drogas • Hemólise por toxinas • Hemólise relacionada a atividade de doença}
\multicolumn{2}{l	}{Redução da eritropoiese: • Diminuição do ferro viável, folato e de Vitamina B12 • Resistência á ação da eritropoetina • Inibição da produção de eritropoetina (devido a citocinas, lesão renal aguda, por exemplo) • Fibrose ou tumor de medula óssea • Certas desordens endócrinas (hipotireoidismo, por exemplo)}
\multicolumn{2}{l	}{Diminuição da concentração da hemoglobina (anemia dilucional)}

Estratégias para redução de transfusão de hemoderivados

Redução da perda aguda de sangue

Agentes antifibrinolíticos

Os agentes antifibrinolíticos são utilizados em inúmeras condições clínicas, com o objetivo de reduzir hemorragia. Os inibidores da serinoprotease (já retirados do mercado), aprotinina e os análogos sintéticos da lisina (ácido epsilon-aminocapróico e ácido tranexâmico) são alguns exemplos conhecidos de antifibrinolíticos[24]. As evidências sobre sua efetividade na redução de hemorragia e de transfusões, contudo, não são consensuais. Uma metanálise avaliou a utilização dessas drogas no perioperatório, demonstrando, em alguns casos selecionados, redução de transfusões e de reoperações, sem aumento de risco[25]. Porém, a análise do emprego da aprotinina em pacientes submetidos a cirurgias cardíacas de alto risco revelou um aumento na mortalidade, que pode chegar a 55%[24,26]. Além disso, houve risco aumentado de 181% na ocorrência de acidente vascular encefálico isquêmico ou de encefalopatia (isso não foi observado com os análogos sintéticos da lisina)[24]. Com os resultados preliminares de um estudo apresentado em novembro de 2007, a Bayer®, fabricante do produto, retirou a aprotinina do mercado, em decorrência do aumento de risco de morte associado ao uso dessa droga[24].

Os análogos sintéticos da lisina inibem a fibrinólise mediada pela plasmina, e possuem uma meia-vida curta. Em decorrência disso, necessitam de doses de manutenção (com infusão contínua ou intermitente), não possuindo uma dose ótima conhecida, além da necessidade de ajuste para a função renal. O ácido tranexâmico é até dez vezes mais potente que o ácido epsilon-aminocapróico e possui certa efetividade na redução de transfusões em cirurgias cardíacas, ortopédicas e de transplante hepático. Existem algumas recomendações para seu uso em pacientes vítimas de trauma, porém, a segurança dessa substância ainda não é totalmente elucidada[24]. Uma metanálise avaliou a utilização do ácido tranexâmico na redução de hemorragias em pacientes com hepatopatia crônica e aguda, com hemorragia digestiva alta: em ambas as populações não houve benefício associado ao fármaco[27]. Por todo o exposto, pode-se constatar que não existem evidências que corroborem o uso dos agentes antifibrinolíticos em pacientes gravemente enfermos[4].

Desmopressina

O acetato de desmopressina (1-deamino-8-D-arginina; vasopressina [DDAVP]) é um análogo sintético da vasopressina, que induz à liberação do fator VII armazenado, do fator de Von Willebrand das células endoteliais e aumenta os níveis de fator VIII. O objetivo terapêutico é, através da administração subcutânea de 0,3 μg/kg, um aumento de 3 a 5 vezes dos níveis desses fatores[24,28]. Seu mecanismo de ação, dessa forma, corrobora sua indicação na Doença de Von Willebrand, na Hemofilia A leve, em doenças congênitas com alterações plaquetárias e em disfunções plaquetárias associadas a insuficiência renal[28,29]. Contudo, os pacientes gravemente enfermos apresentam, geralmente, aumento dos níveis desses fatores (por serem eles associados a reação inflamatória aguda), o que torna incerto o seu real benefício nessa população[4]. Sua utilização no tratamento da hemorragia perioperatória não demonstrou resultados significativos que corroborassem sua indicação, o que limitaria sua utilização aos pacientes com Doença de von Willebrand, Hemofilia A e em casos de uremia[4].

Fator VII recombinante ativado

O fator VII ativado é um fator de coagulação derivado sintético com a habilidade de induzir coagulação somente nos sítios de sangramento, levando a correção do tempo de protrombina prolongado, diminuição de sangramento e da necessidade de transfusões, ainda tendo a vantagem de não ser associado a maiores efeitos adversos[30]. Ele inicia a geração de trombina ao se ligar ao Fator Tecidual, levando à ativação do Fator Xa na superfície plaquetária. Suas indicações seriam: doença hepática avançada (com necessidade de biópsia hepática, extração dentária ou transplante de fígado); em pacientes com deficiência de fator VII; com trombocitopenia; Doença de Von Willebrand; e defeitos plaquetários congênitos[30]. Relatos de caso sugerem uma redução de sangramento associada à sua utilização em pacientes com trauma, naqueles que receberam múltiplas transfusões e nos que se apresentam com hemorragia digestiva[31]. A utilização do fator VII Recombinante foi associada a redução de hemotransfusão na prostatectomia retropúbica eletiva, na hemorragia obstétrica maciça e na intracerebral. O risco de trombose é aumentado quando há expressão sistêmica do fator, (como na coagulação intravascular disseminada) ou sítios críticos de dano endotelial (como na ruptura de placa ateromatosa)[24]. No entanto, revisões sistemáticas sobre sua utilização profilática e terapêutica em pacientes com hemofilia, hemorragia digestiva alta e em hepatopatas não demonstraram benefícios relevantes[32,33]. A sua utilização no tratamento do paciente traumatizado com necessidade de politransfusão também não demonstrou vantagens significativas[34]. As evidências de benefício do Fator VII Recombinante Ativado em pacientes com hemorragia intracraniana são discordantes. Mayer *et al.* demonstraram uma redução de mortalidade (Razão de Chances: 1,8, IC 95% 1,1-3,0 - p = 0,02) e de incapacidade ou dependência, avaliadas pelo escore de Rankin modificado (Razão de Chances: 2,2, IC 95% 1,3-3,8, p = 0,004), sem aumento de efeitos adversos[35]. Esses achados, entretanto, não foram evidenciados em outros estudos[35].

Dessa forma, não há evidências que indiquem o uso do Fator VII Recombinante em pacientes gravemente enfermos. Contudo, essa substância permanece como uma alternativa para o tratamento de pacientes com hemorragias maciças refratárias aos tratamentos convencionais[4].

Vitamina K

A utilização de vitamina K com o intuito de reduzir sangramento em pacientes com coagulopatia associada à depleção de fatores de coagulação dependentes da vitamina K, como o que ocorre em hepatopatas, justificou a avaliação de tal alternativa em vários estudos, sobretudo na hemorragia digestiva alta. No entanto, uma recente metanálise demonstrou não haver evidências que justifiquem a utilização de vitamina K na hemorragia digestiva aguda, pois não houve associação com melhora de sobrevida ou diminuição de ressangramento nessa população[36].

Carreadores artificiais de oxigênio

A utilização de substitutos artificiais da hemoglobina pode postergar ou reduzir a utilização de hemoderivados em pacientes vítimas de trauma e no perioperatório, com perda sanguínea aguda. Além disso, pode também diminuir a quantidade de hemotransfusão em pacientes gravemente enfermos que necessitem de transfusões maciças[4]. Atualmente, existem duas classes de substitutos artificiais de hemoglobina: a hemoglobina modificada e o perfluorocarbono.

As soluções de hemoglobina artificiais são produtos recombinantes ou derivados de células vermelhas humanas ou bovinas. Os seus potenciais benefícios são a possibilidade de maior tempo de armazenamento (inclusive em temperatura ambiente) e a desnecessidade de testes cruzados para o seu uso, além de não ser correlacionada à transmissão de doenças. As desvantagens incluem a meia-vida curta após a administração (24 a 48 horas), sua interferência na análise laboratorial da hemoglobina, toxicidade renal e efeitos deletérios no tônus vascular e na pressão arterial. Os paraefeitos hemodinâmicos e a toxicidade renal são menores nas gerações de soluções mais recentes. Ainda com necessidade de mais estudos, a polimerização de células vermelhas é uma outra alternativa de carreamento de oxigênio, sendo exemplos o Polyheme (derivado de hemoglobina humana) e o Hemopure (derivado de sangue bovino). A base de seu uso seria a hipotética atenuação da vasoconstrição, por meio da redução do risco de extravasamento do produto e limitação ao clareamento do óxido nítrico[4]. Alguns trabalhos demonstraram a redução de transfusões com o uso do Polyheme em pacientes com trauma, submetidos a cirurgia de urgência e na ressuscitação volêmica pré-hospitalar[37,38]. Porém, não demonstrou-se, em tais estudos, impacto na mortalidade. O Hemopure também proporcionou redução de transfusões de hemoderivados em pacientes cirúrgicos[39-41]. Entretanto, mais estudos são necessários antes de indicar o uso de tais soluções na prática clínica diária.

O perfluorocarbono (PFC) é um produto sintético, com peso molecular entre 450 a 500 Da, composto de cadeias de hidrocarbonetos cíclicas ou retas, com átomos de hidrogênio substituídos por halogênio, usualmente fluorino. O PFC é insolúvel na água, necessitando ser emulsificado antes de ser administrado de modo intravenoso. Após sua infusão, gotículas emulsificadas são captadas pelo sistema reticuloendotelial e exaladas pelos pulmões[42]. Essa substância pode transportar gás carbônico e oxigênio, com taxa de liberação de oxigênio nos tecidos duas vezes maior que a da hemoglobina[4]. Suas vantagens são o período longo de armazenamento e a ausência de transmissão de doenças relacionadas à transfusão. Porém, para manter uma oxigenação efetiva, é necessária a administração de oxigênio a 100% (devido a relação linear entre a pressão parcial de oxigênio e o conteúdo de oxigênio no perfluorocarbono - dissociação linear do oxigênio), o que pode desencadear lesão pulmonar. Além disso, a oferta de oxigênio aos tecidos periféricos é também limitada em decorrência dessa característica capacidade de dissociação[4,42]. Mais estudos são necessários para embasar sua utilização em pacientes gravemente enfermos de modo mais consistente[4,42].

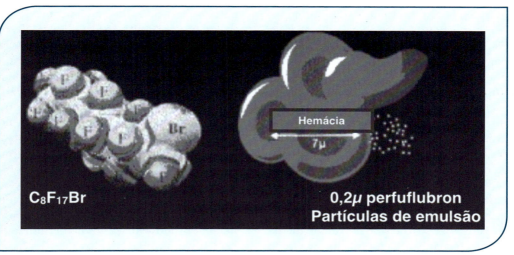

Figura 31.5 – Ilustração de uma molécula de perfluorocarbono e de uma hemácia[42].

TABELA 31.5	VANTAGENS E DESVANTAGENS DO USO DE CARREADORES ARTIFICIAIS DE OXIGÊNIO[43]
Vantagens	**Desvantagens**
- Livre de estroma - Sem antígenos - Sem interferência da 2,3 DPG (na liberação do oxigênio) - P50 em torno de 20 mmHµg - Inativação de patógenos - Tamanho em torno de 1 µm - Possibilidade de viabilidade ilimitada - Grande validade de armazenamento (> 2 anos) - Alta pressão oncótica - Afinidade e características de liberação de oxigênio alteradas (bovinos)	- Pequena vida útil intravascular (1 a 2 horas) - Possíveis efeitos nefrotóxicos - Efeito inotrópico negativo - Possível hipertensão pulmonar e sistêmica - Possível supressão imunológica - Possível anafilaxia - Limitada habilidade de ressuscitação (limitada para hemoglobina entre 5-7 g/dL)

Técnicas de recuperação pós-operatória de sangue (*cell salvage*)

A preservação do sangue durante procedimentos cirúrgicos é uma conhecida estratégia de redução de transfusões de hemoderivados, contudo, apresenta baixa aplicabilidade na UTI[4]. A técnica é baseada no armazenamento do sangue exteriorizado na cirurgia, o qual é armazenado com heparina - para evitar coagulação da amostra - em sistemas de reservatório (em cirurgias cardíacas, o sangue contido no sistema da circulação extracorpórea também é adicionado ao reservatório, no final do procedimento) e centrifugado. O resultado é uma solução com um hematócrito de 0,5 a 0,6, a qual é reinfundida no paciente[44]. Em algumas situações, essa poderia ser uma alternativa aceitável e factível para a redução de transfusões ou quando essa intervenção fosse inviável. Entre essas situações destacam-se os procedimentos nos quais prevê-se uma perda estimada de 20% do volume sanguíneo; casos em que não há viabilidade de tipagem sanguínea adequada; procedimentos em que mais do que 10% dos pacientes necessitam de transfusões; e se a taxa de transfusão média para o procedimento proposto for superior a uma unidade[24]. Porém, o sangue coletado é geralmente diluído, parcialmente hemolisado e já desprovido de fibrina, podendo conter um nível elevado de citocinas e até algum contaminante (relacionado ao seu manuseio), o que torna incerta sua indicação[30].

Há evidências que apontam para algum benefício na redução de hemotransfusões no perioperatório de cirurgia cardíaca, mas não há comprovação de utilidade em outros procedimentos[4]. Esse benefício foi demonstrado por McGill N *et al.*, em um ensaio clínico aleatório envolvendo 252 pacientes submetidos a cirurgias de revascularização miocárdica eletiva. Nesse ensaio, 26 pacientes do grupo intervenção receberam transfusões alogênicas, contra 43 do grupo controle, configurando uma Razão de Chances de 0,43 (IC 95% 0,2-0,8). A média de unidades de hemoderivados no grupo intervenção foi de 0,68, enquanto, no controle, foi de 1,07. Quando associada à técnica de recuperação com hemodiluição normovolêmica perioperatória, demonstrou ainda mais efeitos positivos para essa população[44]. Uma metanálise evidenciou redução na necessidade de transfusão de hemoderivados e de custos no perioperatório[45], inclusive relacionados ao transplante hepático[46]. Esse benefício foi também revelado em um estudo observacional com pacientes submetidos a artroplastias de quadril e de vértebras que apresentaram hemorragia significativa no transoperatório[19]. Além disso, tem a vantagem adicional de poder ser uma técnica admissível por parte de pacientes que não aceitam transfusões por motivos religiosos[24].

Doação autóloga pré-operatória

A doação autóloga pré-operatória é uma técnica que visa a diminuir a necessidade de transfusão de hemoderivados alogênicos e, consequentemente, à redução das respostas sistêmicas associadas a esses produtos (como infecção, doença enxerto *versus* hospedeiro e reação alérgica, entre outras)[19]. Além disso, pode também ser considerada em pacientes com tipos sanguíneos raros[46]. O paciente candidato a uma cirurgia eletiva pode doar uma unidade de sangue a cada cinco ou mais dias, enquanto recebe, nesse período, suplementação de ferro por via oral. Para cada duas unidades de concentrados de hemácias, em média, uma é transfundida e outra é desprezada[46]. Essa é uma opção para cirurgias eletivas, desde que os pacientes não sejam portadores de doenças cardiovasculares ou outras patologias em que a perda aguda de sangue predisponha as possíveis complicações[23], já que a anemia é uma complicação óbvia da técnica. Além disso, os riscos de contaminação por problemas técnicos e os danos celulares relacionados com o armazenamento são ameaças evidentes ao paciente[24].

Primariamente, a demanda dos pacientes e a preocupação sobre a segurança de transfusão de sangue alogênico deram uma maior popularidade ao método na sua implantação. Porém, desde meados da década de 1990, suas indicações têm diminuído consideravelmente[47]. Os resultados dos estudos envolvendo essa técnica são extremamente conflitantes. Alguns demonstraram redução no número de transfusões no perioperatório, enquanto outros não evidenciaram tais benefícios. Assim, a sua indicação permanece controversa[37]. Além disso, algumas outras desvantagens devem ser consideradas: a necessidade de planejamento e organização consideráveis; os custos envolvidos (pode ser menos custo-efetivo do que a transfusão heteróloga); os riscos de contaminação bacteriana relacionados à manipulação; e os possíveis erros técnicos causados por profissionais de saúde envolvidos no procedimento[48].

Hemodiluição aguda normovolêmica

A hemodiluição aguda normovolêmica envolve a retirada de sangue imediatamente antes da cirurgia. O volume é reposto com coloide ou cristaloide, criando assim uma anemia dilucional. Essa técnica permite que a hemorragia intraoperatória espolie menos hemácias. Durante o procedimento, o sangue é armazenado ao lado do leito do paciente, em temperatura ambiente e, após a cirurgia, o volume retirado é reintroduzido. Essa técnica envolve menos custos e riscos do que a doação autóloga prévia ao procedimento[24]. A remoção de pelo menos um litro de sangue total demonstrou reduzir a necessidade de transfusão de hemoderivados e pode, inclusive, ser um método alternativo para pacientes de grupos religiosos cujo credo restringe a utilização de transfusões, que tendem a aceitar bem este procedimento[24,49]. Algumas potenciais contraindicações poderiam ser: anemia prévia; hemoglobinopatias associadas a hemólise; doença coronariana ativa; insuficiência renal; e coagulopatias associadas a hemorragia[50].

Prevenção de anemia subaguda
Redução da perda sanguínea vinculada a testes diagnósticos

A perda de sangue atrelada à coleta de amostras para realização de exames laboratoriais é uma conhecida etiologia de anemia na UTI. Rotineiramente, amostragens são coletadas a cada 24 horas, ou menos. Alguns estudos evidenciam que o volume médio de sangue coletado diariamente de um paciente gravemente enfermo varia de 41,1 até 377 mL, podendo representar até 50% das variações na hematimetria dessa população[4]. e ser responsável por até 17 % do total de perdas sanguíneas em pacientes internados por mais de três dias em UTI[51]. Além disso, há uma correlação entre a gravidade da patologia, o volume de sangue coletado e o número de amostras coletadas para realização de exames laboratoriais[4]. Para reduzir a perda iatrogênica de sangue, algumas alternativas podem ser adotadas: utilização de tubos de coleta de menor volume (pediátricos); eliminação ou redução de sangue descartado (com a utilização de cateteres específicos para coleta) e alteração comportamental (solicitação de exames de modo coerente e objetivo destinados exclusivamente às necessidades clínicas do paciente)[4]. A utilização de tubos pediátricos, de menor volume, pode reduzir a amostra em 37% a 47% e diminuir, consequentemente, a necessidade de hemotransfusão[4]. Além disso, a análise laboratorial é responsável por custos elevados aos hospitais: algumas referências sugerem que 10% a 25% dos gastos hospitalares são associados aos exames laboratoriais realizados em pacientes internados em UTI[52]. A Figura 31.6 ilustra a correlação de linearidade entre a quantidade de exames laboratoriais realizados e o número de unidades de concentrado de hemácias transfundidas em pacientes gravemente enfermos[53].

Os exames podem ser solicitados basicamente pelos seguintes motivos:

- Para rastreamento (testes para detectar anormalidades assintomáticas - como, por exemplo, a concentração de hemoglobina no paciente com sepse, ou provas de função hepática no paciente com crise asmática);
- Para avaliar a homeostase - testes recorrentemente repetidos com o único fim de se assegurar que aqueles com resultados normais assim se mantêm, como por exemplo, no caso de solicitação de

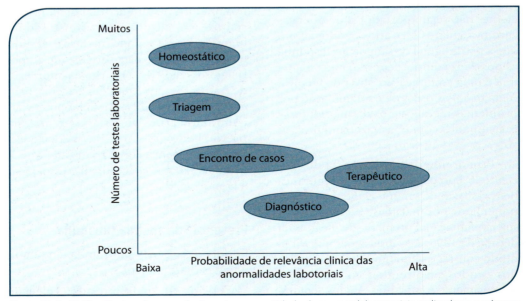

Figura 31.6 – Gráfico ilustrando a correlação entre a quantidade de exames laboratoriais realizados e o número de unidades de concentrado de hemácias transfundidos durante internação em UTI[53].

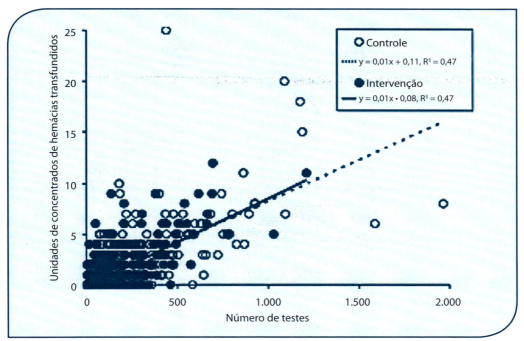

Figura 31.7 – Número de exames laboratoriais em relação à probabilidade de sua provável relevância clínica em pacientes gravemente enfermos[52].

hemoglobina diariamente em pacientes que não tiveram sangramento;
- Para constatação de caso (testes para detectar anormalidades associadas a doenças documentadas ou síndromes, como por exemplo, a solicitação de creatinina em pacientes sépticos);
- Para diagnóstico (testes para confirmar ou refutar uma suspeita de doença ou síndrome, como por exemplo, a análise toxicológica em pacientes que tentaram suicídio por *overdose*); e
- Para tratamento (testes para determinar a resposta a determinada terapêutica, incluindo monitorização de efeitos adversos, como por exemplo, a contagem de plaquetas em pacientes em tratamento de púrpura trombocitopênica, ou a vancomicinemia em pacientes submetidos a tratamento de infecção por bactéria Gram-positiva). Essa diferenciação é útil para avaliar e dimensionar a necessidade de cada exame, o que pode levar a menos solicitações e diminuir o risco de danos ao paciente[52].

Uma recente alternativa desenvolvida para diminuir a realização desses exames desnecessários tem sido a utilização de inteligência artificial. Por meio desses protótipos, o médico inseriria dados clínicos que se somariam àqueles extraídos do monitor multiparamétrico acoplado ao paciente, das bombas de infusão (produtos infundidos informados e transfundidos) e do ventilador pulmonar artificial. Com tais informações, o *software* avaliaria as solicitações de exames e verificaria se trariam ou não benefícios para o paciente. Cismondi F *et al.* avaliaram com um software as solicitações de exames de 746 pacientes com hemorragia digestiva alta internados em UTI e conseguiram reduzir o total de solicitações em 50%[54]. Outros estudos conseguiram

CMIB - Clínicas de Medicina Intensiva Brasileira   CUIDADOS PERIOPERATÓRIOS NO PACIENTE CIRÚRGICO DE ALTO RISCO

TABELA 31.6	TABELA APRESENTANDO SUGESTÃO DE SOLICITAÇÃO DE EXAMES LABORATORIAIS ADMISSIONAIS EM PACIENTES GRAVEMENTE ENFERMOS[52]
Situação	Exames laboratoriais sugeridos
Todos os pacientes na admissão	Hemograma com leucograma, plaquetas, sódio, potássio, cloro, bicarbonato, fosfato inorgânico, glicose, creatinina, uréia, bilirrubina total e frações, ALT, AST, PTT, TP/INR
Todos os pacientes após intubação orotraqueal	Gasometria arterial
Todos os pacientes com sepse (no momento do diagnóstico de sepse)	Exames admissionais, além de: Lactato, gasometria arterial, culturas, sumário de urina, gasometria venosa central
Pacientes com choque	Exames admissionais, além de: BNP, lactato, gasometria arterial, gasometria venosa central

TABELA 31.7	TABELA APRESENTANDO SUGESTÕES DE SOLICITAÇÃO DE EXAMES LABORATORIAIS EM PACIENTES GRAVEMENTE ENFERMOS[52]	
Situação clínica	Teste laboratorial sugerido	Intervalo sugerido para os testes
Oximetria de pulso sem correlação precisa com PaO_2 (variação +/-4%)	Gasometria arterial	Diário se $FiO_2 > 50\%$
Pacientes com controle ventilatório anormal (por ex.: paralisia farmacológica)	Gasometria arterial ou venosa	Diário se $FiO_2 > 50\%$
Aumento agudo na SO_2 ou Mudança no ritmo ventilatório	Gasometria arterial	Associada ao evento
Aumento agudo da pressão arterial (por ex.: > 20%) ou aumento na frequência cardíaca	Gasometria arterial Hemograma	Associada ao evento
Arritmia	Gasometria arterial ou venosa Potássio e magnésio	Associada ao evento
Novo sangramento	Hemograma Plaquetas, TTP, TP/INR Tipagem sanguínea	Associada ao evento

Continua...

TABELA 31.7	TABELA APRESENTANDO SUGESTÕES DE SOLICITAÇÃO DE EXAMES LABORATORIAIS EM PACIENTES GRAVEMENTE ENFERMOS[52] – CONTINUAÇÃO	
Situação clínica	**Teste laboratorial sugerido**	**Intervalo sugerido para os testes**
Paciente recebendo drogas potencialmente nefrotóxicas	Creatinina	Diária
Paciente recebendo drogas com necessidade de mensuração de níveis séricos determinados para ação terapêutica	Dosagem sanguínea dos níveis da droga	Consultar com farmácia para garantir solicitações conforme tempo adequado
Delirium	Sódio, cálcio ionizado, creatinina, glicose, bilirrubina, dosagem de B12, níveis de tiamina	No diagnóstico de *delirium*
Falha no desmame ventilatório	Testes solicitados no *delirium* caso presente Fosfato inorgânico	Se falência no desmame ventilatório
Paciente recebendo ressuscitação volêmica	Sódio	Diariamente enquanto durar a ressuscitação volêmica
Paciente com perda de volume significativa, por motivo terapêutico (por ex.: furosemida) ou patológico (por ex.: diarreia)	Sódio, potássio, magnésio, cálcio iônico, creatinina	Diariamente enquanto manter a perda volêmica

demonstrar uma redução média de 37% do total de exames de UTI[53,55,56]. Esses dados corroboram a importância da redução de flebotomias desnecessárias e dos riscos e gastos envolvidos.

Algumas tecnologias atuais, que envolvem a inserção de cateteres implantáveis, diminuem ou mesmo eliminam a perda desnecessária de sangue na coleta. O uso de um sistema de coleta fechado pode reduzir em 50% o volume de sangue perdido em decorrência da coleta de exames laboratoriais. Tal sistema consiste num dispositivo de três vias, através do qual uma amostra é coletada por aspiração em uma seringa estéril e com a qual preenchem-se os tubos de coleta com o volume necessário. O volume de sangue excedente é por fim devolvido ao paciente. Os resultados com esse método foram similares aos encontrados em estudos que avaliaram a utilização de sistemas fechados automatizados arteriais, nos quais essas técnicas foram associadas a níveis mais elevados de hemoglobina, porém sem significativas alterações quanto à redução transfusional, o que pode ter sido justificado pelo pequeno número de pacientes envolvidos nos estudos relacionados[4,30]. Uma recente metanálise não conseguiu demonstrar benefícios com a utilização de tais sistemas, assim como não conseguiu evidenciar custo-efetividade[57]. O uso de tais ferramentas, dessa forma, não pode ser recomendado e segue limitado. Uma inspeção em UTI da Inglaterra e do

País de Gales demonstrou que apenas 18% das unidades utilizavam tal tecnologia, em comparação com 67% das UTI Pediátricas. Além disso, demonstrou-se que apenas 9,3% das UTI utilizavam tubos de menor volume ou pediátricos para a coleta[82].

Os chamados *"Point-of-Care"* são testes que caracteristicamente podem ser realizados sempre que necessários, com diminuição de tempo de espera, utilização de amostras com menores volumes e amplas aplicações clínicas (microanálises). São utilizados sobretudo durante os cuidados perioperatórios de cirurgias cardíacas nas quais os testes de coagulação tradicionalmente utilizados perdem sua viabilidade. Os testes rápidos e precisos para avaliar a hemóstase podem ser úteis por diminuírem a perda sanguínea perioperatória e a necessidade de transfusões[24]. Esse tipo de exame vem apresentando gradativamente mais opções, que envolvem gasometria, dosagens de bilirrubinas, lactato, marcadores de lesão miocárdica, glicemia, hemoglobinemia glicosilada, cetonas séricas, albumina urinária, avaliações da coagulação, entre outros.

A tromboelastografia pode ser útil no cenário em que transfusões maciças precisam ser utilizadas, conseguindo distinguir hemorragias relacionadas ao ato cirúrgico das causadas por coagulopatias com 97% de acurácia[24]. Além disso, com treinamento apropriado, pode ser utilizada pelo próprio intensivista e assim diminuir a necessidade de transfusões de hemoderivados, com melhor precisão e agilidade no processo de decisão.

Suplementação de ferro

A suplementação de ferro é uma alternativa para corrigir a deficiência de ferro em pacientes gravemente enfermos. Muitos pacientes com terapia de estimulação de eritropoiese (com eritropoetina, por exemplo) necessitam eventualmente desse aporte suplementar de ferro para suprir as demandas[23]. Esse fato foi evidenciado em um estudo que avaliou três opções terapêuticas em 36 pacientes gravemente enfermos (sem deficiência de ferro) com anemia (hemoglobina < 11,2 g/dL ou <12,1 g/dL em cardiopatas). Um grupo foi tratado com epoetina alfa (300 Unidades/kg) SC nos dias 1, 3, 5, 7 e 9, associada a sacarato de ferro, 20 mg/dia IV por 14 dias e ácido fólico, 1 mg/dia IV; outro grupo, com a combinação de folato e ferro (no mesmo esquema prescrito); e o terceiro grupo recebeu apenas folato, 1 mg/dia IV. Apenas o grupo com a tríplice prescrição apresentou melhora da

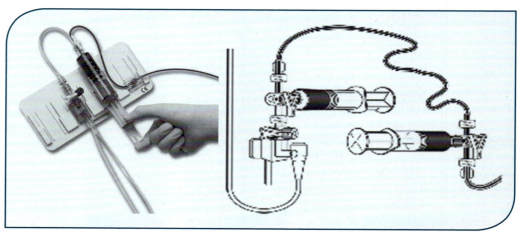

Figura 31.8 – Sistema VAMP (*Venous Arterial blood Management Protection*) – Edwards[57] – para mais detalhes, vide referência[30].

eritropoiese, o que justificaria tal conduta[59]. Uma recente revisão sistemática avaliou a utilização perioperatória de ferro em pacientes submetidos a cirurgias gastrointestinais e o impacto na necessidade de transfusão de hemoderivados, tendo apontado um risco relativo de 0,66 (IC95% 0,42-1,02). Esses pacientes receberem hemotransfusões sem evidência de benefício quanto ao número de concentrados de hemácias por paciente. Há obviamente necessidade de mais estudos para confirmar tal evidência[60]. A revisão sistemática realizada por Lin D.M. demonstrou que o uso de ferro intravascular, em pacientes com anemia ferropriva no pré-operatório, levou a um aumento mais significativo e rápido da concentração de hemoglobina e diminuição do número de transfusões naqueles pacientes com uso associado de eritropoetina[61]. Outro estudo recente não demonstrou benefício com a suplementação de ferro por via intravenosa, em pacientes gravemente enfermos vítimas de trauma e com anemia, na redução da necessidade de transfusão de hemoderivados[62].

Alguns efeitos danosos ao paciente gravemente enfermo podem ser associados ao uso do ferro, sobretudo quanto à sua interferência no crescimento bacteriano (que necessita de ferro para o seu desenvolvimento). Citocinas inflamatórias aumentam a síntese de ferritina, que exerce uma função protetora por se ligar ao ferro e reduzir a disponibilidade desse elemento para o crescimento bacteriano. Coerentemente, a terapia de reposição com ferro poderia transpor essa proteção, aumentando a virulência bacteriana. A sobrecarga de ferro ainda é relacionada com a inibição da fagocitose, o que prejudica a imunidade celular[23].

Eritropoetina

A eritropoetina recombinante e outros agonistas dos receptores de eritropoetina são comumente utilizados em pacientes com insuficiência renal crônica e em neoplasias com supressão medular, para aumentar os níveis de hemoglobina e evitar transfusões desnecessárias[30]. Por essa mesma razão, a eritropoetina recombinante pode ser usada em pacientes gravemente enfermos. Corwin *et al.*, realizaram um ensaio clínico randomizado, no qual se comparou a utilização de eritropoetina na dose de 40.000 unidades por semana durante três semanas e de placebo em 1.460 pacientes gravemente enfermos. Os níveis de hemoglobina foram maiores no grupo intervenção (16 g/L *vs.* 13 g/L, com p < 0,001). Entretanto, não houve diferença entre os grupos quanto a quantidade de transfusões de hemoderivados. Além disso, não houve diferença entre os dois grupos na mortalidade em 28 dias e observou-se um risco maior de desenvolvimento de trombose venosa profunda no grupo intervenção (Razão de Chances de 1,41; com IC 95% 1,06-186)[63]. Corwin H.L. *et al.* realizaram a avaliação de um esquema com 40.000 unidades de eritropoetina recombinante humana no terceiro dia de internação em UTI, com posterior uso semanal em pacientes gravemente enfermos, em comparação com placebo. 1302 pacientes foram randomizados (650 no grupo intervenção e 652 no controle). Nesse estudo, também foi demonstrada uma redução no número de transfusões (60,4% *vs.* 50,5% - p<0,001), com uma Razão de Chances de 0,67 (IC95% 0,54-0,83). O número total de transfusões foi reduzido em 19% (1963 unidades de concentrados de hemácias *vs.* 1590 unidades), sem alteração na mortalidade à semelhança dos demais estudos[64]. Apesar desses resultados, uma metanálise, que incluiu o estudo de Corwin HL *et al.*, além de outros oito, demonstrou que a utilização da eritropoetina em pacientes gravemente enfermos foi associada a transfusão de no mínimo 1 unidade de concentrado de hemácias (Razão de Chances de 0,73. com IC 95% 0,64-0,85), sem apresentar alterações quanto a mortalidade e a incidência de trombose venosa profunda[65]. Outra metanálise demonstrou que a epoetina alfa, a epoetina beta e a darbepoetina alfa, em pacientes com câncer, podem reduzir a necessidade de transfusão de hemoderivados, com melhora da qualidade de vida, no entanto, sem demonstrar uma boa relação custo-efetividade e com efeitos incertos sobre mortalidade[66]. Esses mesmos achados foram evidenciados na revisão realizada por MacLaren R *et al.*, na qual a Eritropoetina aparentemente se mostrou eficaz na redução de transfusões, mas não alterou mortalidade. Além disso, os autores sugeriram a necessidade de melhor análise da correlação entre custo e benefício nos pacientes gravemente enfermos[66]. Lin AD *et al.* avaliaram o uso da eritropoetina no perioperatório e evidenciaram redução no número de transfusões no pós-operatório e maior aumento de hemoglobina nos pacientes que receberam eritropoetina e ferro por via intravascular[67]. Luchette F.A. *et al.* realizaram um ensaio clínico randomizado, duplo-cego, com 192 pacientes, no qual compararam a utilização da eritropoetina (epoetina alfa) com placebo em pacientes gravemente enfermos vítimas de trauma.

Não houve diferença significativa no aumento dos valores de hemoglobina entre os dois grupos no momento da alta da UTI e na redução da necessidade de hemotransfusão durante a internação[68]. Givens M e Lapointe M, realizaram uma revisão sobre a utilização da Epoetina Alfa em pacientes gravemente enfermos. Nessa análise, a utilização da Epoetina Alfa reduziu o número de transfusões durante a internação, porém, os estudos não foram uniformes quanto a dose e a posologia empregadas[69]. Um recente estudo não demonstrou benefícios na utilização da eritropoetina em pacientes com Traumatismo Cranioencefálico Fechado[70].

Silver M *et al.* realizaram um estudo de coorte, multicêntrico, randomizado, duplo-cego, com 86 pacientes, no qual se comparou a utilização da Eritropoetina Recombinante Humana (administrada na dose de 40.000 Unidades, via subcutânea, uma vez por semana, por 12 semanas, em 42 pacientes), com placebo (44 pacientes), em pacientes gravemente enfermos, com o objetivo de avaliar a redução de transfusão de hemoderivados. O grupo intervenção apresentou

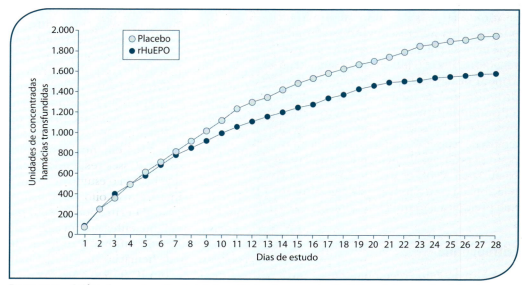

Figura 31.9 – Gráfico demonstrando o total de unidades de concentrado de hemácias transfundidos durante a internação em UTI em dois grupos: um grupo controle (recebendo placebo) e outro recebendo um esquema de Eritropoetina Recombinante Humana (rHuEPO)[64].

maiores concentrações de hemoglobina (9,9 +/- 1,15 g/dL vs. 9,3 +/- 1,41 g/dL), com menos unidades de concentrados de hemácias transfundidos durante a internação (média de 0 vs. 2, com p=0,05). Nos pacientes que receberam eritropoetina, houve uma redução de 39% nas chances de transfusão.

No entanto, não foi demonstrada diferença quanto à mortalidade entre os grupos[71].

O Hospital Universitário de Ohio (*The Ohio State University Medical Center - OSUMC*) estabeleceu um protocolo para conservação sanguínea e uso de eritropoetina alfa (Figura 31.10). Com a implantação desse

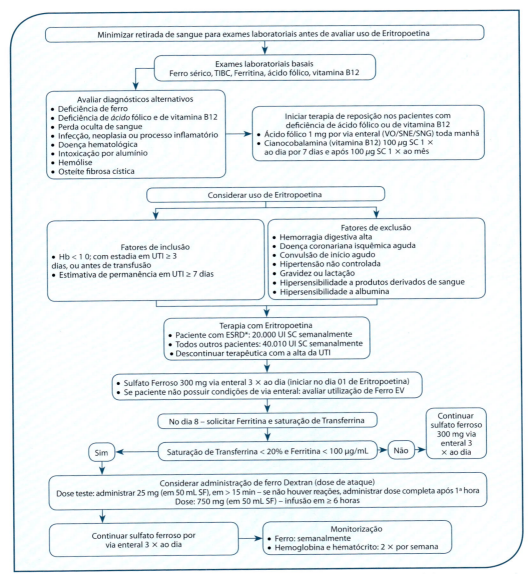

Figura 31.10 – Protocolo multidisciplinar de conservação sanguínea e de uso racional de eritropoetina do hospital universitário de Ohio[30].
*ESRD – *end stage renal disesse* = lesão renal em estágio final (classificação de lesão renal RIFLE).

protocolo, foi atingida uma redução do número total de concentrados de hemácias e de unidades por paciente por dia de internação em UTI[30].

Estratégias restritivas de transfusão

Uma estratégia restritiva de transfusão baseia-se na maior tolerância em relação a menores níveis de hemoglobina nos pacientes gravemente enfermos. Nesse contexto, reserva-se a terapia transfusional aos pacientes que apresentem necessidade real de restabelecimento da relação entre a oferta e o consumo de oxigênio e da homeostase, por meio da individualização dos cuidados[66].

Durante mais de seis décadas, o binômio hemoglobina de 10 g/dL e hematócrito de 30% foi o alvo terapêutico no tratamento da anemia, servindo como indicador de transfusão desde a publicação de Adam RC *et al.* em 1942[72]. Porém, muitos estudos foram realizados desde então e demonstraram que níveis gatilhos menores seriam relacionados com melhores desfechos clínicos.

O TRICC trial avaliou 838 pacientes com hemoglobina menor ou igual a 9 g/dL, e comparou a resposta a uma terapia transfusional restritiva (transfusão indicada com níveis de hemoglobina ≤ 7 g/dL) com outra liberal (indicação com níveis ≤ 9 g/dL). Não houve diferença entre os grupos quanto a sobrevida em 30 dias (81% na estratégia restritiva *vs.* 77% na estratégia liberal)[73], o que também se evidenciou na subpopulação de pacientes com doenças cardiovasculares (357 pacientes). Contudo, em pacientes com doença coronariana grave (257 pacientes) houve uma tendência de melhora na sobrevida com a conduta liberal, porém, sem diferença significativa[74].

Villanueva *et al.* avaliaram as mesmas estratégias restritiva e liberal em pacientes com hemorragia digestiva alta. Nessa coorte, a probabilidade de sobrevida em 6 semanas foi maior nos pacientes submetidos à estratégia restritiva (95% *vs.* 91%), com um risco relativo de morte nesse grupo de 0,55 (IC 95% 0,33-0,92 - p=0,002). Os pacientes desse grupo também apresentaram menores índices de ressangramento

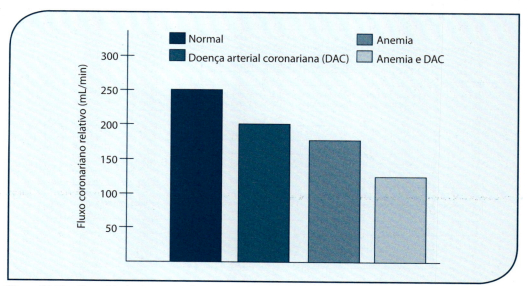

Figura 31.11 – Capacidade de reserva funcional em quatro estados fisiológicos: em indivíduos normais, na vigência de doença coronariana, na presença de anemia e na presença de anemia e doença arterial coronariana. Evidenciando uma possível diminuição do fluxo sanguíneo coronariano na vigência de tais patologias[66].

(10% vs. 16% - p=0,01), bem como menor número de efeitos adversos (40% vs. 48% - p=0,02) e melhor sobrevida, inclusive dos subgrupos com sangramento devido a úlcera péptica (RR 0,7; IC95% 0,26-1,25) e cirrose com classificação Child Pugh A e B (0,3; IC 95% 0.11-0.85)[14].

O ABC Trial demonstrou uma grande prevalência de anemia e de hemotransfusão em UTI. Trinta e sete por cento dos pacientes receberam hemotransfusão durante sua internação na UTI (índices maiores em pacientes idosos). Merece destaque que os seus principais achados foram relacionados a piores

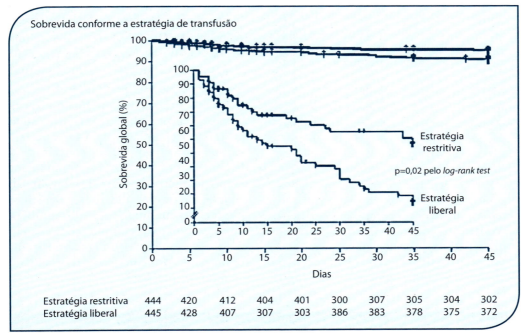

Figura 31.12 – Curva de Kaplan-Meier demonstrando a sobrevida em 6 semanas em ambos os grupos (restritivo e liberal), evidenciando uma maior sobrevida no grupo com estratégia restritiva[14].

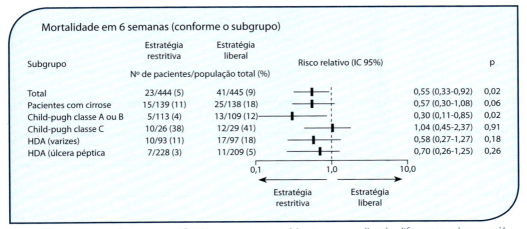

Figura 31.13 – Riscos relativos, com IC95%, para morte em 06 semanas, avaliando diferentes subgrupos[14].

desfechos nos pacientes que receberam he- motransfusão. Houve uma correlação positiva entre disfunção orgânica e o número (r=0,34, P<0,01) e volume total administrado (r = 0,28, com p < 0,01) de concentrados de hemácias. A mortalidade durante a internação em UTI e a hospitalar foram menores no grupo que não recebeu hemoderivados (mortalidade em UTI: 18,5% *vs.* 10,1%; com p<0,001; mortalidade hospitalar: 29% *vs.* 14,9%, com p < 0,001). Entre os pacientes com o mesmo número de disfunções orgânicas, os que receberam mais hemoderivados também tiveram maior mor- talidade. A mortalidade em 28 dias também foi diferente de forma significativa entre os grupos (22,7% *vs.* 17,1%, com p = 0,02), o que confirmou, assim, a relação entre transfusão de hemoderivados e piores desfechos clínicos. Esse resultado, de certa forma, corrobora a utilização de estratégias restritivas para tentar evitar tais desenlaces. Porém, alguns dados devem ser questionados: entre o grupo que recebeu transfusões encontravam-se pacien- tes com maior gravidade (mais velhos, com menores índices de hemoglobina à admissão, maior número de relatos de hemorragias e de anemia recente). Além disso, no grupo

dos transfundidos havia maior número de pacientes com choque circulatório e piores escores prognósticos[72].

Uma revisão sistemática realizada por Carson JL *et al.*, que envolveu 10 estudos (1.780 pacientes), comparou a estratégia liberal (gatilho de transfusão de 10 g/dL de hemoglobina), com uma restritiva (gatilho de 7 g/dL). Essa última reduziu a probabi- lidade de hemotransfusão em 42% (risco relativo 0,58; IC 95% 0,47-0,71) e o volume de hemoderivados para 0,93 unidades (IC 95%: 0,36-1,5 unidades), sem aumentar mortalidade ou eventos cardíacos[75].

O CRIT Trial foi um estudo observacio- nal prospectivo, multicêntrico, envolvendo 284 UTI (213 hospitais), com 4.892 pacien- tes, no qual a quantidade de concentrados de hemácias foi associada com um maior tempo de internação em UTI e hospitalar, além de maior mortalidade. Os pacientes que receberam hemoderivados também apresentaram mais complicações. No en- tanto, níveis menores ou iguais a 9 g/dL foram associados com maior mortalidade e tempo de internação[3].

TABELA 31.8	DIFERENÇA DE MORTALIDADE CONFORME O NÚMERO DE CONCENTRADO DE HEMÁCIAS TRANSFUNDIDOS DURANTE INTERNAÇÃO EM UTI[72]			
Unidades transfundidas	Nº	Sobreviventes (%) (n = 2422)	Óbitos (%) (n = 614)	p
0	1896	85,1	14,9	<0,01
1	157	84,1	15,9	<0,01
2	377	79,6	20,4	<0,01
3	157	70,7	29,3	<0,01
4	130	69,2	30,8	<0,01
> 4	319	55,2	44,8	<0,01

Transfundidos
Não transfundidos
Mortalidade (%)
40
30
20
10
0
Log rank = 3,99; p=0,05
0 5 10 15 20 25 30
Dias
Transfundidos 516 481 444 422 407 402
Não transfundidos 516 482 446 441 435 430

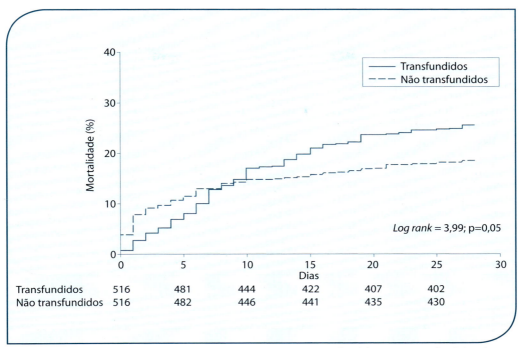

Figura 31.14 – Análise de sobrevida: comparação entre pacientes transfundidos e não transfundidos durante internação em UTI[72].

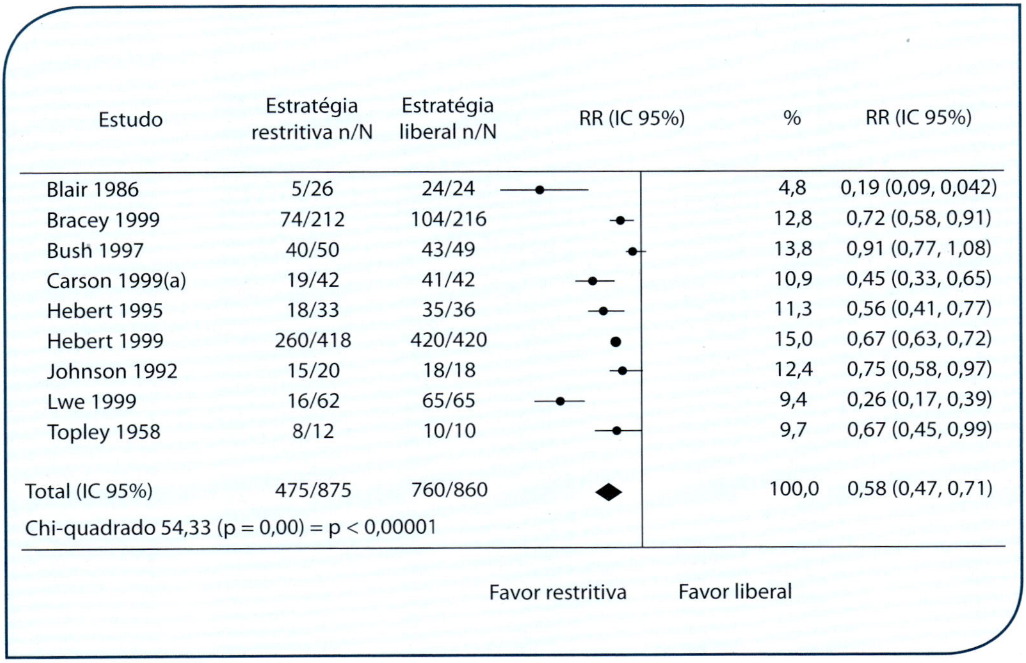

Estudo
Estratégia restritiva n/N
Estratégia liberal n/N
RR (IC 95%)
%
RR (IC 95%)
Blair 1986 5/26 24/24 4,8 0,19 (0,09, 0,042)
Bracey 1999 74/212 104/216 12,8 0,72 (0,58, 0,91)
Bush 1997 40/50 43/49 13,8 0,91 (0,77, 1,08)
Carson 1999(a) 19/42 41/42 10,9 0,45 (0,33, 0,65)
Hebert 1995 18/33 35/36 11,3 0,56 (0,41, 0,77)
Hebert 1999 260/418 420/420 15,0 0,67 (0,63, 0,72)
Johnson 1992 15/20 18/18 12,4 0,75 (0,58, 0,97)
Lwe 1999 16/62 65/65 9,4 0,26 (0,17, 0,39)
Topley 1958 8/12 10/10 9,7 0,67 (0,45, 0,99)
Total (IC 95%) 475/875 760/860 100,0 0,58 (0,47, 0,71)
Chi-quadrado 54,33 (p = 0,00) = p < 0,00001
Favor restritiva
Favor liberal

Figura 31.15 – Efeitos da estratégia restritiva na redução da transfusão de hemoderivados[75].

Estudo	Estratégia restritiva		Estratégia liberal		WMD IC 95%	%
	n	Média (DP)	n	Média (DP)		
Blair 1986	5	2,60 (1,34)	24	4,50 (1,47)		10,7
Bracey 1999	74	2,58 (1,45)	104	2,91 (1,53)		21,7
Bush 1997	40	3,50 (3,09)	43	4,22 (3,43)		9,9
Carson 1999(a)	19	1,84 (1,12)	39	2,00 (0,89)		19,9
Hebert 1999	250	3,88 (4,45)	420	5,80 (5,30)		17,7
Johnson 1992	15	1,00 (0,86)	19	2,05 (0,93)		19,4
Topley 1958	8	7,20 (7,13)	10	11,34 (8,87)		0,7
Total (IC 96%)	441		658			100,0
Chi-square 19,64 (=6) P.000 Z=319						

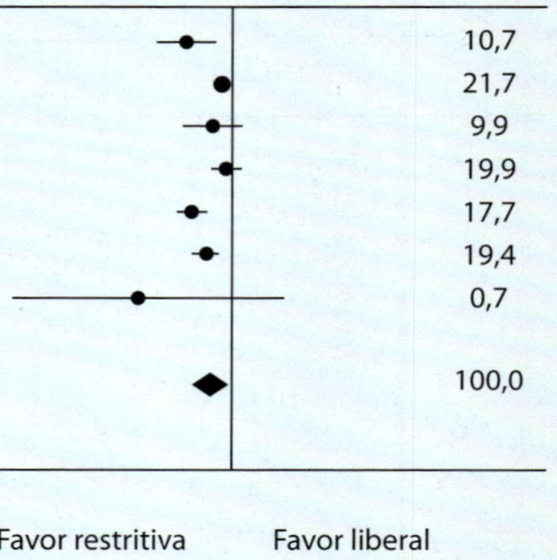

Favor restritiva   Favor liberal

Figura 31.16 – Efeitos da estratégia restritiva na redução do número de concentrados de hemácias[75].

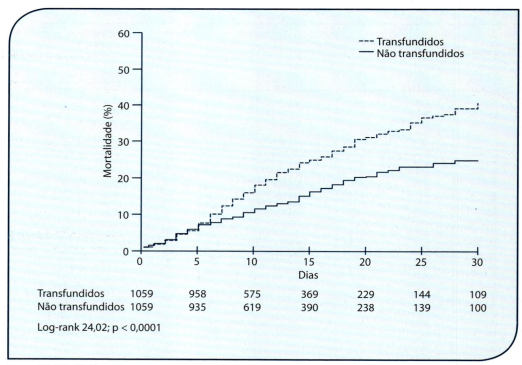

Figura 31.17 – Gráfico ilustrando a mortalidade em pacientes que receberam transfusão de hemoderivados durante a internação em UTI[3].

A variabilidade da conduta transfusional ainda é muito ampla. Ao serem avaliados 24 centros acadêmicos de referência, a prevalência de transfusão de hemoderivados em pacientes submetidos a cirurgias de revascularização miocárdica eletivas variou entre 27% e 92% dos pacientes entre essas diferentes unidades hospitalares[10]. Outro estudo, realizado por Goodnough *et al.* também observou a variação entre 18 diferentes instituições, com uma variação entre 17% e 100% dos pacientes submetidos a tais procedimentos, com uma média de transfusão de 0,4 a 6,3 unidades de concentrados de hemácias por paciente (sendo 15% dessas transfusões consideradas inapropriadas)[76]. Ainda outro estudo evidenciou que 28% das hemotransfusões em UTI poderiam ser evitadas[10], o que aponta a necessidade de uma melhor divulgação das evidências e de aplicações de condutas mais restritivas conforme as recomendações atuais. Uma alternativa que desponta como mais viável é recomendar abster-se da utilização de pontos de gatilho para indicar a conduta transfusional, individualizando-a aos pacientes com desequilíbrio entre a oferta e consumo de oxigênio e nos quais a deficiência de hemácias fosse efetivamente um fator participante desse distúrbio[10].

Brophy GM *et al.* realizaram um estudo observacional, retrospectivo, multicêntrico em 19 UTI norte-americanas, envolvendo 438 pacientes não dialíticos que receberam doses de Darbepoetina Alfa ou Epoetina Alfa. Duzentos e um pacientes utilizaram Darbepoetina Alfa (46% da população), dos quais 85 receberam hemotransfusão durante a internação na UTI, tendo uma hemoglobina média prévia a transfusão de 7,9 g/L e um total médio de 3,6 unidades de concentrados de hemácias por pacientes. Os outros 237 pacientes (54%) receberam Epoetina Alfa, dos quais 105 receberam transfusões de hemoderivados, com uma hemoglobina média prévia de 8,2 g/L e um total médio de 3 concentrados de hemácias transfundidos em cada um desses pacientes.

O tempo médio para a primeira transfusão foi de sete dias para ambos os grupos, o que evidenciou uma variedade no gatilho para a indicação de hemotransfusão mesmo entre os pacientes submetidos a uma estratégia voltada à restrição transfusional[77].

Algumas populações, no entanto, podem se beneficiar da manutenção de níveis um pouco mais elevados de hemoglobina, devido ao risco associado à anemia mais intensa. Uma recente revisão demonstrou uma evolução possivelmente melhor em pacientes com choque séptico, síndrome coronariana aguda, insuficiência coronária grave e com lesão cerebral. Nessas populações, os autores recomendam a manutenção da hemoglobina em torno de 7 a 9 g/dL[14]. Robertson CS *et al.* demonstraram, em um ensaio clínico randomizado, a inexistência de benefícios com a utilização liberal de transfusões de hemoderivados em pacientes com TCE fechado (ponto de gatilho para transfusão de 10 g/dL) e apenas evidenciou um aumento de efeitos adversos associados a tal estratégia[70]. Entretanto, mais estudos são necessários para determinar a melhor conduta transfusional nessas populações.

Com base em tais dados, conclui-se que estratégias restritivas de transfusão de hemoderivados são seguras e não estão associadas a aumento de mortalidade ou morbidade de forma significativa. Em geral, apesar de não dever haver um gatilho único, um valor de 7 g/L parece ser o mais indicado na atualidade, salvo exceções, que devem ser avaliadas individualmente, conforme a relação entre oferta e consumo de oxigênio[4]. De acordo com a recomendação da Organização Mundial de Saúde, algumas perguntas devem ser feitas antes da prescrição de hemoderivados, independentemente do gatilho utilizado para a tomada de decisão: 1. Que melhora na condição clínica do paciente desejo atingir? 2. Posso minimizar a perda sanguínea e reduzir a necessidade transfusional? 3. Existem outros tratamentos que possam utilizar antes de decidir sobre a transfusão, tais como reposição de fluidos intravenosos e oxigênio? 4. Quais as indicações específicas, clínicas e laboratoriais, para a transfusão neste paciente? 5. Quais os riscos de transmissão de HIV, hepatites, sífilis ou outros agentes infecciosos através dos produtos sanguíneos disponíveis? 6. Os benefícios da transfusão suplantam os riscos para esse paciente em particular? 7. Quais as outras opções existentes, se não houver sangue disponível a tempo? 8. Uma pessoa treinada irá monitorizar esse paciente e responder imediatamente se ocorrer qualquer reação aguda transfusional? 9. Registrei a minha decisão e as razões para a transfusão no prontuário do paciente e preenchi o formulário de requisição? Caso ainda haja alguma dúvida, o médico ainda deveria fazer o seguinte questionamento: se este sangue fosse para mim, ou meu filho, aceitaria a transfusão sob estas circunstâncias?[48]

Medidas perioperatórias

Uma série de cuidados e de práticas clínicas podem ser adotados para reduzir complicações associadas a anemia e a hemotransfusão em todos os momentos do perioperatório. Cuidados pré-operatórios, como a estabilização do paciente, devem ser adotados e é importante que toda a equipe, além do cirurgião, seja envolvida, de forma que uma boa comunicação entre todos seja

a norma. A identificação de fatores associados a um maior risco de hemorragia pode contribuir para influenciar positivamente nos cuidados desses pacientes. Alguns dos principais fatores associados estão listados na Tabela 31.9.

A anemia diagnosticada no período pré-operatório deve ser adequadamente diagnosticada e tratada. O limiar para liberação da cirurgia varia conforme diversos protocolos e serviços, além de mudar conforme condutas próprias de cada equipe cirúrgica[48]. De acordo com as principais evidências, o gatilho geral para essa liberação é 7 a 8 g/dL de hemoglobina, podendo ser um pouco superior em grupos com maior risco associado à anemia (pacientes com compensação inadequada da anemia, doença cardiorrespiratória coexistente, grandes cirurgias ou com previsão de perda sanguínea significativa e pacientes neurocirúrgicos graves, por exemplo). Além disso, distúrbios de coagulação devem ser diagnosticados e corrigidos antes do procedimento cirúrgico, sempre que possível.

As drogas de uso habitual pelos pacientes devem ser criteriosamente checadas previamente e algumas delas necessitam ser suspensas antes do procedimento. Pacientes anticoagulados com varfarina devem ter seu INR corrigido. Naqueles candidatos a cirurgias eletivas, o INR deve ser monitorizado diariamente e a droga, suspensa ao

TABELA 31.9	FATORES RELACIONADOS COM A HEMORRAGIA NO PERÍODO PERIOPERATÓRIO[48]
Fatores que afetam o risco de hemorragia	
Experiência do cirurgião ou do anestesista	
Duração da cirurgia	
Técnica cirúrgica e anestésica	
Condição do paciente	
Previsão de perda sanguínea	

menos três dias antes do procedimento. Nos pacientes com INR maior do que 2, deve-se iniciar heparina, que deve ser interrompida 6 horas antes da intervenção. A cirurgia deve ser iniciada com INR e TTPA menores do que 2. A reintrodução da varfarina deve ser feita imediatamente após a cirurgia, conforme as condições clínicas do paciente. Em cirurgias de emergência, além da interrupção imediata da varfarina, deve-se administrar Vitamina K na dose de 0,5 a 2,0 mg por meio de infusão IV lenta e pode ainda ser necessária a transfusão de 15 mL/kg de plasma fresco congelado. Nos pacientes que estiverem em uso de Heparina não fracionada, antes de cirurgias eletivas, a interrupção pode ser feita até seis horas antes do procedimento, que deve ser iniciado após o TTPA estar menor que 2,0 (reintroduzindo-se a heparina no pós-operatório assim que possível). Em cirurgias de emergência, pode ser considerada a reversão com sulfato de protamina intravascular (1 mg de Protamina neutraliza 100 UI de Heparina). Raramente é necessária a interrupção da Heparina não fracionada no período perioperatório[48]. Os demais antiagregantes e anticoagulantes devem ser criteriosamente checados e, perante as particularidades de cada fármaco, a sua aplicação deve ser baseada na otimização dos produtos (profiláticos ou terapêuticos), checando seus perfis farmacodinâmicos e farmacocinéticos.

Algumas medidas para otimização clínica pré-operatória de pacientes com indicação de cirurgias eletivas podem contribuir com a diminuição de transfusões de hemoderivados no perioperatório. A aplicação de feixes de conduta para avaliar, tratar e intervir para aumentar a tolerabilidade do paciente deve ser considerada.

No intraoperatório, a aplicação máxima de procedimentos de homeostase diminui a chance de sangramento no pós-operatório. Deve-se atentar para a prevenção de episódios de hipertensão e de taquicardia, assim como de tosse e outras manobras que aumentem a pressão venosa central. A hipotermia deve também ser evitada e o paciente, ventilado adequadamente, além de mantido em normovolemia. Os antifibrinolíticos, apesar da divergência na literatura sobre seu uso nesse contexto, podem ser de algum benefício na redução da hemorragia, assim como a vasopressina (DDAVP). Nos casos que requerem transfusão, uma avaliação criteriosa da estimativa de perda sanguínea pode evitar transfusões além do necessário. Nessas circunstâncias, deve-se tentar avaliar objetivamente se o volume de sangue perdido pode ter sido o suficiente para causar alterações significativas na relação entre a oferta e consumo de oxigênio. A perda aceitável de sangue pode ser determinada pela fórmula a seguir[48]:

$$\text{Perda aceitável} = \frac{\text{Volume sanguíneo} \times (\text{Hb pré-Hb mais baixa aceitável})}{\text{Média entre a Hb pree a Hb aceitável}}$$

Como discutido anteriormente, técnicas de transfusão autólogas e de *"cell salvage"* podem reduzir a transfusão alogênica no perioperatório. Entretanto, existem inúmeras controvérsias e limitações a elas associadas.

Para organizar tais medidas, foi desenvolvida uma estratégia hierárquica para reduzir as transfusões no perioperatório, por meio da qual as condutas são divididas em três fundamentos: otimização da eritropoiese, redução das perdas sanguíneas e otimização fisiológica do paciente. Esses elementos, por sua vez, preveem condutas para antes, durante e após a cirurgia. Todas as intervenções visam a redução de anemia, hipoxemia, perda sanguínea e de efeitos adversos[78,79]. Essa estratégia foi testada em um estudo de coorte que envolveu 586 pacientes submetidos a cirurgias de revascularização miocárdica. Os pacientes do grupo intervenção (que tiveram o manejo operatório de conservação de hemoderivados voltado individualmente

TABELA 31.10	ESTRATÉGIAS DE REDUÇÃO DE TRANSFUSÃO DE HEMODERIVADOS NO PERIOPERATÓRIO[81]		
	1° Fundamento Otimização da Eritropoiese	2° Fundamento Minimizar perda sanguínea/sangramento	3° Fundamento Otimização da reserva fisiológica da anemia
1	- Detectar anemia - Identificar causa(s) da anemia - Tratar causa(s) da anemia - Avaliar novamente com maior cuidado. - Tratar reservas subótimas de ferro, deficiência de ferro, anemia, doenças crônicas, e outras alterações da eritropoiese - Tratar outras doenças que alterem eritropoiese - Observação: anemia é contraindicação para cirurgia eletiva	- Identificar e manejar o risco de sangramento - Minimizar a perda iatrogênica de sangue - Planejar e ensaiar o procedimento - Doação autóloga pré-operatória de sangue (em casos selecionados ou quando for escolha do paciente)	- Avaliar e otimizar reservas fisiológicas do paciente e seus fatores de risco - Comparar a perda estimada de sangue com a tolerada pelo paciente - Manejo voltado ao paciente, com medidas conservadoras de sangue, para minimizar perdas, otimizar hemácias e tratar a anemia - Adotar pontos de corte restritivos para a doação de hemoderivados
2	Cirurgia simultânea com a otimização do paciente	- Hemostasia e técnica cirúrgica realizadas com precisão - Opções de sangue autólogo - Estratégias anestésicas para conservação de sangue - Técnicas cirúrgicas poupadoras de sangue - Agentes hemostáticos farmacológicos	- Otimizar débito cardíaco - Otimizar ventilação e oxigenação - Adotar pontos de corte restritivos para a doação de hemoderivados
3	- Estimular a eritropoiese - Ficar atento quanto a interações medicamentosas que possam aumentar a anemia	- Monitorizar e tratar hemorragias pós-operatórias - Evitar hemorragias secundárias - *Cell Salvage* - Evitar hipotermia, mantendo normotermia - Diminuir perdas sanguíneas iatrogênicas - Evitar/tratar infecções prontamente - Hemostasia/manejo anticoagulante - Profilaxia para úlcera gástrica - Ficar atento para efeitos adversos de medicações	- Otimizar reservas contra a anemia - Diminuir consumo de oxigênio - Aumentar a oferta de oxigênio - Evitar/Tratar infecções prontamente - Adotar pontos de corte restritivos para a doação de hemoderivados

para o paciente) tiveram menores taxas de transfusão (10,6% *vs.* 42,5% – p < 0,0001), de mortalidade (0,8% *vs.* 2,5% – p = 0,02) e de complicações (11,1% *vs.* 18,7% – 0,0002)[80].

1 – Pré-operatório; 2 – Intraoperatório; 3 – Pós-operatório

Implantação de dispensação eletrônica para solicitação e liberação de hemoderivados

A implantação de um sistema eletrônico para a dispensação de hemoderivados, baseado em protocolos institucionais, pode contribuir de modo eficiente para a redução de transfusões de hemoderivados, levando a um maior controle das justificativas para a sua liberação e garantindo aderência às recomendações institucionais. O benefício desse tipo de estratégia foi demonstrado por Rana R et. al, em um ensaio clínico, que avaliou a implantação de um sistema computadorizado de solicitação e liberação de hemoderivados em UTI (com duração de seis meses, três antes da implantação do sistema e três após). Foram avaliados 1.785 pacientes nesse período, dos quais 843 apresentavam anemia (classificada conforme o protocolo do estudo como níveis séricos de hemoglobina < 10 mg/dL). Dos pacientes com anemia, 440 foram diagnosticados no período prévio a adoção do sistema e 403 no período posterior. A estratégia correlacionou-se a uma menor quantidade de concentrados de hemácias transfundidos (108 +/- 2,3 *vs.* 86 +/- 2,3 – p < 0,001), diminuição na porcentagem de pacientes hemotransfundidos (17,7% *vs.* 4,5% – p < 0,001), redução de eventos adversos associados a transfusão (6,1% *vs.* 2,7%, p = 0,015), porém, sem diferença na mortalidade[82].

Conclusão

Transfusões de hemoderivados são comuns na UTI, sendo associadas a inúmeras complicações clínicas, sobretudo quando são prescritas sem uma indicação precisa. Consoante a isso, as atuais evidências corroboram a utilização de estratégias transfusionais mais restritivas. A transfusão de concentrados de hemácias alogênicos é relacionada a uma grande diversidade de comorbidades e a aumento da mortalidade em pacientes gravemente enfermos[83], o que contribuiu para uma redução importante da quantidade de transfusões nos últimos anos. As revisões recentes apontam para a necessidade de mais evidências que apoiem as terapias farmacológicas e mecânicas voltadas à redução de sangramento. Conforme apontado em algumas revisões, estratégias simples de intervenção, como programas de auditoria e educacionais com ênfase em atualização e na mudança de prática clínica, podem trazer importantes benefícios[84,85]. Entretanto, em virtude dos riscos relacionados à anemia, novos ensaios clínicos e estudos observacionais em populações menos heterogêneas e com análises mais rigorosas ainda são necessários[86]. Os objetivos deveriam ser, apropriadamente, a manutenção da concentração da hemoglobina, a otimização da homeostase e a minimização de perdas sanguíneas, todas associadas a uma melhor manipulação do sangue do paciente[87]. A meta a ser atingida é aquela estabelecida pela Organização Mundial de Saúde (OMS): "Transfundir o sangue correto para o paciente correto no tempo correto", com a terapia transfusional focada no paciente e não no produto (hemoderivado)[48,88].

TABELA 31.11	MECANISMOS DE AÇÃO E BENEFÍCIOS DE TÉCNICAS DE CONSERVAÇÃO SANGUÍNEA[6]	
Estratégia	**Mecanismo de ação**	**Potencial benefício/vantagens**
Redução de perda aguda de sangue		
Agentes antifibrinolíticos		
Ácido tranexâmico ou epsilon aminocapróico	Aumento da hemóstase	- Reduz risco de sangramento recorrente e morte em pacientes com hemorragia digestiva e cirurgia cardíaca* - Investigação: uso no trauma
Desmopressina	Aumento da hemóstase por aumento do fator VIII e Von Willebrand	- Redução do risco de sangramento em coagulopatias congênitas (disfunção plaquetária, doença de Von Willebrand, hemofilia A) e das associadas com insuficiência renal
Fator VII recombinante ativado	Aumento da hemóstase	- Possível benefício em casos selecionados refratários a medidas clínicas e cirúrgicas
Carreadores artificiais de oxigênio	Aumento do transporte de oxigênio sem transfusão	- Possível redução da necessidade de transfusão - Sem efeitos imunológicos - Sem risco de doenças relacionadas a transfusão - Produto pode ser armazenado em temperatura ambiente
Técnicas de preservação sanguínea (*cell salvage*)	Retorno do sangue coletado nos drenos cirúrgicos	- Redução da necessidade de transfusão perioperatória em cirurgias ortopédicas (sem evidência em cirurgia cardíaca)
Redução de perda sanguínea com testes diagnósticos		
Técnica de amostragem fechada	Redução da perda de sangue iatrogênica	- Elimina perda de sangue em pacientes com cateter venoso central - Reduz risco de infecção de cateter
Tubos de amostra de pequeno volume	Redução da perda de sangue iatrogênica	- Redução da perda
Point-of-care microanálise	Redução da perda de sangue iatrogênica	- Reduz tempo de retorno para resultados de exames
Eritropoetina	Aumento da produção de células vermelhas na medula óssea	- Aumento nos níveis de hemoglobina e redução de transfusões - Possível redução na mortalidade em pacientes vítimas de trauma
Gatilho restritivo de Transfusão	Aumento da tolerabilidade a níveis menores de hemoglobina	- Redução da necessidade de transfusão sem aumento de morbidade e de mortalidade

*Sem evidências que justifiquem sua utilização.

TABELA 31.12	POTENCIAIS RISCOS E DESVANTAGENS ASSOCIADOS COM ESTRATÉGIAS DE CONSERVAÇÃO SANGUÍNEA[6]
Estratégia	**Potencial risco e/ou desvantagem**
Agentes antifibrinolíticos	- Trombose - Possível aumento do risco de morte com o uso de aprotinina
Desmopressina	- Trombose
Fator VII recombinante ativado	- Trombose - Sem benefícios com uso de rotina em casos de trauma ou sangramento importante
Carreadores artificiais de oxigênio	- Meia-vida curta - Interferência com medidas laboratoriais (substitutos de hemoglobina) - Vasorreatividade (substitutos de hemoglobina) - Uso de O_2 100% para prover oxigenação efetiva com o uso de perfluorocarbonos (pode desencadear lesão pulmonar)
Técnicas de preservação sanguínea (*cell salvage*)	- Aplicabilidade limitada (na maioria dos pacientes) - Reduzida qualidade de reinfusão
Redução de perda sanguínea com testes diagnósticos	
Técnica de amostragem fechada	- Embolização retrógrada arterial
Tubos de amostra de pequeno volume	- Potencial volume insuficiente para testes diagnósticos
Point-of-care/microanálise	- Acurácia e precisão variáveis (necessidade de garantia de qualidade e calibração contínuas)
Eritropoetina	- Trombose
Trigger restritivo de transfusão	- Possível risco de morte em pacientes com doença caríaca ativa

Referências bibliográficas

1. www.redcrossblood.org - acessado no dia 07/01/2015.
2. Hillis et al. 2011 ACCF/AHA Guideline for Coronary Artery Bypass Graft Surgery: Executive Summary - A report of the American College of Cardiology Foundation/ American Heart Association Task Force on Practice Guidelines. Circulation 2011;124:2610-2642.
3. Corwin HL, Gettinger A, Pearl RG, et al. The CRIT Study: anemia and blood transfusion in the critically ill —current clinical practice in the United States. Crit Care Med 2004;32:39-52.
4. Tinmouth AT, McIntyre LA, Fowler RA. Blood conservation strategies to reduce the need for red blood cell transfusion in critically ill patients. CMAJ 2008;178(1):49-57.
5. Vincente JL, Baron JF, Reinhart K, Gattinoni L, Thijs L, Webb A, Meier-Hellmann A, Nollet G, Peres-Bota D, and ABC Investigators. Anemia and Blood Transfusion in Critically Ill Patients. JAMA, 2002; 288: 1499-1507.
6. Hébert PC, Hu LQ, Biro GP. Review of physiologic mechanisms in response to anemia. CMAJ 1997;156:S27-40.
7. Kleinman S, Chan P, Robillard P. Risks associated with transfusion of cellular blood components in canada. Transfus Med Rev 2003;17:120-62.

8. Klein HG. How safe is blood, really? Biologicals 38 (2010) 100-104.
9. Epstein JS. Alternative strategies in assuring blood safety: An Overview. Biologicals 38 (2010) 31-35.
10. Corwin HL. Blood Conservation in the Critically Ill Patient. Anesthesiology Clin N Am. 23 (2005) 363-372.
11. Shander A. Anemia in the critically ill. Crit Care Clin 20 (2004) 159-178.
12. Marik PE, Sibbaid WJ. Effect of stored-blood transfusion on oxygen delivery in patients with sepsis. JAMA 1993;269:3024-9.
13. Fitzgerald RD, Martin CM, Dietz GE, et al. Transfusing red blood cells stored in citrate phosphate dextrose adenine-1 for 28 days fails to improve tissue oxygenation in rats. Crit Care Med 1997;25:726-32.
14. McIntyre L, Tinmouth AT, Fergusson DA. Blood component transfusion in critically ill patients. Curr Opin Crit Care 2013, 19:326 -333.
15. Stone et al, Impact of major bleeding and blood transfusions after cardiac surgery: Analysis from the Acute Catheterization and Urgent Intervention Triage strategY (ACUITY) trial, Am Heart J 2012;163:522-9.
16. McLellan SA,McClelland DBL, Walsh TS. Anaemia and red blood cell transfusion in the critically ill patient. Blood Reviews (2003) 17, 195–208.
17. Chant C, Wilson G, Friedrich JO. Anemia, transfusion, and phlebotomy practices in critically ill patients with prolonged ICU length of stay: a cohort study. Available online http://ccforum.com/content/10/5/R140
18. Wallis JP et al. Changing indications for red cell transfusion from 2000 to 2004 in the North of England. Transfusion Medicine, 2006, 16, 411–417.
19. Perazzo P et al. Blood management and transfusion strategies in 600 patients undergoing total joint arthroplasty: an analysis of pre-operative autologous blood donation. Blood Transfus 2013; 11: 370-6.
20. Zilberberg MD, Shorr AF. Effect of a restrictive transfusion strategy on transfusion-attributable severe acute complications and costs in the US ICUs: a model simulationBMC Health Services Research 2007, 7:138.
21. Spahn DR, Shander A, Hoffmann A. The chiasm: Transfusion practice versus patient blood management. Best Practice & Research Clinical Anaesthesiology 27 (2013) 37–42.
22. Farmer SL et al. Drivers for change: Western Australia Patient Blood Management Program (WA PBMP), World Health Assembly (WHA) and Advisory Committee on Blood Safety and Availability (ACBSA) Best Practice &Research Clinical Anaesthesiology 27 (2013) 43–58.
23. DeBellis RJ. Anemia in critical care patients: Incidence, etiology, impact, management, and use of treatment guidelines and protocols. Am J Health-Syst Pharm. 2007; 64(Suppl 2):S14-21.
24. Sherman CH, MacIvor DC. Blood utilization: fostering an effective hospital transfusion culture. Journal of Clinical Anesthesia (2012) 24, 155–163.
25. Henry DA, Carless P, Moxey A, et al. Anti-fibrinolytic use for minimising perioper- ative allogeneic blood transfusion [review]. Cochrane Database Syst Rev 2007;(4): CD001886.
26. FDA requests marketing suspension of Trasylol [press release]. Rockville (MD): US Food and Drug Administration; 2007 Nov 5. Available: www.fda.gov/bbs /topics/NEWS/2007/NEW01738.html (accessed 2007 Nov 13).
27. Martí-Carvajal AJ, Solà I, Martí-Carvajal PI. Antifibrinolytic amino acids for upper gastrointestinal bleeding in pa- tients with acute or chronic liver disease. Cochrane Database of Systematic Reviews 2012, Issue 9. Art. No.: CD006007.
28. Mannucci PM. Hemostatic drugs. N Engl J Med 1998;339:245-53.
29. Mannucci PM. Desmopressin (DDAVP) in the treatment of bleeding disorders: the first 20 years. Blood 1997;90:2515-21.
30. Fowler RA, Rizoli SB, Levin PD, Smith T: Blood conservation for critically ill patients. Crit Care Clin 20(2):313–324, 2004.
31. Levi M, Peters M, Buller HR. Efficacy and safety of recombinant factor VIIa for treatment of severe bleeding: a systematic review. Crit Care Med 2005;33:883-90.
32. Stanworth SJ, Birchall J, Doree CJ, et al. Recombinant factor VIIa for the prevention and treatment of bleeding in patients without haemophilia [review]. Cochrane Database Syst Rev 2007;(2):CD005011.
33. Martí-Carvajal AJ, Karakitsiou DE, Salanti G. Human recombinant activated factor VII for upper gastrointestinal bleeding in patients with liver diseases. Cochrane Database of Systematic Reviews 2012, Issue 3. Art. No.: CD004887. DOI: 10.1002/14651858.CD004887.pub3.
34. Boffard KD, Riou B, Warren B, et al. Recombinant factor VIIa as adjunctive therapy for bleeding control in severely injured trauma patients: two parallel randomized, placebo-controlled, double-blind clinical trials. J Trauma 2005;59:8-15.
35. Mayer SA, Brun NC, Begtrup K, et al. Recombinant activated factor VII for acute in- tracerebral hemorrhage. N Engl J Med 2005;352:777-85.
36. 36`. Martí-Carvajal AJ, Solà I. Vitamin K for upper gastrointestinal bleeding in patients with acute or chronic liver diseases. Cochrane

Database of Systematic Reviews 2012, Issue 9. Art. No.: CD004792.

37. Gould SA, Moore EE, Hoyt DB, et al. The first randomized trial of human polymer- ized hemoglobin as a blood substitute in acute trauma and emergent surgery. J Am Coll Surg 1998;187:113-20.

38. Northfield Laboratories reports results of pivotal phase III trauma study [press release]. Evanston (IL): Northfield Laboratories Inc.; 2007 May 23. Available: http: //phx.corporate-ir.net/phoenix.zhtml?c=91374&p=irol-newsArticle&ID=1005951& highlight= (accessed 2007 Oct 22).

39. Jahr JS. A novel blood substitute: results of a pivotal trial in orthopoedic surgery patients. Crit Care Med 2001;29:S243.

40. Levy JH, Goodnough LT, Greilich PE, et al. Polymerized bovine hemoglobin solution as a replacement for allogeneic red blood cell transfusion after cardiac surgery: re- sults of a randomized, double-blind trial. J Thorac Cardiovasc Surg 2002;124:35-42.

41. LaMuraglia GM, O'Hara PJ, Baker WH, et al. The reduction of the allogenic trans- fusion requirement in aortic surgery with a hemoglobin-based solution. J Vasc Surg 2000;31:299-308.

42. Seghatchian J, de Sousa G. An overview of unresolved inherent problems associated with red cell transfusion and potential use of artificial oxygen carriers and ECO-RBC: Current status/future trends. Transfusion and Apheresis Science 37 (2007) 251–259.

43. Goodnough LT, Shander A, Brecher ME. Transfusion medicine: looking to the future. Lancet 2003; 361: 161–69.

44. McGill N, et al. Mechanical methods of reducing blood transfusion in cardiac surgery: randomised controlled trial. bmj.com 2002;324:1299.

45. Shander A, Hofmann A, Isbister J, Van Aken H. Patient blood management - The new frontier. Best Practice & Research Clinical Anaesthesiology 27 (2013) 5–10.

46. Spahn DR, Shander A, Hoffmann A. The chiasm: Transfusion practice versus patient blood management. Best Practice & Research Clinical Anaesthesiology 27 (2013) 37–42.

47. Von Ahsen N, Muller C, Serke S, et al. Important role of nondiagnostic blood loss and blunted erythropoietic response in the anemia of medical intensive care patients. Crit Care Med 1999;27:2630-9.

48. Handbook - O Uso Clínico do Sangue - Organização Mundial de Saúde - Site para download.

49. Matot I, Scheinin O, Jurim O, Eid A. Effectiveness of acute normovolemic hemodilution to minimize allogeneic blood transfusion in major liver resections. Anesthesiology 2002;97:794-800.

50. Shander A, Rijhwani TS. Acute normovolemic hemodilution. Transfusion 2004;44(12 Suppl):26S-34S.

51. Von Ahsen N, Muller C, Serke S, et al. Important role of nondiagnostic blood loss and blunted erythropoietic response in the anemia of medical intensive care patients. Crit Care Med 1999;27:2630-9.

52. Ezzie ME, Aberegg SK, O'Brien Jr JM. Laboratory Testing in the Intensive Care Unit. Crit Care Clin 23 (2007): 435-465.

53. Kumwilaisak JK, Noto A, Schmidt UH, Beck CI, Crimi C, Lewandrowski K, Bigatello LM, Effect of laboratory testing guidelines on the utilization of tests and order entries in a surgical intensive care unit, Crit. Care Med. (2008) 36 (11).

54. Cismondi F, Celi LA, Fialho AS, Vieira SM, Reti SR, Sousa JM, Finkelstein SN. Reducing unnecessary lab testing in the ICU with artificial intelligence. International journal of medical informatics 8 2 (2013) 345–358.

55. May TA, Clancy M, Critchfield J, Ebeling F, Enriquez A, Gallagher C, Genevro J, Kloo J, Lewis P, Smith R, Ng VL, Reducing unnecessary inpatient laboratory testing in a teaching hospital, Am. J. Clin. Pathol. 126 (2006) 200–206.

56. Gortmaker SL, Bickford AF, Mathewson HO, Tirrell KDPC, A successful experiment to reduce unnecessary laboratory use in a community hospital, Med. Care 126 (1988) 631–642.

57. Page C, Retter A, Wyncoll D. Blood conservation devices in critical care: a narrative review. Annals of Intensive Care 2013, 3:14.

58. O'Hare D, Chilvers RJ: Arterial blood sam- pling practices in intensive care units in En- gland and Wales. Anaesthesia 2001; 56: 568 –571.

59. Robertson CS, Hannay HJ, Yamal JM, Gopinath S, Goodman JC, Tilley CT and the Epo Severe TBI Trial Investigators. . Effect of Erythropoietin and Transfusion Threshold on Neurological Recovery After Traumatic Brain Injury A Randomized Clinical Trial. JAMA. 2014;312(1):36-47. doi:10.1001/jama.2014.6490.

60. Hallet J, et al, The Impact of Perioperative Iron on the Use of Red Blood Cell Transfusions in Gastrointestinal Surgery: A Systematic Review and Me., Tranfus Med Rev (2014), http://dx.doi.org/10.1016/j.tmrv.2014.05.004

61. Lin DM, Lin ES, Tran MH. Efficacy and Safety of Erythroietin and Intravenous Iron in Perioperative Blood Management: A Systematic Review. Transfusion Medicine Reviews. 27 (2013) 221-234.

62. Pieracci FM et al. A Multicenter, Randomized Clinical Trial of IV Iron Supplementation for

Anemia of Traumatic Critical Illness. Crit Care Med 2014; 42:2048–2057.

63. Corwin HL, Gettinger A, Fabian TC, et al. Efficacy and safety of epoetin alfa in critically ill patients. N Engl J Med 2007;357:965-76.

64. Corwin HL, Gettinger A, Pearl RG, Fink MP, Levy MM, Shapiro MJ, Corwin MJ, Colton T and The Epo Critical Care Trials Group. Efficacy of Recombinant Human Erythropoietin in Critically Ill Patients.: a Randomized Controlled Trial. JAMA: 2002;288: 2827-2835.

65. Zarychanski R, Turgeon AF, McIntyre L, et al. Erythropoietin-receptor agonists in critically ill patients: a meta-analysis of randomized controlled trials. CMAJ 2007; 177:725-34.

66. Wilson J, Yao GL, Raftery J, Bohlius J, Brunskill S, Sandercock J, et al. A systematic review and economic evaluation of epoetin alfa, epoetin beta and darbepoetin alfa in anaemia associated with cancer, especially that attributable to cancer treatment. Health Technol Assess 2007;11(13).

67. MacLaren R, Gasper J, Jung R, Vandivier RW. Use of exogenous erythropoietin in critically ill patients. Journal of Clinical Pharmacy and Therapeutics (2004) 29, 195-208.

68. Lin DM, Lin ES, Tran MH. Efficacy and Safety of Erythroietin and Intravenous Iron in Perioperative Blood Management: A Systematic Review. Transfusion Medicine Reviews. 27 (2013) 221-234.

69. Luchette FA et al. Functional outcomes in anemic trauma patients. The American Journal of Surgery (2012) 203, 508–516.

70. Givens M, Lapointe M. Is there a Place for Epoetin Alfa in Managing Anemia During Critical Illness? CLIN THER 2004. 26: 819-829.

71. Robertson CS, Hannay HJ, Yamal JM, Gopinath S, Goodman JC, Tilley CT and the Epo Severe TBI Trial Investigators. . Effect of Erythropoietin and Transfusion Threshold on Neurological Recovery After Traumatic Brain Injury A Randomized Clinical Trial. JAMA. 2014;312(1):36-47.

72. Silver M, Corwin MJ, Bazan A, Gettinger A, Enny C, Corwin HL. Efficacy of recombinant human erythropoietin in critically ill patients admitted to a long-term acute care facility: A randomized, double-blind, placebo-controlled trial. Crit Care Med 2006; 34:2310–2316.

73. Adam RC, Lundy JS: Anesthesia in cases of poor risk. Some sugges- tions for decreasing the risk. Surg Gynecol Obstet 74:1011–101, 1942.

74. Hébert PC, Wells G, Blajchman MA et al. A multicenter, randomized, controlled clinical trial of transfusion requirements in critical care. Transfusion Requirements in Critical Care Investigators, Canadian Critical Care Trials Group. N Engl J Med. 1999; 340:409-17.

75. Hébert PC, Yetisir E, Martin C et al. Is a low transfusion threshold safe in critically ill patients with cardiovascular diseases? Crit Care Med. 2001; 29:227-34.

76. Carson JL, Hill S, Carless P, Hébert P, Henry D. Transfusion Triggers: A Systematic Review of the Literature, Transfusion Medicine Reviews, Vol 16, No 3 (July) 2002: pp 187-199.

77. Goodnough LT, Johnston MF, Toy PT. The variability of transfusion practice in coronary artery bypass surgery. JAMA 1991;265:86–90.

78. Brophy GM, et al. A US Multicenter, Retrospective, Observational Study of Erythropoiesis- -Stimulating Agent Utilization in Anemic, Critically Ill Patients Admitted to the Intensive Care Unit. Clin Ther. 2008;30:2324-2334.

79. Hofmann A, Farmer S, Towler SC. Strategies to preempt and reduce the use of blood products: an Australian perspective. Curr Opin Anesthesiol 2012, 25:66-73.

80. Theusinger et al. Strategies to reduce the use of blood products. Curr Opin Anesthesiol 2012, 25:59 –65.

81. Moskowitz DM, Mccullough JN, Shander A, et al. The impact of blood &&conservation on outcomes in cardiac surgery: is it safe and effective? AnnThorac Surg 2010; 90:451–458.

82. Hofmann A, Farmer S, Shander A. Five Drivers Shifting the Paradigm from Product-Focused Transfusion Practice to Patient Blood Management. The Oncologist 2011, 16:3-11.

83. Rana R, et al. Evidence-based red cell transfusion in the critically ill: Quality improvement using computerized physician order entry. Crit Care Med 2006; 34:1892–1897.

84. Spahn DR, Shander A, Hoffmann A. The chiasm: Transfusion practice versus patient blood management. Best Practice & Research Clinical Anaesthesiology 27 (2013) 37–42.

85. Tinmouth A, MacDougall L, Fergusson D, et al. Reducing the amount of blood transfused: a systematic review of behavioral interventions to change physicians'transfusion practices. Arch Intern Med 2005;165:845-52.

86. Wilson K, MacDougall L, Fergusson D, et al. The effectiveness of interventions to reduce physician's levels of inappropriate transfusion: what can be learned from a systematic review of the literature. Transfusion 2002;42:1224-9.

87. Vincent JL, Sakr Y, Lelubre C. The future of observational research and randomized controlled trials in red blood cell transfusion medicine. Shock, Vol. 41, Supplement 1, pp. 98Y101, 2014.

Seção VII – Cirurgias Abdominais de Grande Porte

32

Síndrome Compartimental Abdominal

Estevão Bassi
Filipe Matheus Cadamuro
Marcelo Dell'aringa

Introdução

Nos últimos 15 anos tem havido um aumento na preocupação com a Síndrome Compartimental Abdominal (SCA) e suas consequências[1]. Em paralelo a isso existem evidências na literatura[2-5] de que uma parcela significativa das equipes médicas que cuida de pacientes sob risco ou com diagnóstico de HIA ou SCA não possui conhecimentos adequados em relação a diagnóstico e/ou manejo destas condições. Tal fato torna o conhecimento do conceito de hipertensão intra-abdominal (HIA) e da SCA de grande importância para o médico intensivista, especialmente para aquele que atua em unidade de terapia intensiva cirúrgica.

O conhecimento da HIA e de suas consequências é relativamente recente. A publicação de Kron e col.[6] de 1984 é considerada a precursora na introdução do termo SCA na literatura médica. Antes desta, outros autores já haviam publicado relatos de elevação da pressão intra-abdominal (PIA) em pacientes cirúrgicos associada a disfunções orgânicas[7,8], porém sem relatos precisos da metodologia da aferição ou dos valores de PIA. Kron e col.[6] foram os primeiros a descrever uma metodologia padronizada de aferição da PIA e a associar seus valores na prática clínica a dados experimentais e à realização de intervenções (no caso, a laparotomia descompressiva).

Após a publicação inicial de Kron e col.[6], o assunto aumentou em frequência na literatura médica, as situações clínicas associadas à sua ocorrência se diversificaram[9-12], assim como suas definições, critérios diagnósticos e formas de classificação. Diante disso, foi criada em 2004 a *World Society of the Abdominal Compartment Syndrome* (www.wsacs.org) visando a padronização de definições, classificação, formas de se realizar diagnóstico e de manejo da síndrome. É essa entidade que se reúne periodicamente para elaborar os *guidelines*[14] que são tidos como referência no assunto.

Epidemiologia

Estima-se entre 0,5% e 20% a prevalência da SCA em pacientes de Terapia Intensiva, a depender do tipo de paciente[15]. Entre os pacientes clínicos estima-se ser de 0,5% a 8% a prevalência, entre os politraumatizados 6% a 14% e entre os grande queimados 1% a 20% (Tabela 32.1). Chama a atenção a maior prevalência em pacientes cirúrgicos (1): pós-operatórios de cirurgias abdominais de emergência, vítimas de trauma e grandes queimados.

TABELA 32.1	PREVALÊNCIA DE SCA[15]
Tipo de paciente	**Prevalência**
Clínico	0,5% - 8%
Politraumatizado	6% - 14%
Grande queimado	1% - 20%

Quando se fala em HIA, a prevalência se torna mais elevada. Casuísticas chegam a mostrar que em algum momento da internação na UTI até 64% dos pacientes de terapia intensiva apresentam algum grau de HIA[16-18]. Entretanto o real valor destes números é duvidoso uma vez que se tratam de amostras provavelmente supra diagnosticadas, ou seja, pacientes que provavelmente não teriam a PIA aferida não fosse a intervenção determinada pelo investigador. Vale também ressaltar que nessas casuísticas a prevalência de SCA varia dentro de uma faixa considerada normal (4,2% a 12%).

Outro dado digno de nota é a relação que existe entre grau de HIA, gravidade do paciente (quantificada por SAPS 2, SAPS 3 ou APACHE II) e mortalidade[16-18]. Pacientes com PIAs elevadas tendem a ser os mais graves e, consequentemente, os com piores desfechos. Daí a importância de se diferenciar a HIA da SCA (assunto discutido mais adiante), de se conhecer os mecanismos fisiopatológicos do processo que leva a HIA e a SCA (discutido adiante) e de se conhecer os pacientes sob risco de desenvolver SCA.

Tendo em vista o exposto, a *World Society of the Abdominal Compartment Syndrome* (WSACS) recomenda a vigilância da PIA em todos os pacientes portadores de fatores de risco para o desenvolvimento de HIA ou SCA[14] (Tabela 32.2).

TABELA 32.2	FATORES DE RISCO PARA HIA/SCA[14]
Redução da complacência abdominal: - Cirurgia abdominal - Trauma/grande queimado - Posição Prona - Ventilação mecânica com PEEPs elevados	
Aumento do conteúdo intracavitário: - Gastroparesia/íleo paralítico/pseudo-obstrução intestinal - Hemoperitôneo/pneumoperitôneo/coleção intra-abdominal - Sepse/abcesso intra-abdominal/peritonite - Hepatopatia com ascite - Laparoscopia com elevadas pressões de insuflação	
Extravasamento de fluído para o terceiro espaço: - Acidose - Hipotermia - Cirurgia para *damage control* - Coagulopatia/politransfusão - Expansão volêmica massiva (> 5 L/24 h)	

Fisiopatologia

A cavidade abdominopélvica é considerada relativamente não expansível[1]. É limitada inferiormente pelo conteúdo pélvico e seu assoalho, circunferencialmente pela parede abdominal e superiormente pelo músculo diafragma (Figura 32.1). A elevação da PIA surge quando ocorre uma desproporção entre o conteúdo e o continente dessa cavidade. Seja por aumento do conteúdo intra-abdominal e/ou pela limitação da cavidade abdominopélvica, a redução da complacência desta cavidade leva a elevação progressiva da PIA, de modo que se o fator desencadeante e/ou perpetuador não é interrompido, o processo pode progredir até o ponto de se tornar autossustentável.

Quando a pressão dentro da cavidade atinge níveis capazes de reduzir significativamente o retorno venoso (PIAs em torno de 20 mmHg) começa a ocorrer congestão venosa, com progressivo acúmulo de fluído dentro da cavidade perpetuando o aumento da PIA. Paralelamente, a circulação nos leitos capilares torna-se reduzida causando isquemia tecidual, levando à liberação de mediadores inflamatórios, aumento do extravasamento de fluídos e elevação do conteúdo intra-abdominal perpetuando também a elevação da PIA. Em fase mais avançada ocorre falência da rede linfática gerando ainda mais acúmulo de conteúdo em uma cavidade com a complacência muito reduzida. Com a perpetuação do processo a PIA vai se tornando exageradamente elevada a ponto de comprometer o fluxo arterial culminando em necrose do conteúdo abdominal[1,15].

O processo de autoperpetuação da elevação da PIA levando a SCA pode ocorrer de forma direta, ou seja, por processos patológicos primários da própria cavidade desencadeando a cascata de eventos descrita anteriormente. Por exemplo a ruptura de um aneurisma de aorta abdominal com sangramento para o interior da cavidade ou o acúmulo de ascite em um paciente cirrótico descompensado. Esse mesmo processo também pode ocorrer de maneira indireta, ou seja, por processos patológicos que não são primários da cavidade abdominal. A ativação da cascata inflamatória gera, dentre outros, edema de alças por extravasamento de fluidos com acúmulo na cavidade, redução da complacência abdominal com disfunção de microcirculação, isquemia e perpetuação da atividade inflamatória retroalimentando o processo de autoperpetuação de elevação da PIA. Por exemplo pacientes grandes queimados, politraumatizados ou sépticos que foram submetidos a expansão volêmica agressiva[15]. É importante ter em mente que na maior parte das vezes as situações e, consequentemente, os mecanismos de elevação da PIA se sobrepõem. Por exemplo, o caso do paciente com ruptura do aneurisma de aorta abdominal. Há o mecanismo de acúmulo de sangue na cavidade levando a elevação da PIAe o fenômeno inflamatório desencadeado pela hemorragia, com os agravantes de que esse paciente muito provavelmente será expandido de forma agressiva e politransfundido, o que também contribuirá de forma significativa para a elevação da PIA.

A elevação da PIA e a SCA não tem efeitos apenas dentro da cavidade abdominopélvica. Há efeitos sobre a maioria do restante dos órgãos e sistemas do organismo. O efeito da HIA/SCA sobre a função renal é o conhecido e estudado há mais tempo[6-8]. A elevação da PIA causa aumento da resistência nas arteríolas renais levando a redução do ritmo de filtração glomerular com consequente queda do ritmo de diurese e ativação do sistema Renina-Angiotensina-Aldosterona[6-8,15]. O paciente com HIA/SCA pode apresentar comprometimento ventilatório devido ao aumento da resistência à entrada de ar nas vias aéreas gerada pela restrição à expansibilidade torácica. Isso reduz a capacidade pulmonar funcional e aumenta o espaço morto tornando maior a fração de *shunt*, prejudicando portanto a oxigenação e a troca gasosa. No sistema cardiovascular a HIA/SCA gera um regime de trabalho cardíaco em que o retorno venoso é reduzido e a pós-carga é extremamente elevada (o miocárdio trabalha conta uma elevadíssima resistência da circulação abdominal e contra constantes pressões intratorácicas), de modo que o débito cardíaco é baixo; e é curioso notar que há um regime de hipovolemia relativa (apesar do acúmulo de fluído na cavidade abdominal, o intravascular está depletado). Por fim a HIA/SCA está associada a hipertensão intracraniana (HIC) por mecanismo que não se conhece; a evidência dessa relação vem de casuísticas de pacientes com HIA/SCA e HIC que apresentaram reduções significativas da pressão intracraniana (PIC) após realização de descompressão cirúrgica do abdômen[15,21-23].

Etiologia

A síndrome compartimental abdominal (SCA) desenvolve-se quando há uma desproporção entre conteúdo e continente dentro da cavidade ocasionando uma elevação de pressão intra-abdominal que pode gerar disfunções orgânicas, conforme explanado na sessão anterior.

Dessa forma, os fatores de risco para o desenvolvimento da SCA estão relacionados à diminuição da complacência da parede abdominal (ex.: cirurgia abdominal com fechamento sob tensão, posição prona), ao aumento do volume de conteúdo intra-abdominal (ex.: íleo, gastroparesia, ascite, coleções intra-abdominais) ou à combinação de ambos os fatores. Dentre esses, diversos referem-se ou são comuns ao período perioperatório, motivo pelo qual esse período requer vigilância ativa para a ocorrência. Alguns desses estão listados na Tabela 32.3.

Classificação

A SCA deve ser diferenciada da hipertensão intra-abdominal (HIA), que é simplesmente a elevação da Pressão Intra-abdominal, sem associação necessariamente com disfunções orgânicas. É um parâmetro

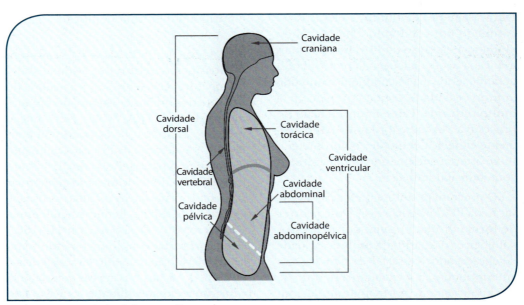

Figura 32.1 – Cavidade abdominopélvica.

TABELA 32.3	FATORES DE RISCO PARA DESENVOLVIMENTO DA SÍNDROME COMPARTIMENTAL ABDOMINAL. MUITOS DESSES PODEM ESTAR DIRETAMENTE RELACIONADOS COM O PERÍODO PERIOPERATÓRIO
Diretamente relacionados ou comuns no período perioperatório	
Cirurgia intra-abdominal	
Gastroparesia ou íleo	
Balanço hídrico positivo	
Laparoscopia com elevadas pressões de insuflação	
Coleções intra-abdominais	
Outros fatores de risco	
Posição prona ou ângulo da cabeceira elevado	
Ventilação mecânica, especialmente com PEEP > 10 mmHg	
Politraumatismo	
Grande queimado	
Pancreatite aguda	
Ascite	
Laparotomia para controle de danos	
Acidose	
Hipotermia	
Politransfusão	
Coagulopatia	
Obesidade	
Sepse	

PEEP = pressão positiva ao final da expiração (*Positive End Expiratory Pressure*).

estático puro, não levando em conta as alterações clínicas decorrentes da síndrome. Esses conceitos são descritos na Tabela 32.4.

A utilização do conceito de pressão de perfusão abdominal, análogo à pressão de perfusão cerebral, demonstrou maior capacidade prognóstica do que a própria pressão intra-abdominal em algumas casuísticas. Um valor < 60 mmHg denotaria hipoperfusão das vísceras abdominais, com necessidade de atuação para evitar lesão adicional.

Embora oracional da utilização desse parâmetro como guia para terapêutica clínica seja atrativo (ex.: elevar PAM com vasopressores para manter PPC > 60 mmHg), não há evidências sólidas favorecendo essa prática. A atualização recente das diretrizes da *World*

TABELA 32.4	DEFINIÇÕES DE PRESSÃO INTRA-ABDOMINAL, HIPERTENSÃO INTRA-ABDOMINAL, PRESSÃO DE PERFUSÃO ABDOMINAL E SÍNDROME COMPARTIMENTAL ABDOMINAL

Pressão intra-abdominal: pressão dentro da cavidade abdominal
Hipertensão intra-abdominal: elevação da pressão intra-abdominal ≥ 12 mmHg
Grau 1: 12 a 15 mmHg
Grau 2: 16 a 20 mmHg
Grau 3: 21 a 25 mmHg
Grau 4: > 25 mmHg
Pressão de perfusão abdominal: pressão arterial média – pressão intra-abdominal
Síndrome compartimental abdominal: elevação sustentada da pressão intra-abdominal > 20 mmHg associada a uma nova disfunção orgânica (com ou sem pressão de perfusão abdominal < 60 mmHg).

Society of the Abdominal Compartment Syndrome não fizeram recomendação específica a esse respeito, que por ora permanece em aberto.

Por usa vez, a hipertensão intra-abdominal (HIA) ou a síndrome compartimental abdominal (SCA) podem ser divididas de acordo com a etiologia, com implicações para a terapêutica (Tabela 32.5).

Diagnóstico

Infelizmente, o exame clínico abdominal não tem acurácia considerada adequada para diagnosticar HI ou SCA. Dessa forma diante da presença de fatores de risco para seu desenvolvimento (Tabela 32.3), é recomendada a mensuração da Pressão Intra-abdominal em pacientes críticos ou com lesão intra-abdominal.

Embora outros métodos estejam disponíveis, a mensuração transvesical é a sugerida devido à simplicidade na obtenção e baixo custo. É muito importante notar que diferenças em detalhes relativamente simples (volume de instilação de soro na bexiga ou posição do decúbito) podem provocar alterações no valor de pressão obtido que podem ser clinicamente relevantes. Dessa forma, deve ser seguida a padronização para a mensuração conforme normas da *World Society of the Abdominal Compartment Syndrome* (Tabela 32.6).

Existem diversas formas de interface e sistemas comerciais para mensuração inter-

TABELA 32.5	CLASSIFICAÇÃO DA SÍNDROME COMPARTIMENTAL ABDOMINAL (SCA) E DA HIPERTENSÃO INTRA-ABDOMINAL (HIA)

HIA ou SCA primária: associada com lesão primária da cavidade abdominopélvica. Requer frequentemente intervenção invasiva para o manejo. É o tipo mais comum no período perioperatório.
HIA ou SCA secundária: condição que não foi originada por lesão na cavidade abdominopélvica, frequentemente associada a outros fatores de risco (hipervolemia, sepse, acidose, grande queimado etc.)
HIA ou SCA recorrente: refere-se à HIA e/ou SCA que recorre após tratamento clínico ou cirúrgico para a HIA/SCA, independentemente se primária ou secundária.

TABELA 32.6	**PADRONIZAÇÃO BÁSICA PARA MENSURAÇÃO DA PRESSÃO INTRA-ABDOMINAL**

Expressar medidas em mmHg (1 mmHg = 1,36 cmH$_2$O)
Paciente mantido na posição supina durante mensuração
"Zero" do sistema na linha axilar média no nível da crista ilíaca
Medida realizada no final da expiração
Instilação de 20-25 mL de solução fisiológica na bexiga
Mensuração realizada 1 min após a instilação

mitente ou contínua da Pressão Intra-abdominal, não sendo recomendado nenhum dispositivo ou método especificamente, desde que sejam seguidas normas básicas acima relatadas (para maiores detalhes dos métodos ver Kirkpatrick *et al.*, 2013).

Em geral, é recomendado o seguimento com medida a cada 4 horas inicialmente, podendo haver menor intervalo entre as medidas no caso de Síndrome Compartimental Abdominal de difícil manejo. Por outro lado, caso a medida seja consistentemente < 12 mmHg, a monitorização pode ser interrompida.

Manejo

A abordagem da SCA deve contar com equipe multiprofissional apta a identificar situações de risco para a afecção, tomar condutas que minimizem o risco de progressão das disfunções orgânicas e prontamente avaliar seu resultado.

As condutas aqui agrupadas em volemia, analgesia e sedação, esvaziamento do conteúdo intra-abdominal e laparotomia descompressiva; são expostas dessa forma por motivo meramente didático, e não devem na prática ser setorizadas, mas adotadas em conjunto.

Vale ressaltar que as condutas de manejo da SCA não devem iniciar após uma confirmação diagnóstica da síndrome, elas devem beneficiar todo paciente sabidamente em risco de evoluir para tal.

Hemodinâmica e volemia

A hipervolemia decorrente de expansão volêmica excessivamente vigorosa ou prolongada, assim como o uso de soluções inadequadas, como cristaloides na expansão do paciente com choque hemorrágico são bem estabelecidos como fatores de risco para SCA. Porém, mesmo hipervolêmicos, estes pacientes frequentemente cursam com hipovolemia relativa, tendo seu intravascular depletado, seja por redução do retorno venoso pela HIA ou por extravasamento de fluídos em situações com SIRS e SEPSE.

A própria avaliação da volemia, nada fácil no paciente crítico geral, tende a ser dificultada nestes pacientes, pois o aumento da pressão do compartimento abdominal torna ainda menos acurada a interpretação de parâmetros como PVC, estase jugular ou diurese. Alguns autores sugerem o uso do índice de volume diastólico final do ventrículo direito como forma de prever o déficit volêmico, mas esta não é uma variável mensurável na maior parte das situações e a forma como seus valores devem ser interpretados ainda é motivo de debate.

A expansão volêmica pode parecer tentadora quando fica evidente o sofrimento de algum órgão pela hipovolemia relativa, mas é imperativo reconhecer que essa nova alíquota de volume não permanecerá no intravascular indefinidamente e irá piorar o quadro em longo prazo. Assim, a expansão volêmica pode aumentar a perfusão tecidual transitoriamente até que outras medidas terapêuticas sejam adotadas, mas irá perpetuar o aumento da hipertensão abdominal.

Diuréticos podem ter seu efeito reduzido pela piora da perfusão renal e mesmo a hemodiálise não se mostrou capaz de reverter a SCA, apesar de poder se fazer necessária por outros motivos no paciente hipervolêmico.

O uso de coloides sintéticos, já notavelmente nocivo em outras populações de pacientes, não é recomendado na SCA. Mesmo o uso de albumina não tem benefício claro na literatura para poder ser indicado nesta situação.

Um trabalho com grandes queimados, população bastante específica, mostrou menor aumento de PIA e menor necessidade de volume com o uso de plasma em relação a cristaloides, porém não houve mudança de desfechos clínicos e esta ainda é uma conduta que deve se investigada mais a fundo antes de ser implementada na prática cotidiana.

Analgesia e sedação

A analgesia adequada deve ser um pilar no manejo de qualquer paciente e a dor precisa ser excluída antes de levar-se em consideração qualquer aferição de PIA.

A sedação e bloqueio muscular, por aumentarem a complacência da parede abdominal, podem ser utilizados como forma de reduzir a PIA transitoriamente. A despeito da redução na PIA, um trabalho com bloqueio neuromuscular não mostrou melhora de parâmetros hemodinâmicos ou de diurese e mesmo a redução de PIA foi transitória. Logo estas estratégias devem ser utilizadas, porém não isoladamente ou como conduta definitiva.

Esvaziamento de conteúdo intra-abdominal

Assim como a melhora da complacência abdominal leva a uma redução da PIA, a redução do volume do conteúdo abdominal também. Em determinadas situações isto pode ser conseguido de forma fácil e pouco invasiva como na presença de distensão gastrointestinal que pode, por vezes, ser melhorada com a passagem de SNG, administração de clister e com colonoscopia descompressiva. O uso de procinéticos, como neostigmina, também pode ser benéfico nesta situação, a depender da causa da distensão.

Na presença de ascite volumosa cursando com aumento da PIA, paracentese de alívio deve ser realizada quando factível. Outras coleções de fluídos ou sangue também podem ser esvaziadas por técnicas percutâneas de forma judiciosa.

Laparotomia descompressiva

A laparotomia descompressiva é o método que leva à maior redução de PIA e de forma rápida. Além de aumentar o volume para comportar vísceras, durante o procedimento é possível drenar coleções e ressecar massas que ocupam volume, o que pode otimizar a queda de PIA.

Múltiplas técnicas cirúrgicas são descritas, porém os detalhes vão além do escopo deste texto. Vale citar, que entre os princípios básicos do procedimento estão a abertura ampla da fáscia na linha alba de modo que o ganho volumétrico seja maximizado e a colocação de alguma barreira para separação do conteúdo abdominal do ambiente. O método de peritoneostomia selecionado deve também prevenir a formação de fístulas, tornar a reoperação simples e preservar a parede abdominal de maneira que o fechamento definitivo possa ser realizado quando oportuno. O fechamento definitivo pode ser bastante complexo e deve ser tentado em cada reabordagem, o que normalmente ocorre entre 2-3 dias a depender das condições clínicas do paciente.

Podemos citar como exemplos de técnica de peritoneostomia a de Bogotá, a qual consiste na aposição de uma bolsa estéril (soro fisiológico ou ringer lactato, por exemplo), suturada à aponeurose ou pele. Está técnica é barata, de fácil realização e impede a evisceração do conteúdo abdominal, porém não permite retirada contínua de secreções da cavidade e não exerce tração suficiente na aponeurose para impedir retração da mesma. Atualmente, cada vez mais, são utilizadas as técnicas com sucção a vácuo, estas drenam continuamente secreções da cavidade abdominal e minimizam a retração da aponeurose apesar de serem mais caras e exigirem maior cuidado no pós-operatório.

Além de ser o tratamento de escolha para SCA não responsiva às medidas menos invasivas, e não dever ser postergada nesta situação, a laparotomia descompressiva é usada antes do estabelecimento da síndrome em situações como o politrauma com esgotamento fisiológico e na correção de aneurisma de aorta roto em que logo após o procedimento, seja ele endovascular ou aberto, fica evidente o aumento deletério da pressão intra-abdominal. Nas laparotomias por motivos infecciosos a peritoneostomia não está indicada de rotina a despeito da gravidade.

O paciente com peritoneostomia tem grande risco de depleção volêmica, desnutrição por perda proteica e de formação de fístulas entéricas, estando sujeito, muito provavelmente, a uma internação hospitalar prolongada.

Conclusão

A síndrome compartimental abdominal é definida como a elevação sustentada da pressão intra-abdominal > 20 mmHg associada a

TABELA 32.7	RESUMO DAS POSSÍVEIS CONDUTAS PARA CONTROLE DE PIA E PARA MINIMIZAR DANOS DA SCA

Volemia e hemodinâmica
- Monitorização hemodinâmica
- Evitar balanço hídrico persistentemente positivo pós a fase de reanimação volêmica
- Escolha adequada de solução para expansão
- Considerar retirada de fluidos com diuréticos e hemodiálise

Analgesia e sedação
- Garantir analgesia adequada
- Controle de agitação/ansiólise
- Considerar sedação profunda e bloqueio neuromuscular

Esvaziamento de conteúdo intra-abdominal
- SNG aberta
- Clister
- Procinéticos
- Colonoscopia descompressiva
- Paracentese de alívio
- Drenagem percutânea de coleções

Abordagens cirúrgicas
- Drenagem cirúrgica de coleções
- Ressecção de massas peritoneais, pélvicas ou retroperitoneais
- Escarotomia (queimaduras extensas de tronco)
- Laparotomia descompressiva

nova disfunção orgânica. Frequentemente é associada a disfunção de múltiplos órgãos progressiva no período perioperatório e o diagnóstico pode não ser óbvio em grande parte dos casos. Importantes fatores de risco para o desenvolvimento dessa síndrome estão presentes no perioperatório, incluindo cirurgia intra-abdominal, gastroparesia, íleo e acúmulo de fluidos ocasionados por reanimação volêmica. O exame clínico não é suficiente para o diagnóstico acurado, de forma que diante de fatores de risco é recomendada a mensuração da PIA através da técnica transvesical seguindo rotina padronizada. O tratamento inclui o controle de dor e agitação, redução do conteúdo abdominal por técnicas simples até procedimentos invasivos e com alta necessidade de tecnologia e procedimentos invasivos. A laparotomia descompressiva não deve ser postergada quando ficar evidente que as demais condutas não levaram a PIA a níveis seguros com melhoria das disfunções orgânicas.

Referências bibliográficas

1. Gary An, Michael A West. Abdominal Compartment Syndrome: A Concise Clinical Review. Crit Care Med. 2008; 36: 1304-1310.
2. Kimball EJ, Rollins MD, Mone MC, et al. Survey of intensive care physicians on the recognition and management of intra abdominal hypertension and abdominal compartment syndrome. Crit Care Med 2006; 34: 2340-2348.
3. Biancofiore G, Bindi ML. Measurement and knowledge of intra abdominal pressure in Italian Intensive Care Units. Minerva Anestesiologica 2008; 74: 5-9.
4. Kaussen T, Otto J, Steinau G, et al. Recognition and management of abdominal compartment syndrome among German anesthetists and surgeons: a national survey. Ann Int Care 2012, 2(Supll 1): S7.
5. Jian-cang ZHOU, Hong-chen ZHAO, Kong-han PAN, et al. Current recognition and management of intra abdominal hypertension and abdominal compartment syndrome among tertiary Chinese intensive care physicians. J Zheijang Univ-Sci B 2011, 12(2): 156-162.

6. Kron IL, Harman PK, Nolan SP: The Mesuarement of Intra Abdominal Pressure as a Criterion for Abdominal re-exploration. Ann Surg 1984; 199: 28-30.
7. Richards WO, Scovill W, Shin B, et al. Acute Renal Failure associated with increased intra abdominal pressure. Ann Surg 1983; 193: 183-187.
8. Harman PK, Kron IL, McLachlan HD, et al. Elevated intra abdominal pressure and renal function. Ann Surg 1982; 196: 594-597.
9. Ertel W, Oberholzer A, Platz A, et al. Incidence and clinical pattern of the abdominal compartment syndrome after "damage control" laparotomy in 311 patients with severe abdominal and/or pelvic trauma. Crit Care Med 2000; 28: 1747-1752.
10. Fietsam R, Villalba M, Glover JL, et al. Intra abdominal compartment syndrome as a complication of ruptured abdominal aortic aneurisma repair. Am Surg 1989; 55: 396-402.
11. Hunter JG. Laparoscopic pneumoperitonium: the abdominal compartment syndrome revisited. J Am Coll Surg 1995; 181: 469-470.
12. Ivy ME, Possenti PP, Kepros J, et al. Abdominal compartment syndrome in patients with burns. J Burn Care Rehab 1999; 20: 351-353.
13. Maxwell RA, Fabian TC, Croce MA, et al. Secondary abdominal compartment syndrome: an underappreciated manifestation of severe hemorragic shock. J Trauma 1999; 47: 995-999.
14. World Society of the Abdominal Compartment Syndrome; WSACS Consensus Guidelines Summary; disponívelna internet https://www.wsacs.org(28 de setembrode 2014).
15. Carr JA. Abdominal compartment syndrome: a decade of progress. J Am Coll Surg 2013; 216 (1): 135-146.
16. Malbrain LNG, Chiumello D, Pelosi P, et al. Incidence and prognosis of intra-abdominal hypertension in a mixed population of critically ill patients: a multiple center epidemiological study. Crit Care Med 2005; 33: 315-322.
17. Vidal MG, Weisser JR, Gonzalez F, et al. Incidence and clinical effects of intra-abdominal hypertension in critically ill patients. Crit Care Med 2008; 36: 1823-1831.
18. Reintam A, Parm P, Kitus R, et al. Primary and secondary intra-abdominal hipertension – different impact on ICU outcome. Int Care Med 2008; 34: 1624-1631.
19. Olson SA, Glasgow RR. Acute compartment syndrome in lower extremity musculoesketal trauma. J Am Acad Orthop Surg 2005; 13: 436-444.
20. Patel RV, Haddad RS. Compartment syndromes. Br J Hosp Med 2005; 66: 583-586.

21. Dorfman JD, Burns JD, Green DM, et al. Decompressive laparotomy for refractory intracranial hypertension after traumatic brain injury. Neurocrit 2011; 15: 516-518.

22. Joseph DK, Dutton RP, Aarabi B, et al. Decompressive laparotomy to treat intractable intracranial hypertension after traumatic brain injury. J Trauma 2004; 57: 687-693.

23. Citerio G, Vascotto E, Villa F, et al. Induced abdominal compartment syndrome increases intracranial pressure in neurotrauma patients: a prospective study. Crit care med 2001; 29: 1466-1471.

24. Azevedo, LCP. Síndrome Compartimental Abdominal. In: Medicina Intensiva: Abordagem Prática. Azevedo, LCP, Taniguchi LU, Ladeira JP. Barueri, SP, Manole: 913-924, 2013.

25. Kirkpatrick AW, Roberts DJ, De Waele J, Jaeschke R, Malbrain ML, De Keulenaer B, Duchesne J, Bjorck M, Leppaniemi A, Ejike JC, Sugrue M, Cheatham M, Ivatury R, Ball CG, ReintamBlaser A, Regli A, Balogh ZJ, D'Amours S, Debergh D, Kaplan M, Kimball E, Olvera C; PediatricGuidelinesSub-Committee for the World Societyofthe Abdominal CompartmentSyndrome. Intra-abdominal hypertension and the abdominal compartment syndrome: updated consensus definitions and clinical practice guidelines from the World Society of the Abdominal Compartment Syndrome. Intensive Care Med. 2013 Jul;39(7):1190-206.

26. Cheatham ML1, White MW, Sagraves SG, Johnson JL, Block EF. Abdominal perfusion pressure: a superior parameter in the assessment of intra-abdominal hypertension. J Trauma. 2000 Oct;49(4):621-6.

27. Kirkpatrick AW1, Brenneman FD, McLean RF, Rapanos T, Boulanger BR. Is clinical examination an accurate indicator of raised intra-abdominal pressure in critically injured patients? Can J Surg. 2000 Jun;43(3):207-11.

28. Cheatham ML1, De Waele JJ, De Laet I, De Keulenaer B, Widder S, Kirkpatrick AW, Cresswell AB, Malbrain M, Bodnar Z, Mejia-Mantilla JH, Reis R, Parr M,Schulze R, Puig S; World Society of the Abdominal Compartment Syndrome (WSACS) Clinical Trials Working Group. The impact of body position on intra-abdominal pressure measurement: a multicenter analysis. Crit Care Med. 2009 Jul;37(7):2187-90.

29. Björck M *, Wanhainen A. Management of Abdominal Compartment Syndrome and the OpenAbdomen European Journal of Vascular and Endovascular Surgery Volume 47 Issue 3 p. 279e287 March/2014

30. Hayden, P. Intra abdominal hypertension and the abdominal compartment syndrome. Current Anaesthesia & Critical Care (2007) 18, 311–316

31. Cheatham ML, Nonoperative Management of Intra abdominal Hypertension and Abdominal Compartment Syndrome. World J Surg (2009) 33:1116–1122. DOI 10.1007/s00268-009-0003-9

32. Demetriades D, Salim A. Management of the OpenAbdomen. Surg Clin N Am 94 (2014) 131–153

33. Jasper J. Atema, MD, Jesse M. van Buijtenen, MD, Bas Lamme, MD, PhD, and Marja A. Boermeester, MD, PhD. Clinical studies on intra-abdominal hypertension and abdominal compartment syndrome,J Trauma Acute Care SurgVolume 76, Number 1, July 2013

34. I. De laet · E. Hoste · E. Verholen ·J. J. De Waele. The effect of neuromuscular blockers in patients with intra-abdominal hypertension. Intensive Care Med (2007) 33:1811–1814

35. Michael S. O'Mara, MD, Harvey Slater, MD, I. William Goldfarb, MD, and Philip F. Caushaj, MD. A Prospective, Randomized Evaluation of Intra-abdominalPressures with Crystalloid and Colloid Resuscitation inBurn Patients. J Trauma. 2005;58:1011–1018.

33

Infecção Intra-abdominal

Maria Claudia Stockler de Almeida
Adriano Ribeiro Meyer Pflung
Leonel Campos

Introdução

Infecção intra-abdominal é segunda causa mais frequente dos óbitos causados por infecção em unidades de terapia intensiva (UTI). Infecção intra-abdominal é definida por inflamação na membrana serosa da cavidade abdominal e dos órgãos nela contida, peritônio visceral e peritônio parietal. É a segunda causa de sepses, precedida apenas por infecção pulmonar.

Essa inflamação pode ser estéril (química) ou infecciosa. O processo inflamatório pode ser localizado (abscesso) ou difuso. Mais frequentemente é causada por inoculações de micro organismos provenientes da perfuração de algum órgão inflamado, mas pode resultar de substâncias irritantes, corpo estranho, bile decorrente de perfuração de vesícula ou do fígado lacerado, suco gástrico decorrente de perfuração gástrica.

As mulheres também podem apresentar peritonite devido à infecção tubaria ou uterina ou ruptura de cisto ovariano.

Engloba desde inflamação estéril à peritonite fecal. É classificada com **não complicada** quando ocorre acometimento apenas de um único órgão e não se estende ao peritônio. Nesses casos, o tratamento pode ser cirúrgico ou com antimicrobianos apenas.

Nos casos classificados como **complicados**, o processo infeccioso estende-se além do órgão e causa uma peritonite localizada ou difusa. O tratamento dos casos complicados é feito através do controle do foco – drenagem do abscesso guiada por imagem ou laparotomia com remoção do foco e limpeza da cavidade

A escolha adequada do antimicrobiano é de fundamental importância, em especial nos pacientes mais graves. Escolhas inade-

TABELA 33.1	CLASSIFICAÇÃO DAS INFECÇÕES INTRA-ABDOMINAIS
Não complicada inflamação que acomete apenas a parede de um órgão do trato gastro intestinal, pode progredir para infecção intra-abdominal complicada	
Complicada inflamação estende-se além do órgão acometido e atinge o peritônio. Pode ser localizada com formação de abscesso ou difusa causando peritonite	

quadas em relação ao espectro de ação estão associadas a pior evolução do paciente. Por outro lado, excesso de uso de antimicrobiano, tanto em relação ao espectro de ação como ao tempo de utilização, está associado a maior custo e maior pressão seletiva para o surgimento de resistência bacteriana[1].

A intra-abdominal pode ocorrer de forma aguda ou insidiosa, limitada com quadros mais benignos a quadros com septicemia, graves e eventualmente óbito.

Vários avanços contribuem para o sucesso do tratamento: avanços nas medidas de suporte, diagnóstico por imagem, intervenções minimamente invasivas e uso apropriado de antimicrobianos.

Sinais clínicos e avaliação inicial

Os sinais clínicos mais frequentes são: dor abdominal, anorexia, febre alta (> 38 °C), distensão abdominal, diminuição ou ausência da eliminação de flatos, parada de eliminação de fezes ou diarreia e sinais de peritonismo, como por exemplo, o sinal de descompressão brusca abdominal.

Depois de confirmado diagnóstico de infecção abdominal através da história clínica e exame físico, a avaliação inicial tem como objetivo priorizar medidas para ressuscitação volêmica, controle do foco de infecção e início precoce do tratamento com antimicrobiano.

TABELA 33.2	CLASSIFICAÇÃO DAS PERITONITES
Peritonite primária – contaminação do líquido ascético através de translocação bacteriana da luz intestinal para o líquido peritoneal. Não há perfuração de órgãos. Ex.: Peritonite Bacteriana Espontânea (PBE) nos pacientes com diagnóstico de cirrose hepática. Peritonite associada à diálise peritoneal	
Peritonite secundária – relacionada com um processo patológico de qualquer víscera intra-abdominal (perfuração, trauma, trauma iatrogênico). Adquirida no ambiente fora do hospital, sem ter havido cirurgia prévia	
Peritonite terciária – persistência ou recorrência do quadro de peritonite após o tratamento de uma peritonite secundária. Geralmente adquirida no ambiente hospitalar	

TABELA 33.3	ASPECTOS CLÍNICOS PREDITORES DE FALHA NO CONTROLE DO FOCO DA INFECÇÃO INTRA ABDOMINAL[2]
Atraso no início da intervenção (> 24 h)	
Gravidade (APACHE II ≥ 15)	
Idade	
Comorbidades e grau de disfunção de órgãos	
Níveis baixos de albumina sérica	
Desnutrição	
Maior extensão do acometimento peritoneal ou peritonite difusa	
Incapacidade de desbridamento adequado do tecido infectado ou desvitalizado - controle do foco.	
Neoplasia	

TABELA 33.4	AVALIAÇÃO INICIAL[2]
História clinica, exame físico e exames laboratoriais	Pacientes nos quais o exame clínico permite descriminar casos de infecção intra-abdominal (alteração no nível de consciência, trauma raquimedular, imunossuprimidos), deve-se suspeitar de IIA nos casos de infecção sem foco determinado
	Exames de imagem podem não são necessários em pacientes com sinais e sintomas de peritonite claros, se associados com instabilidade hemodinâmica. Pois retardo operatório, pode aumentar a taxa morbimortalidade
	Em pacientes adultos, quando não indicação cirúrgica, a tomografia computadorizada (TC) do abdômen é o exame de escolha para o diagnóstico de IIA e sua causa
Ressuscitarão volêmica	Os pacientes devem prontamente ser hidratados para restaurar o volume do intravascular, além de medidas para estabilizar o paciente
	Pacientes em choque séptico, medidas de controle da septicemia devem ser estabelecidas assim que se diagnostique hipotensão
Início do antibiótico	Antibiótico deve iniciar assim que seja estabelecido ou suspeito diagnóstico de IIA. Pacientes com diagnóstico de choque séptico deve-se iniciar antibiótico o mais rápido possível. Muitas vezes ainda na sala de emergência
	Deve-se manter níveis adequados de antibiótico durante procedimento para o controle do foco. Em alguns casos é necessário doses suplementares antes da intervenção e, ou durante o procedimento
Controle de foco – intervenção	Deve-se realizar procedimento para controle do foco de infecção: Ressecção cirúrgica com limpeza da cavidade. Em contaminações difusas, deve-se evitar anastomoses e priorizar, a princípio, confecção de ostomias
	Pacientes com diagnóstico de peritonite difusa devem ser submetidos à cirurgia de emergência mesmo que ainda instável, hipotensos após reanimação volêmica. Medidas de controle são mantidas durante o procedimento
	Em casos muito específicos, quando indicado, drenagem percutânea de abscesso ou coleções deve ser priorizada em relação a procedimentos cirúrgicos – cirurgia aberta
	Em pacientes hemodinamicamente estáveis, sem sinais de insuficiência orgânica, é possível prorrogar intervenção cirúrgica desde que se inicie tratamento antimicrobiano adequado e o paciente esteja monitorizado

Continua...

TABELA 33.4	AVALIAÇÃO INICIAL[2] – CONTINUAÇÃO
Controle de foco – intervenção	Atualmente, preconiza-se laparotomia por demanda e não programada. Isto é, o objetivo é a remoção do foco de contaminação e limpeza da cavidade peritoneal de maneira completa já na 1º intervenção operatória. Apenas caso a evolução pós-operatória não demonstre melhora dos parâmetros infecciosos, uma reintervenção deve ser ponderada. Peritoniostomia é aplicada apenas na presença de síndrome compartimental abdominal
	Em casos selecionados, sem comprometimento do estado geral e disfunção de órgãos, com quadro de infecção localizado, como flegmão peri-apêndice ou peri-cólon, sem presença de abscesso, talvez seja possível tratamento com antimicrobiano apenas, sem haver necessidade de controle do foco. Desde de que haja monitoramento adequado do paciente
Avaliação microbiológica	14. Nos pacientes com quadro de infecção adquirida na comunidade e estáveis – peritonite secundária – não há necessidade de coletar hemocultura, pois não haverá maiores informações com os resultados de hemocultura. O tratamento é direcionado para a flora presente no trato gastrointestinal
	15. Caso o paciente se apresente com sinais clínicos de bacteremia, toxemiado ou seja imunossuprimido, a hemocultura auxilia para determinar a extensão da infecção e consequente duração do tratamento
	16. Nos pacientes com quadro de infecção adquirida na comunidade e estáveis – peritonite secundária - não há necessidade de coletar material no intraoperatório para exame de microbiologia. Exceto nos casos onde se pretende monitorar os patógenos mais frequentemente isolados nas infecções adquiridas na comunidade
	17. Nos pacientes com diagnóstico de infecções relacionadas ao serviço de saúde (IRAS) deve-se coletar hemocultura (2 amostras – 2 punções, em cada punção coletar 20 mL – 10 mL inoculados em frasco para cultura de bactérias aeróbias e 10 mL inoculados em frasco para cultura de bactérias anaeróbias) e material no intraoperatório para exame de microbiologia – Gram, cultura para bactérias aeróbias, bactérias anaeróbias e fungos
	18. É possível inocular o fluido intraoperatório diretamente nos frascos de hemocultura (aeróbio e anaeróbio), quando disponível 10 mL de fluido em cada frasco. Além desse material, deve-se reservar 5 mL de fluido para ser colocado em frasco estéril para encaminhar para exame de microbiologia de Gram (pesquisa direta) e, quando indicado, cultura para fungos filamentosos

TABELA 33.5	CAUSAS DE PERITONITE

Estômago:
- Úlcera péptica perfurada
- Neoplasia

Duodeno:
- Úlcera péptica perfurada

Coleciste

Abscesso hepático

Infarto esplênico

Pancreatite

Trauma

Peritonite bacteriana espontânea – pacientes com cirrose hepática

Jejuno – íleo:
- Divertículo de Meckel
- Doença de Crohn

Trauma

Isquemia:
- Oclusão/brida
- Infarto
- Invaginação
- Deiscência de anastomose

Cólon:
- Apendicite
- Neoplasia
- Diverticulite
- Trauma
- Infecção (colite, amebíase, entre outras)
- Retocolite ulcerativa
- Deiscência de anastomose

Etiologias extraperitoneais e extra-aparelho digestório
- Salpingite

Doença inflamatória pélvica

Gravidez ectópica:
- Rotura de cisto ovariano
- Perfuração uterina
- Peritonite associada a diálise peritoneal

Agentes infecciosos

Infecções intra-abominais são geralmente polimicrobianas. As bactérias mais frequentemente isoladas nas infecções intra-abdominais são: *Streptococcus sp.,* enterobactérias (*Escherichia coli, Klebsiella sp., Proteus sp., Serratia marcescens*) e anaeróbios (*Bacteroides fragilis, Clostridium sp.*). O tipo bactéria que causa a infecções intra-abdominais vai decorrer da topografia acometida.

Trato gastro intestinal alto tem menor quantidade de bactéria, é menos colonizado. O estômago de pacientes jovens sem presença de neoplasia possui pequena quantidade de bactérias: *H. pylorie Lactobacilli.* A vesícula quando infectada tem como principal causa apenas enterobactérias (*E. coli, K. pneumoniae*). Abcesso hepático mais frequentemente é causado por enterobactérias (*E. coli, K. pneumoniae*), seguido de *Streptococcus sp.* e *Enterococcus sp.* e, nos casos de abscesso por via hematogênica, bem menos frequente pode ser causado por *S. aureus.* Pancreatite necro-hemorrágica quando infectada também mais frequentemente é causada por enterobactérias. Nas porções mais altas do trato gastro intestinal as bactérias encontradas são: *Streptococcus sp., Enterococcus sp., E. coli, Klebsiella sp.* e *Bacteroides.* O acometimento do colón está associado à maior quantidade de inoculo de bactérias, em especial anaeróbios, mas também enterobactérias. Após o tratamento inicial com cobertura para enterobactérias e bactérias anaeróbias, pode ocorrer crescimento do *Enterococcus sp.,* pois essa bactéria é intrinsecamente resistente aos antimicrobianos comumente empregados: cefalosporinas e quinolonas. Trata-se da bactéria da segunda semana, após uma semana de tratamento da infecção intra-abdominal com antimicrobianos que não tem ação para *Enterococcus sp.,* quando se persiste o quadro de infecção, há maior risco de infecção por *Enterococcus sp.*

Tratamento cirúrgico

A opção cirúrgica deve se basear na avaliação criteriosa do paciente e exames de imagem. Nos casos com complicação de órgãos e sistemas, choque séptico muitas vezes é necessária intervenção cirúrgica de imediato, sempre após ressuscitação volêmica. O exame radiológico de imagem inicial deve ser o raio X em três posições, por ser pronto execução e já possibilitar o diagnóstico de abdômen agudo perfurativo. Caso não se firme o diagnóstico, o exame mais completo é a tomografia de abdômen com contraste oral e endovenoso. Em suspeita de afecção da via biliar o exame mais apropriado é o ultrassom de abdômen. Vale a ressalva da coleta de amilase e lípase em caos de dor abdominal, pois, por vezes, a pancreatite pode causar peritonismo e choque séptico, sem necessariamente impor laparotomia

TABELA 33.6	PRESENÇA DOS MICRORGANISMOS COM A TOPOGRAFIA DO TRATO GASTROINTESTINAL			
	Quantidade de bactérias	Bactérias anaeróbias	Enterobactérias (bacilo Gram-negativo)	Estreptococos (coco Gram-positivo)
Estômago	$10^1 - 10^3$	-/+	-/+	++
Jejuno	10^4	+	+	+
Íleo	10^6	+/++	+/++	+/++
Cólon	$10^9 - 10^{11}$	++++	+++	++

de emergência. Nos casos bem definidos de abdômen agudo perfurativo pode se optar por resseção da porção acometida e anastomose primária[3,4]. Em especial nos casos de pacientes estáveis, contaminação da cavidade contida e estruturas intestinais preservadas. Casos mais complicados, com perfuração de vários segmentos, peritonite difusa, instabilidade hemodinâmica ou comorbidades descompensadas, deve-se optar por ostomias com programação de uma ou mais cirurgias subsequentes.

Opções de tratamento com antimicrobianos[2,5]

O tratamento com antimicrobianos é adjuvante ao controle do foco de infecção. Previne a disseminação de bactérias durante o procedimento para o controle do foco e permite erradicar os patógenos após o procedimento.

Esquemas de antimicrobianos devem incluir agentes com ação contra bactérias aeróbias Gram-negativo (*Enterobacteriaceae* - E. coli), bactérias aeróbias Gram-positivo (*Streptococcus*), e bactérias anaeróbias (*Bacteroides sp.*). Apenas nos casos indicados deve-se iniciar cobertura para *Enterococcus sp.*, *Staphylococcus sp.*, outros bacilos Gram--negativo (*Pseudomonas sp.*, *Acinetobacter sp.*) e leveduras (*C. albicans*), de acordo com risco individual de cada paciente para esses agentes. Deve-se também levar em conta o risco individual de cada paciente para eventos adversos dos antimicrobianos e o risco individual de infecção causada por agentes multirresistentes.

Nos quadros de menor extensão da infecção peritoneal, quadros localizados onde haja controle de foco em menos de 24 h de história de infecção intra-abdominal é possível realizar apenas antibiótico profilaxia por 24 h (ex.: apendicite, colecistite).

Casos de diverticulite localizados com quadro clínico favorável podem ser tratados apenas com antimicrobianos, sem necessidade intervenção cirúrgica.

TABELA 33.7	OPÇÕES TERAPÊUTICAS PARA AS PRINCIPAIS PATOLOGIAS
Apendicite	Casos com acometimento apenas da parede (apendicite não complicada): Cefazolina por 24 h Casos com abscesso ou peritonite: Ceftriaxona + Metronidazol
Colecistite	Casos com acometimento apenas da parede: Cefazolina por 24 h Ceftriaxona ou Ciprofloxacina (avaliar risco de resistência à quinolonas por uso prévio)
Colangite	Ceftriaxona ou Ciprofloxacina (avaliar risco de resistência à quinolonas por uso prévio)
Abcesso hepático	Ceftriaxona + Metronidazol ou Ciprofloxacina (avaliar risco de resistência à quinolonas por uso prévio) + Metronidazol
Pancreatite	Avaliar necessidade do uso de antmicrobinos. Casos com inflamação apenas não requerem uso de antimicrobianos. Ciprofloxacina + Metronidazol Imipenem
Diverticulite	Ceftriaxona + Metronidazol ou Ciprofloxacina (avaliar risco de resistência à quinolonas por uso prévio) + Metronidazol
Perfuração do cólon	Ceftriaxona + Metronidazol ou Ciprofloxacina (avaliar risco de resistência à quinolonas por uso prévio) + Metronidazol

TABELA 33.8	RECOMENDAÇÕES
Clindamicina não deve ser usada devido a aumento no perfil de resistência do *B. fragilis*.	
Ampicilina/sulbactam não deve ser usada devido ao aumento de resistência das bactérias Gram-negativo. Exceto em hospitais com sensibilidade *E. coli* seja > 80%.	
Aminoglicosídeo não deve ser usado devido ototoxicidade e nefrotoxicidade.	
Nos casos de infecção intra-abdominal adquiridos na comunidade não complicados, não se deve iniciar tratamento com cobertura empírica para *Enterococcus sp.* e *Candida* sp.	
Nos casos de infecção intra-abdominal adquiridos na comunidade, não se deve iniciar tratamento empírico com vancomicina.	
Não se deve associar metronidazol a piperacilina-tazobactan ou a carbapenêmicos (ertapenem, imipenem ou meropenem)	

Quando pensar em bactérias multirresistentes

A prevalência de bactérias multirresistentes varia em cada serviço. Pacientes com tempo de internação prolongado, procedimentos invasivos, imunocomprometidos, submetidos a transplante de órgãos e uso prévio de antimicrobianos têm maior risco de se infectarem por bactérias multirresistentes. Mesmo em casos onde o paciente não tenha história de internação hospitalar prévia, é possível haver resistência bacteriana no caso de o paciente fazer uso prévio de antimicrobianos. Antimicrobianos da classe das quinolonas (Ciprofloxacina, Levofloxacina, Moxafloxacina, Gemfloxacina) são amplamente utilizados para o tratamento ambulatorial de infec-ções (ITU, infecção do trato respiratório, entre outras), portanto não é infrequente a ocorrência de enterobactérias resistentes às quinolonas em pacientes com uso prévio dessa classe de antimicrobianos. Deve-se evitar o uso dessa classe como primeira escolha nos casos de infecção intra-abdominal. Muitas vezes o paciente conta história de infecção prévia por bactérias multirresistentes ou é possível recuperar exames de cultura prévios com resultado positivo para bactérias multirresistentes. Nesses casos deve-se optar por antimicrobianos de maior espectro de ação (ex.: diagnóstico prévio de enterobactérias produtoras de ESBL – não usar cefalosporinas: Ceftriaxona, Ceftazidima, Cefepime, optar por Piperacilina-Tazobactan ou Ertapenem).

TABELA 33.9	PACIENTES COM RISCO DE BACTÉRIAS MULTIRRESISTENTES
Hospitalizados ou com história de hospitalização prévia nos últimos 90 dias por mais de 48 h	
Institucionalizados (casas de repouso, hospital de retaguarda)	
Pacientes que realizam hemodiálise, tratamento com medicação endovenosa domiciliar ou cuidados com curativos complexos, em especial pacientes que fizeram uso de antimicrobianos nos últimos 30 dias	
Pacientes que fizeram uso de antimicrobianos com amplo espectro de ação nos últimos 90 dias	

TABELA 33.10	OPÇÕES TERAPÊUTICAS PARA BACTÉRIAS MULTIRRESISTENTES

Bactérias Gram-negativas

Enterobactérias produtoras de ESBL:
- Piperacilina-tazobactan
- Carbapenêmicos (meropenem/iminpenem/ertapenem)

Enterobactérias produtoras do grupo Amp C (*Citrobacter sp., Enterobacter sp., Serratia sp., Proteus vulgaris*, entre outras)
- Cefepime
- Carbapenêmicos (meropenem/iminpenem/ertapenem)

*Pseudomonas sp.**
- Ciprofloxacina
- Cefepime ou ceftazidima
- Piperacilina-tazobactan
- Carbapenêmicos (meropenem/imipenem)

*Acinetobacter sp.**
- Carbapenêmicos (meropenem/imipenem)

Enterobactérias (*Klebsiella pneumoniae*), *Pseudomonas sp.* e *Acinetobacter sp.* resistentes aos carbapenêmicos:
- Associação de tigeciclina em doses elevadas (100 mg 12/12 h) + meropenem + polimixina
- Alguns serviços optam pela associação de aminoglicosídeo + meropenem + polimixina**

Bactérias Gram-positivas

S. aureus resistente à oxacilina (MRSA):
- Vancomicina ***
- Daptomicina ****
- Linesulida (não deve ser usada em casos com bacteremia ou septicemia)

Enterococofaecium resistente à Vancomicina
- Daptomicina ****
- Linesulida***** (não deve ser usada em casos com bacteremia ou septicemia)

* Ertapenem não tem ação contra *Pseudomonas sp.* e *Acinetobacter sp.*
** Sempre devemos considerar o risco de eventos adversos dos aminoglicosídeos: nefrotoxicidade e ototoxicidade.
*** Monitorar nível sérico
**** Evento adverso: rabdomiólise. Monitorar níveis de CPK
***** Evento adverso: plaquetopenia e neurotoxicidade (uso prolongado). Não deve ser usado em associação com antidepressivos inibidores da recaptação de serotonina.

Nos pacientes hospitalizados e submetidos previamente a outros procedimentos, sempre devemos coletar exames de cultura (hemocultura, cultura intraoperatório). Antes dos resultados finais dos exames de microbiologia, e de acordo com a gravidade do paciente, devemos optar por antimicrobianos de maior espectro de ação.

Novos agentes antimicrobianos para o tratamento de infecções intra-abdominais por bactérias multirresistentes

Ceftolozane + Tazobactam

Antimicrobiano da classe β-lactamâmico associado a um inibidor de β-lactamases.

Possui ação contra Pseudomonas sp. e contra algumas bactérias Gram-negativo produtoras de β-lactamases. Não tem atividade contra anaeróbios. Ensaio clínico randomizado de fase III que comparou ceftolozane + tazobactam associado ao uso de metronidazol com meropenem, ambos antimicrobianos tiveram eficácia semelhante, 83% e 87% respectivamente. Mesmo nos casos onde foram isoladas bactérias Gram-negativo produtoras de β-lactamases, 95.8% e 88,5% respectivamente[6].

Ceftazidime/Avibactam

Antimicrobiano da classe β-lactamâmico associado a um inibidor de β-lactamases. Aumenta o espectro de ação da ceftazidima contra bactérias Gram-negativo produtoras deβ-lactamases. Não tem atividade contra anaeróbios.

Ensaio clínico randomizado de fase III que comparou ceftazidime/avibactam associado ao uso de metronidazol com meropenem, ambos antimicrobianos tiveram eficácia semelhante, 91,2% e 93,4% respectivamente[7].

Profilaxia, tratamento preemptivo, tratamento empírico e tratamento com confirmação biológica de infecções intra-abdominais causadas por *Candida sp.*[8]

Infecção intra-abdominal por *Candida sp.* pode acometer apenas o peritônio ou causar abscesso. Nos casos descritos apresentam morbidade e mortalidade elevadas. Porém ainda não dispomos de estudos que demonstrem sua real incidência, por isso ser menos abordada nos consensos internacionais para o tratamento de infecções intra-abdominais.

Os fatores de risco descritos para infecção intra-abdominal por *Candida sp.* são: sexo feminino, perfuração ou fístulas do trato gastro intestinal alto (esôfago, estômago e duodeno), pancreatite necro-hemorrágica, perfurações recorrentes, perfuração por mais de 24 h sem tratamento, cirurgias recorrentes (incluindo cirurgias por laparoscopia) e pacientes colonizados por *Candida sp.* Além de fatores não específicos como uso prévio de antimicrobianos de amplo espectro de ação, uso de acesso venoso central, nutrição parenteral, insuficiência renal, gravidade da sepse, *diabetes melitus* e imunossupressão.

O material coletado no intraoperatório resultante de infecção intra-abdominal, nem sempre deve ser encaminhado para cultura de fungos. Casos de peritonite secundária, mesmo quando se identifica o crescimento de *Candida sp.*, a infeção dificilmente será causada por este agente. Não há necessidade de ampliar o esquema antimicrobiano com tratamento antifúngico, em especial quando a evolução for favorável. Materiais obtidos através de drenos só tem valor quando coletados em até 24 h após cirurgia com colocação do dreno. De outra forma, resultados de exame de cultura de secreção de dreno são pouco representativos do agente infeccioso que causa a peritonite, provavelmente trata-se de agentes colonizantes. Nos casos com fator de risco para infecção por *Candida sp.*, como em cirurgias recorrentes, é possível coletar o líquido peritoneal e inocular diretamente nos frascos de hemocultura (aeróbio e anaeróbio), quando disponível 10 mL em cada frasco. Além desse material, deve-se reservar pelo menos 5 mL de material intra-abdominal para ser colocado em frasco estéril para encaminhar para exame de microbiologia: coloração pela prata (pesquisa direta de fungos) e meio de cultura *Grocott* (para cultura de fungos). Esses pacientes podem apresentar fungemia, portanto devemos coletar concomitantemente hemocultura periférica (2 amostras – 2 punções, em cada punção coletar 20 mL – 10 mL inoculados em frasco para cultura de bactérias aeróbias e 10 mL inoculados em frasco para cultura de bactérias anaeróbias). Nem sempre há possibilidade de se realizar testes de antifungigrama, por questões de custo. Porém, sempre que disponível devemos solicitar identificação da espécie de Candida e realizar o antifungigrama. Candida da espécie *C. albicans, C. parapsilosise C. tropicalis* tendem a ser susceptíveis ao fluconazol. As demais espécies (*C. glabrata, C. krusei, C. guillermondii*) tendem a ser resistentes ao fluconazol. Mesmo com maiores esforços para realizar testes microbiológicos, nem sempre é possível comprovar microbiologicamente infecção intra-abdominal por fungo, de tal forma que muitas vezes o tratamento com antifúngico é realizado de forma empírica.

Marcadores sorológicos como (1,3) -β - D - Glucana e Manana vêm sendo estudados com elevado valor preditivo negativo e positivo, porém ainda não disponível para rotina na grande maioria dos hospitais. É um exame importante para auxílio no diagnóstico e indicação de tratamento nos pacientes de risco. Também auxilia excluir o diagnóstico de infecção intra-abdominal por fungo. Casos com dosagem sérica dos marcadores negativa possibilitam a retirada do tratamento com antifúngicos (descalonar) nos pacientes com diagnóstico de infecção intra-abdominal terciária e complicada.

Quando utilizado antifúngico para o tratamento de infecção intra-abdominal de maneira empírica, ou seja, sem a confirmação microbiológica do fungo, no caso de pacientes estáveis, que não tenham feito uso de fluconazol previamente e que não sejam colonizados por Candida de espécies resistentes, optamos por tratamento empírico com fluconazol. Pacientes de maior gravidade, ou que já tenham feito uso prévio de fluconazol, ou sejam colonizados por *Candida* de espécies resistentes ao fluconazol, optamos por tratamento com equinocandinas. Após estabilização do paciente ou exames de cultura não haverem identificado Candida de espécies resistentes ao fluconazol, podemos descalonar o uso de equinocandinas por fluconazol.

Sempre que for identificada *Candida sp.* na hemocultura, devemos repetir a coleta de hemocultura para afastar o diagnóstico de candidemia persistente e realizar exame de fundo de olho através do oftalmologista e exame de ecocardiograma transesofágico ou quando este não disponível transtorácico. Casos de candidemia persistentes geralmente estão associados com maior gravidade e maior risco para complicações como endocardite, endoftalmite e espondilodiscite.

O papel da profilaxia para infecções fúngicas ainda não está completamente estabelecido na literatura. Pacientes que mais se beneficiem com antifúngico profilático são aqueles que apresentam fístulas ou perfurações com cirurgias nos exames de cultura recorrentes. O antifúngico de escolha para profilaxia é o fluconazol.

TABELA 33.11	TRATAMENTO ANTIFÚNGICO			
	Fatores de risco (epidemiologia)	Marcadores sorológicos (1,3 –B –D Glucana)	Sinais clínicos	Confirmação microbiológica
Profilático	Pos.	Neg.	Neg.	
Preemptivo	Pos.	Pos.	Neg.	
Empírico	Pos.		Pos.	
Confirmação biológica	Pos.		Pos.	Pos.

TABELA 33.12	ESCOLHA DO ANTIFÚNGICO
Tipo de tratamento	**Opção terapêutica**
Profilaxia	Fluconazol
Tratamento preemptivo	Fluconazol ou Echinocandinas (de acordo com a prevalência de Candida de espécies resistentes ao fluconazol no serviço)
Tratamento empírico – casos sem gravidade	Fluconazol ou Echinocandinas (de acordo com a prevalência de Candida de espécies resistentes ao fluconazol no serviço)
Tratamento empírico – casos graves	Echinocandinas (descalonar após estabilidade do paciente)
Tratamento direcionado por exame de microbiologia	*C. albicans, C. parapsiloseese C. tropicalis* – Fluconazol *C. glabrata, C. krusei, C. guillermondii* – Echinocandinas (Caspofungina, Anidulafungina, e Micafingina, de acordo com a disponibilidade no serviço)

Recomendações gerais para o uso de antimicrobianos

Dose de ataque e infusão estendida

Com o aumento do perfil de resistência das bactérias e fungos, estudos comprovam eficácia de estratégias que potencializam a ação dos antimicrobianos – Estudos de PK/PD (farmacocinética/farmacodinâmica). Muitos deles são simulações *in vitro* ou modelos matemáticos devido a complexidade para se avaliar os fatores preditores de melhor eficácia nos estudos experimentais – ensaio clínico.

Antimicrobianos hidrofílicos, com maior volume de distribuição, têm melhor eficácia quando realizado dose de ataque. Como β-lactamicos (Cefalosporinas, Penicilinas e Carbapenêmicos), Glicopeptídeos (Vancomicina, Teicoplamina), Aminoglicosídeos, Fluoroquinolonas e Fluconazol. A prática de administrar antimicrobianos com ação tempo dependente através de infusão estendida – por tempo prolongado aumenta

TABELA 33.13	DOSE DE ATAQUE DE ANTIMICROBIANOS
Antimicrobiano	**Dose de ataque**
Ceftriaxona	2 g
Ceftazidima	2 g
Cefepime	2 g
Ciprofloxacina	800 mg
Fluconazol	800 mg
Vancomicina	30 mg/kg
Tigeciclina	100 mg

TABELA 33.14	ANTIMICROBIANOS COM POSSIBILIDADE DE SE FAZER INFUSÃO ESTENDIDA	
Antimicrobiano	**Dose para função renal normal e posologia**
Cefepime	2 g IV 8/8 h em 3 h – 4 h
Piperacilina – Tazobactan	4,5 g IV 6/6 h em 3 h – 4 h
Meropenen	2 g IV 8/8 h em 3 h – 4 h
Doripenem	500 mg IV 8/8 h em 3 h – 4 h

eficácia do antimicrobiano, devido favorecer a relação PK/PD. Porém, implica maiores custos e muitas vezes não é possível de se executar na prática, por requerer estabilidade do antimicrobiano após diluição por tempo prolongado, uso de bomba de infusão, via exclusiva para administração do antimicrobiano e manter o paciente restrito ao leito, o que pode ser um grande incomodo aos pacientes fora do ambiente de terapia intensiva.

Duração do tratamento

O sucesso do tratamento das infecções intra-abdominais depende da ação conjunta do controle do foco e do uso do antimicrobiano. Tempo de uso de antimicrobiano não é bem definido na literatura. Não é infrequente casos de pacientes de unidades de terapia intensiva que fazem uso extremamente prolongados de antimicrobianos, algumas vezes por não haver controle do foco e na grande maioria dos casos com evolução desfavorável, a pesar do uso de antimicrobianos. O uso de antimicrobiano por tempo prolongado, além de aumentar custos e complicações decorrentes de eventos adversos, é o um fator de risco para o surgimento de bactérias multirresistentes.

Recentemente publicado[9] ensaio clínico randomizado com 518 pacientes com diagnóstico de infecção intra-abdominal comparou pacientes com controle do foco que fizeram uso de antibiótico por 2 dias após quadro clínico estável e exames normalizados (no máximo 10 dias) – grupo controle - com pacientes que fizeram uso de antibióticos por 4 a 5 dias – grupo experimental. A ocorrência de infecção do sítio cirúrgico, infecção intra-abdominal recorrente ou óbito ocorreu em 21.8% dos casos do grupo experimental e em 22.3% dos casos do grupo controle (IC 95% - 7,0 a 8,0; p = 0,92). O estudo conclui que pacientes com diagnóstico de infecção intra-abdominal com controle do foco e uso médio de antimicrobianos por 4 dias não apresentaram diferença em relação a complicações infecciosas quando comparados a pacientes com uso médio de antimicrobianos por 8 dias. Certamente menor tempo de uso de antimicrobianos acarreta em menor custo e menor pressão seletiva para o surgimento de bactérias multirresistentes.

O tratamento de infecções intra-abdominais, em particular as complicadas ou recorrente requer cuidados intensivos da equipe multidisciplinar: médico intensivista, equipe cirúrgica além do apoio do diagnóstico por imagem e laboratório de microbiologia.

Referências bibliográficas

1. Kumar, Ellis P, Arabi Y, et. al. Initiation of inappropriate antimicrobial therapy results

1. in a fivefold reduction of survival in human septic shock. Chest 2009; 136:1237–1248.

2. Solomkin JS, Mazuski JE, Bradley JS, et. al.Diagnosis and management of complicated intra-abdominal infection in adults and children: guidelines by the Surgical Infection Society and the Infectious Diseases Society of America. Clin Infect Dis. 2010; 50(2): 133 - 64.

3. Abbas S. Resection and primary anastomosis in acute complicated diverticulitis, a systematic review of the literature. Int J ColorectalDis. 2007; 22(4):351-7.

4. Swank HA1, Vermeulen J, Lange JF, et. al. The ladies trial: laparoscopic peritoneal lavage or resection for purulent peritonitis and Hartmann's procedure or resection with primary anastomosis for purulent or faecal peritonitis in perforated diverticulitis (NTR2037). BMC Surg. 2010; 10: 29.

5. Sartelli M, Viale P, Catena F, et. al.2013 WSES guidelines for management of intra--abdominal infections.World J Emerg Surg. 2013 Jan; 8(1): 3.

6. Solomkin J, Hershberger E, Miller B, et. al. Ceftolozane/Tazobactam Plus Metronidazole for Complicated Intra-abdominal Infections in an Era of Multidrug Resistance: Results From a Randomized, Double-Blind, Phase 3 Trial (ASPECT-cIAI). Clin Infect Dis. 2015; 60(10):1462-71.

7. Lucasti C, Popescu I, Ramesh MK, Lipka J, Sable C. Comparative study of the efficacy and safety of ceftazidime/avibactam plus metronidazole versus meropenem in the treatment of complicated intra-abdominal infections in hospitalized adults: results of a randomized, double-blind, Phase II trial. J AntimicrobChemother. 2013;68(5):1183-92.

8. Bassetti M, Marchetti M, Chakrabarti A, et. al.A research agenda on the management of intra-abdominal candidiasis: results from a consensus of multinational experts. IntensiveCare Med. 2013;39(12):2092-106.

9. Sawyer RG, Claridge JA, Nathens AB, et. al. Trial of short-course antimicrobial therapy for intraabdominal infection.N Engl J Med. 2015; 372(21).

34

Situações de Risco em Cirurgias Bariátricas

Andre Gobatto
Matheus Fachini Vane

Introdução

A obesidade tem sido vista como uma epidemia mundial. Estima-se que, anualmente, 2,8 milhões de pessoas morrem como resultado da obesidade e do sobrepeso. Em 2008, estimava-se que 35% da população mundial com mais de 20 anos tinha sobrepeso, sendo que 10 a 14% eram obesos mórbidos. Isto foi um salto desde 1980, onde tínhamos uma prevalência de 5 a 8% de obesos mórbidos[1].

No Brasil, a obesidade já apresenta níveis alarmantes, sendo que aproximadamente metade da população adulta tem, pelo menos, sobrepeso. Esta prevalência vem crescendo nos últimos anos, onde foi observado um aumento de 7,8% na obesidade de 2006 a 2012[2]. A prevalência da obesidade também aumentou de 11,6% para 17,4% da população neste mesmo período. Isto quer dizer que, caso se mantenha essa tendência, em 10 anos, cerca de dois terços da população terá sobrepeso e um quarto da população será obesa[2]. Com isto, doenças que estão diretamente relacionadas com a obesidade, como a diabetes mellitus tipo II, a síndrome metabólica, refluxo gastroesofágico, se tornarão mais comum na prática clínica.

Em decorrência disto, a cirurgia bariátrica vem sendo realizada cada vez mais frequentemente. Nos últimos 5 anos, houve um aumento de 135% no número de cirurgias bariátricas realizadas mundialmente. Em 2008, aproximadamente 344 mil cirurgias bariátricas foram realizadas no mundo, envolvendo aproximadamente 4680 cirurgiões. Só no Brasil, foram realizadas aproximadamente 25 mil cirurgias bariátricas, envolvendo 700 cirurgiões[3].

Assim, espera-se um aumento no número da população obesa mundial e consequente aumento no número de cirurgias bariátricas. Desta população, 7 a 10% necessitarão de pós-operatório em terapia intensiva[4]. A cirurgia bariátrica apresenta uma taxa de mortalidade de 0,3%, sendo que as principais causas de óbito para esta população estão listadas na Tabela 34.1[5]. Com isto, a devida atenção e cuidado com os pacientes pós-cirurgia bariátrica se faz necessário, com especial atenção para a presença de fístulas, adequada prevenção de tromboembolismo pulmonar e vigilância cardiológica. Pontos que discutiremos neste capítulo. Para termos práticos, neste capítulo, obesidade será definida como IMC maior de 25 kg/m² e obesidade é definida como IMC acima de 30 kg/m². Definiremos obesidade mórbida como IMC acima de 40 kg/m².

TABELA 34.1	PRINCIPAIS CAUSAS DE ÓBITO EM PÓS-OPERATÓRIO DE CIRURGIA BARIÁTRICA	
Causa	Porcentagem dos óbitos	Decorrência de
Sepse	33%	Fístula anastomótica
Cardíaca	28%	Infarto do miocárdio
Pulmonar	17%	Tromboembolismo pulmonar

Adaptado da referência 5.

Fisiologia e farmacologia da obesidade

A obesidade impõe muitas alterações na fisiologia e farmacologia do corpo humano, parte disto, decorrente das condições médicas que estão associadas à obesidade, como:

- Cardiovascular: insuficiência cardíaca, hipertensão, infarto do miocárdio, dislipidemia, entre outras.
- Respiratório: hipoventilação, apneia do sono, asma, insuficiência respiratória, entre outras.
- Gastrointestinal: refluxo gastroesofágico, disfunção hepática por esteatose, colecistite calculosa crônica, pancreatite, hérnias, entre outras.
- Endócrino: *diabetes mellitus* tipo II, síndrome metabólica, hipotireoidismo, entre outras.
- Neurológico/psicológico: acidente vascular encefálico, depressão, hipertensão intracraniana, entre outras.
- Hematológica: trombose venosa profunda, estase vascular, estado hipercoagulante, entre outras.

Nesse capítulo, iremos abordar as principais alterações fisiológicas decorrentes da obesidade, não iremos, portanto, abordar temas abordados em outros capítulos.

O tecido adiposo é um tecido predominantemente secretório de grande importância para a regulação hormonal para uma adequada manutenção das funções biológicas. Na obesidade, ocorre uma diminuição da secreção de adiponectinas, que em última análise levam a um aumento do gasto energético, aumentam a sensibilidade à insulina e a oxidação de ácidos graxos. A obesidade também determina um aumento de resistina, TNF-alfa e IL-6, que diminuem a sensibilidade insulínica. Isto determina um aumento da resistência insulínica e pode, em última análise, ajudar no desenvolvimento de diabetes mellitus. O aumento da leptina, também presente na obesidade, leva a uma maior oxidação de ácidos graxos, que aumenta o estresse oxidativo, inflamação vascular, proliferação e desenvolvimento da aterosclerose[6].

Assim, esta alteração no tecido adiposo, leva a importantes alterações fisiológicas que discutiremos a seguir.

Fisiologia cardiovascular

Não é incomum encontrarmos em obesos, um remodelamento ventricular com um predomínio de disfunção diastólica. Estas alterações ocorrem independentemente da presença de hipertensão arterial. Sugere-se que esta alteração seja decorrente de um aumento na necessidade da demanda metabólica imposta pelo aumento da massa de adipócitos, o que implica em aumento do débito cardíaco. Como o fluxo no tecido gorduroso é controlado pelo sistema nervoso simpático, há uma constante hiperatividade simpática nestes pacientes, com liberação de renina-angiotensina-aldosterona, a qual está implicada no remodelamento cardíaco[7]. Além deste mecanismo, alguns autores defendem que os níveis elevados de insulina e leptina também possam estar associados, inclusive podendo ser a gênese da hipertrofia cardíaca. Aparentemente, este último mecanismo tem sido reconhecido, cada vez mais, como o mecanismo mais importante na gênese da hipertrofia ventricular[7]. Esta teoria tem ganhado mais destaque, visto que os grandes obesos, em alguns casos, fazem uma hipertrofia ventricular direita mais importante que a esquerda, ou seja, se fosse somente por sobrecarga, não se teria hipertrofia de ventrículo direito. Assim, em situações nas quais o ventrículo direito possa ser sobrecarregado, como em insuficiências ventilatórias, há uma maior propensão para uma disfunção cardíaca direita, possivelmente levando a uma alteração na relação entre a oferta e demanda de oxigênio tecidual[7].

A hipertrofia cardíaca está diretamente relacionada com a insuficiência cardíaca do obeso. Em obesos mórbidos, há uma cardiomiopatia relacionada à obesidade, com um comprometimento sistólico importante, mesmo sem doença coronária, além da disfunção diastólica. Em obesos com menor grau de obesidade, ocorre inicialmente aumentos no volume sistólico e uma redução na resistência vascular sistêmica. À medida que a obesidade aumenta, ocorre uma sobrecarga no sistema cardiovascular, com aumento do estresse na parede do ventrículo esquerdo e aumento nas pressões de enchimento, além das mudanças induzidas pela leptina e doenças hipertensivas[7].

Além da hipertrofia cardíaca, os obesos mórbidos e pacientes com síndrome metabólica muitas vezes apresentam um aumento dos átrios. A obesidade tem sido considerada como um fator de risco importante para o desenvolvimento de fibrilação atrial e outras taquiarritmias[8]. A incidência e o risco aumentam conforme o grau da obesidade aumenta, sendo diretamente relacionada ao tamanho atrial e não à obesidade em si[9].

Indivíduos obesos também apresentam maiores riscos para o desenvolvimento de doenças coronarianas, e, sendo assim, estão mais propensos ao desenvolvimento de isquemia miocárdica perioperatória. Não é recente a associação entre obesidade e doenças cardiovasculares, porém, recentemente tem-se mostrado que mesmo após o controle da hipertensão, diabetes mellitus, dislipidemia e síndrome metabólica, o risco de eventos cardiovasculares ainda permanece elevado nesta população[10]. A hipertensão, a hipercolesterolemia, o *diabetes melittus* e obesidade são fatores de risco para o desenvolvimento de aterosclerose. Estes fatores combinados ocasionam uma disfunção endotelial, a qual é um estágio precoce da aterosclerose e ocorre, principalmente, nos vasos epicárdicos, de resistência ou ambos[11]. A obesidade desencadeia aterosclerose por aumentos nas quantidades de ácidos graxos livres que induzem a expressão endotelial de moléculas de adesão e pró-inflamatórias, favorecendo o recrutamento monocítico e proliferação de células da musculatura lisa. Isto modifica a matriz extracelular, aumentando a retenção lipídica[12].

Os níveis de leptina também estão aumentados e contribuem também para a doença aterosclerótica. A leptina estimula a inflamação sistêmica, promovendo o recrutamento de células inflamatórias, favorecendo a formação de *foam cells*[12].

Em resumo, os pacientes obesos estão sujeitos a ter insuficiências cardíacas tanto sistólicas quanto diastólicas simplesmente pela presença da obesidade. Estas alterações podem ser potencializadas por outras doenças cardiovasculares, como a hipertensão arterial sistêmica e o infarto do miocárdio. Assim, a dispneia ao esforço físico nestes pacientes não deve ser interpretada simplesmente como parte da obesidade, mas podem estar relacionadas às alterações cardíacas nos obesos.

Fisiologia pulmonar

A obesidade pode levar a grandes alterações no sistema respiratório, afetando desde a mecânica ventilatória, força muscular relacionada à ventilação, controle ventilatório, até as provas de função pulmonar e capacidade para exercício (Tabela 34.2). Complicações como atelectasia, hipoxemia, tromboembolismo pulmonar e falência ventilatória aguda estão, particularmente no obeso, sob maior risco que em pacientes não obesos, principalmente no perioperatório.

Quanto à mecânica ventilatória, a obesidade está correlacionada com um padrão restritivo nos testes de função pulmonar, com redução do volume expirado ao final do primeiro segundo (VEF1), capacidade vital forçada (CVF), volume de reserva expiratória (VRE), podendo inclusive ter reduções modestas do volume residual e da capacidade pulmonar total. Porém, a relação na diminuição do VEF1 não tem uma relação direta, sendo que o VEF1 diminui em uma relação muito menor que a CVF ou o VRE, sendo por isso, a obesidade uma disfunção mais restritiva que obstrutiva[13].

Devido a isto, queixas ventilatórias são muito comuns nessa população. Uma pesquisa suíça evidenciou que, em pacientes aguardando cirurgia bariátrica, 80% referia dispneia ao subir dois lances de escada[14]. Além disto, um estudo realizado com pacientes obesos intubados e anestesiados, os obesos apresentavam um aumento de 16% no esforço respiratório quando comparados com sujeitos não obesos[15]. Associado a isto, os indivíduos obesos apresentam uma deterioração da musculatura ventilatória de maneira similar a outras doenças ventilatórias crônicas, como a doença pulmonar obstrutiva crônica[13]. Este fato, associado ao aumento do esforço respiratório na população obesa, aumentam a probabilidade de indivíduos obesos apresentarem dispneia.

A diminuição dos volumes pulmonares com menores calibres das vias aéreas, impostas pela obesidade, predispõe também para a formação de atelectasias. As áreas de atelectasias, que geralmente se resolvem em 24 horas em população normal, podem levar muito mais tempo na população obesa, aumentando o risco de hipoxemia e complicações pulmonares no pós-operatório[16].

TABELA 34.2	RESUMO DAS PRINCIPAIS ALTERAÇÕES RESPIRATÓRIAS NO OBESO
Componente	**Impacto**
Volumes pulmonares	↓ Volume corrente ↓ VRE ↓ CRF
Complacência	↓ Complacência da parede torácica ↓ Complacência pulmonar
Fluxo e resistência pulmonares	↓ VEF1 e CVF ↑ Resistência pulmonar VEF1/CVF normais
Ventilação	↑ Frequência ventilatória ↑ Ventilação minuto
Vascular	Potencial para maiores pressões de artéria pulmonar ↑ Risco de hipertensão pulmonar

Além disto, a obesidade é tida como o principal fator de risco para o desenvolvimento de apneia obstrutiva do sono (AOS). A obesidade está presente em 60 a 90% dos pacientes com apneia obstrutiva do sono, principalmente quando o IMC estava acima de 40[17]. Outros fatores contribuintes para a AOS são uma circunferência cervical aumentada (>17 cm), índices maiores de Mallampati e circunferência abdominal[18]. Na AOS, ocorre um colapso das vias aéreas superiores por um descontrole neuromuscular da musculatura que dilata a faringe, a qual protege as vias aéreas contra um aumento na pressão extraluminal da faringe[19]. A obesidade parece aumentar a pressão mecânica por um aumento na disposição de gordura ao redor do pescoço e língua, acarretando um aumento na pressão extraluminal cervical, facilitando o colapso da via aérea[20]. A AOS parece não ser eliminada com a redução do peso. Há uma diminuição das pressões necessárias no CPAP e no número de episódios de hipopneia/apneia (EHA), porém sem a resolução completa da síndrome após a perda de peso[21]. Entretanto, AOS moderada (EHA > 15 episódios por hora) e grave (EHA > 30 episódios por hora) estão implicadas em aumento da mortalidade. Reduzir os EHAs pode ajudar em melhorar o desfecho nesses pacientes[22].

Indivíduos obesos também estão propensos a desenvolverem a síndrome da hipoventilação do obeso (SHO), que pode ser definida pela presença de um IMC acima de 30 e uma $PaCO_2$ acima de 45 mmHg em repouso e desperto, sem outras causas para hipoventilação, como doenças pulmonares ou neuromusculares. Geralmente esta síndrome ocorre em presença de hipoventilação noturna, mas não requere a presença de AOS[7]. Morfologicamente, estes pacientes compartilham muitas características dos pacientes com AOS, como por exemplo, obesidade, maiores classes de Mallampati, aumento da circun-

ferência cervical, dentre outras. Porém, pacientes com SHO geralmente possuem IMCs maiores, hipercapnia diurna mais graves e mais elevados índices de EHA que pacientes com AOS, com dessaturação e hipoxemias noturnas mais importantes[13]. Estima-se que 11% dos pacientes com AOS tenham esta síndrome[23].

Mas, ao contrário do que se pensava, obesidade não é somente a única responsável pela retenção de CO_2, sendo que alguns obesos conseguem compensar as restrições mecânicas para a ventilação, aumentando o volume minuto e frequência respiratória. Entretanto, alguns obesos perdem essa compensação por distúrbios no controle do centro respiratório. Este aumento crônico de CO_2 acarreta, em longo prazo, um aumento do risco para desenvolver hipertensão pulmonar e, consequente, falência de ventrículo direito e *cor pulmonale*, o que predispõe a maior mortalidade. Assim, é importante saber distinguir entre AOS, SHO e sobreposição de AOS e SHO. Em alguns centros, a SHO é tratada com oxigênio domiciliar, porém ainda sem grandes estudos randomizados que suportem esta prática[13].

Pacientes com AOS e SHO tendem a serem fatores de risco para intubação e ventilação difíceis, pois ambos compartilham múltiplos fatores de risco, como geralmente possuem mais de 55 anos de idade, IMC acima de 26, apresentam histórico de roncos e diâmetro cervical aumentado. Além disto, por apresentarem menores valores de CRF e VRE, estes pacientes podem dessaturar com maior velocidade, tornando a janela para a intubação mais curta. Além disto, os obesos apresentam maiores riscos para crises hipertensivas sistêmicas e pulmonares, refluxo gastroesofágico e doença coronariana, que podem dificultar ainda mais a intubação. Portanto, frente a uma necessidade de intubação/extubação, esses pontos devem ser atentados no correto manejo destes pacientes.

Alterações fisiológicas da coagulação

As plaquetas de indivíduos obesos apresentam maior adesividade e agregabilidade, a obesidade também leva a um aumento da expressão de fator tecidual, maiores níveis de outros componentes da cascata da coagulação e uma diminuída fibrinólise. Em resumo, os obesos apresentam vários fatores de risco para o desenvolvimento de fenômenos tromboembólicos no pós-operatório de grandes cirurgias[12]. Esta hiperatividade plaquetária parece estar ligada a uma menor resposta plaquetária à prostaglandina I_2 e doadores de NO, que são inibidores da atividade plaquetária. O volume plaquetário médio, que é um indicador de atividade das plaquetas, apresenta-se aumentado em indivíduos obesos. Isto tem sido ligado a uma maior taxa de eventos cardiovasculares. Na obesidade, isto parece decorrer em consequência de um estado inflamatório crônico presente no obeso[12]. Fato comprovado por maiores níveis de IL-6 e proteína C reativa frequentemente encontrados elevados em indivíduos obesos[24]. Além da inflamação crônica, estresse oxidativo também tem sido associado à hiperatividade presente no obeso. O estresse oxidativo no obeso é fruto da oxidação de ácidos graxos, consumo aumentado de oxigênio, lesão celular e até do tipo de alimentação[6].

Assim, diversos fatores agem para tornar o indivíduo obeso mais trombogênico, fato este, pode estar associado a maior incidência de fenômenos tromboembólicos nessa população.

Alterações farmacológicas no obeso

O aumento do tecido adiposo determina diversas alterações na disposição dos fármacos no organismo, desde sua distribuição até sua eliminação. Antes de discutirmos a farmacologia no obeso, devem-se caracterizar as formas de quantificar o peso em indivíduos obesos:

- Peso total: é vulgo, "peso da balança", inclui todo o peso do indivíduo.
- Massa magra: é o descritor do peso sem todo o tecido adiposo. Pode ser calculado pela fórmula: $1.10 \times$ peso total $- 0,0128 \times$ IMC $\times$ peso total para homens e para mulheres $1.07 \times$ peso total $- 0,0148 \times$ IMC $\times$ peso total[25].
- Peso ideal: é um parâmetro que foi inicialmente correlacionado à maior expectativa de vida, não é uma medida ótima, mas uma forma de padronização para que todos os indivíduos de mesmo sexo e mesma altura receberiam a mesma dose, independentemente da composição corpórea. Calculado como $45,5$ kg $+ 0,9$ kg/cm para cada cm acima de 152 cm de altura para mulheres e 50 kg $+ 0,9$ kg/cm para cm acima de 152 cm para homens[25].
- Peso ideal ajustado: peso ideal $+ 0,4$ (peso total $-$ peso ideal). Geralmente utilizado quando o peso corpóreo é superior a 25% do peso ideal calculado.

A principal alteração decorrente da obesidade é um aumento do volume de distribuição das drogas, principalmente de drogas lipofílicas, enquanto drogas hidrofílicas apresentam uma eliminação mais rápida. Como, em geral, as medicações são baseadas no peso, usar o peso total pode predispor estes pacientes a uma dose superior que a necessária em algumas situações.

Como regra prática, traremos estas alterações na farmacologia para o dia a dia do médico intensivista. Para ajuste de dose de antibióticos, recomenda-se utilizar o peso ideal para administração de cefalosporinas, penicilinas e betalactâmicos. Como betalactâmicos exercem atividade microbiana dependente do tempo, as doses devem ser ajustadas na frequência. Por exemplo, ampicilina pode ser administrada a cada 4 horas ou sob infusão contínua[26]. O peso total deve ser utilizado para a titulação de drogas, como vancomicina e relacionadas, como daptomicina. O peso ideal ajustado pode ser utilizado para aminoglicosídeos ou outras drogas hidrofílicas, sendo a frequência determinada pela função renal. Fluoroquinolonas devem ter sua dose ótima focadas na porção superior do intervalo terapêutico, pois faltam dados concretos na literatura[26].

Para sedativos, analgésicos e relaxantes musculares, as medicações devem ser tituladas com bastante cuidado, começando com doses menores e ir aumentando conforme necessidade clínica. Para drogas muito lipofílicas, como o midazolam e o lorazepam, o peso ideal deverá ser utilizado, pela sua ampla difusão para a gordura, em situações de infusão contínua. Já para o propofol, recomenda-se o uso tanto para indução quando para a manutenção de doses baseadas no peso total. Drogas hidrofílicas, como os relaxantes musculares (ex.: Succinilcolina), o peso total deve ser utilizado. Entretanto, o atracúrio, o cisatracúrio e o rocurônio devem ser utilizados pelo peso ideal[25]. Analgésicos, como o fentanil, a massa magra deve ser usado para o cálculo da dose.

Para anticoagulantes, o volume de distribuição da heparina em obesos difere de pacientes magros. O ajuste de dose não ocorre de maneira linear e não há protocolos bem estabelecidos para a dose ótima da heparina e heparina de baixo peso molecular. Entretanto, sugere-se que uma dose baseada no peso seja a melhor escolha para grandes obesos. Aparentemente, a dose de peso total para dose inicial e ajuste conforme os exames de coagulação para ser um protocolo seguro no uso da heparina. Em pacientes bariátricos, a administração de 40 mg duas vezes ao dia ou 60 mg duas vezes ao dia de enoxaparina fornece boa prevenção de trombose venosa profunda em pacientes com IMC até 50 ou em pacientes com IMC acima de 50, respectivamente[27]. No caso da fondaparinux, a associação americana de cirurgiões torácico recomenda que, no caso de peso maior que 100 kg, a dose deve ser aumentada, do tradicional 7,5 mg para 10 mg para a dose terapêutica, sem recomendações quanto à dose profilática[28]. Os anticoagulantes mais modernos, como

TABELA 34.3	RESUMO DAS CONSIDERAÇÕES SOBRE AS DROGAS COM RELAÇÃO AO PESO
Droga	**Basear dose em**
Tiopental	Massa magra
Propofol	Peso total
Succinilcolina	Peso total
Rocurônio	Peso ideal
Cisatracúrio	Peso ideal
Fentanil	Massa magra
Suggamadex	Sem dados disponíveis
Cefalosporinas, penicilinas e beta-lactâmicos	Peso ideal
Vancomicina e relacionados	Peso total
Heparina	Dose inicial – peso total Doses subsequentes – guiada pelo TTPa

o dabigatran, rivaroxaban, argatroban, apixaban, dentre outros, ainda não apresentam consenso quanto ao ajuste de dose para grandes obesos.

Para doses de betabloqueadores, bloqueadores de canal de cálcio e digoxina, o peso ideal deve ser a base para a titulação dessas drogas[26].

Suporte metabólico

Suporte nutricional é o elemento chave conhecido para promover desfecho favorável em pacientes críticos em unidade de terapia intensiva, porém isso se torna mais complicado na presença de obesidade. A necessidade calórica diária nesta população ainda permanece controversa, e outras questões, assim como a dificuldade de se obter um acesso venoso central, geralmente limita a oferta de um suporte nutricional adequado.

O estresse induzido pela hiperglicemia é uma complicação frequente de doentes graves e o produto final do aumento da produção de hormônios contrarreguladores (glucagon, glicocorticoides e catecolaminas) e liberação de citocinas inflamatórias, acelerando a gliconeogênese hepática, lipólise e resistência periférica a insulina. A hiperglicemia em pacientes críticos está associada a piores resultados de maneira semelhante em pacientes diabéticos ou não diabéticos. Dado ao aumento de prevalência de diabetes e insulinorresistentes entre pacientes obesos é de suma importância o controle glicêmico no plano do suporte nutricional. Neste cuidado deve-se evitar a hiperglicemia iatrogênica pela administração de dieta calórica excessiva, levando a uma lipogênese, esteatose hepática e aumento da produção de CO_2, o que pode levar ao aumento do trabalho respiratório. A infusão de insulina é o método preferido pelos intensivistas para se alcançar a normoglicemia, e especialmente nos obesos com tecido adiposo subcutâneo excessivo

a absorção de insulina pode variar muito. Alternativamente, a insulina regular pode ser adicionada diretamente a solução total de dieta parenteral.

Indivíduos obesos possuem níveis séricos aumentados de hormônios e substratos, incluindo aminoácidos e ácidos graxos livres. A elevação de ácidos graxos geralmente significa resistência à insulina, o que causa aumento da lipólise, comprometendo a oxidação de ácidos graxos no musculoesquelético, reduzindo a supressão plasmática desses ácidos pela insulina. Apesar de indivíduos obesos possuírem maiores níveis séricos de ácidos graxos livres e triglicérides, eles não são eficientes em mobilizar ou usar esta fonte de energia durante situações críticas de doença. Embora faltem mais estudos, Jeevanandam *et al.*, mostrou diferença na utilização de recursos energéticos endógenos entre pacientes obesos e não obesos vítimas de trauma, pacientes magros dependiam mais da oxidação de ácidos graxos para obtenção de energia, cerca de 61% do gasto energético em repouso, enquanto obesos derivavam maior parte da energia através do catabolismo de massa magra e somente 39% derivado de ácidos graxos livres[29]. Assim, dieta hipocalórica e hiperproteica têm sido mais utilizadas em pacientes obesos[30].

A determinação do gasto energético em repouso é parte integral do acesso a nutrição, permitindo ao médico minimizar desfechos desfavoráveis associado a dieta mal elaborada. Infelizmente o cálculo de gasto energético diário de pacientes obesos hospitalizados permanece um desafio, não há consenso de qual equação de gasto energético em repouso é mais precisa para esta população.

A calorimetria indireta ainda permanece como padrão-ouro como método de medida de gasto energético em repouso. No entanto, seu uso é limitado pelo custo, viabilidade de equipamento adequado e pessoal treinado. Vários estudos recentes têm comparado equações que predizem o gasto energético em repouso em pacientes obesos, nenhum provou a existência de alguma equação que realmente prediz o gasto energético em repouso desta população, porém a equação de Harris-Benedict (HBE) (homem: kcal/d = 66,47 + 13,75 × peso kg + 5 × altura cm − 6,75 × idade e mulher: kcal/d = 655,1 + 9,56 × peso + 1,85 × altura − 4,68 × idade) e a de Penn State (kcal/d = 0,85 × HBE + 175 × Tmax + 33 × ventilação-minuto − 6344) apresentaram maior força de evidência para o uso em pacientes obesos em terapia intensiva. Assim, recomenda-se o uso da HBE para pacientes em respiração espontânea e a de Penn State para pacientes obesos em ventilação mecânica[30].

O consenso de 2009, pela Sociedade de Medicina Intensiva e Sociedade Americana de Nutrição Enteral e Parenteral endossa a dieta hipocalórica em pacientes obesos em unidade de terapia intensiva, provendo não mais que 60-70% do alvo energético requerido ou 11-14 kcal/kg de peso corporal verdadeiro por dia. Assim, a dieta hipocalórica sempre deve ser considerada para pacientes obesos em UTI[30,31].

Tromboprofilaxia

Obesidade tem demonstrado ser um fator de risco independente para tromboembolismo venoso (incluindo embolia pulmonar e trombose venosa profunda) em homens e mulheres. Um levantamento de dados em 2008 da *National Health and Nutrition Examination Survey* (NHANES) estimou que 33,8% dos americanos adultos são obesos com IMC acima de 30 kg/m² e 5,7% são obesos mórbidos com IMC acima de 40. No Brasil, pesquisa divulgada pelo Ministério da Saúde revela de a população de obesos saltou de 11,4% em 2006 para 15,8% em 2011. Infelizmente nosso conhecimento de como prover uma adequada tromboprofilaxia para esse segmento crescente da população é limitado. A obesidade

levantou suspeita como fator de risco para tromboembolismo em meados de 1920 em pacientes que sofreram de embolia pulmonar fatal em pós-operatórios, porém o conceito de fator de risco independente surgiu recentemente. Em 2005, Stein e colegas mostraram um risco relativo de TEV em pacientes obesos duas vezes maior do que em não obesos[12,32-34].

Estratégias não farmacológicas para prevenção de TEV

Essas estratégias incluem acessórios mecânicos como os dispositivos de compressão intermitente pneumáticos e meias elásticas. A vantagem desses dispositivos mecânicos se resume na possibilidade de reduzir a probabilidade de eventos trombóticos sem o aumento do risco de sangramento, mas há limitações. Embora os dispositivos mecânicos têm empregado papel adjuvante com a profilaxia farmacológica em cirurgias bariátricas e pacientes enfermos obesos mórbidos, esses dispositivos não tem sido largamente estudados de maneira randomizada e adequada como terapia única em pacientes obesos mórbidos. Assim, compreende-se que atualmente a profilaxia mecânica se limita ao uso em ajudância a profilaxia farmacológica ou unicamente aos pacientes com alto risco de sangramento.

Nota-se aumento da frequência de uso de filtro de veia cava inferior para profilaxia de TEV em pacientes de alto risco submetidos a cirurgia bariátrica, porém ainda faltam evidências comprovando sua vantagem ao uso de métodos farmacológicos associados aos mecânicos. Lembrando também do risco das complicações associadas a instalação de filtro de veia cava como trombose de inserção, trombose venosa profunda, síndrome pós-trombótica e migração de filtro[12,35,36].

Prevenção farmacológica de TEV

Tromboprofilaxia química utilizando heparina não fracionada, heparina de baixo peso molecular e inibidor de fator Xa reduzem o RR para TEV em 45 a 63% em pacientes internados e até 60% em pacientes cirúrgicos comparados àqueles sem tal profilaxia. O desafio no tocante ao obeso refere-se a dose a ser utilizada nesses pacientes, analisando sua distribuição e farmacocinética. Pacientes obesos possuem aumento do percentual de gordura por quilograma de peso corporal total, resultando no aumento de volume de distribuição de drogas lipofílicas. No entanto, a redução relativa de vascularização do tecido adiposo pode resultar em *overdose* de medicamentos com larga distribuição vascular em dosagens para peso corporal total[34].

Heparina não *fracionada*

A meia-vida da HNF varia de acordo com a dose e via administrada, aumentando de 30 minutos em *bolus* intravenoso de 25 unidades/kg para 60 minutos com *bolus* de 100 U/kg e 150 minutos com um *bolus* de 400 U/kg. O peso, então, tem sido considerado como o melhor preditor isolado de dose individual recomendada para HNF.

Os *guidelines* do *American College of Chest Physicians* recomendam baixas doses de HNF, e especificamente três vezes ao dia para cirurgias bariátricas e pacientes cirúrgicos de alto risco para TEV. No entanto, poucos estudos utilizando HNF para tromboprofilaxia analisaram especificamente os extremos de peso corporal para farmacodinâmica ou desfecho clínico[34].

Heparina de baixo peso molecular

Devido a imprevisível biodisponibilidade e efeito anticoagulante das HNF as HBPM vêm sendo mais amplamente utilizadas. Seguindo a via subcutânea as HBPM se acumulam predominantemente no sangue e tecido vascular com uma biodisponibilidade de quase 100% mesmo em baixas doses. Apesar do volume intravascular não ter uma relação linear com o peso total corporal, há alguns consensos de que pode ocorrer *overdose* de HBPM se administrada baseada no peso total em pacientes obesos.

Alguns estudos sugerem que em pacientes obesos mórbidos a dose de HBPM para profilaxia de TEV baseada no peso consiste numa apropriada meta para níveis de anti--FXa. Estudos para pacientes de cirurgia bariátrica também demonstraram maiores níveis de anti-FXa para tromboprofilaxia com doses maiores de enoxaparina (comparando doses de 40 e 60 mg), sem diferenças quanto a eventos hemorrágicos. Mais estudos precisam surgir para chegarmos a uma dose ideal de tromboprofilaxia em obesos, comparando peso corporal total e índice de massa corpórea. Borkgren-Okonek *et al.*, demonstraram que um regime de dose estratificada de enoxaparina baseada no IMC (40 mg a cada 12 h IMC < 50 ou 60 mg a cada 12 h IMC > 50) em pacientes submetidos a *bypass* gástrico Roux-em-Y, alcançou-se níveis de anti-FXa desejados, menores índices de eventos hemorrágicos e eventos de TEV em apenas 0,45% dos pacientes estudados[34,37].

Fondaparinux

É um pentassacarídeo sintético que potencializa a inibição do FXa, através da conexão com antitrombina. Similar a HBPM, este agente tem aproximadamente 100% de biodisponibilidade via subcutânea e é predominantemente excretado via renal, mas apresenta maior período de meia-vida do que HBPM (16 h *vs.* 4-6 h). Como o fondaparinux não tem estabelecido um claro agente reversor seu uso rotineiro fica mais restrito. E mais estudos precisam ser elaborados para a dose ideal em pacientes obesos e obesos mórbidos, evitando ao máximo eventos hemorrágicos[34].

Analgesia

Em pacientes obesos o objetivo do manejo da dor no pós-operatório é prover conforto, mobilização precoce no leito, melhorar a função respiratória sem causar sedação inadequada e comprometimento respiratório.

A fisiopatologia dos obesos, as comorbidades típicas e a alta prevalência de apneia obstrutiva do sono (OSA) tornam o manejo de uma analgesia segura mais difícil. Em particular, o controle da dor no pós-operatório de cirurgia bariátrica é o maior desafio, mesmo quando realizada por videolaparoscopia.

A administração de opioides está associada a apneia central e tem sido relatada em aumentar a apneia obstrutiva em pacientes com predisposição. Devido a alta incidência de apneia obstrutiva do sono em pacientes obesos e outros estudos mostrando que em pacientes obesos mórbidos a obstrução de vias aéreas e dessaturação perioperatória tem aumentado mesmo sem OSA, o foco em relação ao manejo da dor tem sido as abordagens mulltimodais poupando opioides.

A Sociedade Americana de Anestesiologia apresenta alguns guidelines sugerindo técnicas de anestesias regionais ao invés de opioides sistêmicos em pacientes portadores de OSA, porém tudo baseado em opiniões de especialistas, pois ainda há falta de evidências na literatura sobre este assunto.

Assim, o princípio do manejo da dor nesses pacientes é a utilização de estratégias de analgesia multimodal sem opioide, como técnicas com anestésicos locais e anti-inflamatórios não esteroides quando adequado e possível[38].

Muitos estudos mostram que técnicas com anestésicos locais são eficazes em reduzir complicações relacionadas a opioides. A continuação de anestesia regional no período pós-operatório tem sido útil particularmente em pacientes obesos. Analgesia torácica epidural em comparação aos opioides resultou em melhores valores espirométricos e retorno mais rápido a estes no pós-operatório. Após cirurgia cardíaca pacientes com IMC > 30 apresentaram melhores parâmetros respiratórios e melhor analgesia com analgesia epidural torácica do que analgesia convencional baseada em opioides.

Inibidores da ciclooxigenase, assim como os AINE não seletivos e coxibes seletivos, são os componentes mais utilizados na analgesia multimodal. O uso isolado de cetorolaco no pós-operatório ou em combinação com anestésico local leva a melhora significativa no controle da dor. No entanto, em cirurgia bariátrica, o uso AINE não seletivos deve ser evitado se possível, devido ao alto risco de perfuração gástrica. Coxibes seletivos podem ser optados preferencialmente no perioperatório devido ao risco reduzido de efeitos adversos, inclusive menor probabilidade de sangramento e reduzido índice de complicações gastrointestinais, sem aumentar eventos cardiovasculares.

Para se alcançar um controle de dor satisfatório em pacientes obesos no pós-operatório o uso de opioides torna-se, muitas vezes, inevitável, em especial quando técnicas de anestesia regional são contraindicadas.

A técnica mais utilizada de analgesia em pacientes obesos tem sido a analgesia controlada pelo paciente (PCA) com morfina endovenosa.

Alguns estudos têm mostrado a não influência do IMC com as doses de morfina requisitadas na PCA venosa.

Devido a falta de evidência e contínua discordância em relação ao peso e dose segura e eficaz de opioide em pacientes obesos, a titulação individual de opioide tem apresentado mais vantagem nesta população, sempre com cuidados na monitoração respiratória, principalmente em pacientes com história de OSA.

Alguns adjuvantes vêm sendo estudados para a analgesia perioperatória nos pacientes obesos. O uso da cetamina vem aumentando nesta população, embora os estudos do uso da cetamina em pacientes obesos se concentram mais no período pré-operatório seu potencial em proporcionar uma menor utilização de opioide pode justificar seu uso no período pós-operatório. Fatores limitantes da cetamina em pacientes obesos são hipertensão arterial severa e insuficiência cardíaca, embora a indução de hipertensão com baixas doses de cetamina seja improvável.

O uso de alfa2-agonista tem sido bem sugerido. Teoricamente, o consumo de opioide é reduzido com estes adjuvantes, mas estudos clínicos em pacientes obesos e o uso destes agentes são limitados. Estudo usando cetamina e clonidina previamente a cirurgia bariátrica mostrou benefício no despertar e melhor controle álgico no pós-operatório. A dexmedetomidina pode ser um útil adjuvante também, em estudo controlado randomizado, a infusão de dexmedetomidina em obesos mórbidos submetidos a *bypass* gástrico laparoscópico resultou em melhor controle álgico no pós-operatório, melhor despertar com redução na quantidade de opioide requisitado.

Apesar do aumento da incidência de obesidade em nossa sociedade e a demanda por cirurgia bariátrica consequentemente aumentando, há pouca evidência na literatura para manejo de dor pós-operatória nestes pacientes.

Assim, no geral, os atuais consensos defendem, a princípio, o conceito de analgesia multimodal e de preferência o uso de técnicas de analgesia/anestesia regional, com isso, se não evitar o uso de opioides nos pacientes obesos pelo menos diminuir consideravelmente o consumo destes, e, com isso, conseguir atingir um dos principais objetivos no pós-operatório de pacientes obesos, que consiste na capacidade de prover uma adequada fisioterapia respiratória e mobilização precoce do leito[38].

Ventilação

No paciente obeso, o consumo de O_2 está aumentado, e uma proporção não usual deste consumo é gasto no trabalho respiratório mesmo no repouso. Os volumes pulmonares estão alterados com reduzido volume de reserva expiratória e ventilação voluntária máxima reduzida.

A diferença alvéolo-arterial de oxigênio também está aumentada, sugerindo uma incompatibilidade na ventilação-perfusão. A capacidade residual funcional está reduzida nos obesos classe II e extremos obesos devido ao aumento da pressão abdominal. O sistema de complacência está reduzido devido ao aumento da massa na parede torácica e a excursão limitada do diafragma[26,39,40].

Os efeitos nos volumes pulmonares e na complacência são exacerbados na posição supina. Uma condição chamada de síndrome da posição supina do obeso tem sido descrita em alguns casos com morte súbita devido ao aumento do consumo de O_2 e piora da hipoxemia ao se assumir a posição supina.

Manejo de via aérea

O manejo de via aérea deve ser realizado por operador experiente e deve se iniciar com avaliação inicial detalhada das características que podem sugerir dificuldade de intubação, ventilação ou traqueostomia. Obesos de classe II por si só não implicam em dificuldade de intubação geralmente, porém se no exame físico bem realizado houver suspeita de intubação difícil a sensibilidade é alta. A Sociedade Americana de Anestesiologia recomenda que planos estratégicos sejam feitos previamente ao manejo de via aérea destes pacientes, com todos equipamentos checados e um plano de emergência sempre preparado.

Técnicas de intubação com paciente acordado podem ser necessárias em alguns destes pacientes, principalmente se há aumento do risco de aspiração. Esta técnica deverá sempre que possível envolver um fibroscópio flexível, porém novos dispositivos rígidos como Airtraq e Glidescope tem sido usados em manejo de via aérea em pacientes acordados.

Ambas as sociedades Americana de Anestesiologia e a Britânica de Via Aérea Difícil sugerem a máscara laríngea como primeira terapia de resgate em cenários de "não ventilo" e "não intubo". Algumas destas máscaras também podem servir com sucesso como guia para o fibroscópio.

Estes dispositivos devem ser usados por médicos experientes, pois ainda há o risco de aspiração, alto grau de vazamento de volume e laringoespasmo.

Quaisquer que sejam as técnicas utilizadas, a pré-oxigenação adequada é vital, pois pacientes obesos dessaturam mais rapidamente que o usual, devido as alterações fisiológicas já descritas. Pré-oxigenação na posição sentada pode melhorar este declínio. Posição apropriada, assim como elevação do decúbito com coxins, pode providenciar melhor visualização da laringe e facilitar a ventilação com máscara facial[40].

Ventilação não invasiva

Ventilação não invasiva é estabelecida como tratamento da síndrome de hipoventilação no obeso e para insuficiência respiratória hipercápnica. Esta técnica tem sido utilizada com sucesso no tratamento em obesos classe II que requerem assistência ventilatória, mas na ausência de melhora dos gases sanguíneos arteriais em 2 horas devemos prosseguir com a ventilação invasiva.

Ventilação invasiva

Estudos atuais cada vez mais mostram resultados benéficos na utilização de volumes correntes baixos nos pacientes obesos em ventilação mecânica na UTI. Devido aos efeitos do aumento da pressão abdominal e reduzido sistema de complacência respiratória nestes pacientes, altos níveis de PEEP e pressão de platô podem ser necessários para se alcançar o volume corrente adequado.

Em pacientes obesos, o peso corpóreo previsto deve ser utilizado para se calcular o volume corrente para se evitar a superdistensão pulmonar.

O potencial para se desenvolver PEEP intrínseco deve ser sempre considerado nestes pacientes e a limitação de fluxo de ar deve ser tratada. Pacientes obesos podem ter asma subdiagnosticada ou crises exacerbadas precipitadas por volumes pulmonares baixos ou outros gatilhos de hiper-responsividade de via aérea que acompanham os obesos, como refluxo, dislipidemia, diabetes e hipertensão.

Para outras modalidades de ventilação mecânica em obesos ainda faltam muitos estudos na literatura[40].

Desmame

O desmame de pacientes obesos pode ser difícil devido as suas alterações fisiológicas descritas acima. Pacientes obesos possuem alto risco de desmame prolongado e dependência crônica da ventilação mecânica, e o curso do período de pós-extubação pode ser complicado pela presença de apneia do sono. A ventilação não invasiva pode, então, após a extubação reduzir a incidência de reintubação. Traqueostomia precoce, quando necessária, pode prover benefícios a esse grupo de pacientes.

Embora a maioria dos estudos que focam nos resultados da ventilação mecânica nos pacientes obesos têm achado aumento no tempo de permanência em UTI, meta análise recente indica que não há diferença na mortalidade entre pacientes de unidade intensiva obesos e não obesos. Com isso, é importante que estes cuidados com pacientes obesos em UTI não sejam vistos como uma perspectiva pessimista desnecessária[40].

Referências bibliográficas

1. Global Health Observatory and World Health Organization. Obesity - Situation and Trends. 2014 [cited 2014 September 15th].
2. Malta, D.C., et al., Trends in prevalence of overweight and obesity in adults in 26 Brazilian state capitals and the Federal District from 2006 to 2012. Rev Bras Epidemiol, 2014. 17 Suppl 1: p. 267-76.
3. Buchwald, H. and D.M. Oien, Metabolic/bariatric surgery Worldwide 2008. Obes Surg, 2009. 19(12): p. 1605-11.
4. Tiwari, M.M., et al., Differences in outcomes of laparoscopic gastric bypass. Surg Obes Relat Dis, 2011. 7(3): p. 277-82.
5. Smith, M.D., et al., Thirty-day mortality after bariatric surgery: independently adjudicated causes of death in the longitudinal assessment of bariatric surgery. Obes Surg, 2011. 21(11): p. 1687-92.
6. Fernandez-Sanchez, A., et al., Inflammation, oxidative stress, and obesity. Int J Mol Sci, 2011. 12(5): p. 3117-32.
7. Cullen, A. and A. Ferguson, Perioperative management of the severely obese patient: a selective pathophysiological review. Can J Anaesth, 2012. 59(10): p. 974-96.
8. Ito, K., et al., Morphological change of left atrium in obese individuals. Int J Cardiol, 2011. 152(1): p. 117-9.
9. Wang, T.J., et al., Obesity and the risk of new-onset atrial fibrillation. JAMA, 2004. 292(20): p. 2471-7.
10. Haslam, D.W. and W.P. James, Obesity. Lancet, 2005. 366(9492): p. 1197-209.
11. Egashira, K., et al., Impaired coronary blood flow response to acetylcholine in patients with coronary risk factors and proximal atherosclerotic lesions. J Clin Invest, 1993. 91(1): p. 29-37.
12. Badimon, L., et al., Antithrombotic therapy in obesity. Thromb Haemost, 2013. 110(4): p. 681-8.
13. Zammit, C., et al., Obesity and respiratory diseases. Int J Gen Med, 2010. 3: p. 335-43.
14. Gibson, G.J., Obesity, respiratory function and breathlessness. Thorax, 2000. 55 Suppl 1: p. S41-4.
15. Kress, J.P., et al., The impact of morbid obesity on oxygen cost of breathing (VO(2RESP)) at rest. Am J Respir Crit Care Med, 1999. 160(3): p. 883-6.
16. Gross, J.B., et al., Practice guidelines for the perioperative management of patients with obstructive sleep apnea: a report by the American Society of Anesthesiologists Task Force on Perioperative Management of patients with obstructive sleep apnea. Anesthesiology, 2006. 104(5): p. 1081-93; quiz 1117-8.
17. Koenig, S.M., Pulmonary complications of obesity. Am J Med Sci, 2001. 321(4): p. 249-79.
18. Isono, S., Obstructive sleep apnea of obese adults: pathophysiology and perioperative airway management. Anesthesiology, 2009. 110(4): p. 908-21.
19. Horner, R.L., Contributions of passive mechanical loads and active neuromuscular compensation to upper airway collapsibility during sleep. J Appl Physiol (1985), 2007. 102(2): p. 510-2.
20. Patil, S.P., et al., Neuromechanical control of upper airway patency during sleep. J Appl Physiol (1985), 2007. 102(2): p. 547-56.
21. Greenburg, D.L., C.J. Lettieri, and A.H. Eliasson, Effects of surgical weight loss on measures of obstructive sleep apnea: a meta-analysis. Am J Med, 2009. 122(6): p. 535-42.
22. Marshall, N.S. and R.R. Grunstein, Losing weight in moderate to severe obstructive sleep apnoea. BMJ, 2009. 339: p. b4363.
23. Laaban, J.P. and E. Chailleux, Daytime hypercapnia in adult patients with obstructive sleep apnea syndrome in France, before initiating nocturnal nasal continuous positive airway pressure therapy. Chest, 2005. 127(3): p. 710-5.
24. Visser, M., et al., Elevated C-reactive protein levels in overweight and obese adults. JAMA, 1999. 282(22): p. 2131-5.
25. Leykin, Y., L. Miotto, and T. Pellis, Pharmacokinetic considerations in the obese. Best Pract Res Clin Anaesthesiol, 2011. 25(1): p. 27-36.
26. Bajwa, S.J., V. Sehgal, and S.K. Bajwa, Clinical and critical care concerns in severely ill obese patient. Indian J Endocrinol Metab, 2012. 16(5): p. 740-8.
27. Myzienski, A.E., M.F. Lutz, and M.A. Smythe, Unfractionated heparin dosing for venous thromboembolism in morbidly obese patients: case report and review of the literature. Pharmacotherapy, 2010. 30(3): p. 324.
28. You, J.J., et al., Antithrombotic therapy for atrial fibrillation: Antithrombotic Therapy and Prevention of Thrombosis, 9th ed: American College of Chest Physicians Evidence-Based Clinical Practice Guidelines. Chest, 2012. 141(2 Suppl): p. e531S-75S.
29. Jeevanandam, M., D.H. Young, and W.R. Schiller, Obesity and the metabolic response to severe multiple trauma in man. J Clin Invest, 1991. 87(1): p. 262-9.
30. Port, A.M. and C. Apovian, Metabolic support of the obese intensive care unit patient: a

current perspective. Curr Opin Clin Nutr Metab Care, 2010. 13(2): p. 184-91.

31. Buchwald, H., et al., Management of the metabolic/bariatric surgery patient. Am J Med, 2011. 124(12): p. 1099-105.

32. Raschke, R.A., et al., The weight-based heparin dosing nomogram compared with a "standard care" nomogram. A randomized controlled trial. Ann Intern Med, 1993. 119(9): p. 874-81.

33. Green, B. and S.B. Duffull, Development of a dosing strategy for enoxaparin in obese patients. Br J Clin Pharmacol, 2003. 56(1): p. 96-103.

34. Freeman, A.L., R.C. Pendleton, and M.T. Rondina, Prevention of venous thromboembolism in obesity. Expert Rev Cardiovasc Ther, 2010. 8(12): p. 1711-21.

35. Patel, J.P., L.N. Roberts, and R. Arya, Anticoagulating obese patients in the modern era. Br J Haematol, 2011. 155(2): p. 137-49.

36. Santilli, F., et al., Platelet activation in obesity and metabolic syndrome. Obes Rev, 2012. 13(1): p. 27-42.

37. Borkgren-Okonek, M.J., et al., Enoxaparin thromboprophylaxis in gastric bypass patients: extended duration, dose stratification, and antifactor Xa activity. Surg Obes Relat Dis, 2008. 4(5): p. 625-31.

38. Schug, S.A. and A. Raymann, Postoperative pain management of the obese patient. Best Pract Res Clin Anaesthesiol, 2011. 25(1): p. 73-81.

39. Kristensen, M.S., Airway management and morbid obesity. Eur J Anaesthesiol, 2010. 27(11): p. 923-7.

40. Aldenkortt, M., et al., Ventilation strategies in obese patients undergoing surgery: a quantitative systematic review and meta-analysis. Br J Anaesth, 2012. 109(4): p. 493-502.

35

Pós-operatório do Transplante Ortotópico de Fígado

Flavio Humberto Neves
Guilherme Marques Andrade

A fase do pós-operatório imediato do transplante ortotópico de fígado (TOF) representa um período crítico para garantir o êxito do mesmo. Deve-se estar sempre um passo à frente das complicações de modo a preservar a vida do paciente e a sobrevida do enxerto.

O cuidado rotineiro aos pacientes em pós-operatório de TOF envolve um período de tempo na UTI, durante o qual se pode manejar finamente a hemodinâmica, função renal, ventilação, coagulação, atividade neurológica e função do enxerto, além de se estabelecer adequado controle álgico e vigilância infecciosa[1]. Alguns centros de transplante, recentemente, têm questionado essa aparente obviedade sugerindo que, em pacientes selecionados, a extubação em sala e encaminhamento para unidade semi-intensiva (denominadas *step-downunits*) pode não implicar em desfechos negativos. Para nós essa recomendação ainda é precoce e o cuidado em UTI representa o *standard-of-care*, especialmente ao se considerar a gravidade da população em lista, níveis de MELD e taxas de disfunção renal.

A atenção ao doente no pós-operatório envolve basicamente:

- Estabilização dos principais sistemas orgânicos (*e. g.*, cardiovascular, pulmonar e renal);
- Avaliação contínua da função do enxerto e identificação de disfunção (primária ou secundária
- Alcance de imunossupressão adequada/ótima e identificação de rejeição
- Monitoramento e tratamento das complicações relacionadas direta ou indiretamente com o transplante.

Hemodinâmica do paciente cirrótico

Antes de falarmos diretamente sobre o transplante, é importante detalharmos algumas particularidades da população receptora, em particular cirróticos avançados.

Há uma vasodilatação esplâncnica progressiva, disfunção miocárdica que, enquanto a doença está compensada, consegue contrapor a queda da resistência vascular sistêmica. Quando a doença entra em sua fase descompensada, a miocardiopatia cirrótica se acentua, acompanhada por hipovolemia relativa e hipotensão efetiva. O mecanismo homeostático de regulação pressórica ativado (sistema renina-angiotensina-aldosterona, sistema nervoso simpático, hormônio antidiurético), buscando vasoconstrição extra-esplâncnica (incluindo encéfalo, rins e fígado). Há grande resistência à ação de tal mecanismo em vista de um potente vasodilatador, o óxido nítrico (NO). No começo, estes sistemas estão apenas moderadamente ativados; porém com a deterioração do quadro, ocorre hiponatremia, ascite refratária, vasoconstrição renal e disfunção renal (Figura 35.1).

Quanto à avaliação do perfil hemodinâmico do cirrótico, tem-se um estado circulatório hiperdinâmico (Tabela 35.1). Apesar de boa performance média do ventrículo esquerdo (VE), evidenciam-se maior débito cardíaco (DC), maiores pressões diastólicas finais do VE (PDFVE), ventriculografia normal, o que pode até ser definido em alguns contextos como insuficiência cardíaca de alto débito. Nos últimos anos têm-se tentado cunhar e definir o termo miocardiopatia cirrótica, implicando alterações estruturais miocárdicas intrínsecas. Tal entidade torna-se relevante em situações de estresse, como exercício físico, colocação de TIPS e pós-operatórios como TOF. A disfunção diastólica é mais comum em cirróticos com ascite. A isso se sobrepõe fatores extrínsecos como deficiência de tiamina, alterações nos receptores miocárdicos beta-adrenérgicos e o impacto do remodelamento em situações de tensão excessiva.

Fisiopatologicamente, a base se encontra na vasodilatação sistêmica, decorrente da disfunção endotelial que induz aumento da atividade de óxido nítrico (NO) sintetase e produção do vasodilatador NO, o que pode se justificar pela translocação bacteriana e endotoxemia, recorrente nesta população.

Algumas coortes chegam a identificar incidência de 60% de doença arterial coronariana ao cateterismo, sendo até 20% lesões com relevância clínica (graves; >70% de obstrução). Do ponto de vista etiológico

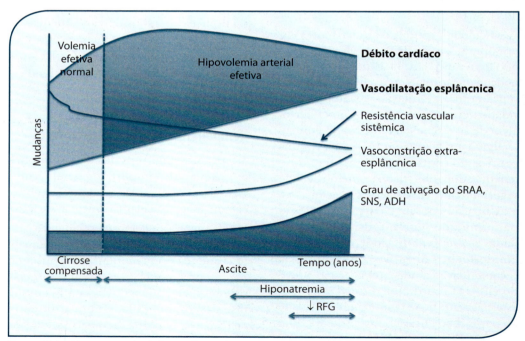

Figura 35.1 – Mecanismo de disfunção hemodinâmica, ascite refratária e disfunção renal no cirrótico.
RFG = ritmo de filtração glomerular; SRAA = sistema renina-angiotensina-aldosterona; SNS = sistema nervoso simpático; ADH = hormônio antidiurético.

TABELA 35.1	INFLUÊNCIA DO GRAU DE INSUFICIÊNCIA HEPÁTICA (PELO CHILD) NOS PARÂMETROS HEMODINÂMICOS					
	RVS (dinas cm^{-5})	DC (L/min)	PAM (mmHg)	VDFVE (mmHg)	PAPO (mmHg)	PAP (mmHg)
Total	1051 ± 358	6,9 ± 1,9	87 ± 14	15,9 ± 5	14 ± 4,8	22,8 ± 5,9
Child A	1230 ± 477	6,2 ± 1,4	91 ± 15	15,2 ± 6,2	11,7 ± 4,4	19,9 ± 4,4
Child B	1041 ± 318	6,9 ± 1,8	87 ± 14	15,2 ± 4,4	13,4 ± 3,7	21,7 ± 4,7
Child C	936 ± 277	7,4 ± 2,2	85 ± 2,2	17,7 ± 4,3	16,8 ± 5,8	26,7 ± 7,0

RVS = resistência vascular sistêmica; DC = débito cardíaco; PAM = pressão arterial média; VDFVE = volume diastólico final do ventrículo esquerdo; PAPO = pressão encunhada de artéria pulmonar; PAP = pressão média de artéria pulmonar.
Adaptado de Blei AT *et al.*, J Clin Gastroenterol – 2007.

da hepatopatia, aqueles com NASH ou cirrose criptogênica são os mais acometidos.

Para além da hemodinâmica, encontra-se em estado hipoalbuminêmico, sendo ainda tal proteína, na cirrose, disfuncional, com menor capacidade de ligação a outras substâncias, sendo tal disfunção proporcional ao MELD. Tal alteração faz com que haja redução do transporte e ação de diversas moléculas, como bilirrubina e sais biliares, óxido nítrico (agravando vasodilatação), drogas (diminuindo ação e meia-vida plasmática), endotoxinas (agravando a disfunção endotelial), citocinas (interferindo na balança imunomoduladora e cascata inflamatória). Além disso, há redução do seu efeito antioxidante, de estabilização endotelial, permeabilidade capilar e hemostasia.

Transplantabilidade

A decisão quanto à transplantabilidade do paciente é, em última instância, decisão da equipe de transplante responsável. Alguns fatores, entretanto, podem (e devem) ser utilizados pela equipe de UTI à recepção e durante toda internação do paciente cirrótico como preditores de complicações. Com isso, pode-se sempre estar à um passo à frente dos eventos, com conduta planejada.

Nenhum marcador, isoladamente, é capaz de predizer com exclusiva acurácia mortalidade intra-hospitalar, complicações relacionadas ao enxerto, tempo de internação ou necessidade de retransplante. Deve-se sempre combiná-los.

O escore MELD é um modelo estatístico inicialmente utilizado para predizer complicações pós-TIPS. Hoje em dia é oficialmente utilizado como o valor por meio do qual se faz o ranqueamento do doente em lista de transplante, com a lógica de se priorizar aquele para quem o procedimento agregaria maior ganho de sobrevida (do inglês *the sickest first*). Sua utilidade como preditor é variável, com metanálise recente mostrando tendência, não estatisticamente significante de que, quanto mais alto, pior o prognóstico pós-transplante (Tabela 35.2).

Generalidades acerca da cirurgia do receptor

A cirurgia de transplante ortotópico de fígado é classificada como de grande porte. Tão logo haja confirmação de bom aspecto do órgão que está sendo retirado do doador, o receptor é encaminhado para o centro cirúrgico. O ato anestésico envolve monitorização invasiva, com acesso venoso central,

TABELA 35.2	CONTRAINDICAÇÕES PARA O TRANSPLANTE DE FÍGADO
MELD < 15	
Doença cardíaca ou pulmonar grave	
AIDS*	
Abuso de álcool ou outra substância ilícita atual	
Hepatocarcinoma com metástases extra-hepáticas	
Variação anatômica que impeçam transplante (*e. g.*, trombose de porta extensa)	
Colangiocarcinoma intra-hepático	
Neoplasia maligna extra-hepática	
Hepatite fulminante com PIC > 50 mmHg ou PPC < 40 mmHg sustentadas	
Hemangiossarcoma	
Falta de adesão ao tratamento	
Falta de sistema de suporte social adequado	
Sepse não controlada	
Infecção fúngica sistêmica	

*Critérios específicos.
Adaptado AASLD.

cateter de artéria pulmonar (Swan-Ganz), monitorização arterial invasiva dupla, sondagem vesical de demora, sondagem oro ou nasogástrica e intubação orotraqueal (maiores detalhes em fontes específicas).

Existem inúmeras variações técnicas entre os serviços. Classicamente, acessa-se a parede abdominal via incisão conhecida como *Mercedes (incisão subcostal bilateral com extensão em linha média)*.Procede-se à ressecção do fígado cirrótico (tempo de hepatectomia ou pré-anepático), uma fase tecnicamente delicada do procedimento, pois envolve alto risco de sangramento quando de lesão inadvertida de estruturas, especialmente em cirróticos com rede de vasos colaterais exuberante. O anestesista deve estar preparado para transfusão de hemoderivados e guiar sua avaliação da coagulopatia baseada em tromboelastogra-

fia (TEG). Para além da simples retirada do órgão doente, disseca-se e clampeia-se estruturas do hilo hepático com intuito de preparar as bocas anastomóticas para receber o enxerto. A partir do momento em que clampeia-se veia porta e artéria hepática dá-se início à fase anepática. Com a chamada técnica de *piggyback* não mais se obstrui a veia cava inferior por completo, senão apenas a desembocadura das veias supra-hepáticas. A partir daí retira-se o fígado doente.

A implantação do enxerto começa pela anastomose da cava/supra-hepáticas, lava-se o fígado com sangue portal antes de proceder à reperfusão propriamente dita (visando lavar um pouco de citocinas, debris celulares e ar presentes no enxerto), que se dá em seguida com a liberação do fluxo portal pelo fígado e circulação sistêmica, iniciando-se a fase neo-hepática. Essa é uma fase extremamente delicada do ponto de vista clínico, em que pode ocorrer a chamada **Síndrome pós-reperfusão**, conceituada como uma redução maior ou igual a 30% da Pressão Arterial Média (PAM), após liberação do fluxo portal, durando pelo menos 1 minuto, ocorrendo nos primeiros 5 minutos seguintes à reperfusão (em geral nos primeiros 30 segundos). Há uma queda transitória da contratilidade miocárdica e da resistência vascular sistêmica, com bradicardia, aumento da pressão venosa central (PVC) e pressão de oclusão da artéria pulmonar (PAPO), podendo durar de 1 até 30 minutos. Tal alteração hemodinâmica se justifica pela súbita chegada ao átrio direito do líquido gelado, extremamente acidótico, hipercalêmico, rico em citocinas e quimiocinas, presentes no enxerto que vinha isquêmico, embebido em solução de preservação gelada. O anestesista deve estar preparado para arritmias graves, vasoplegia, hipotermia intensa, hipercalemia grave, com risco de parada. Pode haver, ainda, nesse período, estado de hiperfibrinólise. Passada esta etapa, os próximos passos cirúrgicos serão anastomose da artéria hepática e reconstrução da via biliar. Enquanto isso se dá, observa-se o comportamento do enxerto quanto a seu funcionamento e possível disfunção, o que deve ser reconhecido por meio da hemodinâmica, gasometria e tromboelastometria. Após revisão hemostática procede-se ao fechamento da parede abdominal e encaminhamento à UTI.

Recepção na UTI

O paciente chega à UTI procedente do Centro Cirúrgico intubado e em ventilação mecânica (excepcionalmente pode ter sido extubado no CC), com as invasões supracitadas. O cirurgião/hepatologista responsável pelo caso deve passar e informar o plantonista sobre as características mais importantes do doador, do enxerto e do receptor, assim como algum detalhe técnico específico do intraoperatório. O anestesista que acompanha o paciente informa os eventos intraoperatórios de relevância, indicando aspectos gerais da indução, necessidade e dose de drogas vasoativas e insulina, aporte volêmico e transfusional, intercorrências específicas (Tabela 35.3).

Após a admissão pela equipe de enfermagem do doente no leito, o plantonista realiza exame físico completo, atentando-se para nível de consciência, tamanho e reatividade pupilares, ausculta respiratória, palpação abdominal e revisão dos diversos cateteres, sondas e drenos. Posiciona e realiza as primeiras medidas do CAP, otimiza hemodinâmica e ventilação. Tão logo se garanta a estabilidade do paciente, procede-se à revisão minuciosa dos seguintes dados:

- Relatório de admissão pré-transplante;
- Ficha de anestesia;
- Relatório cirúrgico;
- Ficha de avaliação de risco cirúrgico, feita pelo cardiologista;
- Exames pré-operatórios: laboratoriais, radiografia de tórax e ecocardiograma.

Pós-operatório imediato

Nesta fase do pós-operatório, para além do cuidado básico de UTI com doente cirúrgico de grande porte, três são os principais objetivos: (1) detecção ativa de disfunção grave do enxerto; (2) manejo conjunto de complicações cirúrgicas (especialmente sangramento); (3) otimização hemodinâmica guiada por metas.

Status neurológico, sedação e analgesia

Nas situações de transcurso intraoperatório sem intercorrências, sem preditores de complicação ou necessidade de manter o paciente sob ventilação mecânica, é aconselhável não introduzir qualquer sedativo,

TABELA 35.3	DADOS MÍNIMOS LEVANTADOS NA CHEGADA DO TRANSPLANTADO À UTI	
Dados do receptor	**Dados da anestesia**	**Dados da cirurgia**
Idade, sexo	Tempo anestésico	Tempo de cirurgia
MELD de lista	Volume de hemoderivados	Técnica do transplante
Etiologia da cirrose	Volume de cristaloide	Anastomose biliar
Complicações da cirrose	Volume de coloides	Uso de enxertos vasculares
Situações especiais	Níveis de lactato	Aspecto final do órgão
Comorbidades	Última gasometria	Fechamento pele/parede
Medicamentos	Balanço hídrico	Locação e aspecto dos drenos
Risco cardiovascular	Diurese/uso diuréticos	Impressão/sugestões
Dados do doador	Antibióticos utilizados	Reintervenção programada?
Idade, sexo	Imunossupressão	
Causa *mortis*	Uso de DVA	Dados do enxerto
Tempo de UTI	Parâmetros hemodinâmicos	Peso do órgão
Uso de DVA (doses)	Dados do Swan-Ganz/ECO	Tempo de isquemia total
Houve PCR/duração	Sangramento/tipo	Tempo de isquemia quente
Uso de antibióticos	Coagulopatia/tipo	Solução de preservação
Sódio sérico	Problemas ventilatórios	Presença de esteatose
Ureia, TGO, TGP, Bilirrubinas	Síndrome pós-reperfusão	Biópsias
Presença de infecção/local	Intercorrências	Solução de preservação
	Uso de *cell saver*	

de modo a permitir que o paciente desperte e se proceda a extubação. Nesses casos, indica-se analgesia com dipirona associada a opioides sistemáticos (preferencialmente tramadol ou morfina).

Caso haja manutenção de ventilação mecânica, o sedativo de escolha é o Propofol, pela meia-vida curta e menor metabolismo hepático que os benzodiazepínicos. Geralmente associa-se um opioide em baixas doses para analgesia (fentanil ou morfina).

Encefalopatia hepática (EH): doentes listados em regime de situação especial por Encefalopatia Hepática são um desafio em particular. Apresentam maior tempo de intubação, de internação hospitalar e maior mortalidade pós-transplante do que os não encefalopatas, o que é proporcional ao grau de EH (graus 3-4 morrem mais que graus 1-2). O período de maior risco envolve o primeiro ano e em particular os primeiros 30 dias, sendo a principal causa infecção. Seu despertar é demorado (média de 24 a 72 h) e geralmente acompanhado de agitação psicomotora e desmame de ventilação conturbado. Aconselha-se, nesses casos, utilização de antipsicóticos (com haloperidol e quetiapina em baixas doses) ou dexmedetomidina (caso a hemodinâmica permita). Além das medidas clássicas para EH, aconselha-se em especial introdução precoce de dieta, já que a sarcopenia agrava o quadro. Muitos pacientes, entretanto, apresentam sequelas neurológicas instaladas (em graus e tipos variados, como ataxia, alterações de reflexos tendíneos, nistagmo, etc.), e portanto por vezes irreversíveis. Convém consultar a avaliação neurológica pré-transplante para se definir a meta esperada para cada paciente em tal aspecto.

A EH dos pacientes transplantados por hepatite fulminante são uma situação particular e não serão discutidos nesse capítulo.

Avaliação da função do enxerto

O monitoramento da função do enxerto inicia-se na fase intraoperatória e se estende por toda a estadia na UTI (na verdade por toda vida do paciente), devendo inicialmente ocorrer a cada 6 horas. Uma boa evolução é indicada por melhora do perfil de coagulação, queda das transaminases, normoglicemia, estabilidade hemodinâmica, débito urinário adequado, produção de bile e clareamento dos anestésicos.

Enzimas hepáticas

- Transaminases (AST/ALT): aumento até 48-72 h pós-transplante em consequência à lesão de preservação, em geral com picos menores que 2.000 U/L; (2) queda progressiva nas 24-48 h seguintes; (3) normalização em até 1 semana.
- Enzimas canaliculares (FA e gGT): iniciam seu aumento aproximadamente no quarto dia, atingindo picos em torno de 4 a 5 vezes o limite superior da normalidade, com descenso posterior que pode ser lento.

Provas de função hepática

- Tempo de protrombina/INR: espera-se rápida e progressiva do INR, com níveis abaixo de 2,5 logo após 24 h. Níveis acima de 1,6 no sétimo pós-operatório representam disfunção do órgão.
- Albumina: uso limitado em vista de inúmeros fatores que podem contribuir para hipoalbuminemia no perioperatório, eg. desnutrição, resposta inflamatória, etc.
- Bilirrubina: o clareamento da bilirrubina é o mais lento, porém um dos mais importantes a se observar. Pode levar cerca de 7 dias para normalizar, sendo que níveis acima de 10 mg/dL após 1 semana podem representar disfunção do órgão.
- Glicemia: o fígado tem grande papel na glicogenólise e gliconeogênese. Portanto, hipoglicemias refratárias ao tratamento devem levantar suspeita de disfunção.
- Lactato: o fígado converte lactato em piruvato via ciclo de Cori. Ausência de clareamento do lactato, em particular nas primeiras 6 horas pós-reperfusão (queda de do mínimo 10%) pode representar disfunção. Como hiperlactatemia é marcador multifatorial (de disfunções de outros órgãos) é um dos marcadores de menor especificidade, porém de pior prognóstico.
- Fator V: seu uso foi validado como critério de mau prognóstico na hepatite fulminante. Entretanto, considerando-se sua representatividade como síntese hepática, sua elevação é um marcador de funcionamento do órgão. Não existem, contudo, níveis de corte e curvas para tal determinação.
- Fosfato sérico: outro dado estudado no contexto da hepatite fulminante, sua queda representaria maior *uptake* de fósforo pelo hepatócito em regeneração, onde é utilizado como proteína de fosforilação (ATP). Não existem níveis de corte no PO de TOF que predizem mau funcionamento.

- Comportamento esperado das plaquetas: queda progressiva durante a primeira semana (por consumo do enxerto e no baço, lesão de preservação e hiperesplenismo), com recuperação ao longo da segunda semana. Em geral seu aumento acompanha a recuperação da função do órgão, após normalização das bilirrubinas.

Manejo hemodinâmico com estratégia guiada pelo Swan-Ganz com metas

A monitorização do *status* volêmico/hemodinâmico se dará com as ferramentas disponíveis em cada serviço. O padrão-ouro é considerado o cateter de artéria pulmonar (CAP) ou Swan-Ganz, sendo a escolha no serviço de transplante de fígado do HC-FMUSP. A primeira indicação recai sobre a análise, feita logo à passagem pelo anestesista, das pressões de artéria pulmonar, visando diagnóstico de hipertensão portopulmonar eventualmente despercebida no pré-operatório. Pressões médias de artéria pulmonar entre 25-35 mmHg (leve) e 35-45 mmHg (moderada) têm impacto em mortalidade pós-transplante (15-30%), porém ainda passíveis de manejo. Por outro lado, são proibitivas, aquelas acima de 50 mmHg, contraindicando-se, nesse caso, o procedimento (perto de 100% de mortalidade). As variáveis mais utilizadas no TOF são: saturação venosa central (SvO_2), débito (DC) e índice cardíacos (IC), índice de volume diastólico final do ventrículo direito (IVDFVD, avaliação de pré-carga); índice de resistência vascular sistêmica (IRVS) e índice de resistência vascular pulmonar (IRVP), ambas para avaliação de pós-carga; fração de ejeção do ventrículo direito (FEVD) e índice de volume sistólico (IVS), ambos para avaliação de contratilidade. Com menor frequência, índice de oferta (DO_2I) e extração (VO_2I) de oxigênio. Sabe-se que o índice de volume sistólico não se correlaciona com pressão venosa central (PVC) ou pressão de oclusão da artéria pulmonar (POAP).

Outros métodos menos invasivos, baseados na análise do contorno da onda de pulso arterial (como PiCCO, LiDCCO ou Flowtrac), parecem oferecer entre 50-60% de correspondência com o Swan-Ganz nos estudos de intra e pós-operatório de TOF. A falta de fidedignidade total, em especial em medidas de débito cardíaco, recai nas alterações fisiológicas do cirrótico, tendo em vista que, além do estado hiperdinâmico do cirrótico, com baixa resistência vascular sistêmica e possível cardiomiopatia, somam-se mudanças intensas de pré e pós-carga do intraoperatório, uso de drogas vasoativas, mudanças de contratilidade e eventuais hemorragias significantes. Seu uso é bastante questionável em pacientes cirróticos, mesmo na terceira geração de *software* do FlowTrac.

Apesar de a análise de onda de pulso não ter sido de fato validada para o TOF, permite calcular a Variação do Volume Sistólico (VVS) e Variação da Pressão de Pulso (VPP). Deve ser utilizada com cautela, seguindo padronização de paciente sedado e intubado, sem esforço ventilatório, e ainda assim com as restrições clássicas da literatura. No TOF, VVS baixa foi identificada como preditor melhor de IVDFVD do que a PVC em dois estudos, sendo que um deles identificou o valor de 9-10% da VPP (assim como da VVS) como melhor preditor de baixa pré-carga

O ecocardiograma transesofágico (ETE) oferece uma série de benefícios na cirrose, como diagnóstico de hipertensão pulmonar, doença isquêmica do miocárdico, cardiomiopatia cirrótica e eventos tromboembólicos intraoperatórios. Uma de suas maiores vantagens é a habilidade de visualização direta em tempo real da pré-carga de ambos ventrículos, permitindo determinação do volume sistólico e mudanças ventriculares. Sabe-se que a mudança no volume diastólico final do VE (VDFVE) é superior à PAPO do Swan-Ganz, o que pode ser visto na visão de eixo curto transgástrica pelo ETE.

TABELA 35.4	COMPARATIVO DE OPÇÕES DE MONITORIZAÇÃO HEMODINÂMICA DURANTE TOF	
Monitor	**Benefícios e usos**	**Limitações**
Monitorização invasiva da pressão arterial	Monitorização de PA pulso a pulso	Artérias periféricas possivelmente subestimam a pressão arterial central especialmente durante a reperfusão ou com uso de altas doses de vasopresssores
Cateter de artéria pulmonar	Determina DC com acurácia via termodiluição intermitente Mede pressões da AP diretamente	Invasivo Medição de pressões estáticas é indicadora imperfeita de *status* volêmico
Análise de onda de pulso arterial – DC	Opção menos invasiva para cálculo de DC	Não calcula DC de maneira confiável em cirrose avançada ou durante TOF
Análise de onda de pulso arterial – VVS	Prediz resposta volêmica no TOF	Necessita ritmo sinusal Necessita que não haja esforço ventilatório Volume corrente ideal entre 8-12 mL/kg
Ecocardiografia transesofágica	Avaliação direta do enchimento cardíaco Monitora isquemia miocárdica Possibilidade de diagnóstico de embolia pulmonar, *shunts*, derrames e valvopatias	Demanda treinamento avançado Visões intraoperatórias limitadas Risco de ruptura de varizes (questionável) e lesão esofágica

Adaptado de Rudnick MR *et al.*, World J Hepatol – 2015.

Estima-se que seu uso no intraoperatório influencia a conduta em termos de volemia em 50% dos pacientes. Permite visualizações diretas de alterações segmentares que predizem doença coronariana isquêmica, o que implica em 50% de mortalidade no TOF. É um exame que requer habilidade e experiência. Há um mito sobre o risco de ruptura de varizes esofágicas: sabe-se que varizes grau IV (ou de grosso calibre) são contraindicações relativas à intubação esofágica, o que é bastante seguro nos graus I e II, e especialmente nos pacientes que vêm em programa de erradicação endoscópica de varizes.

O alvo do tratamento deve ser manutenção de PAM acima de 70 mmHg, preservando-se perfusão orgânica adequada, particularmente dos rins e do enxerto hepático. Diversos algoritmos foram testados. Uma particularidade do TOF é a atenção ao risco de hipervolemia em especial quanto a pré-carga/aumento de PVC, que pode repercutir em congestão do enxerto e risco de disfunção. Níveis de PVC menores que 5 mmHg de fato diminuem sangramento e preservam o enxerto, porém com impacto em perfusão renal. Por outro lado, estudos na síndrome hepatorrenal (SHR) tinham como meta PVC em torno de 12 mmHg. Dessa maneira, tem-se como alvo de PVC ótima entre 5 e 10 mmHg.

Evolução esperada: a condição hiperdinâmica do cirrótico persiste por pelo menos 3 semanas, e certamente nas primeiras 24 h, porém já iniciando mudanças sutis (Tabela

35.5), caso o enxerto evolua favoravelmente. O pós-operatório terá vários fatores interagindo: (1) tendência de reajuste neuro-hormonal pelo bom funcionamento do novo fígado, associado ao restabelecimento de pressões portais fisiológicas; (2) resposta inflamatória sistêmica proporcional ao estresse cirúrgico; (3) risco de hipovolemia por diversos fatores (hemorragia, perdas para terceiro espaço, e especialmente formação de ascite); (4) disfunção miocárdica herdada do estado cirrótico, que pode ser agravada pelos fatores supracitados e síndrome pós-reperfusão.

Hipovolemia subclínica, ou excesso de enchimento cardíaco, podem levar a perfusão inadequada do enxerto e aumento de morbidade pós-operatória. Por outro lado, edema pulmonar subclínico não é infrequente, com 50% dos episódios ocorrendo nas primeiras 24 h. Complicações cardíacas são comuns (25-70%), porém em sua maioria leves e subclínicas, sem impacto em sobrevida. Alguns estudos trazem valores de BNP pré-transplante como preditores de complicações, porém sem corte definido. Distúrbios metabólicos na forma de acidose, hipotermia e alterações hidroeletrolíticas são esperados. Atenção especial à hipocalcemia induzida por transfusão maciça (citrato) ou residual da síndrome pós-reperfusão.

Os elevados índices cardíacos iniciais apresentam tendência de mínima queda de (cerca de 10%, o que pode ser agravado pelos fatores acima), com aumento discreto da resistência vascular sistêmica, que apesar disso se mantém baixa em vista das substâncias vasoativas endógenas (como NO) ainda circulantes, *shunts* abertos, aumento do volume sanguíneo e desregulação neurológica central. Apesar disso, há tendência de queda da frequência cardíaca e aumento da PAM, PVC, PAPO e IRVS, e uma queda do DC.

A sua resolução pode levar 3 a 6 meses, tendo estudos que mostram alterações sutis

TABELA 35.5	HEMODINÂMICA IMEDIATAMENTE E 24 H APÓS O TOF			
	Álcool		Viral	
	Imediato	24 h	Imediato	24 h
FC (bpm)	98 ± 19	88 ± 16*	98 ± 14,5	86 ± 13*
PAM (mmHg)	87 ± 12	94 ± 17*	88,5 ± 14	95 ± 11*
PAP (mmHg)	19,5 ± 5,6	20 ± 7,0	22 ± 7,0	24 ± 7,0
PAPO (mmHg)	11,5 ± 5	13,5 ± 6,5	12,5 ± 6	15 ± 4,6*
PVC (mmHg)	11,5 ± 5	10 ± 4,5	10 ± 5,6	13 ± 5*
DC [L/(minxm²)]	4,9 ± 1	4,8 ± 1	5,4 ± 1,3	4,8 ± 1*
IRVS [dinas/cm⁵xm²)]	1294 ± 390	1391 ± 425	1232 ± 411	1398 ± 349*
IRVP [dinas/cm⁵xm²)]	134 ± 78	119 ± 52	159 ± 88	166 ± 110

*p<0,05
FC = frequência cardíaca; PAM = pressão arterial média; PAP = pressão de artéria pulmonar; PAPO = pressão de oclusão da artéria pulmonar; PVC = pressão venosa central; DC = débito cardíaco; IRVS = índice de resistência vascular sistêmica; IRVP = índice de resistência vascular pulmonar.
Adaptado de Al-Hamoudi WK *et al.*, World J Gastroenterol – 2010.

mantidas até 2 anos após o TOF. Também aparecem interferentes como o uso de inibidores da calcineurina, que tendem a induzir hipertensão arterial sistêmica. A melhora da vasodilatação sistêmica pode resultar em súbito aumento da pré-carga, com potencial sobrecarga cardíaca.

Sabe-se que o MELD não se correlaciona com a gravidade das disfunções hemodinâmicas, porém os estudos são limitados. Quando utilizado em escores compostos com outras variáveis pode, de fato, predizer mau prognóstico pós-transplante. Pode haver disfunção autonômica, especialmente vagal, agravada pelo álcool

Aporte volêmico

A hidratação será realizada por via endovenosa, baseada nas medidas de parâmetros hemodinâmicos. Pela alta variabilidade neste período, recomenda-se aporte inicial apenas com Glicose a 50%, na dose de 250 mL em 24 h (com vistas a aporte calórico mínimo) com reposições de eletrólitos de acordo com os valores dos exames sequenciais. As reavaliações contínuas deverão ditar expansões pontuais de acordo com parâmetros de pressão arterial média, medidas do cateter de artéria pulmonar, diurese e variáveis dinâmicas preditoras.

Solução expansora de escolha

O regime hemodinâmico em que o cirrótico se encontra já fora discutido acima. Qualitativamente, é um paciente hipoalbuminêmico, com menor *clearance* de lactato pela disfunção hepática e um consequente reequilíbrio acidobásico. Em situações de SIRS/estresse cirúrgico, agravam-se os mecanismos compensatórios neuro-hormonais, com queda da PAM, aumento da atividade plasmática de renina, dos níveis de norepinefrina, podendo ter impacto em queda do débito cardíaco. De toda sorte, um mecanismo semelhante ao que se encontra na Síndrome Hepatorrenal (SHR). Dessa forma, por falta de evidência contundente, apropriamo-nos dos resultados de estudos nos cenários de SHR e Disfunção Hemodinâmica Pós-Paracentese de grande monta para indicarmos a Albumina como solução expansora de escolha. Esta pode ser usada isoladamente ou diluída/associada a soluções cristaloides. Não há dose padrão preestabelecida; estudos que tiveram por alvo albuminemia > 3 g/dL foram negativos. Dessa forma, sugerimos a expansão pontual com 100-200 mL de albumina a 20% de acordo com a meta hemodinâmica a ser atingida. A infusão de albumina sistemática (de horário) é sugerida nos casos em que se refaz ascite no pós-operatório com grande perda pelo dreno. Uma possível estratégia é fazer 2/3 da expansão necessária com cristaloide e o restante com albumina, adicionando-se reposição de metade do volume perdido pelos drenos com albumina.

O uso de solução cristaloide pode ser isolado ou associado a albumina, tendo no "cristaloide albuminado" a lógica teórica de encorajar uma maior mobilização do intravascular. Seu efeito expansor, especialmente no cirrótico, é mais efêmero do que em outros doentes críticos, com extravasamento de 2/3 para o terceiro espaço e curta meia-vida intravascular. Fluidos com alto teor de sódio devem ser evitados em vista da ativação do SRAA e piora da retenção hídrica. A escolha do cristaloide deve se dar de acordo com o perfil eletrolítico e ácido básico do momento, preferencialmente guiada pelo SID da solução e o sérico. Salientamos que soluções com tampão de lactato são comprovadamente seguras em pacientes cirróticos; apesar de uma discreta hiperlactatemia transitória, não há evidência contundente de impacto em desfecho clínico final quando comparado com cristaloides compostos por acetato ou gluconato.

Drogas vasoativas

O uso de drogas vasoativas traz mínimas particularidades em relação ao doente crítico/cirúrgico geral. Em vista dos conceitos crescentes de estratégia "doente seco", visando diminuição de sangramento, tem-se lançado mão de drogas vasoativas para manter melhores pressões de perfusão, em particular do enxerto hepático e dos rins. Não há consenso quanto a alvo pressórico, porém sugere-se PAM entre 70-75mmHg. Como a maioria das indicações de transplante são em doentes cirróticos, é importante salientar que estes apresentam, apesar do estado vasodilatado, deficiência de endógena de Vasopressina bem documentada, e apresentam boa resposta pressórica com sua reposição. Habitualmente utiliza-se Noradrenalina como escolha inicial, associando-se Vasopressina quando a dose da primeira chega entre 0,2-0,3 mcg/kg/min. Cuidado especial deve ser observado no pós-TOF de hepatites fulminantes, momento em que ainda figura hipertensão intracraniana e edema cerebral.

Suporte ventilatório

Até a década de 90 preconizava-se manter o paciente em intubação orotraqueal e ventilação mecânica (VM) pelo menos nas primeiras 36 horas de UTI, de modo a se definir melhor seu sentido evolutivo. Com a melhoria das técnicas anestésica e cirúrgica, cada dia fica mais frequente a extubação nas primeiras 8h de UTI pelo bom desempenho. Para tal, o paciente não pode preencher critérios de risco de falha de extubação tradicionais, além dos específicos para o TOF, conforme os listados na Tabela 35.6.

TABELA 35.6	PRINCIPAIS FATORES DE RISCO PARA FALHA DE EXTUBAÇÃO PRECOCE/INTUBAÇÃO PROLONGADA
Fatores de risco	
Idade > 60 anos	
Politransfusão intraoperatória	
Tempo de cirurgia (> 4 horas?)	
Edema pulmonar/hipoxemia	
Síndrome hepatopulmonar	
Hipertensão portopulmonar	
Insuficiência renal aguda	
Necessidade de terapia de substituição renal	
Acidose metabólica importante (BE > – 8)	
Choque grave (uso de duas DVA ou Noradrenalina > 0,2 mcg/kg/min)	
Encefalopatia grave pré-operatória	
Tempo de isquemia do enxerto	
Disfunção do enxerto	
Obesidade*	

Deve-se ter extremo cuidado, entretanto, para que não haja déficit de oferta de O_2 ao enxerto pelo risco de disfunção.

Uma vez comprovada a estabilidade do paciente (sinais vitais, saturação de O_2), revisada a radiografia de tórax e obtido o primeiro resultado da gasometria arterial, é possível avaliar-se a extubação. Suspende-se a sedação e se iniciam manobras de desmame. Caso se opte por mantê-lo intubado, a estratégia será direcionada de acordo com o motivo.

Doentes jovens, sem comorbidades, com *status* funcional prévio muito bom, que passam por procedimentos secos e sem intercorrências, podem ser extubados em sala ou mesmo nas primeiras 3 h de UTI, porém tal estratégia ainda não está bem definida. Dados de alguns centros, entretanto, já mostram que entre 30-60% dos pacientes podem ser extubados ao término da cirurgia.

Além de aumentar o risco de pneumonia associada a ventilação, descondicionamento muscular (que ocorrer tão cedo quanto 18 horas pós-intubação) e lesão traqueal, a VM prolongada pode piorar a congestão venosa do enxerto; o aumento da pressão intratorácica induzida pela VM pode, de fato, reduzir o retorno venoso pela veia cava inferior e veias hepáticas. Por esse motivo utilizam-se estratégias que envolvam baixas PEEPs (preferencialmente até 6 cm/H_2O), apesar de se tratar de indicação teórica, com estudos provando que PEEPs de até 10-15 cm/H_2O podem ser bem toleradas pelo enxerto, dependendo também do débito cardíaco. Afora isso, utiliza-se estratégia de ventilação protetora convencional (baixos volume corrente e pressão de plateau), com FiO_2 mínima para manter paO_2 entre 80-100 mmHg, sem outras particularidades, a não ser naqueles que possuam situação especial de base, como na síndrome hepatopulmonar ou na hipertensão portopulmonar, o que deverá ser guiado por *guidelines* específicos.

O uso da Ventilação Não Invasiva não foi bem estudado na população de transplantados. Apesar disso, o procedimento em si não parece oferecer contraindicações específicas, e se tem mostrado estratégia de grande auxílio, especialmente nas populações com critérios limítrofes de extubação, pacientes congestos e com atelectasia.

Situações especiais de doenças pulmonares

Síndrome hepatopulmonar (SHP): uma vasodilatação importante dos capilares pulmonares, com *shunt* vascular pode ocorrer em 5-32% de cirróticos com hipertensão portal. Cerca de 1-2% desenvolverão SHR clinicamente significante, definida pela tríade de hepatopatia crônica, gradiente alvéolo-arterial (A-a) alargado na presença de dilatações vasculares intrapulmonares. Assintomática em fases iniciais, pode manifestar-se com platipneia (dispneia ao sentar-se) ou ortodeoxia (que da PaO_2 em 5% ou 4 mmHg ao levantar-se), o que se explica pela maior perfusão das bases ao sentar-se, melhorando com suplementação de O_2. O *screening* para *shunts* intrapulmonares é feito com ECO com microbolhas, sendo diagnóstico quando se detectam passagens entre o 4 e 6 batimentos. Pode-se também utilizar cintilografia pulmonar com macroagregado de albumina marcadas com Tc-99m. Clinicamente, todo paciente com queixa de dispneia, platipneia, com saturação periférica de O_2 menor que 97% deve realizar gasometria arterial. Aqueles com PaO_2 menor que 50 mmHg são classificados como portadores de doença muito grave (especialmente se a fração de *shunt* pela cintilografia for maior que 20%), tendo seu TOF contraindicado.

O manejo pós-operatório envolve manter aporte com oxigenoterapia, extubação em parâmetros ideais, considerar manter

TABELA 35.7	CRITÉRIOS DIAGNÓSTICOS PARA SHP
Hipertensão portal	
Hipoxemia arterial, com - Dilatações vasculares intrapulmonares - Ecocardiografia com microbolhas positiva	

a cabeceira mais baixa nas primeiras horas (mais críticas, de ajuste volêmico), evitar congestão pulmonar e atelectasia. Estudos anedóticos sugerem uso de azul de metileno e pentoxifilina, com resultados duvidosos. O *shunt* e o *mismatch* ventilatório podem se resolver em alguns dias, porém há relatos de hipoxemia prolongada, podendo levar mais de 12 meses, o que significa possível necessidade de oxigenoterapia por longo prazo.

Hipertensão portopulmonar (HPP): presença de hipertensão pulmonar na vigência de hipertensão portal, multifatorial, mas especialmente devido a disfunção endotelial promovendo vasoconstrição no território pulmonar responsivo a óxido nítrico (NO) e prostaciclina (Tabela 35.8). Deve sempre ser rastreada, diagnosticada e tratada antes do TOF. O rastreio é feito analisando-se a pressão sistólica da artéria pulmonar (PSAP) com ecocardiograma. Caso seja maior que 35 mmHg, é mandatório investigação de causas pulmonares, seguido de cateterismo direito para medidas de pressão em território pulmonar.

A HPP acontece em até 4-8% dos candidatos a transplante. Os quadros moderados ($\geq$ 35 mmHg) e graves ($\geq$ 45 mmHg) são preditores de mortalidade pós-TOF (50% e até 100%, respectivamente). Pacientes em quem o tratamento reduz a PMAP para < 35 mmHg podem ser liberados. O grande risco é falência aguda de VD logo após a reperfusão do enxerto ou no pós-operatório precoce, o que aumenta mortalidade de maneira proibitiva.

O tratamento no pós-operatório dependerá da gravidade do quadro. Geralmente apoiamo-nos em estratégia de doente seco (baixas PVCs, uso de diurético e TSR precoce), evitando sobrecarga de VD e congestão do enxerto, associada a vasodilatadores pulmonares (NO inalatório, epoprostenol endovenoso ou sildenafil via oral), antiagregação plaquetária e inotrópicos para o VD (dobutamina ou particularmente milrinone). Deve-se evitar hipoxemia, mantendo $SatO_2$ acima de 90%, impedindo maior vasoconstrição pulmonar.

Há uma adaptação da condição hemodinâmica no perioperatório, sendo possível desmame de drogas e extubação, porém a reversão do quadro (dado o remodelamento vascular) pode levar meses ou anos.

TABELA 35.8	CRITÉRIOS DIAGNÓSTICOS PARA HPP
Hipertensão portal	
PMAP > 25 mmHg	
Resistência vascular pulmonar > 240 dynas.s.cm^{-5}	
Gradiente transpulmonar >12 mmHg (ou PAPO < 15 mmHg)	

Estratégia de proteção renal e terapia de substituição renal

A disfunção renal aguda, além de altamente incidente no pós-operatório do TOF (relatos variando entre 9 e 78% dos casos), é umas das maiores causas de redução de sobrevida e perda de enxerto, além de 10% evoluírem com doença renal terminal. Utilizam-se critérios globais aplicados ao TOF, como RIFLE e o AKIN (modificado pela KDIGO).

A creatinina não é o marcador ideal para esta população, por uma série de fatores: (1) suas alterações tendem a ser tardias; (2) o método colorimétrico de aferição tem interferência dos níveis de bilirrubina; (3) cirróticos têm menor produção de creatinina pela desnutrição e sarcopenia, levando geralmente a uma superestimação da função renal; (4) a hiperidratação do perioperatório do TOF pode "diluir" a creatinina, tendo seus níveis, em POi,

portanto, subestimados; (5) há uma maior geração de creatinina no pós-operatório pelo melhor funcionamento do enxerto e uso de corticoides.

Existem inúmeros fatores de risco pré, intra e pós-operatórios para desenvolvimento de IRA (Tabela 35.9). No pré-operatório deve-se ter boa estratégia de seleção dos receptores quanto a idade e comorbidade. Cirróticos com síndrome hepatorrenal parecem ter a necessidade dialítica no pós-operatório reduzida pelo uso de Terlipressina. No intraoperatório manter a euvolemia e evitar o clampeamento total da cava (através da técnica de *piggyback*) reduzem a chance de IRA, além de evitar-se o uso desmedido de hemoderivados.

No pós-operatório, aconselha-se medir a pressão intra-abdominal pelo menos uma vez na chegada, repetindo-se naqueles de risco (alguns estudos trazem incidência de até 40% de hipertensão intra-abdominal). Deve-se manter a euvolemia e hemodinâmi-

TABELA 35.9	PRINCIPAIS FATORES DE RISCO PARA IRA NO PÓS-OPERATÓRIO DE TOF	
Pré-operatório	**Intraoperatório**	**Pós-operatório**
Idade	Hipotensão durante cirurgia	Hiperglicemia
Diabetes	Clampeamento da veia cava	Hipertensão intra-abdominal
Doença renal prévia (Cr > 3 mg/mL)	Sangramento e uso de hemoderivados	Infecções bacterianas
Síndrome hepatorrenal	Fatores convencionais	Cirurgia exploradora para sangramento
Terapia de substituição renal		Toxicidade medicamentosa (imunossupressores; antibióticos)
Hiperbilirrubinemia		Disfunção do enxerto e rejeição celular aguda
Hiponatremia		Síndrome pós-reperfusão
SOFA/APACHE II		Nefropatia por contraste
		Infecções
		Relaparotomia

ca guiada por metas, ficando atento às perdas por drenos abdominais, que devem ser repostas preferencialmente com albumina.

Um dos pontos mais críticos no pós-operatório refere-se à nefrotoxicidade dos medicamentos. Esquemas profiláticos de antibióticos envolvendo aminoglicosídeos devem ser evitados (na medida do possível). Apesar disso, o principal fator recai sobre os imunossupressores, em especial os inibidores de calcineurina (tacrolimus e ciclosporina), que são extremamente nefrotóxicos no curto e longo prazo. Existem algumas chamadas "estratégias poupadoras", como uso de basiliximab ou timoglobulina (o que possibilitaria introdução de tacrolimus mais tardiamente, quando o rim estivesse sob "menor risco"), ou associação de micofenolato (o que permitiria trabalhar com níveis séricos de tacrolimus mais baixos). Apesar de interessantes, tais nenhuma estratégia mostrou-se absolutamente eficaz, a primeira apenas adiando o desenvolvimento de disfunção renal,

a segunda agregando efeitos colaterais e aumentando o risco de rejeição.

- **Terapia de substituição renal (TSR):** sua indicação ainda é decisão clínica individualizada. Os principais fatores ainda recaem sobre distúrbios eletrolíticos e sobrecarga volêmica (Tabela 35.10), guiados muito mais pela acidose metabólica do que níveis de uréia e creatinina, pela necessidade de um ambiente mais fisiológico para o bom funcionamento do enxerto. Além das indicações citadas na tabela, devemos minimamente observar alguns detalhes adicionais:
  - A politransfusão pode levar a hipomagnesemia e hipocalcemia;
  - Manter magnésio acima de 2 mg/dL, especialmente se recebendo Ciclosporina ou Tacrolimus;
  - Manter o cálcio iônico acima de 4,4 mg/dL;
  - Manter o fósforo acima de 2,5 mg/dL de modo a se evitar diminuição

TABELA 35.10	INDICAÇÕES GERALMENTE UTILIZADAS PARA INÍCIO DE TSR EM PACIENTES APÓS TOF NA PRÁTICA CLÍNICA DIÁRIA
Indicações pela bioquímica	
Hipercalemia refratária (k > 6,5 mg/dL)	
Uremia (ureia sérica > 180 mg/dL)	
Acidose metabólica refratária (pH ≤ 7,1)	
Distúrbios eletrolíticos refratários: hiponatremia ou hipernatremia e hipercalcemia)	
Indicações clínicas	
Diurese < 0,3 mL/kg por 24 horas ou anúria por 12 horas	
IRA com não funcionamento primário do enxerto ou disfunção múltipla de órgãos	
Sobrecarga volêmica	
Disfunção de órgão-alvo: pericardite, encefalopatia, neuropatia, miopatia, coagulopatia urêmica	
"Abertura" de espaço intravascular para infusão de plasma ou outros hemoderivados, ou mesmo nutrição parenteral	

Adaptado de Razonable *et al.* – 2011.

de força da musculatura respiratória e alteração da dissociação de oxigênio da hemoglobina.

- **Modalidade de TSR:** deve ser guiada pelo estado clínico do paciente, além da disponibilidade logística para cada modalidade específica em cada serviço. Apesar de evidência fraca, os métodos contínuos são os de escolha (no nosso serviço utilizamos CVVHD ou CVVHDF) pela estabilidade hemodinâmica e maior possibilidade de manejo volêmico mais fino. Além disso, alguns filtros são capazes de remover amônia, o que pode ser interessante em alguns grupos de pacientes. Como o *status* de coagulação é muito dinâmico nessa fase, a anticoagulação regional do circuito com citrato em baixas doses é a mais indicada e segura.

Aporte calórico e dieta

Inicialmente o aporte calórico é feito parenteralmente com solução glicosada a 50%, em média 250 mL a cada 24 h. Mantém-se a sonda naso (ou oro) gástrica aberta para drenagem, em especial naqueles em que há alto risco de hipertensão intra-abdominal.

Um bom equilíbrio homeostático é necessário em vista da administração de níveis elevados de corticoides, ainda muito utilizados em diversos protocolos de imunossupressão. Nesse sentido, a melhor estratégia é o controle com insulina endovenosa em bomba de infusão, especialmente nas primeiras 24 horas, em vista de sua curta meia-vida, melhor absorção e facilidade de titulação de acordo com curva glicêmica. A monitorização com glicemia capilar deverá ser de horário nas primeiras 12-24 h, após o que poderá ser espaçada de acordo com evolução. O alvo glicêmico deverá ser entre 80 e 150. Lembramos que os imunossupressores tacrolimus a ciclosporina são drogas diabetogênicas.

A hipoglicemia é uma complicação frequente da insuficiência hepática pois se relaciona diretamente com a função do enxerto e reservas de glicogênio. Pode ser um dos marcadores iniciais de não funcionamento primário do órgão.

Antibiótico profilaxia/terapêutica

Infecções durante o pós-operatório seguem um padrão temporal característico (Tabela 35.11). Sepse é uma das principais causas de mortalidade precoce no perioperatório (em algumas séries é a maior) e estima-se que metade dos pacientes terá alguma infecção durante o primeiro ano, muitas delas necessitando de UTI. Ela é proporcional à exposição e ao grau de imunossupressão, sendo especialmente debilitante/fatal no momento em que os doentes estão mais frágeis, que são os primeiros 6 meses. Existem inúmeros fatores de risco, sejam relacionados ao Transplante em si, ao doador / enxerto, ao receptor, ou mesmo intrínsecos (polimorfismos genéticos e imunidade inata – Tabela 35.11). De acordo com tais fatores, já se podem presumir os sítios de infecção mais comuns, que são:

- Sítio cirúrgico;
- Acessos venosos profundos;
- Infeção do trato urinário;
- Líquido ascítico;
- Colangite;
- Pneumonia;
- Deiscência/fístula de anastomose biliar/biloma;
- Abscessos/coleções intra-abdominais.

A profilaxia antibiótica em geral é utilizada nas primeiras 48h, visando cobertura para patógenos entéricos e de via biliar, especialmente Gram-negativos (como *Klebsiella sp.*, *Pseudomonas sp.*, *Enterobacter sp.* e *E. coli*) e Gram-positivos (*Staphylococcus aureus* e *Enterococcus*). Ela de fato reduz a taxa de infecção, com esquemas variados de serviço para serviço, geralmente incluindo uma cefalosporina de 3° geração (Tabela 35.13).

TABELA 35.11	FATORES DE RISCO DE INFECÇÃO APÓS TOF
Fatores do transplante	**Receptor**
Tempos de isquemia, lesão por isquemia-reperfusão	Condições de base, *e. g.*, desnutrição
Hemotransfusão do intraoperatório	Comorbidades, e.g diabetes, obesidade, DPOC, lesão renal e diálise
Nível e tipo de imunossupressão (*e. g.*, anti-CD25)	Colonização com *S. aureus* ou germes multirresistentes
Imunossupressão adicional para rejeição	Internação prolongada e cateteres prévios ao TOF
Cateteres e invasões	Insuficiência hepática aguda
Complicações como disfunção primária, TAH, necrose e estenoses biliares	*Status*-CMV e doença (risco de outras infecções)
Estadia prolongada na UTI, diálise, ventilação prolongada	MELD > 30
Tipo de drenagem biliar (Y-de-Roux, dreno de Kher)	Idade do receptor
Reoperações e retransplantes	Imunossupressão prévia (hepatite autoimune, retransplante)
Regime antibiótico	Infecções prévias
Profilaxia antiviral e monitoramento	Receptores masculinos recebendo fígado de doador masculino
Ambiente (outros doentes infectados, medidas de higiene, taxa de colonização da unidade)	Medidas higiênicas
	Viagens
Polimorfismos genéticos e imunidade inata	**Doador**
Via da lecitina da ativação do complemento no doador e *mismatch* doador/receptor (MBL2, ficolin2, MASP2)	Infecção ativa
Receptores *Toll-like* no receptor	Tempo de UTI prolongado
	Qualidade do enxerto (*e. g.*, enxertos marginais)
	Status viral

TABELA 35.12	TEMPO EM QUE OCORREM AS DIFERENTES INFECÇÕES PÓS-TOF
Primeiro mês	
Sítio cirúrgico (ascite infectada, abscessos, colangite), corrente sanguínea, sistema urinário, trato respiratório	
Clostridium difficile, herpes, *Candida*	
Entre um e seis meses	
Infecções oportunistas, relacionadas com imunossupressão exagerada (*e. g.*, após rejeição): CMV (especialmente *status* doador+/receptor-), EBV, HSV 6 e 7, *Aspergillus*, *Pneumocystis jirovecii*, *Nocardia*, tuberculose, micoses endêmicas, *Toxoplasma gondii*	
Colangite bacteriana nas estenoses biliares	
Recorrência do vírus da hepatite C	
Mais de 6 meses após TOF	
Adquiridas da comunidade, especialmente via respiratória e urinária, acompanhadas de oportunistas como *Varicella zoster*	
Colangite bacteriana por estenoses biliares	
Recorrência da hepatite C	
Mais infecções em caso de disfunção de enxerto, estenoses biliares e rejeição recorrente	

TABELA 35.13	ESQUEMA DE PROFILAXIA CIRÚRGICA DE INFECÇÕES BACTERIANAS EM PÓS-OPERATÓRIO DE TOF UTILIZADO NO HC-FMUSP	
	Esquemas de antibióticos	**Duração**
Habitual	Ampicilina 1 g EV 6/6 hs + Cefotaxima 1 g EV 6/6 hs	48 horas
Doador infectado	Manter no receptor o antibiótico em uso no doador ou; Tratar o receptor conforme agente isolado em culturas do doador	7 dias
Receptor infectado	Tratar ou completar o tratamento da infecção documentada. Ajustar antibiótico conforme tempo de internação, uso prévio de antibióticos e perfil epidemiológico das infecções locais	Variável (mínimo 48 hs)
(1) Receptor colonizado por BGN multi-R; OU (2) Uso de ATB nos últimos 30 dias por pelo menos 48 hs (cefalosporinas de terceira geração, pipe-tazo, carbapenêmicos); OU (3) MELD > 24; OU (4) Em hemodiálise	Ampicilina 1 g EV 6/6 hs Amicacina 15 mg/kg EV 1 ×/dia	7 dias 24 horas (2 doses)

Descontaminação seletiva profilática com soluções contendo nistatina, gentamicina e polimixina B no pré-operatório, visando prevenir candidíase esofágica e translocação bacteriana por Gram-negativos entéricos, parecem ser pouco eficazes (pelo contrário, talvez até aumentando alguns tipos de infecção, como colangite) e acarretarem inúmeros efeitos adversos (especialmente diarreia).

Não se sabe exatamente como realizar vigilância infecciosa, sendo que alguns serviços colhem materiais para culturas sistematicamente (hemo, uro, etc.), o que ainda não é bem estabelecido na literatura, a não ser quando há suspeita clínica e opta-se por estratégia expectante. A coleta de *swabs* e amostras de fezes podem ser empregadas para identificação de colonização por bactérias multirresistentes, como *Enterococci* resistentes a vancomicina e *Klebsiellas* resistentes a carbapenêmicos. Salienta-se que a coleta de culturas de líquidos de drenos está contraindicada.

O mais importante nesse grupo de pacientes é manter alto grau de suspeição. Em caso de sepse, opta-se por introdução de antibioticoterapia de amplo espectro (baseado na epidemiologia local do hospital), desescalonando tão logo haja resultado de culturas. Em nosso serviço, caso as culturas sejam negativas, mantemos esquema empírico por 7 a 10 dias. Tão importante quanto a introdução precoce de antibioticoterapia empírica é o controle do foco: drenagem de coleções e abscessos intra-abdominais, lavagem de cavidade em caso de liquido livre infectado ou coágulos retidos, debridamento de feridas operatórias, troca de acessos vasculares e sondas, etc.

Apesar de a chamada fase de infecção oportunista ocorrer, de fato, entre o segundo e o sexto mês, a vigilância e instituição de profilaxia inicia-se precocemente. Infecções fúngicas por *H. capsulatum* e *C. neoformans* são mais tardias, porém as *Candidas* e mais raramente *Aspergillus fumigatus* podem ser ameaça precoce. Portanto, realiza-se profilaxia com antifúngicos, estratégia que reduz em até 75% infecções fúngicas invasivas (Tabela 35.14).

Nessa fase, ainda, salientamos ocorrência de infecções/reativações virais, especialmente pelo citomegalovírus (CMV). O maior risco recai sobre doadores IgG ou IgM positivos e receptores soronegativos, porém outros fatores como uso de agentes que depletam linfócitos (*e.g.*, anti-timoglobulina), micofenolato mofetil e alentuzumabe também aumentam o risco, assim como outras infecções oportunistas como HSV-6, *C. neoformans*, *Aspergillus spp.* e *Pneumocystis jirovecii* (Tabela 35.15).

Imunossupressão

A discussão aprofundada sobre a farmacologia dos imunossupressores transcende os objetivos deste capítulo. Como sua indicação e manejo são feitos pelo cirurgião ou hepatologista, cabe ao intensivista atentar principalmente para possíveis efeitos adversos e risco de infecção associado a cada um. Além disso, as interações medicamentosas são gigantescas, devendo ser avaliadas diariamente. Geralmente as dosagens são baseadas no nível sérico das drogas.

Apesar dos avanços da imunossupressão, na maioria dos serviços infelizmente a terapia ainda se baseia muito no uso de corticoides e inibidores da calcineurina (Tabela 35.15).

Dentre os corticoides, utilizam-se regimes de altas doses intraoperatórias de Metilprednisolona ou Hidrocortisona, com desmame e progressão para Prednisona via oral, em tempos variáveis. A ciclosporina é um peptídeo derivado do fungo *Cylindrocarponlucidum*, foi o primeiro inibidor de calcineurina utilizado, sendo um marco na imunossupressão do transplante de órgãos sólidos. Seu uso vem sendo substituído pelo Tacrolimus (FK506), composto macrolídeo originado do *Streptomyces tsukubaensis*, 100 vezes mais potente que a CyA e com melhor perfil de segurança. O micofenolato mofetil e a azatioprina são antimetabólitos utilizados como agentes adjuvantes, especialmente em estratégias poupadoras de inibidores de calcineurina, em especial no caso de doentes com insuficiência renal. O Siro-limus (e seu derivado hidroxietil Everolimus) são compostos semelhantes ao FK, ligando-se ao mesmo alvo, sem contudo inibirem a calcineurina, agindo na via da MTOR e inibindo transdução do sinal do receptor IL-2, e assim diminuindo proliferação de células B e T. Sua vantagem está na ausência de neuro e nefrotoxicidade.

TABELA 35.14	SUGESTÃO DE ESQUEMA DE PROFILAXIA/ TRATAMENTO DE INFECÇÕES POR *CANDIDA* E CMV		
Agentes	**Critérios**	**Esquemas**	**Duração**
Candida spp.	Pelo menos **1** dos fatores maiores: • Hepatite fulminante • Indicação de retransplante • Hemodiálise pós-transplante Pelo menos **2** dos fatores menores: • UTI nos últimos 30 dias pré-transplante • Antibiótico nos últimos 30 dias pré-transplante • Profilaxia para PBE • Derivação bilidigestiva • Colonização em mais de 2 sítios	Fluconazol 200 mg VO ou EV 12/12 h	21 dias
Citomegalovírus (CMV)	Receptor IgG: negativo	Ganciclovir 5 mg/kg EV Ou Valganciclovir 900 mg VO	1 ×/dia por 21 dias e 3 ×/semana por 3 meses 1 ×/dia por 3 meses
	Receptor IgG: positivo	Monitorizar PCR-quantitativo 7/7 dias enquanto internado. Após, 15/15 dias Se positivo: Ganciclovir 5 mg/kg EV OU Valganciclovir 900 mg VO	Durante 3 meses 12/12 h até 1 semana após negativação da viremia, por no mínimo 14 dias

TABELA 35.15	EFEITOS COLATERAIS DOS PRINCIPAIS IMUNOSSUPRESSORES UTILIZADOS		
Agente	**Efeito colateral**	**Agente**	**Efeito colateral**
Tacrolimus (FK506) [inibidor da calcineurina]	Hipertensão, dispneia, palpitações Cefaleia, tremor, parestesias, convulsão, déficits neurológicos focais Nefrotoxicidade, hipercalemia, hipomagnesemia Diabetes, náusea, vômito, trombocitopenia	**Timoglobulina (ATG)** [imunoglobulina antitimócito]	Reação de hipersensibilidade/ anafilática Neutropenia/ trombocitopenia Sintomas sistêmicos (reação "*flu-like*")
Corticoides	Hipertensão/retenção hídrica Psicose Hiperglicemia Supressão adrenal Distúrbios eletrolíticos Úlcera péptica, pancreatite Osteoporose, miopatia, necrose asséptica	**Micofenolato mofetil (MMF)** [antimetabólito]	Hipertensão Hipercalemia/ hipofosfatemia Anemia Diarreia Taquicardia Fraqueza muscular
Ciclosporina A [inibidor da calcineurina]	Hipertensão Neurotoxicidade Nefrotoxicidade Gastroparesia Hiperplasia gengival	**Azatioprina** [antimetabólito derivado da mercaptopurina]	Pancreatite aguda Pancitopenia Dispepsia Hepatotoxicidade
Sirolimus e Everolimus [inibidores da m-TOR]	Mielossupressão (pancitopenia) Hiperlipidemia Edema periférico Má cicatrização	**Basiliximab (Simulect) Daclizumab (Zenapax)** [anti-IL2R]	*Rash* cutâneo Febre Sintomas gastrointestinais

Dos agentes parenterais e mais potentes, geralmente usados nos primeiros dias de transplante ou mesmo em dose única, citamos inicialmente a Timoglobulina (ATG), que é uma imunoglobulina (geralmente derivada do rato) contra população mista de timócitos, age inibindo toda linhagem de células T. É utilizada na indução e nos primeiros 5 a 7 dias de TOF com objetivo de retardar o uso de inibidores de calcineurina. Mais recentemente novas drogas como Basiliximab e o Daclizumab (ambos anticor-pos monoclonais humanizados inibidores do receptor da IL-2) foram desenvolvidos buscando especificidade no bloqueio da proliferação de linfócitos T.

As novas estratégias imunossupressoras têm visado, cada vez mais, reduzir o uso de corticoides e inibidores de calcineurina, diminuindo efeitos colaterais, sendo mais específicas e efetivas na redução da taxa de rejeição.

Esquema imunossupressor do HC--FMUSP:

- Metilprednisolona: dose de ataque de 500 mg pré-revascularização (exceto nos pacientes com Hepatite C), seguida de 200 mg no primeiro PO, com redução de 40 mg/dia até dose de 20 mg, quando então se transiciona para Prednisona VO.
- Tacrolimus: habitualmente introduzido no primeiro PO, com alvo sérico entre 8-12 ng/mL,. Pacientes com insuficiência renal terão alvos de nível mais baixo (entre 6 e 10 ng/mL), com introdução de droga mais tardiamente (terceiro PO), associado a Micofenolato Sódico (dose inicial de 720 mg de 2 × ao dia).

Coagulopatia

O avanço na compreensão da coagulopatia no cirrótico tem transformado a visão clássica do doente "naturalmente anticoagulado". Conceitos atuais que são empregados: (1) há interação contínua entre fatores anti e pró-coagulantes de acordo com o cenário clínico; (2) diversas situações levam à ruptura desse tênue equilíbrio hemostático (especialmente infecção e insuficiência renal), colocando o paciente em estados extremos de coagulação; (3) o estresse cirúrgico é um cenário de potencial instabilidade hemostática, por motivos mecânicos e clínicos; (4) o transplante hepático é o protótipo dessa situação, com fases de coagulopatia bem descritas de acordo com o tempo cirúrgico e funcionamento do enxerto no pós-operatório; (5) a racionalidade na utilização da terapia hemostática é definidora do prognóstico no curto e longo prazo, interferindo diretamente na sobrevida do enxerto e do paciente; (6) transfusão profilática pode não só ser ineficaz na prevenção, como também piorar a tendência hemorrágica; (7) as provas laboratoriais de coagulação comuns, disponíveis atualmente, em geral não refletem o estado hemostático do hepatopata de maneira acurada e funcional, e tampouco podem ser utilizadas como ferramentas preditoras de sangramento (8) a tromboelastografia (TEG)/tromboelastometria (ROTEM) têm ajudado na compreensão do comportamento hemostático do hepatopata nas diversas situações; são ferramentas rápidas, funcionais e confiáveis; devem ser utilizadas como "*point-of-care*" sempre que disponíveis; (9) de maneira geral as alternativas de fármacos ou subprodutos de sangue apresentam clara vantagem quanto a volemia, superioridade pouco clara e perfil de segurança duvidoso no perioperatório.

Antes de iniciarmos o tratamento, devem-se responder algumas perguntas:

- **O paciente está sangrando ativamente?** (queda de > 2 Hb OU hemodinâmica sugestiva).

  SIM. Solicitar que enfermeira consulte se há reservas de hemoderivados no centro-cirúrgico. Caso negativo ou insuficiente, solicitar reservas de 5 unidades de cada hemoderivado (concentrado de hemácias/plaquetas/plasma fresco/crioprecipitado). Seguir para próxima pergunta.

  NÃO. Procurar outras causas de disfunção hemodinâmica (vasoplegia, cardiogênio, etc.).

- **A exteriorização pelo dreno de JP é compatível?** (fluxo > 200 mL/h)

  SIM. Seguir para a próxima pergunta.

  NÃO. (1) Investigar hematomas/coágulos retidos na barriga: solicitar exame de imagem (USG abdômen total ou TC de abdômen).

  (2) Investigar hemólise: DHL/reticulócitos/pesquisa de esquizócitos em sangue periférico/ver nível de Bb indireta*/habtoglobina*.

  (3) Avisar o cirurgião responsável pelo caso.

- **A possibilidade de causa mecânica/cirúrgica foi descartada?**

  SIM. Seguir para próxima pergunta.

NÃO. Acionar equipe cirúrgica imediatamente para revisão hemostática. Enquanto isso, siga de qualquer forma para as próximas perguntas.

- **Os fatores básicos da hemostasia estão garantidos?**

  SIM. Seguir para próxima pergunta

  NÃO. Ajustar ≥ pH > 7,3/temp > 36 ºC/ cai > 4,5/sem heparina/uso de AAS?/ deficiência de vitamina K?

- **Há coagulopatia laboratorial que corrobore o sangramento?**

  SIM. Seguir para algoritmo do ROTEM.

  PS: se por motivo de força maior, o aparelho não estiver disponível, consulte algoritmo alternativo.

  NÃO. Tratar a causa identificada.

Os hemoderivados oferecem riscos relacionados a sobrecarga volêmica e imunização, em particular, que serão abordadas em outras sessões deste livro. Gostaríamos, entretanto, de levantar pontos específicos quanto ao TOF.

- Concentrado de Hemácias: lembrar de quatro fatos (1) a prioridade é ressuscitação volêmica; (2) os valores de hemoblogina/hematócrito perdem um pouco a utilidade na vigência de hemorragia (falsamente normais ao início do sangramento; falsamente baixos com hemodiluição); (3) são necessárias 12-24h para que haja equilíbrio volêmico-hemodinâmico após hemorragia controlada; (4) as evidências recentes de alvo de hemoglobina estipuladas para hepatopata foram estudadas no contexto de cirrótico descompensado com hemorragia digestiva, o que não pode ser transposto quando há um enxerto cuja hipoxemia pode determinar sua falha de funcionamento. Dessa forma, indicamos o seguinte:

  - Níveis de Hb menor que 7 g/dL = indicação absoluta

  - Níveis de Hb entre 7 e 9 g/dL = avaliação individualizada de acordo com cenário e outros fatores; em geral alvo em torno de 8-9 g/dL

  - Níveis de Hb acima de 9 g/dL = provavelmente a transfusão será desnecessária, cabendo sempre julgamento clínico, por exemplo no caso especial de foco de sangramento de alto débito não controlado.

- Plaquetas: idealmente feita em aférese, correspondendo a 5-8 unidades das randômicas. Em caso de sangramento, caso não haja TEG/ROTEM, o alvo deve ser acima de 56.000 (sangramentos habituais), dado obtido de estudos em cirróticos em que tal valor de corte foi ideal para geração de trombina. Em sangramentos catastróficos ou de sistema nervoso central, segue a indicação de manter acima de 100.000.

- Plasma fresco congelado: deve ser feito no mínimo 10 mL/kg de peso ideal, para que haja geração de trombina eficaz. O INR é um parâmetro razoável para avaliação do funcionamento do enxerto, porém péssimo para predizer sangramento, sendo a busca incessante por sua normalização algo contraindicado. Lembramos que o cirrótico vive um reequilíbrio tênue da cascata da coagulação, com deficiências de fatores pró e anticoagulantes.

- Crioprecipitado: deve ser respeitada a dose de 1-2 U para cada 10 kg de peso ideal. É a maior fonte de fibrinogênio dos hemoderivados, contendo também vWF, que é superexpresso no cirrótico. Caso não haja ROTEM/TEG, ter como alvo fibrinogenemia acima de 100 mg/dL (ou 150 mg/dL em sangramentos vultuosos).

O uso dos novos produtos hemostáticos vem com intuito de reposição e tratamento específico do distúrbio da coagulação em determinado momento. Apresentam como principais vantagens menores volume e chance de efeitos imunizantes, esbarrando, porém, em seu alto custo.

- Concentrado de fibrinogênio: contém quantidade fixa do componente (em geral 1 g/fr), sendo sua reposição guiada pelo alvo do ROTEM, com tabela específica.
- Concentrado de complexo protrombínico: apresenta fator II, VII, IX e X em concentrações 25 vezes maior que a do plasma. A dose indicada é de 25 U/kg de peso. Seu uso no cirrótico é contraditório. Tem como principal vantagem menor volume e agilidade na administração por não necessitar tipagem sanguínea. Deve ser utilizado com enorme cautela em estados de hipercoagulabilidade subjacente.
- Fator VII ativado recombinante: uso bastante controverso no cirrótico e no transplante, especialmente por não se saber de fato dose e momento exato do uso. Parece normalizar o TEG/ROTEM e diminuir necessidade de transfusão, sem interferir em morbimortalidade. Deve ser usado com cautela especialmente pelo aparente aumento de eventos trombóticos arteriais. Hoje, no HC-FMUSP é indicado como adjuvante de hemorragia maciça (transfusão de mais 10 U de concentrados de hemácias, 12 U de plasma fresco e 12 U de plaquetas), na dose de 90 mcg/kg de peso em *bolus*. Caso mantenha-se sangramento, pode-se repetir a cada 3-4 horas, totalizando três doses.

Complicações precoces relacionadas com o enxerto

Denomina-se disfunção precoce do enxerto, todas as alterações de provas bioquímicas a ele relacionadas (ATL, AST, γGT, FA, INR, Bilirrubinas) durante as primeiras 4 semanas de pós-operatório. É um evento

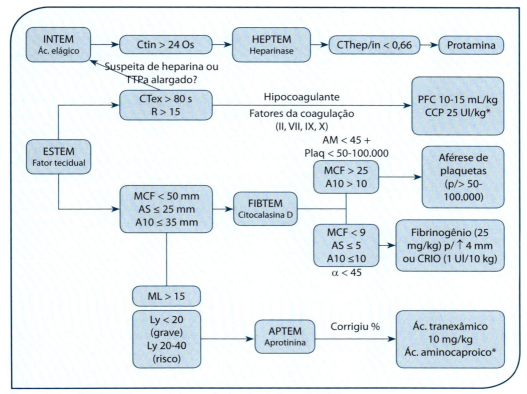

Figura 35.2 – Algoritmo de estratégia transfusional guiada por ROTEM.

que imprime grande divergência conceitual na literatura, que por vezes envolve todas as possíveis causas de agressão ao enxerto. Neste sentido, representaria a via final comum a uma série de complicações, envolvendo tanto função hepatocelular, quanto drenagem biliar, vasculatura hepática e mesmo eventos sistêmicos. Cada centro transplantador utiliza um critério diagnóstico, podendo gerar confusão e atraso do seu reconhecimento. No nosso entendimento, é importante distinguir entre dois tipos fundamentais de disfunção:

- **Primária:** relacionada a alterações intrínsecas e multifatoriais do funcionamento
- **Secundária:** consequência de complicações extrínsecas, sejam biliares, vasculares, sistêmicas, infecciosas, rejeição, etc.

Disfunção e não funcionamento primário do enxerto

O enorme déficit de oferta de órgãos apropriados para transplante e o número crescente de doentes em lista de espera têm pressionado para estratégias agressivas de utilização de órgãos subótimos ou chamados "marginais"; simultaneamente, cada vez mais aumentam os receptores moribundos e descompensados. Dessa forma, a identificação e manejo adequado de órgãos com funcionamento pobre têm se tornado aspectos centrais no cuidado desses pacientes.

Sinais de disfunção precoce podem ser considerados com respeito a: (1) disfunção hepatocelular (bioquímica, metabólica e sintética), (2) disfunção orgânica extra-hepática (neurológica, metabólica, cardiovascular e renal), e (3) sequelas da hipertensão portal. Apresentações extremas como choque são de fácil reconhecimento; entretanto, os sinais e sintomas de disfunção podem ser insidiosos, sutis e muitas vezes de difícil atribuição a um enxerto doente.

É esperado, no contexto de transplante, que pequenos graus de disfunção aconte-

çam, como consequência da chamada lesão por preservação ou isquemia/reperfusão, o que é identificável na biópsia que se faz no intraoperatório, imediatamente após a revascularização, ou por variáveis clínico-laboratoriais. Poderíamos distinguir, ainda, duas fases marcantes nos pós-operatórios: as primeiras 72 h e as primeiras 4 semanas (alguns autores acrescentam uma fase envolvendo a primeira semana).

Uma das definições mais utilizadas de Disfunção Primária do Enxerto é de Olthoff *et al.*, quando uma ou mais das seguintes variáveis está presente: (1) Bilirrubina total ≥ 10 mg/dL no sétimo PO e/ou (2) INR ≥1,6 no sétimo PO e/ou (3) ALT ou AST > 2.000 UI/L em qualquer dia de pós-operatório. São critérios de alta sensibilidade, sem conduto graduar a gravidade da disfunção e tampouco determinar necessidade de intervenção específica ou retransplante, o que deverá ser critério médico.

O não funcionamento primário (do inglês *primary non functioning*) é o extremo de maior gravidade da disfunção primária do enxerto, e tem sua ocorrência estimada em 1 a 9% dos casos mundialmente. Caracteriza-se pelas consequências sistêmicas de um órgão em grau de inflamação máxima, com instabilidade hemodinâmica, disfunção renal, coagulopatia intratável, hipotermia e hipoglicemia graves e persistentes, incapacidade do paciente em despertar (encefalopatia hepática é um dos principais marcadores), acidose metabólica e hiperlactatemia, hiperbilirrubinemia ascendente, em face de uma artéria hepática patente. A única opção terapêutica é o retransplante em caráter de urgência.

Existem, como já dito, inúmeros fatores que risco para desenvolvimento de DPE (Tabela 35.16). Baseado em tais fatores, deve-se sempre buscar o melhor acoplamento entre necessidades do receptor e características do enxerto: é o chamado *donor-recipient match*, do inglês. Um dos índices utilizados é o DRI (do inglês *donor*

TABELA 35.16	FATORES DE RISCO PARA DISFUNÇÃO PRIMÁRIA DO ENXERTO	
Fatores de risco	**Explicação**
Relacionados ao doador/enxerto	
Idade do doador	> 65 anos
Esteatose hepática	>30% de macroesteatose; presença de microesteatose
Variáveis combinadas de doador de critérios expandidos	
• Tempo de parada cardíaca > 3 minutos	
• *Status* corporal não fisiológico (*e. g.*, Na > 170 mg/dL, pH < 7,15)	Fatores de risco potenciais
• Tempo de UTI > 3 dias	
• Uso de duas ou mais drogas vasoativas	
• Hipóxia do doador	
• Creatinina > 1,5 mg/dL e hipertensão	
Relacionados à captação / transplante	
Tempos de isquemia quente longo	>45 minutos
Tempo anepático > 100 min	>100 minutos
Tempo de isquemia total longo	>10 horas ou > 18 horas (?)
Tamanho de enxerto reduzido	Pediátrico/*split*/< 0,8-1% peso receptor
Tamanho de enxerto grande	Razão da área do enxerto-superfície corporal > 1,4
Relacionados ao receptor	Controverso
Idade do receptor (?)	Ventilação mecânica, droga vasoativa, etc.
Recebendo suporte orgânico	Sem associação
Insuficiência renal pré-TOF	Potencial risco se ≥ 20 (?)
IMC > 25 kg/m^2	
MELD	

risk index, ou índice de risco do doador), que incorpora idade do doador, causa de óbito, tipo de enxerto (inteiro *vs.* parcial), tempo de isquemia fria e altura, sendo que índices maiores que 1,8 apresentam alto risco de disfunção. Nesses casos, quando se opta por utilizar o órgão, deve-se ter alto grau de suspeição quanto a DPE, inclusive utilizando-se de estratégia de reabordagem cirúrgica mais liberal. De fato, vários cirurgiões, frente à paciente com alto risco de DPE optam pela prática preemptiva de reexploração cirúrgica planejada dentro de 24-48 h do TOF. Para tal, deixam compressas de tamponamento na cavidade abdominal (*packing*) e suturam exclusivamente a pele, enquanto a UTI assume a estratégia de correção de coagulopatia, diálise, suporte hemodinâmico até que retorne ao centro cirúrgico para revisão e conclusão do procedimento.

Hemorragia intraperitoneal: habitualmente ocorre nas primeiras 24-48 h, ocorrendo em 5 a 10% dos casos. Pode ser consequência de sangramento macrovascular (anastomoses e ligaduras venosas e arteriais) ou microvascular, difuso ou em babação, geralmente secundário a coagulopatia. Seu diagnóstico se baseia em dados hemodinâmicos indicando hipovolemia, drenagem abundante pelos drenos e/ou evidência de distensão abdominal progressiva.

- Tratamento: envolverá reposição volêmica com expansores (albumina ou cristaloides), concentrados de hemácias e correção das coagulopatias (vide acima). É a maior causa de hipotensão e reintervenção cirúrgica para revisão hemostática no PO, decisão que deverá ser compartilhada com a equipe cirúrgica. Um dos critérios empíricos de sua indicação é a necessidade de transfusão de mais de 5 U de Concentrados de Hemácias em 24h. Deve-se sempre tentar evitar reposição volêmica excessiva, sempre guiando-se por metas baseadas em dados hemodinâmicos do Swan-Ganz.

Hipertensão intra-abdominal: pacientes cujo fechamento da cavidade se mostra apertado, devem ser cuidadosamente monitorizados para síndrome compartimental abdominal, com medidas sistemáticas de pressão intra-abdominal (PIA) transvesical. Até 30% dos pacientes apresenta PIAs acima de 25 mmHg, sem clara repercussão, seja por edema de parede, formação de ascite, retenção de coágulos e hematomas intracavitários, mudanças volêmicas e clampeamento portal durante hepatectomia, além de enxertos desproporcionalmente grandes para a cavidade. Isso pode acarretar necrose hepática e falência do enxerto por déficit perfusional importante.

- Tratamento: a melhor estratégia é deixar a cavidade aberta (sutura apenas de pele), com fechamento completo (com ou sem tela) após redução do edema intra-abdominal. Além disso, estratégias de redução da pressão intra-abdominal envolvem: uso de diuréticos, TSR precoce para remoção de fluídos, sondas abertas, sedação e se necessário bloqueio-neuromuscular.

Complicações técnicas

Trombose da artéria hepática (TAH): incidência entre 3-5% dos adultos e 5-10% das crianças, sendo a complicação técnica mais frequente no TOF, e a maior causa de re-TOF. Mais incidente no período precoce (primeiras 24 h até 7 dias), levando a febre, instabilidade hemodinâmica, rápida deterioração clínica, elevação súbita e importante de transaminases, coagulopatia, sepse (abscessos hepáticos ou necrose), bacteremia recorrente e possíveis complicações biliares precoces (estenoses ou fístulas). Principais fatores de risco: enxertos pediátricos e *splits*, desproporção doador-receptor, reconstruções complexas, estenose do tronco celíaco ou compressão pelo ligamento arqueado, dissecção da parede da artéria, anastomose tecnicamente imperfeita, aumento da resistência do fluxo intra-hepático (secundário a rejeição, isquemia/reperfusão, etc.), traumas endovasculares e estados de hipercoagulabilidade

- Tratamento: é uma das complicações mais temidas na fase aguda, por isso deve-se ter alto grau de suspeição e diagnóstico precoce. Apesar de estratégias intervencionistas com trombólise guiada por cateter e colocação de *stent* terem tido algum sucesso, o melhor tratamento para TAH precoce (primeiras 24 h) é a trombectomia cirúrgica e reconstrução arterial. Em casos de disfunção grave do enxerto (com necrose parenquimatosa significante) ou insucesso de outras terapias, o retransplante é premente (muitas vezes por meio de conduto arterial aórtico), inclusive em regime de priorização em lista previsto pela legislação (primeira semana, podendo se estender para 14 dias).

Trombose da veia porta (TVP): evento menos frequente (0,5-3% dos casos) na fase aguda. Levam a rápida deterioração clínica do paciente, com disfunção hepática, ascite volumosa e hemorragia digestiva (por hipertensão portal), edema e congestão intestinais, SIRS por translocação bacteriana, insuficiência renal e até hemodinâmica. Tem como principais fatores de risco trombose de porta pré-transplante (com necessidade de trombectomiaintra-operatória), reconstrução com enxertia vascular, dobras e acotovelamentos na anastomose, calibre menor que 5mm ou desproporção doador-receptor e esplenectomia prévia. Casos não tratados levam a quase 100% de mortalidade.

- Tratamento: apesar de a trombectomia cirúrgica de emergência poder salvar o enxerto, em geral o retransplante é necessário. Trombólise em geral é insuficiente.

Alterações de fluxo pela veia hepática: a trombose da veia hepática (TVH) é um evento infrequente, geralmente consequ-

ência da aplicação de técnicas que resultam em comprometimento do efluxo venoso hepático, comportando-se como um Budd--Chiari agudo. Se apresenta com transaminite, dor abdominal importante, piora da icterícia, hepatomegalia e ascite. A estenose das veias hepáticas ou da própria veia cava pode se dar por complicação técnica da anastomose ou torção do enxerto. Um detalhe a se salientar é que hipervolemia, falência de VD e hipertensão pulmonar podem falsear clinicamente as síndromes de bloqueio de efluxo.

- Tratamento: no caso da TVH, em particular, intervenção percutânea (radiologia

TABELA 35.17	ROTINA DE COLETA DE EXAMES DAS PRIMEIRAS 24 H PÓS-TOF			
	Admissão	4 h	12 h	24 h
AST/ALT/DHL*	X		X	X
Amilase/lipase*	X			X
FA/gGT*	X			X
Bb total e frações*	X		X	X
CPK/CK-MB/troponina	X			X
Glicemia	X			X
Albumina	X			
Proteína C reativa*	X			X
Hemograma completo*	X			X
Fibrinogênio	X			X
Hb/Ht		X	X	X
TP/TTPa (INR)*	X		X	X
Amônia arterial	X		X	
Gasometrial A/V com lactat*	X		X	X
Na/K/Cai/Mg/P/Cl*	X		X	X
Ureia/creatinina*	X		X	X
Ht do JP¶	X	X	X	X

*Exames a serem colhidos diariamente até o 7 PO ou alta da UTI.
¶Poderão ser coletados fora da rotina em caso de suspeição.

intervencionista) pode ser suficiente. Em casos de comprometimento importante do enxerto (o que é raro), o retransplante pode ser necessário. Não é previsto, contudo, priorização nesses casos. A maioria dos pacientes necessitará de anticoagulação após revisão ou retransplante. Nos pacientes com torção do enxerto o tratamento é correção cirúrgica.

Primeiro pós-operatório

Hemodinâmica

Uma vez que a hemodinâmica esteja estável, torna-se necessário promover o retorno do fluido sequestrado na circulação periférica e terceiro espaço. Balanço hídrico negativo a partir deste momento diminui a incidência de complicações pulmonares e pode se associar a melhor oxigenação do enxerto. A diminuição da pressão e volume do ventrículo direito criam um gradiente de pressão venoso entre a circulação portal e sistêmica que capta sangue através do enxerto.

É possível retirar o cateter de artéria pulmonar e, caso estável sem droga vasoativa ou necessidade de mais de 3 gasometrias arteriais no dia, o cateter intra-arterial.

Dieta

Tão logo o débito da SNG esteja menor que 200 mL/24 h e não haja hipertensão intra-abdominal, ela pode ser retirada. A escolha da via para dieta sempre deve favorecer a enteral sobre a parenteral, a não ser que o trato gastrointestinal esteja disfuncional ou haja necessidade de repouso completo do intestino. Caso o doente esteja extubado, consciente e orientado, libera-se a via oral (VO). Caso o doente esteja em IOT e/ou haja diagnóstico de desnutrição moderada a grave, deve-se trocar por sonda nasoenteral (SNE). A dieta enteral deve então ser introduzida, com meta de manutenção até que a aceitação VO con-

temple pelo menos 80% nas necessidades nutricionais. A sua progressão (em termos de taxa de infusão) é bastante variável.

Pacientes com hepatopatia crônica terminal frequentemente encontram-se desnutridos, o que se associa com maior risco de infecções pós-operatórias, complicações respiratórias e maior estadia na UTI. A desnutrição geralmente é subdiagnosticada, em especial por não haver método acurado para determina-la (eg. prega tricipital, impedanciometria corpórea, calorimetria, diâmetro do músculo psoas por tomografia). Possuem anormalidades no metabolismo de carboidratos, lipídeos e especialmente proteínas, com maiores concentrações plasmáticas de aminoácidos aromáticos e metionina, e redução dos níveis de aminoácidos de cadeia ramificada (do inglês *BCAA*).

A demanda energética aumenta moderadamente no pós-operatório do TOF, sendo recomendado acrescentar 20-30% ao gasto energético basal calculado (por exemplo, prover 120-130% das calorias gastas baseadas na fórmula de Harris-Benedict). O maior catabolismo proteico e perda de nitrogênio na fase aguda implicam no fornecimento de 1,5-2 g de proteína por kg de peso seco por dia, independente de haver encefalopatia hepática. Nesse caso, a particularidade recai em mudar a fonte proteica de animal para vegetal, além da composição do aminoácido em favor de fórmulas enriquecidas com BCAA, apesar de evidência duvidosa.

Função do enxerto hepático

Um funcionamento satisfatório do enxerto é indicado por:

- Melhora do perfil de coagulação
- Queda dos níveis de transaminase (rapidamente após 24-48 h; elevações precoces de indicam mais lesão de preservação)
- Glicemias normais
- Estabilidade hemodinâmica

- Diurese adequada
- Produção de bile
- Clareamento da anestesia

Exames de imagem

Estudos radiológicos são essenciais para avaliação do enxerto, devendo ser utilizados sistematicamente em intervalos regulares, ou em caso de demanda clínica.

O exame de melhor custo-efetividade para avaliação do enxerto é a Ultrassonografia com Doppler (USG-Doppler), podendo ser realizado à beira do leito, sem deslocar o paciente e sem oferecer riscos, permitindo avaliar aspecto do parênquima, fluxos vasculares e presença de coleções/líquido livre, que são as variáveis mais importantes nesta fase. Possui limitações técnicas de janela (curativo, incisão, edema, respiração, interposição gasosa, etc) e é operador dependente. Entretanto, pode diagnosticar alterações vasculares em fases pré-clínicas, permitindo antecipação de conduta, especialmente nas estenoses e tromboses de artéria hepática. Em geral utilizado no 1PO, de forma seriada e sempre que se haja alguma suspeita específica. Nos casos de alta suspeição e que resultem em achados de imagem negativos, podem ser complementados por outros métodos como tomografia e ressonância.

Avaliação da artéria hepática: a principal variável observada é o <u>índice de resistividade (IR)</u>, que é a razão entre pico da onda sistólica e a taxa de fluxo final diastólico, sendo esperado valores entre 0,6-0,9 no pós-TOF. A segunda variável é o <u>tempo de aceleração (TA)</u>, calculado como tempo entre o final da diástole e o primeiro pico sistólico. É esperado que um IR seja maior que 0,9 no pós-TOF precoce em vista de edema do enxerto. Um IR < 0,6 com TA > 0,08 s sugere fluxo insuficiente ou trombose da artéria, sendo que IR < 0,4 ou ausência de sinal Doppler é altamente indicativo de trombose completa.

Avaliação da veia porta: normalmente se apresenta como fluxo monofásico hepatopetal variável com a respiração. Velocidade de fluxo maior que 25 cm/s, com baixos fluxos ao doppler, são preditores de complicações.

Avaliação da veia hepática: o formato da onda deve mostra velocidade de fluxo maior que 10 cm/s, com formato trifásico. Formato monofásico é sugestivo de estenose, assim como achatamento da forma, com velocidade de fluxo menor que 10 cm/s, associado a dilatação é altamente relacionado a obstrução do efluxo.

Principais complicações específicas

Complicações de via biliar

As complicações biliares são comuns (ocorrem em até 25% dos transplantes), múltiplas e sempre desafiadoras, sendo que 60% delas ocorrerão nos primeiros 3 meses. As mais frequentes nessa fase do pós-TOF são: (1) deiscências/fístulas em todo trajeto, especialmente da anastomose (seja colédoco-colédoco ou bilioentérica); (2) estenose da anastomose; (3) coleção/abscesso biliar; (4) disfunção do esfíncter de Oddi; (5) colangites.

A maioria das anastomoses é na forma de colédoco-colecocostomia, sendo menos de 25% colédoco-jejunostomias com Y-de-Roux. Estas são indicadas em (1) pacientes com via biliar doente (colangite esclerosante primária, colangiocarcinoma, atresia de vias biliares, colangites recorrentes, etc.); (2) cirurgia de vias biliares prévia; (3) desproporção de tamanho entre o ducto biliar do doador e do receptor; (4) tamanho de enxerto reduzido (eg. *split* e intervivos); (5) retransplantes; (6) vascularização do ducto biliar distal do doador insuficiente. Lembramos que tal procedimento não é isento de riscos.

Se apresentam clinicamente como dor abdominal (o que no transplantado é infrequente pela denervação do enxerto), anorexia, distensão abdominal, íleo, sepse de foco indeterminado, icterícia, formação de ascite etc. Atenção especial deve ser dada a mudanças no aspecto do dreno abdominal, podendo-se inclusive dosar bilirrubina do líquido do mesmo em caso de suspeita. O marcador bioquímico mais sensível é a gGT, seguido da bilirrubina.

A investigação com ultrassonografia é pouco sensível. O padrão-ouro e método mais acurado e efetivo, em caso de suspeita, é a colangiografia endoscópica retrógrada (CPRE). A tomografia computadorizada pode ser solicitada quando se suspeita de coleções, abscessos e biloma, agregando a possibilidade de avaliação vascular. A colangiorressonância é um bom exame quando se a suspeita de complicação biliar é baixa ou inespecífica.

Fístulas biliares: ocorre especialmente na área de anastomose. Tratamento com colocação de *stent* percutâneo ou por CPRE é possível, contanto que a fístula seja pequena, de baixo débito, e que o doente não esteja séptico. Neste caso o tratamento deve ser reconstrução cirúrgica.

Coleções/abscessos: bilomas são coleções de bile intra-hepática, comunicando-se com a via biliar, em geral infectadas. O tratamento de eleição é com drenagem percutânea e antibioticoterapia. Na falha ou recorrência, ou se acompanhados por fístulas de alto débito, cirurgia de drenagem pode ser necessária.

Estenoses biliares: a maioria dos casos consegue ser tratada com CPRE por meio de dilatação com balão e colocação de próteses. Estenoses altas, intra-hepáticas e sequenciais podem necessitar drenagem transparietal, especialmente se a via biliar apresenta múltiplos debris, o que permite lavagem do dreno com soro diariamente. Casos de estenoses longas, refratárias, associadas a colangite recorrente podem necessitar cirurgia de derivação biliar.

Rejeição

A rejeição aguda é relativamente comum após o transplante, tendo incidência estimada em 25-46% no primeiro ano, a maioria delas nos primeiros 7-10 dias. Apesar disso, é uma causa incomum de perda do enxerto, posto que pode ser tratada com aumento da imunossupressão. A rejeição celular aguda (forma mais comum) é baseada em resposta de linfócitos T contra antígenos de histocompatibilidade maiores e menores. Tem como principais fatores de risco: população negra, portadores de hepatite autoimune, hepatite C, doadores mais velhos, tempo de isquemia fria grande e hepatite fulminante. Caracteriza-se, na biópsia, por inflamação periportal, colangite não supurativa e endotelialite. O estadiamento anátomo-patológico é feito pela Classificação de Banff (por pontuação), sendo então definida como leve, moderada ou grave.

Clinicamente pode se manifestar de maneira muito sutil (assintomática na maioria dos casos) ou, no outro extremo, acarretar desenvolvimento de SIRS. Deve-se ter alto índice de suspeição, mesmo com leves alterações de fosfatase alcalina, gama-glutamiltransferase e bilirrubina, seguidas precocemente por transaminases. Eosinofilia pode ser um marcador interessante, com bom valor preditivo positivo. Sua ausência torna improvável uma rejeição grave.

O padrão-ouro diagnóstico é a biópsia hepática (vide Algoritmo X), inclusive para possibilitar estadiamento anátomo-patológico e com isso guiar a intensidade terapêutica. O tratamento se definirá de acordo com o grau de lesão. Casos leves podem ser tratados com titulação de doses de imunossupressores, ao passo que os moderados já demandam, na maior parte das vezes, pulsoterapia com corticoide. A taxa de resposta costuma ser boa, em torno de 90%. Os casos refratários devem ser tratados com repetição de pulsoterapia, associada ou não a timoglobulina ou inibidores de IL2-R.

Resolução e alta da UTI

Caso o paciente esteja desperto, extubado, estável hemodinamicamente, sem necessidade de suporte orgânico, com bom funcionamento do enxerto e sem previsão de reabordagem cirúrgica, procede-se à retirada de sondas e cateteres, mantendo-se apenas do dreno abdominal, cuja retirada fica a critério da equipe cirúrgica.

A permanência na UTI é muito variável, dependendo da ocorrência de complicações. Procedimentos sem intercorrência conferem média de internação em UTI de 48-72 horas. É importante salientar, contudo, que a unidade de internação para onde o paciente será encaminhado deverá oferecer pleno suporte de fisioterapia e reabilitação.

Considerações finais

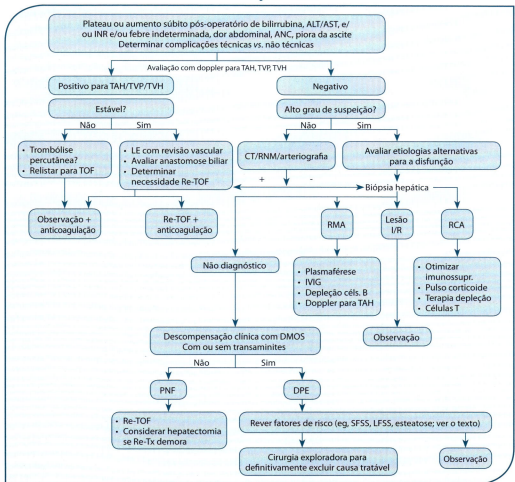

Figura 35.3 – Estratégia de avaliação e conduta na suspeita de disfunção do enxerto.
ANC = alteração do nível de consciência; TAH = trombose de artéria hepática; TVP = trombose de veia porta; TVH = trombose de veia hepática; LE = laparotomia exploradora; RCA = rejeição celular aguda; I/R = isquemia e reperfusão; RMA = rejeição mediada por anticorpos; DMOS = disfunção de múltiplos órgãos e sistemas; IVIG = gamaglobulina intravenosa; PNF = *primary non-function*; DPE = disfunção primária do enxerto; SFSS = síndrome *small-for-size*; LFSS = síndrome *large-for-size*.

Referências bibliográficas

1. Ramsay M. Justification for routine intensive care after liver transplantation. Liver Transpl [Internet]. 2013 Nov [cited 2014 Nov 2];19 Suppl 2:S1–5. Available from: http://www.ncbi.nlm.nih.gov/pubmed/24038741

2. Mckenna GJ, Klintmalm GBG. Transplantation of the Liver - Postoperative Intensive Care Management in Adults [Internet]. Third Edit. Busuttil RW, editor. Transplantation of the Liver. Elsevier; 2015 [cited 2015 Sep 17]. Available from: http://dx.doi.org/10.1016/B978-1-4557-0268-8.00069-5

3. Agopian VG, Dhillon a, Baber J, Kaldas FM, Zarrinpar a, Farmer DG, et al. Liver transplantation in recipients receiving renal replacement therapy: outcomes analysis and the role of intraoperative hemodialysis. Am J Transplant [Internet]. 2014 Jul [cited 2014 Oct 2];14(7):1638–47. Available from: http://www.ncbi.nlm.nih.gov/pubmed/24854341

4. Al-Hamoudi WK, Alqahtani S, Tandon P, Ma M, Lee SS. Hemodynamics in the immediate post--transplantation period in alcoholic and viral cirrhosis. World J Gastroenterol [Internet]. 2010 Feb 7 [cited 2014 Oct 7];16(5):608–12. Available from: http://www.pubmedcentral.nih.gov/articlerender.fcgi?artid=2816274&tool=pmcentrez&rendertype=abstract

5. Blei AT, Mazhar S, Davidson CJ, Flamm SL, Abecassis M, Gheorghiade M. Hemodynamic evaluation before liver transplantation: insights into the portal hypertensive syndrome. J Clin Gastroenterol [Internet]. 2007 Jan [cited 2014 Oct 7];41 Suppl 3:S323–9. Available from: http://www.ncbi.nlm.nih.gov/pubmed/17975484

6. Chen X-B, Xu M-Q. Primary graft dysfunction after liver transplantation. Hepatobiliary Pancreat Dis Int [Internet]. 2014 Apr [cited 2014 Oct 2];13(2):125–37. Available from: http://linkinghub.elsevier.com/retrieve/pii/S1499387214600230

7. Costa MG, Chiarandini P, Della Rocca G. Hemodynamics during liver transplantation. Transplant Proc [Internet]. 2007 Jan [cited 2014 Oct 7];39(6):1871–3. Available from: http://www.sciencedirect.com/science/article/pii/S0041134507005805

8. Curry MP. Systematic investigation of elevated transaminases during the third posttransplant month. Liver Transpl [Internet]. 2013 Nov;19 Suppl 2(11):S17–22. Available from: http://www.ncbi.nlm.nih.gov/pubmed/24019297

9. Della Rocca G, Vetrugno L, Tripi G, Deana C, Barbariol F, Pompei L. Liberal or restricted fluid administration: are we ready for a proposal of a restricted intraoperative approach? BMC Anesthesiol [Internet]. 2014 Jan [cited 2014 Nov 2];14(1):62. Available from: http://www.pubmedcentral.nih.gov/articlerender.fcgi?artid=4124502&tool=pmcentrez&rendertype=abstract

10. Feltracco P, Barbieri S, Galligioni H, Michieletto E, Carollo C, Ori C. Intensive care management of liver transplanted patients. World Journal of Hepatology. 2011;3:61–71.

11. Feltracco P, Carollo C, Barbieri S, Pettenuzzo T, Ori C. Early respiratory complications after liver transplantation. World J Gastroenterol [Internet]. 2013 Dec 28 [cited 2014 Sep 26];19(48):9271–81. Available from: http://www.pubmedcentral.nih.gov/articlerender.fcgi?artid=3882400&tool=pmcentrez&rendertype=abstract

12. Findlay JY, Fix OK, Paugam-Burtz C, Liu L, Sood P, Tomlanovich SJ, et al. Critical care of the end-stage liver disease patient awaiting liver transplantation. Liver Transpl [Internet]. 2011 May;17(5):496–510. Available from: http://www.ncbi.nlm.nih.gov/pubmed/21506240

13. Ford RM, Sakaria SS, Subramanian RM. Critical care management of patients before liver transplantation. Transplant Rev (Orlando) [Internet]. Elsevier Inc.; 2010 Oct [cited 2014 Oct 2];24(4):190–206. Available from: http://www.ncbi.nlm.nih.gov/pubmed/20688502

14. Glauser FL. Systemic hemodynamic and cardiac function changes in patients undergoing orthotopic liver transplantation. CHEST J [Internet]. American College of Chest Physicians; 1990 Nov 1 [cited 2014 Nov 2];98(5):1210. Available from: http://journal.publications.chestnet.org/article.aspx?articleid=1063369

15. Goldaracena N, Quiñonez E, Méndez P, Anders M, Orozco Ganem F, Mastai R, et al. Extremely marginal liver grafts from deceased donors have outcome similar to ideal grafts. Transplant Proc [Internet]. 2012 Sep [cited 2014 Nov 3];44(7):2219–22. Available from: http://www.sciencedirect.com/science/article/pii/S0041134512008111

16. Gonwa T a, Wadei HM. The challenges of providing renal replacement therapy in decompensated liver cirrhosis. Blood Purif [Internet]. 2012 Jan [cited 2014 Oct 2];33(1-3):144–8. Available from: http://www.ncbi.nlm.nih.gov/pubmed/22269395

17. Gotthardt DN, Bruns H, Weiss KH, Schemmer P. Current strategies for immunosuppression following liver transplantation. Langenbecks Arch Surg [Internet]. 2014 Apr 20 [cited 2014

Sep 23]; Available from: http://www.ncbi.nlm.nih.gov/pubmed/24748543

18. Guerrero-Domínguez R, López-Herrera Rodríguez D, Acosta-Martínez J, Bueno-Pérez M, Jiménez I. Perioperative renal protection strategies in liver transplantation. Nefrologia [Internet]. 2014 May 21 [cited 2014 Oct 2];34(3):276–84. Available from: http://www.ncbi.nlm.nih.gov/pubmed/24798562

19. Hammad A, Kaido T, Uemoto S. Perioperative nutritional therapy in liver transplantation. Surg Today [Internet]. 2014 Jan 29 [cited 2014 Oct 2]; Available from: http://www.ncbi.nlm.nih.gov/pubmed/24473669

20. Hannaman MJ, Hevesi ZG. Anesthesia care for liver transplantation. Transplant Rev (Orlando) [Internet]. Elsevier Inc.; 2011 Jan [cited 2014 Oct 2];25(1):36–43. Available from: http://www.ncbi.nlm.nih.gov/pubmed/21126662

21. Kallwitz ER, Cotler SJ. Care of the liver transplant patient. Dis Mon [Internet]. 2008 Jul [cited 2014 Nov 2];54(7):486–507. Available from: http://www.sciencedirect.com/science/article/pii/S0011502908000394

22. Kumar A, Anel R, Bunnell E, Habet K, Zanotti S, Marshall S, et al. Pulmonary artery occlusion pressure and central venous pressure fail to predict ventricular filling volume, cardiac performance, or the response to volume infusion in normal subjects. Crit Care Med [Internet]. 2004 Mar [cited 2014 Oct 7];32(3):691–9. Available from: http://content.wkhealth.com/linkback/openurl?sid=WKPTLP:landingpage&an=00003246-200403000-00012

23. Mason AL, Montano-Loza AJ. Systematic investigation of elevated cholestatic enzymes during the third posttransplant month. Liver Transpl [Internet]. 2013 Nov;19 Suppl 2(11):S23–30. Available from: http://www.ncbi.nlm.nih.gov/pubmed/24038724

24. Møller S, Hove JD, Dixen U, Bendtsen F. New insights into cirrhotic cardiomyopathy. Int J Cardiol [Internet]. 2013 Aug 20 [cited 2014 Oct 30];167(4):1101–8. Available from: http://www.sciencedirect.com/science/article/pii/S0167527312011953

25. Nachmany I, Dvorchik I, Devera M, Fontes P, Demetris A, Humar A, et al. A validated model for predicting outcome after liver transplantation: implications on transplanting the extremely sick. Transpl Int [Internet]. 2013 Nov [cited 2014 Oct 2];26(11):1108–15. Available from: http://www.ncbi.nlm.nih.gov/pubmed/24102804

26. Nadim MK, Annanthapanyasut W, Matsuoka L, Appachu K, Boyajian M, Ji L, et al. Intra-operative hemodialysis during liver transplantation: a decade of experience. Liver Transpl [Internet]. 2014 Jul;20(7):756–64. Available from: http://www.ncbi.nlm.nih.gov/pubmed/24634344

27. Rodríguez-Perálvarez M, Manousou P, Lerut J, De la Mata M, Burroughs AK. How much immunosuppression is needed after liver transplantation? Clin Transplant [Internet]. 2014 Jan [cited 2014 Oct 2];28(1):6–7. Available from: http://www.ncbi.nlm.nih.gov/pubmed/24033553

28. Sampaio MS, Martin P, Bunnapradist S. Renal dysfunction in end-stage liver disease and post-liver transplant. Clin Liver Dis [Internet]. 2014 Aug [cited 2014 Oct 2];18(3):543–60. Available from: http://www.ncbi.nlm.nih.gov/pubmed/25017075

29. Saner FH, Sotiropoulos GC, Radtke A, Fouzas I, Molmenti EP, Nadalin S, et al. Intensive care unit management of liver transplant patients: a formidable challenge for the intensivist. Transplant Proc [Internet]. 2008 Nov [cited 2014 Nov 2];40(9):3206–8. Available from: http://www.ncbi.nlm.nih.gov/pubmed/19010236

30. Saner FH, Neumann T, Canbay A, Treckmann JW, Hartmann M, Goerlinger K, et al. High brain-natriuretic peptide level predicts cirrhotic cardiomyopathy in liver transplant patients. Transpl Int [Internet]. 2011 May [cited 2014 Oct 29];24(5):425–32. Available from: http://www.ncbi.nlm.nih.gov/pubmed/21276088

31. Sibulesky L, Heckman MG, Taner CB, Canabal JM, Diehl NN, Perry DK, et al. Outcomes following liver transplantation in intensive care unit patients. World J Hepatol [Internet]. 2013 Jan 27 [cited 2014 Oct 2];5(1):26–32. Available from: http://www.pubmedcentral.nih.gov/articlerender.fcgi?artid=3562723&tool=pmcentrez&rendertype=abstract

32. Sood S, Testro AG. Immune monitoring post liver transplant. World J Transplant [Internet]. 2014 Mar 24 [cited 2014 Oct 2];4(1):30–9. Available from: http://www.pubmedcentral.nih.gov/articlerender.fcgi?artid=3964194&tool=pmcentrez&rendertype=abstract

33. Thygesen K, Mair J, Giannitsis E, Mueller C, Lindahl B, Blankenberg S, et al. How to use high-sensitivity cardiac troponins in acute cardiac care. Eur Heart J [Internet]. 2012 Sep 2 [cited 2014 Oct 22];33(18):2252–7. Available from: http://eurheartj.oxfordjournals.org/content/33/18/2252.long

34. Van Hoek B, de Rooij B-J, Verspaget HW. Risk factors for infection after liver transplantation. Best Pract Res Clin Gastroenterol

[Internet]. Elsevier Ltd; 2012 Feb [cited 2014 Oct 2];26(1):61–72. Available from: http://www.ncbi.nlm.nih.gov/pubmed/22482526

35. Weber ML, Ibrahim HN, Lake JR. Renal dysfunction in liver transplant recipients: evaluation of the critical issues. Liver Transpl [Internet]. 2012 Nov;18(11):1290–301. Available from: http://www.ncbi.nlm.nih.gov/pubmed/22847917

36. Wiese S, Hove JD, Bendtsen F, Møller S. Cirrhotic cardiomyopathy: pathogenesis and clinical relevance. Nat Rev Gastroenterol Hepatol [Internet]. Nature Publishing Group, a division of Macmillan Publishers Limited. All Rights Reserved.; 2014 Mar [cited 2014 Oct 29];11(3):177–86. Available from: http://www.ncbi.nlm.nih.gov/pubmed/24217347

37. Zhai Y, Petrowsky H, Hong JC, Busuttil RW, Kupiec-Weglinski JW. Ischaemia-reperfusion injury in liver transplantation–from bench to bedside. Nat Rev Gastroenterol Hepatol [Internet]. 2013 Feb [cited 2014 Nov 2];10(2):79–89. Available from: http://www.pubmedcentral.nih.gov/articlerender.fcgi?artid=3577927&tool=pmcentrez&rendertype=abstract

Seção VIII – Considerações ao Sistema Geniturinário

36

Manejo da Insuficiência Renal no Perioperatório

Vivian Paz Leão Rangel
José Maria Corrêa da Silva
João Manoel Silva Júnior

Introdução

A insuficiência renal aguda ocorre em cerca de 5% da população hospitalar geral, em até 30% dos pacientes em UTI e tem mortalidade que gira em torno de 50%, sendo que estas taxas não têm se alterado nos últimos anos[1]. É complicação comum no perioperatório, ocorrendo de 1% até 25% dos casos. Vários fatores do paciente, como condições mórbidas preexistentes, condições hemodinâmicas no momento do procedimento, e fatores relacionados ao procedimento cirúrgico, como tipo da cirurgia e cirurgias de urgência se relacionam à piora da função renal nesta população. Este capítulo tem como objetivo fazer uma ampla revisão do tema, buscando apontar os principais fatores de risco a serem reconhecidos e as maneiras possíveis de prevenção.

Definição de insuficiência renal aguda – IRA

É desordem complexa que apresenta diversas etiologias, sua apresentação clínica também pode ser bem variável, desde alterações mínimas de função renal até anúria e uremia[2].

Recentemente, a IRA não apresentava definição universalmente aceita, o que prejudicava o diagnóstico exato desta patologia. Além disso, vários termos eram empregados para essa doença[3].

A indisponibilidade de métodos mais confiáveis de avaliação de função renal faz com que ainda hoje o método de quantificação da função renal mais amplamente utilizado envolva o uso da creatinina e ureia, que são produtos do metabolismo proteico. Sabe-se que estes exames apresentam uma série de limitações, sofrendo grandes variações ao longo do dia, alimentação, quantidade de massa muscular, estado nutricional e grau de catabolismo, porém ainda são os métodos mais utilizados por sua ampla disponibilidade e baixo custo.

Cada vez mais se encontra em desuso a utilização de valores predeterminados de creatinina para definição de filtração glomerular, com a preferência por escores dinâmicos de avaliação da função renal, que englobem variações relativamente pequenas da creatinina associadas à quantificação do débito urinário. Recentemente foi proposto pela ADQI (*Acute Dialysis Quality Iniciative*) um sistema de graduação da insuficiência renal aguda nomeado de

RIFLE[4], que vem sendo largamente adotado por se tratar de uma classificação baseada em variações relativamente pequenas, levando a detecções mais precoces e ainda reversíveis de alterações na função renal. O RIFLE apresenta três estágios diagnósticos (R, I e F) e dois estágios prognósticos (L e E). Essa classificação já foi validada para uso inclusive em pacientes cirúrgicos. O ADQI propôs também a mudança do termo Insuficiência Renal Aguda para Lesão Renal Aguda (tradução de Acute Kidney Injury) por entender que a doença apresenta diversos graus de severidade[2] (Figura 36.1).

Ultimamente o grupo *Acute Kidney Injury Network* (AKIN), tendo em vista diversos estudos evidenciaram que pequenas alterações de creatinina (acima de 0,3 mg/dL) estariam associadas a um aumento da mortalidade, criou uma simplificação do RIFLE, denominado critério AKIN (estágios 1, 2 e 3)[5]. Esta ferramenta também tem sido validada em vários estudos, e largamente aceita para definição de IRA. Os estudos comparando ambas as ferramentas têm demonstrado igualdade quanto à sensibilidade e especificidade no diagnóstico de IRA[6] (Figura 36.1 e Quadros 36.1 e 36.2).

Fisiopatologia

Didaticamente, a insuficiência renal aguda é classificada em pré-renal, renal e pós-renal, conforme a etiologia do quadro. Levando-se em consideração os pacientes no período perioperatório, a maioria dos casos será de pacientes com IRA renal/intrínseca, com Necrose Tubular Aguda (NTA) causada por alterações hemodinâmicas e isquêmicas ou nefrotóxicas[7].

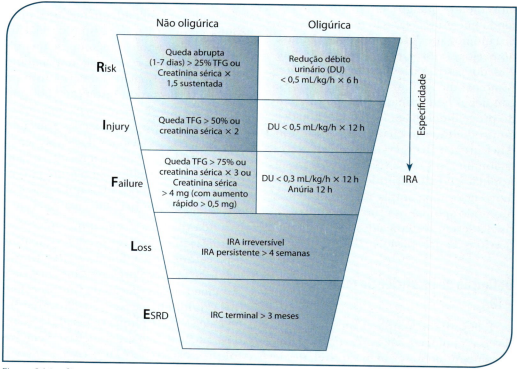

Figura 36.1 – Sistema RIFLE.
Risk = risco; Injury = lesão; Failure = falência; Loss = perda; ESRD = doença renal em estágio final.

QUADRO 36.1	CRITÉRIO DIAGNÓSTICO PARA IRA SEGUNDO A AKIN (*ACUTE KIDNEY INJURY NETWORK*)
Redução abrupta (dentro de 48 h) na função renal definido como aumento absoluto na creatinina sérica maior ou igual a 0,3 m/dL, aumento percentual maior que 50% (aumento de 1,5 vezes), ou redução no débito urinário (oligúria documentada menor que 0,5 mL/kg/hora por mais de seis horas)	
Os critérios acima incluem tanto uma variação no valor absoluto quanto percentual na creatinina para acomodar variações relacionadas a idade, gênero, e índice de massa corporal e para reduzir a necessidade de valor basal de creatinina, mas requer pelo menos dois valores de creatinina dentro de 48 horas. O critério do débito urinário já pressupõe a exclusão de obstrução ou outros fatores facilmente reversíveis de redução do débito urinário. O critério acima deve ser usado junto com o contexto clínico e seguido de ressuscitação volêmica adequada quando aplicável. NOTA: a insuficiência renal aguda pode superpor ou ser seguida de insuficiência renal crônica	

QUADRO 36.2	SISTEMA DE CLASSIFICAÇÃO PARA IRA PROPOSTO PELO AKIN (*ACUTE KIDNEY INJURY NETWORK*)	
Sistema de estadiamento/classificação para insuficiência renal aguda		
Estágio	**Creatinina sérica**	**Débito urinário**
1	Aumento na creatinina sérica ≥ 0,3 mg/dL, ou aumento ≥ a 150% a 200% (aumento de 1,5 a 2 vezes) do valor basal	≤ 0,5 mL/kg/hora por mais de 6 h
2	Aumento na creatinina sérica ≥ 200% a 300% (aumento de 2 a 3 vezes) do valor basal	≤ 0,5 mL/kg/hora por mais de 12 h
3	Aumento na creatinina sérica > 300% (aumento de mais 3 vezes) do valor basal, ou creatinina sérica ≥ 4,0 mg/dL com aumento agudo > 0,5 mg/dL	≤ 0,3 mL/kg/hora por mais de 24 h ou anúria por mais de 12 h

- IRA pré-renal: em geral causada pela redução da volemia, ou pelo deslocamento de fluido para o território venoso ou para o terceiro espaço (diminuição da volemia efetiva). Ocorre então uma redução na perfusão renal, com consequente diminuição da pressão de filtração capilar glomerular. A resposta renal a essas situações é priorizar a conservação de sódio e água, e uma vez que a função tubular está preservada, a FE_{Na} (fração de excreção de sódio) reduz-se para valores extremamente baixos até próximos a zero, o volume urinário se reduz pela reabsorção de água e com isso ocorre o aumento da osmolaridade urinária, que chega a até três vezes a osmolaridade plasmática. Devido à queda da taxa de filtração glomerular (TFG), observa-se um aumento da creatinina plasmática e ainda maior da concentração sanguínea de uréia, esta última devido à ávida absorção de água e sódio no túbulo proximal (vale ressaltar que a TFG precisa reduzir-se em mais de

50% antes que ocorra a elevação da creatinina plasmática, já que o decréscimo de sua filtração é mascarado pelo aumento de sua secreção pelas células do túbulo proximal. Tal fenômeno não ocorre com a uréia, razão pela qual se observa o típico aumento da relação uréia/creatinina). Entender os mecanismos envolvidos na IRA pré-renal é importante não só pela sua alta prevalência, mas também porque esta é responsável pela grande maioria dos casos que terminam evoluindo para IRA intrínseca (NTA pós-isquêmica). A IRA pré-renal e a NTA isquêmica são continuação de um mesmo mecanismo fisiopatológico e juntas determinam cerca de 75% dos casos de IRA.

- IRA renal ou intrínseca: a NTA é responsável pela maioria dos casos de IRA

intra-hospitalar, em pacientes cirúrgicos e de terapia intensiva, e ocorre principalmente devido a mecanismos isquêmicos ou nefrotóxicos. Nos casos de isquemia, enquanto os rins forem capazes de concentrar a urina e reduzir substancialmente a excreção renal de sódio, o quadro pode ser revertido com a correção do distúrbio primário. Se o hipofluxo persistir, no entanto, ocorre necrose tubular e o quadro não mais pode ser revertido restaurando-se o fluxo renal normal. Ocorre perda da capacidade de concentração urinária, elevação do sódio urinário e a osmolaridade urinária cai. A desproporção uréia/creatinina tende a desaparecer, refletindo a perda da intensa reabsorção de uréia no túbulo proximal. A Tabela 36.1 ilustra essas e outras diferenças

TABELA 36.1	DIFERENCIAÇÃO BIOQUÍMICA ENTRE IRA PRÉ-RENAL E NTA	
	Pré-renal	**NTA**
Sódio urinário	< 20 mEq/L	> 40 mEq/L
Osmolaridade urinária	> 500 mOsm/L	< 350 mOsm/L
Densidade urinária	> 1020	< 1015
Creatinina urinária/plasmática	> 40	< 20
Ureia urinária/plasmática	> 8	< 3
Cilindros	Somente hialinos	Granulosos pigmentares
Uréiaplasm/Creatplasm	> 40	< 20
Índice de insuficiência renal $$\frac{[Na]\ urin}{[Cr]\ urin\ /\ [Cr]\ plas}$$	< 1%	> 1%
Fração de excreção de Sódio $$FE_{Na} = \frac{[Na]\ urin \times [Cr]\ plasm \times 100}{[Na]\ urin \qquad [Cr]\ urin}$$	< 1%	> 1%
Fração de excreção de Ureia $$FE_{Ur} = \frac{[Ur]\ urin \times [Cr]\ plasm \times 100}{[Ur]\ urin \qquad [Cr]\ urin}$$	< 35%	> 50%

bioquímicas entre IRA pré-renal e NTA. Quando a causa da lesão tubular são as drogas nefrotóxicas, os mecanismos são os mais variados, dependendo da droga causadora, desde alterações na hemodinâmica renal, indução de lesão tubular direta, geração de reações alérgicas resultando em nefrite intersticial e obstrução tubular. Entre as drogas mais comumente implicadas em nefrotoxicidade estão: anti-inflamatórios não hormonais (AINE), inibidores da enzima conversora de angiotensina (IECA) e bloqueadores do receptor de angiotensina II (BRA), contraste iodado, aminoglicosídeos, anfotericina e inibidores da calcineurina (ciclosporina e tacrolimus).

- IRA pós-renal: o mecanismo básico envolvido nestes casos é a obstrução das vias urinárias. Como um só rim é capaz de manter as funções de filtração e excreção que o organismo necessita, para que ocorra insuficiência renal é necessário que a obstrução seja uretral, ou envolva ambos os ureteres, ou um ureter em portadores de rim único. Após a obstrução, ocorre um aumento da pressão hidráulica das vias urinárias, que se propaga retrogradamente até atingir todos os compartimentos do néfron. Se a causa não for removida, ocorre destruição lenta, mas progressiva do tecido renal, que com o passar do tempo pode evoluir para lesão irreversível. Mesmo assim, devido às causas deste tipo de IRA serem em sua maioria passíveis de resolução, o prognóstico costuma ser bom, com completa ou quase completa recuperação da função renal após a desobstrução. As causas mais frequentes são as patologias prostáticas, bexiga neurogênica, cálculos ureterais em rim único e compressão extrínseca por fatores intra-abdominais, como tumores, alterações uterinas, entre outros[8].

Fatores de risco

A prevenção da insuficiência renal aguda no perioperatório tem como princípio básico a identificação do paciente em risco para desenvolvê-la. Os fatores de risco que estão envolvidos neste processo incluem fatores do próprio paciente, como idade, sexo, comorbidades, e fatores relacionados ao procedimento cirúrgico, como o tipo de cirurgia, uso de contraste no intraoperatório, circulação extracorpórea, entre outros[9].

Durante a avaliação pré-operatória, deve-se em primeiro lugar atentar para os fatores de risco que o próprio paciente traz para o procedimento. Como mostrado na Tabela 36.2, algumas patologias preexistentes e condições clínicas devem ser imediatamente reconhecidas como fatores de risco para o desenvolvimento de IRA no pós-operatório. Dentre as comorbidades, a insuficiência renal crônica se destaca como a principal, uma vez que o rim com doença renal crônica, do ponto de vista fisiopatológico, já perdeu boa parte de sua capacidade de autorregulação. Dessa forma, frente a qualquer intercorrência como hipovolemia, hipotensão transitória ou uso de contraste endovenoso a capacidade de adaptação se encontra seriamente diminuída, e a ocorrência de injúria renal torna-se bem mais provável do que em pacientes sem doença renal preexistente. Quando excluímos a doença renal crônica do cenário, a condição mórbida de maior risco passa a ser a insuficiência cardíaca. Em vários estudos com pacientes que apresentam função renal pré-operatória normal, a insuficiência cardíaca apareceu como fator independente de risco para IRA após análise multivariada[8,9]. Quanto às condições clínicas no momento da avaliação, a atenção deve ser redobrada para cada uma delas, por se tratarem em sua maioria de situações agudas que podem e devem ser revertidas antes do procedimento.

TABELA 36.2	FATORES DE RISCO PERIOPERATÓRIOS PARA INSUFICIÊNCIA RENAL AGUDA	
Fatores pré-operatórios	**Fatores intraoperatórios**	**Fatores pós-operatórios**
Doença renal crônica Idade avançada Sexo feminino Diabetes mellitus Insuficiência cardíaca Doença aórtica Doença vascular periférica Hepatopatia crônica Predisposição genética Condições agudas: Hipovolemia, sepse, uso de drogas nefrotóxicas, falência de múltiplos órgãos, anemia	Tipo de cirurgia: **Cardíaca:** tempo prolongado de CEC, procedimentos combinados, cirurgia de emergência, cirurgia cardíaca prévia **Aórtica:** tempo prolongado de clampeamento de aorta, contraste intraoperatório, local do clampeamento **Vascular periférica:** uso de contraste intraoperatório Transplante de órgão sólido (não renal)	Disfunção cardíaca Hemorragia Hipovolemia Sepse Rabdomiólise Hipertensão Intra-abdominal Disfunção de múltiplos órgãos Drogas nefrotóxicas

CEC = circulação extracorpórea.

Estudos epidemiológicos atuais têm voltado a sua atenção para as cirurgias de maior risco, como a cirurgia cardíaca e cirurgia vascular, visto que tais pacientes são notadamente mais propensos ao desenvolvimento de lesão renal. Tais estudos objetivam a validação de escores de risco e o estabelecimento de fatores preditores de insuficiência renal nestas situações.

A população mais estudada é a de pacientes submetidos à cirurgia cardíaca, e na atualidade dispõe-se de larga quantidade de trabalhos neste campo. Sabe-se que IRA ocorre em torno de 30% das cirurgias cardíacas, com injúria renal grave (com necessidade de terapia dialítica) ocorrendo em torno de 1 a 2%. Mesmo em graus mais leves de IRA a morbidade e mortalidade aumentam bastante, sendo que em casos de necessidade de diálise, o risco de morte alcança até oito vezes[8]. Em estudo publicado em 2009, com 3500 pacientes submetidos a procedimentos cardíacos com CEC em sete hospitais canadenses, os autores encontraram a ocorrência de IRA em 34% dos casos, e tais pacientes apresentaram uma mortalidade quatro vezes maior que os demais. Os principais fatores de risco para o desenvolvimento de insuficiência renal foram uso de balão intra-aórtico no pré-operatório, cirurgia de urgência e tempo prolongado de CEC[9].

Em cirurgias vasculares a incidência de IRA também é elevada, principalmente em cirurgias da aorta e cirurgias vasculares periféricas de grande porte, variando de 20 a 48% nos vários estudos. Welter e cols., em um estudo observacional envolvendo 2170 pacientes submetidos a cirurgias de correção de aneurisma de aorta abdominal e revascularização de membros inferiores, encontraram incidência de IRA em 34%. Para este grupo, os fatores de risco encontrados foram idade, hipertensão, clampeamento da aorta acima das artérias renais e disfunção renal preexistente[10].

Fora do contexto das cirurgias mais frequentemente relacionadas à injúria renal, foram publicados alguns estudos observacionais na população cirúrgica geral sobre IRA no pós-operatório. Um estudo retrospectivo envolvendo 1166 pacientes internados em UTI cirúrgica (excluídas as cirurgias cardíacas e vasculares) em Portugal mostrou que o escore ASA (*American Society of Anesthesiologists*), cirurgias de emergência, cirurgias de alto risco, doença cardíaca isquêmica e insuficiência cardíaca no pré--operatório foram preditores de insuficiência renal no período pós-operatório. Os pacientes com alterações na função renal também apresentaram maiores escores de gravidade, como APACHE II e SAPS e maior mortalidade intra-hospitalar (OR 3.12)[11].

Prevenção

Estratégias não farmacológicas

- Expansão volêmica: a manutenção do *status* volêmico de um paciente é a estratégia mais eficaz na prevenção da IRA em qualquer situação, e especificamente em prevenção perioperatória é talvez a única medida cuja comprovação é indiscutível. Sendo assim, qualquer situação de hipovolemia deve ser prontamente corrigida. Não há preferência para o tipo de expansor a ser utilizado, uma vez que as evidências até o momento apontam para uma equivalência quanto ao uso de coloide ou cristaloide. Um recente estudo multicêntrico em doentes críticos não demonstrou diferença entre expansão volêmica com albumina ou cloreto de sódio 0,9%, e vários outros trabalhos neste sentido, com outros expansores coloides, foram publicados com resultados semelhantes. Em 1999, Choi e cols. publicaram uma revisão sistemática de 17 *trials* incluindo 814 pacientes, e não encontraram diferença estatisticamente significante quanto à mortalidade entre o uso de coloides ou cristalóides[12]. Até o momento, portanto, a escolha entre estes é definida por preferências individuais e experiência de cada profissional. Tanto a albumina como os compostos de gelatina parecem ser seguros em pacientes com função renal normal. Entretanto,

trabalhos recentes associam um maior risco de lesão renal se for utilizado o hidroxietilamido (HES) em pacientes com algum grau de disfunção renal[13,14].

A expansão hídrica com cloreto de sódio 0,9% é também comprovadamente eficaz na prevenção da nefropatia induzida por contraste iodado. Assim, recomenda-se que pacientes com alto risco para lesão renal e que receberão contraste iodado endovenoso no pré-operatório ou no intraoperatório devam ser expandidos antes, durante e após a exposição ao contraste.

- Prevenção de hipofluxo renal: a manutenção do fluxo e pressão de perfusão renal é atingida com controle adequado do débito cardíaco e da pressão arterial. A abordagem inicial começa pela expansão volêmica para reverter a hipotensão, mas se não houver resposta adequada, pode ser necessário a utilização de vasopressores e inotrópicos para tratamento de hipotensão severa e disfunção cardíaca. A noradrenalina é a droga de escolha como vasopressor, e o objetivo deve ser manter a pressão arterial média (PAM) > 65 mmHg. Pacientes com histórico de hipertensão severa prévia podem necessitar de PAM mais elevada para manter a pressão de perfusão renal.

- Evitar uso de drogas nefrotóxicas é mandatório para a prevenção de IRA em pacientes cirúrgicos submetidos a procedimentos eletivos, principalmente nas cirurgias de alto risco. Qualquer medicação a ser prescrita para um nefropata ou paciente de alto risco deve ser escolhida criteriosamente e a dose deve ser corrigida se necessário. O uso de anti-inflamatórios não hormonais, inibidores da enzima conversora de angiotensina e bloqueadores do receptor da angiotensina devem ser descontinuados no pré-operatório e só reintroduzidos no pós-operatório próximo da alta hospitalar. Aminoglicosídeos, anfotericina B e outras drogas sabidamente nefrotóxicas devem ser evitadas se possível durante todo o período perioperatório.

Nos casos de cirurgias que utilizam contraste endovenoso no intraoperatório, atentar para a expansão volêmica com cristaloides em todos os casos e utilização de medidas de nefroproteção em pacientes selecionados, com *clearance* de creatinina menor que 60 mL/min. Nestes pacientes, apesar das evidências na literatura serem controversas, indica-se o uso de N-acetilcisteína VO ou EV e/ou o uso de solução bicarbonatada. Outros cuidados são a utilização de contraste isotônico e no menor volume possível (de preferência abaixo de 200 mL)[12].

- Controle glicêmico: o controle rigoroso da glicemia é outra medida que comprovadamente melhorou a sobrevida e diminuiu a incidência de IRA em doentes críticos. Sabe-se que a hiperglicemia no período pré-operatório se associa a um pior controle glicêmico e um aumento das complicações infecciosas no período pós-operatório. Da mesma maneira, as evidências atuais sugerem que o descontrole glicêmico no intra e pós-operatório se associa com maior morbidade renal e mortalidade, mas ainda não está claro se o controle estrito da glicemia reduz a morbimortalidade em pacientes submetidos a cirurgias cardíacas e vasculares. Como recomendação geral, sugere-se um controle glicêmico para níveis menores de 150 mg/dL e o uso de insulina de ação rápida por via subcutânea ou preferencialmente endovenosa[14,15].

- Cirurgia cardíaca: são fatores de risco para disfunção renal em cirurgia cardíaca a utilização de circulação extracorpórea (CEC), idade, tipo de cirurgia (revascularização do miocárdio ou cirurgia de troca valvar), insuficiência renal crônica prévia, doença vascular periférica, insuficiência cardíaca congestiva, hipertensão arterial e necessidade de balão intra-aórtico. A CEC é o principal destes, devido desencadear uma resposta inflamatória importante e por ocasionar uma série de situações como hipotensão e hipotermia. Em pacientes com insuficiência renal prévia, a agressão causada pela CEC é ainda maior, com o risco de desenvolvimento de IRA sendo 2,5 vezes maior. A limitação do tempo de CEC pode prevenir a lesão renal, já que tem sido demonstrado que duração de CEC superior a duas horas foi relacionada a um risco cinco vezes maior de diálise. Outras estratégias para prevenir a lesão renal são: evitar hipotensão arterial, evitar excessiva hemodiluição e evitar transfusão de concentrado de hemácias[9,16].

- Cirurgia vascular: as cirurgias vasculares são fatores de risco para lesão renal, principalmente as cirurgias arteriais que manipulam e clampeiam a aorta. Além disso, o uso de contraste iodado durante o procedimento é comum neste tipo de cirurgia. A manutenção da perfusão renal e a limitação da obstrução do fluxo da aorta seja supra ou infrarrenal são de suma importância na prevenção da IRA. Permanece incerto se utilização de prótese endovascular para correção de aneurisma de aorta em comparação com a cirurgia aberta diminui o risco de aparecimento de insuficiência renal. Os cuidados com o uso de contraste endovenoso já foram detalhados anteriormente[8].

- Complicações pós-operatórias: algumas complicações comuns no pós-operatório como anemia, hipertensão abdominal, sepse, disfunção cardíaca, choque e rabdomiólise comprovadamente se associam ao desenvolvimento de IRA. No período pós-operatório existe uma susceptibilidade ainda maior para o desenvolvimento de injúria renal com a ocorrência destas complicações; o seu rápido diagnóstico e tratamento são importantes para um prognóstico renal favorável.

Estratégias farmacológicas

Vários agentes farmacológicos foram testados para prevenção de insuficiência renal aguda nos mais diversos cenários, entre eles o período perioperatório. Estudos prospectivos foram realizados com agonistas dopaminérgicos (fenoldopam), peptídeo natriurético atrial (ANP), n-acetilcisteína, estatinas, agentes vasodilatadores e diuréticos, porém sem resultados conclusivos em humanos. Até o momento, não se recomenda de rotina o uso de qualquer medicação com o intuito de prevenir insuficiência renal aguda no perioperatório.

No Quadro 36.3 segue um resumo das recomendações para nefroproteção no período perioperatório.

Conclusão

No dia a dia, a injúria renal durante o perioperatório é muitas vezes inevitável, decorrente de intercorrências variadas e imprevisíveis que podem ocorrer. Entretanto, uma boa parcela dos casos se deve

QUADRO 36.3	ROTEIRO DE PROTEÇÃO RENAL NO PERIOPERATÓRIO
Pré-operatório	
- Otimizar volemia, débito cardíaco e pressão arterial sistêmica - Suspender drogas nefrotóxicas - Controle glicêmico adequado em diabéticos - Corrigir distúrbios metabólicos e eletrolíticos - Se possível, adiar cirurgia até recuperação de disfunção renal - Realização de diálise pré-operatória em pacientes dependentes de diálise - Administrar soro isotônico para prevenção de nefropatia induzida pelo contraste	
Intraoperatório	

- Otimizar volemia, débito cardíaco e pressão arterial sistêmica
- Evitar drogas nefrotóxicas
- Considerar controle estrito da glicemia
- Cirurgia cardíaca:
  Manter PAM > 65 mmHg durante CEC
  Limitar duração de CEC
  Evitar hemodiluição excessiva
- Cirurgia vascular:
  Considerar cirurgia endovascular no reparo de aneurisma de aorta
  Limitar duração clampeamento de aorta	

Pós-operatório	
- Evitar drogas nefrotóxicas - Controle estrito da glicemia - Tratamento da disfunção cardíaca aguda - Controle rápido da hemorragia - Abordagem agressiva da sepse - Reconhecer e tratar a rabdomiólise - Reconhecer e tratar a hipertensão intra-abdominal - Suporte apropriado disfunção de múltiplos órgãos - Convocar nefrologista para avaliar necessidade de terapia renal substitutiva se houver alteração de função renal conforme o AKIN ou RIFLE	

a situações que poderiam ter sido evitadas se fatores de risco do paciente ou do procedimento tivessem sido detectados e corrigidos ou minimizados. Obviamente que em cirurgias de urgência isto não se aplica, mas em cirurgias eletivas a atenção para estas situações é essencial.

A expansão volêmica é o passo inicial que deve ser tomado em todos os casos, e a quantidade a ser administrada varia conforme as condições cardiovasculares de cada paciente. O expansor ideal é na verdade aquele que estiver mais à mão. Deve-se, entretanto, lembrar que do ponto de vista econômico a expansão com cristaloides é até vinte vezes mais barata, e se as evidências não apontam para uma superioridade entre coloides sobre cristaloides, tal realidade pode ser considerada no momento da escolha.

No pós-operatório, em situações em que houver redução do débito urinário ou piora dos níveis de creatinina e ureia, os fatores citados acima devem ser revistos um a um, começando pela avaliação do *status* volêmico do paciente e correção de hipovolemia, seguindo-se da busca por drogas nefrotóxicas ou outros fatores que levam à IRA, como sepse, rabdomiólise, hipotensão, etc. Nestes casos, a solicitação de bioquímica urinária pode ajudar a diferenciar a etiologia pré-renal da renal intrínseca. Se não houver melhora do quadro com a correção das medidas iniciais, pode-se lançar mão do uso de furosemida para restaurar o débito urinário. Com isso, é importante lembrar, a presença de diurese não reflete uma restauração da filtração glomerular, e é esperado que, mesmo que a IRA oligúrica se transforme em não oligúrica, as escórias continuem a se elevar.

No entanto, o paciente com IRA não oligúrica tem um manejo mais fácil quanto à volemia ou hiperpotassemia, e os estudos mostram que tais pacientes apresentam melhor sobrevida à longo prazo. Por fim, ao se constatar que a lesão renal é irreversível,

o chamado do nefrologista deve ser o mais precoce possível, preferencialmente antes do "F" do RIFLE ou do estágio 3 do sistema AKIN (vide acima). As evidências mostram consistentemente que as intervenções do especialista em fases mais precoces da IRA modificam o prognóstico do paciente e reduzem a morbimortalidade.

Referências bibliográficas

1. Schrier R, Jefferson J A: Pathophisiology and etiology of acute renal failure. In: Fehally J, Johnson J. Comprehensive clinical nephrology 3rded 2007: 755-770.
2. Agarwal R, Jain R, Yadava A: Prevention of perioperative renal failure. Indian J Anaesth 2008, 52 (1): 38-43.
3. Biesen W, Vanholder R, Lameire N: Defining Acute Renal Failure: RIFLE and beyond. Clin J Am Nephrol2006, 1: 1313-1319.
4. Kellum JA. Acute kidney injury.CritCareMed2008; 36: S141–5.
5. Mehta R, Kellum J, Shah S, Molitoris B, Ronco C, Warnock D, Levin A and the Acute Kidney Injury Network: Acute Kidney Injury Network: report of an iniciative to improve outcomes in acute kidney injury. Crit Care 2007, 11: R31.
6. Bagshaw S, George C, Bellomo R: A comparison of the RIFLE and AKIN criteria for acute kidney injury in critically ill patients. Nephrol Dial Transplant 2008, 23: 1569-1574.
7. Kheterpal S, Tremper KK, Englesbe MJ, O'Reilly M, Shanks AM, Fetterman DM, Rosenberg AL, Swartz RD: Predictors of postoperativerenal failure after noncardiac surgery in patients with previously normal renal function. Anesthesiology 2007,107:892-902.
8. Abelha J, Botelho M, Fernandes V, Barros H: Predictors of postoperative acute kidney injury. Crit Care 2009, 13: R79 (doi: 10.1186/cc7894).
9. Stafford-Smith M, Shaw A, Swaminathan M. Cardiac surgery and acute kidney injury: emerging concepts. CurrOpinCrit Care 2009, 15: 498-502.
10. Karkouti K, Wijeysundera D, Yau T, Callum J, Cheng D, Crowter M, Dupuis J, Fremes S, Kent B, Laflame C, Lamy A, Legare JF, Mazer D, McCluskey SA, Rubens F, Sawchuk C, Beattie WS. Acute kidney injury after cardiac surgery: focus on modifiable risk factors.Circulation 2009, 119: 495-502.
11. Welten, GMJM, Chonchol M, Schouten O, Hoeks S, Bax J, Domburg R, Sambeek M,

Poldermans D. Statin use is associated with early recovery of kidney injury after vascular surgery and improved long-term outcome. Nephrol Dial Transplant 2008, 23: 3867-3873.

12. Zacharias M, Gilmore ICS, Herbison GP, Sivalingam P, Walker RJ. Interventions for protecting renal function in the perioperative period. (Cochrane Review). In: The Cochrane Library, Issue 3, 2005.

13. Choi PT, Yip G, Quinonez LG, Cook DJ.Crystalloids vs. colloids in fluid resuscitation: a systematic review. CritCare Med1999; 27: 200-210.

14. Dart AB, Mutter TC, Ruth CA, Taback SP.Hydroxyethyl starch (HES) versus other fluid therapies: effects on kidney function. Cochrane DatabaseSyst Rev. 2010 Jan 20;(1):CD007594.

15. Raju T, Torjman M, Goldberg M.Perioperative Blood Glucose Monitoring in the General Surgical Population. J Diabetes SciTechnol 2009, vol 3, Issue 6.

16. Chertow GM, Lazarus JM, Michael LJ, Christiansen CL, Cook EF, Hammermeister KE, et al. Preoperative renal risk stratification. Circulation1997;95:878-84.

37

Sobrecarga Hidroeletrolítica no Paciente Cirúrgico

André Gobatto
Bruno Besen
Matheus Fachini Vane

Introdução

O uso de fluidos no manejo do paciente cirúrgico no perioperatório faz parte dos cuidados de rotina, seja no paciente de alto risco que vai à unidade terapia intensiva, ou nos pacientes de menor risco que permanecem em enfermarias.

A despeito do uso frequente, o conhecimento a respeito da prescrição de fluidos não é adequado[1] e os pacientes cirúrgicos são frequentemente sujeitos a iatrogênicas relacionadas à sobrecarga volêmica, fato já reconhecido há muitos anos. Além disso, a hiponatremia é outra complicação descrita no paciente cirúrgico em geral e também pode ocorrer em procedimentos endoscópicos específicos, como a ressecção transuretral da próstata ou a histeroscopia terapêutica.

No presente capítulo, trataremos, portanto, das seguintes condições:

- Intoxicação hídrica em condições específicas, relacionadas a soluções de irrigação não-eletrolíticas;
- Hiponatremia no pós-operatório de cirurgia em pacientes de alto risco (excluindo-se os pacientes neurocirúrgicos);
- Sobrecarga volêmica (hidroeletrolítica) no pós-operatório.

Intoxicação hídrica

Fisiopatologia

A absorção de soluções de irrigação não-condutoras levará a um quadro de intoxicação hídrica aguda. A depender da quantidade em que é absorvida e da taxa de absorção, ocorrerá uma hiponatremia aguda associada a um hiato osmolal (diferença entre osmolaridade estimada e osmolalidade medida), já que essas substâncias exercem uma ação osmótica importante. Com base nesta teoria, o quadro de hiponatremia aguda levaria a um edema cerebral agudo e resultaria no quadro clínico característico da síndrome, com cefaleia, náuseas e vômitos e, em situações mais graves, até convulsões e coma.

A resolução do quadro geralmente é rápida, porém alguns fatores podem atrapalhar uma resolução mais rápida, incluindo a própria liberação de hormônio antidiurético (ADH) relacionada ao estresse cirúrgico – que impede a excreção adequada de água livre de eletrólitos –, bem como a diurese osmótica induzida pelo manitol, que é maior em duração e pode contribuir para uma recuperação mais lenta.

Fatores de risco

Os fatores de risco para o desenvolvimento de intoxicação hídrica na maioria das vezes estão relacionados ao volume de solução absorvido, que é o principal fator responsável pelo efeito dilucional e pela hiponatremia. Além disso, a resposta do paciente a este volume pode influenciar a gravidade do quadro e a sua resolução. Portanto, os fatores de risco incluem:

- Tipo de solução: as soluções não eletrolíticas são um pré-requisito para o desenvolvimento deste quadro. Dentre essas, a osmolalidade da solução influenciará o risco, que é maior com a glicina a 1,5% e com o sorbitol a 3% do que com o manitol a 5%, cuja osmolalidade é mais próxima à sérica. Soluções eletrolíticas (salina a 0,9% ou Ringer lactato) não carregam esse risco.

- Sexo: pacientes do sexo feminino são mais propensas à intoxicação hídrica em virtude de sua composição corporal com relativamente menos água do que o sexo masculino. Portanto, para um mesmo volume absorvido, as variações do sódio sérico são maiores.

- Doença Renal Crônica (DRC): pacientes com DRC têm capacidade reduzida de excreção renal das substâncias osmóticas. Neste caso, o manitol carregará o maior risco, pois não apresenta a mesma metabolização extensa da glicina e do sorbitol. Além disso, pacientes com doença renal crônica podem ter maior dificuldade para excretar a água livre acumulada durante o procedimento.

- Tipo de procedimento: os procedimentos cirúrgicos quando comparados aos procedimentos diagnósticos tem um risco muito maior de desenvolver hiponatremia devido tanto à necessidade de utilização de soluções não-eletrolíticas quanto à maior duração do procedimento, que em última instância aumentam o volume de fluido absorvido.

- Duração do procedimento: quanto maior a duração do procedimento, maior o risco de desenvolver esta síndrome, porém não há um ponto de corte claro na literatura. Sabe-se que uma maior absorção de fluido ocorre em geral na segunda metade do procedimento de RTU da próstata, por motivos explicados anteriormente.

- Pressão de administração do fluido: quanto maior a pressão com que é administrado o fluido, maior é a possibilidade e a extensão de absorção do fluido de irrigação.

- Técnica anestésica: a técnica anestésica utilizada (anestesia geral vs. epidural) pode aumentar o risco, mas os resultados na literatura são conflitantes.

- Vasopressina: o uso de vasopressina durante o procedimento a fim de diminuir o sangramento aparentemente reduz o risco da síndrome, uma vez que leva à vasoconstrição local e provavelmente menor extravasamento da solução utilizada.

Prevenção

Para a prevenção da intoxicação hídrica após procedimentos endoscópicos, algumas medidas podem ser realizadas com maior ou menor efetividade.

- Evitar o uso de soluções não-condutoras: se soluções eletrolíticas forem utilizadas, como a salina a 0,9% ou ringer lactato, o risco de intoxicação hídrica é nulo, porém isto só pode ser realizado em locais onde está disponível o bisturi bipolar. Outras fontes de energia, como *laser* ou micro-ondas, também permitem a utilização de soluções eletrolíticas.

- Monitorizar o volume de fluidos absorvido: esta é a melhor maneira de se evitar a síndrome. Uma abordagem direta é o cálculo do déficit de fluidos, que é a diferença entre o volume de irrigação administrado e o volume aspirado. Neste caso, algum membro da sala operatória deve ficar responsável por esta contagem. Apesar de ser um método relativamente simples, ele não é 100% fidedigno, uma vez que há o débito urinário do paciente e a mistura com o sangue decorrente do procedimento que podem falsear o volume de fluidos retirado.

- Parar o procedimento em determinados pontos de corte de volume de absorção: alguns pontos de corte são sugeridos para se interromper o procedimento temporariamente ou em definitivo:

  - 750 mL (mulheres) ou 1.000 mL (homens): deve-se parar a infusão, manter a aspiração do líquido e uma amostra enviada para dosagem do sódio sérico e, se possível, reavaliar o paciente (em caso de anestesia loco regional). Com esse resultado em mãos, pode-se decidir se o procedimento continua ou se deve ser interrompido imediatamente.

  - 1.000-1.500 mL (mulheres) ou 2.000 mL (homens): deve-se interromper o procedimento imediatamente e avaliar o paciente.

- Minimizar a pressão do fluido: se possível, deve-se minimizar a pressão da solução de irrigação durante o procedimento.

- Limitar o tempo cirúrgico: embora não haja um ponto de corte característico, recomenda-se que após 1 hora do início do procedimento seja revisto o estado clínico do paciente, o volume de fluidos absorvido e o tempo esperado para terminar o procedimento, de modo a evitar tempos cirúrgicos muito maiores.

Hiponatremia no paciente cirúrgico

A hiponatremia é o distúrbio eletrolítico mais comum em pacientes hospitalizados, com incidência de 14-30% e está associada à maior morbimortalidade em pacientes críticos. A fisiopatologia da hiponatremia envolve a retenção de água livre de eletrólitos gerada pela incapacidade de suprimir a liberação de hormônio antidiurético (ADH) apesar da hipo-osmolalidade. No pós-operatório, uma série de estímulos não osmóticos para a liberação de ADH como dor, náusea, êmese, hipóxia, ansiedade e redução do volume circulante efetivo podem estar presentes. Além disso, pacientes internados na UTI podem evoluir com disfunção de múltiplos órgãos, incluindo a lesão renal aguda, que podem apresentar a capacidade de excreção de água livre prejudicada.

Classicamente os pacientes com hiponatremia são classificados de acordo com o conteúdo extra vascular de sódio e água em hipovolêmicos, euvolêmicos e hipervolêmicos. Os pacientes hipovolêmicos caracterizam-se por perda de água e sódio, mas a perda de água é proporcionalmente menor, muitas vezes secundária à liberação não-osmótica de ADH em decorrência da diminuição do volume circulante efetivo. Clinicamente, podem apresentar hipotensão e outros sinais e sintomas consistentes com a redução do volume circulante efetivo. Se um distúrbio renal não contribuir para a depleção de volume, o sódio urinário é baixo.

No paciente euvolêmico a hiponatremia geralmente está associada a síndrome da secreção inapropriada de hormônio antidiurético (SIADH), caracterizada por deficiência da osmorregulação do ADH com volume circulante efetivo normal, levando a redução da osmolalidade sérica com osmolidade urinária inapropriadamente alta. Entretanto, esse é um diagnostico de exclusão, devendo ser afastados hipotireoidismo, insuficiência renal e insuficiência adrenal. A SIADH encontra-se mais comumente associada a neoplasia (ex.: neoplasias de pulmão, cabeça e pescoço, próstata e linfomas), infecções (ex.: pnemocistose pulmonar, pneumonia, meningite), e uso de certas drogas (inibidores da recaptação de serotonina, haloperidol, amtriptilina, cabamazepina).

A hipernatremia em pacientes com sobrecarga hídrica é caracterizada por um aumento na água corporal total desproporcional ao aumento de sódio, produzindo uma hiponatremia dilucional. É mais comumente presente em pacientes com insuficiência cardíaca e cirrose, mas pode ocorrer em pacientes no pós-operatório pela infusão de líquidos hipotônicos associado a liberação de ADH como parte da resposta metabólica ao trauma cirúrgico.

A gravidade dos sintomas da hiponatremia é diretamente proporcional à magnitude e à velocidade de queda na concentração sérica de sódio. A maioria dos pacientes com sódio sérico entre 125 e 130 mEq/L tem sintomas leves como náuseas e vômitos. Quando a concentração sérica de sódio cai abaixo de 125 mEq/L, sintomas neuropsiquiátricos como cefaleia, letargia, e ataxia podem aparecer, seguidos por convulsões, coma, herniação cerebral e até morte.

A principal decisão no tratamento da hiponatremia é a velocidade de aumento da concentração sérica de sódio. Se desenvolvida agudamente, ou seja, em até 48 horas, os mecanismos de compensação cerebral da hiponatremia através da perda de osmoles intracelulares ainda estão incompletos, e o risco de desmielinização com a correção da hiponatremia é baixo. Nesse cenário, a correção relativamente rápida da hiponatremia é segura. Por outro lado, se a hiponatremia está presente por mais tempo e os mecanismos de compensação já estão estabelecidos, o risco de desmielinização osmótica com a correção rápida do sódio sérico superam os riscos da hiponatremia em si e, assim, a correção deve ocorrer de maneira parcimoniosa. Os limites seguros para correção de hiponatremia vêm de estudos observacionais mostrando que uma correção maior que 0,5 mEq/L/h para um nível maior que 120 mEq/L ou mais de 12 mEq/L em 24h ou 18 mEq/L em 48 h estão associados a um maior risco de desmielinização osmótica, e, portanto, esses foram estabelecidos como limites de segurança. Atenção especial deve ser dada a pacientes cirróticos e/ou desnutridos, nos quais o risco de desmielinação osmótica é ainda maior. Em pacientes com sintomas graves, o aumento rápido na concentração de sódio na ordem de 2 a 4 mEq/L em 1 a 2 horas é suficiente para reduzir o risco de edema cerebral e herniação, com subsequente alvo de correção máxima inferior a 10 a 12 mEq/L em 24 horas.

A hiponatremia hipovolêmica deve ser tratada com reposição de cristaloides isotônicos, como a salina a 0,9%, até que a correção do déficit de volume seja corrigido. Os diuréticos devem ser suspensos até que a restauração da euvolemia seja atingida. O tratamento da hiponatremia euvolêmica, por sua vez, é orientado pela presença de sintomas. Se sintomática, deve ser tratada com salina hipertônica 3% em infusão continua, que pode ser associada a diuréticos de alça (furosemida 20 a 40 mg) para reduzir a osmolalidade urinária. Fórmulas para estimar a velocidade de correção do sódio devem ser utilizadas de modo a respeitar os limites de segurança da reposição, entretanto não substituem dosagem seriada do sódio sérico. Pacientes assintomáticos devem ser manejados apenas com restrição hídrica, com alvo de 500 mL abaixo de débito urinário diário. A hiponatremia hipervolêmica deve ser tratada também com diuréticos e restrição hídrica.

Sobrecarga volêmica (hidroeletrolítica) no paciente cirúrgico

Os pacientes cirúrgicos, em virtude de diversos processos fisiopatológicos, podem estar sujeitos à sobrecarga volêmica. Já em uma casuística antiga, balanços hídricos excessivos foram associados a edema pulmonar fatal, mesmo em pacientes sem comorbidades cardiovasculares importantes. Além disso, balanços hídricos excessivos tem se associado a piores desfechos em diversas condições.

Com base nessas observações, alguns autores passaram a testar se estratégias conservadoras do uso de fluidos no intra-operatório e no pós-operatório poderiam resultar em melhores desfechos em pacientes cirúrgicos, no intuito de encontrar um balanço adequado entre otimização hemodinâmica perioperatória e sobrecarga volêmica, tendo obtido melhores desfechos nestes doentes, em especial relacionados à ferida operatória e suas complicações.

Nas seções subsequentes, descreveremos a fisiopatologia e as repercussões da sobrecarga hídrica sobre algumas funções orgânicas, bem como o manejo prático de forma a evitar as complicações do manejo inadequado de fluidos no perioperatório.

Fisiopatologia do acúmulo de fluidos

Os diversos sistemas do corpo humano podem ser influenciados pela sobrecarga hídrica. Os pulmões são, talvez, os órgãos mais afetados pela sobrecarga hídrica, seguidos por órgãos encapsulados, como os rins. Evidências clínicas e experimentais de mais de 30 anos atrás correlacionam o desenvolvimento de edema renal com a oligúria e o desenvolvimento de injúria renal aguda isquêmica[2]. Isto pode ser explicado pela redução na pressão de perfusão renal devido a um aumento na pressão venosa central, o que foi mais bem descrito no contexto das síndromes cardiorrenais[3,4]. Entretanto, além da insuficiência cardíaca, pacientes com a síndrome da resposta inflamatória sistêmica no pós-operatório também podem desenvolver edema intersticial renal e aumentos subsequentes na pressão intersticial renal, levando a uma menor pressão de perfusão, especialmente em órgãos encapsulados, como os rins[5]. Burnett JC *et al.* também demonstraram em modelos animais que aumentos na pressão venosa renal associados à expansão volêmica levaram a maiores pressões intersticiais e a uma excreção de sódio diminuída em associação com uma diminuição no fluxo sanguíneo renal e na taxa de filtração glomerular[6].

Nos pulmões, as alterações que ocorrem na permeabilidade capilar secundárias ao estado inflamatório agudo, combinadas a pressões de enchimento elevadas secundárias à ressuscitação volêmica agressiva podem resultar em edema intersticial importante com consequências clínicas potencialmente desastrosas, o que já foi reconhecido em estudo prévios com doentes cirúrgicos.

A sobrecarga hídrica aumenta as pressões hidrostáticas, levando ao acúmulo de fluidos nos pulmões, especialmente em pacientes cuja permeabilidade capilar pulmonar esteja aumentada. Os fluidos acumulados são reabsorvidos para o espaço intersticial e, posteriormente, drenados através dos linfáticos pulmonares até o ducto torácico e, em última instância, para a veia subclávia esquerda, sujeita ao mesmo regime de pressão da veia cava superior. Tendo isso em vista, alterações na pressão venosa central irão contribuir, em última instância, para uma diminuição na drenagem linfática pulmonar e consequente piora do edema pulmonar, levando a uma piora da troca gasosa[7].

As altas pressões hidrostáticas não somente causam um maior extravasamento de fluidos, como podem também gerar estresse mecânico nos capilares pulmonares, levando a uma quebra dos mecanismos de reabsorção de fluidos pulmonar[8] e danos à barreira alvéolo-capilar pulmonar[9,10]. Este dano causa alterações estruturais nos capilares, alterando a permeabilidade a proteínas e desencadeando uma resposta inflamatória[11], que em última instância acaba por prejudicar a troca gasosa[12]. Além de prejudicar a troca gasosa, o edema pulmonar também pode prejudicar a ventilação alveolar e aumentar o trabalho respiratório, também deletérios aos pacientes no perioperatório.

Outros órgãos também podem ser afetados pela sobrecarga hídrica. Piores desfechos em termo de cicatrização de feridas e de anastomoses foram demonstrados e o ensaio clínico clássico de Bandstrup *et al.* demonstrou que uma estratégia conservadora de fluidos resultou em melhores desfechos, especialmente em se tratando de complicações cirúrgicas[13].

Complicações gastrointestinais, como íleo e deiscências de anastomoses, também podem ocorrer em maior grau devido ao edema intersticial associado a cirurgias de grande porte[14]. Tais complicações podem resultar no atraso da administração das necessidades nutricionais e diminuir a possibilidade se atingir uma ingesta nutricional adequada pela via enteral.

A síndrome compartimental abdominal (SCA) também pode ser vista como outra complicação prevenível da sobrecarga hídrica e será abordada em outro capítulo. O excesso de fluidos é um fator de risco clássico para o desenvolvimento dessa síndrome, seja sua forma primária ou secundária. Neste caso, em última instância, a sobrecarga hídrica contribui para o desenvolvimento da SCA, que pode levar a efeitos deletérios em muitos sistemas orgânicos, incluindo a hemodinâmica (devido à diminuição do retorno venoso), a função renal, (devido aos aumentos na pressão venosa renal) e a mecânica respiratória (ao diminuir a complacência da parede torácica)[15].

Evidências no paciente cirúrgico

A sobrecarga hídrica e balanços hídricos positivos cumulativos no intra e no pós operatório estão associados a maior mortalidade e maior incidência de disfunções orgânicas em pacientes cirúrgicos[16].

Alguns ensaios clínicos randomizados realizados em pacientes cirúrgicos na UTI buscaram avaliar se uma estratégia conservadora de manejo de fluidos resultaria em melhores desfechos quando comparada a uma estratégia liberal, testando a hipótese de que a sobrecarga hídrica não é apenas um marcador de morbimortalidade, mas um fator de risco modificável no manejo do paciente cirúrgico de alto risco. Em cada estudo os protocolos de restrição volêmica eram diferentes, mas todos com o objetivo de evitar a administração desnecessária de fluidos ou retirar ativamente fluidos dos pacientes.

Num dos primeiros nesse sentido, Brandstrup e cols.[13] avaliaram uma estratégia restritiva de reposição volêmica no intra- e no pós-operatório cujo objetivo era manter o peso do paciente igual ao do pré-operatório, quando comparada a estratégia padrão recomendada pelos *guidelines* que era 6-12 mL/kg/h, num ensaio clinico randomizado multicêntrico europeu com 172 pacientes submetidos a cirurgia colo-retal. O grupo restritivo teve menor incidência de complicações no pós-operatório, principalmente cardiopulmonares e da ferida operatória.

Em um estudo brasileiro, 81 pacientes cirúrgicos de alto risco foram randomizados para uma estratégia restritiva ou conservadora de volume no intra-operatório. O grupo restritivo recebeu cerca de 50% menos volume, tiveram a mesma oferta tecidual de oxigênio e a metade das complicações quando comparado ao grupo conservador. Em 166 pacientes submetidos à cistectomia radical, um protocolo restritivo de reposição volêmica associado à administração precoce de vasopressor esteve associado a uma menor taxa de complicações e menor tempo de internação hospitalar quando comparado ao grupo seguindo as recomendações padrão.

E ainda, o estudo FACTT[17], que avaliou dois diferentes protocolos para o manejo volêmico de pacientes com ARDS na UTI, incluindo pacientes clínicos e cirúrgicos. Os pacientes no grupo restritivo atingiram um balanço hídrico acumulado negativo durante os primeiros dias de internação na UTI, enquanto os pacientes do grupo liberal progressivamente acumularam mais fluidos durante a sua estadia. Tanto no estudo principal, quanto numa análise *post hoc* incluindo apenas os pacientes cirúrgicos[18], a mortalidade não foi diferente entre os grupos. Entretanto, o grupo submetido a uma estratégia restritiva apresentou mais dias livres de ventilação mecânica e mais dias livres de UTI.

Assim, uma série de evidências em diversos subgrupos de pacientes cirúrgicos sugerem que uma abordagem restritiva no manejo volêmico no peri-operatório pode ser benéfica, por estar associada à uma menor taxa de complicações peri-operatórias, menor incidência de disfunções orgânicas e menor tempo de estadia hospitalar. Portanto, um protocolo restritivo de manejo volêmico peri-opertório deve ser implementado, buscando um melhor resultado para esses pacientes.

Sobrecarga de sódio e hipernatremia

A hipernatremia é definida como concentração sérica de sódio maior que 145 mEq/L. Sob condições normais, a sede é o principal mecanismo de defesa contra a hipernatremia. A osmolalidade plasmática é finamente regulada no indivíduo normal, e pequenas elevações na osmolalidade levam à sede e à secreção de ADH. Assim, a hipernatremia somente se desenvolve em pacientes sem acesso à agua livre, em pessoas com distúrbios na sensação de sede ou inconscientes. Pacientes criticamente enfermos estão frequentemente inconscientes, intubados ou sedados e têm a sua ingestão de água controlada pelo intensivista. A hipernatremia está presente em 2% das admissões hospitalares, em 20% das admissões na UTI e 27% dos pacientes na UTI desenvolvem hipernatremia durante a internação, principalmente na primeira semana. A hipernatremia está associada a maior mortalidade em pacientes criticamente enfermos e tem sido considerada como um marcador de qualidade de atendimento na UTI, além disso, está associada a maior

gravidade da doença de base, disfunção renal, ventilação mecânica e maior tempo de internação na UTI.

A fisiopatologia da hipernatremia envolve ou a perda de agua livre de eletrólitos ou o ganho de sódio, entretanto em pacientes críticos uma combinação dos dois mecanismos é o que ocorre na maioria dos casos. O mecanismo mais comum é a administração de soluções isotônicas contendo sódio, como a solução salina 0,9%, em pacientes no pós-operatório ou em estado de choque circulatório para ressuscitação hemodinâmica. Uma proporção considerável desses pacientes evolui com disfunção renal e incapacidade de concentrar a urina (hipo--estenúria) associado a uma incapacidade de excretar o sódio recebido nas fases iniciais da ressuscitação, levando à sobrecarga de sódio e hipernatremia, mesmo com a utilização de soluções cuja concentração de sódio é semelhante à do plasma. Além da insuficiência renal, a perda de água livre de eletrólitos na urina pode ser causada por uremia, uso de diuréticos ou por diabetes insípidos central ou nefrogênico. Há ainda as perdas extra-renais de água livre, mais comumente causadas por diarreia, aspiração nasogástrica, febre e drenos.

O tratamento da hipernatremia depende da avaliação da volemia do paciente. Em pacientes hipovolêmicos, em que a hipernatremia se dá principalmente pela perda extra-renal de água livre de eletrólitos, o tratamento baseia-se na administração de fluidos isotônicos de modo a restaurar a volemia. Em pacientes euvolêmicos, a reposição de água livre deve-se dar sob a forma de água enteral (quando esta via for disponível) ou soro glicosado a 5% com ou sem a adição de diuréticos tiazídicos de modo a se evitar a sobrecarga hídrica. Em pacientes hipervolêmicos (muito mais comum no paciente internado na UTI), além da reposição de água livre via enteral ou sob a forma de soro glicosado 5% é fundamental o uso de diuréticos tiazídicos associados a diuréticos de alça de modo a aumentar a natriurese sem a indução de sobrecarga hídrica. Uma sugestão é a infusão continua de diurético de alça, associado a infusão continua de soro glicosado 5% na velocidade igual a metade do débito urinário por hora, com o objetivo de corrigir o sódio, o que resultaria em um balanço de sódio mais negativo do que o de água, já que o paciente se encontra hipervolêmico. De modo semelhante à hiponatremia, devem ser utilizadas fórmulas para tentar auxiliar no cálculo da reposição de água livre, entretanto nenhuma fórmula substitui a dosagem seriada do sódio sérico de modo a evitar a correção muito rápida do sódio. Correções maiores que 8-12 mEq/L por dia devem ser evitadas, podendo ser realizada de maneira mais rápida se a hipernatremia é aguda (< 48 horas) e sintomática (1-2 mEq/L por hora nas primeiras 3 horas).

Sobrecarga de cloro

O cloro é o principal ânion dos fluidos utilizados na terapia intensiva e sua concentração está bem correlacionada à concentração de sódio de modo a manter a eletroneutralidade das soluções. A salina 0,9%, o Ringer Lactato e o Plasmalyte têm 154 mEq/L, 109 mEq/L e 98 mEq/L de cloro respectivamente. A concentração de cloro sérico é de aproximadamente 100 mEq/L e, portanto, é esperado um aumento da concentração de cloro com a infusão de salina 0,9%.

A sobrecarga de eletrólitos pode ter efeitos deletérios na função renal, particularmente a sobrecarga de cloro. Estudos animais sugerem que o cloro pode influenciar o fluxo sanguíneo renal, mediado principalmente por efeitos na artéria aferente e vasos intra-renais. Em experimentos caninos, a infusão renal de soluções contendo cloro, como salina 0,9% ou NH_4Cl, leva a uma redução do fluxo sanguíneo renal e da taxa de filtração glomerular (TFG). Em modelos animais de sepse, soluções não balanceadas contendo cloro levam a uma piora da IRA. Outros experimentos confirmam que o cloro extracelular é essencial para a contração das arteríolas aferentes renais. Em humanos, a infusão de 2 litros de salina 0,9% em uma hora está associada a redução do fluxo sanguíneo renal e da perfusão cortical medida através de ressonância magnética (RNM) quando comparada com a infusão de soluções cristaloides balanceadas.

A ressuscitação com grande quantidade de fluidos é comumente utilizada em pacientes com sepse, trauma ou cirúrgicos e esses pacientes podem receber volumes muitas vezes superiores ao seu volume plasmático. Uma vez que a concentração de cloro na salina 0,9% é 50% maior que a do plasma, a sobrecarga de cloro associada pode ser bastante significativa. O mecanismo para a acidose hipercloremica é explicada pela hipótese de Stewat. Mesmo considerando o grande volume de distribuição do cloro (42 L em uma pessoa de 70 kg), 10 L de salina 0,9%, por exemplo, leva a um aumento do cloro sérico de 100 mEq/L para 110 mEq/L. Em relação ao cloro, isso é equivalente a uma infusão de 420 mEq/L de acido clorídrico (HCl), o que pode levar a uma redução do pH de 7,32 para 7,11, mesmo contrabalanceado pelos efeitos alcalóticos da sobrecarga de sódio.

Em pacientes cirúrgicos, quando a salina 0,9% foi utilizada como o principal fluido intra-operatorio, significativamente mais acidose foi observada ao final da cirurgia. Esses pacientes necessitaram de uma maior quantidade de bicarbonato para atingir parâmetros de déficit de bases pré-determinados e utilizaram uma quantidade maior de hemoderivados. Em outro estudo, dois terços dos pacientes do grupo que recebeu a infusão de salina 0,9% desenvolveram acidose metabólica hiperclorêmica quando comparado nenhum no grupo que recebeu uma solução eletrolítica balanceada, e a acidose hipercloremica esteve associada a uma perfusão reduzida na mucosa gástrica na tonometria gástrica. A elevação do cloro também foi vista em pacientes com sepse grave e choque séptico ressuscitados com salina 0,9%. Por fim, embora ainda não seja evidência definitiva, em um grande estudo australiano antes-depois em pacientes na UTI, demonstrou-se que o uso quase exclusivo de soluções balanceadas esteve associado a melhores desfechos renais em pacientes críticos em geral, levantando forte preocupação em relação ao uso de soluções não-balanceadas[19].

Abordagem do paciente à beira do leito

Para evitar complicações decorrentes da sobrecarga hidroeletrolítica nos pacientes cirúrgicos, sugerimos uma abordagem à beira do leito para se atingirem melhores desfechos.

Ressuscitação volêmica cuidadosa

Durante a fase aguda da ressuscitação volêmica perioperatória (intraoperatório e horas subsequentes ao trauma cirúrgico), fluidos devem ser utilizados cuidadosamente a fim de se conseguir uma perfusão adequada. Isto leva em consideração três diferentes aspectos da ressuscitação volêmica: momento, quantidade e tipo[20].

A ressuscitação volêmica deve ser realizada no momento apropriado, ou seja, durante o processo que pode levar à injúria tecidual por hipoperfusão, que no paciente cirúrgico corresponde ao intra-operatório e às primeiras horas após o trauma cirúrgico[21]. Após esse período, a ressuscitação volêmica deve ser avaliada cuidadosamente a fim de se evitar expansões volêmicas desnecessárias. Além disso, o uso da diurese como parâmetro de perfusão isolado deve ser evitado, pois a oliguria é uma condição normal e esperada no pós-operatório em decorrência da liberação de hormônios do estresse cirúrgico, como o hormônio antidiurético. Por fim, deve-se ter muita cautela ao se realizar expansões volêmicas em pacientes que desenvolveram injúria renal aguda oligúrica perioperatória, uma vez que repetidas expansões volêmicas baseando-se apenas em oligúria podem levar a acúmulo de fluidos progressivo e deletério ao paciente.

O tipo de solução mais apropriado também deve ser utilizado. De modo geral, soluções balanceadas devem ser os fluidos de escolha em pacientes no perioperatório, uma vez que tem uma menor carga de cloro, acarretam em menos distúrbios acidobásicos e podem ainda levar a melhores desfechos em termos de funções orgânicas, em especial da função renal.

A quantidade adequada de fluidos também deve ser uma preocupação. Pacientes em pós-operatório de grandes cirurgias podem necessitar de suporte com drogas vasopressoras devido ao estado de vasodilatação inerente à síndrome da resposta inflamatória sistêmica desencadeada pelo estresse cirúrgico. Pacientes nesta situação devem idealmente ser avaliados quanto à fluido-responsividade antes da administração de fluidos e o uso de drogas vasopressoras isoladamente não deve ser visto como critério para expansões volêmicas repetidas, especialmente se o paciente se apresentar com parâmetros de perfusão tecidual adequados.

Retirada do excesso de fluidos

Após uma estratégia de otimização hemodinâmica perioperatória, os pacientes devem ser avaliados em momento apropriado para que seja retirado o excesso de fluidos administrado durante as fases iniciais da ressuscitação, o que pode variar desde o primeiro dia pós-operatório até dias subsequentes, a depender do estado hemodinâmico do paciente. Isto pode ser feito com diuréticos, que se mostraram seguros em pacientes com IRA[22], ou através da indicação de diálise mais precoce quando os diuréticos não atingem o controle adequado do balanço hídrico, conforme defendido por alguns autores[23]. Para que a retirada deste excesso de fluidos seja segura, algumas questões devem ser levadas em consideração:

- Taxa de remoção de fluidos: seja com métodos dialíticos ou com diuréticos, a taxa de remoção de fluidos deve ser titulada de acordo com parâmetros hemodinâmicos, a fim de que não ocorra *underfilling* durante esta fase[23]. Se bem tolerada hemodinamicamente, a retirada de fluidos não resultará em efeitos deletérios, independente do uso de drogas vasopressoras.

- Monitorização e tratamento de complicações metabólicas: o uso de diuréticos é associado a mais distúrbios metabólicos, incluindo hipernatremia, hipocalemia e alcalose metabólica[17]. Para evitar esses distúrbios, o uso de diuréticos tiazídicos associados ao aumento da oferta de água livre em pacientes com hipernatremia, a reposição agressiva de potássio e magnésio para evitar hipocalemia e hipomagnesemia e uso da acetazolamida para evitar a alcalose metabólica são possíveis estratégias a serem adotadas para se evitar iatrogênicas.

- Terapia de substituição renal: A indicação precoce de diálise em pacientes com oliguria persistente a despeito de diuréticos deve ser considerada, uma vez que alguns pacientes evoluirão com IRA estágio III e, durante este processo, podem acumular fluidos progressivamente, o que tem sido consistentemente associado a piores desfechos em doentes críticos[24-26].

Embora o desenvolvimento de edema pulmonar clinicamente seja um gatilho comum para a retirada de fluidos, ele é uma consequência tardia e potencialmente fatal da sobrecarga hídrica. Portanto, durante essa fase de retirada ativa de fluidos, outras estratégias de monitorização devem ser utilizadas para evitar complicações. A pressão venosa central (PVC), embora não seja um bom parâmetro isolado para prever responsividade a volume[27], é bem estudada no cenário de uma estratégia conservadora de fluidos[17]. Clinicamente, embora vários estados fisiológicos possam alterar os valores isolados de PVC, os dois principais determinantes são essencialmente o estado volêmico do paciente e a função cardíaca. Portanto, a PVC é uma importante ferramenta de monitorização para se evitar os efeitos deletérios da sobrecarga hídrica.

Outra ferramenta de monitorização mais simples é o próprio balanço hídrico. Embora seja melhor pesar os pacientes diariamente, esta também é uma estratégia sujeita a erros de mensuração[28] e é bastante cara. O balanço hídrico, embora imperfeito, é um alvo simples à beira-do-leito para guiar uma estratégia conservadora de fluidos. Portanto, objetivar balanços hídricos zerados a discretamente negativos após o pós-operatório imediato e, se possível, atingir um balanço hídrico cumulativo zerado até a alta da UTI pode ser uma boa estratégia.

Uso cauteloso de fluidos de manutenção

De modo geral, o médico responsável também deve evitar a entrada de fluidos desnecessária na forma de fluidos de manutenção. Habitualmente, recomenda-se a prescrição de 20-25 mL/kg/dia de água, 1 mEq/kg/dia de sódio e 1 mEq/kg/dia de potássio. No entanto, a recomendação do uso de soluções isotônicas no pós-operatório vai de encontro ao requerimento básico habitual e frequentemente os pacientes recebem, enquanto na UTI, fluidos de diversas outras formas, incluindo a reposição de eletrólitos e a diluição de antimicrobianos e de outros medicamentos (em infusão contínua ou não). A falha em reconhecer estas fontes de fluido pode contribuir substancialmente à sobrecarga hidroeletrolítica. Neste contexto, o uso de soluções hipertônicas de glicose (glicose a 50%) para fornecer o aporte mínimo de calorias de 50-100 g de glicose por dia (quando a via enteral não é disponível) e evitar o uso excessivo de fluidos de manutenção quando não há perdas de fluido relevantes são maneiras de se evitar estes excessos, sempre levando em consideração o aporte de fluidos de outras fontes. Por fim, eletrólitos a serem repostos e antimicrobianos devem ser diluídos no menor volume possível.

Referencias bibliográficas

1. Walsh SR, Walsh CJ. Intravenous fluid-associated morbidity in postoperative patients. Annals of the Royal College of Surgeons of England 2005;87:126-30.
2. Stone HH, Fulenwider JT. Renal decapsulation in the prevention of post-ischemic oliguria. Annals of surgery 1977;186:343-55.
3. Bock JS, Gottlieb SS. Cardiorenal syndrome: new perspectives. Circulation 2010;121:2592-600.
4. Damman K, van Deursen VM, Navis G, Voors AA, van Veldhuisen DJ, Hillege HL. Increased central venous pressure is associated with impaired renal function and mortality in a broad spectrum of patients with cardiovascular disease. Journal of the American College of Cardiology 2009;53:582-8.
5. Legrand M, Dupuis C, Simon C, et al. Association between systemic hemodynamics and septic acute kidney injury in critically ill patients: a retrospective observational study. Critical care 2013;17:R278.
6. Burnett JC, Knox FG. Renal interstitial pressure and sodium excretion during renal vein constriction. The American journal of physiology 1980;238:F279-82.
7. Laine GA, Allen SJ, Katz J, Gabel JC, Drake RE. Effect of systemic venous pressure elevation on lymph flow and lung edema formation. J Appl Physiol (1985) 1986;61:1634-8.
8. West JB, Mathieu-Costello O. Vulnerability of pulmonary capillaries in heart disease. Circulation 1995;92:622-31.
9. West JB. Invited review: pulmonary capillary stress failure. J Appl Physiol (1985) 2000;89:2483-9;discussion 97.
10. Tsukimoto K, Mathieu-Costello O, Prediletto R, Elliott AR, West JB. Ultrastructural appearances of pulmonary capillaries at high transmural pressures. J Appl Physiol (1985) 1991;71:573-82.
11. De Pasquale CG, Arnolda LF, Doyle IR, Grant RL, Aylward PE, Bersten AD. Prolonged alveolocapillary barrier damage after acute cardiogenic pulmonary edema. Critical care medicine 2003;31:1060-7.
12. Guazzi M. Alveolar-capillary membrane dysfunction in heart failure: evidence of a pathophysiologic role. Chest 2003;124:1090-102.
13. Brandstrup B, Tonnesen H, Beier-Holgersen R, et al. Effects of intravenous fluid restriction on postoperative complications: comparison of two perioperative fluid regimens: a randomized assessor-blinded multicenter trial. Annals of surgery 2003;238:641-8.
14. Macafee DA, Allison SP, Lobo DN. Some interactions between gastrointestinal function and fluid and electrolyte homeostasis. Current opinion in clinical nutrition and metabolic care 2005;8:197-203.
15. Kirkpatrick AW, Roberts DJ, De Waele J, et al. Intra-abdominal hypertension and the abdominal compartment syndrome: updated consensus definitions and clinical practice guidelines from the World Society of the Abdominal Compartment Syndrome. Intensive care medicine 2013;39:1190-206.
16. Silva JM, Jr., de Oliveira AM, Nogueira FA, et al. The effect of excess fluid balance on the mortality rate of surgical patients: a multicenter prospective study. Critical care 2013;17:R288.
17. National Heart L, Blood Institute Acute Respiratory Distress Syndrome Clinical Trials N, Wiedemann HP, et al. Comparison of two fluid-management strategies in acute lung injury. The New England journal of medicine 2006;354:2564-75.
18. Stewart RM, Park PK, Hunt JP, et al. Less is more: improved outcomes in surgical patients with conservative fluid administration and central venous catheter monitoring. Journal of the American College of Surgeons 2009;208:725-35; discussion 35-7.
19. Yunos NM, Bellomo R, Hegarty C, Story D, Ho L, Bailey M. Association between a chloride-liberal vs chloride-restrictive intravenous fluid administration strategy and kidney injury in critically ill adults. JAMA : the journal of the American Medical Association 2012;308:1566-72.
20. McDermid RC, Raghunathan K, Romanovsky A, Shaw AD, Bagshaw SM. Controversies in fluid therapy: Type, dose and toxicity. World journal of critical care medicine 2014;3:24-33.
21. Rivers E, Nguyen B, Havstad S, et al. Early goal-directed therapy in the treatment of severe sepsis and septic shock. The New England journal of medicine 2001;345:1368-77.

22. Uchino S, Doig GS, Bellomo R, et al. Diuretics and mortality in acute renal failure. Critical care medicine 2004;32:1669-77.

23. Prowle JR, Kirwan CJ, Bellomo R. Fluid management for the prevention and attenuation of acute kidney injury. Nature reviews Nephrology 2014;10:37-47.

24. Investigators RRTS, Bellomo R, Cass A, et al. An observational study fluid balance and patient outcomes in the Randomized Evaluation of Normal vs. Augmented Level of Replacement Therapy trial. Critical care medicine 2012;40:1753-60.

25. Bouchard J, Soroko SB, Chertow GM, et al. Fluid accumulation, survival and recovery of kidney function in critically ill patients with acute kidney injury. Kidney international 2009;76:422-7.

26. Payen D, de Pont AC, Sakr Y, et al. A positive fluid balance is associated with a worse outcome in patients with acute renal failure. Critical care 2008;12:R74.

27. Marik PE, Cavallazzi R. Does the central venous pressure predict fluid responsiveness? An updated meta-analysis and a plea for some common sense. Critical care medicine 2013;41:1774-81.

28. Schneider AG, Baldwin I, Freitag E, Glassford N, Bellomo R. Estimation of fluid status changes in critically ill patients: fluid balance chart or electronic bed weight? Journal of critical care 2012;27:745 e7-12.

38

Complicações Perioperatórias de Cirurgias de Ressecção Transuretral de Próstata com Irrigação

Talisson Silas Pereira
João Manoel Silva Júnior

As técnicas cirúrgicas endoscópicas estão no cenário de medicina atual, com o desenvolvimento de impactos positivos, no que se diz respeito a menor incisão cirúrgica, menor agressão de estruturas corporais e melhor recuperação pós-operatória.

A utilização de soluções hipotônicas com irrigação contínua é a chave para visualização endoscópica do cirurgião, facilitando a identificação das estruturas, remoção de sangue e debris em alguns tipos de cirurgias transuretrais e histeroscópicas. O seu uso não é isento de riscos, colocando um espectro de morbidades como distúrbios hidroeletrolíticos, cardiovasculares e neurológicos.

Os procedimentos cirúrgicos endoscópicos que mais estão envolvidos em complicações com a irrigação contínua.

Urológicos
- Ressecção transuretral de próstata;
- Ressecção transuretral de bexiga.

Ginecológicos
- Histeroscopia.

Ortopédicos
- Artroscopias de joelho e ombro.

O enfoque será dado aos procedimentos urológicos, ressecção transuretral de próstata e bexiga como os que apresentam maior incidência em complicações com a irrigação.

Ressecção transuretral de próstata

A hiperplasia prostática benigna acometerá 20% dos homens com mais de 60 anos e aproximadamente 10% desta população nesta faixa etária sofrerá alguma intervenção cirúrgica. Atualmente a melhor forma de tratamento cirúrgico é a ressecção transuretral (RTU), associado a menor morbidade quando comparada a prostatectomia aberta, porém com significativa incidência de complicações cardiogênicas e neurológicas, principalmente pelas soluções de irrigações.

Considerações sobre o procedimento cirúrgico

O procedimento padrão envolve a inserção de um "ressectoscópio," um instrumento de endoscopia especializada, com um eletrocautério capaz de realizar tanto coagulação e corte de tecidos, para uretra, da bexiga, e o tecido saliente na próstata.

Novas técnicas estão em escala de interesse, que seria uso de *laser* em vez de eletrocautério para ressecção de próstata. As vantagens, quanto ao seu uso incluem:

- Uso de qualquer tipo de soluções inclusive uso de solução salina 0,9% a mesma coloca com menor risco de intoxicação hídrica;
- Potencial de coagulação, reduzindo assim risco de sangramentos e complicações tanto intra como pós-operatórias.

A técnica padrão com uso do «ressectoscópio» necessita para melhor visualização das estruturas a serem ressecadas do uso de soluções de irrigações. Seu conhecimento é de fundamental importância para entendimento da intoxicação hídrica principal tema desse capítulo.

Soluções de irrigações

Os tipos de líquidos de irrigação contribuem para sintomatologias específicas tanto pela variedade da osmolaridade entre eles quanto por características em sua composição. Desse modo, é importante a descrição das principais propriedades específicas de cada líquido de irrigação.

Água destilada: considerada por muitos anos o carro chefe para irrigações endoscópicas, a água destilada possuía características que a colocavam como excelente solução para irrigação, em virtude de ser eletricamente inerte, não eletrolítico e produzir pouca interferência na visibilidade do cirurgião. Por ser uma solução hipotônica, absorção de grandes quantidades de água resultava em hiponatremia grave, hemólise intravascular do tipo maciça, hipercalemia, hemoglobinemia e insuficiência renal do tipo aguda requerendo muitas vezes diálise. Hoje possui apenas valor histórico, não sendo mais utilizada.

Glicina: a glicina um tipo de aminoácido não essencial, de baixo custo e baixa probabilidade de reações alérgicas, usada normalmente a 1,5 % sem eletrólitos, possui uma concentração plasmática de cerca 0,3 mmol/L, o uso de cerca de 1 litro desta solução confere uma concentração de glicina 25 vezes maior que a do plasma desta solução. Foi introduzida no mercado a partir de 1948 é considerado o tipo solução mais usado hoje nas ressecções endoscópicas envolvendo a técnica padrão. Possui tempo de meia-vida dose-dependente situando entre 40 minutos a algumas horas, com tempo de distribuição ao redor de 6 minutos. A sua metabolização é principalmente hepática e envolve a formação de amônia que é bastante neurotóxica podendo levar a depressão cerebral e coma, cerca de 5-10% são excretadas de forma inalterada na urina. A Figura 38.1 explora um resumo do metabolismo da glicina.

A glicina é sabidamente conhecida como um neurotransmissor inibitório no sistema nervoso central dos mamíferos

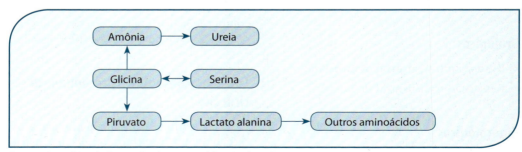

Figura 38.1 – Metabolismo da glicina modificado de Hahn RG.

que acaba por exacerbar as vias glutaminérgicas alterando limiar convulsivo. O aumento de sua concentração plasmática cerca de 30 vezes o normal no plasma pode desencadear distúrbios visuais como a cegueira transitória. Já a presença de náuseas e vômitos foram associados ao aumento sérico de alanina e serina, ambos presentes em sua via metabólica. Um marco de sua intoxicação seria depressão cerebral e edema com manutenção do reflexo fotorreagente da pupila.

Manitol: o manitol é isômero de glicose usado normalmente a 3 ou 5%. Apresenta rápida distribuição tendo uma meia-vida ao redor de 100 min em média, sua eliminação é dependente da função renal, em pacientes com disfunção renal ocorre seu aumento em até quatro vezes. Possui uma importante característica de diurese osmótica, já que não é metabolizado e é eliminado inalterado na urina, podendo provocar hipervolemia e sobrecarga cardíaca. Não é tóxico e apresenta boa visibilidade.

Sorbitol: o seu metabolismo é decisivo nas eventuais complicações do seu uso. O sorbitol é metabolizado em glicose e frutose no fígado, além de poder ser convertido em lactato, podendo ocasionar hiperglicemia e acidose metabólica. Apresenta uma distribuição rápida em torno de 6 min,

com meia-vida de eliminação ao redor de 33 min. Em torno de 5 a 10% é eliminado inalterado na urina da mesma forma que a glicina.

Solução salina: a solução salina já foi utilizada durante ressecções com ressectoscópio bipolar, pois podem dissipar eletricidade por ser solução eletrolítica. Com advento das técnicas envolvendo uso de *laser* a coloca com a solução mais ideal para irrigação endoscópica. Muito embora raramente cause edema cerebral por ser um líquido isotônico, existem relatos de inchaço nas mãos e face, leve dispneia e analgesia ao redor dos lábios em mulheres que receberam infusão de 25 mL/kg durante 15 min, além do risco de acidose hiperclorêmica nestes pacientes.

Sorbitol-manitol: é uma solução não eletrolítica com combinação de manitol a 0,54% e sorbitol a 2,7%, levemente hipotônica. O manitol em concentrações entre 0,5 a 1% não apresenta efeitos diuréticos osmóticos, sendo então uma vantagem dessa associação em pacientes hipervolêmicos[2,11,14].

Com base nestas características de cada solução e na possibilidade de sintomatologias específicas, as Tabela 38.1 e 38.2 expõe quais os pontos a se considerar de uma solução como ideal.

TABELA 38.1	SOLUÇÃO IDEAL PARA IRRIGAÇÃO
Não produzir hemólise	
Não ser fonte de cultura microbiana	
Ser de baixo custo econômico	
Transparente	
Não ser uma fonte condutora de eletricidade	
Preferencialmente isotônico	
Atóxico	
Ser rapidamente eliminado	

TABELA 38.2	CARACTERÍSTICAS DE CADA UMA DAS SOLUÇÕES DE IRRIGAÇÃO ENDOSCÓPICAS		
Soluções	Osmolaridade (mOsm/L)	Vantagens	Desvantagens
Água destilada	0	Melhor visibilidade	Hemólise, hemoglobinemia, hemoglobinúria, lesão renal aguda, hiponatremia
Glicina 1,5 %	200	Menor risco da síndrome de intoxicação hídrica	Cegueira transitória, hiperamoniemia, hiperoxalúria
Sorbitol (3,3%)	165	Semelhante a glicina	Hiperglicemia Possibilidade de acidose láctica
Manitol (5%)	275	Solução isosmolar	Diurético osmótico hipervolemia, sobrecarga hídrica
Salina 0,9%	08	Solução isotônica	Condutora de eletricidade

Adaptado: Krongrad A, Droller MJ. Complications of transurethral resection of the prostate. In: Marshall FF, ed. Urologic Complications: Medical and Surgical, Adult and Pediatric. 2nd ed. St. Louis: Mosby-Year Book, 1990, 05.

Síndrome da ressecção transuretral da próstata

O primeiro caso descrito de intoxicação hídrica, por excesso de líquido absorvido durante procedimento de ressecção transuretral de próstata, ocorreu em 1947, quando se observou hemólise intravascular após uso de água destilada como meio de irrigação, tendo como consequência o desencadeamento de insuficiência renal aguda. Desde então muito se evoluiu quanto às opções de utilização de líquidos de irrigação, da possibilidade de monitorização da absorção sistêmica destes líquidos e da detecção precoce dessa complicação.

Após a evidência de repercussões cardiovasculares, respiratórias, neurológicas, gastrintestinais e renais como consequência da intoxicação hídrica é frequente a descrição dessa complicação como uma síndrome, a Síndrome da Ressecção Transuretral da Próstata podendo ocorrer no intra ou no pós-operatório. A incidência dessa Síndrome é difícil de ser estabelecida pela ampla variedade de manifestações clínicas apresentadas, muito embora se estima entre 1 a 8% segundo a maioria dos estudos publicados, com uma taxa de mortalidade entre 0,2 a 0,8%, podendo surgir rapidamente em 15 minutos após o início de ressecção ou até 24 horas após a cirurgia.

Entre os fatores de risco associados a esta síndrome o tabagismo parece ser o único fator de risco independente relacionado à absorção de grande quantidade de líquidos, não havendo diferença na incidência entre pacientes com câncer prostático e hiperplasia prostática benigna. O tempo de ressecção, a pressão hidrostática do líquido de irrigação, a quantidade de seios venosos abertos, além da pressão venosa e perda sanguínea são fatores de risco relacionados ao procedimento. A pressão hidrostática que leva o liquido para dentro dos vasos, consideração intraoperatória importante relaciona-se altura, entre a mesa cirúrgica e o liquido de irrigação, que deve ficar

TABELA 38.3	FATORES DE RISCO QUE INFLUENCIAM A ABSORÇÃO DOS FLUIDOS DE IRRIGAÇÃO
Tabagismo	
A pressão hidrostática do fluido de irrigação	
Número e tamanho dos seios venosos abertos	
Pressão venosa periférica	
A duração da cirurgia	
Experiência de cirurgião	

entre 60 e 90 cm. O tempo ressecção é proporcional á quantidade de solução que é absorvida, em média 10 a 30 mL/min de ressecção é claro, ao tipo do líquido de irrigação sendo usado.

Fisiopatologia

A absorção sistêmica do líquido irrigado é feita principalmente de forma direta através de seios venosos prostáticos abertos durante a ressecção, um fenômeno que depende principalmente da pressão hidrostática do líquido irrigado e da pressão venosa dos seios expostos. Há também uma via de absorção extravascular onde o líquido é absorvido lentamente a partir dos seios venosos periprostáticos em perfurações na cápsula prostática, culminando em quadro de evolução mais lenta O movimento do líquido absorvido no meio intravascular ocorre através de duas fases. Na primeira, através da abertura dos seios prostáticos venosos e da pressão hidrostática, que está relacionada com a altura do líquido de irrigação em relação a estes seios venosos, há uma sobrecarga volêmica culminando reflexamente em bradicardia. Esta fase hipervolêmica é de suma importância em pacientes com disfunção ventricular prévia na medida em que há uma descompensação cardíaca evoluindo em quadro de insuficiência cardíaca com edema agudo de pulmão e elevação da pressão venosa central (PVC).

A fase hipervolêmica atinge um pico em torno de 20 minutos após o início da ressecção sendo exacerbada pelo estresse cirúrgico através da liberação de hormônio antidiurético (ADH) e aldosterona. A segunda fase é também chamada de fase hipovolêmica iniciando-se cerca de 30 minutos após o início da ressecção, onde há diminuição da absorção sistêmica pelos seios venosos abertos do líquido irrigado e aumento do fluxo do plasma para o interstício em taxa média de 75 mL/min, acarretando em diminuição da pressão venosa central (PVC).

O bloqueio simpático desencadeado pela anestesia no neuroeixo pode agravar ainda mais esse processo fisiopatológico em virtude da hipotensão, da mesma forma que processos infecciosos e endotoxinas. Dessa forma, é importante o uso de antimicrobianos assim como técnica anestésica criteriosa.

Manifestações clínicas

As manifestações clínicas são bastante variadas. Os tipos de líquido de irrigação contribuem para sintomatologias específicas tanto pela variedade da osmolaridade entre eles quanto por características em sua composição como já foi exposto.

Os primeiros sintomas relacionados a Síndrome de ressecção transuretral, estão associados expansão do volume intravascular de forma aguda, a grande absorção de líquidos com sobrecarga hídrica, com isso ocorre hipertensão arterial e bradicardia, podendo levar a insuficiência cardíaca esquerda, edema pulmonar agudo e choque cardiogênico.

O desenvolvimento da intoxicação hídrica e hiponatremia dilucional e consequentemente edema cerebral, leva ao desenvolvimento de náuseas, vômitos, agitação, sonolência, perda de consciência, convulsão e coma.

Podemos correlacionar esta gama de sintomatologia com nível sérico de sódio com exposto na Tabela 38.4.

As principais manifestações clínicas que envolvem a síndrome de ressecção transuretral estão resumidamente expostas na Tabela 38.5.

Diagnóstico

O diagnóstico presuntivo dessa síndrome é feito relacionando os sinais e sintomas apresentados pelo paciente com informações obtidas através da sua moni-

TABELA 38.4	ALTERAÇÕES NEUROLÓGICAS DE ACORDO COM NÍVEIS DE SÓDIO SÉRICO	
Sódio sérico (mEq/L)	Alterações neurológicas	Alterações ECG
120	Confusão	Possibilidade de alargamento do complexo QRS
115	Agitação Sonolência	Alargamento do complexo QRS
110	Coma	Taquicardia ventricular ou fibrilação ventricular

Adaptado: Jensen V. The TURP syndrome. Can J Anaesth. 1991;38:90.

TABELA 38.5	MANIFESTAÇÕES CLÍNICAS DA SÍNDROME DE RESSECÇÃO TRANSURETRAL	
Cardiopulmonares	Hematológicos e renais	Neurológicos
Hipertensão arterial	Insuficiência renal aguda	Náusea e vômito
Hipotensão arterial	Hemólise	Confusão e inquietação
Bradicardia	Hiperglicemia	Cegueira (glicina)
Disritmias	Hiperamoniemia	Convulsão
Dor torácica e dispneia	Hiperglicemia	Parestesia e paralisia (glicina)
Cianose	Hiposmolaridade	Midríase
Choque	Hiponatremia	Coma
	Hiperlactatemia	

Adaptado de Clemente Ramos et al.[3].

torização. A absorção de líquido pode ser mensurada de modo grosseiro através de dosagens seriadas de sódio sérico a cada 30 minutos se abaixo de 120 meq/L. No entanto, é difícil obter coletas seriadas de sangue para esse tipo de cirurgia, além de o achado de hiponatremia não necessariamente corresponder a processo de intoxicação hídrica. Desse modo, a dosagem de sódio sérico isoladamente não é um bom indicador dessa patologia.

O etanol é o método mais acurado no diagnóstico, se baseando no princípio dos isótopos, onde ele é acrescentado à solução irrigada e medido na exalação do paciente. É bastante sensível podendo ser medida em pacientes com franco comprometimento pulmonar prévio e não sofre interferência da técnica anestésica empregada. Normalmente é acrescentado em concentrações de 0,5 a 2% e medido no ar expirado com o auxílio de bafômetro, onde concentração acima de 0,2 mcg/mL já indica absorção significativa.

Existem outros métodos diagnósticos menos utilizados como a gravimetria onde a mensuração é baseada em medidas do peso do paciente; a medida da pressão intravesical através de via suprapúbica; e o uso de isótopos no líquido de irrigação quantificando a absorção hídrica, sendo pouco utilizado por questões de segurança.

Prevenção

Vários métodos preventivos foram propostos para reduzir a absorção hídrica, muito embora essas medidas não tenham sido capazes de eliminar esta complicação. Com profissionais experientes, apesar de terem tempo de ressecção intraoperatória reduzido evitando excessiva abertura dos seios prostáticos e perfurações periprostáticas, não foi provado em estudos que eles tem menos absorção hídrica durante as suas operações. Da mesma forma, a anestesia espinhal não reduz a incidência, no entanto permite a suspeita precoce dessa complicação, já que permite evidenciar a sintomatologia.

O tempo cirúrgico é um fator a se considerar para prevenção de intoxicação hídrica, sendo então recomendado que a ressecção prostática seja realizada em um tempo de até 60 min, já que após esse tempo a absorção hídrica se dá de forma exponencial com aumento da incidência principalmente após 90 minutos de procedimento. No entanto, absorção maciça e desenvolvimento da síndrome têm sido descritos após 15 min de cirurgia.

A pressão hidrostática do líquido de irrigação interfere no surgimento dessa síndrome. A altura da bolsa reservatória do líquido está estritamente relacionada a esta pressão hidrostática. Dessa forma, manter a altura da bolsa reservatória em até 60 cm em relação ao átrio esquerdo é considerado um método eficaz para prevenção de absorção de líquidos.

O tamanho da próstata está relacionado à quantidade de seios venosos abertos durante a cirurgia, fator risco considerável e já discutido nesse capítulo. Assim, o risco do surgimento da intoxicação hídrica aumenta com próstatas maiores que 45 g, não se recomendando a utilização de técnica endoscópica para cirurgia em próstatas maiores que 60 g.

Tratamento

O tratamento de pacientes com síndrome da ressecção transuretral da próstata deve ser individualizado, se baseando nos sintomas e sinais apresentados.

A hipertensão tende a ser transitória e com raras consequências negativas, muito embora possa necessitar de vasodilatadores principalmente após absorção extravascular. Por outro lado, hipotensão e bradicardia podem ser tratadas com atropina e drogas adrenérgicas. Em pacientes com hipovolemia e baixo débito cardíaco, restrição hídrica não é medida de escolha, necessitando muitas vezes de expansão volêmica.

Os pacientes que apresentam desconforto respiratório, tais como dispneia e dor torácica normalmente melhoram em até 15 min, sendo benéfico o uso de oxigenoterapia e morfina, ou pressão ventilatória não invasiva. Àqueles que desenvolvem edema agudo de pulmão é prudente a restrição hídrica e o tratamento de suporte.

O desenvolvimento de hiponatremia e hiposmolaridade não é um evento raro, o tratamento adequado é fator determinante para a resolução do quadro. O primeiro questionamento que devemos fazer, se estamos diante de uma hiponatremia aguda sintomática grave? Com o sódio sérico < 120 meq/L e a identificação dos sinais e sintomas , a conduta se baseia no uso de solução hipertônica de NaCl a 3% , com o objetivo de aumentar o sódio sérico em cerca de 0,5 - 1 mEq/L por hora, respeitando uma elevação máxima de 8-10 mEq/L nas próximas 24 hrs de segmento terapêutico. Como se trata de um quadro agudo, o aumento de 3 mEq/L em 3 horas já é suficiente para melhorar os sintomas mais graves. É preciso mencionar o risco de desmielização osmótica ou mielinólise pontina, complicação decorrente de correções rápidas da natremia, o que desencadeia desidratação dos neurônios da base da ponte. Em casos leves a moderados a terapêutica se baseia no uso de solução fisiológica 0,9% e diuréticos.

Em casos de intoxicação de glicina com o desenvolvimento de hiperamoniemia é mencionado o emprego de L-arginina que atua no fígado, aumentando a conversão da amônia em uremia, facilitando então a sua eliminação do organismo. Já em relação à hiperglicemia, as manifestações clínicas estão fortemente associadas a encefalopatias e principalmente convulsões. Estas são resistentes a benzodiazepínicos e outros medicamentos anticonvulsivantes, como barbitúricos e fenitoína. Dessa forma, o manejo terapêutico recai no uso de antagonistas de receptores glutaminérgicos. Já que o magnésio exerce importante modulação nestes receptores, ele pode ser usado como opção terapêutica. Quanto aos distúrbios visuais da intoxicação pela glicina, por exemplo, tendem a ser autorresolutivos em até 24 horas e normalmente não é necessário tratamento farmacológico.

TABELA 38.6	TRATAMENTO DA SÍNDROME DE RESSECÇÃO TRANSURETRAL DA PRÓSTATA
Comunicar o cirurgião, para que termine o procedimento o mais rápido possível	
Assegurar oxigenação e suporte circulatório	
Realizar coletas de eletrólitos, glicemia, creatinina e gasometria arterial	
Se hiponatremia importante <120 mEq/L deve-se usar solução salina a 3% via venosa com uma velocidade inferior a 100 mL/h	
Restringir líquidos e considerar diuréticos de alça (furosemida) 20 a 40 mg por via venosa	
Nos casos de confusão mental e rebaixamento de nível de consciência, avaliar necessidade de intubação traqueal	
A bradicardia habitualmente responde bem ao uso de atropina	

Referências bibliográficas

1. Hahn R.G. Fluid absorption in endoscopic surgery. Review Article. British Journal of Anesthesia 2006; 96:8-20.
2. Clemente Ramos L.M, Ramasco Rueda F, et al. Síndrome de reabsorción post-resecció transuretral de próstata: Revisión de aspectos fisiopatológicos, diagnósticos y terapêuticos. Actas Urológicas Españolas 2001; 25:14-31.
3. Gravenstein D. Transurethral resection of the prostate syndrome: A review of the pathophysiology and management. Review Article. Anesthesia and Analgesia 1997; 84:438-46.
4. Barash P.G, Cullen B.F, Stoelting R.K., et al. Clinical Anesthesia 7th edition, Philadelphia, Lippincott-Raven, 2013:1428-1430.
5. Hahn RG, Sandfeldt L, Nyman CR. Double-blind randomizedstudy of symptoms associated with absorption of glycine 1.5% or mannitol 3% during transurethral resection of the prostate. J Urol 1998; 160: 397-40.
6. Hahn RG, Shemais H, Esse´n P. Glycine 1.0% versus glycine 1.5% as irrigating fluid during transurethral resection of the prostate. Br J Urol 1997; 79: 394-400.
7. Holtgrewe HL, Mebust WK, Dowd JB, et al.: Transurethral prostatectomy: practical aspects of the dominant operation in American Urology. J Urol 1989; 141: 248-253.
8. Hahn R.G. Fluid and electrolyte dynamics during development of TURP syndrome. Br J Urol 1990; 66:79-84.
9. Sohn M.H, Vogt C, Heinen G, et al. Fluid absorption and circulating endotoxins during transurethral resection of the prostate. Br J Urol 1993; 72: 605-610.
10. Cangiani LM, Posso IP, Poterio GMB, Nogueira CS. Tratado de Anestesiologia SAESP 7ª edição, São Paulo, Atheneu, vol.2, 2012:1620-22.
11. Hahn RG, Drobin D, Stahle L. Volume kinetics of Ringer's solution in female volunteers. Br J Anaesth 1997; 78: 144-8.
12. Hahn RG. Hallucination and visual disturbances during transurethral prostatic resection. Intensive Care Med 1988; 14:668-71.
13. Akan H, Sargin S, Turkseven F, et al. Comparison of three different irrigation fluids used in transurethral prostatectomy based on plasma volume expansion and metabolic effects. Br J Urol 1996; 78: 224-227.
14. Hahn R.G. Natriuresis and "dilutional" hyponatremia after infusion of glycine 1.5%. J Clin Anesth 2001; 13: 167-74.
15. Hahn RG. Ethanol monitoring of irrigating fluid absorption in transurethral prostatic surgery. Anesthesiology 1988; 68: 867-73.
16. Desmond J. Serum osmolality and plasma electrolytes in patients who develop dilutional hyponatremia during transurethral resection. Can J Surg 1970; 13: 116-21.
17. Hahn RG. Ethanol monitoring of irrigating fluid absorption. Review Article. Eur J Anaesthiol 1996; 13: 102-15.
18. Hahn RG, Ekengren J. Absorption of irrigating fluid and height of the fluid bag during transurethral resection of the prostate. Br J Urol 1993; 72: 80-3.
19. Sterns RH, Riggs JE, Schochett SS. Osmotic demielination syndrome following correction of hyponatremia. N Engl J Med 1986; 314: 1.535-1.542.
20. Agarwal R, Emmet M. The post-transurethral resection of prostate syndrome: therapeutic proposals. Am J Kidney Dis 1994; 24 (1): 108-111.
21. Jensen V. The TURP syndrome. Can J Anaesth. 1991;38:90-96.
22. Sladen RN. Anesthetic considerations for the patient with renal failure. Anesthesiol Clin North America. 2000;18:863-882.

39

Cuidados Perioperatórios no Transplante Renal

Aline Lourenço Baptista
José Otto Reusing Junior

Introdução

Para a grande maioria dos pacientes com insuficiência renal crônica terminal, o transplante renal é o tratamento de escolha. Ele proporciona maior sobrevida e melhor qualidade de vida se comparado à terapia dialítica[1]. O Registro Brasileiro de Transplantes mostrou sobrevida do paciente em um ano de 96% (doador vivo – DV) e 92% (doador falecido – DF) e em 4 anos de 95% (DV) e 88% (DF). A sobrevida do enxerto renal foi 94% (DV) e 85% (DF) em 1 ano e de 90% (DV) e 78% (DF) em 4 anos. Em 2013 no Brasil, foram realizados 5.433 transplantes renais, sendo que 74,7% foram com doador falecido[2,3].

O envelhecimento da população geral reflete-se no perfil dos receptores de rim, cuja proporção acima de 65 anos tem aumentado progressivamente nos últimos anos. Os principais desafios atuais incluem a escassez de órgãos, tendo em vista que o aumento do número de candidatos é maior que de órgãos ofertados, e a sobrevida a longo prazo, que pouco tem aumentado nas últimas décadas. Além disso, constitui um desafio permanente a redução das complicações inerentes à imunossupressão, como infecção, neoplasia e doença cardiovascular.

Avaliação do receptor de transplante renal

Os candidatos ao transplante renal são pacientes com doença renal crônica (DRC) e taxa de filtração glomerular (TFG) menor que 20 mL/min/1,73 m^2. No Brasil, para ser inscrito em lista de doador falecido, o indivíduo deve ter TFG < 10 mL/min (ou < 15 mL/min se for diabético) ou estar em programa crônico de diálise.

Normalmente o candidato é encaminhado da unidade de diálise ou pelo seu nefrologista a um centro transplantador que o avalia e, se elegível, é listado para doador falecido e/ou transplanta com doador vivo. A avaliação serve para definir o risco clínico, avaliar a motivação, orientar sobre o transplante, programar a imunossupressão e ainda como janela de oportunidade para tratar as comorbidades identificadas.

Os exames realizados estão na Tabela 39.1.

São contraindicações comuns ao transplante renal:

- Doença cardíaca isquêmica ativa ou grave;
- Infecção ativa;
- História de câncer recente (menos que 2-5 anos, dependendo do tipo histológico);

TABELA 39.1	ROTINA DE EXAMES PRÉ-TRANSPLANTE
Exames	
Sorologias	CMV, Toxoplasma, HIV, VHB, VHC, sífilis, Chagas, EBV,
Exames gerais	Hemograma, TP e TTPa, glicose, eletroforese de proteínas, proteína C reativa, perfil de colesterol, AST, ALT, FA, GGT, bilirrubinas, Na, K, Ca, P, gasometria venosa, PTH
	Tipagem sanguínea ABO
Urina	Urina 1 e urocultura (se diurese residual)
Exames complementares	Rx tórax, ECG, US abdômen total
Imunologia	Tipagem HLA e PRA (± *single antigen*)
Outros exames, conforme indicação	Ecocardiograma, US doppler aorto ilíaco, US doppler de veias cava inferior e ilíacas, US doppler de carótidas e artérias vertebrais, cineangiocoronariografia, cintilografia de perfusão miocárdica ou ecocardiograma com estresse, pesquisa de trombofilia, autoanticorpos e complemento.

- Cirrose hepática com hipertensão portal (para transplante renal isolado);
- Dependência de droga de abuso ou doença psiquiátrica ativa;
- Não adesão incorrigível ao tratamento.

Avaliação cardiovascular

O risco cardiovascular da população em diálise é muito alto. Os algoritmos de avaliação cardíaca pré-transplante são heterogêneos e diferentes da avaliação pré-operatória da população geral. A II Diretriz de Avaliação Perioperatória da Sociedade Brasileira de Cardiologia tem nível de evidência C e considera três variáveis no candidato a transplante renal: presença de diabetes mellitus, evento cardiovascular prévio, idade acima de 50 anos. Quando pelo menos duas dessas variáveis estão presentes, procede-se à coronariografia; quando há apenas uma, faz-se um dos testes não invasivos, seja cintilografia ou ecocardiograma com estresse[4]. Estes testes invasivos têm sensibilidade mais baixa nos indivíduos com DRCT, os quais muitas vezes são assintomáticos mesmo com lesão coronária grave.

A presença de doença aterosclerótica coronariana (DAC) implica a manutenção da estatina e do AAS no perioperatório, além do betabloqueador, se estiver em uso. O pós-operatório desses casos é feito em unidade de terapia intensiva (UTI) com monitorização de sintomas, ECG e enzimas cardíacas. Quanto maior o tempo de diálise, maior a prevalência de hipertrofia ventricular e insuficiência cardíaca diastólica.

No Brasil, o critério de alocação utilizado é baseado na compatibilidade HLA (antígeno leucocitário humano). O tempo de espera em lista serve como desempate. Algumas situações especiais como falência de acesso venoso para hemodiálise (oclusão das veias centrais), ser doador de rim ou ser receptor de outro órgão sólido conferem prioridade em lista. Indivíduos priorizados por falência de acesso apresentam mais complicações no perioperatório e têm maior mortalidade.

Avaliação imunológica do receptor e doador

De extrema importância no transplante renal, esta avaliação define o risco de rejeição, e, portanto o esquema imunossupressor a ser utilizado, além do prognóstico do enxerto. Os testes feitos são[5]:

- Tipagem HLA do doador e do receptor
  - Incompatibilidades A e B (classe I) e DR (classe II): quanto menor o número de incompatibilidades HLA (A, B e DR), maior a sobrevida do enxerto a longo prazo. Atualmente se reconhece a importância da compatibilidade também dos *loci* C, DP e DQ.
  - Haploidêntico: o indivíduo cuja metade dos alelos é idêntica ao do doador, no caso, um parente de primeiro grau (pai/mãe).
- PRA (*panel reactive antibodies* – "painel") e *single*
  - PRA: a maioria dos receptores tem Painel zero, ou seja, não possuem anticorpos anti-HLA. Após um evento sensibilizante, como transfusão de hemoderivado, gestação ou transplante prévio (no qual há exposição de um HLA diferente do seu próprio), o indivíduo pode desenvolver anticorpos anti-HLA, cuja presença aumenta o risco de rejeição. Um Painel de 80%, por exemplo, significa que o indivíduo tem anticorpo anti-HLA contra 80% das pessoas naquela população; neste caso diz-se que ele é "hipersensibilizado" e sua chance de achar um doador compatível passa a ser bastante reduzida.
  - *Single antigen*: um dos exames da plataforma Luminex (utilizada para detectar os anticorpos anti-HLA) chama-se *Single antigen;* ele identifica com extrema sensibilidade a intensidade e contra qual antígeno são os anticorpos anti-HLA. Através dele pode-se dizer se o anticorpo é doador-específico (DSA – *donor-specific HLA-antibody*). Apesar das controvérsias, a presença de DSA detectado pelo *Single* confere alto risco de rejeição mediada por anticorpo.
- Prova cruzada por:
  - CDC (citotoxicidade dependente de complemento): exame sempre feito antes de um transplante; seu resultado positivo contraindica o procedimento, pois se associa à rejeição hiperaguda e perda do enxerto. Basicamente, células do doador (linfócitos, gânglios) são incubadas com o soro do receptor para avaliar lise celular com adição de complemento.
  - Citometria de fluxo ("*FACS*"): técnica mais sensível que o CDC, porém menos específica para predizer rejeição.
  - *Crossmatch virtual:* compara-se a tipagem HLA do doador com o *Single* do receptor antecipadamente ao transplante. Não requer a incubação de células do doador com soro do receptor. Pode ser um critério de não aceite de órgão quando se identifica DSA, otimizando o tempo de isquemia.

As condições *sine qua non* para se proceder ao transplante renal são prova cruzada por CDC negativa e compatibilidade ABO. A rejeição hiperaguda, caracterizada por trombose extensa do enxerto nas primeiras horas do transplante, é muito rara atualmente e ocorre quando alguma das condições acima não é obedecida. Por outro lado, existem protocolos bem-sucedidos de transplante ABO incompatível, que incluem a "dessensibilização" prévia com intensa imunossupressão e plasmaférese.

No transplante renal, dá-se muita importância ao risco imunológico, com o qual se define prognóstico do enxerto e o risco de rejeição. A prova cruzada por CDC (*complement-dependent cytotoxicity assay*) negativa é o critério principal para um rim poder ser transplantado no receptor. Em geral, sua execução demora 6 horas e é feita pelos laboratórios de imunologia do sistema de transplantes. A prova cruzada por citometria de fluxo (FACS) é uma alternativa mais sensível, porém não disponível na maioria dos centros[1].

Cuidados intraoperatórios do receptor de transplante renal

A avaliação anestésica é feita baseada na condição clínica e comorbidades do paciente portador de doença renal crônica (Tabela 39.2). É importante avaliar antes

TABELA 39.2	CONSIDERAÇÕES ANESTÉSICAS EM PACIENTES PORTADORES DE DRC	
Alterações sistêmicas relacionadas à DRC	Alterações clínicas	Considerações anestésicas pré-cirúrgica
Renal	Uremia Anúria Hipervolemia	Checar modalidade de terapia renal substitutiva Localização da FAV Peso seco (e peso atual) Diurese residual Avaliar locais de punção de acesso periférico e central
Distúrbios eletrolíticos e ácido-base	Hipercalemia Hipocalcemia Acidose metabólica	Checar eletrólitos e gasometria Se K > 5,5 mmol/L, considerar diálise ou manejo farmacológico
Cardiovascular e respiratória	Insuficiência coronariana HAS Insuficiência cardíaca Arritmias cardíacas Pericardite/derrame pericárdico urêmico Fibrose pulmonar Derrame pleural	Revisar a investigação pré-operatória realizada Suspender BRA e IECA no dia da cirurgia (evitar hipotensão) Manter betabloqueador (evitar taquicardia)
Hematológica	Anemia Disfunção plaquetária e coagulopatia Transfusões sanguíneas prévias – anticorpos Imunossupressão	Checar uso recente de anticoagulantes Checar Hb/Ht, plaquetas e coagulograma e considerar a realização de tromboelastograma Reserva de concentrado de hemácias*, plaquetas* e plasma
Gastrointestinal	Refluxo gastroesofágico Doença péptica ulcerosa Retardo do esvaziamento gástrico	Checar período de jejum Considerar uso de IBPou antagonista H2

Continua...

TABELA 39.2	CONSIDERAÇÕES ANESTÉSICAS EM PACIENTES PORTADORES DE DRC – CONTINUAÇÃO	
Alterações sistêmicas relacionadas à DRC	**Alterações clínicas**	**Considerações anestésicas pré-cirúrgica**
Sistema endócrino	Diabetes *mellitus* Hiperparatireoidismo secundário	Uso de insulina se necessário Checar cálcio
Sistema nervoso central	Neuropatia periférica/ disautonomia Convulsões Ansiedade e transtornos do humor	Considerar pré-medicação ansiolítica
Sistema musculoesquelético	Miopatia Osteodistrofia renal	Checar história de envolvimento cervical

DRC = doença renal crônica; FAV = fístula arteriovenosa; HAS = hipertensão arterial sistêmica; BRA = bloqueador do receptor de angiotensina; IECA = inibidor da enzima de conversão da angiotensina; Hb/Ht = hemoglobina, hematócrito; K = potássio; IBP = inibidor de bomba de prótons.
*Ver cuidados sobre hemotransfusão.

da cirurgia se há sinais de sobrecarga de volume sistêmica, hipercalemia (potássio sérico acima 5,5 mmol/L) e acidose metabólica grave. Nessas situações, deve-se discutir com o nefrologista a realização de diálise ou correção farmacológica antes do procedimento cirúrgico[2] e, se optado pela hemodiálise, manter o paciente 1 a 2 kg acima do peso seco.

O procedimento cirúrgico é iniciado por uma incisão curvilínea feita a partir da sínfise púbica à espinha ilíaca anterossuperior. O rim doado é colocado na fossa ilíaca, abaixo do rim nativo que é tipicamente deixado *in situ*. Os vasos ilíacos são expostos extraperitonealmente e as anastomoses são feitas entre a veia renal e a veia ilíaca externa e a artéria renal e a artéria ilíaca comum, externa ou interna. Para isso, ocorre um período de pinçamento da artéria e veia ilíaca no lado do implante. O ureter do rim transplantado é anastomosado à bexiga (Figura 39.1). Um período crítico durante a cirurgia é quando os *clamps* vasculares são removidos e o rim transplantado é reperfundido[2].

A anestesia geral é considerada a modalidade de escolha no transplante renal. A anestesia geral balanceada (uso de fármacos intravenoso e inalatórios) e a anestesia venosa total são as técnicas mais comumente utilizadas no transplante renal[6].

Durante a cirurgia, atentar para não colocar o manguito de PA do mesmo lado da FAV e reservara monitorização de PA invasiva para pacientes com comprometimento cardiovascular acentuado, sempre protegendo os locais potenciais de futuras fístulas. Ao puncionar um acesso venoso periférico para iniciar a indução anestésica, sempre preservar o membro da FAV funcionante. Deve-se inserir um cateter venoso central para monitorização intraoperatória da pressão venosa central e administração da imunossupressão no pós-operatório, sendo recomendada a punção guiada por ultrassom, dada a possível anatomia venosa distorcida pelos usos de cateteres prévios para hemodiálise. A veia jugular interna direita é o sítio preferido pelo menor risco de estenose venosa, e evitar as veias femo-

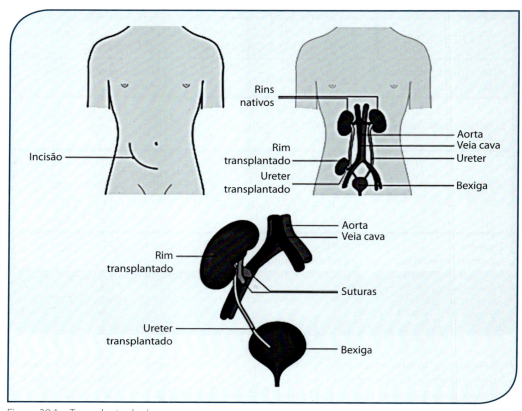

Figura 39.1 – Transplante de rim.

rais, pois a veia renal do rim transplantado é anastomosada na veia ilíaca externa. Em pacientes priorizados para transplante renal por impossibilidade de acesso venoso para hemodiálise, a inserção do cateter central nem sempre será possível devido às estenoses e tromboses venosas prévias. Nesses casos, preferir o uso dos acessos periféricos, dado o alto risco de acidentes nas tentativas de punção do acesso central. Não utilizar o cateter venoso para hemodiálise ou a FAV como vias de acessos durante a anestesia[7], exceto em situação especial indicada pelo nefrologista.

A hidratação adequada com cristaloides durante o intraoperatório é fundamental, dado que a desidratação pode causar função retardada do enxerto devido à diminuição da perfusão renal (ver detalhes no hidratação e controle volêmico). A manutenção da pressão venosa central igual ou maior que 8 mmHg no intraoperatório parece reduzir a incidência de função retardada do enxerto sem comprometimento respiratório ou cardíaco significativos[8]. É importante que a pressão arterial média fique acima de 70-80 mmHg para manter perfusão do enxerto adequada.

O manitol e a furosemida têm sido utilizados para estimular a produção de urina após a reperfusão. A infusão de 20 a 50 gramas de Manitol (100 a 250 mL de manitol a 20%) pouco antes do desclampeamento da anastomose vascular reduz a incidência de lesão renal aguda. Já a infusão de 3-5 mg/kg de furosemida é administrada enquanto a anastomose vascular é confeccionada, embora não se sabe se ela melhora a função precoce do enxerto ou simplesmente aumenta a quantidade de produção de urina do rim nativo (quando há diurese residual). Dessa forma, a indicação para o uso desse diurético de alça no intraoperatório é a sobrecarga volêmica, pela sua associação com disfunção pulmonar e cardíaca[6,9].

A função retardada do enxerto (DGF) é definida habitualmente como necessidade de diálise na primeira semana após o transplante; ela tem impacto na sobrevida e função do enxerto. Quanto maior o tempo de isquemia fria, maior o risco de DGF[10]. Tempo de isquemia acima de 24 horas é considerado alto; salvo exceções, rins acima de 36 horas são descartados. No transplante renal de doador falecido, a solução de preservação utilizada tem impacto na incidência DGF e talvez na sobrevida a longo prazo. Quando o risco de DGF é alto, recomenda-se evitar utilizar Eurocollins[1], que é a mais barata, mas com pior resultado; as soluções Univ. Wisconsin (Belzer), HTK (Custodiol), Celsior e IGL-1 são preferíveis[11].

Cuidados no pós-operatório do receptor de transplante renal

Avaliação inicial do paciente

Ao receber o paciente no pós-operatório imediato da cirurgia, deverá ser avaliada a história clínica (avaliação pré-operatória, manejo e intercorrências cirúrgicas e anestésicas), realizar o exame físico completo, checar parâmetros clínicos (pressão arterial, frequência cardíaca, perfusão periférica, temperatura, saturação de O_2, glicemia capilar), realizar ECG de admissão e checar a presença de acessos venosos central e periférico. Importante avaliar o acesso utilizado para hemodiálise: se fístula arteriovenosa (FAV) ou prótese vascular, checar a presença de frêmito e complicações locais (hiperemia, hematomas); se cateter de curta permanência ou tunelizado, avaliar aspecto do óstio e túnel (hiperemia, presença de secreção) e sua data de implante. No paciente que realiza diálise peritoneal, avaliar o aspecto do cateter implantado (aspecto do túnel, óstio e data de implante). Avaliar diurese (detalhes no item hidratação e controle volêmico) e a presença de drenos.

Exames

A relação dos principais exames laboratoriais encontram-se na Tabela 39.3. Uma radiografia de tórax é realizada na admissão para checar a posição do cateter venoso central, possíveis complicações e se há congestão pulmonar.

Prescrição médica

A prescrição médica do paciente transplantado renal deverá sempre ser individualizada. Porém, deve-se atentar a alguns itens:

TABELA 39.3	EXAMES LABORATORIAIS NO PÓS-TRANSPLANTE RENAL
	Exames laboratoriais
Admissão	HMG, ureia, creatinina, sódio, potássio, magnésio, cálcio iônico, fósforo, cloro, gasometria venosa, coagulograma Se cateter de hemodiálise, incluir hemoculturas Urocultura Se alto risco cardiológico: seriar troponina I, CKMB e CPK
Exames diários (durante cuidados intensivos)	HMG, ureia, creatinina, sódio, potássio, cálcio, gasometria venosa

HMG = hemograma completo; CKMB = fração MB da creatinofosfoquinase; CPK = creatinofosfoquinase.

- **Imunossupressão**: fundamental no transplante de órgãos, a imunossupressão serve para prevenir a rejeição e prolongar a sobrevida do enxerto. Para indução no transplante renal, as drogas mais utilizadas são o basiliximabe e a globulina antilinfocitária (ATG ou timoglobulina), que são administradas logo antes ou durante o transplante. Além delas, quase todos os protocolos incluem uma dose de metil-prednisolona imediatamente antes da cirurgia. A escolha da imunossupressão é feita pelo nefrologista que assiste o paciente e pode seguir protocolos específicos. Habitualmente quando o risco de rejeição é alto (paciente sensibilizado, por exemplo) é utilizado agente depletor de linfócitos; no baixo risco, basiliximabe. No transplante HLA idêntico normalmente utiliza-se apenas metilprednisolona. Na Tabela 39.4

TABELA 39.4	DROGAS USADAS PARA INDUÇÃO E CUIDADOS ASSOCIADOS		
Droga e dose	**Mecanismo de ação**	**Efeitos adversos principais**	**Cuidados na administração**
Metilprednisolona, 250-500 mg	Glicocorticoide	Uso curto: aumento do risco de infecção, hiperglicemia, retenção hídrica, úlcera péptica, alterações psiquiátricas, entre outras	Infundir em 30 minutos Diluir em SF/SG5% 100-250 mL
Globulina antilinfocitária/antitimocitária (ATG, Timoglobulina, Atgam), total de 3-10 mg/kg dividida em doses de 1-2 mg/kg EV	Depleção de linfócitos (principalmente CD3), indução de células T regulatórias	Linfopenia, leucopenia, anemia, plaquetopenia. *Rash*, reação de infusão (inlcuindo SRIS e hipotensão), doença do soro, anafilaxia. Infecções e neoplasias	Infundir em acesso venoso central, veia calibrosa ou FAV Diluir em SF/SG5% 500 mL, infusão lenta (> 4-6 h) Risco de EAP Pré-tratamento com corticoide, anti-histamínico e antitérmico
Basiliximabe, 20 mg (no d0 e d4) EV Anticorpo anti-CD25 (receptor da IL-2). Inativa células T		Baixíssima incidência de efeito adverso. Raramente reação de hipersensibilidade ou citopenia	Administrar a 1ª dose cerca de 2 h antes do transplante
Alentuzumabe, 30 mg EV	Anticorpo anti-CD52. Depleção linfocitária e de APC	Linfopeniaintensa e prolongada, leucopenia, plaquetopenia. Reação de infusão, incluindo SRIS. Infecções e neoplasias	Infundir em 2 h Pré-tratamento com corticoide, anti-histamínico e antitérmico
Imunoglobulina humana em dose alta (IVIG), total de 2 g/kg dividida em 2 doses EV		Reação do soro; lesão tubular aguda (nefrose osmótica); hipervolemia	Diluir em SF/SG 5% 500 mL, infusão lenta (> 6 h), risco de EAP

SRIS = síndrome da resposta inflamatória sistêmica; FAV = fístula arteriovenosa; EAP = edema agudo de pulmão.

estão listados as características das drogas usadas para indução.

- Logo nas primeiras 24 horas é iniciada a chamada imunossupressão de manutenção, que é constituída tipicamente por 3 drogas: glicocorticoide, inibidor de calcineurina e antimetabólito. Os tipos de droga e doses variam entre os centros e dependem basicamente do risco imunológico. O inibidor de calcineurina é a droga mais importante; o tacrolimo é a mais utilizada, com objetivo de manter o nível sanguíneo entre 8-12 ng/mL no primeiro mês (pode ser mais baixo se usado ATG). Como alternativa ao tacrolimo, a ciclosporina ainda é usada em alguns hospitais. O micofenolato (sódico ou mofetila) é o antimetabólito de escolha; a azatioprina é a alternativa. Outras drogas menos utilizadas incluem

o everolimo e o sirolimo, que são inibidores da mTOR. O nível sanguíneo de tacrolimo, ciclosporina, everolimo e sirolimo deve ser monitorizado e repetido após 3-5 dosagens depois da última mudança de dose.

- **Profilaxias:** as profilaxias recomendadas estão listadas na Tabela 39.5.

- **Analgesia:** não devem ser prescritos anti-inflamatórios não esteroidais devido ao alto risco de insuficiência renal aguda no contexto do transplante. No caso de dor moderada a intensa, associar aos analgésicos comuns (como dipirona e paracetamol) os opioides como tramadol e codeína, ambos com dose ajustada para função renal. Se for necessário o uso de doses maiores de codeína (que é metabolizada em morfina) ou de morfina, atentar para o acúmulo de meta-

TABELA 39.5	PROFILAXIAS RECOMENDADAS NO PÓS-OPERATÓRIO DE TRANSPLANTE RENAL	
Profilaxia	**Medicamentos possíveis**	**Comentários**
Infecção urinária, Toxoplasma e *Pneumocystis*	Sulfametoxazol-trimetoprim 400/80 mg VO por dia	
Citomegalovírus	Ganciclovir EV ou Valganciclovir VO ou Valaciclovir VO	A dose deve ser ajustada para função renal[12] Iniciar até o 7º PO Receptores soropositivos que não recebem ATG podem fazer apenas terapia preemptiva
Antiparasitária	Ivermectina VO ou Tiabendazol VO	
Sítio cirúrgico	De acordo com o protocolo local. Possibilidades: Cefazolina EV 2 dias ou Amicacina EV DU	
Úlcera de estresse	Inibidor de bomba de próton ou antagonista H2	
Tromboembolia venosa	Heparina não fracionada	Apenas em casos selecionados e considerados de alto risco para TEV

bólitos ativos (morfina-6-glucuronide) no paciente com disfunção renal. A farmacocinética de opioides como o fentanil é inalterada na insuficiência renal, sendo o uso de bomba intravenosa de PCA (*patient-controlled analgesia*) de fentanil uma opção de controle de dor no pós-operatório.

- **Reconciliação medicamentosa:** habitualmente, aceitam-se pressões arteriais mais elevadas no PO do transplante. Sendo assim, avaliar criteriosamente a reintrodução e a dose dos anti-hipertensivos de uso prévio, para evitar a ocorrência de hipotensão nessa fase. Betabloqueadores, ácido acetilsalicílico e estatinas devem ser reintroduzidas conforme a avaliação cirúrgica pré-operatória e o risco cardiológico do paciente.
- **f) Diuréticos:** não há estudos que mostram benefícios relacionados ao uso de diuréticos de alça (furosemida) em relação à necessidade de diálise, melhor prognóstico ou menor duração da lesão renal aguda no transplante renal. Seu uso é muito comum no transplante com doador falecido que evolui com oligúria (necrose tubular aguda) e hipervolemia; ele deve ser direcionado para o ajuste volêmico e para controle da hipercalemia[13].

- **Exemplo de prescrição médica na Figura 39.2.**

Hidratação e controle volêmico

A expansão volêmica adequada com cristaloide durante o intraoperatório e nos primeiros dias após o transplante renal é fundamental, dado que a hipovolemia ou hipotensão podem causar função retardada ou disfunção do enxerto devido à diminuição da perfusão renal. As condutas podem seguir a Figura 39.2[10,13].

Os coloides (albumina, amidos ou *starches*) não são recomendados para expansão volêmica no transplante renal, pois não há estudos que mostrem superioridade em relação ao cristaloide; além disso, os amidos podem causar lesão tubular. O soro fisiológico (SF) está associado a maior incidência de acidose metabólica hiperclorêmica e hipercalemia, porém sem impacto demonstrado na função do enxerto[13]. Sugerimos monitorar a acidose metabólica e dar preferência a soluções balanceadas, quando possível (ringer

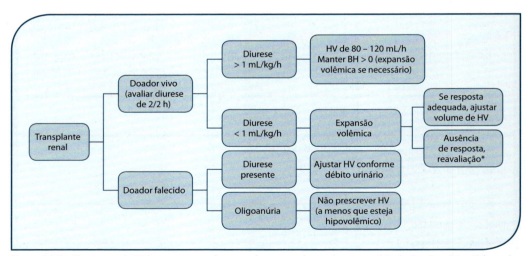

Figura 39.2 – Esquema de HV no receptor de transplante renal no pós-operatório (primeiras 24 - 48 horas).
HV = hidratação endovenosa de manutenção; BH = balanço hídrico.
*A reavaliação deve ser imediata para excluir complicação vascular aguda do enxerto renal (trombose venosa ou arterial).

TABELA 39.6	**EXEMPLO DE CABEÇALHO E PRESCRIÇÃO DE 1º PO DE TRANSPLANTE RENAL**

Identificação: MCS*, 38 anos

1º PO Tx renal doador falecido
- Doador masc, 54 anos, HAS, TCE, creatinina 1,1, TIF 26 horas; solução Belzer
- PRA 30%, sem DSA, indução com ATG, sem duplo J

DRCT por nefrite lúpica

Hemodiálise 2009-2015, diurese residual 100 mL/dia. Acesso atual: FAV MSE

HAS, hiperparatireoidismo secundário, HVE (septo 14, FE 66%)

Prescrição médica básica

1. Dieta leve hipossódica oral, restrição hídrica 800 mL/dia

2. Glicose 50% 250 mL EV em 24 h (BIC) (durante jejum)

3. Hidrocortisona 100 mg EV 8/8 h

4. Timoglobulina (ATG) 100 mg EV ACM (diluir em SG 5% 500 mL, infundir em 4 h)

5. Tacrolimo 5 mg VO 12/12 h (administrar às 6 e 18 h)

6. Micofenolato mofetila 1.000 mg VO 12/12 h

7. Pantoprazol 40 mg VO cedo em jejum

8. Sulfametoxazol-trimetoprima 400-80 mg VO à noite

9. Ganciclovir 50 mg EV 3 vezes por semana (após hemodiálise)

10. Ivermectina 12 mg VO (d 2/2)

11. Dipirona 2 g EV 6/6 h

12. Metoclopramida 5 mg EV 8/8 h SN

13. Tramadol 100 mg EV 8/8 h SN

14. Controle rigoroso de diurese 4/4 h e sinais vitais

15. Peso diário

16. Ultrassom doppler do rim transplantado hoje

*Paciente oligoanúrico.

lactato, solução com bicarbonato ou Plasmalyte), observando sempre o nível sérico de potássio. Um importante indicador da volemia é o peso do paciente, o qual deve ser avaliado diariamente junto do balanço hídrico[14].

A diurese residual dos rins nativos pode mascarar eventual disfunção do enxerto. Com relação aos eletrólitos (potássio, cálcio, magnésio, fósforo), sua reposição pode ser necessária devido a perda renal frequente, principalmente se alto volume de diurese.

Hemodiálise

A hemodiálise não é realizada no pós-operatório de rotina[13]. Entretanto, ela está indicada se houver hipervolemia grave ou hipercalemia refratárias. Não utilizar heparina durante a hemodiálise pelo risco de sangramento.

Pressão arterial

A pressão arterial sistólica deve ser rigorosamente mantida acima de 100 mmHg, e a pressão média preferencialmente acima de 75 mmHg. Qualquer redução pode comprometer a função do enxerto. Episódios de hipotensão devem ser tratados com expansão volêmica e/ou vasopressor (preferencialmente noradrenalina), conforme o quadro clínico.

Não há evidências que suportem o uso de baixa dose de dopamina no perioperatório do transplante renal, tanto em relação à diminuição de função retardada do enxerto ou de melhora dos níveis de creatinina sérica no médio e longo prazo; além disso, seu uso pode induzir arritmias. As evidências atuais também não suportam o uso de agonistas dopaminérgicos alternativos, como o Fenoldopam, para melhora dos desfechos[13].

A hipertensão arterial, comum nos pacientes dialíticos, pode ser tolerada no pós-operatório se não houver urgência hipertensiva. Em geral, os pacientes são mantidos levemente hipertensos nesta fase. Se necessário, os anti-hipertensivos habitualmente utilizados neste contexto incluem antagonistas do canal de cálcio diidropiridínicos (anlodipino, nifedipino), betabloqueadores (atenolol, propanolol, esmolol), clonidina e diuréticos (furosemida, tiazídicos). Os diuréticos devem ser usados se houver sinais de hipervolemia ou edema; nestes casos a expansão volêmica também deve ser suspensa. A diálise é fundamental no caso de oligoanúria com hipervolemia.

Profilaxia de eventos trombóticos

O risco de trombose (arterial e venosa) e de sangramento é aumentado em indivíduos com doença renal crônica, especialmente em hemodiálise[15]. Além de trombofilias, com destaque para os anticorpos antifosfolípides, frequentemente fatores cirúrgicos e anatômicos estão envolvidos na patogênese da trombose do enxerto renal (venosa ou arterial), que ocorre em cerca de 2% dos transplantes[16]. O uso profilático de agentes antitrombóticos reduz esse risco ao custo de um aumento de sangramento no período pós-operatório imediato, coma eventual necessidade de reintervenção e danos para o enxerto. Dessa forma, não recomendamos terapia antitrombótica de rotina nos pacientes transplantados renais, seja com heparina não fracionada ou heparina de baixo peso molecular[1]. Entretanto, esta profilaxia é realizada quando o paciente já tem uma trombofilia diagnosticada ou já teve evento trombótico espontâneo, especialmente trombose de um enxerto prévio. Nestes casos, o ácido acetilsalicílico (AAS) é mantido no peritransplante e a heparina é iniciada em dose baixa (10.000 UI/dia) apenas quando não há sangramento nem "babação" da ferida operatória[17]. Nos pacientes que têm indicação de uso crônico de antiagregante plaquetário, o AAS não deve ser interrompido. O transplante renal não é habitualmente realizado na vigência de outros antiagregantes plaquetários como clopidogrel.

Quando há previsão de heparina profilática, dificuldade técnica no reimplante ureteral ou risco de sangramento, o cirurgião costuma deixar um dreno de vigilância na loja renal. Débito alto no dreno pode indicar sangramento, linforreia ou fístula urinária. A análise bioquímica (ureia, creatinina, potássio, hematócrito) pode ajudar no diagnóstico[18].

Stent ureteral

Não há consenso quanto à colocação profilática de *stent* ureteral (cateter duplo-J) no transplante; portanto sua rotina varia entre os centros[19]. Sua colocação universal reduz a incidência de complicações urológicas maiores[20]. No HCFMU-SP, ele é implantado nos casos de cirurgia complicada ou alteração do ureter que aumente o risco de estenose ou fístula urinária, por exemplo ureter fino. Geralmente o cateter duplo-J é retirado entre 4-6 semanas após o transplante. Sua presença pode estar associada a maior risco de infecção urinária[21] e nefropatia pelo poliomavírus[22], de modo que tais pacientes devem receber profilaxia com sulfametoxazol-trimetoprim[1].

Permanência da sonda vesical

A sonda vesical (aberta), ao reduzir a pressão intravesical, protege a suturado ureter na bexiga e parece reduzir a incidência de fístula urinária. Por outro lado, pode ser uma fonte de infecção, prolongando o tempo de internação devido à infecção do trato urinário. Além disso, é controversa a data ideal para remoção da sonda, sendo que sua retirada deve ser indicada pelo cirurgião (geralmente, no quinto dia pós-operatório).

Transfusão de hemocomponentes

Nos pacientes candidatos ao transplante renal e nos transplantados, principalmente em pacientes sensibilizados, deve-se evitar ao máximo a transfusão de hemoderivados pelo risco de alossensibilização[23,24]. O tratamento com estimulantes da eritropoese (como eritropoetina) e a correção de outros fatores relacionados à anemia nesses pacientes (deficiência de ferro, vitaminas, acidose) devem ser otimizados[1]. Se houver indicação absoluta de transfusão de hemácias ou plaquetas, o componente deve ser obrigatoriamente leucodepletado (filtrado) e irradiado para reduzir os riscos de aloimunização e GVHD (*graft-versus-host disease*), respectivamente.

Ultrassonografia doppler do enxerto renal

A realização do ultrassom doppler do enxerto deve ser feita no primeiro dia após o transplante para pesquisa de complicações precoces, como coleções e trombose do enxerto. Além disso, ele auxilia na avaliação de causas comuns de disfunção do enxerto, como complicações vasculares (oclusão arterial, estenose de artéria renal, trombose venosa, fístula arteriovenosa após biópsia do enxerto), do sistema coletor (urinoma, fístula urinária, obstrução urinária, cálculo) e coleções perinefríticas (linfocele, hematoma, abscesso)[25]. Por fim, o ultrassom é utilizado para guiar a biópsia do enxerto quando indicada[23].

Complicações

Estão listadas na Tabela 39.7 complicações precoces mais comuns no receptor de transplante renal.

Dicas

- Volume:
  - Enxerto de doador falecido com NTA esperada, oligúria e ausência de hipovolemia: restringir aporte de volume (oral, soros e diluições) e evitar expansão volêmica;
  - Enxerto de doador vivo: repor perdas da diurese + expansão conforme necessidade. Normalmente recebe 3-4 litros de soro de manutenção nos primeiros dias de pós-operatório.
- Dosagem de tacrolimo sempre no vale (coleta do sangue imediatamente antes da próxima dose), no mínimo após 3 administrações após a última mudança da dose.
- Administração de ATG e IVIG: cuidado com o paciente congesto ou hipervolêmico (risco de EAP). Se necessário, dialisá-lo antes.
- Tomografia é o exame de escolha para detecção de hematoma retroperitoneal pós-transplante (US tem baixa sensibilidade).
- Oligúria ou redução abrupta da diurese após um transplante renal de doador vivo:

TABELA 39.7	COMPLICAÇÕES PRECOCES MAIS COMUNS NO TRANSPLANTE RENAL	
Complicação	**Causas**	**Comentários**
Complicação clínica		
Hipotensão e choque	Hipovolemia Reação anafilática durante a infusão do ATG ou imunoglobulina Sepse grave ou choque séptico Sangramento e choque hemorrágico Choque cardiogênico	Aumentam o risco de função retardada do enxerto Manejo com expansão volêmica e drogas vasoativas – noradrenalina pode ser utilizada
Edema agudo de pulmão	Hipertensivo Hipervolemia Infarto agudo do miocárdio Arritmia cardíaca Insuficiência cardíaca descompensada	
Arritmia cardíaca	Distúrbios eletrolíticos (hipercalemia, hipocalemia, hipomagnesemia) Infarto agudo do miocárdio	
Infarto agudo do miocárdio Acidente vascular cerebral	Lesões ateroscleróticas prévias Hipotensão, anemia aguda e desbalanço entre oferta e consumo de O_2; estresse cirúrgico	Manter profilaxia secundária com ácido acetilsalicílico nos receptores com doença cardiovascular aterosclerótica
Complicações do acesso para hemodiálise do receptor	Trombose da fístula arteriovenosa (FAV) Infecção de corrente sanguínea associada ao cateter de hemodiálise Infecções de óstio ou túnel de cateter tunelizado para hemodiálise	Na ausência de frêmito na FAV ou prótese vascular, comunicar imediatamente a equipe de cirurgia vascular para avaliar o acesso Retirar o cateter e trocar o sítio de punção se infecção
Relacionada ao enxerto		
Função retardada do enxerto[10]	Relacionadas ao doador: Tempo de isquemia fria acima de 24h Doador acima de 55 anos Uso de inotrópicos no doador Causas pré-renais, renais e pós-renais do enxerto: Hipovolemia do receptor Anticorpos contra o doador Obstrução urinária	· Definida como necessidade de diálise na primeira semana após o transplante · Comum no transplante renal de doador falecido · É uma lesão renal aguda do enxerto que resulta em oligúria, aumento da imunogenicidade do enxerto (e risco de rejeição aguda) e diminuição da sua sobrevida

Continua...

Capítulo 39 — Cuidados Perioperatórios no Transplante Renal

TABELA 39.7	COMPLICAÇÕES PRECOCES MAIS COMUNS NO TRANSPLANTE RENAL – CONTINUAÇÃO	
Complicação	**Causas**	**Comentários**
Relacionada ao enxerto		
Rejeição aguda[7]	Celular (linfócito T mediada) Humoral (por anticorpo anti-HLA doador-específico)	Apresenta-se clinicamente com piora de função renal Diagnosticada por biópsia do enxerto renal Tratamento deve ser iniciado mais precoce possível (também recomendado para a rejeição aguda subclínica e *borderline*)
Complicação cirúrgica		
Hematoma perienxerto e retroperitoneal	Sangramento cirúrgico	USG é o exame inicial, porém tem baixa sensibilidade para hematoma retroperitoneal. Considerar TC.
Fístula urinária	Deiscência da anastomose Necrose de ureter (ureter hipovascularizado – artéria polar inferior do enxerto trombosada/ ligada é um fator de risco)	Caracteristicamente, dor intensa e súbita e redução da diurese, as vezes com abaulamento inguinal ou escrotal. Ocorre nas primeiras 2 semanas
Complicações vasculares do enxerto renal	Trombose da artéria ou veia do enxerto renal	Ocorre nos primeiros dias e costuma se apresentar com oligúria. Se venosa, ocorre abaulamento da loja. Diagnóstico pelo US doppler (ausência de fluxo e diástole zero). Requer avaliação cirúrgica imediata
Infecções	Pielonefrite aguda Infecções bacterianas (germes comuns da flora hospitalar) Infecção de ferida operatória Infecções virais, especialmente por CMV	O diagnóstico de citomegalia é feito por PCR quantitativo ou antigenemia pp65 no sangue periférico e não ocorre antes do 10º dia pós-transplante. O tipo de indução e a sorologia do receptor/ doador definem o risco (D+/R- > D+/R+ > D-)

FAV = fístula arteriovenosa; TGI = trato gastrointestinal; USG = ultrassonografia; CMV = citomegalovírus.

avaliar se a SVD está ocluída/pinçada, chamar imediatamente o cirurgião e realizar US doppler do enxerto com urgência.

- SVD: deve ser mantida pelo menos até o 5º PO e retirada apenas após a liberação do cirurgião;
- PA: hipertensão leve permissiva;
- IECA, BRA e AINE: contraindicados nos primeiros dias.
- Ajuste de dose das drogas para a taxa de filtração glomerular atual, que pode variar diariamente (conforme recuperação da função do enxerto). Na fase de queda da creatinina, o clearance de creatinina de 6 horas é melhor do que a estimativa por fórmulas baseadas no seu valor estático.
- Cuidados com acesso para hemodiálise:
  - Cateter venoso de hemodiálise: não deve ser utilizado para exames nem administração de medicação. Usá-lo apenas em casos de urgência extrema e na ausência de outro acesso vascular; lembrar que deve ser manipulado com técnica estéril e que a heparina do seu interior deve ser aspirada.
  - FAV funcionante: o membro não deve ser garroteado nem ser usado para aferição da pressão arterial. O uso da FAV para medicação pode ser feito por profissional experiente e após liberação do nefrologista.

Referências bibliográficas

1. Abramowicz D, Cochat P, Claas FH, Heemann U, Pascual J, Dudley C, et al. European Renal Best Practice Guideline on kidney donor and recipient evaluation and perioperative care. Nephrol Dial Transplant. 2014.
2. Karmarkar S, Armstrong C. Kidney transplantation. Anaesthesia & Intensive Care Medicine.10(5):240-5.
3. VD G, L P, (editores). Dimensionamento dos Transplantes no Brasil e em cada estado (2006-2013). Registro Brasileiro de Transplantes 2013 (veículo oficial da ABTO). XIX;4.

4. Gualandro DM YP, Calderaro D, Marques AC, Pinho C, Caramelli B, et al. II Diretriz de Avaliação Perioperatória da Sociedade Brasileira de Cardiologia. Arquivos brasileiros de cardiologia. 2011;96(3 supl.1):1-68.
5. Pascual J, Abramowicz D, Cochat P, Claas F, Dudley C, Harden P, et al. European renal best practice guideline on the management and evaluation of the kidney donor and recipient. Nefrologia. 2014;34(3):293-301.
6. Spiro MD, Eilers H. Intraoperative care of the transplant patient. Anesthesiology clinics. 2013;31(4):705-21.
7. Jankovic Z, Sri-Chandana C. Anaesthesia for renal transplant: Recent developments and recommendations. Current Anaesthesia and Critical Care.19(4):247-53.
8. Siedlecki A, Irish W, Brennan DC. Delayed graft function in the kidney transplant. Am J Transplant. 2011;11(11):2279-96.
9. Ricaurte L, Vargas J, Lozano E, Diaz L, Organ Transplant G. Anesthesia and kidney transplantation. Transplant Proc. 2013;45(4):1386-91.
10. Diaz GC, Wagener G, Renz JF. Postoperative care/critical care of the transplant patient. Anesthesiology clinics. 2013;31(4):723-35.
11. Parsons RF, Guarrera JV. Preservation solutions for static cold storage of abdominal allografts: which is best? Current opinion in organ transplantation. 2014;19(2):100-7.
12. Kotton CN, Kumar D, Caliendo AM, Asberg A, Chou S, Danziger-Isakov L, et al. Updated international consensus guidelines on the management of cytomegalovirus in solid-organ transplantation. Transplantation. 2013;96(4):333-60.
13. Schnuelle P, Johannes van der Woude F. Perioperative fluid management in renal transplantation: a narrative review of the literature. Transplant international : official journal of the European Society for Organ Transplantation. 2006;19(12):947-59.
14. Kasiske BL, Zeier MG, Chapman JR, Craig JC, Ekberg H, Garvey CA, et al. KDIGO clinical practice guideline for the care of kidney transplant recipients: a summary. Kidney Int. 2010;77(4):299-311.
15. Lutz J, Menke J, Sollinger D, Schinzel H, Thurmel K. Haemostasis in chronic kidney disease. Nephrol Dial Transplant. 2014;29(1):29-40.
16. Kujovich JL. Thrombophilia and thrombotic problems in renal transplant patients. Transplantation. 2004;77(7):959-64.
17. Coentrão L SS, Bustorff M, Santos J, Pestana M. Assessment of thrombotic risk in renal transplantation. Port J Nephrol Hypert. 2009;23(4):299-307.

Desde 2010, mais dois genes susceptíveis foram identificados. Mutações no gene TMEM 127 foram em primeiro lugar associadas apenas a feocromocitomas adrenais, mas desde então têm sido encontradas em tumores com outras localizações. Tumores associados a mutações no gene MAX são mais comuns na glândula adrenal e tendem a ser bilaterais[9].

Estudos recentes sugerem que as mutações no geneMAX também têm um maior potencial metastático (~ 10%) do que a maioria dos outros genes de susceptibilidade (< 5%), além de SDHB[10]. O risco de malignidade em tumores com mutações SDHB (paragangliomas familiares) varia na literatura de 31% a 71%. Assim, testes genéticos para pacientes com estes tumores é de extrema importância tendo em conta os diferentes riscos associados com o desenvolvimento de múltiplos tumores primários, recidiva ou metástases. Não existem orientações formais para o rastreio de toda população portadora de feocromocitoma, porém cada vez mais os estudos sugerem isso[7,8].

Pacientes com uma mutação estabelecida ou síndrome hereditária podem manifestar a doença em uma idade mais jovem do que os portadores de tumores esporádicos, enquanto tumores secretores de epinefrina tendem a acorrer em uma idade mais avançada. Em idosos, feocromocitomas são usualmente esporádicos e podem não apresentar sintomatologia e sinais típicos[11].

Apresentação clínica

A apresentação clínica do feocromocitoma é muito variável. Alguns pacientes experimentam sintomas severos e dramáticos enquanto outros têm sintomas mínimos ou mesmo ausentes. Os sintomas clássicos são causados pela liberação episódica de catecolaminas na circulação, resultando em cefaleia, picos hipertensivos, palpitações, ansiedade e diaforese. A tríade clássica do feocromocitoma de cefaleia, diaforese e palpitação é vista em aproximadamente 20-40% dos pacientes e tem alta especificidade (93.8%) e sensibilidade (91%) em pacientes hipertensos[12].

Hipertensão arterial sistêmica pode ser encontrada em 70-90% dos pacientes portadores do tumor, sendo paroxística em aproximadamente 48% ou persistente em 29%[12,13]. A severidade da hipertensão é influenciada pela quantidade de catecolaminas liberadas na circulação e da resposta cardiovascular a essas catecolaminas. Pressão arterial normal pode ocorrer (13% dos casos) em pacientes assintomáticos devido aos altos níveis de catecolaminas circulantes causarem um *downregulation* nos receptores catecolaminérgicos[12,14]. Cefaleia e hipertensão ocorrem tipicamente em tumores secretores de norepinefrina, enquanto hipotensão ortostática, lipotimia, síncope, sudorese, ansiedade e palpitação ocorrem nos secretores de dopamina ou epinefrina[11,12].

Apresentações menos comuns são leucocitose, manifestações gastrointestinais como náuseas, vômitos e dor abdominal; manifestações cardiovasculares como infarto agudo do miocárdio, angina, arritmias, insuficiência cardíaca e edema pulmonar; manifestações neurológicas como acidente vascular cerebral e déficits focais; metabólicas como intolerância a glicose e/ou diabetes *mellitus* pela inibição da liberação de insulina pelas catecolaminas, hipercalcemia quando associado com adenomas de paratireoides, diarreia e distúrbios hidroeletrolíticos quando co-secretores de peptídeo intestinal vasoativo (VIP), síndrome de Cushing e acromegalia em co-secretores de cortisol/ACTH e hormônio do crescimento (GH), respectivamente[11,12].

Alguns dos sintomas descritos acima podem se tornar aparentes apenas durante procedimentos como cistoscopia, colonoscopia, indução anestésica, ingestão de alimentos contendo tiramina e medicamentos inibidores da monoaminoxidase (MAO).

Segundo R. Hodin *et al.*, existem algumas situações nas quais o médico deve suspeitar de feocromocitoma e considerar uma investigação bioquímica para confirmar a suspeita diagnóstica (Tabela 40.2).

Diagnóstico

O diagnóstico de feocromocitoma é realizado através da confirmação do excesso de catecolaminas circulatórias, seguido pela localização anatômica do tumor.

É recomendada como teste inicial a dosagem das metanefrinas plasmáticas livres ou a dosagem das metanefrinas urinárias fracionadas[7]. Há evidências de que a dosagem plasmática livre ou urinária fracionada das metanefrinas são superiores a outros testes diagnósticos de excesso de catecolaminas em feocromocitomas. A base teórica disso se dá a partir do entendimento do metabolismo das catecolaminas[16-18]. De acordo com este entendimento, as metanefrinas livres são produzidas no interior das células cromafins suprarrenais (ou de tumores derivados dessas células) pela enzima catecolamina O-metiltransferase ligada à membrana celular. A falta desta enzima nos nervos simpáticos, principal local de metabolismo da noradrenalina, significa que os metabólitos metilados-S são marcadores específicos de células cromafins. Mais importante ainda, estes metabólitos são produzidos continuamente dentro dos tumores por um processo que é independente da liberação exocitótica das catecolaminas, o que para alguns tumores ocorre a taxas baixas ou é de natureza episódica[7].

Evidências iniciais de que as medidas de metanefrinas livres no plasma oferecem vantagens para o diagnóstico de feocromocitoma sobre outros testes foi descrito pela primeira vez por Lenders *et al.*[19]. A especificidade diagnóstica foi equivalente a outros testes, mas asensibilidade foi superior. Um estudo do NIH (*National Institutes of Health*) envolvendo pacientes selecionados com feocromocitomas hereditários estabelece excelente sensibilidade (97%), bem acima dos 47 a 74% de outros ensaios[20]. Relatório do NIH, com experiência acumulada de mais de 800 pacientes, estabeleceu a superioridade das metanefrinas plasmáticas para o diagnóstico quando comparada com combinações de outros testes[21].

A superior sensibilidade das metanefrinas urinárias sobre as catecolaminas e ácido vanilmandélico (VMA) urinários para o

TABELA 40.2	QUANDO SUSPEITAR DE FEOCROMOCITOMA
Avaliação bioquímica claramente indicada	
Hipertensão arterial resistente ao tratamento com múltiplas drogas anti-hipertensivas Episódios hiperadrenérgicos (ansiedade ou palpitação ou diaforese) Incidentaloma adrenal em pacientes assintomáticos História familiar de feocromocitoma ou síndrome familiar predisponente	
Avaliação bioquímica deve ser fortemente considerada	
Hipertensão paroxística Ataques ansiosos não explicados Cardiomiopatia idiopática Hipertensão ou cardiomiopatia em pacientes jovens (< 25 anos) Resposta pressórica durante anestesia ou sedação	

R. Hodin et al; Current Problems in Surgery 51 (2014) 151-187.

diagnóstico do tumor foi sugerida pela primeira vez a partir de uma meta-análise por Manu e Runge[22]. Este foi seguido por análises de estudos que revelaram resultados falso-negativos para medições de catecolaminas da urina e VMA, e maior precisão com medidas de metanefrinas urinárias[23-27]. Essas dosagens devem preferencialmente ser realizadas pelos métodos laboratoriais de cromatografia líquida com espectrofotometria de massa ou métodos de detecção eletroquímicos e com o paciente na posição supina[7].

Uma vez confirmada a presença de feocromocitoma pelos exames laboratoriais, o tumor deve ser localizado. Para isso, os principais métodos de imagem utilizados são a Tomografia Computadorizada com contraste (CT), Ressonância Nuclear Magnética (RNM) e a Cintilografia com 123 ou 131 I-metaiodobenzilguanidina (MIBG).

A CT com contraste é um ótimo método inicial para a localização do tumor com sensibilidade em torno de 88% a 100%, mas assim como a ressonância nuclear magnética (RNM) possui baixa especificidade[28,29]. Na CT o feocromocitoma pode apresentar-se homogêneo, heterogêneo, sólido, cístico ou necrótico, possui uma alta atenuação ao contraste (> 10 unidades Hounsfield) com <50% de *washout* em 10 minutos após infusão do contraste[30]. A CT de abdômen e pelve é um excelente exame inicial já que a grande maioria dos feocromocitomas possuem essa localização.

A RNM com gadolínio é discretamente mais sensível que a CT e possui algumas vantagens como poder ser realizada em gestantes, crianças e pacientes alérgicos ao contraste. O feocromocitoma na RNM aparece com um hipersinal na sequência T2 (brilhante) e um padrão de *washout* lento. Esse método é também indicado na suspeita de paragangliomas em pescoço e base de crânio[12,13].

Em tumores extra-adrenais, residuais, recorrentes ou metastáticos a sensibilidade da CT e da RNM caem vertiginosamente (< 57%)[31-35]. Nesses casos, a 131 I-MIBG está indicada, já que possui uma especificidade de 95-100%[12]. O uso da cintilografia com 123- I MIBG é preferível em alguns pacientes como: a) portadores de metástases detectadas por outros métodos, b) quando é planejada a radioterapia com 131-I e c) em alguns pacientes com alto risco de doença metastática como aqueles portadores de tumores grandes, extra-adrenais, multifocais ou recorrentes. A qualidade da imagem com este iodo é melhor, porém a meia-vida é mais curta[12,13].

O uso da 18F-FDG PET/CT (tomografia por emissão de pósitrons utilizando a fluordesoxiglicose marcada com flúor-18) também é sugerido em doença conhecidamente metastática, já que sua sensibilidade nestes casos é superior á 131-I MIBG (74-100%), particularmente nos tumores que possuem a mutação genética SDHB[36,37].

Tratamento

O tratamento de escolha para o feocromocitoma é a ressecção cirúrgica do tumor. O planejamento desse procedimento é de vital importância já que a ausência de cuidados perioperatórios aumenta o risco de complicações como crise hipertensiva e instabilidade hemodinâmica.

Procedimento minimamente invasivo como a videolaparoscopia é a via preferencial. A ressecção aberta é indicada apenas em tumores grandes (> 6 cm), invasivos ou extra-adrenais (paragangliomas). Porém, a ressecção laparoscópica pode ser feita em paragangliomas pequenos, não invasivos e de fácil localização[7].

Manejo perioperatório

Preparo pré-operatório

A primeira adrenalectomia por feocromocitoma foi descrita em 1926, por César Roux e Charles Mayo. Até 1940 a mortalidade dessa cirurgia era ainda muito alta, em torno de 50%[38]. Desde então muitos progressos ocorreram e a dramática redução dessa taxa, que atualmente é em torno de 1%[39], ocorreu principalmente devido aos cuidados perioperatórios como a avaliação cardiovascular pré-cirúrgica, a otimização da pressão arterial no pré e intraoperatório, o manejo do volume intravascular cronicamente diminuído pela vasoconstrição causada pelo excesso de catecolaminas circulantes e o tratamento e prevenção de arritmias cardíacas.

A avaliação cardiológica pré-cirúrgica básica inclui história clínica, exame físico, painel metabólico básico e eletrocardiograma. O ecocardiograma pode ser válido em alguns pacientes como naqueles com história cardíaca prévia significativa ou com sopros novos. As alterações mais comumente encontradas são cardiomiopatia hipertrófica e com menor frequência, cardiomiopatia dilatada. Ambas ocorrem pela exposição crônica ao excesso de catecolaminas e podem ser reversíveis com a retirada do tumor.

O bloqueio alfadrenérgico é recomendado para todos os pacientes que serão submetidos a retirada de feocromocitoma. Essa medicação deve ser iniciada, se possível, duas semanas antes da cirurgia, para ajudar a reduzir a labilidade pressórica, a perda de sangue intraoperatória e arritmias[40,41]. A fenoxibenzamina, um bloqueador de receptor alfa adrenérgico não competitivo e de longa ação, tem sido usado desde a década de 1950, porém pode causar hipotensão pós-operatória refratária devido a sua ação persistente. Os bloqueadores adrenérgicos seletivos para alfa-1 e de curta ação como a doxazosina, prazosina e terazosina têm nenhum ou pouco efeito em receptores alfa-2 e beta-adrenérgicos, apresentando assim menos taquicardia reflexa e menor incidência de hipotensão pós-operatória[15].

A fenoxibenzamina deve ser iniciada de 7 a 21 dias antes do procedimento cirúrgico com 10 mg uma ou duas vezes ao dia e sua dose deve ser aumentada progressivamente em 10 a 20 mg a cada 2 a 3 dias até se atingir o controle da pressão arterial e/ou dos sintomas adrenérgicos. A dose diária média é de 20 a 100 mg ao dia, podendo chegar até a 400 mg ao dia. Os efeitos colaterais mais comuns dessa droga são: hipotensão ortostática, taquicardia, fadiga, congestão nasal, náuseas, dor abdominal e ejaculação retrógrada. Em pacientes que não toleram esses efeitos colaterais ou quando a fenoxibenzamina está indisponível, os bloqueadores de receptores adrenérgicos alfa-1 seletivos (prozosina, doxazosina, terazosina) devem ser utilizados.

Os betabloqueadores são também usados no pré-operatório de feocromocitoma, especialmente naqueles pacientes que possuem taquicardia mantida, arritmias, sintomas adrenérgicos e hipertensão arterial apesar do bloqueio alfa. Eles devem sempre ser iniciados após um adequado bloqueio dos receptores alfadrenérgico para evitar a ocorrência de crises hipertensivas e suas consequências, provocadas pelo excesso de catecolaminas nas receptores alfa não ocupados. Devem ser iniciados alguns dias antes da cirurgia ou se necessário no intraoperatório visando atingir uma frequência cardíaca em torno de 60 batimentos por minuto[42]. O propranolol, um betabloqueador não seletivo, apresenta-se como uma boa escolha pela meia-vida curta. Deve ser iniciada uma dose de 10 a 40 mg ao dia a cada 6 a 8 horas. Em pacientes portadores de cardiomiopatia severa iniciá-los com cautela para evitar edema pulmonar. Bloqueadores seletivos beta-1-adrenérgicos, como o atenolol ou metoprolol, são preferencialmente usados nesses casos[7,13].

Bloqueadores do canal de cálcio dihidropiridínicos como anlodipina, nifedipina ou nicardipina podem também ser usados como adjuvantes às outras medicações descritas ou como opção naqueles pacientes intolerantes a bloqueadores alfa e/ou beta-adrenérgicos. Alguns estudos até sugerem essa classe de droga como primeira escolha[43]. Em comparação com a fenoxibenzamina, os bloqueadores do canal de cálcio possuem menor meia-vida e provocam menos hipotensão pós-operatória. O uso dessa classe é preferencial em pacientes normotensos que possuem apenas episódios paroxísticos de hipertensão, evitando assim a hipotensão ortostática que os bloqueadores alfadrenérgicos podem provocar[44]. A Tabela 40.3 apresenta uma sugestão de preparo farmacológico pré-operatório.

A metirosina pode ser usada no manejo pré-operatório de alguns pacientes com feocromocitoma. Ela é um inibidor da tirosina hidroxilase, enzima que faz a conversão de tirosina em Dopa, que é o precursor das catecolaminas. Assim, a metirosinadepleta os estoques de catecolaminas adrenais. Steinsapir e colaboradores demonstraram que a metirosina em combinação com fenoxibenzamina ou prozosina resulta em melhora significativa do controle hemodinâmico intraoperatório comparada com o uso isolado desses alfabloqueadores. A metirosina pode causar efeitos extrapiramidais como sedação, depressão e galactorreia. Assim, muitos especialistas reservam seu uso para pacientes que não toleram alfabloqueadores ou betabloqueadores ou naqueles hipertensos refratários[45].

Certas comidas e bebidas que contenham tiramina podem exacerbar a liberação de catecolaminas pelo tumor, pois a tiramina estimula a liberação de norepinefrina da medula adrenal. Algumas medicações também podem exercer esse papel e assim devem ser evitados em pacientes com feocromocitoma (Tabelas 40.4 e 40.5)[15].

Alguns autores advogam pela realização de expansão volêmica pré-operatória com solução eletrolítica oral ou venosa assim como dieta rica em sódio, porém não há evidência científica que demonstrem a eficácia dessas intervenções[42].

Manejo intraoperatório

Um aspecto muito importante no manejo intraoperatório do paciente portador de feocromocitoma é a constante comunicação que deve existir entre as equipes cirúrgica e anestésica. Eventos específicos que devem ser comunicados entre as equipes incluem alguma previsão de dificuldade para remoção do tumor, eventos intraoperatórios como o estabelecimento do pneumoperitônio, hemorragias, mudanças significativas de pressão arterial e manipulação do tumor,

TABELA 40.3	PREPARAÇÃO MEDICAMENTOSA PRÉ-OPERATÓRIA		
Droga	**Início**	**Dose inicial**	**Dose final***
Preparação 1 Fenoxibenzamina ou Doxazosina	10-14 dias antes da cirurgia	10 mg 2 ×/dia 2 mg/dia	1 mg/kg/dia 32 mg/dia
Preparação 2 Nifedipina ou Anlodipina	Adicionar após preparação 1 quando necessário**	30 mg/dia 5 mg/dia	60 mg/dia 10 mg/dia
Prepararação 3 Propranolol ou Atenolol	Após 3 a 4 dias do início da preparação 1	20 mg 3 ×/dia 25 mg/dia	40 mg 3 ×/dia 50 mg/dia

Adaptado Jacques W. M. Lenders, Quan-Yang Duh, GraemeEisenhofer, Anne-Paule Gimenez-Roqueplo, Stefan K. G.Grebe, Mohammad Hassan Murad, Mitsuhide Naruse, KarelPacak, and William F. Young, Jr. Pheochromocytoma and Paraganglioma: An Endocrine Society Clinical Practice Guideline. J Clin Endocrinol Metab, June 2014, 99(6):1915–1942.

* Doses maiores podem ser necessárias.

** Adicionado quando a pressão arterial não foi adequadamente controlada pelos bloqueadores alfadrenérgicos.

TABELA 40.4	ALIMENTOS QUE DEVEM SER EVITADOS EM PACIENTES COM FEOCROMOCITOMA
Chocolate	
Cerveja e vinho	
Carnes defumadas	
Queijos curados (incluindo iogurte e *sour cream*)	
Condimentos derivados de soja e peixe (tofu, molho de soja, molhos de peixe e camarão)	
Nozes, castanhas do Pará e de caju, amendoim	
Certas frutas como framboesa, ameixas vermelhas, abacaxi, bananas, abacate e figo	
Certos vegetais como berinjela, feijão-verde, ervilhas e chucrute	

TABELA 40.5	MEDICAMENTOS QUE DEVEM SER EVITADOS EM PACIENTES COM FEOCROMOCITOMA
Analgésicos opioides (oxicodona, morfina, tramadol e heroína) e naloxone	
Glucagon intravenoso	
Corticosteroides	
Antidepressivos tricíclicos (Amitriptilina, Nortriptilina, Imipramina e Clomipramina)	
Inibidores da recaptação de norepinefrina	
Inibidores da monoamino-oxidade tipo A (fenelzine e deprenil)	
Inibidores da recaptação de serotonina (fluoxetina, duloxetina, paroxetina)	
Linezolida, metoclopramida	
Antipsicóticos como droperidol, sulpirida e clorpromazina	
Descongestionantes nasais que contenham pseudoefedrina ou fenilpropanolamina	
Dextroanfetamina, fenfluramina, anfepramona, fentermina	
Quetamina, cocaína	

visto que tais eventos podem interferir na liberação sistêmica de catecolaminas[15].

Aproximadamente 60% dos pacientes evoluem com hiperglicemia no intraoperatório devido ao aumento das catecolaminas estimular a glicogenólise e lipólise[46]. A equipe anestésica deve estar atenta á administração de doses muito altas de insulina já que após a retirada do tumor o paciente pode evoluir com hipoglicemias graves.

Todos os pacientes devem ter um cateter arterial locado antes da indução da anestesia geral para monitoramento da pressão arterial. Cateter venoso periférico e central também estão indicados, assim como sondagem vesical de demora para melhor manejo da ressuscitação volêmica e mensuração da perfusão renal. Cateter de artéria pulmonar pode ser necessário em pacientes portadores de disfunção cardíaca sistólica ou diastólica graves[45].

Diferentes técnicas têm sido descritas para indução e manutenção da anestesia em pacientes com feocromocitoma. Em geral, muitos autores advogam o uso de tiopental, etomidato e propofol para indução e sevoflurano ou isoflurano para manutenção[43]. Para bloqueio neuromuscular é recomendado vecurônio e pancurônio. Alguns autores não recomendam o uso de succinilcolina pelo risco de fasciculações musculares elevarem a pressão intra-abdominal e provocar aumento da secreção de catecolaminas[47]. O uso de dexmetodomedina, um agonista alfa-2 adrenérgico superseletivo, tem sido feito para sedação pré-operatória e analgesia pós-operatória[48].

Para o controle anti-hipertensivo intraoperatório o nitroprussiato é o agente de escolha devido a seu rápido início e curta duração de ação. Fenoldopam, nicardipina e sulfato de magnésio são outras opções de anti-hipertensivos intravenosos que podem ser usados[1,49,50].

Os efeitos cardiovasculares do magnésio são importantes. Ele tem efeitos modulatório nos potenciais de membrana via canais de sódio e potássio interferindo no sistema de condução elétrica do coração. Além deste efeito, ele é um vasodilatador, pois inibe a liberação de catecolaminas e inibe a ligação delas nos seus receptores[1,50]. Em adultos, um *bolus* de 40-60 mg/kg é dado antes da intubação e após uma infusão de 2 g/hora é mantida.

Arritmias cardíacas podem ocorrer no intraoperatório, principalmente durante a retirada do tumor, quando uma grande quantidade de catecolaminas é lançada na corrente sanguínea. Esmolol, propranolol e lidocaína podem ser úteis no manejo dessas arritmias, porém sempre ter cautela em pacientes portadores de disfunção ventricular severa.

Após a retirada do tumor pode ocorrer hipotensão arterial que resulta de uma combinação de queda abrupta das catecolaminas plasmáticas, efeito prolongado dos bloqueadores alfadrenérgicos, aumento da capacitância sistêmica pelos agentes anti-hipertensivos, hipovolemia e hemorragia. O manejo da hipotensão é inicialmente realizado com reposição volêmica para restauração do volume intravascular que está diminuído pela presença do excesso de catecolaminas. Vasopressores como norepinefrina podem ser necessários para a restauração normotensiva.

Manejo pós-operatório

A taxa de mortalidade para adrenalectomia em pacientes com feocromocitoma é de 1-7%, mas é menor que 1% para as cirurgias eletivas com um adequado preparo pré-operatório[39]. As potenciais complicações pós-operatórias são arritmias cardíacas, lesão esplênica direta durante o procedimento, intubação prolongada, disfunções renais, hipoglicemia e hipotensão persistente.

Aproximadamente em 1 a 2 semanas após cirurgia deve-se coletar metanefrinas plasmáticas e urina de 24 horas para dosagem de catecolaminas fracionadas. Níveis elevados indicam ressecção tumoral incompleta ou metástase, sendo necessário a solicitação de nova imagem para localização do tumor.

Se as catecolaminas plasmáticas e urinárias pós-operatórias estiverem normais, a ressecção cirúrgica pode ser considerada completa. Hipertensão essencial pode persistir em 20% dos casos necessitando de manutenção de terapia anti-hipertensiva.

Se a adrenalectomia for bilateral terapia de reposição com corticosteroide e mineralocorticoide deve ser indicada.

Conclusão

Feocromocitoma é um tumor raro, cujo tratamento é a ressecção cirúrgica. O manejo perioperatório é de vital importância, visto que as complicações podem ser drasticamente reduzidas caso seja realizado de maneira adequada. O controle pressórico no pré-operatório pode ser realizado com bloqueadores alfa e beta-adrenérgicos, assim como com bloqueadores do canal de cálcio. No intraoperatório o uso do nitroprussiato é preferido pelo seu rápido início de ação e curto período de duração. No pós-operatório sempre atentar para a hipovolemia, e se ocorrer hipotensão refratária iniciar drogas vasopressoras.

Referências bibliográficas

1. Lord MS, Augoustides JGT. Perioperative Management of Pheochromocytoma: Focus on Magnesium, Clevidipine, and Vasopressin. Journal of Cardiothoracic and Vascular Anesthesia, Vol 26, No 3 (June), 2012: pp 526-531.
2. Kinney MAO, Narr BJ, Warner MA. Perioperative Management of Pheochromocytoma. Journal of Cardiothoracic and Vascular Anesthesia, Vol 16, No 3 (June), 2002: pp 359-369.
3. Fishbein L, Orlowski R, Cohen D. Pheochromocytoma/Paraganglioma: Review of Perioperative Management of Blood Pressure and Update on Genetic Mutations Associated With Pheochromocytoma. The Journal Clinical Hypertension Vol 15, No 6 428-434, June 2013.
4. Parenti G, Zampetti B, Rapizzi E, et al. Updated and new perspectives on diagnosis, prognosis, and therapy of malignant pheochromocytoma/paraganglioma. J Oncol. 2012;2012:872713.
5. Vilar L, Cater C.E e et al, Endocrinologia Clínica 4ed. Rio de Janeiro: Guanabara Koogan, 2009.
6. Saad M.J.A; Maciel R.M.B; Mendoça B.B. Endocrinologia. São Paulo, Atheneu, 2007.
7. Lenders JWM, Quan-Yang Duh, Eisenhofer G, Gimenez-Roqueplo AP, Grebe SKG, Murad MH, Naruse M, Paca kK, Young WF. Pheochromocytoma and Paraganglioma: An Endocrine Society Clinical Practice Guideline. J Clin Endocrinol Metab, June 2014, 99(6):1915–1942.
8. Fishbein L, Nathanson KL. Pheochromocytoma and paraganglioma: understanding the complexities of the genetic background. Cancer Genet. 2012;205:1–11.
9. Gimenez-Roqueplo AP, Dahia PL, Robledo M. An update on the genetics of paraganglioma, pheochromocitoma and associated hereditary syndromes. Horm Metab Res 2012; 44(5):328-33.
10. Comino-Mendez I, Gracia-Aznarez FJ, Schiavi F, et al. Exome sequencing identifies MAX mutations as a cause of hereditary pheochromocytoma. Nat Genet. 2011;43:663–7.
11. Eisenhofer G, Timmers HJ, Lenders JW, et al. Age at diagnosis of pheochromocytoma differs according to catecholamine phenotype and tumor location. J Clin Endocrinol Metab 2011;96(2):375–84.
12. Subramaniam R. Pheochromocytoma – Current concepts in diagnosis and management. Trends in Anestesia and Critical Care 1 (2011) 104-110.
13. A. Tsirlin, Y.Oo, R. Sharma, A. Gliwa, M.A. Banerji; Pheochromocytoma: A Review. Maturitas 77 (2014) 229-238.
14. Bravo EL, Tagle R. Pheochromocytoma: state-of-the-art and future prospects. Endocr Rev 2003;24(4):539–53.
15. R. Hodin et al; Current Problems in Surgery 51 (2014) 151-187.
16. Eisenhofer G, Keiser H, Friberg P, et al. Plasma metanephrines are markers of pheochromocytoma produced by catechol-O-methyltransferase within tumors. J Clin Endocrinol Metab. 1998;83:2175–2185.
17. Eisenhofer G, Huynh TT, Hiroi M, Pacak K. Understanding catecholamine metabolism as a guide to the biochemical diagnosis of pheochromocytoma. Rev EndocrMetabDisord. 2001;2:297–311.
18. Eisenhofer G, Kopin IJ, Goldstein DS. Catecholamine metabolism: a contemporary view with implications for physiology and medicine. Pharmacol Rev. 2004;56:331–349.
19. Lenders JW, Keiser HR, Goldstein DS, et al. Plasma metanephrines in the diagnosis of pheochromocytoma. Ann Intern Med. 1995;123:101–109.
20. Eisenhofer G, Lenders JW, Linehan WM, Walther MM, Goldstein DS, Keiser HR. Plasma normetanephrine and metanephrine for detecting pheochromocytoma in von Hippel-Lindau disease and multiple endocrine neoplasia type 2. N Engl J Med.1999;340:1872–1879.
21. Lenders JW, Pacak K, Walther MM, et al. Biochemical diagnosis of pheochromocytoma: which test is best? JAMA. 2002;287:1427–1434.
22. Manu P, Runge LA. Biochemical screening for pheochromocytoma. Superiority of urinary metanephrines measurements. Am J Epidemiol. 1984;120:788–790.
23. Peaston RT, Lai LC. Biochemical detection of phaeochromocytoma: should we still be

measuring urinary HMMA? J Clin Pathol. 1993;46:734–737.

24. Gerlo EA, Sevens C. Urinary and plasma catecholamines and urinary catecholamine metabolites in pheochromocytoma: diagnostic value in 19 cases. Clin Chem. 1994;40:250–256.

25. Shawar L, Svec F. Pheochromocytoma with elevated metanephrines as the only biochemical finding. J La State Med Soc. 1996;148:535–538.

26. Hernandez FC, Sánchez M, Alvarez A, et al. A five-year report on experience in the detection of pheochromocytoma. Clin Biochem. 2000;33:649–655.

27. Gardet V, Gatta B, Simonnet G, et al. Lessons from an unpleasant surprise: a biochemical strategy for the diagnosis of pheochromocytoma. J Hypertens. 2001;19:1029–1035.

28. Ganguly A, Henry DP, Yune HY, et al. Diagnosis and localization of pheochromocytoma. Detection by measurement of urinary norepinephrine excretion during sleep, plasma norepinephrine concentration and computerized axial tomography (CT-scan). Am J Med. 1979;67:21–26.

29. Welch TJ, Sheedy PF 2nd, van Heerden JA, Sheps SG, Hattery RR, Stephens DH. Pheochromocytoma: value of computed tomography. Radiology. 1983;148:501–503.

30. Melmed S, Polonsky KS, Larsen PR, Kronenberg HM. Williams textbook of endocrinology. 12th ed. Philadelphia: Saunders/Elsevier; 2011

31. Quint LE, Glazer GM, Francis IR, Shapiro B, Chenevert TL. Pheochromocytoma and paraganglioma: comparison of MR imaging with CT and I-131 MIBG scintigraphy. Radiology. 1987;165:89–93.

32. Maurea S, Cuocolo A, Reynolds JC, et al. Role of magnetic resonance in the study of benign and malignant pheochromocytomas. Quantitative analysis of the intensity of the resonance signal [inItalian]. Radiol Med Torino. 1993;85:803–808.

33. Maurea S, Cuocolo A, Reynolds JC, Neumann RD, Salvatore M.Diagnostic imaging in patients with paragangliomas. Computed tomography, magnetic resonance and MIBGs cintigraphy comparison. Q J Nucl Med. 1996;40:365–371.

34. Goldstein RE, O'Neill JA Jr, Holcomb GW 3rd, et al. Clinical experience over 48 years with pheochromocytoma. Ann Surg. 1999;229:755–764.

35. Sahdev A, Sohaib A, Monson JP, Grossman AB, Chew SL, Reznek RH. CT and MR imaging of unusual locations of extra adrenal paragangliomas (pheochromocytomas). Eur Radiol. 2005;15:85–92).

36. Timmers HJ, Chen CC, Carrasquillo JA, et al. Staging and functional characterization of pheochromocytoma and paraganglioma by 18F-fluorodeoxyglucose (18F-FDG) positron emission tomography. J Natl Cancer Inst. 2012;104:700–708.

37. Timmers HJ, Kozupa A, Chen CC, et al. Superiority of fluorodeoxyglucose positron emission tomography to other functional imaging techniques in the evaluation of metastatic SDHB-associated pheochromocytoma and paraganglioma. J Clin Oncol. 2007;25:2262–2269

38. Welbourn RB. Early surgical history of phaeochromocytoma. Br J Surg. 1987;74:594–596.

39. Plouin PF, Duclos JM, Soppelsa F, et al. Factors associated with perioperative morbidity and mortality in patients with pheochromocytoma: analysis of 165 operations a single center. J Clin Endocrinol Metab. 2001;86: 1480–1486.

40. Witteles RM, Kaplan EL, Roizen MF. Safe and cost-effective preoperative preparation of patients with pheochromocytoma. Anesth Analg. 2000;91:302–304.

41. Bogolioubov A, Keefe DL, Groeger JS. Circulatory shock. Crit Care Clin. 2001;17:697–719.

42. Paca kK. Preoperative management of the pheochromocytoma patient. J Clin Endocrinol Metab. 2007;92: 4069–4079.

43. Bravo EL. Evolving concepts in the pathophysiology, diagnosis, and treatment of pheochromocytoma. Endocr Rev. 1994;15:356–368.

44. Kinney MA, Warner ME, van Heerden JA, et al. Perianes the ticrisksan doutcomes of pheochromocytoma and paraganglioma resection. Anesth Analg. 2000;91:1118–1123).

45. Steinsapir J, Carr AA, Prisant LM, Bransome Jr ED. Metyrosine and pheochromocytoma. ArchIntern Med. 1997;157: 901–906.

46. Kinney MA, Narr BJ, Warner MA. Perioperative management of pheochromocytoma. J Cardiothorac Vasc Anesth. 2002;16:359–369.

47. Graham GW, Unger BP, Coursin DB. Perioperative management of selected endocrine disorders. Int Anesthesiol Clin. 2000;38:31–67.

48. Bryskin R, Weldon BC. Dexmedetomidine and magnesium sulfatein the perioperative management of a child undergoing laparoscopic resection of bilateral pheochromocytomas. J Clin Anesth. 2010;22:126–129.

49. Connery LE, Coursin DB. Assessment and therapy of selected endocrine disorders. Anesthesiol Clin North America. 2004;22:93–123.

50. Cooper ZA, Mihm FG. Blood pressure control with fenoldopam during excision of a pheochromocytoma. Anesthesiology. 1999;91:558–560.

41

Manejo Pós-operatório de Cistectomia Radical com Construção de Neobexiga

Edson Marques

Introdução

O câncer de bexiga representa um problema de saúde significativo em todo o mundo. O tratamento padrão é a cistectomia radical com confecção de neobexiga ortotópica associada a linfadenectomia. Este procedimento é indicado para tratamento do câncer de bexiga localizado ou regionalmente avançado, assim como para tumores recorrentes ou refratários, após cirurgias conservadoras da bexiga[1]. Outras indicações de cistectomia incluem bexiga neurogênica, cistite por radiação e cistite intersticial refratária. A despeito das indicações precisas, alguns estudos recentes sinalizam diminuição das taxas de realização da cistectomia radical em pacientes com idade mais avançada[2]. Duas possíveis explicações para tal redução são propostas: 1- Urologistas acreditarem que os pacientes mais idosos não se beneficiem de um tratamento mais agressivo. 2- A cistectomia radical estar associada a elevada morbimortalidade.

A técnica consiste na remoção da bexiga e órgãos adjacentes, como próstata e vesículas seminais nos homens (cistoprostatectomia); e histerectomia, ooforectomia e remoção da parede anterior da vagina nas mulheres, também chamada de exenteração pélvica

anterior. Atualmente há uma tendência em se preservar a parede anterior da vagina. A parte distal dos ureteres geralmente também é ressecada, bem como os linfonodos regionais. Um segmento do intestino é usado para confeccionar a neobexiga ortotópica, que é anastomosada nos ureteres e na uretra, permitindo uma micção mais natural do que as derivações urinárias (ureteroileostomia e ureterossigmoidostomia).

A cistectomia radical é um procedimento extenso, com manipulação dos tratos urinário e gastrointestinal, além de linfonodos. Portanto, trata-se de uma intervenção cirúrgica associada a complicações frequentes e por vezes graves. De acordo com a literatura, a incidência de complicações é amplamente variada, atingindo valores de 19 a 64%[3,4], e podem ser precoces – ocorridas no transoperatório ou pós-operatório imediato – ou tardias. O intensivista deve estar familiarizado com tais complicações a fim de reconhecê-las e tratá-las precocemente, devendo inclusive estar atento a necessidade de recorrer a avaliação imediata da equipe cirúrgica, quando for necessário.

Nesse capítulo, serão abordadas as complicações precoces, bem como seu manejo na unidade de cuidados intensivos.

Complicações

Por ser um procedimento cirúrgico extenso e de longa duração, a cistectomia radical traz um grande risco de complicações, tais como sangramentos, distúrbios gastrointestinais, infecciosos, urinários, acidobásicos e/ou eletrolíticos, além do risco elevado de trombose venosa profunda e tromboembolismo pulmonar. A maior parte é leve, podendo ser manejada de forma conservadora[5]. Entre os fatores associados ao aumento do risco de complicações está o escore ASA (*American Society of Anesthesiology*) elevado[6] e a presença de comorbidades[7].

Em um estudo retrospectivo com 304 pacientes submetidos a cistectomia radical, Chang e cols. observaram uma taxa de 30,9% de complicações menores e 4,9% de complicações graves em 30 dias[6]. Hollenbeck e cols.[8] avaliaram uma base de dados americana com 2.538 pacientes submetidos a cistectomia radical, e o resultado mostrou que 30,5% dos pacientes tiveram pelo menos uma complicação em 30 dias de seguimento após a cistectomia radical.

Sangramento

Em média o paciente perde cerca de 560[5] a 3.000 mL[9] durante a cistectomia radical, o que indica que este procedimento está associado a perda sanguínea significativa e consequente necessidade de hemotransfusão. As transfusões estão relacionadas ao aumento das taxas de complicações, muitas delas graves[10], além da elevação do custo hospitalar relacionado a esteprocedimento[11]. Estudos sugerem que novas técnicas como a cirurgia videolaparoscópica e a cirurgia assistida por robótica, além de equipamentos específicos, possam vir a reduzir a perda sanguínea e necessidade de transfusão noperioperatório[12-15].

O sangramento intraoperatório geralmente cessa após o fechamento da cavidade abdominal e da correção de distúrbios de coagulação. A saída persistente de secreção hemática pelos drenos ou ferida operatória, bem como a queda progressiva das taxas de hemoglobina, associadas ou não a instabilidade hemodinâmica após correção de possíveis distúrbios de coagulação, devem ser explorados cirurgicamente.

Complicações gastrointestinais

As complicações gastrointestinais são provavelmente os eventos mais comuns após a cistectomia radical, haja vista a intensa manipulação abdominal durante a cirurgia. Podem ser discretas e de tratamento mais simples e conservador, como náuseas e vômitos, até ocorrências catastróficas como a isquemia da neobexiga, que necessita de tratamento cirúrgico urgente.

Em todo o procedimento no qual os intestinos são manipulados há risco de íleo paralítico, causando desconforto e distensão abdominais, além de vômitos, sendo necessária sondagem nasogástrica para alívio dos sintomas. Trata-se de uma complicação muito frequente, podendo afetar até cerca de 18% dos pacientes[6,16]. Dentre os fatores fortemente relacionados ao íleo estão a imobilização, dor e jejum, além do uso de opioides. Perda sanguínea e complicações graves também estão associadas a maior incidência de íleo paralítico[6]. Na persistência do quadro, faz-se necessário a investigação com tomografia de abdômen para identificação de outras possíveis causas, como abcessos, fístula urinária, coleções, deiscências e obstrução intestinal ou ureteral.

A obstrução intestinal pode ser um achado relativamente comum, com uma incidência que pode chegar a 23%[4]. No caso de semiobstrução, o tratamento pode ser conservador com sondagem nasogástrica para alívio, hidratação adequada e monitoração e correção de distúrbios eletrolíticos. Em se tratando de abdômen agudo obstrutivo, o tratamento cirúrgico é mandatório.

Isquemia seguida de infarto da neobexiga é uma complicação catastrófica que ocorre quando o pedículo vascular do segmento ileal utilizado é danificado devido a tração excessiva, compressão ou lesão cirúrgica. Essa intercorrência pode ser detectada ainda durante o procedimento, pois o segmento ileal torna-se escuro, o pulso do pedículo desaparece e o Doppler confirma a falta de fluxo sanguíneo. Isquemia tardia pode ocorrer devido a hemorragia do pedículo vascular. Nesse caso a revisão cirúrgica é urgente.

A deiscência e o vazamento do conteúdo intestinal, bem como extravasamento de urina, são complicações temidas que podem ocorrer imediatamente após a cirurgia. Em um estudo inglês, foi observado uma taxa de 3% de deiscência e vazamento de conteúdo intestinal[17]. Na ocorrência de instabilidade clínico-hemodinâmica ou irritação peritoneal, a abordagem cirúrgica também se faz necessária.

Diarreia e esteatorreia também podem ocorrer no pós-operatório. A ressecção de uma parte importante do íleo pré-terminal resulta em diminuição da absorção de sais biliares e gordura. Quando quantidades maiores de sais biliares chegam ao cólon, atuam como irritantes da mucosa, causando diarreia. A má absorção de gorduras só ocorre quando porções maiores do íleo são ressecadas, o que resulta em esteatorreia.

Complicações infecciosas

As infecções constituem uma grande parcela das complicações que se seguem à cistectomia radical. Geralmente antibioticoprofilaxia estendida com cefalosporina ou penicilina é utilizada, além do tratamento pré-operatório de pacientes com bacteriúria.

Eventos infecciosos foram a segunda causa mais comum de complicação em cistectomia radical em um estudo europeu[4], constituindo cerca de 25% de todas as complicações em 90 dias. Um estudo japonês avaliou 104 pacientes submetidos a cistectomia radical com derivação urinária e encontrou uma incidência de 33% de infecções de sítio cirúrgico a despeito de antibioticoprofilaxia estendida e tratamento pré-operatório de bacteriúria[18]. Pielonefrite pode ocorrer em até 27% dos pacientes[5,19], sendo usualmente tratada conservadoramente com antibióticos. No caso da urosepse, as bactérias mais frequentemente envolvidas são a *Escherichia coli*, *Proteus spp.* e *Klebsiella spp*[20]. Peritonite e infecções nosocomiais como pneumonia, também integram o quadro de possibilidades de complicações infecciosas[5,19]. Um estudo espanhol mostrou que pacientes submetidos a cistectomia radical estão mais sujeitos a infecções associadas a cuidados de saúde[21].

Tomografia ou ultrassom devem ser realizados para identificar cateteres obstruídos ou mal posicionados, bem como localizar coleções (linfocele, urinoma, hematoma ou coleção de muco) infectadas, as quais necessitem de drenagem. Os métodos de imagem também podem ser utilizados para guiar procedimentos de drenagem das coleções infectadas.

Trombose/tromboembolismo

Cirurgias pélvicas extensas – particularmente com linfadenectomia pélvica abrangente e dissecção ao redor das veias ilíacas – e cirurgias devido a malignidades trazem risco maior de trombose venosa profunda e consequentemente de tromboembolismo pulmonar. Estas condições contribuem significativamente para a morbidade após a cistectomia radical, e representam até 8% de todas as complicações[4]. Trombose venosa profunda, tromboembolismo pulmonar, e sua forma fatal podem se apresentar em até 20%, 2% e 0,4% dos pacientes, respectivamente, após cirurgia pélvica[22].

Profilaxia para trombose venosa profunda em pacientes submetidos a cirurgia pélvica radical pode reduzir o risco de 30%

para 10%, e de tromboembolismo pulmonar fatal de 5% para 0,4%[22]. Métodos mecânicos de profilaxia como compressão pneumática intermitente e meias de compressão, são muito atrativos e frequentemente solicitados por evitarem o uso de anticoagulantes após uma cirurgia de grande porte. Compressão pneumática intermitente efetivamente diminui a incidência de trombose venosa profunda em pacientes urológicos[23,24]. Entretanto, é sabido que as meias de compressão têm eficácia menor que a profilaxia com heparina ou compressão pneumática intermitente[23]. Fisioterapia, mobilização e deambulação precoces são recomendados e fortemente estimulados.

O aparecimento de sinais de trombose venosa profunda e/ou tromboembolismo pulmonar, implicam no tratamento com anticoagulação plena ou colocação de filtro de veia cava, dependendo do período pós-operatório e do consentimento da equipe urológica.

Uma série histórica avaliou 2.316 pacientes submetidos a cistectomia radical com linfadenectomia e encontrou 4,7% de tromboembolismo venoso, sendo desses 2,1% de trombose venosa profunda e 2,6% de embolia pulmonar. No total, 57,8% aconteceram em uma mediana de 20 dias após a cirurgia. Quatro fatores foram identificados como preditores: índice de massa corpórea (p = 0,0015), margens cirúrgicas (p = 0,025), tipo de derivação (p = 0,023) e tempo de permanência hospitalar (p < 0,0001)[25].

Complicações urinárias

Complicações diretamente relacionadas a neobexiga podem chegar a 6,5%[26]. O vazamento de urina por alguma das anastomoses (ureter-neobexiga ou uretra-neobexiga) geralmente é manejado conservadoramente, e sua incidência diminuiu com o uso da sonda de Foley e cateteres duplo-jota. É recomendável colocação de drenos durante a cirurgia e sua monitorização pela equi-

pe da UTI deve ser frequente. Qualquer drenagem persistente deve ser analisada em relação à quantidade de creatinina do líquido, a fim de determinar se é decorrente de urina ou linfa. Em um estudo inglês, 4% dos pacientes submetidos a cistectomia radical apresentaram vazamento urinário[17].

No pós-operatório precoce, coágulos e o muco produzido pelo segmento intestinal utilizado para a confecção da neobexiga podem obstruir cateteres e sondas. A irrigação regular e rigorosa com 50 mL de solução salina pode prevenir tal complicação. Com a dilatação da neobexiga, o volume urinário aumenta e tende a reduzir esse problema.

Acidose metabólica e distúrbios eletrolíticos

A principal questão em relação ao uso de um segmento intestinal para a derivação urinária é o fato de que o intestino continua a produzir muco e a cumprir sua principal função fisiológica de secreção e absorção. Com o tempo a mucosa intestinal atrofia. A extensão das complicações metabólicas depende do comprimento e tipo do segmento usado, da atrofia da mucosa intestinal subsequente a derivação urinária, da função renal e hepática de base, da idade, do uso prévio de quimioterapia ou radioterapia, além dascomorbidades[26].

Na confecção de neobexiga ortotópica, 40-80 centímetros de íleo são utilizados para a criação de um reservatório volumoso e de baixa pressão. Assim, é possível produzir reservatórios com capacidade semelhante a bexiga nativa. Como consequência, a urina terá um longo tempo de contato com o segmento intestinal, permitindo uma extensa troca metabólica. A duração do contato entre a urina e o intestino, e o segmento e comprimento do intestino usado são fatores que determinam a natureza e o grau das alterações metabólicas. A derivação causará efeitos metabólicos imediatos[27].

Acidose metabólica hiperclorêmica é encontrada em todos os pacientes submetidos a derivação urinária com uso de segmentos ileais ou colônicos. Porém, tal acidose é subclínica na grande maioria dos casos. Nas partes em que o intestino é exposto a urina, amônia, hidrogênio e cloro são reabsorvidos. Como consequência, a presença de derivação urinária ileal ou colônica sempre resulta em sobrecarga ácida crônica. O impacto dessa sobrecarga no que diz respeito a complicações metabólicas significativas, vai depender do tipo do paciente e de suas comorbidades, além do segmento intestinal utilizado. A disfunção renal aumenta o risco de acidose metabólica, e os segmentos colônicos parecem ser mais propensos a essas alterações metabólicas quando comparados aos reservatórios ileais. Acidose metabólica leve é descrita em até 10 a 15% dos pacientes[28]. Fatores preditivos para distúrbios acidobásicos e eletrolíticos incluem baixa taxa de filtração glomerular (< 30 mL/min)[29], realização de ureterossigmoidostomia[29] e reservatórios ileais confeccionados com 60 cm *vs.* 40 cm de comprimento[28]. Bicarbonato de sódio e citrato são opções para restaurar o equilíbrio acidobásico.

Os distúrbios eletrolíticos podem incluir hipocalemia, hipocalcemia e hipomagnesemia. A hipocalemia é causada tanto pela secreção intestinal, quanto por perdas renais. Atenção deve ser direcionada a possibilidade de depleção do potássio corporal, uma vez que a correção da acidose pode ocasionar queda adicional dos níveis de potássio. Portanto, recomenda-se realizar suplementação de potássio ao se corrigir a acidose em derivações urinárias[30]. A hipocalcemia é causada pela perda renal e depleção do cálcio corporal. A acidose crônica é tamponada continuamente pelo carbonato ósseo e essa mobilização de carbonato leva à liberação de cálcio pelos ossos. O excesso de cálcio é eliminado pelos rins, que também diminuem sua reabsorção. Já a hipomagnesemia é uma condição rara.

Também pode ocorrer pela perda renal, mas a depleção nutricional frequentemente desempenha um papel importante.

Delirium

Desorientação pós-operatória é repetidamente reportada após procedimentos cirúrgicos extensos, principalmente em idosos[31-33]. Em uma série com pacientes com idade maior que 75 anos submetidos a cistectomia radical, 10,9% cursaram com *delirium* no pós-operatório[5].

O tratamento baseia-se em grande parte em medidas não farmacológicas, como manutenção do ciclo sono-vigília, garantia de utilização de óculos e aparelhos auditivos, além de otimização de analgesia e prevenção de infecções.

Alterações hepáticas

Em circunstâncias normais o metabolismo hepático não é afetado pela derivação urinária. Devido ao aumento de reabsorção de amônia urinária nos segmentos intestinais, o fígado recebe uma carga maior de amônia. A encefalopatia hiperamoninêmica ou até mesmo o coma hepático podem ocorrer em decorrência do aumento da quantidade de amônia, como em infecções causadas por obstrução urinária[34]. O uso de dissacarídeos não absorvíveis (ex.: lactulose) e neomicina oral, podem diminuir a carga de nitrogênio. Hepatopatia preexistente coloca o paciente em risco para tal complicação. O tratamento também inclui drenagem da derivação e antibióticos.

Lesão do nervo obturador

Apesar de rara, a lesão do nervo obturador pode ser causada por lesão direta durante a linfadenectomia pélvica ou por tração excessiva da lâmina retratora profunda. Se possível, a lesão deve ser reparada ainda no intraoperatório. Pacientes com essa complicação pode ter dificuldade na adução de coxa e deambulação, ou até mesmo em dirigir.

Mortalidade

A mortalidade perioperatória diminuiu de 14% na década de 1970[35] para 2-3% nos anos 90[5,36,37], provavelmente devido a melhoras na técnica cirúrgica e nos cuidados perioperatórios. Há considerável variação entre as taxas de mortalidade reportadas na literatura, desde 0,3%[6] a 8,3%[17]. Baseando-se no período pós-operatório, um estudo retrospectivo associou mortalidade de 1,1%, 2,4% e 3,9% em 30, 60 e 90 dias, respectivamente[38]. Estudos mostram que o volume de cirurgias do cirurgião e do hospital são inversamente proporcionais a mortalidade[39-41], fato também confirmado por uma revisão sistemática com meta-análise de dez estudos[42]. Um estudo inglês mostrou redução na mortalidade (5,2% para 2,1%, p < 0,001) e aumento da sobrevivência (96% para 98%, p < 0,001) em 30 dias após as cirurgias serem centralizadas em serviços experientes. Tais melhoras seriam resultado de uma combinação de aprimoramento das práticas, como a reconfiguração dos serviços, treinamento de cirurgiões, quimioterapia neoadjuvante e melhora nos cuidados peri e pós-operatórios[43].

A mortalidade também é influenciada por fatores relacionados ao paciente, como idade, estadiamento tumoral e tipo histológico, os quais independentemente predizem mortalidade em 90 dias[38]. O escore ASA (*American Society of Anaesthesiologists*) elevado, possivelmente o escore mais usado na avaliação pré-operatória, também foi associado ao aumento da mortalidade após cistectomia radical[10].

Cistectomia após radioterapia

Nos pacientes submetidos previamente a radioterapia, a cirurgia pode tornar-se tecnicamente mais difícil, resultando em maior taxa de complicações. Um estudo que avaliou 148 pacientes submetidos a cistectomia radical após alta dose de radioterapia (mediana de 70 Gy) encontrou 335 complicações precoces. Segundo a classificação de Clavien-Dindo[44], 23% foram classe 0; 12,2% classe 1; 32,4% classe 2; 18,9% classe 3; 7,4% classe 4 e 6,1% classe 5[45]. No estudo de Chahal e cols.[17], a mortalidade da cistectomia radical em 30 dias e em três meses foi de 3,1% e 8,3% contra 8,8% e 15,7% da cistectomia de resgate, respectivamente. De acordo com esse mesmo estudo, as complicações intestinais (deiscência e obstrução) foram as principais causas de morte após cistectomia de resgate.

Outras técnicas

Outras técnicas, menos invasivas vêm sendo estudadas e comparadas à técnica aberta padrão. Um estudo recentemente publicado[46] mostrou que a cistectomia radical com confecção de neobexiga é factível de ser realizada via laparoscópica, com taxas aceitáveis de complicações, e menor tempo cirúrgico que a técnica aberta. Um estudo retrospectivo comparou 100 pacientes submetidos à técnica aberta e 100 submetidos à técnica robótica assistida. As taxas total de complicações e de complicações graves foi menor nos pacientes submetidos à técnica robótica, 35 *vs.* 57% (p = 0,001) e 10 *vs.* 22% (p = 0,019), respectivamente[47].

Referências bibliográficas

1. Babjuk M, Oosterlinck W, Sylvester R, Kaasinen E, Bohle A, Palou-Redorta J, et al. EAU guidelines on non-muscle-invasive urothelial carcinoma of the bladder. European urology. 2008 Aug;54(2):303-14. PubMed PMID: 18468779.
2. Prout GR, Jr., Wesley MN, Yancik R, Ries LA, Havlik RJ, Edwards BK. Age and comorbidity impact surgical therapy in older bladder carcinoma patients: a population-based study. Cancer. 2005 Oct 15;104(8):1638-47. PubMed PMID: 16130136.

3. Meller AE, Nesrallah LJ, Dall'Oglio MF, Srougi M. Complications in radical cystectomy performed at a teaching hospital. International braz j urol : official journal of the Brazilian Society of Urology. 2002 Nov-Dec;28(6):522-5. PubMed PMID: 15748400.

4. Shabsigh A, Korets R, Vora KC, Brooks CM, Cronin AM, Savage C, et al. Defining early morbidity of radical cystectomy for patients with bladder cancer using a standardized reporting methodology. European urology. 2009 Jan;55(1):164-74. PubMed PMID: 18675501.

5. Soulie M, Straub M, Game X, Seguin P, De Petriconi R, Plante P, et al. A multicenter study of the morbidity of radical cystectomy in select elderly patients with bladder cancer. The Journal of urology. 2002 Mar;167(3):1325-8. PubMed PMID: 11832724.

6. Chang SS, Cookson MS, Baumgartner RG, Wells N, Smith JA, Jr. Analysis of early complications after radical cystectomy: results of a collaborative care pathway. The Journal of urology. 2002 May;167(5):2012-6. PubMed PMID: 11956429.

7. Fairey A, Chetner M, Metcalfe J, Moore R, Todd G, Rourke K, et al. Associations among age, comorbidity and clinical outcomes after radical cystectomy: results from the Alberta Urology Institute radical cystectomy database. The Journal of urology. 2008 Jul;180(1):128-34; discussion 34. PubMed PMID: 18485375.

8. Hollenbeck BK, Miller DC, Taub D, Dunn RL, Khuri SF, Henderson WG, et al. Identifying risk factors for potentially avoidable complications following radical cystectomy. The Journal of urology. 2005 Oct;174(4 Pt 1):1231-7; discussion 7. PubMed PMID: 16145376.

9. Knap MM, Lundbeck F, Overgaard J. Early and late treatment-related morbidity following radical cystectomy. Scandinavian journal of urology and nephrology. 2004;38(2):153-60. PubMed PMID: 15204405.

10. Bostrom PJ, Kossi J, Laato M, Nurmi M. Risk factors for mortality and morbidity related to radical cystectomy. BJU international. 2009 Jan;103(2):191-6. PubMed PMID: 18671789.

11. Berrum-Svennung I, Hedelin H, Holmang S. Costs of radical cystectomy. Scandinavian journal of urology and nephrology. 2005;39(1):36-41. PubMed PMID: 15764269.

12. Novotny V, Hakenberg OW, Wiessner D, Heberling U, Litz RJ, Oehlschlaeger S, et al. Perioperative complications of radical cystectomy in a contemporary series. European urology. 2007 Feb;51(2):397-401; discussion -2. PubMed PMID: 16905242.

13. Ozyuvaci E, Altan A, Karadeniz T, Topsakal M, Besisik A, Yucel M. General anesthesia versus epidural and general anesthesia in radical cystectomy. Urologia internationalis. 2005;74(1):62-7. PubMed PMID: 15711112.

14. Manoharan M, Ayyathurai R. Radical cystectomy for urothelial cancer of the bladder: contemporary advances. Minerva urologica e nefrologica = The Italian journal of urology and nephrology. 2007 Mar;59(1):99-107. PubMed PMID: 17431374.

15. Chang SS, Smith JA, Jr., Cookson MS. Decreasing blood loss in patients treated with radical cystectomy: a prospective randomizes trial using a new stapling device. The Journal of urology. 2003 Mar;169(3):951-4. PubMed PMID: 12576820.

16. Maffezzini M, Campodonico F, Canepa G, Gerbi G, Parodi D. Current perioperative management of radical cystectomy with intestinal urinary reconstruction for muscle-invasive bladder cancer and reduction of the incidence of postoperative ileus. Surgical oncology. 2008 Jul;17(1):41-8. PubMed PMID: 17962014.

17. Chahal R, Sundaram SK, Iddenden R, Forman DF, Weston PM, Harrison SC. A study of the morbidity, mortality and long-term survival following radical cystectomy and radical radiotherapy in the treatment of invasive bladder cancer in Yorkshire. European urology. 2003 Mar;43(3):246-57. PubMed PMID: 12600427.

18. Takeyama K, Matsukawa M, Kunishima Y, Takahashi S, Hotta H, Nishiyama N, et al. Incidence of and risk factors for surgical site infection in patients with radical cystectomy with urinary diversion. Journal of infection and chemotherapy : official journal of the Japan Society of Chemotherapy. 2005 Aug;11(4):177-81. PubMed PMID: 16133708.

19. Yoneda T, Igawa M, Shiina H, Shigeno K, Urakami S. Postoperative morbidity, functional results and quality of life of patients following orthotopic neobladder reconstruction. International journal of urology : official journal of the Japanese Urological Association. 2003 Mar;10(3):119-25. PubMed PMID: 12622705.

20. Naber KG, Bergman B, Bishop MC, Bjerklund--Johansen TE, Botto H, Lobel B, et al. EAU guidelines for the management of urinary and male genital tract infections. Urinary Tract Infection (UTI) Working Group of the Health Care Office (HCO) of the European Association of Urology (EAU). European urology. 2001 Nov;40(5):576-88. PubMed PMID: 11752870.

21. Medina-Polo J, Jimenez-Alcaide E, Garcia--Gonzalez L, Guerrero-Ramos F, Perez-Cadavid

S, Arrebola-Pajares A, et al. Healthcare-associated infections in a department of urology: incidence and patterns of antibiotic resistance. Scandinavian journal of urology. 2014 Apr;48(2):203-9. PubMed PMID: 24344974.

22. Kibel AS, Loughlin KR. Pathogenesis and prophylaxis of postoperative thromboembolic disease in urological pelvic surgery. The Journal of urology. 1995 Jun;153(6):1763-74. PubMed PMID: 7538597.

23. Hansberry KL, Thompson IM, Jr., Bauman J, Deppe S, Rodriguez FR. A prospective comparison of thromboembolic stockings, external sequential pneumatic compression stockings and heparin sodium/dihydroergotamine mesylate for the prevention of thromboembolic complications in urological surgery. The Journal of urology. 1991 Jun;145(6):1205-8. PubMed PMID: 2033693.

24. Van Arsdalen KN, Barnes RW, Clarke G, Smith MJ, Koontz WW, Jr. Deep vein thrombosis and prostatectomy. Urology. 1983 May;21(5):461-3. PubMed PMID: 6857882.

25. Sun AJ, Djaladat H, Schuckman A, Miranda G, Cai J, Daneshmand S. Venous thromboembolism following radical cystectomy: significant predictors, comparison of different anticoagulants and timing of events. The Journal of urology. 2015 Feb;193(2):565-9. PubMed PMID: 25150642.

26. Hautmann RE, Miller K, Steiner U, Wenderoth U. The ileal neobladder: 6 years of experience with more than 200 patients. The Journal of urology. 1993 Jul;150(1):40-5. PubMed PMID: 8510272.

27. Van der Aa F, Joniau S, Van Den Branden M, Van Poppel H. Metabolic changes after urinary diversion. Advances in urology. 2011;2011:764325. PubMed PMID: 21687576. Pubmed Central PMCID: 3113422.

28. Mills RD, Studer UE. Metabolic consequences of continent urinary diversion. The Journal of urology. 1999 Apr;161(4):1057-66. PubMed PMID: 10081838.

29. N'Dow J, Neal DE. Female adult reconstructive urology. British journal of urology. 1997 Jul;80 Suppl 1:69-78. PubMed PMID: 9240229.

30. Koff SA. Mechanism of electrolyte imbalance following urointestinal anastomosis. Urology. 1975 Jan;5(1):109-14. PubMed PMID: 234645.

31. Roca R. Psychosocial aspects of surgical care in the elderly patient. The Surgical clinics of North America. 1994 Apr;74(2):223-43. PubMed PMID: 8165467.

32. Schor JD, Levkoff SE, Lipsitz LA, Reilly CH, Cleary PD, Rowe JW, et al. Risk factors for delirium in hospitalized elderly. JAMA : the journal of the American Medical Association. 1992 Feb 12;267(6):827-31. PubMed PMID: 1732655.

33. Djokovic JL, Hedley-Whyte J. Prediction of outcome of surgery and anesthesia in patients over 80. JAMA : the journal of the American Medical Association. 1979 Nov 23;242(21):2301-6. PubMed PMID: 490827.

34. Albersen M, Joniau S, Van Poppel H, Cuyle PJ, Knockaert DC, Meersseman W. Urea-splitting urinary tract infection contributing to hyperammonemic encephalopathy. Nature clinical practice Urology. 2007 Aug;4(8):455-8. PubMed PMID: 17673917.

35. Clark PB. Radical cystectomy for carcinoma of the bladder. British journal of urology. 1978 Dec;50(7):492-5. PubMed PMID: 753499.

36. Figueroa AJ, Stein JP, Dickinson M, Skinner EC, Thangathurai D, Mikhail MS, et al. Radical cystectomy for elderly patients with bladder carcinoma: an updated experience with 404 patients. Cancer. 1998 Jul 1;83(1):141-7. PubMed PMID: 9655304.

37. Rosario DJ, Becker M, Anderson JB. The changing pattern of mortality and morbidity from radical cystectomy. BJU international. 2000 Mar;85(4):427-30. PubMed PMID: 10691819.

38. Isbarn H, Jeldres C, Zini L, Perrotte P, Baillargeon-Gagne S, Capitanio U, et al. A population based assessment of perioperative mortality after cystectomy for bladder cancer. The Journal of urology. 2009 Jul;182(1):70-7. PubMed PMID: 19447427.

39. Konety BR, Dhawan V, Allareddy V, Joslyn SA. Impact of hospital and surgeon volume on in-hospital mortality from radical cystectomy: data from the health care utilization project. The Journal of urology. 2005 May;173(5):1695-700. PubMed PMID: 15821560.

40. Elting LS, Pettaway C, Bekele BN, Grossman HB, Cooksley C, Avritscher EB, et al. Correlation between annual volume of cystectomy, professional staffing, and outcomes: a statewide, population-based study. Cancer. 2005 Sep 1;104(5):975-84. PubMed PMID: 16044400.

41. Barbieri CE, Lee B, Cookson MS, Bingham J, Clark PE, Smith JA, Jr., et al. Association of procedure volume with radical cystectomy outcomes in a nationwide database. The Journal of urology. 2007 Oct;178(4 Pt 1):1418-21; discussion 21-2. PubMed PMID: 17706712.

42. Goossens-Laan CA, Gooiker GA, van Gijn W, Post PN, Bosch JL, Kil PJ, et al. A systematic review and meta-analysis of the relationship between hospital/surgeon volume and outcome for radical cystectomy: an update for

the ongoing debate. European urology. 2011 May;59(5):775-83. PubMed PMID: 21310525.

43. Hounsome LS, Verne J, McGrath JS, Gillatt DA. Trends in Operative Caseload and Mortality Rates after Radical Cystectomy for Bladder Cancer in England for 1998-2010. European urology. 2014 Dec 16. PubMed PMID: 25530608.

44. Dindo D, Demartines N, Clavien PA. Classification of surgical complications: a new proposal with evaluation in a cohort of 6336 patients and results of a survey. Annals of surgery. 2004 Aug;240(2):205-13. PubMed PMID: 15273542. Pubmed Central PMCID: 1360123.

45. Eisenberg MS, Dorin RP, Bartsch G, Cai J, Miranda G, Skinner EC. Early complications of cystectomy after high dose pelvic radiation. The Journal of urology. 2010 Dec;184(6):2264-9. PubMed PMID: 20952024.

46. Shao P, Li P, Ju X, Qin C, Li J, Lv Q, et al. Laparoscopic radical cystectomy with intracorporeal orthotopic ileal neobladder: technique and clinical outcomes. Urology. 2015 Feb;85(2):368-74. PubMed PMID: 25623690.

47. Kader AK, Richards KA, Krane LS, Pettus JA, Smith JJ, Hemal AK. Robot-assisted laparoscopic vs. open radical cystectomy: comparison of complications and perioperative oncological outcomes in 200 patients. BJU international. 2013 Aug;112(4):E290-4. PubMed PMID: 23815802.

Seção IX – Particularidades do Paciente Oncológico Cirúrgico

42

Perioperatório do Paciente Oncológico

Itajiba Sabbag Fonseca
José Luiz Raposeiras Alvarez

Introdução

Com a descoberta de novos quimioterápicos e concomitante aumento da sobrevida dos pacientes oncológicos, as chances de cirurgias de emergência ou eletiva aumentaram nesta população.

Os pacientes podem receber quimioterapia, para diminuir o tamanho do tumor para que a ressecção possa ser possível, e continuação da quimioterapia após a cirurgia[1].

Nos casos de doença terminal, os pacientes podem necessitar de procedimentos paliativos como decorticação pulmonar para derrame pleural persistente, janela pericárdica para derrame pericárdio, ou procedimentos neurocirúrgicos, tais como cordotomia ou rizotomia para o controle de dor persistente[2].

Pacientes oncológicos apresentam inúmeros desafios para o médico no período perioperatório. O potencial para incidentes perioperatório e eventos adversos é aumentado devido a problemas relacionados com o processo da doença em si e também devido ao tratamento oncológico.

As implicações anestésicas dos perigos associados ao paciente oncológico serão discutidas em relação ao perioperatório.

Período pré-operatório

A avaliação cuidadosa do paciente oncológico é importante no pré-operatório para definir a conduta no intra e pós-operatório[1].

Estado cardiovascular

Os pacientes oncológicos podem desenvolver derrame pericárdico ou insuficiência cardíaca congestiva. Toxicidade cardíaca grave foi documentada com ciclofosfamida, cisplatina e, especialmente, adriamicina.

Ela pode manifestar-se com alterações transitórias do ECG e foram observados em 11 por cento dos pacientes que receberam a adriamicina. Achados incluem taquicardia supraventricular, atriais e extrassístoles ventriculares, diminuição da voltagem QRS e alterações do segmento ST. Com a retirada da droga, o ECG normalmente retorna para o padrão de pré-tratamento[2].

A incidência de insuficiência cardíaca congestiva induzida por adriamicina é diagnosticada clinicamente 2,2 por cento. Os pacientes que receberam altas doses de radioterapia para o mediastino e aqueles que estão em terapia com ciclofosfamida são mais suscetíveis à cardiomiopatia por adriamicina. A síndrome é caracterizada pelo início dos sintomas e sinais de insuficiência biventricular. O ECG mostra uma diminuição generalizada na voltagem do QRS. O ecocardiograma mostra resultados típicos de diminuição da contratilidade do miocárdio e pode ser usado para detectar disfunção miocárdica[2].

Assim, pacientes oncológicos devem ser examinados de forma cuidadosa para diagnosticar qualquer anormalidade cardíaca antes do início da quimioterapia

Estado respiratório

Pacientes oncológicos podem desenvolver metástase pulmonar, atelectasia, obstrução brônquica tumoral, pneumotórax e derrame pleural.

Pneumonite e fibrose pulmonar podem ser induzidas por agentes alquilantes como ciclofosfamida, outros como clorambucil, mitomicina, metotrexato, e clorambucil estão relacionados a pneumonite química, mas a causa mais importante é a bleomicina[3-5]. Cerca de cinco a dez por cento dos pacientes tratados com bleomicina podem desenvolver complicações pulmonares significativos, desde a redução da função pulmonar para fibrose pulmonar grave e morte. A toxicidade clínica tem uma relação de dose total. Como a dose se aproxima de 500 mg, há um aumento substancial na incidência de toxicidade pulmonar. Pacientes com mais de 70 anos são muito mais suscetíveis à toxicidade pulmonar a bleomicina do que pacientes mais jovens. Também é reforçada por radioterapia anterior e doenças pulmonares subjacentes[4].

Distúrbios gastrointestinais

Muitos pacientes com neoplasia avançada têm anorexia, náuseas e caquexia. A caquexia é frequentemente a característica mais incapacitante do quadro oncológico e a causa mais frequente de morte. Os baixos níveis de estado nutricionais e baixas albuminas acabam aumentando a sensibilidade aos anestésicos.

Muitos agentes quimioterápicos podem gerar anorexia, náuseas e diarreia. Várias drogas, tais como metotrexato, têm a capacidade de danificar a mucosa oral e gastrointestinal. Isto pode produzir estomatite, disfagia, diarreia por dias ou semanas após o início do tratamento. Avaliação da hidratação do paciente e eletrólitos antes da operação é importante.

Dano hepático por metástase e quimioterápicos como: ciclofosfamida, metotrexato, adriamicina podem gerar cirrose hepática.

A prevalência de cirrose com metotrexato foi significativamente maior nos pacientes tratados com pequenas doses frequentes do que naqueles que receberam uma programação de grande dosagem intermitente. Fatores de risco adicionais incluem a duração da terapêutica e quantidade de ingestão de álcool. Mercaptopurina produz necrose das células do fígado ou colestase em alguns casos de leucemia ativa.

Função renal

O rim pode ser lesado por altas doses de metotrexato, mercaptopurina e estreptomicina e também por doses padrão de mitramicina e cisplatina, logo a determinação da creatinina sérica pré-operatória é necessária.

Função hematopoiética

Anemia

A anemia pode se desenvolver em pacientes oncológicos por vários mecanismos, incluindo hemorragia, hemólise, encurtamento não hemolítico de sobrevivência dos glóbulos vermelhos e diminuição da produção de células vermelhas e os efeitos secundários da quimioterapia.

A presença de anemia indica uma diminuição definitiva da capacidade de transporte de oxigênio e disponibilidade de oxigênio. Doentes anêmicos não toleram perdas grandes de sangue e graus de hipóxia.

Granulocitopenia

Granulocitopenia pode desenvolver-se como um efeito secundário da quimioterapia. Os doentes imunossuprimidos apresentam um aumento da infecção com os organismos patogênicos habituais, bem como com agentes não usuais ou oportunistas.

Aumento na precaução na esterilização e assepsia dos procedimentos devem ser reforçadas em técnicas anestésicas e cirúrgicas.

Trombocitopenia

A trombocitopenia pode ocorrer como um efeito secundário da quimioterapia. O sangramento espontâneo pode ocorrer com plaquetas menores que 20.000. No pré-operatório é fundamental solicitar contagem de plaquetas e reserva de aférese.

Hipercoagulabilidade

Os pacientes com neoplasias podem apresentar evidência clínica de um estado de hipercoagulabilidade, incluindo um aumento da incidência de trombose venosa profunda e problemas tromboembólicos.

Uma tendência tromboembólica foi observada em associação com muitos tipos de neoplasias, particularmente os do estômago, pâncreas, ovário, pulmão e cólon. Devem ser incentivados no pré-operatório e pós-operatório meias elásticas compressivas com pressurizador pneumático e deambulação precoce para reduzir o risco de problemas tromboembólicos. Distúrbio de coagulação pode ser provocado por mecloretamina, mitramicina e asparaginase. Os pacientes podem apresentar com epistaxe, equimose, hematêmese ou melena, ou sangramento em locais de punção por agulha. Todos contribuem para hemorragia como: dano vascular, trombocitopenia, a função plaquetária alteradas, deficiência dos fatores 2, 5, 7, 10 e aumento na atividade fibrinolítica todo.

Portanto, qualquer evidência de sangramento pré-operatório anormal, intra e pós-operatórias solicitar coagulograma e ou tromboelastometria.

Distúrbios nervoso central

Neuropatia

A neuropatia pode ser esperada em 16% dos pacientes oncológicos. A neuropatia pode ser motora em que assemelhar-se a esclerose lateral amiotrófica ou pode ser sensorial, mas na maioria dos casos afeta ambas modalidades. Vincristina, cisplatina, todos pode causar uma neuropatia tóxica com parestesia, perda dos reflexos tendinosos profundos e fraqueza muscular.

Miastenia grave

Miastenia grave tem sido relatada em raros casos de carcinoma de células pequenas do pulmão, outros tipos de carcinoma, e linfoma.

Metástases para medula espinhal

Metástases na medula não envolvem diretamente a medula espinal, mas pode comprimi-la caso invada o espaço epidural. O sintoma mais comum de compressão da medula é a dor e fraqueza nas pernas. A avaliação neurológica pré-operatória é necessária e fornece uma linha de base para a avaliação pós-operatória das condições dos pacientes.

Relaxantes musculares

Succinilcolina

Atividade da colinesterase está deprimida significativamente em pacientes com doenças neoplásicas. Postula-se que o tecido carcinomatoso produz ou ativa um inibidor da colinesterase no soro, mas esta também pode ser relacionado com a síntese de proteínas deprimido pelo fígado, A ciclofosfamida diminui colinesterase no soro. Foram relatados série de casos de apneia prolongada após succinilcolina, devido à interação com ciclofosfamida[6].

Oxigênio

Tem sido relatado que pacientes que receberam bleomicina por 6-12 meses antes da operação podem apresentar insuficiência respiratória grave três a cinco dias depois.

O mecanismo de toxicidade da bleomicina com oxigênio é desconhecido, mas pode estar relacionada com o fenômeno da quimiotaxia induzida por infiltração de polimorfonucleares e subsequente geração ânion superóxido devido a algum insulto, ou possivelmente devido a efeitos diretos de oxigênio em fibroblastos e alvéolos. Sob condições de hiperóxia, pode-se formar radicais livres e enzimas antioxidantes com apoptose subsequente ou prejuízo para as células alveolares suscetível a lesões. Uma vez que o oxigênio em concentrações normais não prejudica as células alveolares, o mecanismo de toxicidade pulmonar pode estar em uma combinação de fatores, um dos quais pode haver instabilidade do DNA da cadeia induzida por bleomicina. Este é plausível porque bleomicina hidrolase inativa a bleomicina, e só é encontrado em baixas concentrações nas células alveolares. A exposição prolongada a concentrações de oxigênio com fração de oxigênio maior que 0,3 (especialmente em doentes com lesão pulmonar preexistente por bleomicina, ou aqueles com exposição a bleomicina nos últimos 1 a 2 meses) podem exacerbar a pneumonite por bleomicina[5].

Conclusão

A sobrevida do paciente oncológico está aumentando, talvez devido a longevidade e ou a grandes quantidades de agentes quimioterápicos produzidos pela indústria farmacêutica. Porém, temos muitos efeitos colaterais referentes aos quimioterápicos como: náuseas, mielossupressão, pneumonite química, hepatite, cirrose medicamentosa, insuficiência renal e entre outros. Estas interações representam um desafio crescente para a medicina perioperatória e a compreensão desses problemas, garante uma maior segurança ao paciente durante a operação e recuperação pós-operatória.

Referências bibliográficas

1. RP Gehdoo, Tata Memorial Hospital, Mumbai: Anticancer Chemotherapy and it's Anaesthetic Implications. Indian J Anaesth. 2009 Feb; 53(1): 18–29.
2. Arain MR, Buggy DJ: Anaesthesia for cancer patients. CurrOpinAnaesthesiol2007; 20:247-53.
3. Azambuja E, Fleck JF, Batista RG, MennaBarreto SS: Bleomycin lung toxicity: who are the patients with increased risk? PulmPharmacolTher 2005; 18: 363-66.
4. Comis RL: Bleomycin pulmonary toxicity: current status and future directions. SeminOncol 1992; 19: 64-70
5. Parvinen LM, Kilkku P, Makinen E, Liukko P, Gronroos M: Factors affecting the pulmonary toxicity of bleomycin. Acta RadiolOncol 1983; 22: 417-21.
6. V Koseoglu, J Chiangand KW Chan:Acquiredpseudocholinesterase deficiency after high-dose cyclophosphamide .Bone Marrow Transplantation, (1999) 24, 1367–1368.

43

Manejo Perioperatório do Paciente Submetido à Peritonectomia e Quimioterapia Peritoneal Hipertérmica

Cristina Prata Amendola
Wilson Massayuki Imanishi
Vinicius de Lima Vazquez

Introdução

O envolvimento primário ou secundário do peritônio (PSM – *Peritoneal Surface Malignancies*) ocorre em um grande grupo de malignidades (neoplasias mesoteliais, gastrointestinais e ginecológicas em sua grande maioria) cuja história natural é invariavelmente caracterizada por curta expectativa e baixa qualidade de vida. Pacientes com carcinomatose peritoneal enfrentam muito sofrimento, pois a progressão da doença leva a complicações como obstrução intestinal, fístulas, ascite e dor de difícil controle. A forma de tratamento mais amplamente adotada é a quimioterapia sistêmica associada a cuidados de suporte, enquanto o papel da cirurgia é geralmente limitado ao diagnóstico e a intervenções paliativas. A cirurgia citorredutora (CS – *Cytoreductive Surgery*) combinada a Quimioterapia Intraperitoneal Hipertérmica (HIPEC – *Hyperthermic Intraperitoneal Chemotherapy*) tem sido utilizada em algumas situações como tratamento locorregional para carcinomatose peritoneal[1].

A HIPEC em combinação com a cirurgia citorredutora vem sendo desenvolvida nos últimos anos como uma opção efetiva de tratamento multimodal, para pacientes selecionados com implantes peritoneais malignos.

A base racional do HIPEC é fundamentada pela superioridade farmacológica local desta em relação à terapia sistêmica. A quimioterapia não apenas destrói diretamente as células tumorais, mas também elimina plaquetas, neutrófilos e monócitos viáveis da cavidade peritoneal. Isso diminui a promoção do crescimento tumoral associado ao processo cicatricial. Além disso, a combinação da quimioterapia intraperitoneal com hipertermia tem várias vantagens. O calor por si só tem mais toxicidade ao tecido canceroso do que ao tecido normal, além de aumentar a penetração do quimioterápico nos tecidos. Esse sinergismo ocorre apenas na interface do calor sobre a superfície peritoneal[2].

A quimioterapia intraperitoneal como modalidade de tratamento regional foi usada para carcinomatose peritoneal já em 1955[3] e durante as últimas décadas tem sido objeto de um crescente número de investigações clínicas e experimentais.

Avaliação pré-operatória

O principal desafio é a seleção dos pacientes para a CS e HIPEC. Muitos fatores podem desempenhar um papel crucial neste processo:

- Etiologia do tumor:
  - Carcinomatose peritoneal devido a câncer colorretal, câncer gástrico, câncer nos ovários/tubas e do colo do útero;
  - Pseudomixoma peritoneal;
  - Mesotelioma peritoneal maligno;
  - Sarcomatose peritoneal;
  - Ressecção adjuvante de HIPEC (ressecção completa com margens negativas - R0 de cólon retal/câncer gástrico) e,
  - HIPEC paliativa (devido a ascite incontrolável).
- Ausência de metástases extra-abdominais com baixo risco de desenvolvimento das mesmas;
- Alta probabilidade de citorredução macroscópica completa, tal como avaliado por Tomografia Computadorizada (CT), PET-CT, e laparoscopia;
- Tumor de extensão limitada, com Índice de carcinomatose peritoneal menor que 20 (máximo possível de 39) (Cotte *et al.* Cancer J 2009;15: 243–248);
- Bom estado geral, com um índice de Karnovsky de pelo menos 80% e sem comorbidades graves[1].

Além da avaliação pré-operatória de rotina nos doentes submetidos a grandes procedimentos de cirurgias abdominais, uma atenção especial deve ser dada a algumas condições que podem apresentar desafios adicionais para o médico. Uma avaliação minuciosa deve ser realizada para evitar dificuldades inesperadas das vias aéreas pré-operatórias. Os pacientes podem ter distensão abdominal significativa devido a várias combinações de tumor, muco e ascite, e 10 a 15 L de acúmulo patológico de fluido pode estar presente. O maior volume e elevada pressão abdominal diminuem a capacidade residual funcional, predispõem os pacientes tanto para rápida dessaturação de oxigênio como a aspiração do conteúdo gástrico após

indução anestésica[4]. Dessa forma o apoio da equipe multiprofissional, com o intuito de preparar o paciente, tanto do ponto de vista fisioterápico, como nutricional são vitais já que, muitos deles encontram-se em condições de baixa reserva nutricional, muscular e respiratória antes do procedimento. Espirometria, exercícios de reexpansão pulmonar e mobilizações no decúbito e treinos musculares podem ser aplicados no perioperatório com os mesmos benefícios.

Risco cardíaco

Como a hipertermia induzida resulta em aumento da demanda de oxigênio do miocárdio[5], pacientes com doenças preexistentes tais como coronariopatias, insuficiência cardíaca, entre outras podem apresentar risco de descompensação hemodinâmica. Da mesma maneira, pacientes com função ventricular esquerda deprimida ou reduzida capacidade diastólica podem não ser capazes de tolerar terapia de volume intraoperatório agressivo, o que pode precipitar o edema pulmonar, além disso, muitos já apresentam baixos níveis de albumina sérica o que poderia agravar a retenção intra e extravascular de fluidos. Por essas razões, a cirurgia citorredutora com HIPEC deve ser considerada como um procedimento de elevado risco cardíaco. Para pacientes com doença cardíaca conhecida ou outros fatores de risco, a avaliação cardíaca criteriosa é recomendada no pré-operatório[6].

Efeitos acentuados sobre o sistema cardiovascular, consumo de oxigênio e parâmetros hematimétricos durante a HIPEC foram descritos na literatura e muitas vezes são observados na prática[7-8]. Portanto, cientes das alterações fisiopatológicas que acompanham a diminuição de volemia circulante e a HIPEC, é de extrema importância se antecipar e restaurar a homeostase fisiológica no perioperatório.

Procedimento

O entendimento da técnica da CS + HIPEC é de fundamental importância no manejo perioperatório dos pacientes já que muitas complicações potenciais podem advir deste método. Entretanto, a despeito de uma melhor e mais ampla aceitação da terapia combinada, suas especificações ainda carecem de uniformidade técnica. O mais recente consenso organizado pelo *Peritoneal Surface Oncology Group Internatio-nal* que data de 2006 em Milão concluiu que o debate sobre o melhor método da HIPEC continua em aberto não havendo ainda suficiente evidência na literatura da superioridade de uma técnica sobre outra em termos de indicadores de morbidade ou segurança à equipe da sala de cirurgia.

O tratamento cirúrgico da Doença Peritoneal Maligna (PSM – *Peritoneal Surface Malignancies*) é o primeiro passo da terapia combinada CS + HIPECe tem como objetivo eliminar todo o tumor macroscópico da superfície peritoneal. Diversos métodos de estadiamento intraoperatórias foram usados para quantificar a extensão da doença peritoneal, mas o Índice de Carcinomatose Peritoneal (PCI – *Peritoneal Carcinomatosis Index*), proposto por Sugarbaker é o mais citado[12]. O PCI combina tanto o tamanho do implante peritoneal como a distribuição de nódulos na superfície peritoneal e representa um indicador de prognóstico validado de sobrevida em vários PSM elegíveis para CS + HIPEC.

A técnica cirúrgica citorredutora para PSM foi padronizada há 20 anos e é realizada na forma de peritonectomias, ressecções viscerais e eletrofulguração de lesões na cápsula de Glisson e mesentério[10]. O peritônio é ressecado da parede abdominal e a depender da extensão da doença, são realizadas ressecções multiviscerais, como esplenectomia, ressecção gástrica e intestinal e histerectomia quando neces-sário. A eletrofulguração no modo corte puro e ponta cilíndrica, foi descrita por Sugarbaker por ser um modo eficiente de criar uma superfície de necrose, destruindo possíveis resíduos tumorais e realizando simultaneamente uma boa hemostasia. O principal objetivo cirúrgico é a obtenção de citorredução ótima, sem doença residual macroscópica, e há uma forte correlação entre a efetividade da citorredução e sobrevida em todos PSM. No pseudomixoma peritoneal, mesotelioma e carcinomatose de ovário, algum tumor residual macroscópico pode ser aceitável. A presença de nódulos tumorais residuais de até 2,5 mm de diâmetro é considerado como de valor máximo para propor HIPEC após citorredução, de acordo com os principais sistemas de classificação de doença residual[11].

A HIPEC é iniciada imediatamente após a conclusão da CS e requer inserção de cateteres intraperitoneais por via percutânea. A perfusão peritoneal é obtida com um circuito aberto que consiste em cateteres (de entrada e saída de perfusato) conectados por uma bomba, suprida por um aquecedor e um meio trocador de calor. Para manutenção e monitoramento adequado da temperatura, são instalados sensores em diferentes locais do circuito e no interior da cavidade peritoneal.

Os cateteres de drenagem são locados geralmente na pelve e sob o hemidiafragma direito. Os probes de temperatura no interior do abdômen e nas extremidades dos cateteres para monitorização da temperatura de entrada e saída do perfusato. Após o fechamento temporário da pele, a solução pré-aquecida é infundida até preenchimento da cavidade peritoneal. Usualmente, cerca de 2 a 3 litros são requeridos para distender a cavidade e alcançar um fluxo de aproximadamente 1.500 mL/min. A cavidade é manualmente agitada durante o período de perfusão para promover distribuição uniforme do perfusato aquecido. A duração da perfusão depende do protocolo usado

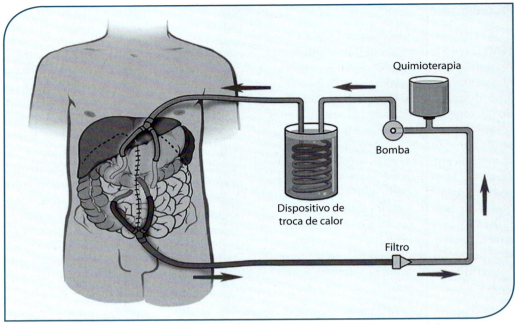

Figura 43.1 – Esquema da quimioterapia hipertérmica transoperatória.
Adaptado de Annals of Surgical Oncology, Peritoneal Surface Disease from Colorectal Cancer: Comparison with the Hepatic Metastases Surgical Paradigm in Optimally Resected Patients, Vol 15, 2008, 3424, P. Shen, et al., ©The Society of Surgical Oncology, Inc.

em cada instituição. A maioria utiliza as recomendações do consenso de Milão que recomenda temperaturas que variam de 41,5 °C a 43,0 °C com tempo de perfusão de 30 á 90 minutos[12]. Estas temperaturas são geradas pelo influxo de soluções em temperaturas de 46,0 °C a 48,0 °C. Após o término da perfusão o abdômen é reaberto, o perfusato é evacuado em recipiente adequado para descarte e a cavidade abdominal irrigada com 2 a 3 litros de solução salina para lavar qualquer solução quimioterápica residual.

Existem duas principais maneiras de realizar HIPEC: técnica abdominal aberta e fechada. Na técnica aberta, basicamente mantém-se a cavidade aberta, apenas se confeccionando uma cobertura plástica com contra-abertura para que o cirurgião manipule o quimioterápico, permitindo um contato uniforme e constante da superfície peritoneal com a solução de perfusão. Por outro lado, o abdômen aberto apresenta mais dissipação de calor e aumenta o risco de exposição da equipe aos quimioterápicos em relação à técnica fechada[4]. Após o término da perfusão intraoperatória o abdômen é drenado e reaberto, os retratores posicionados e a cirurgia reconstrutora é realizada. Deve-se enfatizar que nenhuma sutura é realizada até o término da perfusão de quimioterápicos. Uma exceção a essa regra é o fechamento do conduto vaginal para prevenir a perda da solução peritoneal de quimioterápicos. Na técnica fechada, a perfusão é feita depois de fechar (temporariamente ou não) a cavidade abdominal. Essa técnica evita a exposição da equipe aos quimioterápicos e atinge facilmente a temperatura desejada, embora possa ocorrer distribuição desigual de perfusato como já foi comprovada experimentalmente[13]. Embora a concentração desigual de calor e drogas pelo peritônio observado na técnica fechada possa gerar exposição irregular ao quimioterápico e lesões teciduais localizadas por hipertermia, as taxas de morbidade e mortalidade são comparáveis às da técnica aberta. Por isso e pela maior simplicidade técnica, a maioria dos centros realiza a HIPEC fechada[14,15].

Manejo intraoperatório

Infusão da quimioterapia

Diferentes estratégias de quimioterapia intraperitoneal são realizadas dependendo da etiologia de cada tumor, e como previamente relatado, os efeitos da quimioterapia peritoneal poderiam ser maximizados com a quimioterapia sendo realizada a 42-43 °C, deste modo, a quimioterapia peritoneal aquecida pode atingir altas concentrações peritoneais com uma absorção sistêmica limitada dependendo da duração de tempo da quimioterapia[16,17]. Entretanto o anestesista deve estar preparado para os possíveis efeitos colaterais inerentes aos quimioterápicos em adição aos efeitos colaterais usuais, como: reações alérgicas, náuseas, vômitos e rubores[1].

Com relação aos dados de segurança com o manuseio da quimioterapia intraperitoneal durante e após a cirurgia, muitos artigos já foram publicados e a adesão às recomendações sobre a utilização dos agentes quimioterápicos reduz o risco ocupacional de exposição para os colaboradores (cirurgião/perfusionista) executarem o procedimento durante a HIPEC[18,19]. Foi observado pelo monitoramento biológico do ar ambiente, que as soluções aquecidas de quimioterápicos podem ser aerossolizados além de aumentarem a permeabilização das luvas estéreis com o aquecimento das soluções criando uma potencial exposição aos agentes. A técnica do abdômen fechado reduz o potencial para a exposição, sendo essa técnica de HIPEC a mais utilizada na maioria das instituições como já citada[20].

Indução

Como referido anteriormente, muitos pacientes que se apresentam para cirurgia HIPEC estão em risco tanto de dessaturação de oxigênio e de aspiração do conteúdo gástrico. Assim, a sequência rápida na indução pode ser a abordagem adequada neste cenário. Em algumas instituições, a videolaringoscopia é utilizada como uma técnica de primeira linha para a entubação endotraqueal e tem grandemente simplificado o manejo das vias aéreas, mesmo em um contexto de intubação difícil[21]. A atenção meticulosa para o posicionamento do paciente e a proteção das partes do corpo com risco de lesões isquêmicas por pressão deve ser realizada para diminuir o risco de ferimentos durante estes procedimentos frequentemente prolongados.

TABELA 43.1	QUIMIOTERAPIA HIPERTÉRMICA PERITONEAL E A POSSIBILIDADE DE EFEITOS COLATERAIS ESPECÍFICOS DA QUIMIOTERAPIA
Quimioterapia	Efeitos adversos
Mitomicina C	Nefrotoxicidade, pneumotoxicidade
Cisplatina	Neuropatia periférica, mielotoxicidade
Doxorubicina	Cardiopatias (arritmia, cardiomiopatia), mielotoxicidade
Oxiliplatina	Neurotoxicidade (laringe, faringe, disestesia)
Irinotecan	Mielotoxicidade

É fato conhecido que a hipotermia aumenta o bloqueio neuromuscular induzido por agentes não despolarizantes. A redução da duração do efeito do vecurônio foi descrita nesse contexto[76]. Entretanto o efeito da hipertermia não é bem estabelecida sobre a farmacocinética das demais drogas na prática clínica[4].

Manutenção de temperatura

O manejo perioperatório dos pacientes submetidos a cirurgia citorredutora com HIPEC é um desafio para o anestesista, ainda que muitos pacientes sejam jovens e sem comorbidades relevantes. Durante o período citorredutor, o anestesista defronta-se com perdas substanciais de fluidos devido à drenagem da ascite, extensa exposição de superfície peritoneal e por período cirúrgico prolongado[22].

A temperatura central é controlada através de uma combinação de regimes de resfriamento e aquecimento em várias fases da cirurgia. Devido ao extenso *debulking* e o grande acesso cirúrgico abdominal, a hipotermia tem de ser impedida por todos os meios, usando-se mantas térmica aquecendo-se as infusões. Sistemas como coagulação, homeostase metabólica, cascata anti-inflamatória e sistema neurológico são todos dependentes da homeostase térmica[23,24].

No entanto, devido à solução intraperitoneal hipertérmica administrada durante HIPEC, a temperatura corporal-medidano esôfago, bexiga, ou timpanicamente – eleva-se para até 40,58 °C (média 37,78 °C), o que gera um significativo aumento da taxa metabólica[1].

Em consequência, os pacientes desenvolvem uma crescente demanda sistêmica de oxigênio[25], com aumento da frequência cardíaca e de CO_2 com acidose metabólica concomitante e elevados valores de lactato arterial atingindo seu máximo no final da fase da HIPEC. Por conseguinte, o objetivo do anestesista deve ser a restauração da nor-

motermia, pelo uso de infusões resfriadoras e manutenção das variáveis hemodinâmicas, ajustando a ventilação mecânica às condições hipermetabólicas durante a HIPEC[10].

O aumento gradual na temperatura central provocada pela infusão de solução de quimioterapia aquecida deve ser documentada a cada 15 minutos e comunicada ao cirurgião e perfusionista que deve diminuir a temperatura do perfusato quando a temperatura central se aproximar de 39 °C. É de notar, que possa haver disparidade de mensurações de temperatura dependendo do local da sonda. A temperatura retal pode ser superior a temperatura nasofaríngea possivelmente devido à transferência de calor local por via intraperitoneal. Qualquer transferência de calor adicional para o paciente deve ser evitada durante a fase de quimioterapia. No mínimo, os fluidos aquecidos devem ser desligados e as mantas térmicas ajustadas para a temperatura ambiente. Uma estratégia para evitar hipertermia sistêmica é a utilização de dispositivos de resfriamento externo, bolsas de gelo e a infusão de soluções geladas para que a temperatura do paciente seja mantida a 35,5 °C antes do início de HIPEC minimizando o aumento sistêmico da temperatura durante a infusão peritoneal aquecida[4].

Manejo hídrico e *status* de volume

Além de manter e restaurara volemia durante o período da citorredução é importante estar preparado fisiologicamente para as excessivas alterações durante a fase de HIPEC, usando soluções cristaloides e coloidais, bem como substitutos do sangue antes de iniciar o procedimento. O volume de infusão do fluido intraoperatório excede significativamente os níveis estabelecidos de 6-8 mL/kg por hora de perda de líquido, resultante das perdas e das intervenções abdominais com valores até 12 mL/kg por hora, dependendo do grau de citorredução cirúrgica. A perda de sangue também pode ser intensa em alguns pacientes[1].

O preenchimento abdominal com solução salina acrescida aos agentes quimioterápicos provoca um aumento na pressão intra-abdominal com deslocamento cranial do diafragma, resultando em redução na capacidade residual funcional e um aumento na pressão das vias aéreas. Estes efeitos são análogos aos observados em pacientes com pneumoperitônio. Essas mudanças provocam diminuição na capacidade de oxigenação e uma elevação abrupta na pressão venosa central. É fato conhecido que pequenas mudanças na pressão intra-abdominal afetam o débito cardíaco[26,27] devido à diminuição do retorno venoso através do estreitamento da veia cava inferior, associada a uma redução de volume de sangue abdominal e a um aumento na resistência vascular esplâncnica[28,29]. Não só a macrocirculação mas também a microcirculação irão ser afetados durante o período de HIPEC com um significativo aumento no pCO_2 gástrico e diminuição no pH gástrico.

O volume de sangue desempenha um papel importante no restabelecimento e manutenção sistêmica adequada bem como na perfusão regional. Portanto, para evitar distúrbios hemodinâmicos sistêmicos ou redução de perfusão regional o que pode levar à insuficiência renal aguda – agravada por administração de agentes quimioterápicos (como a cisplatina) – durante a HIPEC[30], a adequação de fluidos para a manutenção de volemia deve ser uma das principais metas para o anestesista. Ao considerar esse aspecto e, através da monitoração do débito urinário, o uso padronizado de furosemida ou de baixas doses de dopamina para melhorar o débito urinário e prevenir a disfunção renal é desaconselhável[31], bastando manter-se apenas a normovolemia e o débito urinário adequado. Além disso, na última década, vários estudos têm demonstrado uma falta

de benefício da dopamina em dose baixa na melhoria da função renal[32,33].

A escolha de infusões de cristaloide ou coloide para gerenciamento de fluido Intraoperatório em cirurgia abdominal é tema frequente de controvérsias. Alguns autores preferem uma estratégia com infusão equilibrada para manter ambos, pressão oncótica e débito urinário. A drenagem de ascite de grande volume está associada a uma enorme perda de proteína perioperatória, acima de 700 g por dia. Para cobrir esses déficits de proteína, é frequente a administração de albumina humana e/ou de plasma fresco congelado. Se regimes de reposição liberal ou restritiva de coloides possam influenciar o resultado nesses pacientes ainda é assunto controverso, e é questão que permanece ainda em aberto. Nós preferimos um regime restritivo e repor a albumina apenas no caso de uma profunda redução nos níveis plasmáticos de albumina (< 15 mg/dL), e a transfusão de plasma fresco congelado é restrito a doentes com distúrbio da coagulação clinicamente evidente[1].

Para garantir uma pressão oncótica intravascular, coloides artificiais podem ser uma alternativa. O amido Iso-oncótico hidroxietil de terceira geração (6% HES 130 / 0,4) demonstrou um volume de expansão com efeito de 90-100%[34] e hoje em dia também estão disponíveis como uma solução equilibrada. Entretanto existem evidências que as preparações coloidais sintéticas interferem negativamente sobre a coagulação e a função renal[75]. Em contraste, os efeitos intravasculares das soluções cristaloides isotônicas respondem com menos que 20%, o que faz com que seja significativo o edema interstícial como um fator de risco relevante para o aumento da mortalidade[35,36] e influenciando negativamente as células túbulo renais principalmente quando soluções hiperclorêmicas são utilizadas[37].

Além disso, analogamente aos efeitos da hipovolemia, alguns dados clínicos indicam claramente que o excesso de líquido está associado a prejuízo das funções viscerais e recuperação pós-operatória[38,39], por destruir o glicocálice endotelial dos órgãos, de modo que o anestesista é desafiado a agir com equilíbrio para evitar tanto a hipovolemia como a hipervolemia. A dificuldade em estimar o volume intravascular em cada condição individual durante o procedimento cirúrgico pode ser uma das razões para este dilema[38,40].

Dessa forma, o anestesista deve estar ciente do grande volume necessário de fluido intraoperatório e deve iniciar um regime terapêutico de fluido agressivo para o restabelecimento e manutenção da perfusão sistêmica adequada, bem como da perfusão regional.

Status hemodinâmico

Durante a HIPEC ocorre um aumento significativo da taxa metabólica com aumento do débito cardíaco e da frequência cardíaca em face da diminuição da resistência vascular periférica que podem ser monitorados por um cateter de artéria pulmonar ou ecocardiograma transesofágico[23,41,42]. Há crescente literatura sobre o benefício da monitorização hemodinâmica em grupos seletos de cirurgias de alto risco sobre a morbimortalidade perioperatória e alguns desses recursos já são utilizados com taxas variáveis de sucesso em alguns serviços. Como a temperatura do corpo decresce depois da conclusão de HIPEC com normalização do estado circulatório hiperdinâmico[23,43], a utilização de rotina de monitorização hemodinâmica invasiva prolongada, como cateteres Swan-Ganz, ecocardiograma transesofágico, ou dispositivos de contorno de pulso não são recomendados. Usando Doppler esofágico para estimar o débito cardíaco, Esquivel e seus colegas documentaram o efeito do estresse térmico com o desenvolvimento posterior de circulação hiperdinâmica, aumento do débito cardíaco, diminuição da resistência vascular sistêmica, aumento da frequência cardíaca e aumento da produção de dióxido de carbono (Quadro 43.1). Embora possa haver aumento da contratilidade do miocárdio, o aumento do débito cardíaco parece ser impulsionado principalmente pelo aumento da frequência cardíaca. Não surpreendentemente, as complicações perioperatórias podem estar relacionadas com as repercussões cardiocirculatória e pulmonares secundárias a alteração aguda da temperatura corporal e aumento da pressão abdominal[1].

O uso de anti-hipertensivos de ação prolongada deve ser evitado devido à natureza dinâmica do processo. A frequência cardíaca é geralmente mantida inferior a 90 batimentos por minuto. Um bloqueador beta cardiosseletivo, tais como metoprolol, administrado em pequenos incrementos pode fornecer controle da frequência cardíaca adequada sem vasodilatação significativa em conformidade com as recomendações do *American College of Cardiology* e *American Heart Association*.

No entanto, através da implementação de monitorização hemodinâmica invasiva/minimamente invasiva em casos individuais e com problemas específicos, o anestesiologista pode obter informações auxiliares adicionais, como por exemplo, se há um aumento na água extra vascular pulmonar estimada por termo diluição transpulmonar medida utilizando o dispositivo PiCCO, como um alerta por um edema pulmonar não cardíaco em pacientes com baixos níveis séricos de albumina após a agressiva e prolongada cirurgia citorredutiva[44]. Além dos dispositivos de monitoramento padronizados (linha arterial, cateter central venoso, cateter urinário), dispositivos de monitorização hemodinâmica menos invasiva, como o ecodoppler esofágico ou o FloTrac/Vigileo[23,29,45] são ferramentas interessantes para a obtenção de mais informações sobre a volemia do paciente e o estado hemodinâmico em "tempo real', com uma adequada relação risco/benefício. Especialmente porque a pressão venosa central é um indicador pobre de pré-carga cardíaca e de volemia, devido ao aumento da pressão intra-abdominal e de mudanças na inclinação da mesa cirúrgica durante HIPEC[29], a necessidade de controle dos parâmetros dinâmicos da pré-carga e capacidade de resposta cardíaca a fluido (SVV – *Stroke Volume Variation*, o fluxo de sangue da aorta, fração de ejeção ventricular esquerda) é de extrema importância para o anestesista para manter a homeostase de fluido e impedir a insuficiência renal aguda[23,29]. Além disso, o tipo histológico do tumor parece também influenciar o estado hemodinâmico do paciente e deve, portanto, ser incorporado no plano de gerenciamento hemodinâmico do anestesista[46].

Ao lidar com a questão hemodinâmica, o anestesista não deve desconsiderar efeitos colaterais cardíacos da quimioterapia. Há casos descritos de taquicardia ventricular sem pulso e taquicardia refratária a amiodarona ocorrendo após a aplicação de cisplatina intraperitoneal[47]. Como resultado direto da cardiotoxicidade (meia-vida de cisplatina não ligada por 20-30 min em pacientes com função renal normal), da perda renal seletiva de magnésio pela cisplatina, e de prolongamento do intervalo QT através da terapia com cisplatina, o anestesista deve estar atento ao prolongamento do intervalo de QT e dos níveis plasmáticos de magnésio no perioperatório de pacientes em terapia com cisplatina intraperitoneal[1].

Proteção renal

Como alguns agentes quimioterápicos são nefrotóxicos, a monitorização constante do fluxo de diurese é estimulada. Infelizmente, não é conhecido até que pontoa geração de urina deve ser mantida, e a relação entre a produção de urina intraoperatória e pós-operatória para elevação da creatinina não é clara[48]. Recomenda-se como regra geral manter de 50 a 100 mL cada 15 minutos de urina durante o período de perfusão hipertérmica. A furosemida deve ser administrada apenas quando o fluxo de urina é inadequado, após a confirmação da adequação do volume intravascular e da perfusão renal[4]. Existem evidências na literatura que a otimização de oferta de oxigênio no intraoperatório com fluidos e inotrópicos em pacientes de alto risco diminuem a incidência de insuficiência renal aguda no pós-operatório[74].

Coagulação

Cirurgias de grande porte são frequentemente associadas a significativas perdas de sangue com valores que podem variar entre 200 e 9.000 mL. A transfusão de concentrado de hemácias e de plasma fresco congelado são necessárias em cerca de 50% de todos pacientes durante a cirurgia e em cerca de um terço de todos os pacientes no pós-operatório[43]. O sangue recuperado durante a cirurgia e subsequente irradiação (50 Gy) para garantir a eliminação de células cancerosas é uma opção para reduzir a transfusão de sangue estocado,

QUADRO 43.1	ALTERAÇÕES HEMODINÂMICAS ASSOCIADAS
1. Aumento de débito cardíaco	
2. Diminuição da resistência vascular sistêmica	
3. Aumento da frequência cardíaca	
4. Aumento do CO_2 ao final da inspiração.	

tendo o sangue recuperado maior número de glóbulos vermelhos intactos morfologicamente e com maior meia-vida, pH mais fisiológico, níveis mais elevados de 2,3-difosfoglicerato, e níveis mais baixos de $K^{+49,50}$. No entanto mais estudos devem ser realizados para investigar os potenciais efeitos á longo prazo de sangue recuperado e irradiado em pacientes com câncer. A perda de sangue não é apenas devido à razões cirúrgicas, mas também devido a um aumento na tendência de hemorragia, por razões não muito claras. Há relatos de distúrbios de coagulação devido a grande infusão de volume e perda de proteína com provável efeito dilucional e, possivelmente, devido à hipertermia quimioterápica. A análise laboratorial pode revelar distúrbios de coagulação com aumento da Relação Internacional de Ratio (INR), diminuição da Antitrombina III e de fibrinogênio, bem como prolongamento do Tempo de Tromboplastina Parcial Atividada (PTTA – *Partial Thromboplastin Time Activity*), redução do número de plaquetas e do fator XIII[43].

Além disso, o uso de monitoramento avançado de coagulação, como tromboelastografia com a tromboelastometria rotacional e/ou função plaquetária parece ser útil para a detecção de complexos distúrbios de coagulação não identificadas pela monitorização tradicional pelo PTTA e TP/INR tais como hiperfibrinólise, plaquetopatia/penia, ou deficiência factor XIII[1].

Gerenciamento de eletrólitos

Uma variedade de perturbações do equilíbrio ácido-base e de eletrólitos foram relatados na cirurgia com HIPEC, e pode variar com o tipo de agentes quimioterápicos usados[51,52].

O anestesista deve acompanhar a composição de soluções de quimioterápicos que serão infundidas para prever quais podem resultar em perturbações significativas de eletrólitos. A oxaliplatina, além de predis-

por os doentes a acidose láctica é diluída em glicose a 5%; consequentemente, 3-5 litros de glicose a 5% são administrados na cavidade intraperitoneal durante HIPEC, resultando em alguns casos em hiperglicemia acentuada e/ou hiponatremia[53,54]. De maneira geral o desenvolvimento de acidose é rara, particularmente se o débito cardíaco adequado é mantido, exceto nos casos de acidose hiperclorêmica e dilucional durante a fase de ressuscitação volêmica.

A cisplatina pode reduzir os níveis séricos de magnésio, culminando em arritmias cardíacas[55]. Antes do início da infusão quimioterapia aquecida, um conjunto de exames de laboratório devem ser obtidos, incluindo eletrólitos, gasometria arterial e hemoglobina. Muitos pacientes necessitam de reposição de eletrólitos, a maioria normalmente cálcio, magnésio e potássio. Portanto, é prudente a rechecagem dos eletrólitos depois da fase de quimioterapia do procedimento.

Cuidados pós-operatórios

No pós-operatório, a maioria dos pacientes deve ser transferida para a UTI, e como a perda de fluido pós-operatório durante as primeiras 72 h após a cirurgia ainda é muito alta, com valores até 4,1 litros por dia, a maior parte de perda do fluido ocorrendo através de drenos abdominais (40%), devido à grande extensão da superfície excisada[43,56,57]. Portanto, é importante para manter um adequado volume circulante de líquidos, tais como soluções coloidais, cristaloides ou derivados de sangue. É óbvio que a perda de proteína é também notável, com níveis de albumina diminuindo e começando a declinar durante a cirurgia com a necessidade frequente de administração exógena[57]. O tempo médio dos pacientes em UTI encontra-se entre 1 e 2 dias, a comorbidade dos pacientes com cirurgia citorredutora e HIPEC é baixa e os pacientes são jovens.

Especialmente durante os primeiros três dias, o monitoramento intensivo de perda de líquido e de volume administrados é de fundamental importância para a fase de convalescença do paciente. Além disso, Arakelian et al.[56] demonstrou que o uso de Pressão Positiva Contínua (CPP – *Continuous Positive Pressure*) após a extubação foi relacionado a uma melhor recuperação no pós-operatório, provavelmente por recrutamento de bases pulmonares atelectasiadas e por manter as áreas de pulmão abertas que foram a colapso devido à ventilação mecânica prolongada, ascites volumosas e pelo procedimento HIPEC[1].

Analgesia perioperatória

Há evidência crescente de que a Anestesia Peridural Torácica (TEA – *Thoracic Epidural Anesthesia*) com anestésicos locais e opioides é superior no controle dinâmico da dor, tendo um papel-chave na extubação precoce, mobilização e redução de complicações pulmonares pós-operatória, e com o potencial para diminuir a incidência de síndrome de dor crônica pós-operatória. Também para pacientes submetidos a HIPEC, TEA suplementar é uma ferramenta adequada para o manejo suficiente da dor. Adicionalmente, o tempo de ventilação pode ser significativamente encurtado e o uso intravenoso pós-operatório dos opioides – levando a complicações como atonia intestinal[58,59] – pode ser sensivelmente reduzido em pacientes tratados com anestesia peridural. Além disso, como pacientes submetidos à cirurgia citorredutora e HIPEC têm dor crônica frequente com má qualidade de vida e de tolerância à opioide[45], um adequado manejo da dor prolongada é essencial. Assim, um método para combater suficientemente a dor em perioperatório de pacientes em uso crônico de opioides é prosseguirem os seus analgésicos comuns e fornecer uma TEA complementar pré-operatória.

Alguns autores apontam que existe um elevado risco de intolerância hemodinâmica e episódios agudos de hipotensão, através do bloqueio do sistema nervoso simpático sendo reforçada por efeitos sistêmicos da HIPEC[60-62], assim como a trombocitopenia e perturbações na coagulação do sangue são muitas vezes observadas durante HIPEC e são um fator de risco de hematoma espinal após a analgesia epidural[63].

No entanto, é altamente recomendável a anestesia peridural torácica para cirurgia citorredutora e HIPEC por causa dos efeitos positivos supramencionados.

Vários autores detectaram distúrbios de coagulação com aumento do INR e diminuição dos valores AT III, bem como prolongamento de aPTT e de plaquetopenia. A formação de hematomas no canal medular devido à anestesia peridural é uma complicação grave, mas muito rara[64]. No entanto, a principal causa do hematoma espinhal é a inserção de um cateter em um procedimento traumático difícil. Para a prevenção do hematoma epidural, a avaliação pré-operatória de sangramento, anamnese do paciente e terapia medicamentosa prévia parece ser essencial, além de uma punção epidural atraumática e a inserção do cateter por um anestesista experiente. Finalmente, dados e estudos em animais e ensaios clínicos retrospectivos indicam uma melhoria de resultados a longo prazo e uma redução no crescimento metastático após cirurgia de neoplasia com anestesia peridural complementar[65].

Morbidades e mortalidade

Uma das principais preocupações em relação ao CS+HIPEC tem sido a elevada morbidade, mortalidade e, em geral, a segurança associada com este tratamento. Embora a taxa de mortalidade de até 17% tenha sido relatada, em centros de alto volume as taxas de morbidade e mortalidade variam entre 12% e 52% e, 0,9% e 5,8%, respectivamente, que são semelhantes aos de outros grandes procedimentos cirúrgicos abdominais. Em hospitais de baixo volume, as taxas de morbidade e mortalidade são provavelmente mais elevadas; de fato, foi demonstrada a necessidade de uma curva de aprendizagem para este procedimento[66,67].

A morbidade está relacionada principalmente às complicações cirúrgicas (por exemplo, abscessos, fístulas, perfurações, fístulas e íleo)[68]. No entanto, é difícil distinguir se a ocorrência de complicações é um resultado direto de uma cirurgia ou é influenciada pela quimioterapia intraperitoneal. Como as complicações intestinais são a principal determinante do resultado pós-operatório imediato, o momento da anastomose visceral (antes ou depois HIPEC)[69] e a indicação para ostomias protetoras representam duas questões desafiadoras. Em ensaios clínicos não controlados, a taxa de complicações intestinais parece não diferir de acordo com a anastomose (antes ou após a quimioterapia aquecida). A anastomose após HIPEC permite manipular o intestino sem qualquer risco de tração sobre a linha de sutura, mas o calor e o edema induzido por drogas na parede intestinal podem torná-lo tecnicamente mais problemático. As complicações intestinais não parecem aumentar quando a anastomose primária desprotegida é realizada, e, portanto, a escolha para executar um estoma de proteção para evitar fístula anastomótica permanece controversa[70,71]. A extensão da cirurgia citorredutora expressa como PCI, número de peritonectomias, ressecções viscerais, número de linhas de sutura ou anastomose, tempo de cirurgia e perda de sangue foram identificados como importantes fatores prognósticos para complicações pós-operatórias. O risco de complicações pós-tratamento também depende da origem da carcinomatose (pseudomixoma, mesotelioma). De fato, os fatores prognósticos e tipo de complicações podem variar de acordo com cada tipo de tumor.

O risco de efeitos adversos sistêmicos após HIPEC é calculado em até 48% de toxicidade hematológica, de 7% para insuficiência renal e 9% para a trombose venosa profunda / embolia pulmonar, mas as diferenças de métodos de classificação de toxicidade tornam difícil comparar as diferentes taxas relatadas[68,72]. A toxicidade relacionada com a droga (hematológico e renal) não foi extensivamente estudada fora do contexto de estudos de determinação da dose. A dose e esquema da mitomicina e da cisplatina, foram identificadas como fatores de risco independentes para a toxicidade hematológica e renal[72,73]. Em um estudo, a toxicidade hematológica está relacionada com a extensão da doença peritonial e a duração da cirurgia, mas não na forma dependente da dose. Isso enfatiza o papel de fatores desconhecidos, que podem determinar a absorção sistêmica da quimioterapia e da gravidade dos efeitos adversos sistêmicos após CS + HIPEC. Com o objetivo de alcançar a melhor estimativa da exposição sistêmica (e toxicidade) após a quimioterapia intraperitoneal, o cálculo da dose da quimioterapia e volume através da área de superfície corporal é a forma a ser adotada.

Conclusão

Em pacientes submetidos a HIPEC, o anestesista é desafiado por causa das grandes perdas de fluidos, sangue e proteína, aumento da pressão intra-abdominal, hipertermia sistêmica e aumento da taxa metabólica. É de extrema importância restaurar o estado de normovolemia usando uma estratégia agressiva de reposição intravenosa de fluidos evitando, entretanto, hipovolemia e hipervolemia. A analgesia Peridural Torácica Suplementar pode ser recomendada para garantir o tratamento adequado da dor e reduzir a taxa e duração da ventilação no pós-operatório, assim como a administração de opioides por via venosa no pós-operatório. Antes de iniciar HIPEC, o anestesista deve ser informado sobre o conteúdo da coleção intraperitoneal bem como da solução e o tipo de quimioterápico para prevenir os efeitos adversos. Para o monitoramento da coagulopatia as ferramentas point-of-care são meios úteis para quantificar o grau de disfunção e estabelecer a terapêutica adequada.

Referências bibliográficas

1. Raspe C; Piso P; Wiesenack C; et al. Anestheic management in patients undergoing hyperthermic chemotherapy. Current Opinion. 2012 jun; 25(3): 348-354.
2. Esquivel J. Technology of Hyperthermic Itraperitoneal Chemotherapy in the United States, Europe, China, Japan, and Korea.The Cancer journal. Volume 15, Number 3, May/Jun 2009.
3. Weisberger et al. J Am Med Assoc 159: 1704-1707.
4. Rothfield K, Crowley K. Anesthesia considerations during cytoreductive surgery and hyperthermic intraperitoneal chemotharepy. Surg Oncol Clea 2012; 533-541.
5. Kanakoudis F, Petrou A, Michaloudis D, et al. Anesthesia for intra-peritoneal perfusion of hyperthermic chemotherapy. Haemodynamic changes, oxygen consumption and delivery. Anesthesia 1996; 51 (11): 1033-6.
6. Fleiser L A, Beckman J A , Brown K A, et al. ACC/AHA 2007 Guidelines on perioperative cardiovascular evaluation and care for noncardiac surgery: executive summary: a report of the American College of Cardiology/ American Heart Association task force on practice guidelines 9writing committee to revise the 2002 guidelines on perioperative cardiovascular evaluation for noncardiac surgery): developed in collaboration with the American Society of Echocardiography, American Society of Nuclear Cardiology, Hearth Rhythm Society, Society of Cardiovascular Anesthesiologists, Society for Cardiovascular Angiography and Interventions, Society for Vascular Medicine and Biology, and Society for Vascular Surgery. Circulaion 2007; 116 (17): 1971-96.
7. Shime N, Lee m, Hatanaka T. Cardiovascular changes during continuous hyperthermic peritoneal perfusion.Anesth Analg 1994; 78: 938-942.
8. Esquivel J, Angulo F, Bland RK, et al. Hemodynamic and cardiac function parameters during heated intraoperative intraperitoneal chemotherapy using the open 'coliseum technique'.Ann Surg Oncol 2000; 7: 296-300.
9. Portilla A G, Shigeki K, Dario B, et al. The intraoperative staging systems in the management of peritoneal surface malignancy.J Surg Oncol 2008; 98: 228-31.
10. Sugerbaker P H. Peritonectomy procedures. Ann Surg 1995; 221: 29-42.
11. González-Moreno S, Kusamura S, Baratti D, et al. Postoperative residual disease evaluation in the locoregional treatment of peritoneal surface malignancy.J Surg Oncol 2008; 98: 237-41.
12. Sommariva A; Pilati P; Rossi C R. Cyto-reductive combined with Hyperthermic Intra-Peritoneal Chemotherapy for Peritoneal Surface Malignancies: Current treatment and results.Cancer Treatment Reviews. 2011; 38: 258-268.
13. Elias D, Antoun S, Goharin A, et al. Research on the best chemohyperthermia using a closed abdominal procedure and cytoreductive surgery for the treatment of peritoneal carcinomatosisafter complete resection. Int J Surg Investig 2000; 1: 431-9.
14. Glehen O, Osinsky D, Cotte E, et al. Intraperitoneal chemohyperthermia using a closed abdominal carcinomatosis:morbidity and mortality analysis of 216 consecutive procedures. Ann Surg Oncol 2003; 10: 863-9.
15. Kusamura S, Younan R, Baratti D, et al. Cytoreductive surgery followed by intraperitoneal hyperthermic perfusion: analysis of mobidity and mortality in 209 peritoneal surface malignancies treated with closed adomen technique. Cancer 2006; 106: 1144-53.
16. Jacque P, Averbach /a, /stephens A D, et al. Heated intraoperative inraperitoneal mitomycin C and early postoperative intraperitoneal 5- fluorouracil: pharmacokinetic studies. Oncology1998; 55: 130-138.
17. Elias D, Matsuhisa T, Sideris L, et al. Heated intra-operatie intraperitoneal oxaliplain plus irinotetecan after complete resection of peritoneal carcinomatosis: pharmacokinetics, tissue distribuition and tolerance. Ann Oncol 2004; 15: 1558-1565.
18. González-Bayon L, González-Moreno S, Ortega-Perez G. Safety considerations for operating room personnel during hyperthermic intraoperative intraperitoneal chemotherapy perfusion. Eur J Surg Oncol 2006; 32: 619-624.
19. Schimit K, boettcher ML, Pelz JO, et al. Investigations on safety of hiperthermic in-

traoperative intraperitoneal chemotherapy (HIPEC) with Mitomycin C. Eur J Oncol 2006; 32: 1222-1225.

20. Tsiftsis D, de Bree E, Romanos J, et al. Peritoneal Expansion by artificially produced ascites during perfusion chemotherapy. Arch Surg1999; 134: 545-549; discussion 550.

21. Aziz M F, Healy D, Kheterpal S, et al. Routine clinical practice affectiveness of the glidescope in difficult airway management: an analysis of 2004 glidescope intubations, complications, and failures form two institutions. Anasthesiology2011; 114 (1): 34-41.

22. Esquivel J, Angulo F, Bland RK, et al. Hemodynamic and cardiac function parameters during heated intraoperative intraperitoneal chemotherapy using the open 'coliseum technique'. Ann Surg Oncol 2000; 7: 296-300.

23. Michelson A D, MacGregor H, Barnard M R, et al. Reversible inhibition of uman platelet activation by hipotermia in vitro. Thromb Haemost 1994; 71:633-640.

24. Seekamp A, van Griensven M, Hildebrandt F, et al. Adenosine-triphosphate in trauma--related and elective hypothermia. J Trauma 1999; 47: 673-683.

25. Cafiero T, Di Iorio C, Di Minno R M, et al. Non--invasive cardiac monitoring by aortic blood flow determination in patients undergoing hyperthermic intraperitoneal intra-operative chemotherapy. Minerva Anestesiologica 2006; 72:207-15.

26. Kashtan J, Green JF, Parsons EQ, et al. Hemodynamic effect of increased abdominal pressure. J Surg Res 1981; 30:249–255.

27. Biancofiore G, Amorose G, Lugli D, et al. Perioperative anesthetic management for laparoscopic kidney donation. Transplant Proc 2004; 36:464–466.

28. Mertens zur Borg IR, Lim A, Verbrugge SJ, et al. Effect of intraabdominal pressure elevation and positioning on hemodynamic responses during carbon dioxide pneumoperitoneum for laparoscopic donor nephrectomy: a prospective controlled clinical study. Surg Endosc 2004; 18:919–923.

29. Cafiero T, Di Iorio C, Di Minno RM, et al. Noninvasive cardiac monitoring by aortic blood flow determination in patients undergoing hyperthermic intraperitoneal intraoperative chemotherapy. Minerva Anestesiol 2006; 72:207–215.

30. Nguyen NT, Wolfe BM. The physiologic effects of pneumoperitoneum in the morbidly obese. Ann Surg 2005; 241:219–226.

31. Perez J, Taura P, Rueda J, et al. Role of dopamine in renal dysfunction during laparoscopic surgery. Surg Endosc 2002; 16:1297–1301

32. Kellum JA, Decker JM. Use of dopamine in acute renal failure: a meta-analysis. Crit Care Med 2001; 29:1526–1531.

33. Karthik S, Lisbon A. Low-dose dopamine in the intensive care unit. Semin Dialysis 2006; 19:465–471.

34. Jacob M, Rehm M, Orth V, et al. Exact measurement of the volume effect of 6% hydoxyethyl starch 130/0.4 (Voluven) during acute preoperative normovolemic hemodilution. Anaesthesist 2003; 52:896–904.

35. Lowell JA, Schifferdecker C, Driscoll DF, et al. Postoperative fluid overload: not a benign problem. Crit Care Med 1990; 18:728–733.

36. Payen D, de Pont AC, Sakr Y, et al. A positive fluid balance is associated with a worse outcome in patients with acute renal failure. Crit Care 2008; 12:R74.

37. Ertmer C, Rehberg S, van Aken H, et al. Physiologische Grundlagen der perioperativen Flussigkeitstherapie. Intensivmed update 2009; 4: 9-20.

38. Raue W, Tsilimparis N, Bloch A, et al. Volume therapy and cardiocircular function during hyperthermic intraperitoneal chemotherapy. Eur Surg Res 2009; 43:365–372.

39. Rehm M, Zahler S, Lotsch M, et al. Endothelial glycocalyx as an additional barrier determining extravasation of 6% hydroxyethyl starch or 5% albumin solutions in the coronary vascular bed. Anesthesiology 2004; 100:1211–1223.

40. Bundgaard-Nielsen M, Holte K, Secher N, et al. Monitoring of perioperative fluid administration by individual goal-directed therapy. Acta Anaesthesiol Scand 2007; 51:331–340.

41. Shime N, Lee m, Hatanaka T. Cardiovascular changes during continuous hyperthermic peritoneal perfusion. Anesth Analg 1994; 78: 938-942.

42. Bickel A, Arzomanov T, Ivry S, et al. Reversal of adverse hemodynamic effects of pneumoperitoneum by pressure equilibration. Arch Surg 2004; 139:1320–1325.

43. Schmidt C, Creutzenberg M, Piso P, et al. Peri-operative anaesthetic management of cytoreductive surgery with hyperthermic intraperitoneal chemotherapy. Anaesthesia 2008; 63:389–395.

44. Sakka SG, Ruhl CC, Pfeiffer UJ, et al. Assessment of cardiac preload and extravascular lung water by single transpulmonary thermodilution. Intensive Care Med 2000; 26:180–187.

45. Hofer CK, Senn A, Weibel L, et al. Assessment of stroke volume variation for prediction of fluid responsiveness using the modified FloTrac and PiCCOplus system. Crit Care 2008; 12:R82.

46. Miao N, Pingpank JF, Alexander HR, et al. Cytoreductive surgery and continuous hyperthermic peritoneal perfusion in patients with mesothelioma and peritoneal carcinomatosis: hemodynamic, metabolic, and anesthetic considerations. Ann Surg Oncol 2009; 16:334–344.

47. Thix CA, Konigsrainer I, Kind R, et al. Ventricular tachycardia during hyperthermic intraperitoneal chemotherapy. Anaesthesia 2009; 64:1134–1136.

48. Owusu-Agyemang P, Arunkumar R, Green H, et al. Anesthetic management and renal function in pediatric patients undergoing cytoreductive surgery with continuous hyperthermic intraperitoneal chemotherapy (HIPEC) with cisplatin. Ann Surg Oncol 2012;19(8):2652–6.

49. Hansen E, Knuechel R, Altmeppen J, Taeger K. Blood irradiation for intraoperative autotransfusion in cancer surgery: demonstration of efficient elimination of contaminating tumor cells. Transfusion 1999; 39:608–615.

50. Hansen E, Bechmann V, Altmeppen J. Intraoperative blood salvage with irradiation of blood in cancer surgery: answers to current queries. Anasthesiol Intensivmed Notfallmed Schmerzther 2002; 37:740–744.

51. Raft J, Parisot M, Marchal F, et al. Retentissements hydroelectrolytiques et acidobasiques de la chimiohyperthermie intraperitoneale. Ann Fr Anesth Reanim 2010;29(10):676–81.

52. De Somer F, Ceelen W, Delanghe J, et al. Severe hyponatremia, hyperglycemia, and hyperlactanemia are associated with intraoperative hyperthermic intraperitoneal chemoperfusion with oxaliplatin. Perit Dial Int 2008;28(1):61–6.

53. De Somer F, Ceelen W, Delanghe J, et al. Severe hyponatremia, hyperglycemia, and hyperlactatemia are associated with intraoperative hyperthermic intraperitoneal chemoperfusion with oxaliplatin. Perit Dial Int 2008; 28:61–66.

54. Raft J, Parisot M, Marchal F, et al. Impact of the hyperthermic intraperitoneal chemotherapy on the fluid-electrolytes changes and on the acid-base balance. Ann Fr Anesth Reanim 2010; 29:676–681.Pinpoints that hyperglycemia and hyponatremia might result from HIPEC and that glycemic control should be performed in order to avoid the other metabolic disturbances.

55. Thix CA, Konigsrainer I, Kind R, et al. Ventricular tachycardia during hyperthermic intraperitoneal chemotherapy. Anaesthesia 2009;64(10):1134–6.

56. && Arakelian E, Gunningberg L, Larsson J, et al. Factors influencing early postoperative recovery after cytoreductive surgery and hyperthermic intraperitoneal chemotherapy. Eur J Surg Oncol 2011; 37:897–903. Concludes that se of CPAP has an impact on postoperative recovery in HIPEC patients and should be discussed with the patients preoperatively and taken into consideration in designing an individualized patient care plan, in order to attain a more efficient recovery.

57. && Cooksley TJ, Haji-Michael P. Postoperative critical care management of patients undergoing cytoreductive surgery and Heated Intraperitoneal Chemotherapy (HIPEC). World J Surg Oncol 2011; 9:169.

58. Zielmann S, Grote R. The effects of long-term sedation on intestinal function. Anaesthesist 1995; 44 (Suppl 3):S549–S558.

59. Blumenthal S, Min K, NadigM, et al. Double epidural catheter with ropivacaine versus intravenous morphine: a comparison for postoperative analgesia after scoliosis correction surgery. Anesthesiology 2005; 102:175–180.

60. De la Chapelle A, Pe´ rus O, Soubielle J, et al. High potential for epiduralanalgesia neuraxial block-associated hypotension in conjunction with heatedintraoperative intraperitoneal chemotherapy. Reg Anesth Pain Med 2005;30:313–314.

61. Desgranges FP, Steghens A, Rosay H, et al. Epidural analgesia for surgicaltreatment of peritoneal carcinomatosis: A risky technique? Ann Fr AnesthReanim 2011; 31: 53–59.

62. &Desgranges FP, Steghens A, Mithieux F, et al. Potential risks of thoracicepidural analgesia in hyperthermic intraperitoneal chemotherapy. J SurgOncol 2010; 101:442.

63. Horlocker T, Wedel DJ, Benzon H, et al. Regional anesthesia in the anticoagulatedpatient: defining the risks (the second ASRA ConsensusConference on Neuraxial Anesthesia and Anticoagulation). Reg Anesth PainMed 2003; 28:172–197.

64. Kessler P. Update ruckenmarksnahe Ana sthesie und Analgesie: weniger Nutzen, mehr Gefahr? Ana sthesiologie Intensivmedizin 2011; 11:846–860.

65. && Synder G, Greenberg S. Effect of anaesthetic technique and other perioperative factors on cancer recurrence. Br J Anaesth 2010; 105:106–115.States that in retrospective

analyses outcome benefit for paravertebral analgesia during cancer surgery occurred.

66. Smeenk RM, Verwaal VJ, Zoetmulder FA. Learning curve of combined modality treatment in peritoneal surface disease. Br J Surg 2007;94:1408–14.

67. Yan TD, Links M, Fransi S, et al. Learning curve for cytoreductive surgeryand perioperative intraperitoneal chemotherapy for peritoneal surface malignancy – A journey to becoming a Nationally Funded Peritonectomy Center. Ann Surg Oncol 2007;14:2270–80.

68. Chua TC, Yan TD, Saxena A, et al. Should the treatment of peritonealcarcinomatosis by cytoreductive surgery and hyperthermic intraperitoneal chemotherapy still be regarded as a highly morbid procedure: a systematic review of morbidity and mortality. Ann Surg 2009;249:900–7.

69. Kusamura S, O'Dwyer ST, Baratti D, et al. Technical aspects of cytoreductive surgery. J Surg Oncol 2008;98:232–6.

70. Younan R, Kusamura S, Baratti D, et al. Bowel complications in 203 cases of peritoneal surface malignancies treated with peritonectomy and closedtechnique intraperitoneal hyperthermic perfusion. Ann Surg Oncol 2005;12:910–8.

71. Hansson J, Graf W, Påhlman L, et al. Postoperative adverse events and longterm survival after cytoreductive surgery and intraperitoneal chemotherapy.Eur J Surg Oncol 2009;35:202–8.

72. Kusamura S, Baratti D, Younan R, et al. Impact of cytoreductive surgery and hyperthermic intraperitoneal chemotherapy on systemic toxicity. Ann Surg Oncol 2007;14:2550–8.

73. Lambert LA, Armstrong TS, Lee JJ, et al. Incidence, risk factors, and impact of severe neutropenia after hyperthermic intraperitoneal mitomycin C. Ann Surg Oncol 2009;16:2181–7.

74. Brienza N, Giglio M T, Marucci M, et al. Does perioperative hemodynamic optimization protect renal function in surgical patients? A meta-analytic study. Crit Care Med 2009; 37. N°6.

75. Reinhart et al. Consensus statemente of the ESICM task force on colloid volume therapy in critically ill patients. Intensive care Med (2012). 38:368-386.

76. Br Adachi et al. Duration of vecuronium-induced neuromuscular blockade is shortened during hyperthermic intraoperative intraperitoneal chemotherapy.J Anaesth(2003) 91 (1):160-161.

44

Cuidado Perioperatório em Esofagectomia

Ytauan Barros Calheiros
Yara Mitie Kanashiro
Dirce Maria Gibelli
Raphael Paulo Di Paula Filho
José Francisco de Mattos Farah

A despeito da evolução técnica em cirurgia e em suporte perioperatório, esofagectomias ainda são procedimentos dos quais 60% apresentam complicações imediatas e podem culminar em mais de 15% de mortalidade em centros de pouco volume. A cirurgia continua oferecendo as melhores chances de cura e talvez a melhor paliação a longo prazo mas indivíduos com graves comorbidades como obesidade, desnutrição, etilismo, tabagismo, diabetes e DPOC são frequentemente encontrados entre os candidatos ao procedimento e o suporte durante e após a intervenção precisa considerar elementos como a modalidade cirúrgica ou de neoadjuvância empregadas.

Esse capítulo se propõe a discutir tentativas de antecipação aos problemas relacionados às ressecções esofágicas, as evidências disponíveis em relação ao seu manejo e tentativas de otimização do cuidado como o "ERAS" (*Enhanced Recovery AfterSurgery*) adaptado a esse conjunto de pacientes.

Tipos de cirurgia (e suas repercussões perioperatórias)

A primeira ressecção esofágica bem-sucedida foi realizada em 1913 (por Frank Torek),

mas foi apenas na década de 1930, que se obteve sucesso com as primeiras esofagectomias em tempo único e com reconstrução.

Em 1946, Ivor Lewis descreveu a abordagem mundialmente consagrada que recebe seu nome e que envolve a mobilização abdominal do estômago (a opção mais frequente de substituto ao segmento ressecado) seguida de toracotomia direita para liberação e secção esofágicas e subsequente anastomose esofagogástrica (ou em um "tubo" gástrico) no mediastino.

Uma técnica com três incisões (que, no contexto da radicalidade oncológica, se tornariam três "campos" de linfadenectomia), chamada de Mckeowd, une as vantagens do Ivor Lewis com uma incisão cervical para a anastomose esofágica (que quando complicada pode ser drenada com maior facilidade e com menores repercussões que uma mediastinal).

As abordagens torácicas facilitam o esvaziamento linfonodal e uma cuidadosa dissecção tecidual, mas aumentam a morbidade pulmonar. Fístulas mediastinais podem ter evolução infecciosa catastrófica.

Embora a ideia de eliminar a necessidade de toracotomia estivesse presente desde os primeiros anos do desenvolvimento dessas técnicas, apenas a partir da década de 1970, a Esofagectomia Trans-hiatal (descrita por Orringer) se tornou aceita como alternativa para a redução de morbimortalidade cirúrgica. A técnica, muito popular em nosso meio, consiste na mobilização esofágica através de ampla incisão no hiato diafragmático combinada com cervicotomia esquerda. O procedimento, que não contempla a linfadenectomia dos segmentos supracarinais do mediastino, envolve também dissecção romba do esôfago médio que pode induzir arritmias ou dificultar transitoriamente o enchimento ventricular.

Mais recentemente, abordagens cavitárias minimamente invasivas (laparoscopias e/ou toracoscopias) oferecem a possibilidade de combinar vantagens das abordagens bicavitárias ou exclusivamente abdominais, com menor trauma pulmonar, menor exposição cavitária (e suas repercussões sistêmicas) com bom acesso cirúrgico, menos dor pós-operatória, menor necessidade de terapia intensiva e menor tempo de internação hospitalar.

Infelizmente, a complexidade dos cenários clínicos mantém escassa a disponibilidade de evidências de alto nível que sustentem a superioridade de uma abordagem sobre as demais. A decisão sobre a técnica a ser empregada ainda deve ser guiada pelo tipo de treinamento (torácico ´ abdominal/convencional ´ minimamente invasivo), assim como as preferências do cirurgião e a localização da doença.

Morbidade pulmonar

Complicações pulmonares são o mais frequente efeito adverso que se segue a uma esofagectomia. A incidência relatada varia entre 10 e 40% (com alta mortalidade associada) oferecendo grande oportunidade para intervenções impactantes. Idade avançada, baixa reserva pulmonar e/ou renal, tabagismo em atividade e uso de toracotomia são fortes fatores

preditores de repercussões ventilatórias intra ou pós-operatórias. A Síndrome da Angústia Respiratória Aguda (SARA) e o refluxo passivo (por mal esvaziamento do tubo gástrico) devem ser preocupação constante das equipes multidisciplinares.

Tendo em mente as alterações anatômicas e funcionais pré e pós-operatórias, o uso de sequencia rápida de intubação (com pré-oxigenação e sem ventilação por máscara) é fortemente recomendado. O correto posicionamento do tubo orotraqueal seletivo (frequentemente com auxílio de fibroscópio) e o cuidado durante os reposicionamentos do paciente durante o ato cirúrgico e durante a eventual troca por cânula de único lúmen (convencional), são primordiais na tentativa de evitar a broncoaspiração intraoperatória e as pneumonias nosocomiais subsequentes.

Hipotermia, instabilidade hemodinâmica, sedação ou bloqueio muscular residuais e dor pós-operatória ameaçam a adequada manutenção de perviedade das vias aéreas e esforço ventilatório eficiente. A tentativa de evitar reintubação pós-operatória com o uso de ventilação não invasiva pode aumentar a pressão intraluminal nas anastomoses e precipitar complicações relacionadas às fístulas esofágicas (35% da mortalidade pós-esofagectomia pode ser relacionada a escapes anastomóticos).

Se somam a essa lista outras complicações como atelectasias, tromboembolismos pulmonares, pneumonias e derrames pleurais restritivos.

A Síndrome da Angústia Respiratória Aguda (SARA) acontece em cerca de 10% da população submetida a esofagectomias e a mortalidade pode chegar a 50% desses casos. Tentativas de menor manipulação pulmonar intraoperatória, manejo adequado da ventilação mecânica (volume corrente, PEEP e concentração de oxigênio) e uso perioperatório de corticosteroides têm sido utilizados com resultados inconstantes.

Hidratação e manejo de volume plasmático

Grandes sobrecargas hídricas parecem ser indesejáveis nessa população embora a discussão sobre o melhor regime de hidratação se baseie em evidências extrapoladas ou de baixo impacto. A despeito das incertezas sobre o melhor protocolo ou a melhor forma de monitorização, abordagens visando a otimização da perfusão tecidual provavelmente se converterão em redução das insuficiências orgânicas e da mortalidade perioperatória. Dada a importância das complicações respiratórias nesse tipo de paciente, tende-se a hidratação algo restritiva (limitando o balanço positivo a 20 mL/kg nas primeiras 24 h), uso consciencioso de cristaloides e albumina durante a cirurgia e restrição ao uso de cristaloides nas primeiras 24 h de pós-operatório (cerca de 3.000 mL para pacientes adultos). A utilização de diurese superior a 0,5 mL/kg/h como parâmetro perfusional pode não ser desejável nessas primeiras horas contanto que a propedêutica armada confirme boa perfusão tecidual.

Arritmias cardíacas

O surgimento de taquiarritmias supraventriculares agudas ocorre em 13 a 40% dos pacientes que se submetem a ressecções esofágicas. A maioria dos casos se configura como fibrilação atrial e o pico de incidência ocorre nas primeiras 48 h de pós-operatório. Além de associadas à idade do paciente, à técnica operatória e à perda sanguínea, o surgimento de arritmias no pós-operatório pode ser marcador de risco para outras complicações como infecções pulmonares, fístulas anastomóticas e sepse, aumentando em 20% o risco relativo de desfechos fatais.

Quimioterapia e radioterapia neoadjuvantes

A tentativa de melhorar a sobrevida a longo prazo dos pacientes com carcinomas esofágicos (cerca de 40%, em 5 anos) trouxe a quimioterapia e a radioterapia pré-operatórias ao tratamento habitual (neoadjuvância). Embora as modernas tecnologias em radioterapia e suporte ao paciente em tratamento quimioterápico tenham sido incorporadas simultaneamente ao desenvolvimento desses protocolos, significativa morbidade passou a ser percebida após sua introdução à prática clínica.

As drogas utilizadas tendem a ser cumulativamente tóxicas (particularmente, cardiotóxicas e nefrotóxicas) e o prejuízo à reserva funcional dos órgãos afetados não necessariamente se revelará nos exames de avaliação pré-operatória. O mediastino irradiado exibe precocemente edema e mais tardiamente fibrose associada à resposta tecidual. Campos miocárdico e pulmonares que não puderem ser evitados apresentarão suas respectivas sequelas durante o período perioperatório.

ERAS (*Enhanced Recovery After Surgery*)

Os programas ERAS (*Enhanced Recovery After Surgery*) demonstraram ser seguros e eficazes em uma variada gama de procedimentos em cirurgia geral, ortopédica e de mama. A evidência é mais convincente em cirurgia colorretal e não está disponível para cirurgia esofágica. Esofagectomias envolvem a manipulação de diferentes áreas anatômicas e promovem nível distinto de trauma tecidual e de resposta sistêmica. Apesar disso, como os mecanismos de descompensação metabólica e as necessidades locais das anastomoses no tubo digestivo são semelhantes, sugere-se que os benefícios obtidos em outros procedimentos possam ser extrapolados para a cirurgia de esôfago.

A seguir, relacionamos as principais sugestões para intervenções perioperatórias dos Protocolos ERAS que podem ser utilizadas no manejo de pacientes submetidos a esofagectomias.

ERAS (*Enhanced Recovery After Surgery*) – pré-operatório

Oferta de carboidratos e jejum

O jejum pré-operatório (cujo objetivo é reduzir o risco de broncoaspiração durante a indução anestésica) induz catabolismo que posteriormente será perpetuado pela resposta endócrino-metabólica ao trauma cirúrgico, resultando em resistência insulínica, hiperglicemia e lise muscular. A oferta de carboidratos por via intravenosa e/ou oral durante as horas de "jejum" (líquidos claros contendo carboidratos simples só precisam ser suspensos 2 h antes da cirurgia) têm o potencial de reduzir a perda muscular, a incidência de náuseas e vômitos pós-operatórios e o tempo total de internação.

Deve-se ter cautela, no entanto, quanto à alimentação oral de pacientes com disfagia e megaesôfago, optando-se pela via enteral, se necessário.

Nutrição pré-operatória

Os candidatos a esofagectomias são muito comumente desnutridos (crônica ou agudamente) e a desnutrição é um claro fator de risco para complicações cirúrgicas que vão de infecções a deiscências de anastomoses. Por outro lado, as evidências disponíveis a respeito da intervenção sobre a desnutrição são conflitantes e abordagens mais sofisticadas como o uso de imunonutrientes e probióticos ainda apresentam espaço para confirmação de seu impacto clínico. O início precoce de suporte nutricional padrão, pela via mais fisiológica possível, com alvo na reversão do catabolismo pré e pós-operatório continuam sendo as principais recomendações para essa população.

Fisioterapia respiratória pré-operatória

O fortalecimento pré-operatório da musculatura ventilatória parece melhorar a função pulmonar pós-operatória (frequentemente crítica em pacientes com neoplasia de esôfago, pela forte associação com o tabagismo), mas não se conseguiu provar a melhora nos resultados globais, exceto em cirurgia cardíaca.

Otimização pré-operatória de hemoglobina

Anemia é comum entre esses pacientes, o que aumenta a necessidade de transfusões sanguíneas. Há várias estratégias possíveis para a otimização dos níveis de hemoglobina pré-operatórios, mas nenhuma se mostrou mais eficaz ou segura que a reposição endovenosa ou oral de ferro. Tendo em vista o tempo necessário para que se perceba aumento da concentração de hemoglobina ou sua normalização essa intervenção parece mais adequada ao contexto de neoadjuvância.

ERAS (*Enhanced Recovery After Surgery*) – pós-operatório

Drenos torácicos

O uso de drenos torácicos, embora imprescindível em muitas circunstâncias, especialmente nas abordagens torácicas com anastomoses mediastinais, deve ser minimizado. Dois drenos não parecem ser superiores a apenas um e o limite de drenagem para sua retirada provavelmente pode ser estabelecido em 200 mL/24 h ou mais.

Descompressão do tubo gástrico

O tubo gástrico denervado, que comumente substitui o esôfago ressecado, tende à estase e à dilatação. As consequências são vômitos, dor, aspiração, isquemia e tensão anastomótica. Recomenda-se a descompressão do tubo por sonda nasogátrica posicionada durante a cirurgia.

Suporte nutricional

Suporte nutricional precoce parece ser ao menos, tão seguro quanto o tardio, com benefícios potenciais. A via alimentar preferível é incerta, mas tende-se a optar pela via mais fisiológica disponível.

Sonda vesical

Sondas vesicais devem ser removidas assim que possível quando não requeridas para monitorização. O índice de resondagem esperado é de cerca de 10%.

Profilaxia de TVP/TEP

Pacientes submetidos a ressecções esofágicas estão entre os mais propensos ao desenvolvimento de TVP/TEP (cerca de 7%) e devem ser submetidos a profilaxia combinada (mecânica e farmacológica) por todo o tempo de internação, seguido de prevenção farmacológica pelos 30 primeiros dias de pós-operatório, mesmo após a alta hospitalar.

Cada variável envolvida nesses complexos procedimentos explora um horizonte do cuidado perioperatório e exige alto nível de especialização e de colaboração multidisciplinar. No momento, a criteriosa seleção de pacientes e a execução em centros de grande volume são medidas tão importantes quanto a tentativa de elaborar estratégias de otimização de condições pré-operatórias ou de manejo de complicações pós-operatórias

Referências bibliográficas

1. Mariette C, Piessen G, Triboulet JP. Therapeutic strategies in oesophageal carcinoma: role of surgery and other modalities. Lancet Oncol 2007;8:545-53.
2. Pennefather SH. Anaesthesia for oesophagectomy. Curr Opin Anaesthesiol 2007;20(1):15-20.
3. Sherry KM,Smith FG. Anaesthesia for oesophagectomy. BJA CEPD Reviews 2003;3(3):87-90.
4. Mc Culloch P, Ward J, Tekkis PP, ASCOT Group of Surgeons, British Oesophago-Gastric Cancer Group. Mortality and morbidity in gastro-oesophageal cancer surgery: inicial results of ASCOT multicentre prospective cohort study. BMJ 2003;327(7425):1192-7.
5. Lerut T, Nafteaux P, Moons J,et al. Quality in the surgical treatment of cancer of the oesophagus and gastroesophageal junction. Eur J SurgOncol 2005;31(6):587-94.
6. Filip B, Hutanu I, RaduI,et al. Assessment of different prognostic scores for early postoperative outcomes after oesophagectomy. Chirurgia (Bucur) 2014;109(4):480-5.
7. Law S, Wong KH, Kwok KF, et al. Predictive factors for posoperative pulmonary complications and mortality after esophagectomy for cancer. Ann Surg 2004;240(5):791.
8. Ferguson MK, Durkin AE. Preoperative prediction of the risk of pulmonary complications after esophagectomy for cancer. J ThoracCardiovascSurg 2002; 123(4):661-9.
9. Canet J, Gallart L, Gomar C, et al, ARISCAT group. Prediction of postoperative pulmonary complications in a population-based surgical cohort. Anesthesiology 2010;113(6):1338-50.
10. Hlatky MA, Boineau RE, Higginbothan MB, et al. A brief self-administered questionnaire to determine functional capacity (the Duke Activity Status Index). Am J Cardiol 1989;64(10):651-4.
11. Singh SJ, Morgan MD, Scott S,et al. Development of a shuttle walking test of disability in patients with chronic airways obstruction. Thorax 1992;47(12):1019-24.
12. Morales FJ,Martinez A, Mendez M, et al. A shuttle walk test for assessment of functional capacity in chronic heart failure. Am Heart J 1999;138(2 Pt 1):291-8.
13. Older P, Smith R, Courtney P, et al. Preoperative evaluation of cardiac failure and ischemia in elderly patientes by cardiopulmonary exercise testing. Chest 1993;104(3):701-4.
14. Moyes LH, McCaffer CJ, Carter RC, et al. Cardiopulmonary exercise testing as a predictor of complications in oesophagogastric cancer surgery. Ann R CollSurgEngl 2013;95(2):125-30.
15. Nagamatsu Y, Shima I, Yamana H, et al. Preoperative evaluationof cardiopulmonary reserve with the use of expired gas analysis during testing in patients with squamous cell carcinoma of the thoracic esophagus. J ThoracCardiovascSurg 2001;121(6):1064-8.
16. Snowden CP, Prentis JM, Anderson HL,et al. Submaximal cardiopulmonary exercise testing predicts complications and hospital lenght of stay in patients undergoing major elective surgery. Ann Surg 2010;251(3);535-41.

17. Struthers R, Erasnus P, Holmes K,et al. Assessing fitness for surgery: a comparison of questionanaire, incremental shuttle walk, and cardiopulmonary exercise testing in general surgical patients. Br J Anaesth 2008:774-80.

18. Shekleton ME: Respiratory muscle conditioning and the work of breathing: a critical balance in the weaning patient.

19. Jougon JB, Ballester M, Duffy J, et al. Esophagectomy for cancer in the patient aged 70 years and older. Ann ThoracSurg1997;63:1423-7.

20. Cijs TM, Verhoef C, Steyerber EW, et al. Outcome of esophagectomy for cancer in elderly patients. Ann ThoracSurg2010;90:900-7.

21. Poon RT, Law SY, Chu KM, et al. Esophagectomy for carcinoma of the esophagus in the elderly: result of current surgical management . Ann Surg1998;227:357-64.

22. Adam Dj, Craig SR, Sang CT, et al. esophagectomy for the carcinoma in the octagenarian. Ann ThoracSurg1996;61:190-4.

23. Moskovitz AH, Rizk NP, Venkatraman E, et al. Mortality increases for octagenarians undergoing esophagetomy for esophageal cancer. Ann ThoracSurg2006;82:2031-6.

24. Whooley BP, Law S, Murthy SC, et al. Analysis of reduced death and complication rates after esophageal resection. Ann Surg2001;233:338-44.

25. Law S, Wong KH, Kwon KF , et al. Predictive factors for postoperative pulmonary complications and mortality after esophagectomy for cancer.AnnSurg 2004;240:791-800.

26. Eagle KA, Berger PB, Calkins H, et al. ACC/AHA guideline update for perioperative cardiovascular evaluation for noncardiac surgery-executive summary. Circulation 2002;105:1257-67.

27. Forshaw MJ, Strauss DC, Davies AR, et al. Is cardiopulmonary exercise testing a useful before esophagectomy? Ann ThoracSurg2008;85:294-9.

28. Chopra V, Wesorick DH, Sussman JB, et al. Effect of perioperative statins on death, myocardial infarction ,atrialfibrilation and lenght of stay.Archaeology 2012;147:181-9.

29. Bangalore S, Wetterslev J, PraneshS,et al. Perioperative beta blockers in patients having non-cardiac surgery: a meta-analysis. Lancet 2008;372:1962-76.

30. Heys SD, Schofield AC, Wahle KW, et al. Nutrition and the surgical patient:triumphs and challenges. Surgeon 2005;139-44.

31. Avenado CE, Flume PA, Silvestri GA, et al. Pulmonarycomplicationsafteresophagectomy. Ann ThoracSurg2002;73:922-6.

32. Bailey SH, Bull DA, Harpole DH, et al. Outcomes after esophagectomy: a ten year prospective cohort. Ann ThoracSurg2003;75:217-22.

33. Merritt RE, Whyte RI,D'Arcy NT, et al. Morbidity and mortality after esophagectomy following neaodjuvantchemoradiation. Ann ThoracSurg2011;92:2034-40.

34. Berger AC, Scott WJ, Freedom G, et al. Morbidity and mortality are not increased after induction chemoradiotherapy followed by esophagectomy in patients with esophageal cancer. SeminOncol 2005;32:S16-20.

35. Lu MS, Liu YH, Wu YC, et al. Is it safe to perform esophagectmy in esophageal cancer patients combined with liver cirrhosis? Interact CardiovascThoracsurg2005;4:423-5.

36. Ventilation with lower tidal volumes as compared with traditional tidal volumes for acute lung injury and the acute respiratory distress syndrome. The Acute Respiratory Distress Syndrome Network. N Engl J Med 2000;342(18):1301-8.

37. Michelet P, D'Journo XB, Roch A, et al. Protective ventilation influences systemic inflammation after esophagectmy: a randomized controlled study. Anesthesiology 2006;105(5):911-9.

38. Slinger PD, Kruger M, McRae K, et al. Relation of the static compliance curve and positive end-expiratory pressure to oxygenation during one-lung ventilation. Anesthesiology 2001;95(5):1096-102.

39. The PROVE Network Investigators for the Clinical Trial Network of the European Society of Anaesthesiology. High versus low positive end--expiratory pressure during general anaesthesia for open abdominal surgery (PHOVHILO trial): a multicentrerandomised controlled trial. Lancet 2014;384:495-503.

40. Brodner G, Pogatzki E, Van Aken H, et al. A multimodal approach to control postoperative pathophysiology and rehabilitation in patients undergoing abdominothoracicesophagectomy. AnesthAnalg 1998;86(2):228-34.

41. Neal JM, Wilcox RT, Allen HW, et al. Near-total esophagectomy:the influence of standardized multimodal management and intraoprative fluid restriction. RegAnesth Pain Med 2003;28(4):328-34.

42. Flisberg P, Tornebrandt K, Walther B, et al. Pain relief after esophagectomy:thoracic epidural analgesia is better than parenteral opioids. J CardiothoracVascAnesth 2001;15(3):282-7.

43. Rudin A, Flisberg P, Johansson J, et al. Thorac epidural analgesia or intravenous morphine analgesia after thoracoabdminalesophagec-

tomy: a prospective follow-up of 201 patients. J CardiothoracVascAnesth 2005;19(3):350-7.

44. Ballantyne JC, Carr DB, deFerranti S, et al. The comparative effects of postoperaive analgesic therapies on pulmonary outcome:cumulative meta-analyses of randomized, controlled trials. AnesthAnalg 1998;86(3):598-612.

45. Whooley BP, Law S, Murthy SC, et al. Analysis of reduced death and complication rates after esophageal resection. Ann Surg 2001;233(3):338-44.

46. Lazar G, Kaszaki J, Abrahan S, et al. Thoracic epidural anesthesia improves the gastric microcirculation during experimental gastric tube formation. Surgery 2003;134(5):799-805.

47. Hansdottir V, Philip J, Olsen MF, et al. Thoracic epidural versus intravenous patient-controlled analgesia after cardiac surgery: a randomized controlled trial on lenght of hospital stay and patient-perceived quality of recovery. Anesthesiology 2006;104(1):142-51.

48. Al-Rawi OY, Pennefather SH, Page RD, et al. The effect of thoracic epidural bupivacaine and an intravenous adrenaline infusion on gastric tube blood flow during esophagectomy. AnesthAnalg 2008;106(3):316-21.

49. Richards ER, Kabir SI, McNaught CE, et al. Effect of thoracic epidural anaesthesia on splanchnic blood flow. Br J Surg 2013;100(3):316-21.

50. Pathak D, Pennefather SH, Russel GN, et al. Phenylephrine infusion improves blood flow to the stomach during oesophagectomy in the presence of a thoracic epidural analgesia. Eur J CardiothoracSurg 2013;44(1):130-3.

51. Sabanathan S, Shah R, Tsiamis A, et al. Oesophagogastrectomy in the elderly high risk patients:role of effective regional analgesia and early mobilisation. J CardiovascSurg (Torino) 1999;40(1):153-6.

52. Marjanovic G, Villain C, Juettner E, et al. Impact of different crystalloid volume regimes on intestinal anastomotic stability. Ann Surg 2009;249(2):181-5.

53. Kita at, Mammoto T, Kishi Y. Fluid management and postoperative respiratory disturbances in patients with transthoracic esophagectomy for carcinoma.JClinAnesth 2002;14(4):252-6.

54. Buise M, Van Bommel J, Mehra M, et al. Pulmonary morbidity following esophagectomy is decreased after introduction of a multimodal anesthesic regimen. ActaAnaesthesiolbelg 2008;59(4):257-61.

55. Bolukbas S, Eberlein M, Eckhoff J, et al. Short term effects of inhalative tiotropium/formoterol/budenoside versus tiotropium/formoterol in patients with newly diagnosed chronic obstructive pulmonary disease requiring surgery for lung cancer: a prospective randomized trial. Eur J Cardiothoracsurg 2011;39:995-1000.

56. Ueda K, Tanaka T, Hayashi M, et al. Role of inhaled tiotropium on the perioperative outcomes of patients with lung cancer and chronic obstructive pulmonary disease. J ThoracCardiovascsurg2010;58:38-42.

57. Palmes D, Weilinghoff M, Colombo-Benkmann M, et al. Effect of pyloric drainage procedures on gastric passage and bile reflux after esophagectomy with gastric conduit reconstruction. Langenbecks Arch Surg 2007;392(2):228-34.

58. Tugrul M, Camci E, Karadeniz H, et al.Comparison of volume controlled with pressure controlled ventilation during one-lung anaesthesia . Br J Anaesth 1997;79(3):306-10.

59. Schilling T, Kozian A, Kretzschmar M, et al. Effects of propofol and desfluraneanaesthesia of the alveolar inflammatory response to one-lung ventilation. Br J Anaesth 2007;99(3):368-75.

60. Paton F, Chambers D, Wilson P, et al. Effectiveness and implementation of enhanced recovery after surgery programmes: a rapid evidence synthesis. BMJ Open 2014;4(7):e005015. http://dx.doi.org/10.1136/bmjopen-2014-005015.

61. Lassen K, Soop M, Nygren J, et al. Enhanced Recovery After Surgery (ERAS) Group. Consensus review of optimal perioperative care in colorectal surgery: Enhanced Recovery After Surgery (ERAS) Group recommendations. Arch Surg 2009;144(10):961-9.

62. Markar SR, Karthikesalingam A, Low DE. Enhanced recovery pathways lead to an improvement in postoperative outcomes following esophagectomy: systematic review and pooled analysis. Dis Esophagus 2014. http://dx.doi.org/10.1111/dote.12214.

63. Findlay JM, Gillies RS, Millo J, et al. Enhanced recovery for esophagectomy: a systematic review and evidence-based guidelines. Ann Surg 2014;259(3):413-31.

45

Abordagem Perioperatória da Pneumectomia

João Alexandre Dias e Santos
Gustavo Niankowski Saliba
Ricardo Hideo Tachibana

Introdução

A neoplasia pulmonar é a principal causa de óbito nos EUA[1], sendo a ressecção cirúrgica o único tratamento possivelmente curativo para esta doença. Mesmo assim muitos pacientes não se submetem a cirurgia, seja devido a extensão da doença primária, seja por condição mórbida coexistente.

Mais comumente a pneumectomia é realizada para tratamento de carcinoma broncogênico, especialmente quando o tumor acomete brônquios fonte ou alguma fissura maior, porém, existem outras condições benignas nas quais a pneumectomia também é realizada (tuberculose pulmonar, infecções fúngicas, lesões traumáticas e congênitas)[2,3].

Doença pulmonar obstrutiva crônica (DPOC) e as neoplasias pulmonares não pequenas células (NPNPC), tem em comum, como fator de risco o tabagismo, de maneira que muitos dos pacientes eleitos ao tratamento cirúrgico para as NPNPC apresentam função pulmonar deteriorada.

Determinar quais pacientes se beneficiarão da cirurgia e quais os pacientes apresentarão um risco perioperatório inaceitável é um dos principais desafios no manejo perioperatório desses pacientes.

A literatura não define pontos de corte precisos nos testes de função pulmonar e de difusão de monóxido de carbono para morbidade e mortalidade pós-operatória, e mesmo as principais diretrizes (*American College of Chest Physicians* – ACCP, *British Thoracic Society* – BTS e *European Respiratory Society* – ERS, *European Society of Thoracic Surgeons* – ESTS) divergem em determinados pontos de seus respectivos algoritmos.

O presente capítulo tem como objetivo discutir as atuais indicações e utilidades dos testes pré-operatórios de função pulmonar e discutir as medidas intraoperatórias e cuidados pós-operatórios que possam minimizar o risco cirúrgico e perioperatório desses grupos de pacientes.

Avaliação pré-operatória

Pacientes que apresentam NPNPC com critérios de ressecabilidade cirúrgica, mas que são tratados não cirurgicamente apresentam alta taxa de mortalidade (superior a 80% em cinco anos)[4] e curto tempo de sobrevida (14-20 meses)[5].

Isso posto, deve-se salientar a importância de não contraindicar o procedimento cirúrgico sem critérios clínicos e laboratoriais objetivos e bem definidos. Por outro lado deve-se objetivar concomitantemente não submeter os pacientes a um risco perioperatório excessivamente alto. Admite-se como uma mortalidade aceitável na literatura como inferior a 4% para lobectomias e menor de 9% para pneumectomias, valores estes que variam dependendo da literatura considerada[5,6].

Diversos estudos tentam determinar os fatores preditores de mortalidade, dentre os quais se destacam[6]:

- Pneumectomias;
- Bilobectomias;
- ASA 3 ou 4;
- Disfunção renal;
- Quimioterapia neoadjuvante;
- Idade avançada;
- Uso de esteroides;
- Baixo VEF1 pré-operatório.

Existe ainda escores mais acurados como o Thoracoscore o qual foi validado[7,8] para determinar risco de mortalidade perioperatória intra-hospitalar dos pacientes submetidos a procedimentos de ressecção pulmonar. Os fatores e risco com significância estatística estão apresentados na Tabela 45.1.

Os principais testes que guiam a conduta perioperatória nos pacientes submetidos a procedimentos de ressecção pulmonar são:

- Espirometria (cálculo do VEF1);
- Capacidade de difusão pulmonar do monóxido de carbono (CDPCO);
- Estimativa de VEF1 pós-operatório (método perfusional ou anatômico);
- Teste cardiopulmonar (cálculo do VO_2 máximo);
- Testes cardiopulmonares menos sofisticados (subida de lance de escadas).

Espirometria

A maioria dos consensos sugere que pacientes submetidos a ressecção pulmonar sejam avaliados através de uma prova de função pulmonar. Sabe-se que pacientes submetidos a lobectomias que tenham VEF1 pré-operatório superior a 1,5 L e pacientes submetidos a pneumectomias e que tenham VEF1 pré-operatório maior de 2,0 L ou VEF1 > 80% do predito apresentam uma mortalidade inferior a 5%[9]. Assim, pacientes com esses valores espirométricos, desde que não apresentem dispneia limitante ou sinais de doença intersticial significativa aos exames radiológicos, podem ser submetidos ao procedimento cirúrgico sem maiores avaliações. VEF1 < 80% associado ou não a um teste de CDPCO sugerem a necessidade de realização da estimativa da função pulmonar pós-operatória. Um VEF1 < 40% sugere além de realização de estimativa da função pulmonar pós-operatória e medida da CDPCO, algum teste específico para estimativa do VO_2[10].

Capacidade de difusão pulmonar do monóxido de carbono (CDPCO)

Trata-se de um exame no qual se calcula a difusão de CO pela barreira alvéolo arterial por meio de isótopos marcados radioativamente.

Mesmo quando VEF1 > 80% entretanto há suspeita clínica ou por estudos radiográficos de doença intersticial pulmonar, sugere-se mensurar a CDPCO. VEF1 > 80% associado a CDPCO > 80% classificam um paciente como de médio risco e não são necessários mais estudos pré-operatório de função pulmonar para submeter esse paciente a cirurgia de ressecção pulmonar. Por outro lado se CDPCO < 80% sugere-se cálculo da estimativa do VEF1 e CDPCO pós-operatórios antes de proceder com a cirurgia como será explicado abaixo[11].

Cálculo do VEF1 pós-operatório estimado

O cálculo do VEF1 previsto para o pós-operatório (ppoVEF1) é realizado pelo método perfusional ou pelo método anatômico.

TABELA 45.1	FATORES DE RISCO E SIGNIFICÂNCIA ESTATÍSTICA	
Fatores de risco	**Valor de p**	
Idade < 55 55-65 > 65	0,0012 < 0,0001	
Sexo Feminino Masculino	0,0141	
ASA 1 e 2 3 e 4	0,0023	
Classificação do estado de performance ≤ 2 ≥ 3	0,0008	
Escore de dispneia ≤ 2 ≥ 3	< 0,0001	
Prioridade cirúrgica Eletiva Cirúrgica	< 0,0001	
Procedimento Outros Pneumectomia	< 0,0001	
Grupo diagnóstico Benigno Maligno	< 0,0001	
Escore de comorbidades 0 1-2 ≥ 3	0,0018 0,0003	

Para as pneumectomias, mostrou-se melhor correlação entre o VEF1 estimado e VEF1 real pós-operatório, quando se utilizou para estimativa o método perfusional[10]. Segue abaixo a fórmula utilizada para o cálculo do VEF1 pós-operatório pelo método perfusional:

$$ppoVEF1 = VEF1 \text{ pré-operatório} \times (1 - \text{fração total do volume ventilado do pulmão ressecado})$$

Sendo que o volume ventilado é identificado pelo radioisótopo detectado à tomografia computadorizada.

Para as lobectomias, mostrou-se melhor correlação entre o VEF1 estimado e VEF1 real pós-cirúrgico, quando utilizou-se para estimativa o método anatômico[12]. A fórmula utilizada para cálculo do VEF1 pós-operatório pelo método anatômico segue abaixo:

$$ppoVEF1 = VEF1 \text{ pré-operatório} \times (1 - y/z)$$

Onde y = número de lobos remanescentes funcionantes e Z = número total de lobos ventilados (normalmente 19).

Uma fórmula análoga a utilizada para o cálculo do VEF1 pós-operatório estimado é utilizada para o cálculo da CDPCO pós-cirúrgica prevista.

Os pontos de corte nos valores previstos de VEF1 e CDPCO pós-operatórios, que permitem ou não uma cirurgia de ressecção pulmonar, divergem discretamente nos diferentes diretrizes (ACC, BTS,ERS/ESTS).

Sabe-se que em pacientes com VEF1 pós-operatório calculado em <30% do predito há uma mortalidade muito alta (até 60%)[13]. De forma que a ACCP sugere que esses pacientes sejam aconselhados a tratamentos não cirúrgicos. Entretanto a ERS e a ESTS ainda sugerem submeter esses pacientes ao cálculo do VO_2 para possivelmente indicar o procedimento cirúrgico caso o paciente apresente um gasto metabólico de O_2 estimado em valor aceitável. O argumento é de que há uma melhora nas técnicas cirúrgicas e cuidados perioperatórios atuais e que cirurgia de ressecção pulmonar melhora a complacência pulmonar e por isso o VEF1 pós-operatório calculado é em geral subestimado.

De uma maneira geral, VEF1 e CDPCO pós-cirúrgicos estimados > 40% do predito são indicativos de prosseguir com o procedimento cirúrgico sem maiores avaliações pois associam-se a taxas aceitáveis de morbimortalidade perioperatória[11].

Sendo CDPCO ou VEF1 pós-cirúrgicos estimados < 40% do predito estão indicados os testes cardiopulmonares para melhor avaliação.

Testes cardiopulmonares

O teste cardiopulmonar ideal é o teste cardiopulmonar integrado, no qual são monitorizados diversos parâmetros fisiológicos e obtêm-se a estimativa da VO_2 máxima através do cálculo do consumo de O_2 inspirado. Devido à dificuldade técnica e indisponibilidade de um teste cardiopulmonar para todos os pacientes, em determinadas situações são sugeridos testes menos sofisticados (teste de subir degraus, teste de caminhada) com a premissa de que pacientes com boa performance nos testes de baixa complexidade tenham um VO_2 aproximado maior do que 15 mL/kg e portanto apresentem uma menor taxa de morbimortalidade perioperatória[14].

Sabe-se que uma VO_2 máxima maior ou igual a 15-20 mL/kg está associada a uma baixa taxa de mortalidade para cirurgia de ressecção pulmonar[15] e por outro lado uma VO_2 máxima inferior a 10 mL/kg está associada a uma alta taxa de mortalidade, e portanto, o tratamento não cirúrgico deve ser encorajado nesses casos[16].

Os testes cardiopulmonares não formais são passíveis de crítica uma vez que são sujeitos a diversas variáveis não previsíveis. Teste de caminhada de 6 minutos, teste de subir escadas, todos dependem da velocidade de subida, tamanho de passada, características do paciente (dificuldade de deambulação por motivos não cardiopulmonares, por exemplo, prótese de quadril) e portanto não são precisos. Devem ser usado caso não se tenha acesso aos testes cardiopulmonares integrados ou como triagem para esses mesmos testes. Admite-se que um indivíduo que caminha mais de 5 lances de escada apresenta um VO_2 > 20 mL/kg e um indivíduo que caminha apenas um lance de escada apresenta uma $VO_2 < 10$ mL/kg[17]. Na diretriz da BTS testes não formais associados a mensuração da saturação de O_2 são usados para triar os pacientes para um eventual teste cardiopulmonar integrado. Uma diminuição na saturação maior ou igual a 4% após caminhada sugere um VO_2 baixo e indica um alto risco perioperatório e, portanto indica tratamento não operatório.

Abaixo seguem os fluxogramas das principais diretrizes no manejo pré-operatório dos pacientes submetidos a cirurgia de ressecção pulmonar: Figura 45.1 ACCP, Figura 45.2 BTS e Figura 45.3 ERS/ESTS.

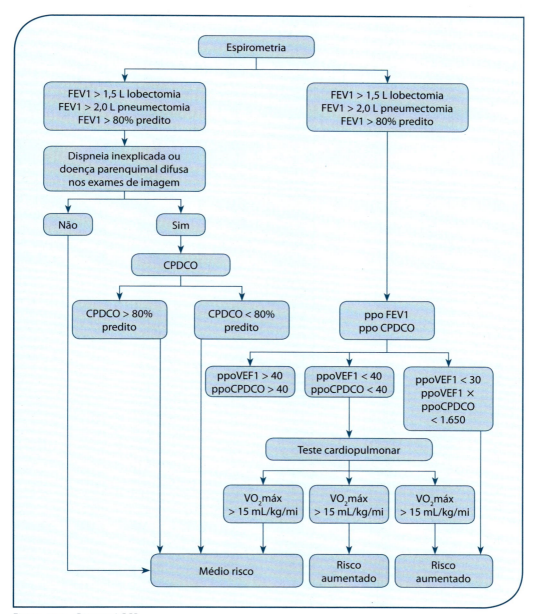

Figura 45.1 – Diretriz ACCP.

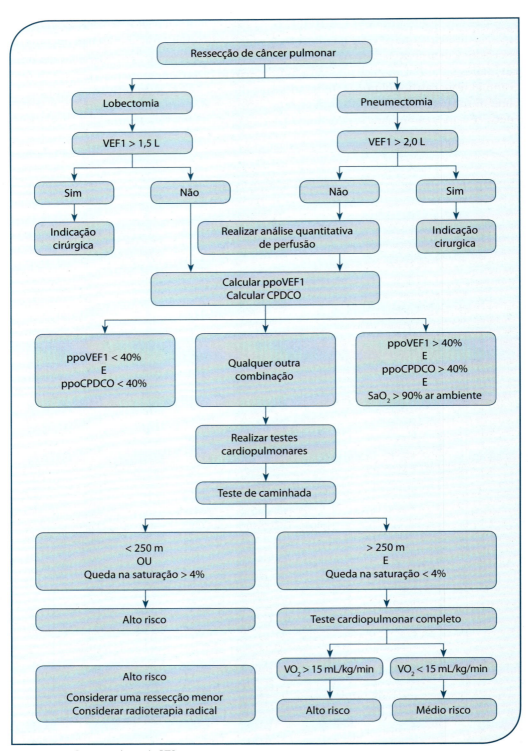

Figura 45.2 – Diretriz adaptada BTS.

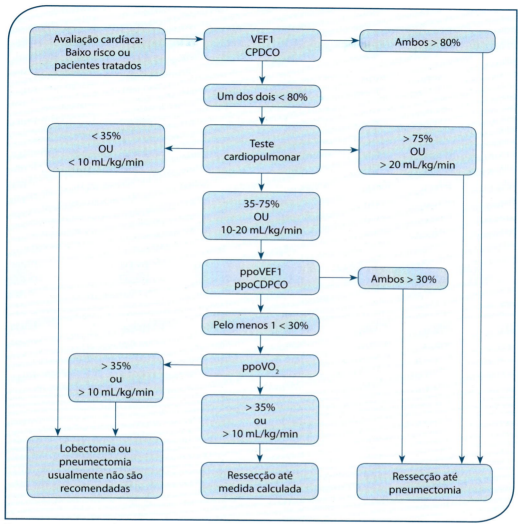

Figura 45.3 – Diretriz adaptada ERS/ESTS.

Apesar de toda evidência e das diretrizes para manejo do paciente pré-operatório a ser submetido a ressecção pulmonar, deve-se levar em conta que na maioria das vezes a cirurgia é a única possibilidade de cura e o prognóstico dos pacientes submetidos ao tratamento não cirúrgico é reservado. A alta mortalidade e baixa sobrevida dos pacientes não operados deve nos estimular a investigar ao máximo os critérios clínicos de ressecabilidade e avaliar cada caso individualmente.

Intraoperatório

O procedimento de pneumectomia é considerado um procedimento complexo e de alto risco perioperatório e como já mencionado anteriormente, a maioria dos pacientes submetidos a este procedimento apresentam comodidades relevantes.

Reserva de hemocomponentes, pós-operatório em ambiente de terapia intensiva e acompanhamento por equipe multidisciplinar especializada são mandatórios.

Sabe-se que a mortalidade nos primeiros 30 dias pós-pneumectomia se correlaciona inversamente com o volume cirúrgico do serviço neste procedimento[10].

Anestesia geral associado a anestesia epidural, desde que não haja contraindicações, é a opção mais aceita. A analgesia peridural determina melhor controle da dor, satisfação e aceitação da fisioterapia pós-operatória, melhorando ainda os desfechos no que se refere a complicações pulmonares. O efeito dos anestésicos inalatórios sobre a vasculatura pulmonar ainda é controverso, sendo a manutenção da anestesia realizada por preferência de cada centro de anestesista.

Na anestesia para cirurgia torácica a intubação/ventilação seletiva é realizada por diferentes motivos como o controle de secreções nos casos de abscessos pulmonares e controle de ventilação monopulmonar nos casos de fístulas broncopleurais de alto débito por exemplo. Na pneumectomia a indicação de ventilação monopulmonar é indicada principalmente pela necessidade de exposição cirúrgica. Existe uma variedade de dispositivos de ventilação monopulmonar sendo o Bronco Cath® (similar à sonda de Robertshaw) o mais usualmente empregado (Figura 45.4).

A ventilação no procedimento de pneumectomias é de fundamental importância já que ventilação inadequada pode se associar a maior risco de falência respiratória perioperatória[18]. Gattinoni e Pesenti[19] introduziram o conceito de *baby-lung*. Ao analisar cortes tomográficos de adultos com Síndrome do desconforto respiratório do Adulto, verificou-se que apenas uma pequena porcentagem do pulmão se encontra de fato aerado, portanto ventilações com altos volumes correntes determinariam uma sobre distensão dos alvéolos ventilantes e isso culminaria com processo inflamatório local e sistêmico e edema pulmonar não cardiogênico[20]. A ventilação pulmonar protetora evoluiu, demonstrado seu forte impacto no tratamento do paciente com Síndrome do Desconforto Respiratório do Adulto (SDRA) e no paciente submetido ao tratamento cirúrgico da neoplasia pulmonar especificamente[21]. Os estudos recentes avaliando estratégia convencional de ventilação mecânica, estratégia protetora e as alterações fisiopatológicas envolvidas no ato anestésico, mostraram que em pacientes submetidos à cirurgia, encontram na estratégia protetora, VC baixo, baixa pressão inspiratória[22] e PEEP elevada, melhor oxigenação e menor incidência de complicações pós-operatórias[23], menor incidência de atelectasia, menor tempo de internação na UTI e menor estadia hospitalar. Sugere-se, portanto volumes correntes ao redor de 5-6 mL/kg de peso ideal, PEEP acima de 7 cm H_2O, pressão de platô menor que 25 cm e H_2O e pressão de

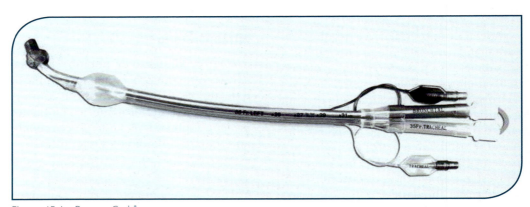

Figura 45.4 – Bronco Cath®.

pico de vias aéreas menor que 35 cm H_2O, sendo esses valores mantidos na ventilação monopulmonar[24].

Quanto à decisão da possibilidade de extubar o paciente na sala cirúrgica ou não, isso depende obviamente da existência ou não de complicações intraoperatórias. OVEF1 pós-operatório estimado previamente calculado pode dar indícios de um risco excessivamente alto de complicações decorrentes da extubação em sala. A Tabela 45.2 mostra o balizamento para decisão da extubação[25].

No âmbito de monitorização intraoperatória, deve-se prezar por uma conduta agressiva com acessos venosos periféricos calibrosos e acessos venoso central para um manejo mais preciso desses graves pacientes. A pressão arterial invasiva se justifica pela necessidade de coleta de exames gasométricos seriados e pelo risco de variação brusca na pressão arterial no advento de complicações como pneumotórax hipertensivo, sangramentos e herniação cardíaca, por exemplo. O acesso venoso central possibilita infusão de fármacos vasoativos e permite monitorização da pressão venosa central. A PVC poder não se correlacionar adequadamente com a volemia devido este grupo de pacientes ocasionalmente apresentarem disfunção de ventrículo direito previamente ou mesmo decorrente do ato cirúrgico. Medidas seriadas da PVC permitem obtenção de mais

um dado na análise do *status* volêmico do paciente, além disso, possibilita medida da saturação venosa central e, portanto seu uso deve ser considerado. O uso da ecocardiografia auxilia no intraoperatório de pneumectomia, especialmente quando há hipertensão pulmonar prévia ou DPOC[26].

O balanço hídrico merece destaque no manejo intraoperatório dos pacientes submetidos a cirurgias de ressecção pulmonar. Em recente levantamento realizado pela universidade de Oxford, no âmbito de responder ao questionamento se um manejo conservador de fluidos reduz o risco de SDRA, a maioria dos estudos apontou que sim. A análise multivariada dos estudos levantados mostrou que um aumento no aporte de fluidos no intra e pós-operatório aumentou a incidência de lesão pulmonar aguda e SDRA com *odds ratio* de 1,42 (IC 95% 1,09-4,32) e 2,91 (IC95% 1,9-7,4)[39,40]. Entre os pacientes que não evoluíram com SDRA ou LPA o aporte e balanço hídricos foram menores. Conclui-se, portanto que conduta liberal no que se refere a terapêutica com fluídos na cirurgia para ressecção pulmonar se associa a maiores taxas de LPA e SDRA pós-operatórios. Portanto sugere-se manutenção hídrica em torno de 1-2 mL/kg/h no intra e pós-operatório e um balanço hídrico positivo no máximo de 1.500 mL (ou 20 mL/kg)[27]. Outro estudo sugere que não mais do que 3 litros

TABELA 45.2	DECISÃO DO LOCAL DE EXTUBAÇÃO	
VEF1 pós-operatório estimado	**Prova complementar**	**Decisão**
> 40%	-	Extubação em sala
30% - 40%	CDPCO pós-operatório estimado: adequado; VO_2 máximo estimado: adequado	Extubação em sala
20% - 30%	CDPCO pós-operatório estimado: adequado; VO_2 máximo estimado: adequado	Extubação em sala condicionado a analgesia peridural
< 20%		Extubação precoce em UTI

em cristaloides sejam administrados nas primeiras 24 horas pós-operatórias já que volumes maiores que este se mostraram como fator de risco independente para SDRA. Não mais do que 0,5 mL/kg de diurese deve ser objetivado[28]. No caso de sinais de hipoperfusão tecidual tendo sido alcançado o limite de volume é encorajado o uso de vasopressores e inotrópicos.

Pós-operatório

A pneumectomia está associada a diversas alterações anatômicas e fisiológicas tanto no pós-operatório imediato quanto a longo prazo. Inicialmente o espaço previamente ocupado pelo pulmão ressecado é substituído por ar e com o tempo observa-se uma elevação diafragmática, hiperinsuflação do pulmão remanescente e desvio do mediastino em direção ao espaço pleural contralateral. Após as primeiras 24 horas, o ar é progressivamente substituído por fluido em uma velocidade esperada de dois espaços intercostais por dia com velamento pulmonar à radiografia de tórax ao redor de quatro meses de pós-operatório[29]. Acúmulo de fluido excessivamente rápido deve levantar a suspeita de complicações cirúrgicas (hemorragia, quilotórax). Há um decréscimo da função pulmonar no pós-operatório, que tende a melhorar ao longo de períodos que giram em torno de seis meses e um ano quando chega a seu valor máximo de valores que podem até ser maiores do que o VEF1 pós-operatório estimado previamente calculado[30]. A função cardiovascular também é alterada no pós-operatório de pneumectomia, mas estudos mostram resultados conflitantes. O que se sabe ao certo é que não há mudança significativa nos valores de pressão de artéria pulmonar, pressão venosa central e índice de resistência pulmonar ao repouso[31].

Alguns desses eventos adversos apresentam altas taxas de morbimortalidade e evolução dramática. Didaticamente pode-se dividir as complicações pós-pneumectomia em[32]:

- Respiratórias;
- Pleuropulmonares;
- Cardiovasculares.

Complicações respiratórias

Edema pulmonar pós-pneumectomia

O edema pulmonar pós-pneumectomia é uma complicação que ocorre em torno de 2,5 a 15% do pós-operatório[33] e se caracteriza por um edema não cardiogênico e não relacionado a complicações infecciosas, aspiração ou complicações cirúrgicas. É referida com diferentes nomenclaturas na literatura como edema pulmonar não cardiogênico, pulmão pós-perfusão eSDRA[34]. Sua fisiopatologia não é completamente compreendida, entretanto, entende-se como um processo semelhante a SDRA, envolvendo liberação de citocinas inflamatórias, elevação da pressão hidrostática capilar pulmonar, infiltrado neutrofílico, liberação de radicais livres e dano endotelial com aumento da permeabilidade capilar pulmonar e consequentemente extravasamento de líquido para o espaço alveolar[35].

A mortalidade associada a SDRA nesse contexto é excessivamente alta, sendo maior que 50%, com alguns estudos demonstrando mortalidade de até 100% quando direita e até 60% quando esquerda[36].

Na maioria dos pacientes o quadro clínico se instala entre o primeiro e terceiro dia pós-operatório com desorientação e angústia associada a sintomas cardiorrespiratórios e infiltrado difuso à radiografia de tórax[37]. O uso rotineiro do cateter de artéria pulmonar é desencorajado uma vez que estudos mostraram que guiar o tratamento para SDRA por esse método de monitorização não se associou a melhora de mortalidade e agregou o risco de complicações associadas ao cateter[38]. Porém, métodos menos invasivos de monitorização hemodinâmica como ecocardiografia podem ajudar a manejar esses pacientes.

O tratamento para SDRA é de suporte. A ventilação não invasiva comprovadamente diminuiu mortalidade nesta complicação após ressecção pulmonar[39]. O uso de óxido nítrico não demonstrou resultados consistentes com real benefício de decréscimo na mortalidade neste grupo de pacientes[40]. O uso de corticosteroides (ex.: Solumedrol 250 mg dose única antes do clampeamento da artéria pulmonar) mostrou benefício em mortalidade e morbidade em pacientes em pós-operatório de pneumectomia com SDRA. Neste contexto, entretanto não há consenso em relação à dose e posologia do corticoesteroide[41].

Tratamentos específicos com fármacos que atuem diretamente na fisiopatologia da SDRA como sivelestat e pirfenidone ainda não são comprovadamente benéficos. Mais estudos são necessários para definir o papel destas medicações no tratamento da SDRA.

Síndrome pós-pneumectomia

Trata-se de sinais e sintomas decorrentes de um deslocamento do mediastino e suas estruturas em direção ao espaço pleural desocupado pelo pulmão ressecado. Se instala tardiamente (após 6 meses ou mais) e se caracteriza por dispneia, estridor respiratório tosse e pneumonias recorrentes. Eventualmente pode ocorrer disfagia por deslocamento esofágico. O tratamento consiste na correção cirúrgica.

Complicações pleuropulmonares

Empiema pleural pós-pneumectomia

Empiema pleural se desenvolve em 5% dos pós-operatórios de pneumectomia e está comumente associado a fístulas broncopleurais. Mais da metade dos empiemas são polimicrobianos sendo agentes patológicos comuns o *staphylococcus aureuse* a *Pseudomonas aeruginosa*. A apresentação clínica é de febre, queda do estado geral e eventualmente escarro purulento. Os exames radiológicos podem mostrar desvio do mediastino em direção ao pulmão remanescente, novo nível hidroaéreo à radiografia, ou mudanças no padrão de níveis hidroaéreos previamente presentes. O tratamento se baseia em antibioticoterapia sistêmica e nos casos de fístulas broncopleurais ou esofagopleurais a correção cirúrgica do defeito anatômico[42].

Fístula broncopleural

A fístula broncopleural ocorre em 1,5 a 4,5% dos casos de pós-operatório de pneumectomia e a mortalidade gira em torno de 30-80%. Os fatores de risco envolvem procedimentos à direita, coto bronquial maior que 25 milímetros, tumor residual, terapia com radiação, quimioterapia, idade maior que 60 anos, ventilação mecânica prolongada[43,44]. Quando ocorrem com menos de uma semana de procedimento geralmente não se associam a processo infeccioso e o tratamento cirúrgico em geral está indicado. Quando se trata de uma fístula tardia (após 2 semanas de pós-operatório) ou há empiema associado, drenagem pleural, antibioticoterapia sistêmica e correção cirúrgica após resolução do processo infeccioso devem ser indicados[43].

A falta de um consenso sugere que nenhuma terapia ótima está disponível. O reparo cirúrgico ou por broncoscopia é necessário para corrigir definitivamente essas lesões, embora, um pequeno número pode resolver-se espontaneamente com cuidado ventilatório ideal e outras opções disponíveis para um intensivista na gestão desta condição complexa. A gestão bem-sucedida de uma fístula broncopleural depende de formulação de uma estratégia de tratamento adaptado às necessidades individuais dos pacientes. A Figura 45.5 sintetiza e organiza essas estratégias[44].

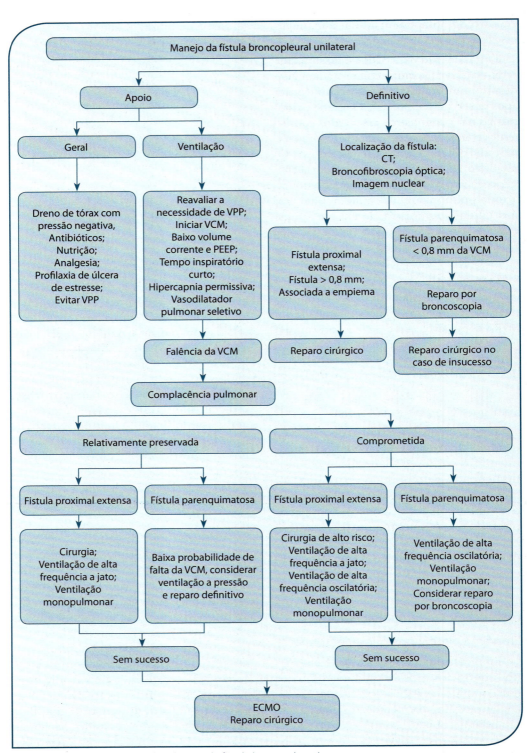

Figura 45.5 – Estratégia para abordagem da fístula broncopleural.

Fístula esofagopleural

Trata-se de uma complicação rara e com alta mortalidade (65% dos casos). Sempre está associado a empiema pleural. Caso seja decorrente de recorrência do tumor, em geral o tratamento é de suporte tendo em vista o prognóstico reservado. Se não houver recorrência do tumor, o tratamento deve ser instituído com drenagem pleural, antibioticoterapia sistêmica e correção cirúrgica do esôfago após resolução do processo infeccioso. A esofagografia com bário pode facilitar o diagnóstico.

Quilotórax

Ocorre em menos de 1% dos casos e nos primeiros quinze dias de pós-operatório. Deve ser suspeitado quando há um preenchimento excessivamente rápido do espaço pleural do pulmão ressecado (por exemplo, maior do que dois espaços intercostais por dia). É mais comum quando há exérese de linfonodos e pode ser diagnosticado por dosagem de triglicérides no líquido pleural. Os sintomas quando presentes se desenvolvem por aumento da PVC, taquicardia e dispneia e nesses casos deve-se proceder a drenagem pleural e correção cirúrgica.

Hemotórax agudo

Em geral ocorre nas primeiras 24 horas de pós-operatório e se manifesta com sinais de choque hipovolêmico. Identifica-se um preenchimento excessivamente rápido do espaço pleural associado queda hematimétrica, taquicardia e hipotensão. O tratamento com exploração cirúrgica não deve ser postergado.

Pneumotórax contralateral

Condição rara com alta mortalidade (até 50% dos casos) em que desenvolve-se pneumotórax no pulmão remanescente. Mecanismos supostos são dano na pleura contralateral, *blebs* ou bolhas preexistentes. A drenagem pleural está indicada.

Complicações cardíacas

A ligadura da artéria pulmonar do pulmão a ser ressecado determina um aumento abrupto na pós-carga do ventrículo direito. Principalmente em pacientes com hipertensão pulmonar prévia ou DPOC, este aumento pode determinar sobrecarga de volume no Ventrículo Direito (VD), isquemia miocárdica e arritmias. Portanto as complicações cardiovasculares são importante causa de morbimortalidade em pacientes submetidos a pneumectomias.

Arritmias

Ocorre em até 20% dos pacientes em pós-operatório de pneumectomia e mais comumente se apresentam nas primeiras 72 horas de pós-operatório. A arritmia mais comum é a fibrilação atrial.

Os fatores de risco são[45]:

- Idade maior que 65 anos;
- Pneumectomia direita;
- Pneumectomia intrapericárdica;
- Doença arterial coronariana;
- Hipertensão arterial sistêmica.

A mortalidade associada às arritmias no pós-operatório de pneumectomia chega a 20%. Devem ser tratadas como qualquer arritmia segundo *guidelines do Advanced Cardiologic Life Support*. A profilaxia para arritmias com uso de amiodarona, sotalol ou bloqueadores beta-1 seletivos utilizado em cirurgia cardíaca não tem benefício comprovado no contexto da pneumectomia. Pacientes em uso de betabloqueador devem ter seu uso mantido.

Shunt intracardíaco

Condição rara com fluxo direita esquerda decorrente de aumento da pressão de câmaras direitas após clampeamento de alguma das artérias pulmonares ou por mudança na geometria cardíaca. Manifesta-se em até um ano após a cirurgia com quadro e de dispneia e platipneia. O diagnóstico pode ser feito por medicina nuclear e confirmado com ecocardiografia. O fechamento cirúrgico do defeito atrial é curativo.

Herniação cardíaca

Condição rara e dramática onde há uma falha no fechamento do pericárdio por onde uma parte do coração se projeta em direção ao espaço pleural vazio. Isso ocorre pela diferença de pressão das câmaras após fechamento do tórax[46]. Manifesta-se precocemente até nas primeiras 72 horas após a cirurgia e pode ocorrer tanto em pneumectomias quanto em outras cirurgias que envolvam a abertura do pericárdio para ressecção do tumor. A mortalidade pode chegar até a 50% dos casos e a manifestação clínica difere a depender da porção do coração que foi herniada. Quando associada pneumectomia direita se manifesta com falha do retorno venoso: aumento da PVC, hipotensão grave, taquicardia, cianose, dor torácica e eventualmente síndrome da veia cava superior pela torção cardíaca[47]. Quando associada a pneumectomia esquerda a rotação cardíaca é menor porém pode haver compressão do tecido cardíaco com consequente isquemia, obstrução de via de saída de ventrículo esquerdo e choque. Ocasionalmente identifica-se um fator desencadeador da herniação como tosse, espirro, vômito ou movimentação brusca. O tratamento constitui uma emergência cirúrgica, na qual o defeito deve ser rapidamente corrigido. O diagnóstico diferencial envolve hemotórax maciço, embolia pulmonar e deslocamento do mediastino. Como se trata de uma reoperação torácica não se pode abrir mão de acessos calibrosos e cateter venoso central já que a necessidade de drogas vasoativas e reposições volêmicas vigorosas é iminente, porém como há emergência cirúrgica o tempo anestésico deve ser abreviado e por isso o uso de tubo endotraqueal convencional pode ser a melhor opção. O tratamento

cirúrgico consiste em reposicionamento do coração com fechamento do defeito do pericárdio ou sutura das extremidades do pericárdio ao miocárdio adjacente com ou sem auxílio de enxertos[48].

Conclusão

A pneumectomia é um procedimento complexo com altas taxas de morbimortalidade perioperatória. Selecionar os pacientes que se beneficiam do ato cirúrgico é um desafio, mas os métodos diagnósticos permitem uma "avaliação tríplice" no estudo da função pulmonar (mecânica respiratória reserva cardiopulmonar, função do parênquima pulmonar). Ventilação protetora e balanço hídrico restritivo tanto no intraoperatório como no pós-operatório podem contribuir positivamente para o desfecho desses pacientes. As complicações têm alta taxa de mortalidade e ficar atento para a possibilidade da ocorrência destas é fundamental para adequado manejo desses pacientes.

Referências bibliográficas

1. Siegel R, Ma J, Zou Z, Jemal A. Cancer statistics, 2014. CA Cancer J Clin 2014; 64:9.
2. James TW, Faber LP. Indications for pneumonectomy. Pneumonectomy for malignant disease. Chest Surg Clin N Am 1999; 9:291.
3. Conlan AA, Kopec SE. Indications for pneumonectomy. Pneumonectomy for benign disease. Chest Surg Clin N Am 1999; 9:311.
4. Motohiro A, Ueda H, Komatsu H, et al. Prognosis of non-surgically treated, clinical stage I lung cancer patients in Japan. Lung Cancer 2002; 36:65–69.
5. Wisnivesky JP, Bonomi M, Henschke C, et al. Radiation therapy for the treatment of unresected stage I–II non-small cell lung cancer. Chest 2005; 128:1461–146.
6. Kozower BD, Sheng S, O'Brien SM, et al. STS database risk models: predictors of mortality and major morbidity for lung cancer resection. Ann Thorac Surg 2010; 90:875–883.
7. Falcoz PE, Conti M, Brouchet L, et al. The Thoracic Surgery Scoring System (Thoracosco-

re): risk model for in-hospital death in 15,183 patients requiring thoracic surgery [published online ahead of print January 9, 2007]. J Thorac Cardiovasc Surg 2007;133:325–332. doi:10.1016/j.jtcvs.2006.09.020.

8. Chamogeorgakis TP, Connery CP, Bhora F, Nabong A, Toumpoulis IK. Thoracoscore predicts midterm mortality in patients undergoing thoracic surgery. J Thorac Cardiovasc Surg 2007; 134:883–887.

9. British Thoracic Society, Society of Cardiothoracic Surgeons of Great Britain and Ireland Working Party. Guidelines on the selection of patients with lung cancer for surgery. Thorax 2001; 56:89–108.

10. Brunelli A. et. al, The European Respiratory Society and European Society of Thoracic Surgeons clinical guidelines for evaluating fitness for radical treatment (surgery and chemoradiotherapy) in patients with lung cancer, European Journal of Cardio-thoracic Surgery 36 (2009) 181-184.

11. Weinberger SE et. al, Preoperative evaluation for lung resection, UpTodate, Literature review current through: Aug 2014. | This topic last updated: Jul 02, 2014.

12. Zeiher BG, Gross TJ, Kern JA, Lanza LA, Peterson MW. Predicting postoperative pulmonary function in patients undergoing lung resection. Chest 1995; 108:68–72.

13. Nakahara K, Ohno K, Hashimoto J, et al. Prediction of postoperative respiratory faiulre in patients undergoing lung resection for lung cancer. Ann Thorac Surg 1988; 46:549–552.

14. Brunelli A, Refai M, Xiumé F, et al. Performance at symptom-limited stair-climbing test is associated with increased cardiopulmonary complications, mortality, and costs after major lung resection. Ann Thorac Surg 2008; 86:240.

15. Brutsche MH, Spiliopoulos A, Bolliger CT, et al. Exercise capacity and extent of resection as predictors of surgical risk in lung cancer. Eur Respir J 2000; 15:828–832

16. Win T, Jackson A, Sharples L, et al. Cardiopulmonary exercise tests and lung cancer surgical outcome. Chest 2005; 127:1159–1165.

17. Pollock M, Roa J, Benditt J, et al. Estimation of ventilator reserve by stair climbing. Chest 1993; 104:1378–1383

18. Fernandez-Perez ER, Keegan MT, Brown DR, et al. Intraoperative tidal volume as a risk factor for respiratory failure after pneumonectomy. Anesthesiology 2006; 105:14–18.

19. Gattinoni L, Pesenti A. The concept of 'baby lung'. Intensive Care Med 2005; 31:776-784.

20. Hegeman MA, Hennus MP, Heijnen CJ, et al. Ventilator-induced endothelial activation and inflammation in the lung and distal organs. Crit Care 2009; 13:R182.

21. Licker M, Diaper J, Villiger Y, et al. Impact of intraoperative lung-protective interventions in patients undergoing lung cancer surgery. Crit Care 2009; 13:R41.

22. Ventilation with lower tidal volumes as compared with traditional tidal volumes for acute lung injury and the acute respiratory distress syndrome. The Acute Respiratory Distress Syndrome Network. N Engl J Med 2000; 342:1301–1308.

23. Hemmes SN, Serpa Neto A, Schultz MJ. Intraoperative ventilatory strategies to prevent postoperative pulmonary complications: a meta-analysis. Curr Opin Anaesthesiol 2013;26:126-33.

24. Slinger P, et.al Update on anesthetic management for pneumonectomy, Current Opinion in Anaesthesiology 2009, 22:31–37.

25. Slinger P., Johnston M. Preoperative assessment for lung cancer surgery. Progress in thoracic anesthesia (Chapter 1). pp. 1–27. Society of Cardiovascular Anesthesiologists Monograph, 2004. Lippincott Williams and Wilkins, Baltimore.

26. Pedoto A, Amar D, Right heart function in thoracic surgery: role of echocardiography Current Opinion in Anaesthesiology 2009, 22:44–49 .

27. Evans RG, NaiduB, Does a conservative fluid management strategy in the perioperative management of lung resection patients reduce the risk of acute lung injury?, Interactive CardioVascular and Thoracic Surgery 15 (2012) 498–504.

28. Licker M, de Perrot M, Spiliopoulos A, Robert J, Diaper J, Chevalley C et al. Risk factors for acute lung injury after thoracic surgery for lung cancer. Anesth Analg 2003;97:1558–65.

29. Christiansen KH, Morgan SW, Karich AF, Takaro T. pleural space following pneumectomy. Ann Thorac Surg 1965; 122:298.

30. Ueda k et.al, Long-term pulmonary function after major lung resection, Gen Thorac Cardiovasc Surg (2014) 62:24–30.

31. Okada M, Ota T, Okada M, et al. Right ventricular dysfunction after major pulmonary resection. J ThoracCardiovascSurg 1994; 108:503.

32. Kopec SE, Irwin RS, Umali-Torres CB, et al. The postpneumonectomy state. Chest 1998; 114:1158.

33. AlamN, et al. Incidence and risk factors for lung injury after lung cancer resection. Ann Thorac Surg. 2007;84(4):1085–91 discussion 1091.

34. Zeldin RA, et al. Postpneumonectomy pulmonary edema. J Thorac Cardiovasc Surg. 1984;87(3):359–65.

35. Alvarez JM, et al. Postpneumonectomy pulmonary edema. J Cardiothorac Vasc Anesth. 2003;17(3):388–95.

36. Kutlu CA, et al. Acute lung injury and acute respiratory distress syndrome after pulmonary resection. Ann Thorac Surg. 2000; 69(2):376–80.

37. Turnage WS, Lunn JJ. Postpneumonectomy pulmonary edema. A retrospective analysis of associated variables. Chest. 1993; 103(6):1646–50.

38. Wheeler AP, et al. Pulmonary-artery versus central venous catheter to guide treatment of acute lung injury. N Engl J Med. 2006;354(21):2213–24.

39. Auriant I, et al. Noninvasive ventilation reduces mortality in acute respiratory failure following lung resection. Am J Respir Crit Care Med. 2001;164(7):1231–5.

40. Sokol J, Jacobs SE, Bohn D. Inhaled nitric oxide for acute hypoxic respiratory failure in children and adults: a meta-analysis. Anesth Analg. 2003;97(4):989–98.

41. Tang BM, et al. Use of corticosteroids in acute lung injury and acute respiratory distress syndrome: a systematic review and meta-analysis. Crit Care Med. 2009;37(5):1594–603.

42. Schneiter D, Grodzki T, Lardinois D, et al. Accelerated treatment of postpneumonectomy empyema: a binational long-term study. J Thorac Cardiovasc Surg 2008; 136:179.

43. Deschamps C, Allen MS, Miller DL, et al. Management of postpneumonectomy empyema and bronchopleural fistula. Semin Thorac Cardiovasc Surg 2001; 13:13.

44. Kiran S,Carole F, John F, Marc Z, Peter H, Morgan W. Bronchopleural fistula: An update for intensivists. Journal of Critical Care (2010) 25, 47–55.

45. Roselli EE, Murthy SC, Rice TW, et al. Atrial fibrillation complicating lung cancer resection. J Thorac Cardiovasc Surg 2005; 130:438.

46. Shimizu J, Ishida Y, Hirano Y, et al. Cardiac herniation following intrapericardial pneumonectomy with partial pericardiectomy for advanced lung cancer. Ann Thorac Cardiovasc Surg 2003; 9:68.

47. Mehanna MJ, Israel GM, Katigbak M, Rubinowitz AN. Cardiac herniation after right pneumonectomy: case report and review of the literature. J Thorac Imaging 2007; 22:280–288.

48. Foroulis C, Kotoulas C, Konstantinou M, Lioulias A. The use of pedicled pleural flaps for the repair of pericardial defects, resulting after intrapericardial pneumonectomy. Eur J Cardiothorac Surg 2002; 21:92.

Seção X – Situações Específicas

46

Particularidades da Paciente Obstétrica de Alto Risco

Carlos Othon Bastos
Eliane Cristina de Souza Soares
Rachel de Andrade Ivo

Importantes alterações anatômicas e fisiológicas ocorrem com a mulher durante a gestação, trabalho de parto e parto, permitindo que ela se adapte ao desenvolvimento do feto, ao aumento da demanda metabólica e ao nascimento. Algumas dessas alterações, associadas ou não a doenças ou a condições específicas deste grupo de pacientes, são responsáveis por aumentar os riscos maternos e fetais, especialmente na ausência de uma abordagem direcionada. O sucesso no acompanhamento clínico da gestante no período perioperatório depende do reconhecimento dessas alterações e do modo como elas interagem com as doenças e os fatores de risco que podem se associar à gravidez.

Alterações cardiovasculares – cardiopatias e gravidez

Diversas mudanças ocorrem no sistema cardiovascular no curso de uma gestação. O tempo e mecanismos que envolvem essas alterações ainda são objeto de discussões conflitantes[1].

O débito cardíaco começa a aumentar nas primeiras semanas de gravidez, e esta elevação atinge 50% do valor pré-gestacional a termo.

Esse aumento decorre da combinação de fatores como o aumento da pré-carga, diminuição da pós-carga, aumento da frequência cardíaca, aumento da complacência dos vasos de condutância, remodelamento ventricular, alterações no sistema renina-angiotensina-aldosterona e aumentos modestos da contratilidade miocárdica[1].

A gestante saudável responde à sobrecarga de volume comum a hipertrofia ventricular associada a uma disfunção sistólica[2]. Como parte desse remodelamento cardíaco, podem ocorrer alterações eletrocardiográficas como intervalo QT longo e aumento do risco de arritmias cardíacas, em especial durante o trabalho de parto, cesariana e em pacientes com doenças prévias do sistema de condução[2]. As pressões venosa central, arterial pulmonar diastólica e capilar pulmonar mantêm os valores pré-gestacionais[3]. As pressões arteriais média, sistólica e diastólica reduzem no segundo trimestre e voltam ao basal no final da gravidez[4]. Estas alterações são secundárias à diminuição da resistência vascular sistêmica[3,5] pelo desenvolvimento de um leito de baixa resistência (placenta) associado à vasodilatação causada pelos hormônios associados à gravidez (prostaciclina, estrogênio e progesterona)[4].

O exame físico cardiovascular da gestante apresenta alterações decorrentes de mudanças estruturais e fisiológicas no coração e da elevação do diafragma. A acentuação da primeira bulha, um sopro sistólico de ejeção e possível presença de terceira e quarta bulhas podem ser encontrados, sem significado clínico patológico[6].

Mais de 15% das gestantes saudáveis a termo podem apresentar um quadro grave de bradicardia e queda substancial da pressão arterial em decúbito dorsal horizontal conhecido como síndrome da hipotensão supina[7]. Essa síndrome é resultado da profunda redução do retorno venoso por compressão da veia cava pelo útero gravídico e sua extensão depende do posicionamento, tamanho do útero e da idade gestacional[8]. Uma atenção especial é requerida a este grupo de pacientes, com cuidados rigorosos no posicionamento já recomendado a todas as gestantes (decúbito lateral esquerdo), desvio uterino manual e/ou por dispositivos durante o decúbito dorsal e escolha de técnicas e doses anestésicas que produzam menor impacto sobre os parâmetros hemodinâmicos, como peridurais contínuas ou anestesias combinadas.

As cardiopatias são a primeira causa não obstétrica de morte materna no ciclo gravídico-puerperal e, atualmente, 0,1 a 4% das gestações nos países ocidentais são complicadas por doenças cardiovasculares[9]. O espectro destas doenças durante a gestação tem se modificado com o tempo e entre os países. Embora a doença reumática seja uma das principais causas nos países em desenvolvimento e entre imigrantes na população americana, nos países desenvolvidos mais da metade das gestantes cardiopatas apresentam doenças cardíacas congênitas[9]. Os avanços obtidos ao longo dos anos no diagnóstico, tratamento e correção cirúrgica das cardiopatias congênitas permitiram um aumento significativo no número de mulheres que alcançam a idade fértil e ficam grávidas[10].

As gestantes cardiopatas não são um grupo homogêneo de pacientes e cada cardiopatia apresenta sua fisiopatologia específica[10]. Este grupo de pacientes representa um grande desafio tanto pelas complicações potenciais quanto pelo fato de que a abordagem terapêutica com o objetivo de otimizar as condições maternas deve ser cuidadosamente pensada para também assegurar a sobrevivência e o bem-estar fetal[11]. Além disso, a literatura é, com apenas algumas exceções, escassa em estudos prospectivos ou randomizados referentes a este assunto, de modo que a maioria das recomendações a este grupo de pacientes correspondem a evidências de estudos clínicos não randomizados.

De um modo geral, as taxas de mortalidade materna e fetal dependem do tipo da cardiopatia, da reserva funcional de cada paciente e das medidas profiláticas e terapêuticas adotadas[12]. A definição do tipo e severidade da lesão cardíaca ou da natureza da lesão residual ou sequela são fundamentais, assim como o tipo de abordagens prévias realizadas e os medicamentos em uso atualmente[12]. A função ventricular, pressão arterial pulmonar e a presença de hipoxemia também devem ser investigadas. Gestantes cardiopatas apresentam maior chance de complicações se comparadas às gestantes hígidas, com maior risco de deterioração da função cardíaca, arritmias e eventos isquêmicos secundários a eventos tromboembólicos[9,10,12,13].

Em qualquer cardiopatia associada à gestação, alguns passos são decisivos na melhora do atendimento e nos resultados perioperatórios:

- A avaliação, acompanhamento e aconselhamento de mulheres em idade fértil com suspeita de doença cardíaca deve começar no período pré-gestacional[11,12].
- O acompanhamento pré-natal deve ser realizado por uma equipe multidisciplinar, incluindo obstetra, cardiologista e anestesiologista[12,14].

- Pacientes de alto risco devem ser acompanhadas e tratadas em centros especializados[14].
- Procedimentos diagnósticos e terapêuticos devem ser realizados por profissionais com experiência na população de gestantes[9,14].
- A escolha da via de parto e a sua indução (em caso de parto vaginal) não devem ser definidas por razões cardíacas, e sim por indicações obstétricas[12].

A avaliação inicial deve ser precoce e incluir dados objetivos para a estratificação do risco, os quais são prontamente obtidos através da anamnese, exame físico, eletrocardiograma, ecocardiografia transtorácica e, em pacientes cianóticas, gasometria arterial[9]. Em resumo, avaliação prévia, antecipação e preparo são elementos-chave na abordagem perioperatória de pacientes cardiopatas.

Alterações respiratórias e gastrointestinais – via aérea difícil em gestantes

Durante a gestação, o volume-minuto aumenta pela elevação importante do volume corrente e discreto da frequência respiratória[15]. Cerca de 75% das mulheres grávidas apresentam uma "dispneia fisiológica" de esforço a partir da trigésima semana de gestação, resultante da alteração do volume-minuto associada ao aumento do volume sanguíneo pulmonar, anemia fisiológica e congestão nasal[15]. Como consequência, a gasometria arterial de gestantes a termo mostra queda da pressão arterial parcial de CO_2 ($PaCO_2$) para níveis entre 26 e 32 mmHg e aumento da pressão arterial de oxigênio (PaO_2)[16]. Os rins aumentam a excreção de bicarbonato na tentativa de compensar a alcalose respiratória causada pela hiperventilação e, desta forma, ocorre uma queda do bicarbonato. A compensação é normalmente incompleta e o pH se mantém levemente elevado em 0,02 a 0,06 unidades[16-18]. Assim, a gestante saudável apresenta uma alcalose respiratória crônica associada a uma acidose metabólica compensatória[18].

Durante a gestação, a caixa torácica sofre alterações estruturais pela ação hormonal e a sua complacência diminui em decorrência do aumento do útero e consequente aumento da pressão abdominal[19]. Apesar do aumento anteroposterior do tórax, a capacidade residual funcional da gestante sofre uma redução de cerca de 20%[16,20,21]. Esta alteração, associada ao aumento no consumo de oxigênio em cerca de 40%, é responsável por dessaturação mais rápida da gestante em apneia em relação a pacientes não obstétricas. Esta característica aumenta o risco de hipoxemia nas situações nas quais dificuldades são encontradas durante a manipulação de vias aéreas. O ingurgitamento vascular da via aérea que se inicia no primeiro trimestre resulta em edema da nasofaringe, orofaringe, laringe e traquéia[22] e estes fatores, associados ao ganho de peso, explicam a maior probabilidade de dificuldade de intubação orotraqueal nas pacientes obstétricas (1 em cada 280 pacientes). Estes fatores também explicam a possibilidade de piora da classe de Mallampati durante a gestação[23] e a sua associação com os puxos e hidratação podem levar à alteração da classificação durante o trabalho de parto[24]. É também em virtude o ingurgitamento que o risco de sangramento à manipulação está aumentado, sendo contraindicada a intubação nasotraqueal devido ao risco de epistaxe grave. O edema da mucosa traqueal requer a utilização de tubos orotraqueais de menor diâmetro (6 – 6,5) e, se a intubação é difícil, as múltiplas tentativas de laringoscopia podem levar à piora do edema preexistente, com necessidade de tubos ainda menos calibrosos e mais tempo até a extubação (para permitir a resolução do edema). Em conjunto com as alterações respiratórias, estes fatores tornam a via aérea obstétrica um importante desafio na assistência perioperatória.

O manejo de uma via aérea difícil é uma preocupação particular nas gestantes e representa um risco importante se a equipe assistente não avalia corretamente os fatores preditores de dificuldade de ventilação sob máscara facial e intubação orotraqueal e não se prepara e antecipa as dificuldades potenciais. A maior parte dos casos com desfecho negativo não são relacionados a paciente com preditores de intubação difícil previamente reconhecidos, mas com avaliação inadequada da via aérea e falha no reconhecimento de uma via aérea difícil. Desta forma, um preparo inadequado e condições subótimas de atendimento são associados ao aumento da morbimortalidade.

A via aérea deve ser adequadamente avaliada e não pode ser subestimada. A avaliação deve incluir a pesquisa do Mallampati (com a paciente sentada e sem fonação), medida distância mento-tireoideana (idealmente maior que 6,5 cm) e da distância mento-esternal (maior que 12 cm), mobilidade cervical, protrusão mandibular (pelo *upper lip bite test*, classificada como "A" quando os incisivos inferiores ultrapassam os superiores, "B" quando apenas alcançam os superiores e "C" quando o retrognatismo é fixo e, na protrusão, os incisivos inferiores não alcançam os superiores), distância interincisivos (ideal maior que 4 cm) e protrusão dos incisivos. Os principais fatores associados à dificuldade de intubação são Mallampati classes III ou IV, protrusão mandibular classe C, distâncias mento--esternal e mento-tireoidianas menores que 12 e 6 cm, respectivamente, e protusão acentuada dos incisivos superiores[25]. Esses quatro fatores, quando associados, levam a índices de falha de intubação de cerca de 90%[25]. Da mesma forma, posicionamento adequado para a intubação (em especial em pacientes obesas) deve ser obtido com o uso de coxins ou suportes e os dispositivos de via aérea apropriados devem estar disponíveis para uso imediato como resgate nos casos de falha de intubação.

Em pacientes a serem submetidas a cirurgias eletivas e com via aérea mostrando preditores de intubação difícil, a anestesia neuroaxial (preferencialmente raquianestesia) deve ser a técnica de escolha. Em caso de contraindicações ou falhas da anestesia neuroaxial, deve-se evitar indução da anestesia geral e utilizar uma técnica de intubação acordada.

Nos casos de falha de intubação (em uma via aérea difícil antecipada na qual a cirurgia é urgente e, por alguma razão, não foi possível o uso da anestesia regional ou nos casos de via aérea difícil não antecipada), se o estado fetal é estável, é recomendado despertar a paciente e realizar a intubação acordada (embora, na prática, esta conduta raramente seja empregada). Se, no entanto, o estado fetal não é tranquilizador, é indicada ventilação sob máscara (a duas ou quatro mãos, se houver dificuldade) e nova tentativa de intubação com otimização das condições (posicionamento uso de bougie, troca de lâmina e desvio externo lateral e superior da traqueia). Nesta situação, é sempre indicado chamar por ajuda, embora múltiplas tentativas de intubação devam ser desencorajadas uma vez que usualmente resultam em edema e sangramento, impossibilitando, na sequência, uma ventilação adequada. Diante de nova falha ou de uma ventilação inadequada, os dispositivos supraglóticos estão recomendados, sendo a máscara laríngea uma escolha com bons resultados no resgate da via aérea. Apenas se houver falha no uso dos dispositivos supraglóticos deve-se considerar a ventilação transtraqueal a jato, cricotireotomia ou traqueostomia[26].

O aumento do útero aumenta a pressão intragástrica e compromete a integridade do esfíncter esofagiano inferior, por alterar anatomicamente a relação do esôfago com diafragma e estômago. Adicionalmente, a elevação dos níveis de progesterona limita a capacidade deste esfíncter em manter o seu tônus[27]. Assim, toda gestante potencialmente apresenta incompetência do esfíncter esofagiano inferior. Aproximadamente 30% a 50% das mulheres apresentam doença do refluxo gastroesofágico durante a gravidez[28], podendo haver associação de regurgitação e pirose.

Embora a gestação pareça não alterar significativamente a velocidade de esvaziamento gástrico em pacientes hígidas e obesas[29], o volume do conteúdo gástrico da maior parte das gestante pode ser maior que 25 mL e com pH inferior a 2,5 (provavelmente relacionado à produção de gastrina pela placenta a partir da 15ª semana de gestação)[30]. Os dados já publicados são insuficientes em determinar o tempo adequado de jejum para líquidos claros e sólidos que resultem em baixa incidência de aspiração. Deste modo, todas as gestantes devem ser consideradas pacientes com estômago cheio e a recomendação atual àquelas a serem submetidas a cirurgias eletivas permite a ingestão de pequenas quantidades de líquidos claros até duas horas e sólidos entre seis (verduras, frutas e carboidratos) e oito horas (leite, proteínas e gorduras) antes do procedimento[31]. No caso de partos vaginais, é recomendada a suspensão da ingesta de sólidos assim que a paciente inicia a fase ativa do trabalho de parto e, naquelas que não apresentam fatores que retardem o esvaziamento gástrico ou que tenham preditores de via aérea difícil, pode ser liberada a ingesta de líquidos sem resíduos[31].

A mortalidade materna secundária à aspiração pulmonar do conteúdo gástrico apresentou redução a níveis quase insignificantes nas últimas três décadas. Essa diminuição pode ser atribuída à ampla utilização da anestesia neuroaxial, à indução em sequência rápida na anestesia geral e melhoria na capacitação dos anestesiologistas[32].

A profilaxia farmacológica para aspiração pulmonar deve ser utilizada em todas as pacientes com idade gestacional maior que 18-20 semanas a serem submetidas anestesia geral e o risco desta complicação durante o despertar da anestesia é quase tão alto quanto durante a indução[33]. Assim, o esquema profilático está indicado mesmo que não seja possível aguardar o tempo adequado entre a administração dos medicamentos e a indução anestésica (30 – 60 minutos). Embora a qualidade das evidências ainda seja pobre, os dados sugerem que a combinação de antiácidos não particulados com antagonistas dos receptores H_2 é mais efetiva que nenhuma intervenção e superior a antiácidos isoladamente na redução da acidez gástrica[34]. A recomendação atual é o uso de ranitidina 50 a 100 mg e metoclopramida 10 mg EV 30 a 60 minutos antes da anestesia. O uso de antiácido não particulado está indicado 20 minutos antes da indução anestésica[27], mas, no Brasil, a única formulação existente de citrato de sódio isolado não está mais disponível para venda e as demais formulações apresentam em sua composição substâncias particuladas ou ácido acetilsalicílico.

Alterações hematológicas – hemorragia obstétrica

O volume plasmático materno começa a aumentar a partir da sexta semana de gestação e se eleva em 50% da linha de base na trigésima quarta semana[35]. Na gestação, a elevada concentração de eritropoetina e os efeitos eritropoéticos da progesterona, prolactina e lactogênio placentário promovem uma elevação no volume de hemácias[36]. O aumento do volume plasmático excede o aumento do volume de hemácias, resultando na anemia fisiológica da gestação. A hipervolemia fisiológica facilita a oferta de nutrientes ao feto, protege a mãe de hipotensão e reduz os riscos associados com a perda sanguínea no parto. Por outro lado, a diminuição da viscosidade sanguínea (pela redução do hematócrito), cria uma baixa resistência ao fluxo sanguíneo, que pode ser essencial na manutenção de um leito vascular uteroplacentário patente.

A gravidez é um estado compensado de hipercoagulabilidade e está associada a profundas mudanças nos sistemas fibrinolítico e de coagulação[37]. Há um aumento na concentração da maioria dos fatores de coagulação, diminuição do nível de algumas proteínas anticoagulantes e existem ainda algumas controvérsias a respeito do estado fibinolítico[38]. Apesar dessas alterações pró--coagulantes fisiológicas minimizarem as perdas sanguíneas intraparto, elas também aumentam o risco de tromboembolismo durante a gestação e no período pós-parto[37].

A diminuição da mortalidade materna periparto constitui uma das grandes preocupações de saúde pública em todo o mundo e a hemorragia figura entre as principais causas de óbito materno[39].

Hemorragia obstétrica – definições

Entre as várias formas de hemorragia obstétrica, aquela que ocorre no pós-parto, é responsável por grande parte da morbi-mortalidade materna. A despeito de muitos esforços, o aumento da incidência da hemorragia pós-parto tem sido identificado por alguns autores, mesmo em países desenvolvidos, na última década[40]. São consideradas primárias as hemorragias que ocorrem até 24 horas de puerpério e secundárias entre o segundo dia e a sexta semana puerperais[39]. Entre os seus fatores etiológicos incluem-se, principalmente, a atonia uterina, a retenção placentária, os traumas no canal de parto e os distúrbios da coagulação hereditários ou adquiridos[39].

A hemorragia pós-parto (HPP) é definida como a perda volêmica superior a 500 mL em um parto vaginal ou de 1.000 mL após uma cesárea. A HPP será considerada intensa quando a perda sanguínea for superior a 1.500 mL, for necessária a transfusão de pelo menos 4 unidades de hemoderivados, resultar em uma redução de 4 g/dL na hemoglobina ou em instabilidade hemodinâmica. Será considerada maciça, se a perda volêmica for superior a 2.500 mL.

A avaliação inicial da gestante que apresenta uma hemorragia pós-parto inclui, obrigatoriamente, uma avaliação obstétrica cuidadosa, a fim de excluir as condições que envolvam lesões do canal de parto e a presença de restos placentários intrauterinos. O diagnóstico diferencial é essencial para direcionar o tratamento efetivo.

As alterações fisiológicas inerentes à gestação, tais como o aumento da volemia e a hemodiluição descritos acima, dificultam a identificação precoce e a estimativa da perda sanguínea[41]. A avaliação visual da perda volêmica nem sempre é fácil de ser realizada. Protocolos para treinamento e quantificação têm sido propostos a fim de capacitar os profissionais envolvidos no atendimento à paciente obstétrica na identificação precoce do quadro[42].

Não devemos aguardar a instalação dos sinais clássicos de perda volêmica e choque hemorrágico na paciente obstétrica. Pelos motivos expostos acima, estes sinais e sintomas podem ser tardios e o retardo no tratamento impactante no prognóstico da parturiente. Assim, baseado na condição clínica, podemos aferir a estimativa da perda sanguínea e iniciar o mais precocemente possível as mediadas terapêuticas[41] (Quadro 46.1).

Hemorragia obstétrica – prevenção

A prevenção da ocorrência da hemorragia pós-parto passa necessariamente por uma abordagem obstétrica cuidadosa e, inicialmente, pela identificação das gestantes com risco elevado para o desenvolvimento de atonia uterina. Entre estas, identificamos aquelas que apresentam distensão uterina intensa (gestações múltiplas, macrossomia fetal, polidrâmnio), trabalho de parto prolongado, uso de ocitocina durante o trabalho de parto, uso de tocolíticos, multiparidade, anestesia geral, idade materna avançada

QUADRO 46.1	ESTIMATIVA DA PERDA VOLÊMICA NA PACIENTE OBSTÉTRICA	
% Estimado da perda volêmica	**Sinais e sintomas**	
< 15 a 20%	Nenhum ou apenas taquicardia leve	
20 a 25%	Hipotensão leve Vasoconstrição periférica Taquicardia 100 a 120 bpm	
25 a 35%	Hipotensão acentuada Oligúria Taquicardia Prostração	
> 35%	Hipotensão grave Alteração do nível de consciência Anúria	

Adaptado de Rudra A, Chatterjee S, Sengupta S, *et al.* - Management of obstetric hemorrhage. Middle East J Anaesthesiol 2010; 20(4): 499-507.

e história prévia de HPP[43]. A estratificação de gestantes com risco elevado de perda sanguínea tem sido utilizada para direcionar a reserva de hemoderivados, otimizando a utilização destes e reduzindo o custo do processo. Entretanto, estas diretrizes variam bastante entre os diversos serviços e são na maioria das vezes baseadas na opinião e na experiência dos especialistas[44].

A ocitocina é um polineuropeptídeo produzido e secretado pela hipófise posterior, utilizado como agente uterotônico na maioria dos partos hospitalares em todo o mundo[45]. O seu uso tem sido preconizado como agente farmacológico primário para a prevenção da HPP. Entretanto, a sua utilização tem sido associada a graves efeitos colaterais, tais como, hipotensão arterial, taquicardia, arritmias cardíacas, isquemia do miocárdio, entre outros[46]. Estes efeitos adversos são especialmente proeminentes quando este agente é utilizado em doses elevadas. Além disso, a sua administração é feita muitas vezes de forma empírica com grandes variações no protocolo utilizado, por diferentes instituições, em diversos países. Dessa forma, é necessário o desenvolvimento de diretrizes eficazes e ao mesmo tempo seguras de doses e taxas de administração[46]. Vale ainda ressaltar que os receptores miometriais para a ocitocina estão sujeitos à dessensibilização tempo e dose-dependentes[47]. Portanto, a sua utilização em doses elevadas e/ou por um tempo prolongado pode levar à diminuição do seu efeito esperado e favorecer o surgimento da hipotonia uterina e da HPP[47,48].

Na última década tivemos a publicação de uma série de estudos tentando identificar qual seria a dose ideal de ocitocina. Seguindo evidências de que doses mais reduzidas levam a efeitos farmacológicos semelhantes[49,50], vários autores têm tentado identificar a dose-efetiva deste uterotônico[51-53]. Em contraposição ao observado no uso clínico deste agente na maioria dos serviços, Carvalho e cols. identificaram a DE_{90} da ocitocina como de apenas 0,35 UI, quando utilizada em *bolus* e em cesáreas eletivas[52]. Em outro estudo, a infusão efetiva em 90% das gestantes foi de apenas 0,29 UI/min[53]. Por sua vez, corroborando as evidências clínicas e experimentais da dessensibilização dos receptores miometriais, quando a ocitocina foi utilizada em cesáreas realizadas durante o trabalho de parto, com exposição materna a ocitocina exógena, a DE_{90} foi estimada em valores 9 vezes maiores do que nas cesáreas eletivas ($DE_{90} = 2,99$ UI)[54].

A carbetocina é um análogo sintético da ocitocina que apresenta como característica principal uma meia-vida plasmática mais longa. O seu uso tem sido proposto como agente uterotônico primário. Em uma revisão sistemática, quando comparada à ocitocina, a sua utilização resultou em uma redução significativa na necessidade de uterotônicos adicionais mas sem ser capaz de diminuir a incidência de HPP[55]. Vale ressaltar o pequeno número de estudos com este agente para poder validar o seu uso rotineiro. A carbetocina não está disponível, até o momento, para uso clínico no nosso meio.

Algumas prostaglandinas que apresentam efeito uterotônico aumentam a sua concentração plasmática nos estágios finais do parto e contribuem, desta forma, para os mecanismos fisiológicos do controle da HPP[56,57]. Tem sido especulado que a redução na sua síntese e liberação pode contribuir para o desenvolvimento desta condição. Entretanto, não existem claras evidências de que o uso profilático destes agentes seja superior aos uterotônicos convencionais na redução da incidência de HPP[58]. De qualquer forma, a administração oral do misoprostol, análogo sintético da prostaglandina E, tem sido utilizada como estratégia de redução da HPP em situações de parto domiciliar, por acesso restrito ao sistema de saúde, com resultados satisfatórios e promissores[58-60].

Os testes de coagulação sanguínea, e especialmente o fibrinogênio, devem ser solicitados no momento em que identificamos qualquer perda sanguínea considerada excessiva no pós-parto. Sabemos que,

a despeito da hemodiluição fisiológica, o fibrinogênio apresenta concentrações plasmáticas crescentes durante o período gestacional, alcançando a sua concentração máxima no terceiro trimestre[61].

O interesse na dosagem da concentração plasmática do fibrinogênio vai além da simples identificação de uma coagulopatia de consumo. Em um estudo publicado em 2007, Charbit e cols.[62] avaliaram prospectivamente 127 puérperas com HPP. Estes autores verificaram que o fibrinogênio foi o único marcador independente identificado, avaliando o risco de hemorragia maciça como 2,63 vezes maior a cada 1 g/L de redução deste fator da coagulação (valor preditivo para hemorragia maciça de 100% com uma concentração plasmática menor ou igual a 2 g/L). Os dados deste estudo foram posteriormente corroborados por Cortet e cols.[63], que também identificaram uma relação direta entre a concentração plasmática do fibrinogênio e a severidade da HPP: quando a concentração plasmática se encontrava entre 2 e 3 g/L a chance de hemorragia intensa era 1,9 vezes maior, e se o fibrinogênio estivesse abaixo de 2 g/L este risco aumentava para 11,99 vezes em comparação ao controle. Finalmente, em outro estudo publicado em 2011, os autores analisaram retrospectivamente 456 HPP ocorridas em um período de três anos e verificaram que a concentração plasmática do fibrinogênio era inversamente proporcional ao volume de hemoderivados transfundidos. Desta forma, concluem que o fibrinogênio foi o parâmetro que melhor se correlacionava à intensidade da hemorragia, sendo o marcador mais útil para a identificação do desenvolvimento de distúrbios da coagulação nesta população de pacientes[64].

Hemorragia obstétrica – tratamento

No momento em que se identifica uma perda sanguínea aumentada no pós-parto imediato, as medidas de suporte e terapêuticas devem ser prontamente instituídas. O retardo no início do tratamento pode ser decisivo e impactante para o prognóstico da paciente. O acompanhamento próximo e contínuo das primeiras horas puerperais é essencial neste contexto. É importante o desenvolvimento de protocolos institucionais a fim de uniformizar o atendimento e definir prioridades[30,65].

A puérpera deve ser continuamente monitorizada com cardioscopia, oximetria de pulso e débito urinário. Dois acessos venosos periféricos calibrosos devem ser providenciados. Monitorização hemodinâmica invasiva e acesso venoso central estão indicados nos casos mais graves e quando ocorrer instabilidade hemodinâmica. Amostras de sangue devem ser colhidas imediatamente para a realização de um hemograma e coagulograma (com fibrinogênio). Reserva de hemoderivados e antecipação das provas cruzadas também devem ser solicitadas[39].

As metas iniciais do tratamento visam a manutenção do volume intravascular, da perfusão e da oxigenação teciduais. O volume circulante deve ser reposto com soluções cristaloides, coloides (evitar os dextrans) e hemoderivados. Em algumas situações, a oferta de frações inspiradas maiores de oxigênio pode ser necessária[39].

De forma ideal, as instituições de atendimento a gestantes devem desenvolver protocolos para tratamento de hemorragia intensa e transfusão maciça[61]. Como a hemorragia obstétrica não constitui uma entidade nosológica muito frequente, a maior parte destes protocolos constitui uma adaptação daqueles orientados para pacientes vítimas de traumas[66]. Neste contexto, a maioria dos protocolos prevê a administração de concentrados de hemácias, plasma e plaquetas em razões variáveis de, respectivamente, 6:4:1[66] até 3:3:1[67]. É fundamental a avaliação contínua e próxima da paciente como forma de ajustar a reposição da volemia e dos hemoderivados.

Por conta das evidências discutidas no tópico anterior, de que o fibrinogênio é o indicador mais confiável que temos no momento para identificar o risco e a gravidade de uma HPP, tem sido sugerida a reposição precoce deste agente. Essa reposição pode ser feita através do plasma fresco congelado (baixa concentração e necessidade de grandes volumes), do crioprecipitado e do concentrado de fibrinogênio[68,69]. O uso deste último agente tem se mostrado tão eficaz quanto o uso do crioprecipitado para a reposição deste fator da coagulação[68]. Atualmente, está em curso um estudo europeu multicêntrico para avaliar a efetividade da reposição precoce do concentrado de fibrinogênio na redução do uso de hemoderivados em pacientes com HPP[69].

Seguindo essa mesma linha de análise e investigação, tem sido proposto o uso de antifibrinolíticos no tratamento da HPP[70,71]. Revisão sistemática publicada em 2010[70], identificou apenas dois estudos previamente publicados que se enquadravam nos critérios estabelecidos na pesquisa. Essa revisão conclui que o ácido tranexâmico reduz o sangramento pós-parto vaginal ou cesárea, mas que estudos adicionais são necessários para ratificar este achado pelo pequeno número de pacientes avaliadas. Atualmente, está em curso um estudo multicêntrico para tentar identificar qual a real eficácia deste agente no tratamento da HPP[71].

O fator VIIa recombinante tem sido utilizado como recurso terapêutico nas gestantes que apresentam distúrbios da coagulação e sangramento de difícil controle pelos métodos tradicionais. Entretanto, a experiência se refere quase exclusivamente ao relato de casos isolados e pequenas séries, com baixa uniformidade. Existe apenas um consenso: o fator VIIa recombinante não deve ser utilizado para compensar uma terapia transfusional inadequada ou insuficiente[72]. São necessários outros estudos para certificar o seu uso e a sua importância no tratamento da HPP.

A tromboelastografia e a tromboelastometria são instrumentos que podem se mostrar úteis na avaliação e no acompanhamento de gestantes com HPP. Vale ressaltar que o surgimento de coagulopatias de consumo e dilucionais não são incomuns nos casos mais graves. Além disso, a agilidade dos testes laboratoriais convencionais da coagulação pode não ser adequada a um quadro clínico sujeito a alterações extremamente rápidas e potencialmente graves. O grande problema reside no fato de que a padronização dos resultados destes exames em gestantes não está bem documentada, mesmo naquelas normais e nas puérperas[72,73]. Assim, observamos debates entre os defensores ou não da disponibilidade deste exame em todas as unidades obstétricas[74,75]. De qualquer forma, estudos adicionais são necessários para estabelecer a sua utilização rotineira em pacientes com HPP[76].

Outro teste de coagulação, realizável à beira do leito, que tem sido usado em pacientes obstétricas é o analisador de função plaquetária (PFA-100™). Apesar de resultados contraditórios na literatura[77,78], esse teste tem sido mais frequentemente utilizado para avaliação da coagulação na presença de pré-eclampsia e/ou síndrome HELLP. Vale a pena lembrar que este teste visa identificar apenas alterações na função plaquetária, não sendo capaz de avaliar distúrbios da coagulação de maneira mais ampla.

Concomitantemente às medidas de suporte, reposição da volemia e controle hemodinâmico, o tratamento deve ser direcionado ao controle do sangramento. Este, se faz através de 3 linhas gerais: tratamento farmacológico, medidas adjuvantes e procedimentos invasivos e/ou cirúrgicos.

O tratamento farmacológico baseia-se na administração das 3 categorias de agentes uterotônicos disponíveis para uso clínico: ocitocina, derivados do ergot e prostaglandinas. Existem divergências sobre o melhor regime de administração[79], mas o mais importante não parece ser a sequência dos fármacos a serem empregados, e sim a administração precoce dos agentes uterotônicos e o acompanhamento próximo do seu efeito.

A ocitocina é o agente uterotônico primário. A recomendação é que se continue a infusão deste agente durante as primeiras horas puerperais, mesmo naquelas gestantes sem evidências de HPP[80]. Existe larga variação nas taxas de infusão preconizadas. Segundo recomendação do *American College of Obstetricians & Gynecologists* (ACOG) a sua infusão pode chegar até 10 UI/hora em casos de hipotonia uterina[80]. De qualquer forma, o seu uso deve ser cauteloso por conta da possibilidade de dessensibilização dos receptores miometriais e em decorrência dos seus efeitos colaterais cardiovasculares. Estes podem ser especialmente graves em uma paciente que já esteja apresentando sinais de descompensação hemodinâmica[81].

Quando a ocitocina não consegue produzir um tônus uterino adequado, deve-se associar a segunda linha de uterotônicos: os alcaloides do ergot. No nosso meio, utilizamos frequentemente a metilergonovina na dose de 0,2 mg por via intramuscular. Deve-se evitar o uso intravenoso destes agentes pela possibilidade de aumentos significativos da pressão arterial[80]. Náuseas e vômitos também são frequentes após a sua administração.

A terceira categoria de fármacos uterotônicos são as prostaglandinas e seus derivados. Muitas vezes são administrados concomitantemente aos derivados do ergot quando se identifica uma diminuição do tônus uterino. Outros serviços preferem deixar a sua indicação para os casos que não responderam bem às duas categorias de agentes anteriores[80].

Dentre as prostaglandinas, aquelas das classes E e F são as que apresentam efeito uterotônico mais pronunciado e clinicamente significativo. O Carboprost é a prostaglandina 15-metil-F_2a que apresenta um potente e prolongado efeito uterotônico.

É capaz de controlar a hemorragia por hipotonia uterina em até 87% dos casos[80]. Broncoconstrição é o seu efeito colateral mais pronunciado e significativo. Outros efeitos adversos possíveis incluem diarreia, náuseas, vômitos, cefaleia, rubor e hipertermia[82]. A sua utilização deve ser feita de forma criteriosa, pois, além dos efeitos adversos citados, existem relatos de até mesmo colapso cardiovascular após a sua administração[83]. A dose preconizada é de 250 mcg por via intramuscular, chegando até o máximo de 2 mg[80].

No nosso meio, dispomos para uso o misoprostol, análogo sintético da prostaglandina E_1. O seu uso também tem sido indicado no tratamento da HPP[58,84]. Pode ser administrado por via oral, sublingual, vaginal ou retal. As doses preconizadas variam desde 200 a 1.000 mcg[80,84] e o Colégio Americano de Obstetras e Ginecologistas (ACOG) recomenda de 800 a 1.000 mcg por via retal[80]. Os seus efeitos colaterais são menos graves e pronunciados do que os observados com os outros derivados de prostaglandinas. Entretanto, é possível se observar tremor, hipertermia e diarreia[84].

Em adição aos métodos farmacológicos, e antes do efeito destes, tem sido sugerida a utilização da massagem uterina e da compressão bimanual do útero[85]. Entretanto, existem poucas evidências científicas robustas sobre a efetividade destes métodos[85]. De qualquer forma, acreditamos que ocasionalmente podem ser úteis para auxiliar na restauração do tônus uterino. A sua utilização não deve prescindir da indicação precoce e intensiva de outros métodos para controle da hemorragia e do estado hemodinâmico da parturiente.

O tamponamento uterino constitui outra técnica alternativa para o controle da HPP. Pode ser feito com compressas ou, idealmente, com balões adaptados ou especialmente desenvolvidos para este propósito[80,86,87]. O uso de compressas cirúrgicas apresenta alguns inconvenientes, como não permitir a visualização do sangramento (grande quantidade de sangue pode ser absorvida por elas tornando-se oculto até a remoção), e o risco potencial para proliferação bacteriana. Tem sido descrito o tamponamento com cateteres adaptados tais como o de Foley, mas já dispomos de artefatos especialmente desenvolvidos para esta finalidade[86,87].

Quando as medidas farmacológicas e adjuvantes forem ineficazes em restaurar o tônus uterino adequado e/ou controlar a hemorragia, devemos avaliar a necessidade de procedimentos invasivos e cirúrgicos. A decisão não deve ser protelada a ponto de colocar em risco a integridade da paciente. Entretanto, o momento exato e ideal para a mudança de abordagem nem sempre é fácil de definir na prática clínica. Especulações em torno da preservação da fertilidade da paciente, que poderá ficar gravemente prejudicada, constituem uma das razões mais frequentes no retardo da realização dos procedimentos cirúrgicos.

Uma das técnicas invasivas mais recentes e promissoras para o controle da HPP trata-se da embolização das artérias uterinas. A estabilidade hemodinâmica é um dos critérios para a indicação desta técnica[80]. O procedimento envolve a realização de uma angiografia pélvica para identificação dos locais de sangramento e posterior embolização. O uso de tamponamento por balões das artérias ilíacas comuns ou, mais comumente, das internas também pode ser realizado em situações selecionadas[88-90]. O sucesso da técnica em conter a hemorragia gira em torno de 80%[89]. O procedimento apresenta uma baixa taxa de morbidade, permitindo ainda, em pacientes em coagulopatia, um tempo precioso para a reposição volêmica e de hemoderivados[80]. Infelizmente este tipo de intervenção não está amplamente disponível, pois é necessária a existência de um serviço de radiologia intervencionista e profissionais treinados para a realização da mesma.

Outra alternativa cirúrgica, para o tratamento da hipotonia uterina pós-parto, constitui nas suturas uterinas compressivas. A mais frequente destas é aquela denominada de B-Lynch[91]. Numerosos relatos atestam a facilidade de realização desta técnica e a sua eficácia na maioria dos casos. Outra vantagem é a possível preservação da fertilidade[91].

Outras técnicas cirúrgicas descritas para controlar a hemorragia pós-parto são aquelas que visam diminuir a perfusão uterina e, por conseguinte, o sangramento: as ligaduras das artérias uterinas e das artérias ilíacas internas[92]. A ligadura das artérias hipogástricas apresenta uma chance maior de sucesso no controle da hemorragia. Entretanto, a sua realização nem sempre é fácil, especialmente no período puerperal.

Finalmente, a histerectomia pode ser a única alternativa que resta para o controle da HPP. Vale ressaltar mais uma vez a importância do acompanhamento próximo e contínuo a fim de evitar o retardo excessivo na indicação deste procedimento que pode ser essencial para o prognóstico da paciente. Caso não exista coagulopatia associada, a histerectomia constitui o tratamento definitivo sendo estimada a sua necessidade em menos de 1 para cada 1.000 partos[93]. O ACOG recomenda que, desde que indicada, deve ser bem documentada a falha dos outros métodos e tentativas em conter o sangramento[80].

Pré-eclâmpsia e eclâmpsia

As doenças hipertensivas da gravidez acometem cerca de 10% das gestações em todo o mundo, constituindo uma das principais causas de morbimortalidade materna e perinatal[94]. A pré-eclâmpsia é a forma mais frequente e sua incidência tem aumentado nas últimas décadas[95] sendo que, para cada morte relacionada com a doença, cerca de 50 a 100 mulheres apresentam quadros extremamente graves que não resultam em morte mas motivam o tratamento em Centros de Terapia Intensiva no período perioperatório[96,97]. Infelizmente, abordagens inadequadas ou abaixo do padrão esperado ocorrem com certa frequência neste grupo de pacientes e contribuem para desfechos que poderiam ser evitados ou atenuados[98].

Doenças hipertensivas da gestação – classificação

As doenças hipertensivas da gestação podem ser classificadas em quatro categorias, revisadas em 2013 pelo *American College of Obstetricians and Gynecologists*[94]. Nessa mesma revisão, aspectos importantes relacionados ao diagnóstico e classificação da pré-eclampsia foram considerados e um resumo dos critérios é mostrado no Quadro 46.2.

Considerando que todas as formas de hipertensão descritas podem ser associadas e específicas da gestação, é recomendado que a terminologia *doença hipertensiva específica da gestação* (DHEG) seja descontinuada. A divisão da pré-eclampsia em categorias de gravidade foi desencorajada nesta última revisão, sendo recomendado que a denominação "leve", anteriormente utilizada para quadros com pressão arterial menor que 140 × 90 mmHg sem evidências de lesões sistêmicas seja substituída por "sem critérios de gravidade"[94].

Pesquisas relacionadas à pré-eclâmpsia têm limitações importantes uma vez que ela é uma a doença exclusiva da gravidez humana, não existindo, portanto, modelos animais adequados para estudo[99]. A etiologia da pré-eclâmpsia permanece desconhecida[94], mas, nos últimos dez anos, grandes avanços foram obtidos sendo evidente que a doença é sistêmica, afetando vários órgãos e indo muito além do aumento da pressão arterial e disfunção renal. As alterações placentárias parecem ser a origem do problema e a extração da placenta leva à resolução da doença[99]. A lesão placentária parece

QUADRO 46.2	DOENÇAS HIPERTENSIVAS DA GESTAÇÃO – DEFINIÇÃO/CLASSIFICAÇÃO

1. Pré-eclâmpsia – critérios
· Elevação de níveis pressóricos (pressão arterial sistólica ≥ 140 mmHg e/ou pressão arterial diastólica ≥ 90 mmHg) a partir da 20ª semana de gestação em duas medidas com um intervalo mínimo de quatro horas (exceto se a terapia anti-hipertensiva já tiver sido iniciada) com paciente em repouso
A escolha de um manguito de tamanho apropriado tem importante influência nos valores obtidos em medidas não invasivas da pressão arterial (em especial em pacientes com aumento da circunferência do braço, nas quais deve ser usado um manguito maior e mais largo)
· Proteinúria, definida como ≥ 300 mg de proteína em 24 h ou uma extrapolação equivalente a este valor a partir de uma amostra coletada por menor intervalo de tempo ou uma razão proteína/creatinina urinária ≥ 3 mg/dL. A variabilidade apresentada pelas determinações qualitativas de proteína (proteinúria de fita ≥ 1+) torna este método pouco adequado, devendo ser utilizado apenas se não houver um método quantitativo para a avaliação da proteinúria. A presença de proteinúria grave (> 5 g/24 h), ao contrário do que se considerava anteriormente, não aumenta a chance de complicações renais persistentes e não deve ser utilizado como um critério isolado para determinação da gravidade da doença (ACOG 29/30)
· Na ausência de proteinúria, a pré-eclampsia pode ser diagnosticada pela associação de hipertensão de início recente e a partir da 20ª semana de gestação associada aos seguintes critérios:
    a. Trombocitopenia (plaquetometria < 100.000/mm³)
    b. Alteração da função hepática (indicada pela elevação das transaminases hepáticas em duas vezes o valor de referência), dor importante e persistente no quadrante superior direito, não responsiva ao uso de analgésicos e sem outro diagnóstico aparente
    c. Sinais de insuficiência renal (creatinina > 1,1 mg/dL ou aumento em duas vezes do valor de creatinina na ausência de doenças renal prévia)
    d. Edema pulmonar
    e. Distúrbios visuais ou cerebrais
A associação destes fatores ou a presença de pressão arterial sistólica ≥ 160 mmHg e/ou diastólica ≥ 110 mmHg, confirmada em um intervalo de alguns minutos, caracterizam a pré-eclampsia como grave. A ausência de proteinúria não deve retardar o início da abordagem da doença

2. Eclâmpsia – critérios
· Pré-eclâmpsia associada a crises convulsivas tônico-clônicas generalizadas
Usualmente precedida por eventos premonitórios como cefaleia ou hiperreflexia, mas pode ocorrer na ausência de sinais ou sintomas de alerta.

3. Síndrome HELLP
· Pré-eclâmpsia com hemólise (H - *hemolysis*), elevação de enzimas hepáticas (EL -) e trombocitopenia (LP – *low platelets*)

4. Hipertensão arterial crônica
· Elevação de níveis pressóricos iniciado antes do início da gestação

5. Hipertensão arterial crônica com pré-eclampsia sobreposta

6. Hipertensão gestacional
· Elevação de níveis pressóricos durante a gestação, sem critérios para diagnóstico de pré-eclampsia ou hipertensão crônica

a investigação dos critérios de gravidade (Quadro 46.2) pela pesquisa de sintomas e solicitação de propedêutica específica para avaliação materna e fetal (Quadro 46.3).

A hospitalização deve ser indicada nas pacientes com idade gestacional ≥ 37 semanas, naquelas com suspeita de descolamento de placenta ou em pacientes com idade gestacional ≥ 34 semanas associada a trabalho de parto ou amniorrexe, peso fetal abaixo do percentil 50 ou oligohidrâmnio[94].

A pré-eclampsia pode resultar em graves complicações fetais e maternas agudas e crônicas e tais complicações são mais comuns em pacientes que apresentam doenças preexistentes e/ou os critérios de gravidade descritos[103]. As complicações fetais resultam da exposição à insuficiência útero-placentária, prematuridade ou ambos.

A evolução natural da pré-eclampsia com critérios de gravidade é frequentemente caracterizada por deteriorização progressiva das condições maternas e fetais se o parto e a retirada da placenta não são realizados[104,105]. Desta forma, o parto deve ser sempre considerado se a idade gestacional é ≥ 34 semanas ou na presença de evidências de edema agudo pulmonar, insuficiência renal, descolamento de placenta, plaquetopenia importante ou outros distúrbios de coagulação, sintomas

cerebrais persistentes, estado fetal não tranquilizador ou em qualquer idade gestacional na presença de decesso fetal.

O uso de corticoides previamente ao parto para maturação pulmonar fetal usualmente resulta em menor risco neonatal de síndrome do estresse respiratório, hemorragia intraventricular e de morte neonatal. Esta conduta, portanto, deve ser considerada nos casos em que a conduta expectante for possível[94].

O sulfato de magnésio é amplamente utilizado na prevenção da ocorrência de crises convulsivas e está indicado em todos os casos de pré-eclampsia com critérios de gravidade e nas pacientes que apresentam premitores de convulsões (cefaleia, alteração do estado de consciência, visão borrada, escotomas e dor no quadrante superior direito do abdômenn)[106]. A presença destes achados ou o surgimento, a qualquer momento, de critérios de gravidade, devem motivar o início do uso de sulfato de magnésio.

O mecanismo de ação de magnésio na prevenção eclâmpsia ainda é desconhecido[99] e existem controvérsias sobre o melhor regime de infusão. Um esquema amplamente utilizado inclui uma dose de ataque de 4 g de sulfato de magnésio em infusão intravenosa lenta, seguida de infu-

QUADRO 46.3	PRÉ-ECLÂMPSIA – PROPEDÊUTICA INICIAL
· Hemograma com plaquetometria	
· Creatinina	
· Enzimas hepáticas (TGO – TGP)	
· LDH	
· Ácido úrico	
· Proteinúria de 24 horas	

· Ultrassonografia fetal
   - Peso fetal estimado
   - Perfil biofísico fetal
   - Índice def. líquido amniótico	

são contínua em bomba na dose de 1 a 2 g/hora. A excreção renal é a principal via de depuração de magnésio, e a meia-vida de eliminação é de aproximadamente 20 a 30 minutos na presença de boa função renal[99]. Na presença de disfunção renal ou sinais e sintomas de intoxicação, os níveis séricos de magnésio concentrações devem ser determinados. Uma concentração de 6 a 8 mg/dL de magnésio é considerada terapêutica[99]. Concentrações de 12 a 14 mg/dL estão associados com insuficiência ventilatória, e assistolia ocorre em concentrações sanguíneas de 22 a 24 mg/dL[99]. Acompanhamento do reflexo do tendão patelar é bastante útil uma vez que ele desaparece em concentrações sanguíneas de 9 a 10 mg/dL[99] e avaliações periódicas (mínimo 4/4 horas) do débito urinário e da frequência respiratória são mandatórias. O magnésio tende a ter um efeito transitório benéfico no estado hemodinâmico materno, resultando em uma ligeira diminuição da resistência vascular sistêmica e um aumento no índice cardíaco[99]. Na vigência de crises convulsivas, o sulfato de magnésio é também a primeira escolha como tratamento inicial, na dose de 4 g em *bolus* lento. Neste cenário, a prevenção da hipoxemia materna com oferta de oxigênio suplementar e da aspiração do conteúdo gástrico devem ser uma prioridade e a interrupção imediata da gestação não está recomendada, exceto se as crises persistirem ou se houver complicações que comprometam o bem-estar materno.

O uso de sulfato de magnésio pode ter implicações importantes relacionadas ao ato anestésico. O magnésio pode prolongar os efeitos dos bloqueadores neuromusculares adespolarizantes pela competição com o cálcio e é recomendado o uso de monitorização da junção neuromuscular[107]. O magnésio também pode aumentar a incidência e gravidade da hipotensão em pacientes sob anestesia neuroaxial[108] e interferir com as adaptações cardiovasculares normais durante uma síndrome hemorrágica[109].

O principal objetivo do tratamento da hipertensão na pré-eclampsia é a prevenção de complicações potenciais, como o edema agudo pulmonar, acidente vascular cerebral e descolamento da placenta. Não há estudos clínicos controlados aleatorizados na literatura que determinem o nível de hipertensão a partir do qual o tratamento seja indicado. Dados, no entanto, derivados de estudos de séries de casos e de países em desenvolvimento (nos quais a terapia hipotensora não é disponível a todas as gestantes com pré-eclampsia), mostram um aumento na incidência de complicações graves e morte se a hipertensão não é tratada[94].

Em uma revisão sistematizada recente, a hidralazina, o labetalol (ambos venosos) e a nifedipina (oral) foram comparados e os resultados mostraram que todos podem ser utilizados no tratamento da hipertensão por pré-eclampsia[110]. De acordo com a revisão, a escolha do medicamento deve ser baseada na familiaridade da equipe médica assistente com o medicamento, incluindo o conhecimento do seu início de ação, efeitos colaterais potenciais e contraindicações, disponibilidade e custo[110].

A via de parto deve ser determinada considerando a idade gestacional, apresentação fetal, condições materno-fetais e do colo uterino. A cesariana não deve ser, portanto, a via de parto obrigatória e a indução do parto é aceitável se houver condições obstétricas e clínicas favoráveis[94].

Referências bibliográficas

1. Gilson GJ, Samaan S, Crawford MH, Qualls CR, Curet LB. Changes in hemodynamics, ventricular remodeling, and ventricular contractility during normal pregnancy: a longitudinal study. Obstet Gynecol. 1997;89(6):957-62.
2. Eghbali M, Wang Y, Toro L, Stefani E. Heart hypertrophy during pregnancy: a better functioning heart? Trends Cardiovasc Med. 2006;16(8):285-91.
3. Clark SL, Cotton DB, Lee W, Bishop C, Hill T, Southwick J, et al. Central hemodynamic

assessment of normal term pregnancy. Am J Obstet Gynecol. 1989;161(6 Pt 1):1439-42.

4. Iwasaki R, Ohkuchi A, Furuta I, Ojima T, Matsubara S, Sato I, et al. Relationship between blood pressure level in early pregnancy and subsequent changes in blood pressure during pregnancy. Acta Obstet Gynecol Scand. 2002;81(10):918-25.

5. Robson SC, Hunter S, Moore M, Dunlop W. Haemodynamic changes during the puerperium: a Doppler and M-mode echocardiographic study. Br J Obstet Gynaecol. 1987;94(11):1028-39.

6. Gaiser R. Physiologic changes of pregnancy. In: Saunders E, editor. Chestnut's Obstetric Anesthesia: Principles and Practice. China2014. p. 15.

7. Howard BK, Goodson JH, Mengert WF. Supine hypotensive syndrome in late pregnancy. Obstet Gynecol. 1953;1(4):371-7.

8. Kerr MG, Scott DB, Samuel E. Studies of the inferior vena cava in late pregnancy. Br Med J. 1964;1(5382):532-3.

9. Maitra G, Sengupta S, Rudra A, Debnath S. Pregnancy and non-valvular heart disease--anesthetic considerations. Ann Card Anaesth. 2010;13(2):102-9.

10. Gomar C, Errando CL. Neuroaxial anaesthesia in obstetrical patients with cardiac disease. Curr Opin Anaesthesiol. 2005;18(5):507-12.

11. Thorne SA. Pregnancy in heart disease. Heart. 2004;90(4):450-6.

12. Moreira W, Andrade, LC. Anestesia para a gestante cardiopata. Revista Médica de Minas Gerais. 2009;19(4):S21 - S61.

13. Ray P, Murphy GJ, Shutt LE. Recognition and management of maternal cardiac disease in pregnancy. Br J Anaesth. 2004;93(3):428-39.

14. Ayoub CM, Jalbout MI, Baraka AS. The pregnant cardiac woman. Curr Opin Anaesthesiol. 2002;15(3):285-91.

15. Wise RA, Polito AJ, Krishnan V. Respiratory physiologic changes in pregnancy. Immunol Allergy Clin North Am. 2006;26(1):1-12.

16. Bobrowski RA. Pulmonary physiology in pregnancy. Clin Obstet Gynecol. 2010;53(2):285-300.

17. Dayal P, Murata Y, Takamura H. Antepartum and postpartum acid-base changes in maternal blood in normal and complicated pregnancies. J Obstet Gynaecol Br Commonw. 1972;79(7):612-24.

18. Templeton A, Kelman GR. Maternal blood-gases, PAo2–Pao2), hysiological shunt and VD/VT in normal pregnancy. Br J Anaesth. 1976;48(10):1001-4.

19. Goldsmith LT, Weiss G, Steinetz BG. Relaxin and its role in pregnancy. Endocrinol Metab Clin North Am. 1995;24(1):171-86.

20. Baldwin GR, Moorthi DS, Whelton JA, MacDonnell KF. New lung functions and pregnancy. Am J Obstet Gynecol. 1977;127(3):235-9.

21. Alaily AB, Carrol KB. Pulmonary ventilation in pregnancy. Br J Obstet Gynaecol. 1978;85(7):518-24.

22. Dobb G. Laryngeal oedema complicating obstetric anaesthesia. Anaesthesia. 1978;33(9):839-40.

23. Pilkington S, Carli F, Dakin MJ, Romney M, De Witt KA, Doré CJ, et al. Increase in Mallampati score during pregnancy. Br J Anaesth. 1995;74(6):638-42.

24. Kodali BS, Chandrasekhar S, Bulich LN, Topulos GP, Datta S. Airway changes during labor and delivery. Anesthesiology. 2008;108(3):357-62.

25. Munnur U, de Boisblanc B, Suresh MS. Airway problems in pregnancy. Crit Care Med. 2005;33(10 Suppl):S259-68.

26. Boutonnet M, Faitot V, Keïta H. [Airway management in obstetrics]. Ann Fr Anesth Reanim. 2011;30(9):651-64.

27. G OS, MS H. Aspiration: risk, prophylaxis and treatment. In: Elsevier M, editor. Chestnut ⊠s obstetric anesthesia: principles and practice. Philadelphia2009. p. 521 - 74.

28. Richter JE. Review article: the management of heartburn in pregnancy. Aliment Pharmacol Ther. 2005;22(9):749-57.

29. Wong CA, McCarthy RJ, Fitzgerald PC, Raikoff K, Avram MJ. Gastric emptying of water in obese pregnant women at term. Anesth Analg. 2007;105(3):751-5.

30. Wyner J, Cohen SE. Gastric volume in early pregnancy: effect of metoclopramide. Anesthesiology. 1982;57(3):209-12.

31. Anesthesia ASoATFoO. Practice guidelines for obstetric anesthesia: an updated report by the American Society of Anesthesiologists Task Force on Obstetric Anesthesia. Anesthesiology. 2007;106(4):843-63.

32. Rahman K, Jenkins JG. Failed tracheal intubation in obstetrics: no more frequent but still managed badly. Anaesthesia. 2005;60(2):168-71.

33. Warner MA, Warner ME, Weber JG. Clinical significance of pulmonary aspiration during the perioperative period. Anesthesiology. 1993;78(1):56-62.

34. Paranjothy S, Griffiths JD, Broughton HK, Gyte GM, Brown HC, Thomas J. Interventions at caesarean section for reducing the risk of aspiration pneumonitis. Cochrane Database Syst Rev. 2010(1):CD004943.

35. Bernstein IM, Ziegler W, Badger GJ. Plasma volume expansion in early pregnancy. Obstet Gynecol. 2001;97(5 Pt 1):669-72.

36. Taylor DJ, Lind T. Red cell mass during and after normal pregnancy. Br J Obstet Gynaecol. 1979;86(5):364-70.

37. Franchini M. Haemostasis and pregnancy. Thromb Haemost. 2006;95(3):401-13.

38. Brenner B. Haemostatic changes in pregnancy. Thromb Res. 2004;114(5-6):409-14.

39. Wise A, Clark V. Challenges of major obstetric haemorrhage. Best Pract Res Clin Obstet Gynaecol. 2010;24(3):353-65.

40. Mehrabadi A, Liu S, Bartholomew S, Hutcheon JA, Kramer MS, Liston RM, et al. Temporal trends in postpartum hemorrhage and severe postpartum hemorrhage in Canada from 2003 to 2010. J Obstet Gynaecol Can. 2014;36(1):21-33.

41. Rudra A, Chatterjee S, Sengupta S, Wankhede R, Nandi B, Maitra G, et al. Management of obstetric hemorrhage. Middle East J Anaesthesiol. 2010;20(4):499-507.

42. Toledo P, McCarthy RJ, Burke CA, Goetz K, Wong CA, Grobman WA. The effect of live and web-based education on the accuracy of blood-loss estimation in simulated obstetric scenarios. Am J Obstet Gynecol. 2010;202(4):400.e1-5.

43. Jennings A, Brunning J, C B. Management of Obstetric Haemorrhage. Anaesthesia Tutorial of the Week 257. World Federation of Societies of Anaesthesiologists.; 2012. p. 1-7.

44. Goodnough LT, Daniels K, Wong AE, Viele M, Fontaine MF, Butwick AJ. How we treat: transfusion medicine support of obstetric services. Transfusion. 2011;51(12):2540-8.

45. Balki M, Tsen L. Oxytocin protocols for cesarean delivery. Int Anesthesiol Clin. 2014;52(2):48-66.

46. Dyer RA, Butwick AJ, Carvalho B. Oxytocin for labour and caesarean delivery: implications for the anaesthesiologist. Curr Opin Anaesthesiol. 2011;24(3):255-61.

47. Phaneuf S, Asbóth G, Carrasco MP, Liñares BR, Kimura T, Harris A, et al. Desensitization of oxytocin receptors in human myometrium. Hum Reprod Update. 1998;4(5):625-33.

48. Robinson C, Schumann R, Zhang P, Young RC. Oxytocin-induced desensitization of the oxytocin receptor. Am J Obstet Gynecol. 2003;188(2):497-502.

49. Sarna MC, Soni AK, Gomez M, Oriol NE. Intravenous oxytocin in patients undergoing elective cesarean section. Anesth Analg. 1997;84(4):753-6.

50. Sartain JB, Barry JJ, Howat PW, McCormack DI, Bryant M. Intravenous oxytocin bolus of 2 units is superior to 5 units during elective Caesarean section. Br J Anaesth. 2008;101(6):822-6.

51. Butwick AJ, Coleman L, Cohen SE, Riley ET, Carvalho B. Minimum effective bolus dose of oxytocin during elective Caesarean delivery. Br J Anaesth. 2010;104(3):338-43.

52. Carvalho JC, Balki M, Kingdom J, Windrim R. Oxytocin requirements at elective cesarean delivery: a dose-finding study. Obstet Gynecol. 2004;104(5 Pt 1):1005-10.

53. George RB, McKeen D, Chaplin AC, McLeod L. Up-down determination of the ED(90) of oxytocin infusions for the prevention of postpartum uterine atony in parturients undergoing Cesarean delivery. Can J Anaesth. 2010;57(6):578-82.

54. Balki M, Ronayne M, Davies S, Fallah S, Kingdom J, Windrim R, et al. Minimum oxytocin dose requirement after cesarean delivery for labor arrest. Obstet Gynecol. 2006;107(1):45-50.

55. Su LL, Chong YS, Samuel M. Carbetocin for preventing postpartum haemorrhage. Cochrane Database Syst Rev. 2012;4:CD005457.

56. Fuchs AR, Husslein P, Sumulong L, Fuchs F. The origin of circulating 13,14-dihydro-15--keto-prostaglandin F2 alpha during delivery. Prostaglandins. 1982;24(5):715-22.

57. Noort WA, van Bulck B, Vereecken A, de Zwart FA, Keirse MJ. Changes in plasma levels of PGF2 alpha and PGI2 metabolites at and after delivery at term. Prostaglandins. 1989;37(1):3-12.

58. Tunçalp Ö, Hofmeyr GJ, Gülmezoglu AM. Prostaglandins for preventing postpartum haemorrhage. Cochrane Database Syst Rev. 2012;8:CD000494.

59. Chandhiok N, Dhillon BS, Datey S, Mathur A, Saxena NC. Oral misoprostol for prevention of postpartum hemorrhage by paramedical workers in India. Int J Gynaecol Obstet. 2006;92(2):170-5.

60. Patted SS, Goudar SS, Naik VA, Bellad MB, Edlavitch SA, Kodkany BS, et al. Side effects of oral misoprostol for the prevention of postpartum hemorrhage: results of a community-based randomised controlled trial in rural India. J Matern Fetal Neonatal Med. 2009;22(1):24-8.

61. Butwick AJ. Postpartum hemorrhage and low fibrinogen levels: the past, present and future. Int J Obstet Anesth. 2013;22(2):87-91.

62. Charbit B, Mandelbrot L, Samain E, Baron G, Haddaoui B, Keita H, et al. The decrease of fibrinogen is an early predictor of the severity of postpartum hemorrhage. J Thromb Haemost. 2007;5(2):266-73.

63. Cortet M, Deneux-Tharaux C, Dupont C, Colin C, Rudigoz RC, Bouvier-Colle MH, et al. Association between fibrinogen level and severity of postpartum haemorrhage: secondary analysis of a prospective trial. Br J Anaesth. 2012;108(6):984-9.

64. de Lloyd L, Bovington R, Kaye A, Collis RE, Rayment R, Sanders J, et al. Standard haemostatic tests following major obstetric haemorrhage. Int J Obstet Anesth. 2011;20(2):135-41.

65. Girard T, Mörtl M, Schlembach D. New approaches to obstetric hemorrhage: the postpartum hemorrhage consensus algorithm. Curr Opin Anaesthesiol. 2014;27(3):267-74.

66. Burtelow M, Riley E, Druzin M, Fontaine M, Viele M, Goodnough LT. How we treat: management of life-threatening primary postpartum hemorrhage with a standardized massive transfusion protocol. Transfusion. 2007;47(9):1564-72.

67. Gutierrez MC, Goodnough LT, Druzin M, Butwick AJ. Postpartum hemorrhage treated with a massive transfusion protocol at a tertiary obstetric center: a retrospective study. Int J Obstet Anesth. 2012;21(3):230-5.

68. Ahmed S, Harrity C, Johnson S, Varadkar S, McMorrow S, Fanning R, et al. The efficacy of fibrinogen concentrate compared with cryoprecipitate in major obstetric haemorrhage–an observational study. Transfus Med. 2012;22(5):344-9.

69. Wikkelsoe AJ, Afshari A, Stensballe J, Langhoff-Roos J, Albrechtsen C, Ekelund K, et al. The FIB-PPH trial: fibrinogen concentrate as initial treatment for postpartum haemorrhage: study protocol for a randomised controlled trial. Trials. 2012;13:110.

70. Novikova N, Hofmeyr GJ. Tranexamic acid for preventing postpartum haemorrhage. Cochrane Database Syst Rev. 2010(7):CD007872.

71. Shakur H, Elbourne D, Gülmezoglu M, Alfirevic Z, Ronsmans C, Allen E, et al. The WOMAN Trial (World Maternal Antifibrinolytic Trial): tranexamic acid for the treatment of postpartum haemorrhage: an international randomised, double blind placebo controlled trial. Trials. 2010;11:40.

72. Armstrong S, Fernando R, Ashpole K, Simons R, Columb M. Assessment of coagulation in the obstetric population using ROTEM® thromboelastometry. Int J Obstet Anesth. 2011;20(4):293-8.

73. Karlsson O, Sporrong T, Hillarp A, Jeppsson A, Hellgren M. Prospective longitudinal study of thromboelastography and standard hemostatic laboratory tests in healthy women during normal pregnancy. Anesth Analg. 2012;115(4):890-8.

74. Hunt BJ, Lyons G. Thromboelastography should be available in every labour ward. Int J Obstet Anesth. 2005;14(4):324-5.

75. Watson HG. Thromboelastography should be available in every labour ward. Int J Obstet Anesth. 2005;14(4):325-7.

76. Othman M, Falcón BJ, Kadir R. Global hemostasis in pregnancy: are we using thromboelastography to its full potential? Semin Thromb Hemost. 2010;36(7):738-46.

77. Beilin Y, Arnold I, Hossain S. Evaluation of the platelet function analyzer (PFA-100) vs. the thromboelastogram (TEG) in the parturient. Int J Obstet Anesth. 2006;15(1):7-12.

78. Davies JR, Fernando R, Hallworth SP. Hemostatic function in healthy pregnant and preeclamptic women: an assessment using the platelet function analyzer (PFA-100) and thromboelastograph. Anesth Analg. 2007;104(2):416-20.

79. Rajan PV, Wing DA. Postpartum hemorrhage: evidence-based medical interventions for prevention and treatment. Clin Obstet Gynecol. 2010;53(1):165-81.

80. Gynecologists ACoOa. ACOG Practice Bulletin: Clinical Management Guidelines for Obstetrician-Gynecologists Number 76, October 2006: postpartum hemorrhage. Obstet Gynecol. 2006;108(4):1039-47.

81. Archer TL, Knape K, Liles D, Wheeler AS, Carter B. The hemodynamics of oxytocin and other vasoactive agents during neuraxial anesthesia for cesarean delivery: findings in six cases. Int J Obstet Anesth. 2008;17(3):247-54.

82. Lamont RF, Morgan DJ, Logue M, Gordon H. A prospective randomised trial to compare the efficacy and safety of hemabate and syntometrine for the prevention of primary postpartum haemorrhage. Prostaglandins Other Lipid Mediat. 2001;66(3):203-10.

83. Douglas MJ, Farquharson DF, Ross PL, Renwick JE. Cardiovascular collapse following an overdose of prostaglandin F2 alpha: a case report. Can J Anaesth. 1989;36(4):466-9.

84. Hofmeyr GJ, Walraven G, Gülmezoglu AM, Maholwana B, Alfirevic Z, Villar J. Misoprostol to treat postpartum haemorrhage: a systematic review. BJOG. 2005;112(5):547-53.

85. Hofmeyr GJ, Abdel-Aleem H, Abdel-Aleem MA. Uterine massage for preventing postpartum haemorrhage. Cochrane Database Syst Rev. 2013;7:CD006431.

86. Bakri YN, Amri A, Abdul Jabbar F. Tamponade-balloon for obstetrical bleeding. Int J Gynaecol Obstet. 2001;74(2):139-42.

87. Vrachnis N, Salakos N, Iavazzo C, Grigoriadis C, Iliodromiti Z, Siristatidis C, et al. Bakri balloon tamponade for the management of postpartum hemorrhage. Int J Gynaecol Obstet. 2013;122(3):265-6.

88. Agarwal N, Deinde O, Willmott F, Bojahr H, MacCallum P, Renfrew I, et al. A case series of interventional radiology in postpartum haemorrhage. J Obstet Gynaecol. 2011;31(6):499-502.

89. Kirby JM, Kachura JR, Rajan DK, Sniderman KW, Simons ME, Windrim RC, et al. Arterial embolization for primary postpartum hemorrhage. J Vasc Interv Radiol. 2009;20(8):1036-45.

90. Minas V, Gul N, Shaw E, Mwenenchanya S. Prophylactic balloon occlusion of the common iliac arteries for the management of suspected placenta accreta/percreta: conclusions from a short case series. Arch Gynecol Obstet. 2015;291(2):461-5.

91. Price N, B-Lynch C. Technical description of the B-Lynch brace suture for treatment of massive postpartum hemorrhage and review of published cases. Int J Fertil Womens Med. 2005;50(4):148-63.

92. Doumouchtsis SK, Papageorghiou AT, Arulkumaran S. Systematic review of conservative management of postpartum hemorrhage: what to do when medical treatment fails. Obstet Gynecol Surv. 2007;62(8):540-7.

93. Habek D, Becareviç R. Emergency peripartum hysterectomy in a tertiary obstetric center: 8-year evaluation. Fetal Diagn Ther. 2007;22(2):139-42.

94. Gynecologists ACoOa, Pregnancy TFoHi. Hypertension in pregnancy. Report of the American College of Obstetricians and Gynecologists' Task Force on Hypertension in Pregnancy. Obstet Gynecol. 2013;122(5):1122-31.

95. Wallis AB, Saftlas AF, Hsia J, Atrash HK. Secular trends in the rates of pré-eclampsia, eclampsia, and gestational hypertension, United States, 1987-2004. Am J Hypertens. 2008;21(5):521-6.

96. Callaghan WM, Mackay AP, Berg CJ. Identification of severe maternal morbidity during delivery hospitalizations, United States, 1991-2003. Am J Obstet Gynecol. 2008;199(2):133.e1-8.

97. Kuklina EV, Ayala C, Callaghan WM. Hypertensive disorders and severe obstetric morbidity in the United States. Obstet Gynecol. 2009;113(6):1299-306.

98. van Dillen J, Mesman JA, Zwart JJ, Bloemenkamp KW, van Roosmalen J. Introducing maternal morbidity audit in the Netherlands. BJOG. 2010;117(4):416-21.

99. Santos A. Anesthetic management of the pre-eclamptic parturient Philadelphia: Lippincott Williams & Wilkins; 2004. p. 195-209.

100. Chaiworapongsa T, Chaemsaithong P, Yeo L, Romero R. Pre-eclampsia part 1: current understanding of its pathophysiology. Nat Rev Nephrol. 2014;10(8):466-80.

101. Walsh SW. Pré-eclampsia: an imbalance in placental prostacyclin and thromboxane production. Am J Obstet Gynecol. 1985;152(3):335-40.

102. Poon LC, Nicolaides KH. Early prediction of pré-eclampsia. Obstet Gynecol Int. 2014;2014:297397.

103. Steegers EA, von Dadelszen P, Duvekot JJ, Pijnenborg R. Pre-eclampsia. Lancet. 2010;376(9741):631-44.

104. Sibai BM, Barton JR. Expectant management of severe pré-eclampsia remote from term: patient selection, treatment, and delivery indications. Am J Obstet Gynecol. 2007;196(6):514.e1-9.

105. Ganzevoort W, Sibai BM. Temporising versus interventionist management (preterm and at term). Best Pract Res Clin Obstet Gynaecol. 2011;25(4):463-76.

106. Cahill AG, Macones GA, Odibo AO, Stamilio DM. Magnesium for seizure prophylaxis in patients with mild pré-eclampsia. Obstet Gynecol. 2007;110(3):601-7.

107. Sinatra RS, Philip BK, Naulty JS, Ostheimer GW. Prolonged neuromuscular blockade with vecuronium in a patient treated with magnesium sulfate. Anesth Analg. 1985;64(12):1220-2.

108. Vincent RD, Chestnut DH, Sipes SL, Weiner CP, DeBruyn CS, Bleuer SA. Magnesium sulfate decreases maternal blood pressure but not uterine blood flow during epidural anesthesia in gravid ewes. Anesthesiology. 1991;74(1):77-82.

109. Chestnut DH, Thompson CS, McLaughlin GL, Weiner CP. Does the intravenous infusion of ritodrine or magnesium sulfate alter the hemodynamic response to hemorrhage in gravid ewes? Am J Obstet Gynecol. 1988;159(6):1467-73.

110. Duley L, Meher S, Jones L. Drugs for treatment of very high blood pressure during pregnancy. Cochrane Database Syst Rev. 2013;7:CD001449.

47

Interação Medicamentosa na Anestesia

Maria José Carvalho Carmona
João Manoel Silva Júnior

Introdução

O avanço da indústria farmacêutica nas últimas décadas; determinou o surgimento de diversos novos fármacos, que indubitavelmente, resultaram em benefícios para o tratamento, ou para o melhor controle das diversas patologias que afetam os pacientes. Como consequência direta deste processo, observamos um crescente número de indivíduos que são submetidos à prescrição simultânea de diversos medicamentos (polifarmácia); em especial idosos e no perioperatorio[1-4]. No mercado nacional existem atualmente cerca de 1.500 fármacos com aproximadamente 5.000 nomes comerciais, apresentados sob cerca de 20.000 formas farmacêuticas e embalagens diferentes.

A prescrição simultânea de vários medicamentos e a subsequente administração é uma prática comumente utilizada em esquemas terapêuticos clássicos, com a finalidade de melhorar a eficácia dos medicamentos, reduzir a toxicidade, ou tratar doenças coexistentes. Por outro lado, interações medicamentosas são tipos especiais de respostas farmacológicas, em que os efeitos de um ou mais medicamentos são alterados pela administração concomitante ou anterior de outros, ou através da administração concorrente com alimentos. A questão das interações medicamentosas constitui, na atualidade, um dos temas mais importantes da farmacologia, para a prática clínica dos profissionais da saúde. Ademais, seu entendimento é complexo, pois além das inúmeras possibilidades teóricas ou reais, de interferência entre os medicamentos; fatores relacionados ao indivíduo (idade, sexo, constituição genética, estado físico, tipo de alimentação, fumo, álcool, uso de drogas etc.) e a administração do medicamento (ambiente, dose, via, intervalo, sequência da administração, etc.) influenciam na resposta terapêutica[5-7].

Estima-se que um em cada quatro idosos receba pelo menos três diferentes drogas; enquanto os idosos hospitalizados mais de oito drogas distintas. Evidentemente isto leva a maior preocupação no que diz respeito a interação medicamentosa no período perioperatorio[8-10]. A possibilidade potencial de interação medicamentosa é muito alta quando grande número de agentes são administrados[11].

A incidência de interações medicamentosas ainda é questão bastante controversa.

Estudos indicam frequência de 3% a 30% nos pacientes que recebem simultaneamente até seis medicamentos. Essa frequência aumenta para 20% em pacientes que recebem dez medicamentos e 45% para os pacientes que recebem de 20 a 25 medicamentos; as interações clinicamente significantes variam de 4 a 10%[12].

Mecanismos das interações medicamentosas

Interações medicamentosas são importantes para os anestesiologistas por diversas razões. Como reportado anteriormente, os pacientes cirúrgicos, estão submetidos à prescrição médica, com um número crescente de drogas. Pode ocorrer interação medicamentosa entre os agentes pré-operatórios entre si; entre os agentes pré-operatórios e as drogas do intra e do pós-operatório ou entre os agentes pré-operatórios e os agentes administrados exclusivamente para a anestesia[13].

Na associação medicamentosa, uma droga pode interagir e modificar a intensidade do efeito farmacológico da outra e vice-versa. O anestesiologista lança mão também de outros fármacos, cuja diversidade é função direta da complexidade do estado clínico do paciente cirúrgico ou das intercorrências perioperatórias[14,15].

A maioria das interações medicamentosas pode ser classificada em três categorias: *farmacêutica, farmacocinética* ou *farmacodinâmica*.

Farmacêutica: incompatibilidade física, química ou físico-química entre dois ou mais fármacos, conservantes e diluentes. Algumas interações farmacêuticas são visíveis a "olho nu". Quando se mistura uma droga alcalina como o thiopental a uma solução ácida como a maioria dos relaxantes musculares, um visível precipitado inativo se forma. Muitas interações não são visíveis, portanto, potencialmente

mais danosas. Por exemplo, a penicilina inativa os antibióticos aminoglicosídeos. A insulina e a nitroglicerina se ligam ao plástico polivinílico dos cateteres intravenosos, resultando em quantidade menor da droga injetada. Um exemplo de interação farmacêutica que ocorre dentro do organismo é a formação do complexo químico inativo, quando a protamina é administrada para o paciente que está com heparina circulante. A formação do complexo protamina-heparina permite que o paciente volte a ter sua coagulação normal; muito tempo antes que a heparina seja inativada pelas vias normais, através da demetilação e captação pelo sistema retículo endotelial[14,15].

Farmacocinética: interações devidas a modificação das drogas em seu trânsito pelo organismo. Incluem:

- Absorção: seu controle é importante para evitar níveis séricos subterapêuticos ou tóxicos. Exemplo clássico: anestésico local (AL) associado a epinefrina 1:200.000; reduzindo a absorção do AL e com isso, aumentado a duração do bloqueio[14].

- Distribuição: o efeito farmacológico de um agente é o resultado da ação da fração-livre dessa droga no plasma. Após a injeção venosa, um agente, dependendo de seu coeficiente de ligação às proteínas plasmáticas, terá maior ou menor fração-livre no plasma e será disponível para a ação nos tecidos-alvo e expressão de seu efeito farmacológico. Um agente farmacológico pode causar dissociação de outro agente de seu sítio de ligação proteica. A associação de Warfarin e fenilbutazona causa aumento do tempo de sangramento[17].

- Armazenamento: as substâncias lipossolúveis psicoativas tendem a se depositar nas gorduras periféricas de onde são redistribuídas, *a posteriori*, para o sistema nervoso central (SNC), provocando o fenômeno da *ressaca*, como ocorre com o tiopental ou sedação residual do diazepam[14].

- Metabolismo: no processo de metabolização os medicamentos são transformados pelas enzimas microssomais hepáticas em frações menores, hidrossolúveis. As interações que ocorrem nesta fase são precipitadas por medicamentos que tem capacidade de inibirem ou induzirem o sistema enzimático. A indução enzimática ocorre lentamente (7-10 dias), ao contrário da inibição enzimática que aumenta de imediato a meia-vida das drogas afetadas[1,14].

- Eliminação: exemplo interessante de interação que envolve o processo de eliminação de fármacos é o aumento da toxicidade do lítio, quando utilizado concomitantemente com a furosemida; pois a atuação do diurético sobre o transporte renal de sódio irá promover retenção de lítio com consequente toxicidade[17].

Farmacodinâmica: as interações farmacodinâmicas ocorrem no local de ação das drogas. O efeito farmacológico das drogas, de uma maneira geral, ocorre pela ligação do agente a um receptor de membrana. Depois de ligada ao receptor, a droga, na dependência de sua atividade farmacológica intrínseca, desencadeia seu efeito. A maioria das drogas utilizadas clinicamente caracteriza-se por possuírem seletividade relativa e desencadearem simultaneamente diversos efeitos. Por esta razão, as interações farmacodinâmicas podem ser resultado da ação das drogas no mesmo receptor, em receptores diferentes ou mesmo produzirem efeitos sem a mediação de receptores[16]. As interações farmacodinâmicas podem ser diretas, envolvendo sinergismo ou antagonismo de ação; ou indiretas, quando estão relacionadas a alterações no processo de coagulação ou equilíbrio eletrolítico. Um exemplo de sinergismo de ação é a potencialização do efeito depressor do sistema nervoso central pela associação do uso de benzodiazepínico a opioide. Como exemplo de antagonismo de ação podemos citar o emprego do flumazenil na reversão da depressão e parada respiratória causada pela intoxicação por benzodiazepínicos. Nas interações farmacodinâmicas indiretas, como exemplo, temos que o uso da indometacina pode provocar úlcera gastrointestinal, proporcionando um sangramento local em pacientes que fazem uso de varfarina. De forma análoga, os diuréticos não poupadores de potássio potencializam os efeitos da digoxina através da diminuição dos níveis séricos de potássio[17].

A importância do Citocromo P450 (CYP) na metabolização das drogas

A maioria dos medicamentos é metabolizada no fígado. Os mesmos sofrem processo de biotransformação através da oxidação, redução ou hidrólise, conhecido como fase I. Por outro lado, a fase II envolve reação de conjugação do medicamento, através do ácido glicurônico, glicina ou sulfato. Ambas as fases, determinam a formação de compostos mais hidrofílicos, e assim, mais facilmente eliminados pela urina ou bile. Muito embora, se considere que a reação da fase I preceda a reação da fase II, nem sempre isto é verdadeiro; a fase II pode preceder a fase I, caso se trate de medicamentos polarizados. Os fatores que interferem no metabolismo de substâncias estranhas (genericamente denominadas de xenobióticos); portanto afetando a atividade das enzimas hepáticas, incluem: idade, sexo, hereditariedade e fatores genéticos, patologias associadas, dieta, estado nutricional e mudanças hormonais no organismo. Por outro lado, os seres humanos estão expostos a inúmeras substâncias do meio ambiente, que também afetam a atividade das enzimas hepáticas. Estas substâncias incluem: alimentação, medicamentos, alcoolismo, tabagismo e poluentes encontrados tanto no ambiente doméstico como na atmosfera[6,18].

Recentemente, nosso maior conhecimento a respeito da classificação das enzimas hepáticas, tornou possível predizer com considerável certeza, de que forma estas substâncias vão afetar a função enzimática e alterar o metabolismo das drogas. As enzimas hepáticas envolvidas na fase I constituem o sistema citocromo P450 (CYP). Elas (as isoenzimas do citocromo P450) são uma família de hemeproteínas, encontradas nas membranas do retículo endoplasmático. Até o presente momento, mais de 270 diferentes famílias de citocromo P450, foram descritas no reino animal; com 18 famílias registradas nos mamíferos. No ser humano, existem 43 subfamílias e 57 enzimas individualizadas, cada uma codificada por um gene individual[7].

No homem, existem aproximadamente 30 enzimas, pertencentes as famílias 1-4, que são responsáveis pelo metabolismo das drogas. Entretanto, estima-se que 90% da oxidação das drogas, podem ser atribuídas a 6 principais enzimas: CYP 1A2, 2C9, 2C19, 2D6, 2E1 e 3A4. As mais importantes isoenzimas em termos de quantidade são: CYP3A4 e CYP2D6. A enzima CYP3A4 é encontrada não somente no fígado, mas também na parede intestinal, onde irá atuar como mecanismo primário de defesa. Grande número das drogas que atuam sobre o sistema nervoso central, à exceção dos agentes anestésicos inalatórios, são metabolizados por esta enzima.

De maneira didática, podemos definir *indução enzimática*, como o aumento da quantidade ou da atividade da enzima, frente à ação de outra substância. De forma similar, *inibição enzimática*, seria a diminuição da quantidade ou da atividade da enzima, em função da ação de outra substância.

Interações relacionadas com fitoterápicos

Outro aspecto importante que deve ser levado em consideração é o que diz respeito a assim denominada "medicina natural". Hoje em dia, é evidente o aumento na ingestão de ervas medicinais, suplementos, antioxidantes, dietas especiais; enfim uma extensa serie de xenobióticos; que podem induzir interações medicamentosas no perioperatório. Atentar que a cultura leiga dominante apresenta viés ecológico "verde" de risco incrementado pela mídia: o remédio "natural" extraído de planta deve ser mais seguro do que o sintético.

A maioria desses xenobióticos ou fitoterápicos aumentam a possibilidade de ocorrência de interações medicamentosas no intraoperatório, como documentado na literatura[19-22].

Muitos pacientes não revelam o uso destas substâncias, por uma somatória de ignorância, e medo do preconceito da comunidade médica. Portanto, cabe ao anestesiologista na consulta pré-anestésica, arguir especificamente sobre o uso destes medicamentos[23].

A literatura médica é unanime em recomendar a suspensão das ervas medicinais, antes do ato anestésico-cirúrgico; variando o tempo de suspensão de acordo com cada substância.

A Sociedade Americana de Anestesiologia (ASA) recomenda a suspensão dos fitoterápicos duas semanas antes da cirurgia. Este tempo fixo e generalizado, provavelmente incorre em erro pelo excesso de precaução; tendo em vista que algumas destas substâncias são eliminadas rapidamente do organismo após a descontinuação do seu uso[20]. A Tabela 47.1 mostra esquema com as ervas medicinais de uso rotineiro; com suas principais indicações, efeitos farmacológicos, riscos no intraoperatório e período de tempo de suspensão recomendado antes do ato anestésico-cirúrgico.

QUADRO 47.1	SUBSTÂNCIAS QUE ALTERAM O CITOCROMO P450

Substâncias que inibem o citocromo P450

Antibióticos
  Eritromicina
  Fluorquinolonas
  Isoniazidas

Antirretrovirais
  Indinavir
  Saquinavir
  Ritonavir

Antifúngicos
  Miconazole
  Clortrimazole
  Itraconazole
  Ketoconazole
  Fluconazole

Inibidoras seletivas da recaptação das serotoninas
  Sertralina
  Fluoxetina
  Paroxetina

Bloqueadoras do canal de cálcio
  Diltiazem
  Verapamil

Bloqueadores H-2: cimetidina

Suco "grapefruit"

Substâncias que induzem o citocromo P450

Anticonvulsivantes
  Fenitoína
  Carbamazepina

Barbitúricos

Rifampicina

Erva de São João

Álcool

Fumo

Corticosteroides

Inibidores da bomba de prótons: omeprazol

Mecanismos das interações medicamentosas

TABELA 47.1	PRINCIPAIS ERVAS MEDICINAIS UTILIZADAS: USOS, EFEITOS, RISCOS E PRAZO DE SUSPENSÃO PRÉVIO SUGERIDO(*)			
Substância	Usos	Efeitos farmacológicos	Riscos	Interrupção recomendada
Echinacea	Ativa sistema imunitário	Modula citoquinas, estimula macrófagos	Evitar drogas hepatotóxicas	14 dias
Ephedra	Estimula SNC, perda de peso, tratamento da asma	Simpatomiméticos	Evitar outros simpatom, arritmias com halotano	1 dia
Alho	Tratamento da hipertensão, hipercolesterolemia	Antiplaquetário	Sangramento	7 dias
Gengibre	Anti-inflamatório, antiemético	Inibe receptores serotonérgicos, estimula trato GI	Sangramento	14 dias
Gingko biloba	Neuroprotetor, ↑fluxo sanguíneo cerebral	Remove radicais livres, antiplaquetário	Sangramento	36 horas
Ginseng	Antiestresse, afrodisíaco	Simpatomiméticos	Sangramento, efeito hipoglicemiante, evitar simpatomiméticos	7 dias
Kava	Sedativo, ansiolítico	↑ ação inibitória da neurotransmissão pelo GABA	↑ ação de barbitúricos e benzodiazepínicos	1 dia
Erva-de-são-joão	Antidepressivo	Induz citocromo P450, inibe IMAOs	Crise serotonérgica, efeito sedativo	5 dias
Valeriana	Ansiolítica, hipnótica	Potencia sistema GABAérgico	↑ ação de barbitúricos	14 dias
Cápsico	Espasmo muscular, distúrbios do trato GI	Não referido	Hipotermia	14 dias
Tanaceto	Prevenção de enxaqueca, antitérmico	↓ produção prostaglandina, antiplaquetário	Sangramento	14 dias
Licorice	Úlceras gástrica e duodenal, tosse e bronquite	Não referido	Hipertensão arterial, hipocalemia, edema	14 dias
Goldenseal	Diurético, anti-inflamatório, laxante	Atua como um ocitócico e como aquarético	Hipertensão arterial, edema	14 dias

Conclusões

Em virtude do imenso arsenal terapêutico disponível, com a possibilidade sempre crescente de interações medicamentosas no intraoperatório; devemos nos valer dos conhecimentos adquiridos, no intuito de evitar desfechos catastróficos.

Interações medicamentosas clinicamente relevantes são aquelas que: A) o início da ação resultante da interação é rápido, em até 24 horas; B) podem representar risco à vida do paciente, causar dano permanente ou deterioração do quadro clínico; C) possuam documentação bem estabelecida, baseada na literatura científica; D) apresentam alta probabilidade de ocorrerem na prática clínica.

Os medicamentos que possuem baixo índice terapêutico e efeitos farmacológicos potentes (isto é, fármacos em que pequenas variações da concentração plasmática, resultam em alterações significativas dos efeitos terapêuticos) apresentam alta probabilidade de participar de interações clinicamente relevantes.

Referências bibliográficas

1. Simoni RF, Silva RC – Anestesia venosa total no paciente idoso em Curso de Educação a Distância em Anestesiologia – SBA, vol IX, cap 7, 2009: 94-102.
2. Carmona MJ, Pereira VA, Malbouisson LM, Auler JO, Jr., Santos SR. Effectof cardiopulmonary bypass on the pharmaco kinetics of propranolol and atenolol. Brazilian journal of medical and biological research. 2009;42(6):574-81.
3. Sanches C, Galas FR, Silva AG, Carmona MJ, Auler JO, Jr., Santos SR. Propranolol plasma monitoring in children submitted to surgery of tetralogyof Fallotby a micromethodusing high performance liquidchromatography. Clinics (São Paulo, Brazil). 2007;62(3):215-24.
4. Leite Fda S, dos Santos LM, Bonafe WW, Chignalia AZ, Carmona MJ, Suyama MJ, et al. Influence of cardiopulmonary bypass on the plasma concentrationsofatenolol. Arquivos brasileiros de cardiologia. 2007;88(6):637-42.

5. Secoli SR - Interações medicamentosas: fundamentos para a prática clínica da enfermagem. Rev Esc Enf USP, v 35, n 1: p. 28-34, mar 2001.
6. Vale NB - Interações medicamentosas na anestesia venosa. Rev Bras Anestesiol 1997; 47:5: 465-476.
7. Sweeney BP, BromilowJ – Liverenzyme inductionand inhibition: implications for anaesthesia. Anaesthesia, 2006; 61: 159-177.
8. Steinmetz J, Rasmussen LS – The elderlyand general anesthesia. Minerva Anestesiologica, sept 2010; vol 76 (9): 745-752.
9. Priebe HJ – The aged cardiovascular riskpatient. Br J Anaesth, 2000; 85: 763-778
10. Sprung J, Gajic O, Warner DO – Age relatedalterations in respiratory function-anesthetic considerations. Can J Anaesth, 2006; 53: 1244-1257.
11. Kennedy JM, van Rij AM, Spears GF, Pettigrew RA, Tucker IG – Polypharmacy in a general surgical unit and consequences of drug with drawal. Br J Clin Pharmacol, 2000; 49: 353-362.
12. Lima REF – Interações medicamentosas potenciais em pacientes de Unidade de Terapia Intensiva de um Hospital Universitário do Ceará: Tese de dissertação de Mestrado – Escola de Enfermagem de Ribeirão Preto da Universidade de São Paulo, 2007.
13. Klock Jr, PA – Drug Interactions for the Anesthesiologist in 60th Annual Refresher Course Lectures-ASA, 2009: 118: 1-6.
14. Vale NB – Interações Medicamentosa na Anestesia Venosa. Rev Bras Anestesiol, 1997; 47:5: 465-476.
15. Lichtenbelt BJ et all – Propofol Reduces the Distribuition and Clearance of Midazolam. Anesth Analg, 2010: 110: 1597-1606.
16. Cavalcanti IL – Interação de Drogas em Anestesia Venosa, SAERJ, Rio de Janeiro, cap I: 13-24, 2004.
17. Kawano DF, Pereira LRL, Ueta JM, Freitas O – Acidentes com os medicamentos: como minimizá-los? Rev Bras C Farmac, 2006: 42(4): 487-495.
18. Vale NB – A farmacobotanica, ainda tem lugar na moderna Anestesiologia? Rev Bras Anestesiol, 2002; 52: 3: 368-380.
19. Adrian W, Townley AS – Herbal medicines and anaesthesia. Cont Edu Anaesth Crit Care & Pain, 2011; 11(1): 14-17.
20. Ortenzi AV – Fitoterápicos e Anestesia em Atualização em Anestesiologia – Saesp, vol VII, 2002: 61-71.
21. Butler ACS, Costa CA, Cardoso CRL, Leite NC – Suspensão e Manutenção de Medicamentos

em Uso (Ervas Medicinais) em Risco Cirúrgico, Ed Guanabara-Koogan, Rio de Janeiro, parte 3, cap 16: 189-190, 2005.

22. Le Manach Y ET all – The impact of Postoperative Discontinuation or Continuation of Chronic Statin Therapy on Cardiac Outcome After Major Vascular Surgery, Anesth Analg, 2007:104: 1326-1333.

23. Hall R, Mazer CD – Antiplatelet Drugs: A Review of Their Pharmacology and Management in the Perioperative Period, Anesth Analg, 2011:112: 292-318.

48

Considerações da Cirurgia de Grande Porte no Idoso

Liliane Vieira de Abreu
Maurício de Miranda Ventura
João Manoel Silva Júnior

Introdução

O envelhecimento populacional é um proeminente fenômeno mundial. Nos EUA, o segmento da população que mais cresce abrange aqueles com idade superior a 65 anos. No Brasil, segundo IBGE em 2000, 30% dos brasileiros pertenciam à faixa etária de zero a 14 anos, enquanto os maiores de 65 anos representavam 5% da população. Em projeção para 2050, a população idosa no Brasil representará a nona do mundo[1]. Particularmente, entre os pacientes com mais de 65 anos, uma faixa etária vem assumindo uma proporção progressivamente maior: aqueles com mais de 80 anos, os que chamamos de Grande Idosos[2].

Atualmente, cerca de 841 milhões da população mundial apresentam idade acima de 60 anos[3]. Mais da metade desse grupo necessita de algum tipo de cirurgia[4]. Diante disso, o número de cirurgias de médio e grande porte realizadas nos idosos vem aumentando exponencialmente. Cirurgias para correção de fraturas de fêmur, para tratamento de câncer e revascularização do miocárdio, têm sido cada vez mais realizadas em idosos ou em Grandes Idosos[5].

O envelhecimento acarreta deterioração progressiva das funções orgânicas, princi-palmente quando associados às múltiplas morbidades[1]. A idade "*per se*" não pode servir de justificativa para contraindicação de qualquer procedimento. Muito mais importante, são suas condições clínicas que refletem no seu grau de independência, autonomia, na sua relação com a família e com meio social[6]. Pode-se afirmar que o conceito de saúde, para essa população, se define, não pela ausência de doença, mas pela competência funcional que o indivíduo apresenta. Por outro lado, é característica básica do envelhecimento uma capacidade diminuída de recuperar a homeostase quando expostos a estressores externos. Devido a isso, pacientes idosos têm uma reserva funcional diminuída e evoluem de maneira desfavorável quando acometidos por afecções graves[7].

A idade avançada é importante preditor independente de mortalidade quando associado a doenças[8]. A sobrevida em curto prazo de pacientes com idade maior que 65 anos quando acometidos por enfermidades é significativamente menor do que a observada em pacientes mais jovens, cada década da idade aumenta 1,75 vezes a chance de morte[1]. Finalmente, depois da alta hospitalar, as mortes acontecem predominantemente durante os primeiros 3 meses[9]. As complicações cardiovasculares são as de maior prevalência[10].

Os idosos são submetidos a quatro vezes mais procedimentos invasivos em relação ao restante da população. Estão suscetíveis a maior número de complicações anestésico--cirúrgicas e a maior tempo de hospitalização[11]. Por estes motivos, bom manuseio perioperatório envolve conhecimento adequado das diferenças fisiológicas, anatômicas e das respostas aos agentes farmacológicos característicos nos pacientes idosos.

Mudanças anatômicas e fisiológicas relacionadas com a idade

Composição corporal

Com o envelhecimento, há aumento da proporção de gordura corporal, diminuição da massa muscular esquelética e redução da água intracelular. Decorrente dessa alteração fisiológica da composição corporal, a afinidade das drogas por tecido gorduroso ou água determinará mudanças em sua ação de acordo com a idade do paciente[12]. Drogas lipofílicas terão um volume de distribuição maior. Exigirão um tempo maior para atingir o órgão efetor. Em contrapartida, demorarão um tempo maior para serem metabolizadas e excretadas. Diante dessas alterações, não é incomum idosos submetidos a tempo cirúrgicos muito longos sofrerem processo de recirculação das drogas, que consiste no rebaixamento da consciência após ter acordado na recuperação pós-anestésica[13]. Por outro lado, drogas hidrofílicas têm volume de distribuição menor. Em idosos, doses tóxicas podem ser atingidas com doses usuais. Portanto, o cuidado em se administrar doses pequenas, mas progressivas, até se atingir o objetivo desejado, pode ser uma regra para a administração cuidadosa e segura dos medicamentos a essa população.

Sistema cardiovascular

Em condições normais, o envelhecimento cardíaco não traz maiores consequências ao idoso no desempenho de suas funções motoras e nas suas atividades diárias.

As alterações estruturais do coração são: aumento do átrio esquerdo, hipertrofia ventricular esquerda, diminuição da complacência do ventrículo esquerdo, enrijecimento das válvulas cardíacas onde não é incomum a presença de calcificações, enrijecimento e diminuição da complacência das artérias, substituição das fibras de condução do estímulo cardíaco por células do tecido conjuntivo[14].

Consequentemente a todas essas alterações, as mudanças funcionais do coração do idoso são: disfunção diastólica do ventrículo esquerdo, sopros principalmente localizados nas valvas mitral e aórtica, aparecimento de arritmias, elevação da pressão arterial sistólica de forma mais importante que a diastólica.

Nenhuma dessas alterações, em condições normais, proporciona qualquer tipo de repercussão clínica ao desempenho das atividades de vida diária do idoso. Entretanto, em situação de estresse há risco de descompensação cardíaca ou coronariana.

O débito cardíaco é mantido em pacientes idosos saudáveis com bom condicionamento físico, embora ele tipicamente diminua com a idade.

A frequência cardíaca basal e a frequência máxima declinam com a idade devido ao aumento do tônus vagal e diminuição da sensibilidade dos receptores adrenérgicos, conhecido como bloqueio beta fisiológico[15]. Consequentemente, os pacientes idosos apresentam menor habilidade em responder a hipovolemia, hipotensão e hipóxia com aumento da frequência cardíaca. Apesar de terem níveis elevados de catecolaminas endógenas, apresentam resposta cronotrópica e inotrópica reduzida resultado de menor número de receptores betadrenérgicos e menor afinidade dos receptores aos agonistas e antagonistas betadrenérgicos.

Pode existir aumento da incidência de arritmias por conta de fibrose do sistema de condução e perda de células do nó sinoatrial e atrofia do sistema de condução, como exemplo, hemibloqueios, síndrome do nó sinusal, extrassístoles ventriculares e supraventriculares.

A diminuição da reserva cardíaca em pacientes idosos pode ocasionar exagerada queda na pressão arterial durante a indução da anestesia associada a diminuição dos baroreflexos. Drogas ou técnicas anestésicas que diminuem ou bloqueiam a resposta autonômica tendem a causar maior hipotensão em pacientes idosos.

A incidência de doença coronariana aumenta com a idade secundária a piora da estenose coronariana. Tendo em vista a diminuída atividade física, a incidência desta doença é subestimada nesta população pela ausência de sintomas.

Sistema respiratório

A primeira alteração a ser discutida é a diminuição da complacência pulmonar decorrente de mudanças na parede torácica e no parênquima pulmonar. Quanto à parede torácica, a diminuição da altura das vértebras e acentuação da cifose dorsal, ambas decorrentes da osteoporose senil, é um dos componentes dessas alterações[16]. Além disso, alterações degenerativas arti-

culares comprometem a flexibilidade das articulações condroesternais e condrovertebrais. Também ocorrem alterações na musculatura respiratória, a despeito de se desconhecer sua especificidade e intensidade, particularmente no que diz respeito ao diafragma. Entretanto, supõe-se que da mesma forma que na musculatura estriada, há diminuição das fibras de contração substituídas por tecido conjuntivo, além da diminuição da inervação, gerando um maior trabalho muscular com consequente aumento do gasto energético nos idosos. Consequência direta de todas essas alterações está na efetividade da tosse, o que favorece o acúmulo de secreções e desconforto respiratório.

Com relação ao parênquima pulmonar, há alterações na configuração do colágeno com o surgimento da pseudoelastina que acarreta diminuição na sua capacidade retrátil. Consequentemente há aumento da rigidez e diminuição da distensão tecidual. Além disso, há perda de fibras elásticas perialveolares levando ao colabamento dos alvéolos se obstrução ao fluxo de ar durante a expiração. Consequentemente, observamos as seguintes alterações nos volumes pulmonares: aumento do volume residual e da capacidade residual funcional, diminuição da capacidade vital total. Os fluxos pulmonares também se alteram: há diminuição do volume de expiração forçada de primeiro minuto, capacidade vital forçada, fluxo expiratório máximo. A

TABELA 48.1	EFEITO DA IDADE NO SISTEMA CARDIOVASCULAR	

- Elasticidade arterial diminuída
    Elevada pós-carga
    Elevada pressão sistólica
    Hipertrofia ventricular esquerda
	- Doenças
	    Arteriosclerose
	    Doença arterial coronariana
	    Hipertensão
	    Insuficiência cardíaca congestiva

- Diminuição da frequência cardíaca	Arritmias cardíacas
- Diminuição dos reflexos barorreceptores	Estenose aórtica

despeito de todas essas alterações, não ocorre qualquer diferença no volume corrente entre o jovem e o idoso no repouso. Para compensação dessas mudanças, no idoso há aumento da frequência respiratória. Tais alterações reduzem a reserva funcional pulmonar e a capacidade de resposta à hipóxia ou hipercapnia.

Por fim, os reflexos protetores laríngeos estão diminuídos favorecendo a broncoaspiração.

Sistema renal

Existe diminuição fisiológica da função renal no idoso, de tal forma que aos 90 anos espera-se diminuição na depuração de creatinina de aproximadamente 50% em relação ao que era quando jovem. Há diminuição do fluxo plasmático renal, da taxa de filtração glomerular e diminuição do número de glomérulos. Além disso, o sistema renina-agiotensina-aldosterona encontra-se menos ativado. A despeito dessas alterações, não há elevação da creatininemia devido à diminuição da massa muscular o que acarreta menor produção de creatinina.

Determinadas drogas devem ter sua dose ajustadas em função da depuração estimada de creatinina. Para tanto, existem diversas fórmulas que podem ser utilizadas, sendo a de *Cockroft-Gault* a mais comum, onde a depuração de creatinina é calculada em função do peso, altura, idade, creatinina sérica e sexo do paciente. Pelo fato de em seu cálculo ser utilizado o peso do paciente, ela sofre críticas, pois a alteração do conteúdo corporal, com diminuição da massa muscular e aumento da massa gorda, pode superestimar a taxa de filtração glomerular. Outras contêm maior correlação com a taxa de filtração glomerular em idosos, como a *Chronic Kidney Disease Epidemiology Collaboration* (CKD-EPI) e a *Modification of Diet in Renal Disease Study* (MDRD).

Além disso, os idosos possuem capacidade menor de concentração e diluição renal assim como retenção de sódio, predispondo-os à desidratação ou sobrecarga de fluido. Consequentemente, quando mal manejados no perioperatório, pode-se desencadear a insuficiência renal aguda ou cardíaca. A estratégia deve incluir manejo cuidadoso de fluidos e eletrólitos bem como manutenção de adequado débito urinário ($> 0,5$ mL/kg/h).

TABELA 48.2	EFEITO DA IDADE NO SISTEMA RESPIRATÓRIO

- Capacidade pulmonar total diminuída
   Rigidez da parede torácica
	- Doenças
	   Enfisema
	   Bronquite crônica
	   Pneumonia
	   Câncer pulmonar

- Capacidade vital diminuído
   Força muscular diminuída
   Diminuída capacidade de tossir	

- VEF1 diminuído	
- Volume residual aumentado	
- Capacidade residual funcional aumentada	
- Espaço morto aumentado	
- Capacidade de oclusão aumentada	
- Atenuada resposta a hipercarbia e hipóxia	
- Diminuído PaO_2	

Sistema gastrointestinal

Há diminuição do fluxo sanguíneo e da massa hepática com a idade. Este declínio eleva os níveis sanguíneos de drogas que sofrem metabolismo de primeira passagem.

Há diminuição da produção de albumina, na síntese de pseudocolinesterase e na taxa de biotransformação hepática. O pH gástrico é aumentado e o esvaziamento gástrico é prolongado. Estes fatores alteram a farmacocinética das drogas.

Quantitativamente, a função microssomal hepática é preservada em idosos.

Sistema nervoso

O fluxo sanguíneo e a massa cerebral diminuem com a idade. A síntese de neurotransmissores é reduzida. Ocorre degeneração das células nervosas periféricas que resulta em velocidade de condução mais prolongada e atrofia muscular esquelética.

A Cm (concentração anestésica mínima) e a CAM (concentração alveolar mínima) são reduzidas nos pacientes idosos, portanto tanto na anestesia regional quanto na geral há menor necessidade anestésica.

Pacientes idosos apresentam recuperação mais prolongada dos efeitos no sistema nervoso dos anestésicos gerais.

É comum o idoso apresentar confusão mental no pós-operatório[17]. O estado confusional agudo ou *delirium* está fortemente associado ao uso de drogas com ação anticolinérgica. Um dos principais neurotransmissores responsáveis pela cognição é a acetilcolina. Drogas que bloqueiam a ação desse neurotransmissor tem alto potencial de desenvolver o *delirium*, mesmo em pacientes que não apresentavam qualquer déficit cognitivo previamente a cirurgia[18].

Sistema osteoarticular e musculoesquelético

Os idosos apresentam rigidez articular maior, maior fragilidade na pele e, portanto, deve-se tomar bastante precaução para evitar traumas durante o posicionamento do paciente principalmente no intraoperatório momento que os pacientes ficam imóveis por muito tempo[3].

Termorregulação

Os pacientes idosos apresentam menor taxa de metabolismo basal e menor produção de calor, assim como menor resposta de vasoconstrição cutânea, portanto a queda da temperatura corporal é maior e o restabelecimento da temperatura na fase de recuperação é mais lento que nos jovens.

O tremor nos pacientes idosos é extremamente deletério por aumentar o consumo de O_2 que pode não ser compensado adequadamente.

Manejo intraoperatório

Alterações farmacocinéticas e farmacodinâmicas causadas pela idade

A duração clínica de um fármaco está diretamente relacionada ao seu volume de distribuição e indiretamente à sua depuração. Isso significa que quanto maior for seu volume de distribuição, maior será sua duração. Por outro lado, quanto maior for sua depuração menor é a duração clínica desse agente[19].

O paciente idoso possui alterações no volume de distribuição (compartimentos corporais) e, muitas vezes, na taxa de depuração[20].

Com relação ao paciente jovem, doses equivalentes baseadas no peso corporal podem frequentemente resultar em concentrações plasmáticas bem superiores no paciente idoso e, consequentemente, em efeitos farmacodinâmicos exacerbados, uma vez que seus receptores estão em menor número e são muito mais sensíveis[21].

TABELA 48.3	FREQUÊNCIAS DAS PRINCIPAIS COMORBIDADES EM IDOSOS
Mais que 70 anos = 5 comorbidades	
Hipertensão	50-60%
Perda auditiva	35%
Artroses	30%
Demência	30%
Quedas repetidas	25%
Perda da visão	20%
Câncer	20%
Diabetes	10-20%
Insuficiência cardíaca	15%
Doença coronariana	15%

Alterações farmacocinéticas

A diminuição do conteúdo de água corporal e o aumento do volume de gordura com a idade resultam em menor volume de distribuição para drogas hidrossolúveis e consequentemente maior concentração plasmática destas drogas, por outro lado, há aumento do volume de distribuição para drogas lipossolúveis diminuindo sua concentração plasmática[22].

Com a diminuição da função hepática e renal, pode haver duração de ação maior das drogas eliminadas por estas vias[23].

A distribuição e eliminação das drogas podem ser afetadas por alteração na ligação proteica. Há diminuição dos níveis de albumina, enquanto há aumento da alfa-1 glicoproteína ácida. A albumina se liga a substâncias ácidas como tiopental, benzodiazepínicos e opioides, a glicoproteína ácida liga-se a substâncias básicas como os anestésicos locais.

Alterações farmacodinâmicas

A principal modificação com a idade é a redução nas necessidades anestésicas representada por diminuição da CAM e da DE50 e para agentes intravenosos maior sensibilidade aos seus efeitos.

Os pacientes idosos geralmente necessitam de dose menor de barbitúricos, opioides e benzodiazepínicos devido às alterações farmacocinéticas assim com farmacodinâmicas[21].

Essas drogas apresentam meia-vida de eliminação prolongada e distribuição mais lenta do compartimento central para os outros compartimentos corporais[24].

Principais agentes venosos e o paciente idoso

Todos os principais agentes venosos devem ter sua dose (*bolus*, taxa de infusão ou alvo plasmático) diminuídas nos pacientes idosos[25].

Propofol

No paciente idoso, o volume de distribuição e a depuração do propofol estão diminuídos em 25% e 20%, respectivamente[22].

Entretanto, a dose de propofol necessária para realizar indução anestésica deve

Sufentanil

Por causa de sua alta extração hepática (71%), qualquer fator que diminua o fluxo sanguíneo hepático (fatores mecânicos e hemodinâmicos) pode reduzir drasticamente a depuração desse fármaco no paciente idoso, aumentando sua duração clínica[24].

Fentanil

A meia-vida de eliminação do fentanil em pacientes idosos encontra-se prolongada por causa da diminuição na taxa de depuração. Seu uso em infusão contínua não é recomendado, principalmente em infusões superiores a 60 minutos, em razão da elevada meia-vida contexto-dependente após a primeira hora.

Modelos farmacocinéticos

Propofol

Para o propofol, os mais conhecidos são o modelo de Marsh *et al.*[28] e o de Schnider *et al.*[23]. Existe diferença marcante entre esses dois modelos. O modelo de Marsh é o mais simples. A única covariável que ele leva em consideração em seu algoritmo é o peso do paciente. Já o modelo de Schnider utiliza as covariáveis idade e sexo em sua base de cálculo.

A maior diferença entre esses dois modelos está no tamanho do compartimento central (Vc) do propofol. Para um paciente de 70 kg, o modelo de Marsh propõe Vc de 15,9 L e o modelo de Schnider, 4,27 L. Consequentemente, para uma mesma taxa de infusão, a concentração plasmática de propofol estimada pelo modelo de Marsh é sempre inferior em relação ao modelo de Schnider.

Uma vez desligada a infusão de propofol, as diferenças das concentrações plasmáticas estimadas por esses dois modelos farmacocinéticos continuam[20]. A concentração plasmática estimada pelo modelo de Schnider cai muito mais rapidamente em relação ao

---

ser reduzida em 44% no paciente idoso. Portanto, a diferença farmacológica do propofol no paciente idoso é, principalmente, determinada por fatores farmacodinâmicos[26].

Midazolam

Além de ser fármaco que pode causar distúrbio cognitivo no pós-operatório em pacientes idosos, o midazolam possui meia-vida de eliminação prolongada nesses pacientes devido ao aumento no volume de distribuição e diminuição na depuração, principalmente em situações em que ocorre a diminuição do fluxo sanguíneo hepático (hipotermia, hipotensão arterial, sepse, afastadores etc.).

Remifentanil

No paciente idoso, o volume de distribuição e a depuração da remifentanila estão diminuídos em 20% e 30%, respectivamente, portanto o *bolus* na indução anestésica pode ser omitido. A taxa de infusão de remifentanila deve ser baseada no peso ideal do paciente e reduzida em aproximadamente meio a um terço[27]. Com isso, a possibilidade de bradicardia, hipotensão, apneia e rigidez torácica diminui durante a indução anestésica.

A constante de equilíbrio entre o plasma e o local de ação é maior em relação ao paciente jovem, consequentemente o efeito máximo do remifentanil no paciente idoso é de dois a três minutos e, no paciente jovem, é de 1,5 minutos[27].

Alfentanil

A dose total de alfentanil deve ser reduzida em 50%, por esse fármaco ter menor depuração e maior meia-vida no paciente idoso. A infusão de alfentanil pode causar depressão respiratória recorrente e, por isso, deve ser usada com muita cautela no paciente idoso.

TABELA 48.4	FARMACOLOGIA CLÍNICA DOS AGENTES ANESTÉSICOS NOS IDOSOS		
Drogas	**Sensibilidade cerebral**	**Farmacocinética**	**Dose**
Agentes inalatórios	Aumentado		Diminuído
Tiopental	Igual	Diminuído (volume)	Diminuído
Etomidato	Igual	Diminuído (volume)	Diminuído
Propofol	Aumentado	Diminuído (*clearance*)	Diminuído
Midazolam	Aumentado	Diminuído (*clearance*)	Diminuído
Morfina	Aumentado	Diminuído (*clearance*)	Diminuído
Remifentanil	Aumentado	Diminuído (*clearance*)	Diminuído
Atracúrio	-	-	Igual
Cisatracúrio	-	-	Igual

modelo de Marsh. Isso acontece porque, além de ter um menor Vc, o modelo de Schnider possui alto k_i0 ("rápida" depuração) e alto Ke0 ("rápido" equilíbrio entre compartimento central e local de ação) em relação ao modelo de Marsh[29].

Pensando no paciente idoso, o modelo de Schnider é teoricamente mais adequado. Por esse modelo, a quantidade de propofol necessária para atingir determinada concentração plasmática é menor, consequentemente as alterações hemodinâmicas causadas por ele seriam atenuadas.

Para utilização do modelo de Marsh no paciente idoso, recomenda-se indução com alvo-plasmático mais baixo (2,0 a 3,0 mcg/mL), com um tempo de indução mais prolongado (três a cinco minutos), e ir aumentando gradualmente conforme o efeito farmacodinâmico observado (exemplo, perda da consciência). O objetivo é diminuir a carga de propofol na indução, diminuindo os efeitos cardiovasculares adversos.

Nos pacientes com baixa reserva cardiovascular, a utilização de monitores da atividade cerebral (BIS, CSM etc.) pode ser útil para uma titulação mais precisa da hipnose do paciente, reduzindo os efeitos adversos do propofol.

Remifentanila

O modelo farmacocinético proposto para o remifentanil é o modelo de Minto[27]. Além do peso do paciente, esse modelo utiliza outras covariáveis como idade, sexo, peso e altura do paciente para predizer a concentração plasmática do fármaco. A idade do paciente é fator até mais importante que o peso dentro da base de cálculo. Geralmente, doses-alvo entre 5 e 6 ng/mL são suficientes para a proteção dos reflexos à laringoscopia direta.

Alterações em relação à raquianestesia e anestesia peridural

Alterações na raquianestesia

Há fluxo sanguíneo menor para o espaço subaracnóideo, diminuindo a absorção dos anestésicos locais. Existe também volume menor de líquor com densidade específica maior do que nos pacientes mais jovens. Os idosos também apresentam grau acentuado de lordose lombar e cifose torácica[30].

Essas características fazem com que a raquianestesia tenha início de ação mais rápido, duração de ação mais longa e maior difusão dos anestésicos. Além disso, existe menor incidência de cefaleia pós-raqui nestes pacientes.

Alterações na anestesia peridural

Os pacientes idosos necessitam de menor dose de anestésicos locais para alcançar um mesmo nível de anestesia quando comparados com pacientes mais jovens, devido a menor difusão dos anestésicos pelos espaços intervertebrais que se encontram calcificados nesta população.

Índice de risco nos idosos

Índices prognósticos são ferramentas de avaliação ligadas à evolução clínica do paciente, alterações fisiológicas e laboratoriais que orientam o atendimento ao fornecer parâmetros para o acompanhamento clínico e prognóstico do paciente[31].

Pouco se conhece acerca da real correlação desses dados em pacientes geriátricos e tão pouco sobre o impacto do estado funcional e cognitivo.

A classificação da ASA, a Escala de Avaliação de Doença cumulada, baseado em quatro estágios (leve, moderado, grave e muito grave) avaliando 13 órgãos, os quais podem determinar mortalidade de longo prazo, o índice de comorbidade de Charlson e o índice geriátrico de comorbidade foram propostos nos idosos, mas eles têm sido utilizados para fins de comparação entre hospitais, para auditoria interna, ou para pesquisas, nenhum demonstrou ser clinicamente útil ou foram submetidos a validação externa.

Segundo Katz *et al.*[32], medidas que pareciam confiáveis clinicamente não apresentam a mesma confiabilidade na sua utilização em virtude de uma terminologia vaga ou mal definida. Por não serem precisas, as informações obtidas por meio desses instrumentos não são adequadas para a realização de prognósticos e tomada de decisões sobre tratamentos ou cuidados a serem dispensados à população idosa[33].

Katz *et al.*[32] demonstraram que a recuperação do desempenho funcional de seis atividades consideradas básicas da vida cotidiana de idosos incapacitados (banhar-se, vestir-se, ir ao banheiro, transferir-se, ser continente e alimentar-se) são funções biológicas e psicossocialmente primárias. Katz e Akpom apresentaram a classificação do Index pelo número de funções nas quais o indivíduo avaliado é dependente. A classificação em 0, 1, 2, 3, 4, 5 ou 6 reflete o número de áreas de dependência de forma resumida[34]. Assim, importância maior deve ser dada aos pacientes idosos que apresentam dificuldades nas atividades diárias[35].

Em fim, existe escassez de bons marcadores de risco nesta população, porém índices que incluem reserva fisiológica e atividades diárias são promissores e podem ser uma forma de melhor avaliarmos estes pacientes.

Pós-operatório

Problemas pulmonares são da maior importância no pós-operatório[25].

A necessidade de menor tempo de internação pode ser enfatizada. Cirurgia com mínima invasão e regional em relação à anestesia geral, quando possível, provavelmente, poderão levar a resultados mais favorável para pacientes geriátricos[25].

Causas comuns de morbidade pós-operatória

- Atelectasias;
- Falência cardíaca;
- Pneumonia;
- *Delirium*;
- Doenças neurológicas;
- Bronquite aguda;
- Infarto do miocárdio.

TABELA 48.5	ABORDAGEM MULTIDISCIPLINAR DOS CUIDADOS AOS PACIENTES IDOSOS NO PÓS-OPERATÓRIO
Precoce mobilização (sentar em 24 h e caminha em 48 h)	
Manuseio da dor (analgésicos e morfina)	
Acolchoamento em partes com mais risco de lesões ulcerosas	
Detecção de desordens na deglutição	
Detecção de obstipação intestinal	
Detecção de retenção urinária	
Detecção e correção de anemia	
Detecção de *delirium* (evitar benzodiazepínicos)	
Detecção de mal nutrição (acompanhamento nutricional)	

Conclusão

Pacientes com idade avançada submetidos a algum tipo de cirurgia atualmente têm se tornado comum. Para tanto é necessário observar os critérios de seleção de drogas, de procedimentos e obedecer aos critérios de alta, para que o paciente possa se beneficiar do atendimento de forma segura e eficaz[30].

Os doentes idosos são especialmente vulneráveis e particularmente sensível ao estresse do trauma, hospitalização, cirurgia e anestesia de maneiras que são apenas parcialmente entendidos. Assim, minimizando o risco perioperatório em pacientes geriátricos requer avaliação pré-operatório da função dos órgãos e reserva, meticulosa gestão intraoperatória de distúrbios coexistentes, e controle da dor pós-operatória.

Referências bibliográficas

1. Stein FdC, Barros RK, Feitosa FS, et al. Prognostic factors in elderly patients admitted in the intensive care unit. Revista Brasileira de Terapia Intensiva 2009;21:255-61.
2. Boumendil A, Aegerter P, Guidet B, Network CU-R. Treatment intensity and outcome of patients aged 80 and older in intensive care units: a multicenter matched-cohort study. J Am Geriatr Soc 2005;53:88-93.
3. Boddaert J, Cohen-Bittan J, Khiami F, et al. Postoperative admission to a dedicated geriatric unit decreases mortality in elderly patients with hip fracture. PLoS One 2014;9:e83795.
4. Boddaert J, Raux M, Khiami F, Riou B. Perioperative management of elderly patients with hip fracture. Anesthesiology 2014;121:1336-41.
5. Liu LL, Leung JM. Predicting adverse postoperative outcomes in patients aged 80 years or older. J Am Geriatr Soc 2000;48:405-12.
6. Yu W, Ash AS, Levinsky NG, Moskowitz MA. Intensive care unit use and mortality in the elderly. J Gen Intern Med 2000;15:97-102.
7. Rezende E, Silva JM, Jr., Isola AM, Campos EV, Amendola CP, Almeida SL. Epidemiology of severe sepsis in the emergency department and difficulties in the initial assistance. Clinics (Sao Paulo) 2008;63:457-64.
8. Angus DC, Linde-Zwirble WT, Lidicker J, Clermont G, Carcillo J, Pinsky MR. Epidemiology of severe sepsis in the United States: analysis of incidence, outcome, and associated costs of care. Crit Care Med 2001;29:1303-10.
9. Silva DV, Ximenes GC, Silva Junior JM, Isola AM, Rezende E. Aged patients with respiratory dysfunction: epidemiological profile and mortality risk factors. Revista Brasileira de Terapia Intensiva 2009;21:262-8.
10. de Rooij SE, Abu-Hanna A, Levi M, de Jonge E. Factors that predict outcome of intensive care treatment in very elderly patients: a review. Crit Care 2005;9:R307-14.

11. Wichmann MW, Inthorn D, Andress HJ, Schildberg FW. Incidence and mortality of severe sepsis in surgical intensive care patients: the influence of patient gender on disease process and outcome. Intensive Care Med 2000;26:167-72.

12. Dressler I, Fritzsche T, Cortina K, Pragst F, Spies C, Rundshagen I. Psychomotor dysfunction after remifentanil/propofol anaesthesia. Eur J Anaesthesiol 2007;24:347-54.

13. Sternlo JE, Sandin RH. Recurrent respiratory depression after total intravenous anaesthesia with propofol and alfentanil. Anaesthesia 1998;53:378-81.

14. Marik PE. Management of the critically ill geriatric patient. Crit Care Med 2006;34:S176-82.

15. Scott JA, Crews FT. Rapid decrease in rat brain beta adrenergic receptor binding during combined antidepressant alpha-2 antagonist treatment. J Pharmacol Exp Ther 1983;224:640-6.

16. Ray P, Birolleau S, Lefort Y, et al. Acute respiratory failure in the elderly: etiology, emergency diagnosis and prognosis. Crit Care 2006;10:R82.

17. McNicoll L, Pisani MA, Ely EW, Gifford D, Inouye SK. Detection of delirium in the intensive care unit: comparison of confusion assessment method for the intensive care unit with confusion assessment method ratings. J Am Geriatr Soc 2005;53:495-500.

18. Mantz J, Hemmings HC, Jr., Boddaert J. Case scenario: postoperative delirium in elderly surgical patients. Anesthesiology 2010;112:189-95.

19. Peacock JE, Lewis RP, Reilly CS, Nimmo WS. Effect of different rates of infusion of propofol for induction of anaesthesia in elderly patients. Br J Anaesth 1990;65:346-52.

20. Peacock JE, Spiers SP, McLauchlan GA, Edmondson WC, Berthoud M, Reilly CS. Infusion of propofol to identify smallest effective doses for induction of anaesthesia in young and elderly patients. Br J Anaesth 1992;69:363-7.

21. Jacobs JR, Reves JG, Marty J, White WD, Bai SA, Smith LR. Aging increases pharmacodynamic sensitivity to the hypnotic effects of midazolam. Anesth Analg 1995;80:143-8.

22. Kirkpatrick T, Cockshott ID, Douglas EJ, Nimmo WS. Pharmacokinetics of propofol (diprivan) in elderly patients. Br J Anaesth 1988;60:146-50.

23. Schnider TW, Minto CF, Shafer SL, et al. The influence of age on propofol pharmacodynamics. Anesthesiology 1999;90:1502-16.

24. Lehmann KA, Sipakis K, Gasparini R, van Peer A. Pharmacokinetics of sufentanil in general surgical patients under different conditions of anaesthesia. Acta Anaesthesiol Scand 1993;37:176-80.

25. Deiner S, Silverstein JH. Anesthesia for geriatric patients. Minerva Anestesiol 2011;77:180-9.

26. Roberts FL, Dixon J, Lewis GT, Tackley RM, Prys-Roberts C. Induction and maintenance of propofol anaesthesia. A manual infusion scheme. Anaesthesia 1988;43 Suppl:14-7.

27. Minto CF, Schnider TW, Egan TD, et al. Influence of age and gender on the pharmacokinetics and pharmacodynamics of remifentanil. I. Model development. Anesthesiology 1997;86:10-23.

28. Marsh B, White M, Morton N, Kenny GN. Pharmacokinetic model driven infusion of propofol in children. Br J Anaesth 1991;67:41-8.

29. Hughes MA, Glass PS, Jacobs JR. Context-sensitive half-time in multicompartment pharmacokinetic models for intravenous anesthetic drugs. Anesthesiology 1992;76:334-41.

30. LM C, A S, GMB P, et al. Anestesia e o paciente idoso. Tratado de anestesiologia Saesp 2011.

31. Katz S, Ford AB, Moskowitz RW, Jackson BA, Jaffe MW. Studies of Illness in the Aged. The Index of Adl: A Standardized Measure of Biological and Psychosocial Function. JAMA 1963;185:914-9.

32. Katz S, Downs TD, Cash HR, Grotz RC. Progress in development of the index of ADL. Gerontologist 1970;10:20-30.

33. Katz PR, Dube DH, Calkins E. Use of a structured functional assessment format in a geriatric consultative service. J Am Geriatr Soc 1985;33:681-6.

34. Katz S, Stroud MW, 3rd. Functional assessment in geriatrics. A review of progress and directions. J Am Geriatr Soc 1989;37:267-71.

35. Nierman DM, Schechter CB, Cannon LM, Meier DE. Outcome prediction model for very elderly critically ill patients. Crit Care Med 2001;29:1853-9.

49

Reabilitação do Paciente Cirúrgico

Amanda Beatriz Serio
Fernanda Murata

Procedimentos cirúrgicos podem afetar o sistema respiratório através de diversos mecanismos que favorecem a ocorrência de complicações pulmonares no pós-operatório. A incidência pode ser comparável à de complicações cardíacas nas cirurgias não cardiológicas, associando-se à maior morbimortalidade, custo e tempo de hospitalização[1,2].

O uso de sedação e/ou bloqueadores neuromusculares por si só afeta a estrutura neural gerando alterações nos reflexos e acoplamento neuromecânico da musculatura respiratória favorecendo a hipoventilação, mas o sítio cirúrgico é um dos principais fatores de risco para tais disfunções[3].

Quanto maior a proximidade com o diafragma, maior a incidência de complicações. Cirurgias cardíacas, torácicas e abdominais apresentam maior risco, sobretudo as abdominais altas (20-40%) em relação às cirurgias abdominais baixas (2-5%) da mesma forma, as cirurgias abertas em relação às laparoscópicas[1,4,5].

A manipulação e o tamanho da incisão assim como a perda da integridade muscular, presença de drenos e dor pós-operatória contribuem de forma cumulativa para a hipoventilação e alterações na mecânica respiratória, levando à redução do volume corrente, da capacidade residual funcional (em até 70% do valor predito)[5] e da capacidade pulmonar total, reduzindo a força de tosse e favorecendo a ocorrência de atelectasias nas regiões basais pulmonares, com piora das trocas gasosas e aumento da carga de trabalho respiratório[4,6].

Segundo a *European Respiratory Society*, a *European Society of Thoracic Surgeons* e o *American College of Chest Physicians* os cuidados pré e pós-operatório são recomendados, pois promovem benefício funcionais[7,8]. Sendo assim, as intervenções fisioterapêuticas têm sido empregadas com o intuito de reestabelecer os volumes e capacidades pulmonares, prevenir disfunções respiratórias decorrentes ou atuar no tratamento dessas condições.

Reabilitação pré-operatória

A fisioterapia é recomendada já no período pré-operatório demonstrando reduzir a incidência de complicações pós-cirúrgicas, sobretudo nos pacientes de moderado a alto risco. As intervenções descritas na literatura incluem desde a educação e orientação ao paciente sobre os procedimentos e cuidados a serem tomados no pós-operatório, técnicas de tosse, posicionamento, até a restauração de parâmetros ventilatórios pelo treinamento muscular respiratório e uso de técnicas de reexpansão pulmonar com exercícios respiratórios e espirômetros de incentivo[6,9].

Segundo Miranda e col. pacientes com fraqueza muscular pré-operatória apresentam menor capacidade funcional e maior risco para complicações pós-cirúrgicas quando comparados a indivíduos não acometidos[6].

Assim, a identificação desse fator e o seu tratamento tornam-se importantes no desfecho. A avaliação da força muscular inspiratória pode ser obtida através da manovacuometria de forma efetiva obtendo do valor da pressão inspiratória máxima (PImax) e segundo Yamaguti e col., valores abaixo do predito podem indicar fraqueza muscular[10].

O treinamento muscular inspiratório pré-operatório através do uso do Threshold IMT® realizado diariamente com carga progressiva a partir de 15% a 30% do valor da PImax por pelo menos duas semanas demonstrou melhorar e preservar a força muscular inspiratória e a função pulmonar no pós-operatório imediato, reduzindo o tempo de ventilação mecânica e o risco de complicações pulmonares sobretudo em pacientes de alto risco[11] submetidos a cirurgias cardiotorácicas e abdominais altas[12,13] e reduzindo o tempo de hospitalização em pacientes submetidos à cirurgia cardíaca eletiva[9].

Outras técnicas podem ser orientadas com o objetivo de reexpansão pulmonar como os exercícios respiratórios, que consistem na adequação da profundidade da inspiração, adequação dos tempos inspiratório e expiratório e ao padrão ventilatório mais adequado através da utilização correta da musculatura respiratória, e o uso dos espirômetros de incentivo (EI). Os EI oferecem um *feedback* visual na inspiração da capacidade residual funcional (CRF) à capacidade pulmonar total. Embora não existam evidências de que o uso isolado de espirômetros de incentivo reduza o risco de complicações pulmonares quando comparados a outras formas de exercícios respiratórios em cirurgias abdominais e cardíacas[14,15], estudos sugerem que a fisioterapia pré-operatória incluindo o uso de EI com outras técnicas como inspirações profundas e mobilização pode reduzir a incidência de complicações como atelectasias, pneumonia e tempo de internação nos pacientes submetidos à cirurgias cardíacas[6,9,11,16-18].

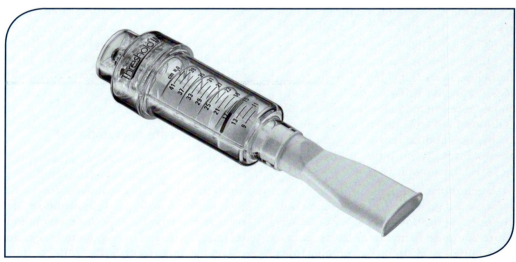

Figura 49.1 – Threshold IMT®.

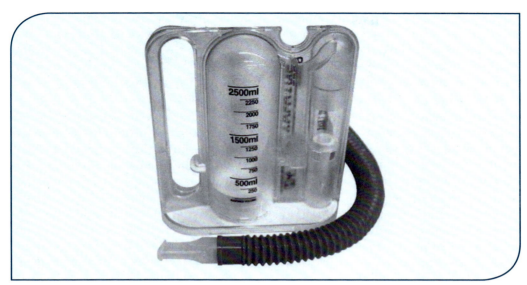

Figura 49.2 – Espirômetro de incentivo a volume.

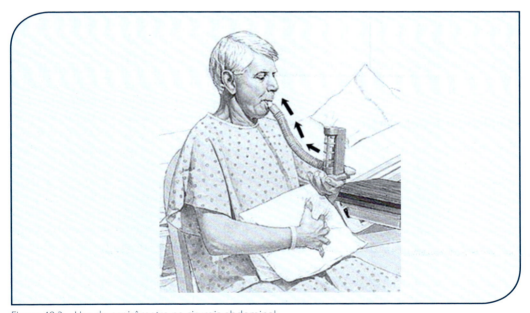

Figura 49.3 – Uso do espirômetro na cirurgia abdominal.

A aplicação das técnicas fisioterapêuticas no pré-operatório, educação e instrução dos pacientes favorece sua colaboração com o tratamento e a compreensão dos objetivos e das técnicas propostas no pós-operatório[19] e parece ter um efeito protetor, sobretudo nos pacientes de maior risco.

Pneumopatias como a doença pulmonar obstrutiva crônica (DPOC) estão relacionadas com maior risco de complicações pós-cirúrgicas[20] e a aplicação de fisioterapia pré-operatória consistindo em exercícios respiratórios e exercícios resistidos demonstrou melhorar a função pulmonar, a tolerância aos esforços e reduzir sintomas nos pacientes com pior capacidade funcional e minimizar o efeito de deterioração da função pulmonar após a ressecção pulmonar por câncer de não pequenas células[21].

Neste sentido, a reabilitação pulmonar tem sido utilizada de forma bem-sucedida no preparo desses pacientes para procedimentos cirúrgicos por seus benefícios no controle e alívio de sintomas e melhora da capacidade funcional em pneumopatas[1,22].

Segundo Herdy e col. em pacientes candidatos à revascularização do miocárdio eletiva a reabilitação cardiopulmonar durante cinco dias prévios ao procedimento com exercícios respiratórios e exercícios progressivos baseados na fase 1 da reabilitação cardiopulmonar, associados à fisioterapia pós-operatória apresentou redução na incidência de complicações pulmonares, tempo de hospitalização e preservação parcial da capacidade funcional após o procedimento cirúrgico em relação ao grupo controle em ensaio controlado randomizado[23].

Reabilitação pós-operatória

Hipoventilação e reexpansão pulmonar

Além das modificações provocadas pela anestesia, local e tamanho da incisão e dor pós-operatória, fatores relacionados à manipulação cirúrgica e procedimentos específicos podem comprometer a atividade muscular respiratória e favorecer a hipoventilação.

Nas toracotomias, por exemplo, a distorção da configuração da caixa torácica pode reduzir sua complacência gerando redução na eficácia de contração da musculatura respiratória e aumento do trabalho respiratório[4]. De forma semelhante, nas esternotomias a alteração na complacência da caixa torácica pode reduzir mais de 80% de sua mobilidade por até sete dias[24]. Nas cirurgias abdominais a manipulação afeta principalmente o

diafragma levando à redução na pressão inspiratória máxima e na pressão transdiafragmática, resultando em maior trabalho muscular intercostal e um padrão respiratório mais superficial que favorecem a hipoventilação[4].

Os exercícios com inspiração profunda são aplicados no intuito de melhorar o padrão respiratório e aumentar a CRF e podem até gerar aumento no volume corrente de maneira superior à deambulação dependendo da intensidade da caminhada e do posicionamento de indivíduos submetidos à cirurgia abdominal alta, já que o ortostatismo em si é capaz de gerar um aumento semelhante ao da caminhada na ventilação minuto[25].

Nas cirurgias cardíacas o uso de circulação extracorpórea (CEC) desencadeia reações inflamatórias que acarretam a deterioração da função pulmonar com piora das trocas gasosas e prejuízo na mecânica ventilatória, reduzindo a capacidade dos músculos respiratórios de gerar tensão e aumentando o trabalho respiratório, sendo este processo agravado pela dor e pela presença de drenos pleurais. Outros eventos como a disfunção diafragmática por lesão direta ou indireta do nervo frênico também podem levar a um prejuízo na ventilação, sobretudo quando em indivíduos com baixa capacidade pulmonar prévia ou acometimento bilateral e estão relacionados a um pior desfecho, maior tempo de internação e ventilação mecânica[4].

Silva e col. observaram que em pacientes submetidos à revascularização miocárdica os valores de PImax e PEmax são reduzidos respectivamente a 59% e 53% no primeiro pós-operatório e que intervenções fisioterapêuticas como exercícios respiratórios, exercícios com pressão positiva, mobilização e deambulação são capazes de promover a recuperação para 71% e 79%, respectivamente em uma média de sete dias de internação[26].

As estratégias de reexpansão pulmonar têm sido sustentadas com boas evidências na redução do risco de desenvolvimento de complicações pulmonares pós-operatórias e podem ser otimizadas pela aplicação de pressão positiva, sobretudo nos pacientes pouco colaborativos ou inaptos à realização de inspirações profundas e ao uso de espirômetros de incentivo, com redução superior às estratégias convencionais na incidência de atelectasias e pneumonias[1]. A aplicação de PEEP (*positive end-expiration pressure*) através do uso de CPAP (*continuous positive airway pressure*), BiPAP (*bilevel positive airway pressure*), EPAP (*expiratory positive airway pressure*) ou RPPI (respiração com pressão positiva intermitente) pode promover uma distribuição mais homogênea da ventilação pulmonar através da circulação colateral, prevenindo o colapso alveolar, auxiliando na mobilização de secreções e reduzindo a incidência de complicações pós-operatórias como hipoxemia, atelectasias e pneumonia[1,3,26].

O uso de pressão positiva por ventilação mecânica não invasiva (VNI) pode ser utilizado de forma profilática e terapêutica na melhora de trocas gasosas no pós-operatório de cirurgias torácicas e abdominais[27,28], sendo recomendada com nível de evidência "B" na insuficiência respiratória hipoxêmica pelo III Consenso Brasileiro de Ventilação Mecânica[29]. Entre as possíveis complicações relacionadas ao uso de VNI, a aerofagia pode ser a mais preocupante no pós-operatório das cirurgias abdominais e está relacionada com maiores níveis de pressões inspiratórias e o seu uso por um tempo prolongado[30].

O uso de EPAP promove aumento da resistência à expiração sem a imposição de fluxo adicional ao gerado pelo esforço inspiratório na via aérea do paciente, demonstrando ter maior efeito no reestabelecimento do volume de reserva expiratório quando comparado ao EI, que demonstrou melhores efeitos na ventilação pulmonar e mobilidade diafragmática e torácica no pós-operatório de cirurgia bariátrica[31].

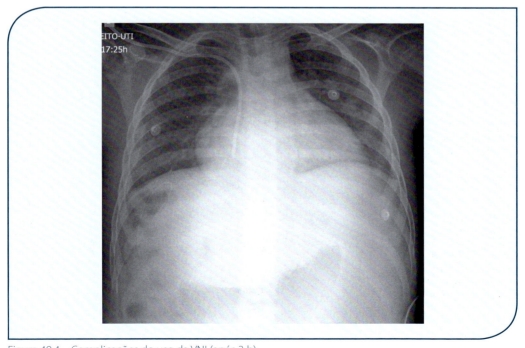

Figura 49.4 – Complicações do uso da VNI (após 3 h).

Apesar dos efeitos hemodinâmicos gerados pela pressão positiva nas vias aéreas, a aplicação de EPAP com PEEP=10cmH$_2$O demonstrou-se segura e bem tolerada em pacientes estáveis em pós-operatório de cirurgia cardíaca[32].

O uso do RPPI também foi comparado ao dos espirômetros de incentivo após a revascularização do miocárdio concluindo-se uma diferença funcional, na qual o uso da pressão positiva demonstrou-se mais eficiente na correção da hipoxemia enquanto o EI, por sua utilização com incursões respiratórias ativas demonstrou melhorar a capacidade respiratória[32].

A fisioterapia com ou sem o uso de EI mostra-se mais eficaz quando comparada a indivíduos que não foram submetidos a nenhum tipo de intervenção, demonstrando reduzir a incidência de complicações respiratórias e melhorar a função pulmonar com nível de evidência "A"[33] e até o momento não existem evidências de que o uso isolado de EI pode substituir a função do fisioterapeuta[3].

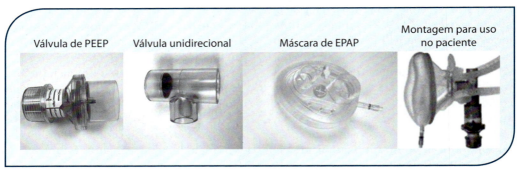

Figura 49.5 – Peças e montagem do EPAP.

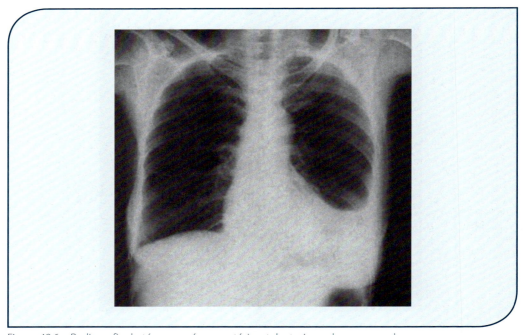

Figura 49.6 – Radiografia do tórax no pós-operatório: atelectasia em base esquerda.

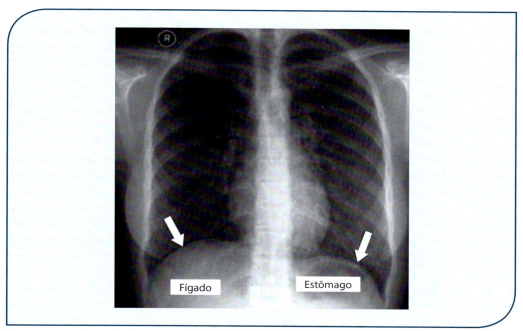

Figura 49.7 – Radiografia do tórax após a reexpansão pulmonar.

Ineficácia de tosse e higiene brônquica

O mecanismo de produção de tosse pode ser alterado após as cirurgias torácicas e abdominais acarretando redução da velocidade de fluxo e de pressões necessárias para a adequada proteção das vias aéreas. A redução da pressão expiratória máxima, do volume expiratório forçado no primeiro segundo, da capacidade vital forçada e do pico de fluxo expiratório observados no pós-operatório refletem uma redução na eficácia da tosse principalmente nas primeiras 48 h com gradativo retorno aos valores normais prévios em até sete dias[4,5].

Propriedades reológicas do muco podem também interferir na capacidade de mobilizá-lo pela tosse. A presença do tubo endotraqueal e uso de ventilação mecânica controlada estão associados com disfunção no *clearance* mucociliar, sobretudo para tempo cirúrgico maior que 4h ou ventilação mecânica acima de 48 h, favorecendo o aumento da produção de muco e a sua retenção, sobretudo em casos de umidificação inadequada das vias aéreas, levando ao desenvolvimento de atelectasias e de infecções respiratórias[34]. Mesmo após a extubação, a deficiência na geração de fluxo na tosse pode prejudicar sua eficácia e a expectoração de secreções pulmonares. O uso de sedação altera o limiar para o reflexo de tosse suprimindo a tosse espontânea e contribuindo para uma higiene brônquica deficiente. É necessária a geração de aproximadamente 100 cmH$_2$O de pressão intratorácica para a expectoração, sendo que estudos mostraram que a maioria dos pacientes submetidos à toracotomia não conseguiu atingir este valor[34].

Segundo Fiore e col. a eficácia da tosse não depende somente da força muscular expiratória, como também do volume de ar inspirado previamente, que determina o pico de fluxo expiratório máximo[35].

A presença de atelectasias também apresenta uma limitação mecânica adicional à eliminação de secreção nas vias aéreas, sugerindo que exercícios de reexpansão para melhora da ventilação alveolar podem auxiliar na liberação de secreções[34].

Diversas técnicas fisioterapêuticas são utilizadas para assistir pacientes com retenção de muco, sendo que técnicas para aumento do volume inspiratório (exercícios respiratórios e de reexpansão, mobilização e posicionamento) podem acompanhar as técnicas de aumento de fluxo expiratório (expiração forçada com a glote aberta -*huff*- e tosse assistida por compressão torácica ou abdominal) quando baixos volumes expirados contribuem para a ineficácia da tosse, com evidência de nível "B"[36,37].

A inspiração máxima prévia à manobra de tosse dirigida com apoio manual do paciente sobre a esternotomia demonstrou aumentar o volume expiratório e o pico de fluxo de tosse, mas o apoio manual do paciente não foi capaz de interferir nesses valores ou na sensação de dor em estudo conduzido com pacientes em pós-operatório de cirurgia cardíaca[35].

Dor e analgesia não farmacológica

Visto que a dor pode colaborar com o aumento das complicações pulmonares no pós-operatório através da diminuição da força muscular respiratória, dos volumes e capacidades pulmonares e da redução da efetividade da tosse, a analgesia passa a ser um fator importante no sucesso tanto das orientações e tratamento fisioterapêutico quanto no desfecho, otimizando a função pulmonar pós-operatória[38].

A fisioterapia analgésica com uso de TENS (*Transcutaneous Electrical Nerve Stimulation*) demonstrou eficácia como coadjuvante na analgesia farmacológica. Trata-se de uma modalidade sensorial de eletroterapia que atua diretamente no sistema nervoso periférico (fibras A-beta) levando à redução da atividade nociceptiva central[39]. A metanálise de Bjordal e col.[40] demostrou que o uso da intensidade máxima tolerada e frequência adequada na região próxima à incisão reduziu o consumo de medicações nos três primeiros dias pós-operatórios nas cirurgias abdominais e em outros estudos foi observado alívio significativo da dor durante o procedimento fisioterapêutico, na mobilização, sedestação, exercício com EI e na tosse[41], sendo que durante e após a aplicação, observou-se melhora na capacidade vital e no pico de fluxo de tosse[42].

Nas cirurgias torácicas, tanto nas abordagens por esternotomia quanto por toracotomia a aplicação de TENS promoveu melhor controle da dor quando associada à terapia farmacológica em relação ao uso isolado de analgésicos, sendo que em um estudo sua eficácia foi maior na dor leve em toracoscopias a moderada nas cistostomias e esternotomias, sem efeito analgésico na dor severa em toracotomias posterolaterais, demonstrando que nesses pacientes não é indicado como método analgésico de primeira escolha, mas como método coadjuvante ao farmacológico, reduzindo a administração de analgésicos nas primeiras 12 h pós-operatórias[43].

A estimulação elétrica com TENS é bastante segura, associada a mínimos efeitos colaterais e aplicável à maior parte dos indivíduos, sendo contraindicada a fim de evitar complicações hipotéticas no primeiro trimestre ou no abdômen nas gestações, epilepsia sem controle e uso de marca-passo[44].

Entre outros meios físicos aplicados pela Fisioterapia no controle da dor, a crioterapia se destaca por seu baixo custo, facilidade de aplicação, mínimos efeitos colaterais e efetividade em diversas populações, inclusive nas cirurgias abdominais, nas quais a aplicação de gelo sobre a incisão de laparotomia reduziu a dor e uso de narcóticos nas primeiras 24 h do pós-operatório[45].

Segundo Sepsas e col., Kol e col. os níveis de dor e uso de analgésicos também se mostrou reduzido ao aplicar crioterapia nas toracotomias e na inserção de drenos torácicos tubulares[46,47].

Posicionamento e mobilização precoce

O posicionamento interfere na função respiratória do paciente, já que a pressão exercida pelas vísceras abdominais no diafragma relaxado em posição supina e a pressão exercida pelo coração sobre os pulmões podem contribuir para a formação mecânica de atelectasias nas regiões pulmonares dependentes e caudais[48].

A inatividade e o repouso no leito, sobretudo quando prolongados, além de comprometer a recuperação de volumes e capacidades pulmonares também deprimem a função contrátil muscular, estimulando o catabolismo com consequente perda de massa, força e resistência muscular e levam ao descondicionamento cardiovascular e redução da tolerância ortostática[49,50].

Mobilização refere-se à atividade suficiente para promover efeitos fisiológicos que melhorem a ventilação, perfusão central e periférica, circulação, metabolismo muscular, que estimulem a vigília e a prevenção de estase venosa/trombose venosa profunda[51]. Pode ser realizada com intensidade progressiva através de mudanças de decúbito, mobilização passiva, assistida, ativa ou resistida com carga, uso de cicloergômetro, sedestação à beira leito, ortostatismo, marcha estacionária, sedestação em poltrona e deambulação[37]. Estas intervenções têm se demonstrado seguras nos pacientes clinicamente estáveis mesmo quando aplicadas precocemente[52], inclusive nos pacientes submetidos à sedação e ventilação mecânica[53], sendo que nestes parece haver uma correlação entre a força muscular respiratória e volumes pulmonares e a força muscular periférica sendo a fraqueza periférica associada à maior tempo de ventilação[54].

O efeito benéfico da mudança postural de supino para a posição sentada demonstrou promover aumento dos volumes pulmonares e melhora nas trocas gasosas em indivíduos saudáveis e após cirurgia abdominal alta[55], além de estimular a atividade

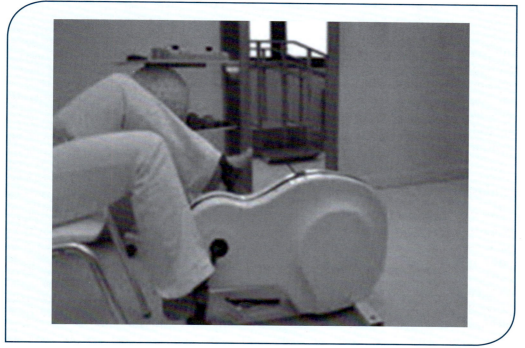

Figura 49.8 – Cicloergômetro.

autonômica e muscular por aumentar o estresse anti-gravitário[37].

O ortostatismo em si já é responsável por aumentar o volume minuto a 65% do valor atingido na deambulação, na qual ocorre significativo aumento no fluxo inspiratório[25,56]. A deambulação, além de evitar complicações pulmonares também previne o íleo paralítico, quase sempre presente no pós-operatório de cirurgias abdominais[41].

Nos casos em que a saída do leito ou a locomoção sejam fatores impeditivos, o uso do cicloergômetro demonstrou efeito benéfico no condicionamento cardiovascular, melhorando a capacidade funcional no exercício e força muscular de forma factível, segura e ajustável à resposta do paciente[57].

Entre as principais limitações à mobilização precoce de pacientes no pós-operatório estão a presença de baixa capacidade funcional prévia, disfunções neuromusculares prévias ou atuais, ausência de reserva cardiovascular e/ou ventilatória suficientes para tolerar o esforço, contraindicações neurológicas ou ortopédicas à mobilização, anemia (Hb < 7,0 g/dL), plaquetopenia (abaixo de 20 mil céls/mm³), febre e dor. A presença de drenos, cateteres e sondas também pode dificultar a execução de determinadas condutas, de forma que todos estes fatores devem ser levados em consideração no planejamento e escolha da modalidade, intensidade e forma de monitorização durante a mobilização[37].

Conclusão

A reabilitação pulmonar e motora nos pacientes submetidos a cirurgias quer seja ela de baixa, média ou alta complexidade mostrou-se de extrema importância a fim de prevenir complicações respiratórias e musculares, diminuindo dessa forma o tempo de internação em unidades de cuidados intensivos e hospitalares além de diminuir custo e minimizar os prejuízos psicológicos do próprio paciente e de seus familiares.

Referências bibliográficas

1. Smetana GW. Postoperative pulmonary complications: na update on risk assessment and reduction. Cleveland Clinic Journal of Medicine. 2009; 76 (Supl. 4):S60-65.

2. Lawrence VA, Hilsenbeck SG, Mulrow CD, Dhanda R, Sapp J, Page CP. Incidence and hospital stay for cardiac and pulmonary complications after abdominal surgery. J Gen Intern Med. 1995; 10: 671-78.

3. Arcêncio L, Souza MD, Bortolin BS, Fernandez ACM, Rodrigues AJ, Evora PRB. Cuidados pré e pós-operatórios em cirurgia cardiotorácica: uma abordagem fisioterapêutica. Rev Bras Cir Cardiovasc 2008; 23(3): 400-10.

4. Siafakas NM, Mitrouska I, Bouros D, Georgopoulos D. Surgery and the respiratory muscles. Thorax. 1999; 54:458-65.

5. de Cleva R, Assumpção MS, Sasaya F, Chaves NZ, Santo MA, Fló, C, Lunardi AC, Filho WJ. Correlation between intra-abdominal pressure and pulmonary volumes after superior and inferior abdominal surgery. Clinics, 2014; 69(7):483-86.

6. Miranda RCV, Padulla SAT, Bortollato CR. Fisioterapia respiratória e sua aplicabilidade no preíodo pré-operatório de cirurgia cardíaca. Rev Bras Cir Cardiovasc 2011; 26(4):647-52.

7. Brunelli A, Charloux A, Bolliger CT, Rocco G, Sculier JP, Varela G et al.; on behalf of the European Respiratory Society and European Society of Thoracic Surgeons Joint Task Force on Fitness for Radical Therapy. ERS/ESTS clinical guidelines on fitness for radical therapy in lung cancer patients (surgery and chemo-radiotherapy). Eur Respir J 2009;34:17–41.

8. Deng GE, Rausch SM, Jones LW, Gulati A, Kumar NB, Greenlee H et al. Complementary therapies and integrative medicine in lung cancer: diagnosis and management of lung cancer, 3rd ed: American Physicians Evidence-Based Clinical Practice Guidelines. Chest 2013;143:e420S–36S.

9. Hulzeboz EHJ et al. Preoperative intensive inspiratory muscle training to prevent postoperative pulmonary complications in high-risk patients undergoing CABG surgery – A randomized clinical trial. JAMA, 2006; 296(15):1851-57.

10. Yamaguti WPS, Alves LA, Kauss IAM, Galvan CCR, Brunetto AF. Comparação entre a pressão inspiratória máxima medida pelo método da válvula unidirecional e pelo convencional em pacientes submetidos ao processo de desmame da ventilação mecânica invasiva. Rev Bras Ter Intensiva 2004; 16(3):142-5.

11. Snowdon D, Haines TP, Skinner E. Preoperative intervention reduces postoperative pulmonary

complications but not length of stay in cardiac surgical patients: a systematic review. Journal of Physiotherapy 2014; 60: 66-77.

12. Dronkers J, Veldman A, Hoberg E. Prevention of pulmonary complications after upper abdominal surgery by preoperative intensive inspiratory muscle training: a randomized controlled pilot study. Clin. Rehab. 2008; 22: 134-42.

13. Mans CM, Reeve JC, Elkins MR. Postoperative outcomes following preoperative inspiratory muscle training in patients undergoing cardiothoracic or upper abdominal surgery: a systematic review and meta-analysis. Clin Rehab 2014; online http://cre.sagepub.com/content/early/2014/08/22/0269215514545350

14. Freitas ERFS, Soares BGO, Cardoso JR, Atallah AN. Incentive spirometry for preventing pulmonary complications after coronary artery bypass graft. The Cochrane Library, 2012. DOI 10.1002/14651858.CD004466.pub3

15. Nascimento Junior P, Módolo NSP, Andrade S, Guimarães MMF, Braz LG, Dib REI. Incentive spirometry for prevention os postoperative pulmonar complications in upper abdominal surgery. The Cochrane Library, 2014. DOI 10.1002/14651858.CD006058.pub3

16. Yánez-Brage I, Pita-Fernández S, Juffé-Stein A, Martínez-González U, Pértega-Díaz S, Mauleón-García A. Respiratory physiotherapy and incidence of pulmonary complications in off--pump coronary artery bypass graft surgery: an observational follow-up study. BMC Pulm Med. 2009;9:36.

17. Sobrinho MT, Guirado GN, Silva MAM. Preoperative therapy restores ventilatory parameters and reduces lenght of stay in patients undergoing myocardical revascularization. Rev Bras Cir Cardiovasc 2014; 29(2): 221-8.

18. Hulzebos EHJ, Smit Y, Helders PPJM, van Meeteren NLU. Preoperative physical therapy for elective cardiac surgery patients. The Cochrane Library, 2012. DOI: 10.1002/14651858.CD010118.pub2.

19. Leguisamo CP, Kalil RAK, Furlani AP. A efetividade de uma proposta fisioterapêutica pré-operatória para cirurgia de revascularização do miocárdio. Rev Bras Cir Cardiovasc.2005;20(2):134-41.

20. Brunelli, A, Al Refai M, Monteverde M, Borri A, Salati M, Fianchini A. Stain Climbing test predicts cardiopulmonary complication after lung resection. Chest.2002; 121(4): 1106-10.

21. Mujovic N, Mujovic N, Subotic D, Marinkovic M, Milovanovic A, Stojsic J, et al. Preoperative pulmonary rehabilitation in patients with non-small cell lung cancer and chronic obstructive pulmonary desease. Arch Med Sci 2014; 10(1): 69-75.

22. Ries AL, Bauldoff GS, Casaburi R, Mahler DA, Rochester CL, Herrerias C. Pulmonary Rehabilitation: Joint ACCP/AACVPR Evidence-Based Clinical Practice Guidelines. Chest 2007;131(5 Supl.): S5-45.

23. Herdy AH, Marcchi PLB, Vila A, Tavares C, Collaço J, Niebauer J, Ribeiro JP. Am J Phys Med Rehabil 2008; 87(9):714-19.

24. Ambrozin ARP, Cataneo AJM. Pulmonary function aspects after myocardial revascularization related to perioperative risk. Braz J Cardiovasc Surg. 2005; 20: 408-15.

25. Orfanos P, Ellis E, Johnston C. Effects of deep breathing and ambulation in pattern of ventilation in post-operative patients. Australian Journal of Physiotherapy 1999; 45:173-82.

26. Ireland CJ, Chapman TM, Mathew SF, Herbison GP, Zacharias M. Continuous positive airway pressure (CPAP) during the postoperative period for prevention of postoperative morbidity and mortality following major abdominal surgery. The Cochrane Library, 2014. DOI: 10.1002/14651858. CD008930.pub2.

27. Mazullo Filho JBR, Bonfim VJG, Aquim EE. Ventilação mecânica não invasiva no pós-operatório imediato de cirurgia cardíaca. Rev Bras Ter Intensiva. 2010; 22(4): 363-68.

28. Chiumello D, Chavellard G, Gregoretti C. Non--invasive Ventilation in postoperative patients: a systematic review. Intensive Care Med 2011; 37: 918-29.

29. Schettino GPP, Reis MAS, Galas F, Park M, Franca S, Okamoto V. III Consenso Brasileiro de Ventilação Mecânica: Ventilação mecânica não invasiva com pressão positiva. J Bras Pneumol. 2007;33(Supl 2):S 92-S 105.

30. Robert D, Argaud L. Clinical Review: Long--term noninvasive ventilation. Crit Care 2007; 11(2): 1-9.

31. Barbalho-Moulin MC, Miguel GPS, Forti EMP, Costa D. Comparação entre espirometria de incentivo e pressão positiva expiratória na função pulmonar após cirurgia bariátrica. Fisioter Pesquisa 2009; 16(2): 166-72.

32. Sena ACBS, Ribeiro SP, Condessa RL, Vieira SRR. Pressão expiratória positiva na via aérea por máscara facial na hemodinâmica de pós--operatórios cardíacos. Arq Bras Cardiol 2012; 95(5): 594-99.

33. Lawrence VA, Cornell JE, Smetana GW. Strategies to reduce postoperative pulmonary complications after noncardiothoracic surgery: systematic review for the American College of Physicians. Ann Intern Med 2006; 144: 596-608.

34. Smith MCL, Ellis ER. Is retained mucus a risk factor for the development of postoperative

atelectasis and pneumonia? – Implications for the physiotherapist. Physiotherapy theory and practice. 2000; 16: 69-80.

35. Fiore JF, Chiavegato LD, Denehy L, Paisani DM, Faresin SM. Do directed cough maneuvers improve cough effectiveness in the early period after open heart surgery? Effect of thoracic support and maximal inspiration on cough peak expiratory flow, cough expiratory volume and thoracic pain. Respiratory Care, 2008; 53(8):1027-34.

36. Fink JB. Forced expiratory technique, directed cough and autogenic drainage. Resp Care 2007; 52(9):1210-23.

37. Gosselink R, Bott J, Johnson M, Dean E, Nava S, Norremberg M, Schönhofer B, Stiller K, van de Leur H, Vincent JL. Physiotherapy for adult patients with chronical illness: recommendations of the European Respiratory Society and European Society of Intensive Care Medicine Task Force on Physiotherapy for Critical Ill Patients. Intensive Care Med 2008; 34:1188-99.

38. Gualandro DM, Yu PC, Calderaro D, Marques AC, Pinho C, Caramelli B, et al. II Diretriz de Avaliação Perioperatória da Sociedade Brasileira de Cardiologia. Arq Bras Cardiol 2011; 96(3 supl.1): 1-68.

39. Sluka KA, Walsh D. Trancutaneous electrical nerve stimulation: basic science mechanisms and clinical effectiveness. J.Pain. 2003; 4(3):109-21.

40. Bjordal JM, Johnson MI, Ljunggreen AE. Transcutaneous electrical nerve stimulation (TENS) can reduce postoperative analgesic consumption. A meta- analysis with assessment of optimal treatment parameters for postoperative pain. European Journal of Pain 2003; 7: 181-88.

41. Tonella RM, Araújo S, Silva AMO. Estimulação Elétrica Nervosa Transcutânea no Alívio da Dor Pós-Operatória Relacionada com Procedimentos Fisioterapêuticos em Pacientes Submetidos a Intervenções Cirúrgicas Abdominais. Rev Bras Anestesiol. 2006; 56(6): 630-42.

42. Tokuda M, Tabira K, Masuda T, Nishiwada T, Shomoto K. Effect of Modulated-Frequency and Modulated-Intensity Transcutaneous Electrical Nerve Stimulation After Abdominal Surgery: A Randomized Controlled Trial. Clin J Pain 2014; 30(7): 565-70.

43. Benedetti F, Amanzio M, Casadio C, Cavallo A, Cianci R, Giobbe R, et al. Control of postoperative pain by transcutaneous electric nerve stimulation after thoracic operations. Ann Thorac Surg 1997; 63:773– 76.

44. Ferreira CHJ, Beleza ACS. Abordagem fisioterapêutica na dor pós-operatória: a eletroestimulação nervosa transcutanea (ENT). Rev Col Bras Cir. 2007; 34(2): 127-30.

45. Watkins AA, Johnson TV, Shrewsberry AB, Nourparvar P, Madni T, Watkins CJ, et al. Ice Packs Reduce Postoperative Midline Incision Pain and Narcotic Use: A Randomized Controlled Trial. J Am Coll Surg 2014; 219: 511-17.

46. Sepsas E, Misthos P, Anagnostopulu M, Toparlaki O, Voyagis G, Kakaris S. The role of intercostal cryoanalgesia in post-thoracotomy analgesia. Interactive CardioVascular and Thoracic Surgery 2003; 16: 814–18.

47. Kol E, Erdogan A, Karsh B, Erbil N. Evaluation of the outcomes of ice application for the control of pain associated with chest tube irritation. Pain Management Nursing 2013; 14(1): 29-35.

48. Castellana FB, Malbouisson LMS, Carmona MJC, Lopes CR, Auler Jr JOC. Comparison between pressure controlled and controlled mandatory ventilation in the treatment of postoperative hypoxemia after myocardial revascularization. Rev Bras Anestesiol. 2003; 53: 440-48.

49. Chambers MA, Moylan JS, Reid MB. Physical inactivity and muscle weakness in the critically ill. Crit Care Med 2009; 37(10 Suppl): S337-46.

50. Morris P. Moving our critically ill patients: mobility barriers and benefits. Crit Care Clin 2007; 23: 1-20.

51. Perme CS, Southard RE, Joyce DL, Noon GP, Loebe M. Early mobilization of LVAD recipients who require prolonged mechanical ventilation. Tex Heart Inst J. 2006;33(2):130-3.

52. Adler J, Malone D. Early mobilization in the Intensive Care Unit: a systematic review. Cardiopulm Phys Ther J. 2012; 23(1):5-13.

53. Li Z, Xiaoxia P, Zhu B, Zhang Y, Xi X. Active mobilization for mechanically ventilated patients: a systematic review. Arch Phys Med Rehab 2013; 94: 551-61.

54. De Jonghe B, Lacherade JC, Sharshar T, Outin H. Intensive unit-aquired weakness: risk factors and prevention. Crit Care Med. 2009; 37(10): S309-15.

55. Craig DB, Wahba WM, Don HF, Couture JG, Becklake MR: "Closing volume" and its relationship to gas exchange in seated and supine positions. J Appl Physiol 1971; 31:717–21

56. Zafiropoulos B, Alison JA and McCarren B. Physiological responses to the early mobilisation of the intubated, ventilated abdominal surgery patient. Australian Journal of Physiotherapy 2004; 50: 95–100

57. Burtin C, Clerckx B, Robbeets C, Ferdinande P, Langer D, Troosters T et al. Early exercise in critically ill patients enhances short-term functional recovery. Crit Care Med. 2009; 37: 2499-2505.

50

Recuperação Acelerada após a Cirurgia *Fast-track*

Sanderland José Tavares Gurgel
Guilherme de Holanda Cota
Paulo Henrique Colchon

Aspectos históricos

Ao longo dos últimos 50 anos, os cuidados cirúrgicos têm evoluído drasticamente. A melhora se deve a vários motivos, dentre eles, ao desenvolvimento tecnológico e científico das técnicas cirúrgicas e anestésicas. Este paradigma observado da substituição dos processos de cuidados perioperatórios pode ser explicado, em parte, pela tendência internacional que as especialidades cirúrgicas em geral estão adotando, de mover o paciente do ambiente hospitalar para o ambiente de cuidados ambulatoriais, reduzindo custos, porém, mantendo a qualidade do cuidado cirúrgico[1]. O objetivo de todos são os mesmos, diminuir o estresse ao qual o paciente é submetido, pois a resposta neuroendócrina e inflamatória aumenta demanda em vários órgãos e, portanto, contribui para o desenvolvimento de complicações orgânicas pós-operatórias. A partir da última década do século XX, mudanças no campo da anestesia com desenvolvimento de técnicas de anestesia regional para o controle da dor, em paralelo o uso de técnicas de cirurgias videolaparoscópicas minimamente invasiva começaram a ser adotadas por alguns cirurgiões. O resultado foi uma melhora significativa na recupera-

ção pós-operatória, e retorno do paciente as suas atividades habituais[2].

O conceito de *Fast-track* para cirurgia abdominal de grande porte foi desenvolvido pelo Professor HenrikKehlet, cirurgião colorretal do Hospital Universitário Hvidovre na Dinamarca. O grupo dele atingiu uma média pós-operatória de dois dias de internação em colectomia aberta, em pacientes tratados com o programa de cirurgia *Fast-track*, sendo a média habitual da época de 5 a 10 dias de internação. O programa de reabilitação multimodal desenvolvido combinava várias intervenções para reduzir o estresse cirúrgico, isto envolveu a diminuição do tempo de jejum, preparações intestinais, drenos e inclusão de fluidos a base de carboidratos antes da cirurgia, técnicas anestésicas regionais, mobilização do paciente precocemente, tratamento preventivo da dor pós-operatória e náuseas. Vários outros grupos, desde então, empregaram técnicas semelhantes, demonstrando reduções em tempo de internação, fadiga e morbidade[3].

O conceito da medicina perioperatória está intimamente conectado ao *Fast-track*. A visão antiga de que pré-operatório, Intra-operatório e o pós-operatório eram coisas distintas e bem segmentadas, vem se dissipando progressivamente. Hoje se sabe que todos os médicos participantes do processo, estão envolvidos nestas três fases e que é de essencial importância para o resultado final, o manuseio adequado do paciente em todas elas. Assim, podemos assumir que as denominações, cronologicamente evolutivas, de *Fast-track*, ERAS (*Enhaced Recovery After Surgery*) e nos últimos anos PSH (*Perioperative Surgical Home*) possuem os mesmos objetivos e que utilizam progressivamente cada vez mais elementos perioperatórios que podem melhorar o cuidado do paciente com menor custo[4]. Nesta revisão assumimos que ERAS e *Fast-track* são processos de manejo perioperatório iguais.

O *Fast-track* é motivo de debate nos últimos anos e inúmeros estudos têm demonstrado os benefícios da aplicação desta técnica nas mais diversas cirurgias e especialidades, diminuindo a morbimortalidade bem como reduzindo os custos em saúde. O *Fast-track* diminui o tempo de recuperação total, reduzindo o tempo de internação, e diminuindo as complicações pulmonares, cardíacas, tromboembólicas e infecciosas[3].

Descrição do programa de *Fast-track*[3-10]

O programa *Fast-track*, que em português poderia ser denominado como Programa Multimodal de Aceleração da Recuperação Pós-Operatória, inclui ações e medidas em todas as fases perioperatórias, desde a decisão em operar indicada pelo cirurgião e compartilhada pelo paciente, passando pelo pré, intra e pós-operatório, até os cuidados pós-alta. Ainda, um serviço que conduz um programa de aceleração da recuperação bem estabelecido deve contar com revisão dos resultados obtidos, obtendo documentação apropriada como dados de morbimortalidade, segurança, custos e satisfação do paciente, em vista de poder melhorar constantemente seu programa. Sendo um programa que exige

uma cadência de cuidados com o objetivo de acelerar a recuperação do paciente, é ponto crucial para o bom funcionamento deste que a equipe que proverá o cuidado seja amplamente treinada. O conhecimento e formação continuada acerca dos passos do programa promove uma melhor aplicação dele. A presença de quadros expostos e *checklists* na folha de registro anestésico e pré-anestésico, e também no prontuário pós-operatório podem ajudar para que cada item não seja esquecido. A aderência aos pontos mais polêmicos, como a ingestão de líquido com carboidratos 2 horas antes do início da anestesia, pode ser mais difícil aos colegas mais antigos, mas a discussão constante em equipe com literatura atualizada pode quebrar esse paradigma. A Tabela 50.1 resume as fases do *Fast-track*.

Decisão em operar

O ponto de partida para uma cirurgia se inicia, na maioria das vezes, na indicação cirúrgica pelo cirurgião. Neste momento, é importante que o paciente e familiares participem da decisão de forma compartilhada, munidos das informações necessárias que o cirurgião e a equipe interdisciplinar devem oferecer. Pode ser interessante investigar se o paciente compreende o motivo real pelo qual ele deve ser submetido a um procedimento cirúrgico e tentar explicá-lo da melhor maneira possível as intenções de tratamento e qual o resultado esperado, lembrando que nem sempre uma cirurgia pode ser totalmente eficaz ou curativa. Muitas vezes pacientes têm a ilusão que um procedimento cirúrgico vai resolver todos os problemas da sua vida e extirpar por inteiro as dores do corpo, quando na verdade o procedimento tem um objetivo específico e não envolve todos os problemas de saúde do paciente. É comum ouvir relatos de frustração dos pacientes pós--operatórios. Por isso, o manejo de expectativas no momento da decisão em operar

TABELA 50.1	DESCRIÇÃO DO PROGRAMA DE *FAST-TRACK* POR FASE
Fase perioperatória	**Cuidados *Fast-track***
Decisão em operar	Decisão compartilhada e interdisciplinar Informação ao paciente e manejo de expectativas Equipe treinada
Pré-operatório	Contato precoce com o anestesiologista e aconselhamento Avaliação de saúde e riscos pré-operatórios Otimização de patologias e funções orgânicas (ex.: hemoglobina, glicemia, betabloqueadores, função cardíaca e respiratória, estado nutricional) Consentimento informado Prescrição pré-anestésica com benzodiazepínicos Mínimo preparo colônico Mínimo jejum com ingestão de carboidratos líquidos 2 horas antes
Intraoperatório	Bloqueios regionais e neuroaxiais Analgesia multimodal Anestésicos de curta duração Protocolos padronizados de cuidado anestésico Estratégias de prevenção de infecções Otimizar manejo de fluidos (fluidoterapia guiada por metas) Minimizar uso de drenos e sondas Incisões pequenas e cirurgia minimamente invasiva Controle rigoroso da temperatura
Pós-operatório	Analgesia multimodal Plano de recuperação por metas para alta precoce Deambulação precoce e fisioterapia Prevenção de náuseas e vômitos Tromboprofilaxia Retirada precoce de drenos e cateteres Cuidado nutricional Protocolos de intervenção precoce para intercorrências médicas ou desvios das metas de recuperação
Pós-alta	Seguimento remoto (meio eletrônico) *Home-care* Fisioterapia Retorno às atividades normais no tempo certo
Documentação perioperatória	Morbidade, segurança, custos, satisfação do paciente

é crucial para a satisfação do paciente em relação a toda cadeia de cuidado até sua alta e recuperação.

A educação de pacientes sobre o cuidado perioperatório antes da cirurgia reduz a necessidade de alívio da dor, reduz a ansiedade, pode incluir instrução sobre técnicas de relaxamento que podem ser usadas antes e depois da cirurgia, e pode melhorar os resultados. Junto com o cirurgião e equipe interdisciplinar, o anestesiologista tem papel fundamental na educação e esclarecimento ao paciente, tendo esta oportunidade de influenciar positivamente a satisfação do paciente que vai ser avaliada após sua alta.

Pré-operatório

O contato precoce do paciente com o anestesiologista logo após a decisão em operar, deixando um intervalo de tempo razoável até o procedimento cirúrgico, permite e facilita um melhor preparo do paciente e melhor planejamento para o cuidado perioperatório. Para que isso ocorra, um bom relacionamento com as equipes de cirurgia facilita uma referência precoce ao anestesiologista.

A avaliação pré-anestésica criteriosa ajuda a identificar os fatores da saúde do paciente que devem ser investidos em melhoria. A função orgânica deve ser otimizada em pacientes com doença cardiovascular, doença pulmonar obstrutiva crônica, diabetes mellitus, anemia entre outros, cada um de acordo com suas recomendações próprias, podendo contar com auxílio do colega especialista, de modo que o paciente chegue à sala de cirurgia compensado da melhor maneira possível, e já com plano de continuidade do cuidado da sua patologia ou disfunção orgânica no período pós-operatório. Meios farmacológicos podem ser utilizados para manter o paciente abstinente de álcool, o que já demonstrou em menor morbidade e recuperação melhorada neste tipo de paciente. Parar de fumar por período prolongado (no mínimo um mês) antes da cirurgia pode reduzir complicações pós-operatórias. A otimização do controle glicêmico tem papel fundamental em prevenção de morbimortalidade. A hiperglicemia intraoperatória por si só é fator de risco independente para complicações pós-operatórias, incluindo morte após cirurgia cardíaca.

A prescrição pré-anestésica deve ser feita objetivando sedação, redução da ansiedade, otimizar estabilidade hemodinâmica intraoperatória e diminuição de efeitos colaterais pós-operatórios. A medicação mais comumente utilizada são os benzodiazepínicos, principalmente o midazolam via oral, que no *Fast-track* reduz as complicações relacionadas à ansiedade e melhora o conforto e satisfação do paciente. Os betabloqueadores e os alfa-2-agonistas têm sido cada vez mais utilizados em programas de *Fast-track* pois, como resultado de seus efeitos poupadores de analgésicos, redutores do estresse cirúrgico, preventores de náuseas e vômitos, facilitam o processo de recuperação precoce, melhoram estabilidade hemodinâmica e reduzem dor pós-operatória. Evidências sugerem que os betabloqueadores são os mais efetivos em redução de eventos cardíacos em pacientes cirúrgicos com doença arterial coronariana preexistente.

O jejum absoluto pré-operatório das cirurgias eletivas faz com que o paciente inicie a cirurgia já com déficit de hidratação. Permitir que o paciente faça ingestão de líquidos claros até duas horas antes cirurgia tem sido provado seguro contra a broncoaspiração em pacientes selecionados, e também efetivo na redução de efeitos adversos pós-operatórios. Se o líquido ainda contém uma carga de carboidratos, geralmente a base de maltodextrinas que mantém a osmolalidade da solução abaixo de 285 mOsm/kg para promover esvaziamento gástrico rápido, esta fonte energética pré-operatória previne a resistência à insulina pós-operatória proporcionando melhor controle glicêmico e atenua a resposta catabólica da cirurgia, ao mesmo tempo que reidrata. O preparo colônico tradicional, além de induzir a desidratação pré-operatória, pode estar associado a aumento do risco de morbidade anastomótica e infecciosa no pós-operatório de cirurgias do cólon.

Intraoperatório

O controle da dor perioperatória tem papel fundamental na redução do estresse cirúrgico e consequentemente da recuperação acelerada e possibilidade de alta precoce. No entanto, é necessário um planejamento adequado da anestesia e analgesia, pois uma técnica inadequada pode precipitar efeitos colaterais e manter o paciente mais tempo internado.

O uso de bloqueios nervosos, associados ou não à anestesia geral, representa a estratégia mais eficaz e segura para controle da dor perioperatória. Conforme cada tipo de procedimento, podem ser realizados bloqueios neuroaxiais, regionais, de nervos periféricos e até mesmo infiltração de anestésico local nos sítios cirúrgicos.

A infiltração de anestésico local ao redor da incisão cirúrgica deve ser sempre estimulada nos cirurgiões, pois está associada a redução do requerimento de opioides intra e pós-operatórios, consequentemente reduzindo os efeitos colaterais dos opioides. Estudos demonstram melhora da analgesia, redução de náuseas e vômitos, maior satisfação dos pacientes e até redução da internação hospitalar.

Como um suplemento da anestesia geral ou mesmo como técnica primária de anestesia associada a sedação, o bloqueio de plexo ou de nervos periféricos melhora a analgesia pós-operatória e reduz efeitos colaterais dos opioides, facilitando o processo de recuperação acelerada. Têm sido vistos períodos de internação mais curtos em cirurgias para mão, ombro, anorretal, reparo de hérnias e cirurgia do joelho.

Quando se opta por um bloqueio neuroaxial no regime de recuperação acelerada, é importante selecionar a combinação mais apropriada de anestésico local e adjuvante para evitar efeitos prolongados da anestesia que impactam negativamente na prontidão de alta. Por exemplo, o uso de dose alta de opioide intratecal para prolongar o bloqueio pode prolongar tempo de primeira micção, atrasando a alta. Por outro lado, o uso de "mini-doses" de anestésicos locais (por exemplo, lidocaína 10-30 mg, bupivacaína 3,5-7 mg ou ropivacaína 5-10 mg) combinadas com opioide potente (fentanil 10-25 µg ou sufentanil 5-10 µg) pode resultar em recuperação mais rápida das funções motora e sensorial, se comparadas com doses convencionais de anestésicos locais intratecais. No entanto, podem surgir efeitos adversos do opioide intratecal, como prurido e náuseas, que podem sem tratados. A anestesia peridural pode ser uma grande aliada no regime de *Fast-track* para cirurgias de maior porte, sendo seus benefícios mais aparentes quando usada como parte de um regime de analgesia multimodal. A infusão peridural contínua e a analgesia controlada pelo paciente (cuja sigla em inglês e mais conhecida é PCA) por via epidural provê melhor alívio da dor do que o sistema de PCA com opioide intravenoso. A técnica peridural também tem evidência de redução de complicações pulmonares após cirurgia torácica ou abdominal superior. Quando se trata de cirurgia minimamente invasiva ou cirurgias de pequeno porte, a anestesia peridural já não demonstra tanto benefício.

A analgesia multimodal (ou balanceada) envolve o uso de mais que uma modalidade de controle da dor para obter efeito analgésico aditivo (e até sinérgico) enquanto se reduz o efeito colateral dos opioides. Esta analgesia se inicia já no intraoperatório com planejamento de manutenção da mesma no período pós-operatório, processo que melhora a recuperação e resultados cirúrgicos. Esta abordagem é prática padrão no regime de *Fast-track*, pois um analgésico único não opioide (como os AINES, anti-inflamatórios não esteroidais) pode não ser suficiente para controlar uma dor severa, e por outro lado, o uso exclusivo de opioide pode provocar muitos efeitos colaterais.

Quando a cirurgia é superficial, ou seja, não cavitária, como no caso de membros, anal e reparo de hérnias pequenas, o uso de um bloqueio de nervo associado a uma sedoanalgesia intravenosa parece ser o melhor meio de atingir recuperação acelerada.

Apesar das vantagens óbvias das anestesias locais e regionais, muitos pacientes e cirurgiões ainda preferem a anestesia geral. O uso de anestésicos de curta duração é essencial para o rápido despertar e extubação, adiantando já na sala de recuperação pré-anestésica o processo de recuperação acelerada. O propofol representa a droga de escolha para indução endovenosa da anestesia, e a manutenção com anestésicos inalatórios mais voláteis, como o sevoflurano e o desflurano, parece ser superior ao propofol e ao isoflurano em respeito a uma recuperação mais precoce. O óxido nitroso permanece como um adjuvante popular durante a manutenção devido seu efeito poupador de anestésico e de analgésico, baixo custo e perfil farmacocinético favorável. Atualmente, o remifentanil em infusão contínua tem sido cada vez mais utilizado como adjuvante na manutenção da anestesia balanceada, graças ao seu perfil de eliminação ultrarrápida e não dependente de metabolização hepática nem de excreção renal, provendo segurança e despertar precoce. Sempre que possível, a máscara laríngea deve ser uma alternativa ao tubo orotraqueal.

A prevenção de náuseas e vômitos no pós-operatório (NVPO) já se inicia no intraoperatório. O uso de anestésicos inalatórios causa mais NVPO que o propofol. A combinação com melhor benefício custo-efetivo é a dexametasona (4-8 mg) com dose baixa de droperidol (0,625-1,25 mg). Se o paciente tem alto risco de desenvolver NVPO, o uso de antagonista serotonérgico também está indicado.

A administração de fluidos deve ser rigorosamente planejada, pois há evidência acumulada que demonstra a necessidade de evitar excesso de fluidos, o que pode aumentar morbidade. O conceito de fluidoterapia guiada por metas tem se desenvolvido e pretende otimizar o volume sistólico com provas de volume com coloides avaliando a função cardíaca por ecodoppler transesofágico ou outras técnicas de variáveis dinâmicas, como o DeltaPP (variação de pressão de pulso) e o Índice de Variabilidade Pletismográfica (da sigla em inglês PVI), que é não invasivo, utiliza a onda pletismográfica de um oxímetro de pulso para calcular a responsividade a volume. Esta prática de manejo dos fluidos tem demonstrado melhora nos resultados pós-operatórios reduzindo morbidade e tempo de internação hospitalar. O controle consciente do volume infundido é importante, pois se uma sobrecarga de fluidos é ruim, a falta de fluidos pode levar a hipovolemia funcional e consequente resposta hormonal vasoativa exagerada e recuperação prolongada.

Embora exista evidência do benefício da utilização perioperatória de protocolos de manejo hemodinâmico e de cuidado anestésico com um todo, a adoção desta prática ainda é baixa Protocolos assim ajudam a padronizar as respostas aos desvios da normalidade na condução da anestesia, o que pode evitar exageros e também a falta de cuidado na hora certa. Uma situação exemplo seria se quer se manter a pressão arterial média do paciente como meta acima de 70, e em dado momento a pressão se encontra em 69. Como saiu da meta, o protocolo deve exigir uma conduta, ou uma prova de volume, ou uma droga vasoativa caso não seja respondedor a volume. Este processo ajudar a evitar dúvida na hora da tomada de decisões, e é parte integrante do regime de *Fast-track*.

O controle da temperatura também é essencial para a recuperação acelerada. A prevenção da hipotermia intraoperatória reduz respostas simpáticas, eventos cardíacos indesejáveis, distúrbios de coagulação, entre outras morbidades. Deve também ser feito de rotina a prevenção de infecções, reduzindo morbidade pós-operatória.

A técnica cirúrgica mais bem associada à possibilidade de recuperação precoce é a cirurgia minimamente invasiva, envolvendo as cirurgias videolaparoscópicas e endoscópicas. Este tipo de cirurgia está associado a diminuição de resposta inflamatória e imunodisfunção pós-operatória, com íleo reduzido e função pulmonar melhor, além de menos dor e menor tempo de internação hospitalar. Deve ser evitado uso rotineiro de sonda nasogástrica. Ela pode prolongar o íleo paralítico, atrasar o início da dieta oral, causar desconforto orofaríngeo e ainda predispõe a morbidade pulmonar, pois facilita refluxo gástrico e pneumonite aspirativa. Os drenos de cavidade também não devem ser parte da rotina, pois sabe-se que não são tão necessários.

Pós-operatório

O controle da dor é talvez o mais importante aspecto para o sucesso da aceleração da recuperação pós-operatória. A analgesia multimodal planejada e iniciada já no intraoperatório prossegue no período consecutivo. Estudos sugerem que um efeito poupador de opioides pode ser conseguido usando uma variedade de fármacos adjuvantes não opioides (por exemplo, cetamina, clonidina, dexmedetomidina, adenosina, gabapentina, pré-gabalina, glicocorticoides, esmolol, neostigmina, magnésio). As evidências atuais da literatura acerca deste tema se encontram resumidas na Tabela 50.2.

Além dos analgésicos adjuvantes citados na tabela, fazemos uso no Brasil da Dipirona, que teria potência equivalente ao paracetamol que está na tabela, e pelo uso frequente, tem demonstrado seu benefício na analgesia multimodal. A dipirona não está inclusa da tabela de evidência, pois como na grande maioria dos países do hemisfério norte, e inclusive Japão e Austrália, a dipirona não é utilizada, não há força de evidência em estudos maiores sobre analgesia multimodal em período pós-operatório. Nesses países

citados, a dipirona foi proscrita a partir da década de 1970, devido casos relatados de agranulocitose e anemia aplástica associados à droga. No entanto, a atual incidência da agranulocitose é aceitável, pois oscila entre 0,2 e 2 casos por milhão de pessoas/dia de uso. Há drogas em uso clínico que tem incidência muito maior, como o antipsicótico clozapina com incidência de 8:1.000 pacientes após seis meses de tratamento. Portanto, a dipirona pode ser considerada sim uma opção viável e benéfica na combinação com outras drogas para poupar opioides e estabelecer analgesia multimodal.

A observação feita de que os efeitos colaterais dos opioides podem ser um grande obstáculo para atingir a satisfação do paciente e a alta para casa precocemente tem aumentado o interesse em técnicas anestésicas locais e regionais. Estudos a cerca disso levaram ao desenvolvimento de anestésicos locais de longa duração (p.ex., suspensões, lipossomas e microesferas) e métodos de liberação contínua (p.ex., cateteres em nervos periféricos e técnicas de infusão em feridas), e estes podem representar o futuro do controle da dor pós-operatória.

Assim como o controle da dor, a prevenção de NVPO deve ser continuado no período pós-operatório. Se foram deixados drenos ou sondas, devem ser retirados o mais rapidamente possível. O repouso prolongado no leito é indesejável pois aumenta perca muscular e fraqueza, atrapalha a função pulmonar e predispõe a estase venosa e tromboembolismo. Todos os esforços devem ser feitos para estimular a movimentação pós-operatória, o que se torna possível somente com um controle adequado da dor. O estabelecimento precoce de suporte fisioterapêutico motor e respiratório é crucial nesta demanda.

Para pacientes selecionados, além da deambulação precoce, a tromboprofilaxia pode ser necessária com outros meios, sejam medicamentosos ou sejam físicos, como o

TABELA 50.2 — EVIDÊNCIAS EM ANALGESIA MULTIMODAL

1ª droga	2ª droga	Nível de evidência do benefício da combinação	Comentários
Opioide	AINES (incluso inibidor de COX-2 seletivo)	A	Meta-análises descrevem efeitos robustos de melhora da analgesia, poupa opioide e reduz EA da 1ª droga
	Anestésico local	A	Múltiplas meta-análises indicam poupar opioide e reduz EA da 1ª droga, em vários sítios cirúrgicos
	Betabloqueador	A	Evidência limitada indica poupar opioides
	Paracetamol	B	Metanálises descrevem poupar opioides, mas sem efeito claro nos EA
	Alfa-2-agonistas (adrenalina, clonidina, dexmedetomidina)	B	Evidência limitada indica potencial para poupar opioide, mas sem efeito evidente nos EA dos opioides
	Antiepilépticos (incluso gabapentina)	B	Literatura crescente indica potencial de poupar opioides, mas sem redução de EA
	Glicocorticoides	B	Efeito positivo mas dados limitados sobre redução da dose opioide, e melhora NVPO
	Antagonistas NMDA (cetamina, magnésio)	B	Cetamina poupa opioides com poucos EA em dose baixa; dados positivos mas muito limitados para magnésio e memantina
	Antidepressivos (ISRS, tricíclicos)	C	Pequena evidência para tricíclicos, e não para ISRS em poupar opioides, sem redução de EA da 1ª droga
	Colinomiméticos (neostigmina, fisostigmina)	C	Dados limitados mas positivos em redução e opioide, mas com EA colinérgicos
	Anti-histamínicos (hidroxizina, difenidramina)	C	Dados insuficientes sobre poupar opioide ou seus EA; tem redução da náusea com EA anticolinérgicos
	Bloqueadores de canal de Cálcio	C	Dados limitados
AINES	Anestésicos locais	A	Dados indicam benefício analgésico claro, com possibilidade de evitar uso de opioide
	Paracetamol	B	Evidência limitada indica benefício analgésico
	Tramadol	C	Dados limitados

Adaptado de White et al.[5].
AINES = anti-inflamatórios não esteroidais; EA = efeitos adversos; ISRS = inibidor seletivo da receptação da serotonina; NMDA = N-metil-D-aspartato; NVPO = náuseas e vômitos pós-operatórios.

uso de meias e equipamentos de compressão gradual dos membros inferiores.

O íleo paralítico pós-operatório pode causar desconforto e atrasar a realimentação oral, prolongando convalescência e tempo de internação. A estratégia multimodal de *Fast-track* para prevenção do íleo inclui uso de técnicas minimamente invasivas, evitar sonda nasogástrica, alimentação oral e deambulação precoces e regimes poupadores de opioides. Tradicionalmente, a ingestão alimentar é reduzida no período pós-operatório, o que representa um contrassenso quando justamente o organismo se encontra em catabolismo reparatório. Um dos mais importantes fatores para aceleração do retorno da função intestinal após cirurgia abdominal é o uso de analgesia peridural torácica contínua. Com ela, a realimentação oral pode ser iniciada 6 horas após a cirurgia, mesmo após cirurgia de cólon com anastomose. O suporte nutricional dos pacientes cirúrgicos tem por objetivo acelerar o reparo tecidual e aumentar a resistência à infecção, enquanto previne a perda de proteínas funcionais e estruturais. A administração de quantidades hipercalóricas de glicose em combinação de aminoácidos é a única modalidade nutricional que tem demonstrado produzir efeito positivo no balanço proteico. Assim como um *checklist* pré-anestésico, a recuperação pós-operatória pode ser avaliada por um *checklist* de plano de recuperação por metas, com os critérios mínimos a serem atingidos para que o paciente possa receber alta para casa precocemente, assim que completar todos os pontos deste *checklist*. Esta lista pode conter critérios como: controle da dor e NVPO, ausência de efeitos colaterais impeditivos, ausência de intercorrências e de disfunção orgânica, alimentação adequada, função excretora normalizada, deambulação e movimentação possível. Além disso, este protocolo para alta precoce deve se preocupar também em intervenção precoce para intercorrências médicas ou desvio das metas de recuperação. Um atraso de um dia na tomada de conduta a cerca de uma alteração apresentada pelo paciente pode atrasar em vários dias a alta hospitalar e aniquilar o regime de *Fast-track*.

Pós-alta hospitalar

Na modalidade de cuidado perioperatório em *Fast-track*, o período pós-alta hospitalar passa a ter importância maior que comparada ao modelo convencional. Um canal deve ser deixado aberto com o paciente e sua família ou cuidador para que qualquer alteração da normalidade ou intercorrência seja prontamente identificada, atendida e corrigida, tentando evitar uma reinternação. Este seguimento pós-alta geralmente ocorre por meio eletrônico, seja por telefonia ou troca de mensagens eletrônicas, hoje tão facilitada e difundidas com o auxílio da tecnologia de smartphones com internet móvel.

O cuidado domiciliar pode ainda ser realizado por equipe de *home-care*, situação em que pode ser prolongado o uso de antibioticoterapia endovenosa caso seja necessário, suporte fisioterapêutico, cuidado de escaras e feridas operatórias, educação em saúde dos pacientes operados.

Assim como a intenção de alta hospitalar precoce com a recuperação acelerada, o retorno às atividades de trabalho e rotina dos pacientes em menor tempo do que o modelo convencional também é objetivo do *Fast-track*, constituindo marcador da qualidade do serviço prestado e satisfação do paciente.

Como método de educação continuada para melhoria da aplicação da metodologia de *Fast-track*, a equipe empenhada na prestação do serviço deve sempre manter documentação de cadastro e registro dos dados e resultados obtidos nos pacientes submetidos ao programa. A análise criteriosa desses dados permite discussão e revisão dos pontos falhos ou omissos, permitindo expertise para melhoria contínua do serviço. Podem ser analisados os fatores de morbidade, segurança, custos e satisfação do paciente.

É importante lembrar que a metodologia de *Fast-track* não pode ser igualmente aplicada a todos os pacientes cirúrgicos. A avaliação pré-operatória criteriosa deve classificar o paciente por estratificação de risco segundo sua patologia e condição clínica. Pacientes de alto risco cirúrgico possuem reserva fisiológica baixa e uma alta taxa de morbimortalidade, isto é um fato. Nestes casos, algumas condições podem exigir modificações na estratégia de *Fast-track* em alguns critérios específicos, zelando pela segurança do paciente e sua boa evolução pós-operatória, pois a recuperação acelerada nem sempre vai ser atingida dentro do esperado. Os pacientes que não obtiveram sucesso na otimização de sua patologia clínica prévia, como uma insuficiência cardíaca que não teve melhora funcional, não vão poder ser submetidos à intenção de *Fast-track*. Outra situação é quando o paciente triado para ser submetido a um regime de *Fast-track* seja surpreendido por uma intercorrência importante, como uma deiscência de sutura, dentre outras complicações relacionadas à cirurgia em si, ou como uma agudização de uma insuficiência renal crônica leve e outras intercorrências clínicas. Nestes casos, o planejamento de alta em 1 ou 2 dias pode ser postergado até que se resolva a situação.

O cuidado perioperatório deve ser considerado como uma estratégia multidisciplinar para melhorar conduta e resultados dos pacientes submetidos a cirurgia, mais do que apenas uma subespecialidade limitada a apenas uma profissão médica. Como membros de um time multidisciplinar, a experiência e as decisões do anestesiologista e do intensivista têm impacto direto na habilidade de atingir uma recuperação acelerada no programa de cirurgia em *Fast-track*.

Evidências na utilização do *Fast-track*

O conceito de sistemas cirúrgicos de cuidados perioperatórios tem sido recordado, estudados, descritos e evoluídos nas últimas quatro décadas[8]. Estes conceitos incluem elementos que melhoram os resultados de maneira coordenada e planejada, diminuindo a incidência de náuseas e vômitos, reduzindo a severidade e dor pós-operatória e permitindo uma deambulação mais rápida, aumentando a probabilidade de alta precoce com diminuição de morbidade e custos hospitalares, sem um aumento na taxa de readmissões, mesmo em cirurgias consideradas de alto risco para complicações[11]. Os fatores chaves para programas como *Enhaced Recovery After Surgery* (ERAS) estão na sua natureza multidisciplinar, identificando estratégias e protocolos suportados pela medicina baseada em evidências para prover uma otimização do cuidado perioperatório, facilitando a transição de cuidados, medindo e reportando resultados e performance[12].

Desde sua introdução até o momento, vários estudos têm destacado a possibilidade do impacto positivo na utilização do protocolo ERAS em múltiplos subgrupos cirúrgicos comparados com cuidados tradicionais[8]. Tempo de internação hospitalar, redução de taxa de morbidade, retorno mais rápido da função intestinal são alguns dos exemplos de resultados mensurados nestes estudos[13]. Estes resultados publicados sob a forma de revisões sistemáticas e metanálises embasam as evidências para utilização do protocolo ERAS na prática diária em vários cenários cirúrgicos[14-17]. Foi realizado busca sistemática na base de dados PUBMED entre 2011, até fevereiro de 2016, na tentativa de recuperar metanálises que avaliaram resultados em pacientes cirúrgicos submetidos a algum protocolo *Fast-track*.

Cirurgia torácica

A possibilidade de redução de sequelas indesejáveis em cirurgias para ressecção de neoplasia de pulmão ou esofagectomia torácica é extremamente interessante. Complicações pós-operatórias tais como dor, disfunção cardiopulmonar, infecção e tromboembolismo estão usualmente associadas a este tipo de cirurgia. O desenvolvimento de técnicas cirúrgicas minimamente invasivas associadas a um protocolo que contemple elementos perioperatórios do tipo *Fast-track* pode melhorar os resultados em cirurgias torácicas[18]. Embora existam relatos de protocolos sendo utilizados na prática, não foi recuperado nenhuma metanálise com dados mensurados em cirurgia torácica.

Neurocirurgia oncológica

Cirurgias para ressecção de tumores cranianos possuem uma incidência significativa de complicações como acidente vascular, infarto do miocárdio, infecção e morte. A utilização de protocolos de aceleração da recuperação pós-operatória que permita tratamento coadjuvante (quimioterapia ou radioterapia) pode potencialmente melhorar resultados por diminuir o tempo entre o período cirúrgico e o retorno às atividades diárias. Uma revisão da literatura publicada recentemente pretendeu fornecer graus de evidências quanto a utilização isolada de cada elemento do protocolo neste tipo de cirurgia, porém sem resultados mensuráveis[19].

Cirurgia gastrointestinal maior, fígado, vias biliares e pâncreas

Embora os avanços dos cuidados cirúrgicos e anestésicos tenham melhorado a segurança dos pacientes cirúrgicos, a morbidade após a cirurgia abdominal é ainda alta. Protocolos de *Fast-track* têm sido propostos com o objetivo de melhorar a qualidade do cuidado perioperatório, atenuando a perda da capacidade funcional e acelerando o processo de recuperação. Recente publicação da Colaboração Cochrane discutiu os resultados de protocolos de aceleração da recuperação em pacientes submetidos às cirurgias maiores de abdômen superior

(gastrointestinal, fígado e pâncreas). Nove ensaios clínicos randomizados forneceram resultados de 1014 participantes (499 no grupo *Fast-track*), a maioria deles eram de baixo risco anestésico-cirúrgico e de alto *status* de performance. Todos os ensaios clínicos foram de alto risco de viés. Assim os autores concluem que baseado em uma baixa qualidade de evidência, protocolo ERAS pode reduzir tempo de estadia hospitalar e custos[20]. Outra revisão abordando 2.565 pacientes submetidos a duodeno pancreatectomia (1.366 no protocolo de aceleração da recuperação) concluiu que *Fast-track* aplicado a este subgrupo de pacientes pode ser efetivo e seguro, diminuindo tempo de internação hospitalar e taxa de complicação, sem aumento de mortalidade, taxa de readmissão e taxa de reoperação[15]. Outras revisões recuperadas demonstraram que apesar das evidências serem de fraca para moderada, a abordagem *Fast-track* parece ser segura e pode estar associada a redução de morbidade em pacientes submetidos a cirurgias abdominais maiores[16,21-30] (Tabela 50.3).

Cirurgia de ressecção colorretal

Fast-track foi originalmente conceitualizado por Henrik Kehlet em cirurgias colorretais[1]. Reduzir a resposta metabólica ao trauma cirúrgico, acelerar a recuperação pós-operatória, diminuir complicações e morbidade, encurtar estadia hospitalar com redução de custo, sem comprometer a segurança dos pacientes são as principais razões para se executar o protocolo multimodal ERAS em cirurgias abertas de ressecção colorretal. Seis metanálises em cirurgias colorretais abertas, publicadas nos últimos cinco anos, validaram os benefícios e a segurança na utilização de um programa de *Fast-track* comparado com os cuidados padrões para a época[31-36]. Cuidados padrões englobavam tradicionalmente a abordagem corporativa baseada principalmente na ex-

TABELA 50.3	RESUMO DA UTILIZAÇÃO DO PROTOCOLO *FAST-TRACK* EM CIRURGIAS ABDOMINAIS MAIORES			
Autor/ano	Ano	Tipo de cirurgia	Número de participantes *Fast-track*	Principais resultados
Bond-Smith *et al.*[20]	2016	Gastrointestinal maior Hepática Pancreática	499	Redução do tempo de internação hospitalar Redução de custos
Lei *et al.*[39]	2015	Pancreática	1366	Redução do tempo de internação hospitalar Menor taxa de complicação pós-operatória Menor mortalidade
Kagedan *et al.*[49]	2015	Pancreática	1129	Redução do tempo de internação hospitalar Menor taxa de complicação pós-operatória Menor mortalidade
Gemmill *et al.*[16]	2015	Gastroesofágicas para neoplasia	1457	Redução do tempo de internação hospitalar
Chen *et al.*[21]	2015	Gastrectomia para neoplasia	262	Redução do tempo de internação hospitalar Redução de custos
Beamish *et al.*[22]	2015	Gastrectomia para neoplasia	726	Redução do tempo de internação hospitalar Redução de custos
Yu *et al.*[23]	2014	Gastrectomia para neoplasia	199	Redução do tempo de internação hospitalar Redução de custos
Wang *et al.*[24]	2014	Cirurgias gastrointestinais	1434	Redução de complicações
Li *et al.*[25]	2014	Gastrectomia para neoplasia	265	Redução do tempo de internação hospitalar Redução de custos
Lei *et al.*[26]	2014	Cirurgia hepática	187	Redução do tempo de internação hospitalar Redução de custos Redução de complicações

Continua...

TABELA 50.3	**RESUMO DA UTILIZAÇÃO DO PROTOCOLO *FAST-TRACK* EM CIRURGIAS ABDOMINAIS MAIORES – CONTINUAÇÃO**			
Autor/ano	**Ano**	**Tipo de cirurgia**	**Número de participantes *Fast-track***	**Principais resultados**
Hughes *et al.*[27]	2014	Cirurgia hepática	522	Redução do tempo de internação hospitalar Redução de custos Redução de complicações
Chen *et al.*[28]	2014	Gastrectomia para neoplasia	107	Redução do tempo de internação hospitalar Redução de custos
Coolsen *et al.*[29]	2013	Cirurgia hepática	310	Redução do tempo de internação hospitalar
Coolsen *et al.*[30]	2013	Pancreática	1090	Redução do tempo de internação hospitalar Redução de custos Redução de complicações
Hall *et al.*[50]	2012	Pancreática e hepatobiliar	999	Redução do tempo de internação hospitalar

periência clínica de cirurgiões mais velhos que passavam suas técnicas e métodos de cuidados perioperatórios para seus residentes, os quais continuamente utilizavam em sua vida profissional[6]. Os protocolos multimodais de aceleração da recuperação pós-operatória (*Fast-track* ou ERAS) buscam a substituição progressiva deste cuidado tradicional por práticas médicas baseadas na melhor evidência disponível. Este conceito multimodal utiliza várias estratégias capazes de reduzir tanto o estresse fisiológico quanto o psicológico, modulando o catabolismo tissular associado à cirurgia. Esta forma de abordagem incorpora a necessidade de cuidados interdisciplinares entre cirurgiões anestesiologistas, enfermeiras e fisioterapeutas, evoluindo técnicas nos campos da anestesia, analgesia, modulação da resposta adaptativa ao trauma, nutrição e manejo de fluídos e deambulação precoce. Todas as seis metanálises demonstraram que o protocolo *Fast-track* acelerou o retorno da função intestinal, encurtou o tempo de hospitalização e diminuiu taxa de complicações dos pacientes submetidos a ele. Não houve diferença significativa nas taxas de readmissões entre as duas abordagens. Uma outra metanálise (composta de dois ensaios clínicos randomizados, 11 estudos de coortes e três séries de casos) mostrou que mesmo pacientes idosos submetidos a cirurgias colorretais abertas podem se beneficiar de um protocolo multimodal ERAS[37]. Outro aspecto importante na melhora dos resultados no campo da cirurgia colorretal foi o desenvolvimento da laparoscopia cirúrgica. Desde a sua introdução em 1991, a cirurgia laparoscópica colorretal tem se tornado popular. Quatro metanálises recentes[14,38-40] demonstraram que a ressecção laparoscópica colorretal reduziu significativamente tempo de internação hospitalar e taxa de complicação quando comparada à cirurgia aberta, porém seu valor em um ambiente de otimização de um protocolo multimodal de aceleração da recuperação pós-operatória ainda permanece a ser provado (Tabela 50.4 e 50.5).

Cirurgia ginecológica

O câncer ginecológico é responsável por 10-15% das neoplasias femininas. Programas *Fast-track* podem reduzir o estresse cirúrgico e melhorar os resultados neste tipo de cirurgia. Três atualizações da Colaboração Cochrane foram incapazes de recuperar qualquer ensaio clínico comparando ERAS com cuidados tradicionais[41]. Portanto, as evidências disponíveis do uso da abordagem *Fast-track* em cirurgias ginecológicas são embasadas em duas metanálises de estudos não randomizados. Uma abordou tanto cirurgias para doenças benignas quanto para neoplasias[17], a outra apenas cirurgias para malignidade[42]. Ambas concluem que as evidências disponíveis demonstram a segurança e o benefício da utilização do ERAS em cirurgias ginecológicas.

TABELA 50.4		RESUMO DA UTILIZAÇÃO DO PROTOCOLO *FAST-TRACK* EM CIRURGIAS COLORRETAIS ABERTAS		
Autor/ano	Ano	Tipo de cirurgia	Número de participantes *Fast-track*	Principais resultados
Yin *et al.*[31]	2014	Cirurgia colorretal	474	Redução do tempo de internação hospitalar Menor taxa de complicação pós-operatória
Lemanu *et al.*[32]	2014	Cirurgia colorretal	1373	Redução do tempo de internação hospitalar
Greco *et al.*[33]	2014	Cirurgia colorretal	1181	Redução do tempo de internação hospitalar Menor taxa de complicação pós-operatória
Ahmed *et al.*[34]	2012	Cirurgia colorretal	5747	Redução do tempo de internação hospitalar
Spanjersberg *et al.*[35]	2011	Cirurgia colorretal	119	Redução do tempo de internação hospitalar Menor taxa de complicação pós-operatória
Rawlinson *et al.*[36]	2011	Cirurgia colorretal	667	Redução do tempo de internação hospitalar Menor taxa de complicação pós-operatória

TABELA 50.5 — RESUMO DA UTILIZAÇÃO DO PROTOCOLO *FAST-TRACK* EM CIRURGIAS COLORRETAIS LAPAROSCÓPICAS

Autor/ano	Ano	Tipo de cirurgia	Número de participantes *Fast-track*	Principais resultados
Zhuang *et al.*[14]	2015	Cirurgia colorretal (laparoscópica × aberta)	598	Redução do tempo de internação hospitalar Menor taxa de complicação pós-operatória Menor mortalidade
Spanjersberg *et al.*[38]	2015	Cirurgia colorretal (laparoscópica × aberta)	655	Redução do tempo de internação hospitalar Menor taxa de complicação pós-operatória Menor mortalidade
Lei *et al.*[39]	2015	Cirurgia colorretal (laparoscópica × aberta)	714	Redução do tempo de internação hospitalar Menor taxa de complicação pós-operatória Menor mortalidade
Li *et al.*[40]	2013	Cirurgia colorretal (laparoscópica × aberta)	315	Redução do tempo de internação hospitalar Menor taxa de complicação pós-operatória Menor mortalidade

Cirurgia ortopédica

A artroplastia total do quadril e do joelho são consideradas cirurgias ortopédicas maiores, capazes de gerar altas taxas de morbidade pós-operatória (dor, disfunção cognitiva, uso de polifarmácia, necessidade de transfusões sanguíneas, limitação da atividade física). Não foi recuperada nenhuma metanálise que discuta resultados mensuráveis entre 2011-2016. Uma revisão sistemática que abordou resultados qualitativos em 2,208 pacientes ortopédicos submetidos a um protocolo ERAS[43] concluiu que apesar da pouca experiência em cirurgias eletivas de quadril e joelho, o protocolo multimodal ERAS não comprometeu de uma maneira geral, a satisfação dos pacientes. Portanto, embora considerável progresso tenha sido feito com relação à utilização do *Fast-track* em cirurgias ortopédicas maiores, existe a necessidade de melhorar o entendimento dos fatores de risco pré-operatórios que podem resultar em pacientes sendo colocados em programas de recuperação acelerada com um potencial de maior tempo de internação, necessidade de monitorização clínica e fisioterapia.

Cirurgia urológica

Alguns procedimentos urológicos podem acarretar morbidade muita alta. O potencial que protocolos multimodais possam ter sobre esses procedimentos no que diz respeito à melhora dos resultados e à diminuição de custos foi estudado em uma revisão sistemática de estudos não randomizados[44]. Em um total de seis estudos recuperados, pacientes submetidos a procedimentos urológicos (cistectomia radical, nefrectomias abertas, laparoscópicas ou parciais) realizados sob um protocolo de *Fast-track*, podem ter uma redução em sua morbidade e em seu tempo de hospitalização, sem aumento de mortalidade ou taxas de readmissão.

Cirurgia para correção aberta do aneurisma de aorta abdominal

O reparo cirúrgico aberto é um procedimento cirúrgico grande que envolve a abertura do abdômen por algumas horas, clampeamento aórtico para interposição do enxerto, tempo anestésico/cirúrgico potencialmente longo, requerendo algumas vezes transfusões sanguíneas. Como resultado, complicações cardiorrespiratórias podem acontecer, levando a um aumento do tempo de internação hospitalar e um longo período para o retorno às atividades rotineiras. Recentemente, uma metanálise de estudos não randomizados comparou uma abordagem multimodal *Fast-track* com cuidados convencionais demonstrou que ambas as terapias foram similares em relação à mortalidade e incidência de complicações[11].

Cirurgia bariátrica

Cirurgia laparoscópica para *by-pass* gástrico em Y de Roux ou para banda gástrica ajustável são procedimentos oferecidos para controle e tratamento da obesidade mórbida e suas doenças relacionadas. Uma abordagem *Fast-track* pode aumentar a custo-efetividade e a eficiência da cirurgia bariátrica diminuindo a morbidade neste subgrupo de pacientes cirúrgicos. Revisão sistemática abordando este tipo de pro-

cedimento evidenciou que a abordagem *Fast-track* em pacientes cuidadosamente selecionados operados em centro de referência pode ser comparada favoravelmente em relação aos cuidados padrões, porém com diminuição de custos[45].

Cirurgia oncológica de mama

Cirurgias oncológicas de mama estão associadas com um alto grau de estresse psicológico, seja como consequência do diagnóstico de câncer, seja pela ansiedade sobre as alterações na imagem corporal. Apesar da falta de evidência específica para cirurgias oncológicas de mamas em relação a alguns componentes do protocolo ERAS, uma revisão sistemática sugeriu que os princípios de um protocolo multimodal de aceleração da recuperação pós-operatória podem ser adotados neste tipo de cirurgia[46].

Cirurgia cardíaca

A utilização de anestesia baseada em baixas dose de opioides e o desenvolvimento de cirurgias minimamente invasivas podem reduzir tempo para extubação e diminuir tempo de internação de terapia intensiva em cirurgias cardíacas. A Colaboração Cochrane publicou recentemente uma atualização do uso de protocolos *Fast-track* comparados a cuidados convencionais em pacientes adultos submetidos à cirurgia cardíaca[47]. A metanálise de 25 ensaios clínicos envolvendo 4.118 pacientes mostrou que apesar de diminuir tempo de extubação, a abordagem ERAS não diminuiu tempo de hospitalização, demonstrando a complexidade desta intervenção envolvendo alguns componentes do cuidado neste subgrupo de pacientes.

Perioperative Surgical Home (PSH)

Os resultados iniciais do programa PSH desenvolvido na Universidade da Califórnia (Irvine) têm se mostrado promissores. Este

QUADRO 50.1	EXEMPLOS DE CIRURGIAS APLICÁVEIS AO REGIME *FAST-TRACK*
Cirurgia ambulatorial e 24 horas de permanência	
Videoartroscopias de joelho e ombro	
Histerectomia vaginal	
Fundoplicatura gástrica por videolaparoscopia	
Esplenectomia por videolaparoscopia	
Adrenalectomia por videolaparoscopia	
Nefrectomia de doador para transplante renal	
Mastectomia	
Colecistectomia por videolaparoscopia	
Tireoidectomia e paratireoidectomia	
Cirurgia de curta permanência – 1 a 4 dias	
Colectomia	
Artroplastia total de quadril e joelho	
Aneurisma de aorta	
Pneumectomia e lobectomia pulmonar	
Prostatectomia radical	
Reconstrução vascular periférica	

programa tem focado no desenvolvimento de processos de cuidados detalhados que contemplam o espectro perioperatório cirúrgico. Achados de um estudo de pequena escala seguindo a implementação deste cuidado em cirurgia ortopédica maior, mostrou diminuição de tempo de internação hospitalar (3 dias) com menor morbidade (menor frequência de hemotransfusão)[48].

Referências bibliográficas

1. Wilmore DW, Kehlet H. Management of patients in fast track surgery. BMJ 2001;322:473-6.
2. Kehlet H, Wilmore DW. Multimodal strategies to improve surgical outcome. Am J Surg 2002;183:630-41.
3. Kehlet H, Wilmore DW. Evidence-based surgical care and the evolution of Fast-track surgery. Ann Surg 2008;248:189-98.
4. Cannesson M, Kain Z. Enhanced recovery after surgery versus perioperative surgical home: is it all in the name? Anesthesia and analgesia 2014;118:901-2.
5. White PF, Kehlet H, Neal JM, Schricker T, Carr DB, Carli F. The role of the anesthesiologist in Fast-track surgery: from multimodal analgesia to perioperative medical care. Anesth Analg 2007;104:1380-96, table of contents.
6. Kehlet H. Multimodal approach to postoperative recovery. Curr Opin Crit Care 2009;15:355-8.
7. Cannesson M, Kain ZN. The role of perioperative goal-directed therapy in the era of enhanced recovery after surgery and perioperative surgical home. Journal of cardiothoracic and vascular anesthesia 2014;28:1633-4.

8. Steenhagen E. Enhanced Recovery After Surgery: It's Time to Change Practice! Nutr Clin Pract 2016;31:18-29.
9. Watt DG, McSorley ST, Horgan PG, McMillan DC. Enhanced Recovery After Surgery: Which Components, If Any, Impact on The Systemic Inflammatory Response Following Colorectal Surgery?: A Systematic Review. Medicine (Baltimore) 2015;94:e1286.
10. Scott MJ, Miller TE. Pathophysiology of major surgery and the role of enhanced recovery pathways and the anesthesiologist to improve outcomes. Anesthesiol Clin 2015;33:79-91.
11. Gurgel SJ, El Dib R, do Nascimento P, Jr. Enhanced recovery after elective open surgical repair of abdominal aortic aneurysm: a complementary overview through a pooled analysis of proportions from case series studies. PLoS One 2014;9:e98006.
12. Debarros M, Steele SR. Perioperative protocols in colorectal surgery. Clin Colon Rectal Surg 2013;26:139-45.
13. Feldman LS, Lee L, Fiore J, Jr. What outcomes are important in the assessment of Enhanced Recovery After Surgery (ERAS) pathways? Can J Anaesth 2015;62:120-30.
14. Zhuang CL, Huang DD, Chen FF, et al. Laparoscopic versus open colorectal surgery within enhanced recovery after surgery programs: a systematic review and meta-analysis of randomized controlled trials. Surg Endosc 2015;29:2091-100.
15. Lei Q, Wang X, Tan S, Wan X, Zheng H, Li N. [Application of enhanced recovery after surgery program in perioperative management of pancreaticoduodenectomy: a systematic review]. Zhonghua Wei Chang Wai Ke Za Zhi 2015;18:143-9.
16. Gemmill EH, Humes DJ, Catton JA. Systematic review of enhanced recovery after gastro--oesophageal cancer surgery. Ann R Coll Surg Engl 2015;97:173-9.
17. de Groot JJ, Ament SM, Maessen JM, Dejong CH, Kleijnen JM, Slangen BF. Enhanced recovery pathways in abdominal gynecologic surgery: a systematic review and meta-analysis. Acta Obstet Gynecol Scand 2015.
18. Wei B, Cerfolio RJ. Clinical pathway for thoracic surgery in the United States. J Thorac Dis 2016;8:S29-36.
19. Hagan KB, Bhavsar S, Raza SM, et al. Enhanced recovery after surgery for oncological craniotomies. J Clin Neurosci 2016;24:10-6.
20. Bond-Smith G, Belgaumkar AP, Davidson BR, Gurusamy KS. Enhanced recovery protocols for major upper gastrointestinal, liver and pancreatic surgery. Cochrane Database Syst Rev 2016;2:CD011382.
21. Chen S, Zou Z, Chen F, Huang Z, Li G. A meta-analysis of fast track surgery for patients with gastric cancer undergoing gastrectomy. Ann R Coll Surg Engl 2015;97:3-10.
22. Beamish AJ, Chan DS, Blake PA, Karran A, Lewis WG. Systematic review and meta-analysis of enhanced recovery programmes in gastric cancer surgery. Int J Surg 2015;19:46-54.
23. Yu Z, Zhuang CL, Ye XZ, Zhang CJ, Dong QT, Chen BC. Fast-track surgery in gastrectomy for gastric cancer: a systematic review and meta-analysis. Langenbecks Arch Surg 2014;399:85-92.
24. Wang LH, Fang F, Lu CM, Wang DR, Li P, Fu P. Safety of Fast-track rehabilitation after gastrointestinal surgery: systematic review and meta-analysis. World J Gastroenterol 2014;20:15423-39.
25. Li YJ, Huo TT, Xing J, et al. Meta-analysis of efficacy and safety of Fast-track surgery in gastrectomy for gastric cancer. World J Surg 2014;38:3142-51.
26. Lei Q, Wang X, Tan S, Xia X, Zheng H, Wu C. Fast-track programs versus traditional care in hepatectomy: a meta-analysis of randomized controlled trials. Dig Surg 2014;31:392-9.
27. Hughes MJ, McNally S, Wigmore SJ. Enhanced recovery following liver surgery: a systematic review and meta-analysis. HPB (Oxford) 2014;16:699-706.
28. Chen ZX, Liu AH, Cen Y. Fast-track program vs. traditional care in surgery for gastric cancer. World J Gastroenterol 2014;20:578-83.
29. Coolsen MM, Wong-Lun-Hing EM, van Dam RM, et al. A systematic review of outcomes in patients undergoing liver surgery in an enhanced recovery after surgery pathways. HPB (Oxford) 2013;15:245-51.
30. Coolsen MM, van Dam RM, van der Wilt AA, Slim K, Lassen K, Dejong CH. Systematic review and meta-analysis of enhanced recovery after pancreatic surgery with particular emphasis on pancreaticoduodenectomies. World J Surg 2013;37:1909-18.
31. Yin X, Zhao Y, Zhu X. Comparison of fast track protocol and standard care in patients undergoing elective open colorectal resection: a meta-analysis update. Appl Nurs Res 2014;27:e20-6.
32. Lemanu DP, Singh PP, Stowers MD, Hill AG. A systematic review to assess cost effectiveness of enhanced recovery after surgery programmes in colorectal surgery. Colorectal Dis 2014;16:338-46.

33. Greco M, Capretti G, Beretta L, Gemma M, Pecorelli N, Braga M. Enhanced recovery program in colorectal surgery: a meta-analysis of randomized controlled trials. World J Surg 2014;38:1531-41.

34. Ahmed J, Khan S, Lim M, Chandrasekaran TV, MacFie J. Enhanced recovery after surgery protocols - compliance and variations in practice during routine colorectal surgery. Colorectal Dis 2012;14:1045-51.

35. Spanjersberg WR, Reurings J, Keus F, van Laarhoven CJ. Fast track surgery versus conventional recovery strategies for colorectal surgery. Cochrane Database Syst Rev 2011:CD007635.

36. Rawlinson A, Kang P, Evans J, Khanna A. A systematic review of enhanced recovery protocols in colorectal surgery. Ann R Coll Surg Engl 2011;93:583-8.

37. Bagnall NM, Malietzis G, Kennedy RH, Athanasiou T, Faiz O, Darzi A. A systematic review of enhanced recovery care after colorectal surgery in elderly patients. Colorectal Dis 2014;16:947-56.

38. Spanjersberg WR, van Sambeeck JD, Bremers A, Rosman C, van Laarhoven CJ. Systematic review and meta-analysis for laparoscopic versus open colon surgery with or without an ERAS programme. Surg Endosc 2015;29:3443-53.

39. Lei QC, Wang XY, Zheng HZ, et al. Laparoscopic Versus Open Colorectal Resection Within Fast Track Programs: An Update Meta-Analysis Based on Randomized Controlled Trials. J Clin Med Res 2015;7:594-601.

40. Li P, Fang F, Cai JX, Tang D, Li QG, Wang DR. Fast-track rehabilitation vs. conventional care in laparoscopic colorectal resection for colorectal malignancy: a meta-analysis. World J Gastroenterol 2013;19:9119-26.

41. Lu D, Wang X, Shi G. Perioperative enhanced recovery programmes for gynaecological cancer patients. Cochrane Database Syst Rev 2015;3:CD008239.

42. Nelson G, Kalogera E, Dowdy SC. Enhanced recovery pathways in gynecologic oncology. Gynecol Oncol 2014;135:586-94.

43. Jones EL, Wainwright TW, Foster JD, Smith JR, Middleton RG, Francis NK. A systematic review of patient reported outcomes and patient experience in enhanced recovery after orthopaedic surgery. Ann R Coll Surg Engl 2014;96:89-94.

44. Di Rollo D, Mohammed A, Rawlinson A, Douglas-Moore J, Beatty J. Enhanced recovery protocols in urological surgery: a systematic review. Can J Urol 2015;22:7817-23.

45. Elliott JA, Patel VM, Kirresh A, et al. Fast-track laparoscopic bariatric surgery: a systematic review. Updates Surg 2013;65:85-94.

46. Arsalani-Zadeh R, ElFadl D, Yassin N, MacFie J. Evidence-based review of enhancing postoperative recovery after breast surgery. Br J Surg 2011;98:181-96.

47. Zhu F, Lee A, Chee YE. Fast-track cardiac care for adult cardiac surgical patients. Cochrane Database Syst Rev 2012;10:CD003587.

48. Garson L, Schwarzkopf R, Vakharia S, et al. Implementation of a total joint replacement-focused perioperative surgical home: a management case report. Anesthesia and analgesia 2014;118:1081-9.

49. Kagedan DJ, Ahmed M, Devitt KS, Wei AC. Enhanced recovery after pancreatic surgery: a systematic review of the evidence. HPB (Oxford) 2015;17:11-6.

50. Hall TC, Dennison AR, Bilku DK, Metcalfe MS, Garcea G. Enhanced recovery programmes in hepatobiliary and pancreatic surgery: a systematic review. Ann R Coll Surg Engl 2012;94:318-26.

Índice Remissivo

A

Abordagem perioperatória da pneumectomia, 601
  avaliação pré-operatória, 601
  cálculo do VEF1 pós-operatório estimado, 602
  capacidade de difusão pulmonar do monóxido de carbono (CDPCO), 602
  complicações cardíacas, 613
    arritmias, 613
    herniação cardíaca, 614
    shunt intracardíaco, 613
  complicações pleuropulmonares, 611
    empiema pleural pós-pneumectomia, 611
    fístula broncopleural, 611
    fístula esofagopleural, 613
    hemotórax agudo, 613
    pneumotórax contralateral, 613
    quilotórax, 613
  complicações respiratórias, 610
    edema pulmonar pós-pneumectomia, 610
    síndrome pós-pneumectomia, 611
  espirometria, 602
  intraoperatório, 607
  introdução, 601
  pós-operatório, 610
  testes cardiopulmonares, 604
Abreviação do jejum pré-operatório: mudança de paradigmas, 49
  efeito metabólico do jejum pré-operatório e a reposta ao trauma, 49
  introdução, 49
  quais as evidências de segurança para abreviação?, 51
  qual líquido utilizar para abreviação?, 50
  resistência insulínica, 50
Algoritmo
  da sociedade americana de anestesia, 139
  de monitorização e manejo da isquemia cerebral tardia, 131
  de suporte avançado de vida, 315
  de suporte básico de vida para profissionais de saúde, 314
    Tote e Grounds, 215
Algumas técnicas de monitorização hemodinâmica do DC disponíveis atualmente, 224
Alterações metabólicas e nutricionais relacionadas às cirurgias de alto risco, 31
American Society of Anesthesiology (ASA) Physical Status, 12
Angio-TC abdômen mostrando aneurisma de aorta abdominal (seta cinza) com presença de trombo mural (seta branca), 271
Aspectos gerais dos pacientes cirúrgicos de alto risco, 1
Aspectos relacionados ao sistema neurológico, 61
Atelectasia observada por total velamento do hemitórax esquerdo associado a redução volumétrica e desvio ipsilateral da traqueia identificado pela seta preta, 167
Avaliação cardíaca do paciente diabético, 36
Avaliação inicial do paciente com IVD, 256

B

Braços em extensão e compressões suficientes para deprimir o esterno no mínimo 5,0 cm, 300

C

Causas mais frequente de assistolia e atividade elétrica sem pulso, 297
Causas raras de embolia gordurosa e síndrome da embolia gordurosa, 190
Checagem do pulso carotídeo, 295
Checklist de *delirium* em terapia intensiva, 87
Choque circulatório: aspectos fisiológicos, avaliação hemodinâmica e da perfusão tecidual, 207
  estratégias de otimização, 215
    são estas metas válidas ainda hoje, 215
  fisiopatologia da hipoperfusão tecidual e disfunção de órgãos, 208
    metas terapêuticas em pacientes cirúrgicos, 211
      equação extração oxigênio, 214
      equações do metabolismo oxigênio, 212
      lactato, 213
      oferta de oxigênio (DO2), 212
      saturação venosa central ou mista de oxigênio, 213
      monitorização hemodinâmica, 208
  introdução, 207
Cirurgias abdominais de grande porte, 415
Coeficientes de correlação entre as alterações da performance cardíaca e parâmetros estáticos em resposta a infusão de fluidos como medida de pré-carga ventricular, 330
Coloides (naturais e sintéticos), 350
Com a região hipotênar da mão realiza-se a massagem a uma distância de dois dedos do local identificado, 299
Comparação entre as estratégias ventilatórias nos quatro grandes estudos sobre estratégia protetora de ventilação mecânica no intraoperatório, 157
Complicações perioperatórias de cirurgias de ressecção transuretral de próstata com irrigação, 521
  considerações sobre o procedimento cirúrgico, 521
  diagnóstico, 526
  fisiopatologia, 525
  ginecológicos, 521
  manifestações clínicas, 525
  ortopédicos, 521
  prevenção, 527
  ressecção transuretral de próstata, 521
  síndrome da ressecção transuretral da próstata, 524
  soluções de irrigações, 522
  tratamento, 527
  urológicos, 521
Complicações respiratórias nos pacientes cirúrgicos de alto risco, 135
Conduta baseada no risco de sangramento, 242
Confusion Assessment Method for the Intensive Care Medicine (CAM-ICU), 86
Considerações ao sistema geniturinário, 495
Considerações da cirurgia de grande porte no idoso, 647
  índice de risco nos idosos, 655
  introdução, 647
  manejo intraoperatório, 651
    alterações em relação à raquianestesia e anestesia peridural, 654
      alterações na raquianestesia, 654
    alterações farmacocinéticas e farmacodinâmicas causadas pela idade, 651
      alterações farmacocinéticas, 652
      alterações farmacodinâmicas, 652
        modelos farmacocinéticos, 653
          propofol, 653
          remifentanila, 654
        principais agentes venosos e o paciente idoso, 652
          alfentanil, 653
          fentanil, 653
          midazolam, 653
          propofol, 652
          remifentanil, 653
          sufentanil, 653
    alterações na anestesia peridural, 655
  mudanças anatômicas e fisiológicas relacionadas à idade, 648
    composição corporal, 648
    sistema cardiovascular, 648
    sistema gastrointestinal, 651

sistema nervoso, 651
sistema osteoarticular e musculoesquelético, 651
sistema renal, 650
sistema respiratório, 649
termorregulação, 651
pós-operatório, 655
causas comuns de morbidade pós-operatória, 655
Consumo de oxigênio no Intraoperatório, 214
Controle da dor em cirurgias de grande porte, 63
apêndice, 72
consequências da dor pós-operatória, 64
identificando o paciente de alto risco, 63
importância da sensibilização central no manejo da dor, 68
introdução, 63
manejo da dor pós-operatória, 69
Anti-inflamatórios não esteroidais (AINE), 70
dipirona, 70
gabapentinóides, 71
opioides, 71
paracetamol, 69
outras medidas para o controle da dor pós-operatória, 71
tratamento da dor pós-operatória, 65
dor, 65
modulação da dor, 67
receptores e fibras periféricas, 66
vias ascendentes, 66
vias da dor, 65
Controle da hipertensão intracraniana, 109
fisiopatologia, 109
conteúdo intracraniano, 110
compartimento sanguíneo, 110
líquido cefalorraquidiano, 110
parênquima cerebral, 111
relação pressão intracraniana e volume, 112
introdução, 109
monitorizando pressão intracraniana, 112
tratamento, 115
controle da arteríola pré-capilar, 119
barbitúrico, 121
hiperventilação, 120
hipotermia moderada, 121
terapia hiperosmolar, 119
manitol, 119
salina hipertônica, 120
tratamento cirúrgico, 120
craniectomia descompressiva, 121
evacuação cirúrgica, 120
cuidados essenciais básicos, 115
Controle da via aérea difícil, 137
algoritmos, 137
complicações, 143
dispositivos de resgate na situação não intubo e não ventilo, 141
introdução, 137
Correlação
entre débito de oxigênio conforme período cirúrgico e disfunções orgânicas, 222
entre os níveis de IL-6 e incidência de *delirium* no pós-operatório, 77
Cristaloides, 349
Critérios
de Gurden e Wilson para diagnóstico de síndrome de embolia gordurosa, 195
de Schonfeld et al. para diagnóstico de síndrome de embolia gordurosa, 195
Cuidado perioperatório em esofagectomia, 593
arritmias cardíacas, 595
ERAS (*Enhanced Recovery After Surgery*), 595
ERAS (*Enhanced Recovery After Surgery*) – pré-operatório, 596
fisioterapia respiratória pré-operatória, 596
nutrição pré-operatória, 596
oferta de carboidratos e jejum, 596
otimização pré-operatória de hemoglobina, 596
ERAS (*Enhanced Recovery AfterSurgery*) – pós-operatório, 596
descompressão do tubo gástrico, 596
drenos torácicos, 596
profilaxia de TVP/TEP, 597
sonda vesical, 597

suporte nutricional, 597
hidratação e manejo de volume plasmático, 595
morbidade pulmonar, 594
quimioterapia e radioterapia neoadjuvantes, 595
tipos de cirurgia (e suas repercussões perioperatórias), 593
Cuidados perioperatórios do paciente com hemorragia subaracnóidea aneurismática, 127
aspectos fisiopatológicos relevantes e complicações, 129
aspectos gerais sobre manifestações clínicas e tratamento inicial, 127
introdução, 127
manejo anestésico durante o tratamento cirúrgico ou endovascular, 129
manejo das complicações, 130
convulsões, 132
hidrocefalia, 132
hiponatremia, 132
isquemia cerebral tardia, 130
Cuidados perioperatórios dos pacientes cardiopatas submetidos a procedimentos não cardíacos, 235
determinando o risco cardiológico, 236
fatores de risco cardiológico, 236
tipo e duração da cirurgia, 236
identificando o paciente cardiopata de alto risco, 235
introdução, 235
monitorização de biomarcadores cardíacos (troponina, CK-MB) e eletrocardiograma, 245
monitorização perioperatória, 243
paciente em uso de anticoagulação plena, 241
problemas específicos, 236
arritmias e distúrbios da condução, 241
insuficiência cardíaca, 238
manejo da hipertensão, 240
presença de cardiodesfibrilador implantável, 240
presença de marca-passo, 239
valvulopatia, 236
proteção cardíaca no perioperatório, 243
agonista alfa-2 adrenérgico, 245
antiagregação, 243
betabloqueadores, 244
estatinas, 244
nível de hemoglobina, 245
Cuidados perioperatórios no transplante renal, 531
avaliação cardiovascular, 532
avaliação do receptor de transplante renal, 531
avaliação imunológica do receptor e doador, 533
cuidados intraoperatórios do receptor de transplante renal, 534
cuidados no pós-operatório do receptor de transplante renal, 537
avaliação inicial do paciente, 537
complicações, 543
exames, 537
hemodiálise, 542
hidratação e controle volêmico, 540
permanência da sonda vesical, 543
prescrição médica, 537
pressão arterial, 542
profilaxia de eventos trombóticos, 542
stent ureteral, 542
transfusão de hemocomponentes, 543
ultrassonografia doppler do enxerto renal, 543
dicas, 543
introdução, 531
Curvas
de Frank Starling, 329
de Langfit, 113
de Langfitt, 99
Curva de sobrevivência de *Kaplan-Meier* para mortalidade após a admissão em Unidade de Terapia Intensiva (por dias de *delirium* em UTI), 92

D

Dados necessários durante a passagem de caso para UTI, 250
Definição de Berlim para a SDRA, 194
Delirium no pós-operatório: epidemiologia e cuidados, 75
diagnóstico, 85

691

epidemiologia, 75
fatores de risco e modelos preditores, 78
    fatores de risco intraoperatórios, 83
    fatores de risco pós-operatório, 84
    fatores de risco pré-operatórios, 79
fisiopatologia, 76
impacto no prognóstico, 91
introdução, 75
prevenção, 88
    prevenção farmacológica, 89
    prevenção não farmacológica, 88
tratamento, 90
    tratamento farmacológico, 91
    tratamento não farmacológico, 91
Dependência fisiológica da oferta de O_2, 209
Desafios da ventilação mecânica no intraoperatório, 149
complicações pulmonares pós-operatórias, 150
estratégias protetoras de ventilação mecânica, 153
    evidências para o uso da estratégia protetora de ventilação mecânica, 156
    evidências para o uso de baixo volume corrente isolado, 157
    evidências para o uso de PEEP e recrutamento alveolar isolado, 158
    racional para o uso da estratégia protetora de ventilação mecânica, 153
    racional para o uso de baixo volume corrente, 154
    racional para o uso de PEEP e manobras de recrutamento alveolar, 155
    uso da estratégia protetora de ventilação mecânica na prática clínica, 158
outras estratégias de ventilação mecânica, 158
    fração inspirada de oxigênio, 158
Descrição dos pontos chaves dos manejos pré, intra e pós-operatório, 38
Desfibrilador
bifásico e carro de parada, 301
monofásico convencional, 301
Disfunção respiratória no paciente cirúrgico, 165
fisiopatologia respiratória durante perioperatório, 165
    determinantes de insuficiência respiratória aguda em pacientes cirúrgicos, 168
    hipoxemia pós-operatória, 166
    oxigênio e atelectasia, 166
introdução, 165
prevenção de complicações pulmonares (VNI profilática), 170
    cirurgias abdominais, 172
    cirurgias cardíacas, 170
    cirurgias torácicas, 171
variáveis clínicas de risco pré-operatório, 169
ventilação não invasiva com pressão positiva, 170
    VNI em pacientes cirúrgicos, 170
VNIPP terapêutica em pacientes com insuficiência respiratória pós-operatória, 174
    tratamento do paciente com insuficiência respiratória no pós-operatório, 176

E

ECG de AESP demonstrando baixa frequência, 298
ECG de fibrilação ventricular demonstrando ondas irregulares com amplitude e duração variáveis, substituindo os complexos ventriculares individualizados, 297
ECG de taquicardia ventricular demonstrando presença de complexos QRS alargados não precedidos de ondas P, 298
Efeitos da estratégia protetora de ventilação, 159
Epidemiologia, morbidade e mortalidade em cirurgia não cardíaca, 3
escores de risco, 6
importância da avaliação do risco de complicações e morte, 4
    fatores de risco não relacionados ao paciente, 5
    fatores de risco relacionados ao paciente, 4
    população de maior risco de morte, 6
Equações referentes ao comportamento fisiológico entre oferta e consumo de oxigênio, 220
Escala tomográfica de Fisher modificada, 128
Escalas clínicas para avaliação de gravidade na HSA, 128
Escolha da melhor técnica cirúrgica para estenose de carótida, 278

Escolha do monitor, 224
Escore adaptado de Shoemaker *et al.* e das diretrizes do *American College of Cardiology/American Heart Association guideline, 7, 8*
Escore ARISCAT, 152
Escores preditores de *delirium* pós-operatório, 81, 82
Estratégias para redução da transfusão de hemoderivados, 381
eritropoetina, 397
estratégias para redução de transfusão de hemoderivados, 387
    hemodiluição aguda normovolêmica, 391
    redução da perda aguda de sangue, 387
        agentes antifibrinolíticos, 387
        carreadores artificiais de oxigênio, 388
        desmopressina, 387
        doação autóloga pré-operatória, 391
        fator VII recombinante ativado, 387
        técnicas de recuperação pós-operatória de sangue (*cell salvage*), 390
        vitamina K, 388
estratégias restritivas de transfusão, 400
intraoperatório, 409
introdução, 381
medidas perioperatórias, 406
por que devemos buscar a redução de transfusão de hemoderivados, 381
pós-operatório, 409
pré-operatório, 409
prevenção de anemia subaguda, 391
    redução da perda sanguínea vinculada a testes diagnósticos, 391
suplementação de ferro, 396
Estratificação de risco cardíaco para procedimentos não cardíacos, 236
Eventos adversos observados durante transporte intra-hospitalar de pacientes críticos, 29
Exames laboratoriais solicitados no perioperatório, 252

F

Farmacodinâmica dos novos anticoagulantes, 243
Fármacos potencialmente cardiotóxicos e seus tratamentos, 310
Fatores de risco
para aspiração, 180
para aterosclerose, 269
para *delirium* no pós-operatório, 79
Fatores que influenciam na oferta e consumo nutrientes cerebrais, 118
Fluxograma para o atendimento dos pacientes com complicações respiratórias na SRPA e aplicação de VNI, 177
Fluxograma para tratamento de hipertensão intracraniana, 122
Fraturas cominutivas de tíbia e fíbula, 198
FSC = fluxo sanguíneo cerebral, 110

G

Gráfico autorregulação cerebral, 111

H

Hipotermia perioperatória, 41
etiologia da hipotermia perioperatória, 43
    anestésicos inalatórios, 43
    anestésicos intravenosos, 43
    relaxantes musculares, 43
fisiopatologia, 41
    alterações metabólicas, 43
    cardiovascular, 41
    coagulação, 42
    eletrólitos, 42
    respiratório, 42
    sistema nervoso central, 42
introdução, 41
monitorização, 46
prevenção e tratamento da hipotermia perioperatoria, 44
    aquecimento cutâneo, 44
    aquecimento e umidificação de vias aéreas, 45
    fluidos intravenosos, 45
    prevenção da redistribuição, 44
prevenção e tratamento dos tremores, 45

I

Identificando os pacientes de alto risco, 11
    APACHE e SAPS, 14
    ASA, 12
    critérios de inclusão em estudos clínicos de alto risco cirúrgico, 15
    índice de comorbidades de Charlson, 13
    POSSUM, 12
    revised cardiac risk index, 12
Impacto da atelectasia na troca gasosa, uso de CPAP, 166
Impacto da reposição volêmica na evolução dos pacientes cirúrgicos, 345
    cristaloide *versus* coloide, 352
    escolha de fluidos intravenosos, 348
        coloides, 348
            naturais (albumina humana), 348
        cristaloides, 348
        semissintéticos, 350
            dextranas, 351
            gelatinas, 351
            hidroxietilamido (HEA), 351
    fisiologia da reposição volêmica, 345
    introdução, 345
    restritivo *versus* liberal, 353
Importância do controle glicêmico em cirurgias de alto risco, 33
    fisiopatologia da hiperglicemia perioperatória, 34
    introdução, 33
    manejo perioperatório da glicemia, 37
    manejo pré-operatório, intra e pós-operatório, 37
    paciente diabético, 35
Incidência e mortalidade da SDRA no pós-operatório e em pacientes sépticos de acordo com recentes estudos publicados na literatura, 153
Indicação
    de monitorização invasiva segundo ASA, 243
    especificas para a Ventilação Mecânica não Invasiva no pós-operatório, 175
Indicações para troca valvar
    na estenose aórtica (EA), 237
    na estenose mitral (EM), 238
Índice
    de comorbidades de Charlson, 14
    de risco cardíaco para procedimentos não cardíacos maiores, 237
Infarto agudo do miocárdio: diagnóstico e tratamento no cenário perioperatório, 283
    alterações eletrocardiográficas, 284
    conduta perioperatória, 286
    enzimas cardíacas, 285
    fisiopatologia, 283
    IAM Tipo 1, 284
    IAM tipo 2, 284
    infarto agudo do miocárdio perioperatório, 283
    introdução, 283
    prevenção e tratamento, 285
    prognóstico, 285
    revascularização coronariana, 286
Infecção intra-abdominal, 429
    agentes infecciosos, 434
    duração do tratamento, 441
    introdução, 429
    novos agentes antimicrobianos para o tratamento de infecções intra-abdominais por bactérias multirresistentes, 437
        ceftazidime/avibactam, 438
        ceftolozane + tazobactam, 437
    opções de tratamento com antimicrobianos, 435
    profilaxia, tratamento preemptivo, tratamento empírico e tratamento com confirmação biológica de infecções intraabdominais causadas por *Candida sp*, 438
    quando pensar em bactérias multirresistentes, 436
    recomendações gerais para o uso de antimicrobianos, 440
        dose de ataque e infusão estendida, 440
    sinais clínicos e avaliação inicial, 430
    tratamento cirúrgico, 434
Interação medicamentosa na anestesia, 639
    importância do citocromo P450 (CYP) na metabolização das drogas, 641
    interações relacionadas a fitoterápicos, 642
    introdução, 639
    mecanismos das interações medicamentosas, 640
Intervenção na via aérea de pacientes neurocríticos, 117

L

Lesões petequiais na perna e região axilar em paciente com síndrome da embolia gordurosa, 193
Lista de checagem para o transporte intra-hospitalar de pacientes críticos, 28

M

Manejo da insuficiência renal no perioperatório, 497
    definição de insuficiência renal aguda – IRA, 497
    fatores de risco, 501
    fisiopatologia, 498
    introdução, 497
    prevenção, 503
        estratégias farmacológicas, 504
        estratégias não farmacológicas, 503
Manejo inicial
    da insuficiência ventricular direita, 257
    do paciente com baixo débito cardíaco, 254
    do sangramento mediastinal, 259
Manejo perioperatório de cirurgia vascular de grande porte, 269
    aneurisma de aorta abdominal, 270
    cirurgia de carótidas, 276
    complicações pós-operatórias, 273
    complicações pós-operatórias, 279
    condições prévias do paciente, 277
    escolha da melhor técnica operatória, 278
    fatores relacionado a doença, 277
    introdução, 269
    opções de tratamento das estenoses de carótida, 277
    pós-operatório e complicações, 279
    recursos disponíveis, 277
    técnica convencional (correção cirúrgica aberta), 271
    técnica endovascular, 270
Manejo perioperatório de feocromocitoma, 549
    apresentação clínica, 551
    diagnóstico, 552
    genética, 550
    introdução, 549
    manejo perioperatório, 553
        manejo intraoperatório, 555
        manejo pós-operatório, 557
        preparo pré-operatório, 553
    tratamento, 553
Manejo perioperatório do paciente submetido à peritonectomia e quimioterapia peritoneal hipertérmica, 577
    analgesia perioperatória, 587
    avaliação pré-operatória, 577
    coagulação, 585
    cuidados pós-operatórios, 586
    gerenciamento de eletrólitos, 586
    introdução, 577
    manejo hídrico e *status* de volume, 582
    manejo intraoperatório, 581
        indução, 581
        infusão da quimioterapia, 581
    manutenção de temperatura, 582
    morbidades e mortalidade, 587
    procedimento, 579
    proteção renal, 585
    risco cardíaco, 578
    status hemodinâmico, 584
Manejo pós-operatório de cistectomia radical com construção de neobexiga, 561
    acidose metabólica e distúrbios eletrolíticos, 564
    alterações hepáticas, 565
    cistectomia após radioterapia, 566
    complicações gastrointestinais, 562
    complicações infecciosas, 563

complicações urinárias, 564
complicações, 562
delirium, 565
introdução, 561
lesão do nervo obturador, 565
mortalidade, 566
outras técnicas, 566
sangramento, 562
trombose/tromboembolismo, 563
Manobra
de deslocamento do ângulo da mandíbula para frente com dorsiflexão da cabeça, 302
de dorsiflexão da cabeça promovendo a desobstrução da faringe, 302
Máscara laríngea
Ambu Aura I de intubação, 142
clássica, 141
de intubação Fastrach, 141
Média dos valores absolutos e decréscimo percentual em relação ao pré-operatório, 173
Metabolismo normal de oxigênio, 209
Métodos de monitoração do débito cardíaco e suas limitações, 335
Monitorização da reposição volêmica do paciente cirúrgico de alto risco, 319
albumina, 324
coloides, 324
com que tipo de fluido realizar, 320
como realizar a reposição de fluidos, 327
métodos dinâmicos, 329
métodos estáticos, 329
complicações do excesso de fluido – balanço hídrico em paciente cirúrgico, 327
distensibilidade de veia cava inferior e colapsabilidade de veia cava superior, 332
estimativa do débito cardíaco pela análise da onda de pulso, 336
hidroxietilamidos, 325
índice de variabilidade pletismográfica (PVI), 331
introdução, 319
outros métodos de aferição do débito cardíaco, 338
porquê da monitorização durante a reposição de fluidos, 326
quando monitorar o paciente cirúrgico, 333
soluções balanceadas, 322
termodiluição pulmonar – cateter de artéria pulmonar, 334
Monitorização multimodal, 97
eletroencefalograma, 103
microdiálise cerebral, 103
monitorização da oxigenação cerebral e sistêmica, 102
monitorização da pressão intracraniana, 97
ultrassonografia com doppler transcraniano (DTC), 100
Mudanças hormonais em resposta à cirurgia, 19

N

Novas rotinas de ingestão para cirurgias abdominais eletivas, 50

O

Organograma básico para EGDT perioperatório, 229
Otimização hemodinâmica do paciente cirúrgico de alto risco, 219
conceitos fisiológicos, 220
GDT perioperatória: após mais de três décadas, há evidências de benefício, 222
introdução, 219
monitorização do débito cardíaco (DC) para GDT perioperatória: podemos ou devemos usar, 223
análise do formato da onda de pressão arterial, 225
cateter de artéria pulmonar (CAP), 225
saturação venosa central de O2 (SvcO2), taxa de extração de O2 (O2ER) e lactato, 226
técnica Doppler para monitorização do DC, 225
quando começar a GDT perioperatória, 229
terapia de otimização perioperatória direcionada por metas: que meta utilizar e como conduzir?, 227
Oxigenação suplementar no paciente cirúrgico, 145
introdução, 145

P

Paciente com SEG grave, apresentando imagens petéquias na conjuntiva (olho esquerdo) e na conjuntiva e escleral (olho direito), 192
PAM = pressão artéria média, 110
Papel da camada endotelial de glicocálix na ressuscitação de fluidos, 347
Parada cardíaca no perioperatório, 293
aspectos éticos e legais da ressuscitação, 312
ordens de não ressuscitar, 312
tomada de decisão, 313
diagnóstico, 294
introdução, 293
modalidades de PCR, 294
assistolia, 294
atividade elétrica sem pulso, 298
fibrilação ventricular, 296
taquicardia ventricular sem pulso, 297
monitorização durante a RCP, 309
protocolos de conduta, 314
ressuscitação cardiopulmonar avançada (ACLS), 305
assistolia, 309
atividade elétrica sem pulso (AESP), 306
fibrilação ventricular (FV) e taquicardia ventricular sem pulso, 305
suporte básico de vida, 298
airway – controle da via aérea superior, 302
breathing – ventilação, 303
circulation – circulação artificial, 299
desfibrilação, 304
terapia medicamentosa, 311
Parâmetros estáticos e dinâmicos de fluidos responsividade, 328
Particularidades da paciente obstétrica de alto risco, 619
alterações cardiovasculares – cardiopatias e gravidez, 619
alterações hematológicas – hemorragia obstétrica, 623
hemorragia obstétrica
definições, 624
prevenção, 624
tratamento, 626
alterações respiratórias e gastrointestinais – via aérea difícil em gestantes, 621
pré-eclampsia e eclâmpsia, 630
doenças hipertensivas da gestação – classificação
Particularidades do paciente oncológico cirúrgico, 571
Particularidades do suporte nutricional no paciente cirúrgico, 55
avaliação nutricional no paciente cirúrgico, 55
introdução, 55
planejamento da terapia nutricional no pós-operatório, 57
planejamento da terapia nutricional no pré-operatório, 56
Peça cirúrgica da paciente acima mostrando isquemia mesentérica estendendo-se até o cólon transverso, 275
Perioperatória do paciente oncológico, 573
introdução, 573
período pré-operatório, 573
distúrbios gastrointestinais, 574
distúrbios nervoso central, 575
metástases para medula espinhal, 575
miastenia grave, 575
neuropatia, 575
estado cardiovascular, 573
estado respiratório, 574
função hematopoiética, 574
anemia, 574
granulocitopenia, 575
hipercoagulabilidade, 575
trombocitopenia, 575
função renal, 574
oxigênio, 576
relaxantes musculares, 575
succinilcolina, 575
PIC = pressão intracraniana, 110
Pneumonia aspirativa no perioperatório, 179
diagnóstico e tratamento, 185
no intraoperatório, 185
no período pós-operatório, 185
outras intervenções, 186

tratamento deve incluir, 186
estratégias para prevenção da aspiração pulmonar, 181
anestesia geral, 182
falha na intubação no paciente com "estômago cheio", 184
intubação com o paciente acordado, 183
intubação por sequência rápida, 183
jejum pré-operatório, 181
manobra de Sellick, 184
posicionamento, 182
pré-oxigenação, 183
profilaxia medicamentosa pré-anestésica, 182
sonda nasogástrica, 184
tipo de anestesia, 182
introdução, 179
mecanismos fisiológicos de prevenção, 180
pontos chaves, 187
Pós-operatório de cirurgia cardíaca, 249
analgesia e sedação, 265
complicações, 252
arritmias, 257
bradicardia, 258
taquicardias supraventriculares (TSV), 258
taquicardias ventriculares (TV), 258
complicações gastrointestinais, 264
complicações infecciosas, 261
choque séptico, 261
mediastinite e infecção de ferida operatória (FO), 262
complicações mecânicas, 259
movimentação sistólica anterior da valva mitral, 260
tamponamento cardíaco, 259
complicações neurológicas, 263
complicações pulmonares, 262
atelectasia, 262
derrame pleural, 262
outras complicações pulmonares, 262
complicações renais, 265
infarto agudo do miocárdio (IAM), 255
insuficiência ventricular direita, 256
sangramento de mediastino, 259
sangramento e complicações hematológicas, 260
anemia e transfusão, 261
sangramentos, 260
síndrome de baixo débito cardíaco, 252
inotropismo, 253
pós-carga, 253
pré-carga, 253
síndrome de hipertensão pulmonar, 257
síndrome pós-pericardiotomia, 258
vasoplegia, 256
cuidados imediatos no pós-operatório, 250
epidemiologia, 249
medicamentos, 266
anticoagulação (heparina e varfarina), 266
Aspirina (AAS), 266
clopidogrel, ticagrelor e prasugrel, 266
monitorização, 251
tipos de cirurgia cardíaca, 249
Pós-operatório do transplante ortotópico de fígado, 459
antibiótico profilaxia/terapêutica, 475
aporte calórico e dieta, 475
aporte volêmico, 469
avaliação da função do enxerto, 465
coagulopatia, 481
complicações precoces relacionadas ao enxerto, 483
complicações técnicas, 486
disfunção e não funcionamento primário do enxerto, 484
drogas vasoativas, 470
enzimas hepáticas, 465
provas de função hepática, 465
estratégia de proteção renal e terapia de substituição renal, 473
generalidades acerca da cirurgia do receptor, 461
hemodinâmica do paciente cirrótico, 459
imunossupressão, 478
manejo hemodinâmico com estratégia guiada pelo Swan-Ganzcom metas, 466
pós-operatório imediato, 463
primeiro pós-operatório, 488
dieta, 488
exames de imagem, 489
função do enxerto hepático, 488
hemodinâmica, 488
principais complicações específicas, 489

complicações de via biliar, 489
rejeição, 490
recepção na UTI, 463
resolução e alta da UTI, 491
situações especiais de doenças pulmonares, 471
solução expansora de escolha, 469
status neurológico, sedação e analgesia, 463
suporte ventilatório, 470
transplantabilidade, 461
Potencial para reversão da lesão celular relacionado ao tempo de declínio hemodinâmico, 230
PPC = pressão de perfusão cerebral, 110
Pré-medicações para entubação de pacientes com suspeita de hipertensão intracraniana, 116
Principais
causas de PCR e índice de sobrevida, 294
fármacos utilizados no manejo da dor pós-operatória, 72
opioides utilizados no manejo da dor pós-operatória, 73
Profilaxia antibiótica para endocardite infecciosa, 239
Protocolo
da linha reta, 296
de insulinização venosa, 36
PV = pressão venosa, 110

R

Radiografia de tórax
obtida 12 horas após a extubação orotraqueal, 200
obtida 24 horas após a intubação orotraqueal, 200
Radiografia torácica na admissão, 198
Reabilitação do paciente cirúrgico, 659
reabilitação pós-operatória, 662
dor e analgesia não farmacológica, 666
hipoventilação e reexpansão pulmonar, 662
ineficácia de tosse e higiene brônquica, 665
posicionamento e mobilização precoce, 667
reabilitação pré-operatória, 659
Recomendação de estratégia de ventilação mecânica no intra-operatório, 160
Recomendações, 246
para valvuloplastia por balão na estenose aórtica (EA), 238
Recuperação acelerada após a cirurgia *fast-track*, 671
aspectos históricos, 671
cirurgia bariátrica, 686
cirurgia cardíaca, 686
cirurgia de ressecção colorretal, 681
cirurgia gastrointestinal maior, fígado, vias biliares e pâncreas, 681
cirurgia ginecológica, 684
cirurgia oncológica de mama, 686
cirurgia ortopédica, 685
cirurgia para correção aberta do aneurisma de aorta abdominal, 686
cirurgia torácica, 680
cirurgia urológica, 685
decisão em operar, 672
descrição do programa de *fast-track*, 672
evidências na utilização do *fast-track*, 680
intraoperatório, 675
neurocirurgia oncológica, 681
Perioperative Surgical Home (PSH), 686
pós-alta hospitalar, 679
pós-operatório, 679
pré-operatório, 674
Relação entre o número de CPP, tempo de internação hospitalar e mortalidade a curto e longo prazo nos estudos ARISCAT e PERISCOPE, 150
Relação entre oferta de O^2 (DO_2) consumo de O_2 (VO_2) e consequente taxa de extração de O_2 (O_2ER) com variáveis envolvidas, 221
Relação entre oferta, consumo de oxigênio, taxa de extração de O_2, lactato e $SvcO_2$, 221
Repercussões neuroendócrinas associadas à intervenção cirúrgica, 17
efeitos dos anestésicos na resposta inflamatória, 21
estudo de anestésicos *in vivo*, 21
introdução, 17
resposta endócrina à cirurgia, 18
beta-endorfinas e prolactina, 18
eixo hipotálamo-hipófise-suprarrenal, 18
hormônio adrenocorticotrófico (ACTH) e cortisol, 18

hormônio antidiurético (HAD), 19
hormônio do crescimento (GH), 18
hormônios tireoidianos, 18
insulina e glucagon, 19
resposta hemodinâmica à cirurgia, 19
resposta simpático-adrenal, 18
respostas sistêmicas e imunes à cirurgia, 19
resposta inflamatória secundária à específicos tipos de cirurgia, 20
cirurgia cardíaca, 21
cirurgia laparoscópica, 20
cirurgia ortopédica, 21
cirurgias com isquemia/reperfusão, 20
Reposição volêmica e hemotransfusão, 317, 360
cuidados relacionados a terapia transfusional, 362
hemocomponentes, 363
crioprecipitado, 364
plaquetas, 363
plasma fresco, 363
introdução, 359
reposição volêmica, 364
metas da reposição volêmica, 365
transfusão no paciente cirúrgico, 360
transfusão no paciente não cirúrgico, 361
transfusão, 359
Resposta hormonal normal à cirurgia, 20
Retossigmoidoscopia mostrando isquemia de cólon, 274
Revised Cardiac Risk Index, 13
Risco de AVC e proporção do grau de obstrução do vaso, 278
Risco de tromboembolismo, 242
Roteiro
de planejamento de transporte intra-hospitalar de pacientes críticos, 27
de transporte de pacientes neurológicos, 28
RVC = resistência vascular cerebral, 110

S

Sincronização de 30 compressões para cada 2 ventilações, 300
Síndrome compartimental abdominal, 417
analgesia e sedação, 424
classificação, 420
diagnóstico, 422
epidemiologia, 417
esvaziamento de conteúdo intraabdominal, 424
etiologia, 420
fisiopatologia, 419
hemodinâmica e volemia, 423
introdução, 417
laparotomia descompressiva, 424
manejo, 423
Síndrome da embolia gordurosa, 189
diagnóstico, 191
diagnósticos diferenciais, 196
epidemiologia, 189
exames laboratoriais, 193
índices clínico-laboratoriais para síndrome da embolia gordurosa, 195
fisiopatologia, 190
introdução, 189
tratamento, 196
tratamento da insuficiência respiratória aguda, 196
Sintomas respiratórios, IMC e hábitos tabágico, 169
Situações de risco cardiovascular no paciente cirúrgico, 205
Situações de risco em cirurgias bariátricas, 443
desmame, 455
fisiologia e farmacologia da obesidade, 444
alterações farmacológicas no obeso, 449
alterações fisiológicas da coagulação, 448
fisiologia cardiovascular, 444
fisiologia pulmonar, 446
introdução, 443
manejo de via aérea, 454
suporte metabólico, 450
analgesia, 452
estratégias não farmacológicas para prevenção de TEV, 451
fondaparinux, 452
heparina de baixo peso molecular, 452
prevenção farmacológica de TEV, 451
heparina não fracionada, 452

tromboprofilaxia, 451
ventilação, 454
ventilação invasiva, 455
ventilação não invasiva, 455
Situações específicas, 617
Sobrecarga hidroeletrolítica no paciente cirúrgico, 509
abordagem do paciente à beira do leito, 517
ressuscitação volêmica cuidadosa, 517
retirada do excesso de fluidos, 517
uso cauteloso de fluidos de manutenção, 518
evidências no paciente cirúrgico, 514
fisiopatologia do acúmulo de fluidos, 513
hiponatremia no paciente cirúrgico, 511
intoxicação hídrica, 509
fatores de risco, 510
fisiopatologia, 509
prevenção, 510
introdução, 509
sobrecarga de cloro, 516
sobrecarga de sódio e hipernatremia, 515
sobrecarga volêmica (hidroeletrolítica) no paciente cirúrgico, 512

T

Tabela AKIN de lesão renal, 272
TC de coluna cervical mostrando volumoso hematoma cervical com desvio da traqueia, necessitando de intubação traqueal, 280
Tendência à redução no tamanho do volume corrente em trabalhos publicados nos últimos anos, 155
Terapia correlacionada à temperatura central, 308
Tipos de cateteres para monitorização da pressão intracraniana, 113
Tomografia torácica obtida após o aparecimento de insuficiência respiratória. Velamentos alveolares difusos, 199
Tomografia torácica obtida após o aparecimento de insuficiência respiratória. Velamentos alveolares nas bases pulmonares, 199
Traçado eletrocardiográfico de torsades de pointes, 306
Transfusão maciça e correção da coagulopatia do paciente cirúrgico, 369
diagnóstico e transfusão, 376
fisiologia da coagulação e coagulopatias, 370
introdução, 369
manejo do paciente cirúrgico, 373
cuidados perioperatórios, 373
Transporte intra-hospitalar, 25
chegada ao destino, 29
complicações, 29
fase de transferência, 28
introdução, 25
preparo para o transporte, 26
Tratamento de emergência da hipercalemia, 307

V

Valores de glicose plasmática (em mg/dL) para diagnóstico de *diabetes mellitus* e seus estágios pre-clínicos, 36
Variação das variáveis estáticas apos a infusão de solução salina em indivíduos normais, 330
Variáveis aferíveis e respectivas correlações hemodinâmicas para determinação da oferta de oxigênio (DO_2), 227
Variáveis clínicas de risco pré-operatório, 169
Variáveis incluídas no Physiological and Operative Severity Score for the Enumeration of Mortality and Morbidity (POSSUM), 13
Variáveis relacionadas a oferta de oxigênio (DO_2) que podem ser aferidas e manejadas, 228
Ventilação boca-boca. Manobra pouco empregada nas UTIs devido a ampla disponibilidade de material adequado para ventilação efetiva, 305
Ventilação
com bolsa-valva-máscara, 304
com bolsa-valva-máscara. Deve-se realizar perfeita coaptação entre a máscara e a face do paciente, evitando-se o escape de ar para o sucesso da ventilação, 303
VNI com máscara e capacete, 170
Volume de distribuição das soluções para reposição hídrica, 346